中国食品药品检验检测技术系列丛书

中国药检

体外诊断试剂检验技术

中国食品药品检定研究院　组织编写

中国健康传媒集团
中国医药科技出版社

内容提要

本书是《中国食品药品检验检测技术系列丛书》之一。全书以血液与体液检测试剂、生化检测试剂、免疫检测试剂、微生物与寄生虫检测试剂、核酸和基因检测试剂五大类体外诊断试剂为纲，以《体外诊断试剂分类子目录（6840）》中296个产品为目，详细介绍了体外诊断试剂产品的检验方法、操作要点、结果判定、研究进展以及检验实验室管理和仪器操作等内容。

本书是药品检验系统第一部系统完整介绍体外诊断试剂检验技术的专业书。其出版发行将为体外诊断试剂行业提供一本很有价值的检验工具书，具有很强的实用性和可操作性，不仅适用于体外诊断试剂研发机构和检验机构，也同样适用于大专院校以及科研机构。

图书在版编目（CIP）数据

体外诊断试剂检验技术/中国食品药品检定研究院组织编写.—北京：中国医药科技出版社，2019.8

（中国食品药品检验检测技术系列丛书）

ISBN 978-7-5214-1175-1

Ⅰ.①体…　Ⅱ.①中…　Ⅲ.①诊断剂-检验　Ⅳ.①R981

中国版本图书馆CIP数据核字(2019)第088049号

中国食品药品检验检测技术系列丛书

体外诊断试剂检验技术

美术编辑　陈君杞
版式设计　易维鑫

出版　**中国健康传媒集团**｜中国医药科技出版社
地址　北京市海淀区文慧园北路甲22号
邮编　100082
电话　发行：010-62227427　邮购：010-62236938
网址　www.cmstp.com
规格　$889 \times 1194\text{mm}\ ^{1}/_{16}$
印张　$55\ ^{1}/_{2}$
字数　1143千字
版次　2019年8月第1版
印次　2019年8月第1次印刷
印刷　三河市万龙印装有限公司
经销　全国各地新华书店
书号　ISBN 978-7-5214-1175-1
定价　458.00元

获取新书信息、投稿、为图书纠错，请扫码联系我们。

《中国食品药品检验检测技术系列丛书》

编 委 会

《体外诊断试剂检验技术》

编 委 会

主　　编　张志军　王佑春

副 主 编　杨　振　龚声瑾　王会如　黄鸿新　白东亭

编　　委　（按姓氏笔画排序）

王　军　刘倩瑜　孙　莉　孙彬裕　严诗云　李　正　巫　亮
李丽莉　杨　忠　吴静标　张小燕　张春涛　周　诚　周齐洋
姚燕丽　高静贤　郭世富　郭晶晶　黄　杰　黄　颖　曹春玲
续　勇

编写人员　（按姓氏笔画排序）

于　洋　于　婷　王瑞霞　石大伟　田亚宾　代蕾颖　邢立森
毕春雷　曲守方　朱秀霞　刘　波　刘　艳　刘东来　刘贻声
刘艳春　许四宏　孙　楠　孙雪晴　李克坚　李胜民　谷金莲
邹迎曙　沈　舒　宋　伟　张　瑾　张小静　张文新　张润锋
陈小云　周海卫　孟　超　赵丙锋　郝晓甜　胡泽斌　柯杰驰
贾　峥　夏德菊　高　飞　黄燕虹　康　娟　彭　絮　韩芝斌
辜文杰　蓝海云　潘晓芳

《体外诊断试剂检验技术》

参加编写单位

（按行政区划排列）

国家药品监督管理局医疗器械标准管理中心

北京市医疗器械检验所

江苏省医疗器械检验所

广东省医疗器械质量监督检验所

前言
Foreword

自1996年开始，中国食品药品检定研究院（原中国药品生物制品检定所）为配合《中国药典》等国家药品标准实施，组织全国药品检验系统专家连续四次编撰出版《中国药品检验标准操作规范》(1996年、2000年、2005年和2010年)及《药品检验仪器操作规程》(2005年和2010年)，旨在推动全国药品检验系统检验方法和仪器操作的规范化。

党中央、国务院和地方各级政府历来高度重视食品药品监管工作。作为监管的重要技术支撑，检验机构在产品上市前和上市后的监管中发挥着越来越重要的作用。随着我国药品、医疗器械、食品、化妆品产品质量要求的不断提高，检验技术的不断进步，检验领域的不断扩大，检验检测操作的进一步规范更显迫切。在既往工作的基础上，中国食品药品检定研究院组织全国药品、医疗器械、食品、化妆品检验检测机构的专家编撰《中国食品药品检验检测技术系列丛书》。

本套《丛书》涵盖药品、医疗器械、食品、化妆品检验检测操作规范、仪器操作规程及疑难问题解析等内容，并介绍了检验检测新技术、新方法、新设备的应用，具有较强的实用性和可操作性。将为促进医药产业发展，发挥技术支撑功能，提升药品监管水平起到重要作用。

《体外诊断试剂检验技术》是系列丛书之一。

本书主要介绍了体外诊断试剂检验技术及发展趋势。体外诊断试剂横跨药品和医疗器械两大领域，既有按照药品管理的血源筛查诊断试剂，也有按照医疗器械管理的生化诊断试剂等，因此诊断试剂检验工作既重要又复杂。它的检验工作关系到做出快速、准确、可靠的临床诊断、正确指导临床用药等保障人民群众生命健康的方方面面。基于体外诊断试剂检验工作的重要性和复杂性，以及不同检验机构检验能力和水平可能存在的差异，为提高各检验机构检验结果的一致性和准确性，确保体外诊断试剂的质量可靠，中国食品药品检定研究院组织北京市医疗器械检验所、江苏省医疗器械检验所和广东省医疗器械质量监督检验所相关专业技术人员编写了《体外诊断试剂检验技术》一书。

本书共7篇49章。全书以血液与体液检测试剂、生化检测试剂、免疫检测试剂、微生物与寄生虫检测试剂、核酸和基因检测试剂五大类体外诊断试剂为纲，以国家药品监督管理局发布的《体外诊断试剂分类子目录（6840）》中296个产品为目，详细介绍检验实验室管理和仪器操作（包括检验实验室设备管理的基本原则、检验实验室专用设备校准与维护，样品管理、实验室信息管理系统基本功能等）以及参考测量实验室的技术要求和管理要求、参考测量实验室的应用等内容。对296个体外诊断试剂产品的检验方法予以进一步完善和规范，突出了关键技术点，明确了操作要点、检验参数的设置以及操作流程。此外，还详细介绍了供试品预处理方法、干扰因素判断、结果判定以及方法灵敏度和通用性对检测结果的影响，开展方法学适用性研究要点，如何排除检验中可能出现的干扰等内容。对体外诊断试剂检验技术涉及的国际标准、国家标准和行业标准以及国内外药典（中国药典、美国药典、欧洲药典、日本药典、英国药典等）相关内容的异同点进行了比较介绍。同时对国外生产企业采用的方法或者目前国际上已经开发和应用的新的检验技术和检验方法，以及国外对检验方法和检验技术的研究进展、应用前景等予以简要介绍。使读者可获得必要的体外诊断试剂相关信息。

本书是药品检验系统第一部系统完整介绍体外诊断试剂检验技术的专业书。编写本书的人员均为各单位长期从事体外诊断试剂检验的业务骨干，具有丰富的实际操作以及复杂问题的处理经验。在编写过程中，经过多次集体讨论，互相取长补短，形成格式和内容的协调一致。

本书是参加编写单位从事体外诊断试剂或医疗器械检验几代专业技术人员实验操作的技术结晶，其出版发行将为体外诊断试剂行业提供一本很有价值的检验工具书，具有很强的实用性和可操作性，不仅适用于体外诊断试剂研发机构和检验机构，也同样适用于大专院校以及科研机构。

由于时间所限，编写内容可能还存在一些不足，欢迎广大读者批评指正，以便进一步修订完善。

编委会

2019年6月

目录

Contents

第一篇　血液与体液检测试剂

第六篇　检验实验室管理和仪器操作

第一篇 血液与体液检测试剂

第一章 凝血相关项目检测试剂

血液凝固是血液由流动的液体状态变成不能流动的凝胶状态的过程，其实质就是血浆中的可溶性纤维蛋白原转变成不溶性的纤维蛋白的过程。已知凝血过程是由凝血因子按一定顺序相继激活而生成的凝血酶，最终使纤维蛋白原变为纤维蛋白的过程，可分为凝血酶原酶复合物的形成、凝血酶的激活和纤维蛋白的生成三个基本步骤。凝血酶原酶复合物可通过内源性凝血途径和外源性凝血途径生成，两条凝血途径的主要区别在于启动方式及参与的凝血因子有所不同，但两条途径中的某些凝血因子可以相互激活，故两者间相互密切联系，并不完全独立。对凝血相关物质的检测也是多种多样的，根据目前试剂盒注册情况，常见的凝血相关项目检测试剂主要有以下几大类：凝血酶原时间（PT）检测试剂盒、活化部分凝血活酶时间（APTT）检测试剂盒、氯化钙溶液检测试剂盒（常与APTT试剂盒合并注册）、凝血酶时间（TT）检测试剂盒、纤维蛋白原（FIB）检测试剂盒、D-二聚体（D-Dimer）检测试剂盒、抗凝血酶Ⅲ（ATⅢ）检测试剂盒等。以下各节对此几类试剂的检测进行具体分述。

第一节 凝血酶原时间测定试剂

一、概述

凝血酶原时间（prothrombin time，PT）是指在缺乏血小板的血浆中加入过量的组织因子后，凝血酶原转化为凝血酶，导致血浆凝固所需的时间。凝血酶原时间是反映血浆中凝血因子Ⅰ、Ⅱ、Ⅴ、Ⅶ、Ⅹ活性的指标。凝血酶原时间测定是检查机体外源性凝血系统功能有无障碍的过筛试验，也是临床抗凝治疗的重要监测指标。

凝血酶原时间延长见于：先天性凝血因子缺乏，如凝血酶原（因子Ⅱ）、因子Ⅴ、因子Ⅶ、因子Ⅹ及纤维蛋白原缺乏；获得性凝血因子缺乏，如继发性/原发性纤维蛋白溶解功能亢进、严重肝病等。血循环中存在凝血酶原、因子Ⅴ、因子Ⅶ、因子Ⅹ及纤维蛋白原的抗体，可以造成凝血酶原时间延长。

凝血酶原时间缩短见于：先天性因子Ⅴ增多症、妇女口服避孕药、血栓栓塞性疾病及高凝状态等。

需要检查的人群：需要手术的病人，长期口服抗凝剂的病人，伤口愈合不良的人，长期服用避孕药的女性。

监测口服抗凝剂：国人INR以1.8~2.5为宜，一般不超过3.0。

二、检验技术与方法

（一）凝血酶原时间（PT）测定试剂的原理

在待检血浆中加入过量的组织凝血活酶（组织因子）和钙离子，使凝血酶原转变为凝血酶，凝血酶使纤维蛋白原转变为纤维蛋白，血浆凝固所需的时间即为凝血酶原时间。

（二）凝血酶原时间（PT）测定试剂的概况

目前，涉及凝血酶原时间（PT）检测的已经注册的剂盒大部分为凝固法。

常用凝血酶原时间（PT）测定试剂的主要成分有：组织凝血活酶浸出液、钙离子、稳定剂、防腐剂。

（三）凝血酶原时间（PT）测定试剂的检验

1. 检验前准备

（1）检查试剂包装与外观，确保包装完整，外观完好。

（2）根据说明书要求确定选用样本及样本采集、前处理方式及确保贮存方式是否符合要求。

（3）对说明书检验方法进行预评估。按说明书中的检验方法处理试剂及样本，样本避免溶血及被组织液污染。

2. 性能指标　目前该试剂盒参照现行有效的推荐性行业标准YY/T 1158-2009《凝血酶原时间检测试剂（盒）》的具体性能指标如下。

（1）外观　外观应符合如下要求：①试剂盒外观应整洁，文字符号标识清晰；②PT试剂冻干品应为疏松体，复溶后呈均匀的混悬液；③PT试剂液体试剂为均匀混悬液。

（2）正常血浆测量值　用正常血浆测试，所得结果应不大于14秒。（注：该指标以验证检测结果的准确性，检测时需要30份正常血浆样本测试，计算均值）

（3）ISI值　试剂盒用于INR测定时，应标特定试剂/仪器组合值。[注：凝血酶原时间检测试剂由于制备材料来源不同，在因子的敏感性上有明显的差异，为了解决该问题ICSH和国际血栓与止血协会的文件提出国际标准化比率（INR）来报告PT的试验结果，$INR=PTR^{ISI}$，PTR表示患者的PT/正常对照PT的比值，ISI为国际敏感性指数，该文件要求试剂厂家每批凝血酶试剂必须标明ISI值，以便使用者计算INR]

（4）重复性　用正常质控血浆重复测试所得结果的变异系数（CV）应不大于5%。（注：该指标为精密度指标，检测方式是在重复条件下，以正常和异常样本分别重复测定不少于10次，计算均值、标准差及变异系数）

（5）批间差　用质控血浆重复测试不同批号试剂，所得结果的变异系数（CV）应不超过10%。（注：该指标用以控制不同批次试剂检测结果的差异，检验方式为用3批不同批次试剂检测正常样本，每个批次重复测定10次，共30个测量值，计算均值、标准差及变异系数）

（6）稳定性　可选以下方法进行验证。①效期稳定性：生产企业应规定产品的有效期。取到效期后的样品检测外观、正常血浆测量值、ISI值、重复性，应符合前述（1）~（4）项的要求。②热稳定性试验：检测外观、正常血浆测量值、ISI值、重复性，应符合前述（1）~（4）项的要求。

3. 对技术要求进行预评价 根据凝血酶原时间测定试剂的方法及特性对企业拟定的技术要求进行预评价，如：技术要求中的性能指标不应低于现行有效的推荐性行业标准 YY/T 1158–2009《凝血酶原时间检测试剂（盒）》的具体性能指标要求。技术要求里应明确检验方法，不能含糊或者有派生歧义的理解。

三、操作要点及注意事项

（一）试验条件

1. 试验条件需满足如下要求。

（1）检测温度 37℃ ± 1℃。

（2）实验用水 GB 6682二级用水。

（3）测试方法 按照生产企业提供的试剂和仪器说明书规定的程序测试。

2. 严格按照说明书和技术要求中的操作方式和检验方法进行检验。不按照自己的习惯或者凭着自己的检验方法进行操作，以确保试验结果的重现性。

（二）注意事项

1. 正常血浆测量值这一指标的检验所采用的正常血样样本应在采血后4个小时内完成，如果血液样本在2~4℃保存，可能会引起因子Ⅶ的冷激活而导致PT结果的改变。–20℃下可放置2周，–70℃下可以放置6个月，检测时均要恢复到37℃ ± 1℃。

2. 检验温度应控制在37℃ ± 1℃，过高或者过低均会影响结果。

3. 抽血采样要顺利，抗凝要充分，不能有凝血块。

（三）方法局限性

凝血过程包括一系列的反应，其受到许多测试前因素的影响，包括样本采集及保存、实验室环境、实验技术人员熟练程度、干扰物质等，必须严格控制这些因素。

四、国内外相关技术方法对比

目前凝血酶原时间（PT）检测主要参照推荐性行业标准YY/T 1158–2009《凝血酶原时间检测试剂（盒）》，该标准适用于临床实验室常规检验用Quick一期法凝血酶原时间检测试剂（盒）产品，包括冷冻干燥品和液体试剂产品，不适用于床旁快速检测（POCT）的凝血酶原时间检测试剂（盒）。

参考文献

[1] 尚红，王毓三，申子瑜.全国临床检验操作规程.4版.北京：人民卫生出版社，2014：97–98.

[2] 管洪在.临床血液学与检验实验指导.3版.北京：人民卫生出版社，1999.

起草人：韩芝斌 严诗云（广东省医疗器械质量监督检验所）

复核人：续勇（北京市医疗器械检验所）

第二节　活化部分凝血活酶时间测定试剂

一、概述

活化部分凝血活酶时间（APTT）是反映内源凝血途径特别是第一阶段的凝血因子综合活性的一项凝血功能检查指标，广泛用于内源性凝血途径凝血因子缺陷的筛查测定，如因子Ⅶ、Ⅺ、Ⅷ、Ⅸ，同时也可用于出血疾病的初筛诊断以及肝素抗凝治疗的实验室监测。

APTT延长：①见于因子Ⅷ、Ⅸ、Ⅺ、Ⅻ血浆水平减低，如血友病A、B及凝血因子Ⅸ、Ⅶ缺乏症；因子Ⅷ减少还见于部分血管性血友病患者；②严重的凝血酶原、因子Ⅴ、因子Ⅹ和纤维蛋白原缺乏，如肝脏疾病、阻塞性黄疸、新生儿出血病、肠道灭菌综合征、吸收不良综合征、口服抗凝剂、应用肝素以及纤维蛋白原缺乏症等；③纤溶活性增强，如继发性、原发性纤溶亢进及循环血液中有纤维蛋白（原）降解产物；④血循环中有抗凝物质，如抗因子Ⅷ或Ⅸ抗体，狼疮抗凝物质等；⑤监测普通肝素治疗，要求APTT延长是正常对照值的1.5~2.0倍。

APTT缩短：①见于高凝状态，如弥散性血管内凝血的高凝血期、促凝物质进入血流以及凝血因子的活性增强；②血栓性疾病，如心肌梗死、不稳定性心绞痛、脑血管病变、糖尿病伴血管病变、肺梗死、深静脉血栓形成、妊娠高血压综合征和肾病综合征以及严重灼伤等。

二、检验技术与方法

（一）活化部分凝血活酶时间（APTT）测定试剂的原理

在37℃条件下，以白陶土激活Ⅻ，以脑磷脂代替血小板，在Ca^{2+}参与下，观察血浆凝固所需的时间，即为活化部分凝血活酶时间。

（二）活化部分凝血活酶时间（APTT）测定试剂的概况

目前，已经注册的活化部分凝血活酶时间（APTT）测定试剂大部分为凝固法。

目前常用活化部分凝血活酶时间（APTT）测定试剂（盒）的主要成分有：磷脂（如兔脑磷脂）、激活剂（如高岭土、鞣花酸、微粒硅等）、反应启动剂（如钙离子）。

（三）活化部分凝血活酶时间（APTT）测定试剂的检验

1. 检验前准备

（1）检查试剂包装与外观，确保包装完整，外观完好。

（2）根据说明书要求确定选用样本及样本采集、前处理方式及确保贮存方式是否符合要求。

（3）对说明书检验方法进行预评估。按说明书中的检验方法试剂及样本要求处理试剂及样本，样本避免溶血及被组织液污染。

2. 性能指标　目前该试剂盒参照现行有效的推荐性行业标准YY/T 1157-2009《活化部分凝血活酶时间检测试剂（盒）》的具体性能指标如下。

（1）外观　外观应符合如下要求：①试剂盒外观应整洁，文字符号标识清晰；②APTT激活试剂冻干品复溶后呈均匀的混悬液；③APTT液体激活为混悬液；④氯化钙试剂应为无色透明液体。

（2）正常血浆测量值　用正常血浆测试，采用鞣花酸为激活剂时，凝固时间应不大于35秒，采用其他激活剂时凝固时间应不大于45秒。（注：APTT不是严格意义上的定量测定，而是一种内源性凝血系统的功能测定，"正常血浆测量值"用以验证检测结果的准确性，检测时需要30份正常血浆样本测试，计算均值）

（3）重复性　用质控血浆重复测试所得结果的变异系数（CV）应不超过5%。（注：该指标为精密度指标，检测方式是在重复条件下，以正常和异常样本分别重复测定不少于10次，计算均值、标准差及变异系数）

（4）批间差　用质控血浆重复测试不同批号试剂，所得结果的变异系数（CV）应不超过10%。（注：该指标用以控制不同批次试剂检测结果的差异，检验方式为用3批不同批次试剂检测正常样本，每个批次重复测定10次，共30个测量值，计算均值、标准差及变异系数）

（5）稳定性　可选以下方法进行验证。①效期稳定性：生产企业应规定产品的有效期。取到效期后的样品，检测外观、正常血浆测量值、重复性，应符合前述（1）~（3）项的要求。②热稳定性试验：检测外观、正常血浆测量值、重复性，应符合前述（1）~（3）项的要求。

3. 对技术要求进行预评价　根据检测凝活化部分凝血活酶时间（APTT）试剂盒的方法及特性对企业拟的技术要求进行预评价，如：技术要求中的性能指标不应低于现行有效的推荐性行业标准 YY/T 1157-2009《活化部分凝血活酶时间检测试剂（盒）》的具体性能指标要求。技术要求应明确检验方法，不能含糊或者有派生歧义的理解。

三、操作要点及注意事项

（一）操作要点

1. 试验条件需满足如下要求。

（1）检测温度　37℃±1℃。

（2）实验用水　GB 6682二级用水。

（3）测试方法　按照生产企业提供的试剂和仪器说明书规定的程序测试。

2. 严格按照说明书和技术要求中的操作方式和检验方法进行检验。不按照自己的习惯或者凭着自己的检验方法进行操作，以确保试验结果的复现性。

（二）注意事项

标本应及时检测，最迟不超过2小时，分离后血浆于2~8℃保存时不宜超过6小时。

1. 样本采集、储存及测定必须使用塑料制品或硅化玻璃制品。

2. 不宜使用含有EDTA盐、肝素、草酸盐抗凝的血浆。

3. 样本避免溶血及被组织液污染。

（三）方法局限性

APTT是目前最常用的内源凝血系统的筛查试验，但因活化剂的成分差异，其测定的参考区间差异也较大。凝血过程包括一系列的反应，其受到许多测试前因素的影响，包括样本采集及保存、实验室环境、实验技术人员熟练程度、干扰物质等，必须严格控制这些因素。

四、国内外相关技术方法对比

目前活化部分凝血活酶时间（APTT）检测主要参照推荐性行业标准YY/T 1157-2009《活化部分凝血活酶时间检测试剂（盒）》，该标准适用于临床实验室常规检验用的活化部分凝血活酶时间检测试剂（盒）产品，不适用于床旁快速检测（POCT）的凝血酶原时间检测试剂（盒）。

参考文献

尚红，王毓三，申子瑜.全国临床检验操作规程.4版.北京：人民卫生出版社，2014：96-97.

起草人：韩芝斌　严诗云（广东省医疗器械质量监督检验所）
复核人：续勇（北京市医疗器械检验所）

第三节　凝血酶时间测定试剂

一、概述

凝血酶时间（TT）主要反映纤维蛋白原转为纤维蛋白的时间。增高见于抗凝治疗，DIC纤溶亢进期，低（无）纤维蛋白原血症，异常血红蛋白血症，血中纤维蛋白（原）降解产物（FDPs）增高；降低无临床意义。

凝血酶时间（TT）测定主要用于检测有无纤维蛋白原异常以及是否发生纤溶、存在抗凝物的情况。

TT延长：见于低（无）纤维蛋白原血症、遗传性或获得性异常纤维蛋白原血症；血FDP增高（DIC）；血中存在肝素和肝素类物质，以及抗凝血酶的新型抗凝药物。

TT缩短：常见于血样本有微小凝块或存在钙离子时；某些异常蛋白血症或巨球蛋白血症时。

二、检验技术与方法

（一）凝血酶时间（TT）测定试剂的原理

待检血浆加入标定的凝血酶溶液，使纤维蛋白原转变为不溶性纤维蛋白，从而出现凝固，测定凝固所需的时间，即为待测血浆凝血酶时间。

（二）凝血酶时间（TT）测定试剂的概况

目前，已经注册的凝血酶时间（TT）测定试剂大部分为凝固法。

常用凝血酶时间（TT）测定试剂的主要成分有：磷酸盐缓冲液、稳定剂、防腐剂、凝血酶。

（三）凝血酶时间（TT）测定试剂的检验

1. 检验前准备

（1）检查试剂包装与外观，确保包装完整，外观完好。

（2）根据说明书要求确定选用样本及样本采集、前处理方式及确保贮存方式是否符合要求。

（3）对说明书检验方法进行预评估。按说明书中的检验方法处理试剂及样本。

2. 性能指标 目前该试剂盒参照现行有效的推荐性行业标准 YY/T 1156-2009《凝血活酶时间（TT）检测试剂盒》的具体性能指标如下。

（1）外观 外观应符合如下要求：①试剂盒外观应整洁，文字符号标识清晰；②TT试剂冻干品应为疏松体，复溶后呈均匀的混悬液；③TT试剂液体试剂为均匀混悬液；④复溶液应为无色透明液体。

（2）正常血浆测量值 用正常血浆测试，所得结果均值应不大于20秒。（注：该指标以验证检测结果的准确性，检测时需要30份正常血浆样本测试，计算均值）

（3）重复性 用质控血浆重复测试所得结果的变异系数（CV）应不超过5%。（注：该指标为精密度指标，检测方式是在重复条件下，以正常和异常样本分别重复测定不少于10次，计算均值、标准差及变异系数）

（4）批间差 用质控血浆重复测试不同批号试剂，所得结果的变异系数（CV）应不超过10%。（注：该指标用以控制不同批次试剂检测结果的差异，检验方式为用3批不同批次试剂检测正常样本，每个批次重复测定10次，共30个测量值，计算均值、标准差及变异系数）

（5）稳定性 可选以下方法进行验证。①效期稳定性：生产企业应规定产品的有效期。取到效期后的样品检测外观、正常血浆测量值、重复性，应符合前述（1）~（3）项的要求。②热稳定性试验：检测外观、正常血浆测量值、重复性，应符合前述（1）~（3）项的要求。

3. 对技术要求进行预评价 根据检测凝血酶时间（TT）的方法及特性对企业拟的技术要求进行预评价，如：技术要求中的性能指标不应低于现行有效的推荐性行业标准 YY/T 1156-2009《凝血酶时间（TT）检测试剂（盒）》的具体性能指标要求。技术要求里应明确检验方法，不能含糊或者有派生歧义的理解。

三、操作要点及注意事项

（一）试验条件

1. 试验条件需满足如下要求。

（1）检测温度 37℃ ± 1℃。

（2）实验用水 GB 6682二级用水。

（3）测试方法 按照生产企业提供的试剂和仪器说明书规定的程序测试。

2. 严格按照说明书和技术要求中的操作方式和检验方法进行检验。不按照自己的习惯或者凭着自己的检验方法进行操作，以确保试验结果的复现性。

（二）注意事项

1. 标本应及时检测，最迟不超过2小时，分离后血浆于2~8℃保存时不宜超过6小时。

2. 样本采集、储存及测定必须使用塑料制品或硅化玻璃制品。

3. 不宜使用含有EDTA盐，肝素，草酸盐抗凝的血浆。

4. 样本避免溶血及被组织液污染。

（三）方法局限性

凝血过程包括一系列的反应，其受到许多测试前因素的影响，包括样本采集及保存、实验室环境、实验技术人员熟练程度、干扰物质等，必须严格控制这些因素。

四、国内外相关技术方法对比

目前凝血酶时间（TT）检测主要参照推荐性行业标准YY/T 1156-2009《凝血酶时间（TT）检测试剂（盒）》，该标准适用于临床实验室常规检验用的凝血活酶时间（TT）检测试剂（盒）产品，包括冻干燥品和液体试剂产品。

参考文献

[1] 尚红，王毓三，申子瑜.全国临床检验操作规程.4版，北京：人民卫生出版社，2014：115.

起草人：韩芝斌　严诗云（广东省医疗器械质量监督检验所）
复核人：续勇（北京市医疗器械检验所）

第四节　纤维蛋白原测定试剂

一、概述

纤维蛋白原（fibrinogen，FIB），即凝血因子Ⅰ，主要由肝细胞合成，是血浆中含量最高的一种凝血蛋白，是凝血系统的核心蛋白质，它在凝血过程的最后阶段被凝血酶转化成纤维蛋白单体，最终形成不溶性纤维蛋白凝块而发挥血液凝固作用。纤维蛋白原测定主要用于出血性疾病或血栓形成性疾病的诊断以及溶栓治疗的监测。参考区间为2~4g/L。纤维蛋白原增高（超过4g/L）见于糖尿病和糖尿病酸中毒、动脉血栓栓塞（急性心肌梗死发作期）、急性传染病、结缔组织病、急性肾炎和尿毒症、放射治疗后、灼伤、骨髓瘤、休克、老年人外科大手术后、妊娠晚期和妊娠期高血压疾病、轻型肝炎、败血症、急性感染和恶性肿瘤等。纤维蛋白原减少（低于2g/L）见于弥散性血管内凝血和原发性纤溶症、重症肝炎和肝硬化等，也见于降纤药治疗（如抗栓酶、去纤酶）和溶血栓治疗（UK，t-PA），是上述疾病的监测指标之一。

二、检测技术与方法

（一）主要检测方法比较

纤维蛋白原检测的方法学较多，大体上分三大类：即基于凝血酶的作用，形成纤维蛋白的方法、物理化学测定法和免疫学测定法。

第一类方法是一种功能测定法，所形成的纤维蛋白，又可再分为测重法、酚试剂比色法和紫外分光光度法、测氮法、浊度法和凝血酶凝固时间法等。这类方法的优点是，测定的是有凝血功能的纤维蛋白原，又称为可凝固蛋白（clottable protein），故特异性较好。方法可简可繁，在常规使用中，多采用较简便的Von Clauss法。

第二类方法（物理化学测定法），在我国应用最广。这类方法又可分为盐析法（包括用亚硫酸钠、硫酸铵或氯化钠盐析，用蛋白质显色或比浊法测定），热变性沉淀法和电泳法等几种。除电泳法外，这类方法均比较简单、快速，尤其适于急诊检验，但缺点是特异性不强。所测的不是有凝固功能的纤维蛋白原，可能包括部分的降解产物和/或其他蛋白。而电泳法太繁琐，不适于常规工作。

第三类方法（免疫学方法），是将纯纤维蛋白原作为抗原免疫动物，制成多克隆或单克隆抗体。然后用免疫胶乳、被动血凝或反向血凝、单向免疫扩散、火箭电泳以及ELISA等方法测定。优点是大部分方法简便，但缺点是所测的不仅是可凝固的纤维蛋白原，可能包括了它的降解产物（因为它们有共同抗原），也可能包括了障碍性纤维蛋白原（dysfibrinogens，即N端谷氨酸 γ 位未羧化的无功能的纤维蛋白原，又称缺维生素K引起的蛋白质，PIVKA）。但免疫法可用于测定PIVKA。如果一个患者总纤维蛋白原（用免疫学测定结果）不低，甚至增高，而功能性（即可凝固性）纤维蛋白原却明显减少，即可判断为存在PIVKA。肝病、维生素K缺乏等均可导致PIVKA升高，有临床诊断价值。

另外还有Jocobsson法和PT衍生法，Jocobsson法作为WHO和NIBSC推荐的参考方法，这类方法的缺点是，从理论上讲，有两方面可引起误差。一是所析出并测定的是纤维蛋白而非纤维蛋白原。已知纤维蛋白原变成纤维蛋白时会从 α 和 β 肽链上分别切下两个短肽，即A肽（FpA）和B肽（FpB）。这样纤维蛋白实际上比纤维蛋白原的质量少了10%。二是已知纤维蛋白一旦形成，就会吸附一些凝血因子或纤溶因子，这样又会增加所测纤维蛋白原的量。此外，本法在操作中在获取纤维蛋白和洗涤（挤压）除去其他蛋白成分时，不仅比较麻烦而且也难以完全彻底，会造成其他蛋白污染。

PT衍生法操作简单、成本较低，是通过PT检测结果而演算出纤维蛋白原的含量，不加任何试剂，其原理是在PT测定完成时，全部的纤维蛋白原变成纤维蛋白后形成的浊度与纤维蛋白原的含量呈正相关，此方法省钱又省时，但存在结果不确定性，由于在凝固形成过程中有其他因子也可产生浊度，另外纤维蛋白原的异质性及年龄和生理因素对血浆成分的改变都可能影响浊度，因此，很难反映所测标本纤维蛋白原的真实含量。

血浆纤维蛋白原主要检测方法的比较，见表1-1-1。

表1-1-1 血浆纤维蛋白原主要检测方法的比较

方法	与参考方法的相关性			精密度CV(%)	灵敏度	最低检出值(g/L)	准确性（相对误差%）		
	低值	正常	高值				低值	正常	高值
Clauss法	好	0.92	好	3.89	高	0.1	好	好	好
双缩脲比色法	差	0.96	差	4.68	低	0.5	差	35.43*	差
免疫法	差	0.995	差	3.71	较高	0.18	差	27.95*	差
PT衍生法	0.695*	0.815*	0.966*	2.88*	较高	0.6	差	3.59*	好

*与Clauss法比较。

（二）纤维蛋白原测定试剂的概况及原理

目前，涉及纤维蛋白原检测的国产试剂盒和进口试剂均有，大多为凝固法（Clauss法）及免疫比浊法。以下主要以Clauss法为例进行阐述。Von Clauss法检测纤维蛋白原的原理是向血浆中加入过量的凝血酶，使纤维蛋白原变为纤维蛋白，从而出现凝固。凝固的时间与纤维蛋白原含量呈负相关，通过建立标准曲线而获得受检血浆纤维蛋白原的含量。该法具有操作简便迅速，结果可靠，特异性好等优点，其结果与Jocobsson法相关性良好，精密度、灵敏度、最低检出限、准确性等指标相对其他方法都较高，是美国国家临床实验室标准化委员会（NCCLS）推荐的参考方法。

（三）纤维蛋白原测定试剂的检验

1. 检验前准备　根据说明书确定选用样本及样本采集、前处理方式及贮存方式是否符合要求。试剂及样本要按说明书提前在室温下平衡，冻干品进行复溶、震荡混匀、离心，并注意去除样本气泡。全自动凝血分析仪按照说明设置对应的参数。

2. 试剂及仪器　目前常见的凝固法试剂盒的主要组成部分有FIB试剂及FIB缓冲液。所需仪器主要包括全自动凝血分析仪、移液器、漩涡振荡器、离心机。

3. 性能指标　目前该试剂盒参照现行有效的推荐性行业标准YY/T 1159-2009《纤维蛋白原检测试剂（盒）》的具体性能指标如下。

（1）外观　外观应符合如下要求：①试剂盒外观应整洁，文字符号标识清晰；②Fib凝血酶试剂冻干品应为白色或微黄色疏松体，复溶后为均匀的溶液；③Fib凝血酶液体试剂为均匀液体；④缓冲液为无色透明溶液。

（2）准确性　用参考物质测量，相对偏差应不超过15%。

（3）线性　Fib试剂在测试范围内，线性相关系数应大于0.98。

（4）重复性　用质控血浆重复测试所得结果的变异系数（CV）应不超过8%。

（5）批间差　用质控血浆重复测试不同批号试剂，所得结果变异系数（CV）应不超过15%。

（6）稳定性　可选用以下方法进行验证：①效期稳定性：生产企业应规定产品的有效期。取到效期后的样品检测外观、准确性、线性、重复性，应符合前述（1）~（4）项的要求。②热稳定性试验：检测外观、准确性、线性、重复性，应符合前述（1）~（4）的要求。

三、操作要点及注意事项

（一）操作要点（以Clauss法为例）

1.按仪器说明书及操作规程，进行开机前检查，准备相应的样本及试剂。

2.开机，根据所检试剂说明书进行参数、检验样品号等设置，并对仪器进行开机清洗维护。

3.用规定量的蒸馏水对FIB试剂进行复溶，并准备TC Buffer（缓冲液），放置在相应的位置。

4.进行定标程序，对配套质控品进行检测，保证在质控范围内。

5.把离心后的待测血浆放置在样品架上进行检测并记录结果。

（二）注意事项

1.检测前对样本进行充分混匀。

2.复溶/开封后的溶液应在2~8℃下保存。

3.凝固时间延长，查得纤维蛋白原浓度降低可有以下情况：①血浆纤维蛋白原浓度真正的降低；②血浆纤维蛋白原浓度假性降低，即由于血浆中出现肝素、FDP或罕见的异常纤维蛋白原血症所致，属以上情况时应进一步用其他实验方法证实或测定纤维蛋白原的抗原浓度。

（三）方法局限性

凝血过程包括一系列的酶学反应，这些因素会直接影响检测结果的准确性。包括样本采集及保存，技术人员熟练程度，干扰物质等，必须严格控制这些因素。

四、国内外相关技术方法对比

目前纤维蛋白原的检测主要参照推荐性行业标准YY/T 1159-2009《纤维蛋白原检测试剂（盒）》，该方法仅适用于临床实验室常规检验用的Clauss法纤维蛋白原检测试剂（盒）产品，包括冷冻干燥品和液体试剂产品，不适用于物理化学测定法和免疫法测定纤维蛋白原检测试剂（盒）。

参考文献

[1] 尚红，王毓三，申子瑜.全国临床检验操作规程.4版.北京：人民卫生出版社，2014：100-101.

[2] 王巧莲.三种纤维蛋白原测定方法的评价.中华医学研究杂志，2006，6（5）：517-518.

[3] 黄作群.PT-der法与von-clauss法检测纤维蛋白原结果比较，广西杂志，2007，29（5）：694-695.

[4] 程峰，朱勇.5种纤维蛋白原测定方法的比较.临床检验杂志，2000，18（1）：12-14.

[5] 张金莲，张文.克劳斯法测定纤维蛋白原常见误差原因分析.中国误诊学杂志，2004，4（3）：459-460.

起草人：严诗云　吴静标（广东省医疗器械质量监督检验所）

复核人：续勇（北京市医疗器械检验所）

第五节　D-二聚体测定试剂

一、概述

当机体发生凝血时，凝血酶作用于纤维蛋白原，使其转变为交联纤维蛋白，同时，纤溶系统被激活，降解交联纤维蛋白形成各种FDP碎片。由于γ链的交联，便产生了包含γ链相连的2个D片段，即D-二聚体。D-二聚体测定是诊断活动性纤溶较好的指标，对血栓形成性疾病如弥散性血管内凝血（DIC）、深静脉血栓形成、脑血管疾病、肺栓塞、肝脏疾病、恶性肿瘤、外科手术后、急性心肌梗死等疾病均有重要的诊断价值，同时D-二聚体检测还可用于溶栓药物的治疗监测指标。D-二聚体是交联纤维蛋白降解中的一个特征性的产物，在深静脉血栓、肺栓塞、弥散性血管内凝血、重症肝炎等疾病中升高；也可作为溶栓治疗有效的观察指标；陈旧性血栓患者D-二聚体并不升高；凡有血块形成的出血，D-二聚体均可升高，故其特异性较低。

二、检测技术与方法

（一）主要检测方法比较

1. 双抗夹心定量检测（酶联免疫分析，ELISA） ELISA 法检测 D- 二聚体的原理是双抗体免疫测定，是根据 D- 二聚体建立起来的一种单抗检测方法，其检测结果相对可靠，敏感性高，是普遍公认的 D- 二聚体检测可靠方法，且该方法对血栓栓塞有较高的敏感性和阴性预测以及中等的特异性，但操作繁琐，可作为其他常规检测方法比对的标准，主要用于确认其他常规方法检测结果的可靠性。

2. 微粒凝集定量检测方法 通过透射 / 散射比浊法原理进行 D- 二聚体定量检测，是将 D- 二聚体的单克隆抗体包被于乳胶颗粒上，标本中的 D- 二聚体抗原与之发生特异性结合，产生凝集，以致浊度增加，通过测定浊度的变化量，求出 D- 二聚体的浓度，是血液凝固分析仪主要采用的检测方法。据有关研究可知，该种检测方法在 D- 二聚体测定阳性率方面显著高于乳胶凝集法。在检测过程中，只需采用仪器即可自动完成 D- 二聚体的检测工作，所以免疫比浊法具有快捷、稳定、定量等特点，该方法操作简便，检测快速，可满足常规和急诊标本的检测要求。

3. 微粒凝集半定量检测方法 少数实验室使用半定量乳胶凝集法检测 D- 二聚体。乳胶凝集法是以抗 D- 二聚体特异性单克隆抗体标记乳胶颗粒与待测血浆中 D- 二聚体发生凝集来判断其含量，故此方法特异性强，可信度高。该方法检测快速，适用于高浓度水平 D- 二聚体检测（如弥散性血管内凝血、溶栓治疗等），但该方法敏感性较低，且肉眼观察，有主观差异，只能作为筛查不适用于静脉血栓栓塞症的排除性诊断。

4. 床旁检测（POCT） POCT 检测结果应与可靠的检测方法进行比对，该方法不适用于静脉血栓栓塞症的排除性诊断。

（二）D-二聚体测定试剂的概况及原理

目前，涉及D-二聚体检测的国产试剂盒和进口试剂均有，大多为免疫比浊法及免疫层析法。免疫比浊法检测D-二聚体的原理是：单克隆抗体包被的均一的乳胶颗粒与血浆中具有的D-D抗原决定簇的可溶性纤维蛋白降解产物特异性结合，使乳胶颗粒彼此粘结，凝集的程度与标本中D-二聚体的浓度呈比例关系。在一定波长下，通过测定凝集造成的透射光或散射光的改变来获得D-二聚体的量值。

（三）D-二聚体测定试剂的检验

1. 检验前准备 根据说明书确定选用样本及样本采集、前处理方式及检查贮存方式是否符合要求。试剂及样本要按说明书提前在室温下平衡，冻干品进行复溶、震荡混匀、离心，并注意去除样本气泡。全自动生化分析仪或全自动凝血分析仪按照说明设置对应的参数。

2. 检验试剂及仪器试剂 主要组成部分包括：R1，含 40mmol/L 磷酸盐缓冲液；R2，致敏乳胶颗粒。所需仪器：全自动生化分析仪或全自动凝血分析仪、移液器。

3. 性能指标 目前该试剂盒参照现行有效的推荐性行业标准 YY/T 1240-2014《D- 二聚体定量检测试剂（盒）》的具体性能指标如下。

（1）外观 外观应符合如下要求：①试剂盒外观应整洁，文字符号标识清晰；②D-二聚体乳胶试剂应为均匀的乳浊液（干粉复溶后应达到此要求）；③D-二聚体缓冲液为透明溶液，无沉淀或絮状物。

（2）阴性预测率 用于静脉血栓排除时，结合临床诊断的验前概率进行D-二聚体定量检测，其阴性预测率应不低于97%。

（3）测试区间 在测试区间内，线性相关系数应大于0.980。测试区间至少涵盖生产企业提供的用于静脉血栓排除的临界值的1/2~4倍的临床标本测定值。

（4）精密度 ①重复性：用正常质控血浆重复测试所得结果的变异系数（CV）应不大于15%，用高值质控异常血浆重复测试所得结果的变异系数（CV）应不大于10%。②批间差：用质控血浆重复测试不同批号试剂，用正常质控血浆重复测试所得结果的变异系数（CV）应不大于15%，用高值质控异常血浆重复测试所得结果的变异系数（CV）应不大于15%。

（5）稳定性 试剂在规定的贮存条件下保存至有效期后，产品的性能应符合前述（3）及（4）项中①的规定要求。

（6）报告方式 D-二聚体的报告单位通常包括纤维蛋白原当量单位（FEU）和D-二聚体单位（DDU）两种形式。FEU是将D-二聚体的量用降解前纤维蛋白原分子的量来表达，因此，用FEU表达的D-二聚体的量相当于用DDU表达的1.7倍。在D-二聚体报告方式中还包括ng/ml、μg/ml和mg/ml等形式，通常应该直接采用生产企业提供的单位，不建议进行形式和量纲的转换。

三、操作要点及注意事项

（一）操作要点（以免疫比浊法为例）

1. 根据试剂使用说明书及仪器操作规程，设置上机参数及定标参数。
2. 使用配套的校准品或按比例稀释后的定标液对仪器进行定标。
3. 根据测试项目、测试量及单次测试所需样本量、试剂量加入样本进行检测。
4. 依据定标标准曲线，算出D-二聚体样本含量。

（二）注意事项

1. 试剂使用前应颠倒混匀。
2. 检验试剂与样本用量可根据所用分析仪器的要求按比例调整。
3. 使用本试剂盒时应视为有潜在感染性。
4. 抗原或抗体量大大过剩，可出现可溶性复合物，造成误差，应维持反应管中抗体蛋白始终过剩。

（三）方法局限性

1. 样本中待测物含量高出线性范围时，测定结果可能不准确。

2. 样本中含有以下浓度的干扰物，对检测结果无影响：抗坏血酸≤ 340 μmol/L；胆红素≤ 850 μmol/L；血红蛋白≤ 5.0g/L。

四、国内外相关技术方法对比

国内外相关标准进展：目前D-二聚体的检测主要参照推荐性行业标准YY/T 1240-2014《D-二聚体定量检测试剂（盒）》及WS/T477-2015《D-二聚体定量检测》及D-二聚体测定试剂（免疫比浊法）注册技术审查指导原则，前者及指导原则适用于临床实验室检验用的免疫比浊法D-二聚体检测试剂（盒）产品，后者则规定了D-二聚体的质量控制要求。

参考文献

[1] 尚红，王毓三，申子瑜.全国临床检验操作规程.4版.北京：人民卫生出版社，2014：116-117.

[2] 付春艳.D-二聚体检测方法及临床应用.医疗装备，2017，30（18）：201-202.

[3] 李玮.D-二聚体检测方法及临床应用进展.解放军医药杂志，2013，25（5）：80-83.

[4] 崔焕波.二种D-二聚体检测方法的比较.中国实验诊断学，2007，11（4）：500-501.

起草人：严诗云　刘贻声（广东省医疗器械质量监督检验所）

复核人：续勇（北京市医疗器械检验所）

第六节　抗凝血酶Ⅲ测定试剂

一、概述

体内的生理性抗凝物质可分为丝氨酸蛋白酶抑制物、蛋白质C系统和组织因子途径抑制物三类，抗凝血酶Ⅲ（ATⅢ）是丝氨酸蛋白抑制物家族最重要的成员，负责灭活60%~70%的凝血酶。其由肝和血管内皮细胞产生，能与内源性途径产生的蛋白酶如凝血酶和凝血因子FⅨa、FⅩa、FⅪa、FⅫa等分子活性中心的丝氨酸残基结合而抑制其活性，其与肝素结合后，抗凝作用可增强2000倍。但在正常情况下，循环血浆中几乎无肝素存在，抗凝血酶主要通过与内皮细胞表面的硫酸乙酰肝素结合而增强血管内皮的抗凝功能。

抗凝血酶Ⅲ（ATⅢ）是作为血液中活性凝血因子的最重要的阻碍因子，它控制着血液的凝固和纤维蛋白的溶解。其血液中ATⅢ的水平根据各种疾病、症状而变化，在弥散性血管内凝血（DIC）、肝疾患、肾病综合征等降低。血液中的ATⅢ水平降低可能会导致肝素治疗效果无法呈现。因此，掌握ATⅢ的活性作为对于此类疾病的监测、病态分析、预后判定以及肝素治疗或使用ATⅢ浓缩制剂投药时的指标具有重要意义。

（一）病理性增高

表明血液抗凝活性增强，主要见于口服抗凝药、急性出血期等。

（二）病理性降低

1.先天性AT Ⅲ缺乏症，按抗原及活性测定结果分为CRM-型（抗原及活性均减低）和CRM+型（抗原正常而活性减低）。

2.血栓前状态和血栓性疾病时，血液抗凝作用减弱，如DIC高凝期、心肌梗死、心绞痛、脑血管病变、妊娠症、深静脉血栓形成、肾病综合征等。

3.合成减少，如严重肝病等。

二、检测技术与方法

（一）抗凝血酶Ⅲ测定试剂的检验方法对比及原理

抗凝血酶Ⅲ测定试剂盒国产及进口注册均有，其方法主要是有发色底物法及免疫比浊法。

发色底物法检测抗凝血酶Ⅲ的原理是：定量的凝血酶加入到待测血浆中，与血浆中AT作用，形成无活性的复合物，剩余的凝血酶作用于发色底物，释放出对硝基苯胺（PNA），PNA在波长405nm处有最大吸收峰，PNA显色深浅与AT成反比。

免疫比浊法是抗原抗体结合动态测定方法。其基本原理是：当抗原与抗体在特殊稀释系统中反应而且比例合适（一般规定抗体过量）时，形成的可溶性免疫复合物在稀释系统中促聚剂（聚乙二醇等）的作用下，自液相析出，形成微粒，使反应液出现浊度。当抗体浓度固定时，形成的免疫复合物的量随着检样中抗原量的增加而增加，反应液的浊度也随之增加。通过测定反应液的浊度与一系列标准品对照，即可计算出检样中抗原的含量。可分为免疫透射比浊法、免疫散射比浊法、免疫胶乳比浊法。

（二）抗凝血酶Ⅲ测定试剂的检验

1.所需试剂及仪器 该方法所涉及的试剂主要包括：标准血浆、发色底物、凝血酶溶液、Tris缓冲液、50%醋酸。检测仪器主要包括：酶标仪、移液器、漩涡混匀仪、离心机。

2.性能指标 主要包括外观、装量、线性、重复性、准确度、分析灵敏度、批间差、稳定性等。

三、操作要点及注意事项

（一）操作要点（以发色底物法为例）

1.血浆样本严格按抗凝剂与血液1：9的比例采血，离心，取上层液体（血浆）。

2.将标准血浆及待测血浆按1：24、2：24、3：24、4：24、5：24比例作一系列稀释。

3.将一系列稀释的标准血浆及待测标本与Tris缓冲液混合，于37℃温育5分钟。

4.加过量的凝血酶50μl，混匀，37℃放置30秒。

5.加底物150μl，混匀，37℃精确温育30秒。

6.加50%的醋酸终止反应后，在405nm下测吸光度值。

7.以标准品抗凝血酶活性为横坐标，以其相应的吸光度为纵坐标，作标准曲线；根据待测样本的吸光度值在标准曲线上查其活性，若标本预先经过稀释必须乘以稀释倍数。

（二）注意事项

1.采集后的样本应在当天检测，如不能及时检测，应放置于2~8℃，24小时内检测。

2.应严格按抗凝剂与血液1∶9的比例采血。

（三）检验方法的局限性

检验结果受样本、试剂、校准品、仪器及操作人员专业水平等因素的影响，如对检测结果有疑问时，可从以上因素查找原因，必要时重新测定确认。

参考文献

[1] 尚红，王毓三，申子瑜.全国临床检验操作规程.4版.北京：人民卫生出版社，2014：102-103.

[2] 彭德珍.抗凝血酶检测及临床研究进展.华夏医学.2012，3（25）：465-468.

起草人：刘贻声　严诗云（广东省医疗器械质量监督检验所）

复核人：续勇（北京市医疗器械检验所）

第二章 血型血清学检测试剂

血型是人类血液的主要特征之一。从1900年Karl Landsteiner发现人类第一个血型系统—ABO血型系统至今，人们已发现红细胞上有200多个血型抗原。通常血型抗原为共显性的性状；杂合子等位基因则是两种产物同时存在。大多数显性的遗传位点是位于22对常染色体中的一条上。Rh与Duffy血型的位点是在1号染色体上，而ABO基因则是在9号染色体上。还没有血型基因在Y染色体上发现，Xg、Xk及Xs位点都只是归于X染色体的血型位点。而每一种血型抗原都有一种与之起特异性反应的抗体。红细胞表面的血型抗原与相应抗体结合导致红细胞发生凝集现象，被称为红细胞凝集反应。使用已知抗体的血清和红细胞生理盐水悬液混合，如果发生凝集反应，说明该红细胞携带相应抗原；如果不发生凝集反应，表示不带有相应抗原。红细胞凝集反应是免疫血液学经典技术，也是检测血型的“金标准”，目前已知的血型系统都是通过凝集反应所鉴定。正如免疫血液学领域知名学者Race和Sanger所言：“大量的血型早期知识源于简单的凝集试验结果”。

临床输血前进行的血型血清学检查，概括为三类：血型检定、抗体检查和鉴定、交叉配血。血型检定是检查确定受血者和献血者的红细胞血型，最主要是ABO血型和RhD血型。抗体检查和鉴定主要是检测受血者血清中是否存在血型不规则抗体，如存在，则对其进行特异性、免疫球蛋白类别以及是否具有临床意义等实验和分析。交叉配血是检查和确定受血者和献血者血液是否配合（相容）的试验。

临床输血前进行的血型血清学检查，对安全输血有着重要的临床意义，检查所使用的血型定型试剂的质量，成为安全输血的重要因素之一。

第一节　ABO血型定型检测试剂

一、ABO血型正定型检测试剂

（一）概述

ABO血型系统是临床输血、器官移植中最重要的血型系统，因此，对献血者和受血者ABO血型的预先确认也是输血工作中最为重要的实验，错误的ABO血型定型导致的输血反应将给受血者带来十分严重的后果。按照《中国输血技术操作规程》规定，ABO血型鉴定必须通过正、反定型。正定型是用已知的抗A和抗B血型定型试剂来测定红细胞上有无相应的A抗原或（和）B抗原；反定型是用已知ABO血型的红细胞来测定血清中有无相应的抗A抗体或（和）抗B抗体。

（二）检测技术与方法

1. 检验原理　根据红细胞上有无A抗原或（和）B抗原，以及血清中有无抗A或（和）

抗 B 抗体，可以将红细胞血型分为 A 型、B 型、AB 型和 O 型。根据抗 A 和抗 B 抗体与对应红细胞抗原的凝集反应，可以鉴定 ABO 血型。ABO 血型表现型反应格局表见表 1-2-1。

表 1-2-1 ABO 血型表现型正定型反应格局表

正定型		血型
抗 A 试剂	抗 B 试剂	
+	-	A
-	+	B
-	-	O
+	+	AB

2. 样本要求 按照临床输血技术规范中的血液样本采集步骤，采集患者或供血者、受血者的血液，红细胞抗凝或不抗凝样本。严重溶血、脂血、污染等标本不适用于本项检测。

3. 检验方法

（1）效价测定 取抗 A 血型试剂、抗 B 血型试剂及国家参考品，2 倍系列稀释至适宜的稀释度，分别加入相应的 2% A_1、A_2、A_2B、B 血型红细胞悬液，同时设红细胞悬液对照，置 18~25℃反应 15 分钟，以 1000r/min 离心 1 分钟后肉眼观察结果。红细胞悬液对照应不产生凝集，抗 A 血型试剂对 A_1、A_2、A_2B 血型红细胞的凝集效价和抗 B 血型试剂对 B 血型红细胞的凝集效价均不得低于国家参考品的同步测定结果。

（2）特异性测定 取抗 A 血型试剂、抗 B 血型试剂，分别加入 2% A_1、A_2B、B、O 血型红细胞悬液，同时设红细胞悬液对照，置 18~25℃反应 15 分钟，以 1000r/min 离心 1 分钟后肉眼观察结果。红细胞悬液对照应不产生凝集；抗 A 血型试剂应与 A_1、A_2B 血型红细胞产生凝集，与 B、O 血型红细胞不产生凝集；抗 B 血型试剂应与 B 血型红细胞产生凝集，与 A_1、O 血型红细胞不产生凝集，且均不应出现溶血和其他不易分辨的现象。

（3）冷凝集素和不规则抗体测定 取 3 例 A 型（测抗 B 血型试剂用）、3 例 B 型（测抗 A 血型试剂用）、10 例 O 型红细胞，每一例红细胞分别用生理氯化钠溶液配制成 2% 红细胞悬液、用 20% 牛血清白蛋白生理氯化钠溶液配制成 5% 红细胞悬液。2% 红细胞悬液与相应试剂分别于 4℃、18~25℃、37℃进行测试；5% 红细胞悬液与相应血型试剂分别于 18~25℃、37℃进行测试，2 小时后肉眼观察结果，所有测试结果均不得产生凝集反应或溶血现象。

（4）亲和力 将抗 A、抗 B 血型试剂分别与 10% 红细胞悬液于瓷板或玻片上混匀，抗 A 血型试剂与 A_1、A_2、A_2B 血型红细胞出现凝集的时间应分别不长于 15 秒、30 秒、45 秒；抗 B 血型试剂与 B 血型红细胞出现凝集的时间应不长于 15 秒，且在 3 分钟内凝集块应达到 1mm^2 以上。

（三）操作要点及注意事项

1. 本试验建议与反定型一起进行，正反定型不一致须做进一步研究。

2. 对含有较多自身冷凝集素的受检者，在鉴定血型时往往被误定为 AB 血型，遇到此种情况，需用 37℃生理氯化钠溶液洗涤受检者红细胞 2~3 次，以去除吸附在红细胞上冷凝集素，然后再鉴定血型。

3. 新生儿的血样中抗体含量较低，抗原发育不完全。同时可能含有母亲血液中的抗 A 或抗 B 抗体，可能导致假阳性和假阴性的出现。

4.用立即试管法不能测出亚型（如Ax），需延长时间。

5.试剂如出现浑浊则不能使用，若开瓶使用时间较长后，最好用已知ABO血型红细胞检查结果是否与已知血型相符，以防制品污染、变质失效，而造成鉴定错误。

（四）国内外相关技术方法对比

2000年《生物制品规程》中就收录了《抗A抗B血型定型试剂》，随后该试剂分别被2010年、2015年版《中华人民共和国药典》三部收载。药典中规定了抗A抗B血型定型试剂（单克隆抗体）的基本要求、制造、检定、保存及有效期和使用说明。检定中规定了产品的性能指标，主要包括外观、效价测定、特异性、冷凝集素和不规则抗体测定和稳定性试验。

标准物质是一把衡量的标尺，对于评价诊断试剂的产品性能具有至关重要的作用。中国食品药品检定研究院于2017年新研制了“抗A抗B血型定型试剂效价测定用国家参考品”编号：280020，用于标准化抗A抗B血型定型试剂的效价检测。WHO国际标准品有：WHO抗A血型定型试剂国际标准品（英国国家生物制品检定所编号：03/188），WHO抗B血型定型试剂国际标准品（英国国家生物制品检定所编号：03/164）。

目前中国食品药品检定研究院提供的血型定型用体外诊断试剂标准物质有：“ABO反定型血型类诊断试剂特异性项目用国家参考品”，编号：370022，抗人球蛋白试剂（抗IgG+C3d）国家参考品、抗人球蛋白试剂（抗IgG）国家参考品、抗人球蛋白试剂（抗C3d）国家参考品。

二、ABO血型反定型检测试剂

（一）概述

安全输血要则之一是供受者血型必须匹配。血型不合输血，母子血型不合妊娠都可能引起同种免疫作用，造成临床输血反应或新生儿溶血症。红细胞表面的血型抗原与相应抗体结合导致红细胞发生凝集反应。使用已知抗体的血清和红细胞生理盐水悬液混合，如果发生凝集反应，说明该红细胞携带相应抗原；如果不发生凝集反应，表示不带有相应抗原，在ABO血型检测中被称为正定型。如果使用受检者的血清或血浆与标准红细胞做凝集试验，检测受检者的ABO抗体特异性，被称为ABO反定型。在临床输血中，要求做正反两种定型方法来确认受检者的ABO血型。

（二）检测技术与方法

1. 检验原理 用已知的 A_1，B，O 细胞测定被检者血清中有无相应的抗 A 或抗 B 抗体，结合正定型结果判断 ABO 血型。ABO 血型表现型反定型反应格局表见表 1-2-2。

表1-2-2 ABO血型表现型反定型反应格局表

反定型			血型
A 细胞	B 细胞	O 细胞	
-	+	-	A
+	-	-	B
+	+	-	O
-	-	-	AB

2. 样本要求　被检者血清或血浆。

3. 检验方法

（1）特异性检定

1）在标记好的2个试管中分别加入抗A和抗B试剂0.1ml，再加入待检试剂0.1ml，置18~22℃ 15分钟，1000r/min离心1分钟，肉眼观察有无凝集。

2）结果判定如下。

A_1细胞：与抗A试剂发生凝集反应，与抗B试剂不发生凝集反应。

B细胞：与抗B试剂发生凝集反应，与抗A试剂不发生凝集反应。

O细胞：与抗A试剂不发生凝集反应，与抗B试剂不发生凝集反应。

（2）抗原性检定

1）将试管排成2列，每列8支（O细胞每列3支），自第2支起每支加0.2ml生理氯化钠溶液，将抗血清2倍系列稀释。

2）每管加入相应的待检试剂0.2ml，置18~22℃ 15分钟，1000r/min离心1分钟，肉眼观察结果。

3）结果判定　分别判定待检试剂与相应抗血清产生不弱于3+凝集强度的最高稀释度和不弱于1+凝集强度的最高稀释度，2列试管相同作为待检试剂的测定结果，并应符合表1-2-3要求；如2列终点相差1管且符合要求则以稀释低的判为终点，如2列终点相差1管有1管结果不符合要求则需取双倍待检试剂复试，复试结果不得有1列试管终点不符合要求。

表1-2-3　ABO细胞抗原性结果要求表

抗血清	待检 ABO 细胞	凝集 3+ 抗血清最高稀释度	凝集 1+ 抗血清最高稀释度
抗 A	A1	≥ 8	≥ 64
抗 B	B	≥ 8	≥ 64
抗 H	O	≥原液	≥ 2

（三）操作要点及注意事项

1.本实验必须与正定型一起进行，正反定型不一致须做进一步研究。单独反定型结果不能作为判断血型的依据。

2.如果在反定型试验中，受检者的血清或血浆与O型红细胞试剂产生阳性反应，则需要添加自身对照试验。如果自身对照为阳性，表明是自身冷凝集素导致。如果自身对照为阴性，则表明被检者血清或血浆中可能存在ABO系统以外的其他系统的抗体干扰定型。请按照相关试验方法解决上述定型。

3.试剂如出现红细胞颜色变成暗紫色或红细胞发生凝集，出现菌落或溶血严重，则不能使用。若开瓶使用时间较长最好用已注册上市的抗A抗B试剂检测，结果是否与已知血型相符，以防制品污染，变质失效而造成检定错误。

（四）国内外相关技术方法对比

目前中国食品药品检定研究院提供的血型定型用体外诊断试剂标准物质有“ABO反定型血型类诊断试剂特异性项目用国家参考品”，编号：370022。

第二节 Rh血型定型检测试剂

一、抗D（IgM）血型定型检测试剂

（一）概述

Rh系统是仅次于ABO系统的重要的人类血型系统。在Rh血型系统的49种抗原中，主要的抗原有D、C、c、E、e五种，其中D抗原是最主要的、抗原性最强的抗原，因此通常将红细胞上含有D抗原的，即称为Rh阳性；而红细胞上缺乏D抗原的，称为Rh阴性。根据有关资料，RhD阳性在我国汉族人中约占99.7%，在个别少数民族中约90%；而在白种人中，这个比例大约是85%。

Rh血型具有重要的临床意义。RhD阴性的人在接受RhD阳性血液输血或者孕有RhD阳性的胎儿时，会产生抗D抗体，从而导致输血反应或新生儿溶血症。因此，《血站技术操作规程（2012版）》规定，应参照GB18469《全血及成分血质量要求》规定，对ABO血型和RhD血型按照试剂说明书和《全国临床检验操作规程》进行强制检测。2000年发布的《临床输血技术规范》明确，输血前进行交叉配血须常规检查患者Rh（D）血型，正确无误时可进行交叉配血。此外，2011年中华人民共和国卫生部和中国国家标准化管理委员会联合发布的《献血者健康检查要求》（GB18467-2011）中，也将RhD血型检测列入其中。

（二）检测技术与方法

1. 检验原理 本试剂应用血清学方法对人红细胞上RhD抗原进行分型，根据红细胞是否凝集分为RhD阳性和RhD阴性。

2. 样本要求 红细胞抗凝或不抗凝样本。

3. 检验方法

（1）特异性试验

1）排列10支试管，各加待检试剂0.1ml，然后在各试管中加入3%CCDee、ccDEE、CcDee、ccDEe、ccDee、CCDEe、CcDEE、CcEDe、Ccdee、ccdee人O型红细胞悬液0.1ml，置18~22℃ 5分钟，1000r/min离心1分钟，肉眼观察有无凝集。

②结果判定 待检试剂与相应红细胞的凝集应符合表1-2-4要求，不得发生溶血和其他不易分辨现象。

表1-2-4 抗D（IgM）试剂特异性凝集要求表

待检试剂	人O型红细胞	
	凝集	不凝集
抗D（IgM）	CCDee	Ccdee
	ccDEE	ccdee
	CcDee	
	ccDEe	
	ccDee	
	CCDEe	
	CcDEE	
	CcDEe	

（2）效价测定

1）将试管排成2列，每列9支，自第2管起每支加0.9%NaCl 0.1ml，将待检试剂2倍系列稀释，加入ccDee O型细胞悬液0.1ml。同时做红细胞悬液对照。置18~22℃ 15分钟，1000r/min离心1分钟，肉眼观察结果。

2）结果判断　效价滴度以产生“1+”凝集的待检试剂最高稀释度计算，不计红细胞悬液体；2列试管终点相同作为待检试剂凝集效价。如2列终点相差1管，且效价均符合要求，则以凝集效价低的判为终点；如2列终点相差1管，有1列效价不符合要求，则需取双倍量待检试剂复试，复试结果不得有1列试管终点不符合要求。

（3）亲和力测定

1）将约0.05ml待检试剂置洁净瓷板上，加等体积40% ccDee O型红细胞悬液，立即混匀，面积直径要求在10mm以上，滴入红细胞悬液即刻记录肉眼可见凝集时间及3分钟时间凝集块的大小。

2）结果判断：ccDee O型细胞凝集时间≤15秒。3分钟内凝块＞$1mm^2$。

（三）操作要点及注意事项

1.本试剂不能凝集Category D Ⅵ细胞，对于阴性和弱阳性结果，请按有关安全输血规范进行确认试验，必要时送血型参比实验室进行确认。

2.试剂如出现浑浊则不能使用，若开瓶使用时间较长后，最好用已知RhD阴性、RhD阳性红细胞检查结果是否符合，以防制品污染、变质失效，而造成鉴定错误。

（四）国内外相关技术方法对比

2014年国家食品药品监督管理总局发布了YY/T 1238-2014《RhD（IgM）血型定型试剂（单克隆抗体）》，该行标于2015年7月1日正式实施。该行标主要规定了RhD（IgM）血型定型试剂（单克隆抗体）产品的试剂组成、要求、试验方法、标志、使用说明书、包装、运输和贮存等；技术要求即指产品的性能指标，主要包括外观、特异性、效价、装量、pH、亲和力、热稳定性。

二、抗D（IgM+IgG）血型定型检测试剂

（一）检测技术与方法

1. 检验原理　利用IgM抗D血型抗体和红细胞在盐水介质中反应，有相应抗原的红细胞发生凝集，无相应抗原的红细胞不发生凝集，从而判断待检红细胞上所具有的RhD抗原。IgG抗D可用于间接抗人球蛋白试验进一步进行Rh阴性确认试验。

2. 样本要求　抗凝或不抗凝样本。建议使用新鲜采集的血液样本进行检测，无法及时检测的样本应于2~8℃保存。出现溶血、污染的样本不能用于检测。不抗凝样本、脂血、黄疸样本需用生理盐水充分洗涤后进行检测。

3. 检验方法

（1）特异性

1）抗D（IgM）特异性检测　将红细胞三洗（3400r/min离心1分钟）后配制成3%左右红细胞悬液。谱细胞可直接使用。在小试管中加入1滴待检试剂，再加入1滴红细胞悬液，混匀，

直接3400r/min离心15秒。轻摇试管观察红细胞的凝集。应与2个单人份CcDee细胞，2个单人份ccDEe细胞反应均为阳性。与1个单人份ccdee细胞，1个单人份Ccdee细胞，1个单人份ccdEe细胞反应均为阴性。

2）抗D（IgG）特异性检测　将红细胞三洗（3400r/min离心1分钟）后配制成3%左右红细胞悬液。谱细胞可直接使用。取0.5ml待检试剂，加入0.5ml样本释放剂（2-Me试剂），混匀，封口，于37℃水浴处理15分钟。在小试管中加入2滴处理后液体，再加入1滴红细胞悬液，混匀，于37℃水浴孵育30分钟。取出三洗，最后一次扣干，加入2滴抗IgG，C3d试剂，混匀，立即离心，3400r/min离心15秒。轻摇试管观察红细胞的凝集。应与2个单人份CcDee细胞，2个单人份ccDEe细胞反应均为阳性。与1个单人份ccdee细胞，1个单人份Ccdee细胞，1个单人份ccdEe细胞反应均为阴性。

（2）效价

1）抗D（IgM）效价检测　将3人份CcDeeO型红细胞混匀后三洗（3400r/min离心1分钟），配制成3%左右红细胞悬液。将试管排列成2列，每列12支，自第2管起每支加0.1ml生理盐水溶液，在第1管和第2管中加入0.1ml待检试剂，将待检试剂2倍系列稀释，加入3%CcDee红细胞悬液0.1ml，混匀后室温放置15分钟，3400r/min离心15秒。轻摇试管观察红细胞的凝集。检测效价应≥1∶64。

2）抗D（IgG）效价检测　取0.5ml待检试剂，加入0.5ml样本释放剂（2-Me试剂），混匀，封口，于37℃水浴处理15分钟。将试管排列成2列，每列10支，在第1管中加入0.1ml处理后液体，在第2管中加入0.1ml处理后液体，自第2管起每支加0.1ml生理盐水溶液，将待检试剂2倍系列稀释，加入3%CcDeeO型红细胞悬液0.1ml，混匀。于37℃水浴孵育30分钟。取出三洗（3400r/min离心1分钟），最后一次扣干，加入2滴抗IgG，C3d试剂，混匀，立即3400r/min离心15秒。轻摇试管观察红细胞的凝集。检测效价应≥1∶324。

3）结果判读　效价滴度以产生“1+”凝集的待检试剂最高稀释度计算，不计红细胞悬液体积；如2列试管终点相同，且效价符合要求，则以待检试剂最高稀释度的凝集效价判为终点；如2列终点相差1管，且效价符合要求，则以凝集效价低的判为终点；如2列终点相差1管，有1列效价不符合要求，则需进行复试，复试结果不得有1列试管终点不符合要求。

（3）亲和力　将3人份CcDeeO型红细胞混匀后三洗（3400r/min离心1分钟），配制成40%左右红细胞悬液。在瓷板或玻片上加入1滴待检试剂，再加入1滴红细胞，混匀后立即计时。结果应出现凝集的时间应不大于15秒，且在3分钟内凝集块应达到1mm^2以上。

（三）操作要点及注意事项

1.RhD结果判定　见表1-2-5。

表1-2-5　RhD结果判定表

血液标本	方法		结果判断
	试管法，玻片法，微量板法	间接抗人球蛋白法	
供血者	阳性	不检测	RhD阳性
	阴性（玻片法和微量板法建议使用试管法确认）	阳性	RhD变异型*
		阴性	RhD阴性

续表

血液标本	方法		结果判断
	试管法，玻片法，微量板法	间接抗人球蛋白法	
受血者	阳性	不检测	RhD 阳性
	阴性（玻片法和微量板法建议使用试管法确认）	阳性	RhD 变异型[&]
		阴性	RhD 阴性
		不检测	等同 RhD 阴性

*作为供血者，作为Rh阳性血液使用。

&作为受血者，出于安全考虑，应输注Rh阴性血液。

2. 以下情况可能出现假阳性结果

直接离心结果为阴性，间接抗人球蛋白反应为阳性的情况下，若样本直接抗人球蛋白试验为阳性，则抗D（IgM+IgG）血型定型试剂间接抗人球蛋白反应结果可能产生假阳性。因此，对直接离心反应阴性结果建议进行直接抗人球蛋白试验，从而排除假阳性的可能。

当使用未经洗涤的细胞做试验时，试样中的自身凝集和异常蛋白质可能引起假阳性结果。

待检样本或试管可能被细菌、外来物质或其他抗血清所污染，可能出现假阳性。

未按照产品说明书进行操作，可能出现假阳性或假阴性。

对于有妊娠史、输血史、短期内反复输血的病例，使用本试剂的检测结果可能不准确。根据《临床输血技术规范》要求，这些情况下必须进行抗体筛选试验。

三、抗 C、抗 c、抗 E、抗 e 血型定型检测试剂

（一）概述

除了最重要的D抗原以外，Rh系统的其他主要抗原有C、c、E、e抗原。Rh抗原是由位于1号染色体短臂上的两个同源及紧密连锁的基因所编码；RHD基因编码D抗原，RHCE基因编码Cc和Ee抗原。Rh血型抗原中，免疫原性以D抗原最强，以下依次是E、c、C、e。这些Rh抗原都显示剂量效应。

Rh系统的抗体大多数是IgG免疫球蛋白。由于IgG抗体易于通过胎盘，所以Rh抗体能引起新生儿溶血病。抗C、抗c、抗e和抗E抗体一般由免疫产生，这些抗体都能引起溶血性输血反应。

由于Rh系统抗体的临床重要性，在输血前对病人进行Rh系统相关抗原的检测，可以避免由E、C、c、e抗原不合造成的迟发型溶血反应。当确认受血者血清中存在Rh系统不规则抗体时，可以通过对献血员进行相关抗原的检测，找到相应的适合的血液。

（二）检测技术与方法

1. 检验原理　RH1（D）、RH2（C）、RH3（E）、RH4（c）、RH5（e）是 Rh 血型系统中最主要的 5 个抗原。用 5 种抗体血型定型试剂（抗 D、抗 C、抗 c、抗 E 和抗 e）来检测红细胞抗原，可能有 18 种表现型，13 种比较常见（Rh 阳性的 9 种表现型 +Rh 阴性的 4 种常见表现型，见表 1-2-6）。

表1-2-6 用5种Rh主要抗体血型定型试剂试验结果所显示的部分Rh抗原表现型

抗D	抗C	抗E	抗c	抗e	Rh抗原表现型
			Rh阳性		
+	+	0	+	+	CcDee
+	+	0	0	+	CCDee
+	+	+	+	+	CcDEe
+	0	0	+	+	ccDee
+	0	+	+	+	ccDEe
+	0	+	+	0	ccDEE
+	+	+	0	+	CCDEe
+	+	+	+	0	CcDEE
+	+	+	0	0	CCDEE
			Rh阴性		
0	0	0	+	+	ccdee
0	+	0	+	+	Ccdee
0	0	+	+	+	ccdEe
0	+	+	+	+	CcdEe

2. 样本要求 按照临床输血技术规范中的血液样本采集步骤，采集患者的血液红细胞EDTA、ACD、枸橼酸抗凝样本。严重溶血、脂血、污染等标本不适用于本项检测。

3. 检验方法

（1）特异性检定 排列试管，各加待检试剂50 μl，然后在各试管中加入2%~5%标准谱红细胞悬液50 μl，置室温（18~25℃）反应10分钟，以3400r/min离心15~30秒后肉眼观察结果，应与相应Rh阳性红细胞出现凝集，与相应Rh阴性红细胞不出现凝集。

（2）凝集效价检定

1）取试管排成两列，每列9支。自第2管起每管中精确地加入100 μl，0.9%NaCl。

2）在第1支试管中精确加入100 μ l待检试剂。在第2支试管中精确加入100 μl待检试剂，混匀。精确吸取第2支试管中的混合液100 μl，加入第3支试管，混匀。将待检试剂2倍系列稀释，最后一管弃去100 μl混合液体。

3）在第1列各管中精确加入100 μl，2%~5%相应Rh纯合子O型细胞悬液，混匀。在第2例各管中精确加入100 μl，2%~5%相应Rh杂合子O型细胞悬液，混匀。同时做红细胞悬液对照。置18~25℃反应10分钟，以3400r/min离心15~30秒后肉眼观察结果，判断效价。

4）结果判断 效价滴度以产生“+”凝集的待检试剂最高稀释度计算，不计红细胞悬液体积。结果应纯合子凝集效价≥1∶16；杂合子凝集效价≥1∶8。

（三）操作要点及注意事项

1.Rh血型检测与ABO血型检测不同，无法同时提供血清（反定型）核对试验，因而同时做二个对应抗原的检测可起到核对作用。例如，与抗C的反应为阴性，正常情况下必有C抗原存在。

2.本试剂与R2RZ有非常弱的凝集反应。中国人群中RZ非常罕见。

3.本试剂不含有冷凝集素。为了减少假阳性发生的可能性，试剂和待验标本从冰箱中取出后不能立即使用，应在使用之前将试剂和待验标本平衡到室温。若出现弱凝集，须于37℃放置5分钟，然后再离心观察结果。

4.待检样本或试剂发生污染的情况下，可能出现假阳性或假阴性的情况。

5.长期保存的血液样本比新鲜采集的血液样本检测结果，凝集强度可能有所减弱。

6.应严格按照说明书的离心条件进行离心，否则可能造成假阳性或假阴性。

7.很强的冷凝集素或者蛋白失调可能造成串钱状的假阳性结果。因此，建议使用病人自身的血清或血浆进行对照检测。如果对照试验是阳性结果，建议用温盐水多次洗涤后再进行抗原检测。

第三节　其他血型定型检测试剂

一、抗 M、抗 N 血型定型检测试剂

（一）概述

人类红细胞血型除ABO、Rh系统外，还有其他多种血型系统，如MN血型系统、P血型系统、Kell血型系统等，它们都是由不同染色体上的基因所决定的。M和N抗原是在1927年Landsteiner和Levine两人用人红细胞免疫家兔，产生的抗体所鉴定的。在人类血清里，抗M十分常见，在室温鉴定抗体时，常发现盐水凝集。抗M只有在37℃或抗球蛋白试验出现阳性时才具有临床意义，只有少数的被间接抗球蛋白试验检测出的抗M才能导致由抗M一起的新生儿溶血病。抗N比抗M少见，可能因为Ss-SGP上的Nlike抗原对N阴性个体有保护作用。最有临床意义的抗N的例子，是在缺少Nlike抗原的M+N-S-s-的人体中发现的。

（二）检测技术与方法

1. 特异性检定

（1）抗M血型定型试剂　排列试管，各加待检试剂50 µl，然后在各试管中加入2%~5%相应标准谱红细胞悬液50 µl，室温放置5分钟后以3400r/min离心15秒，肉眼观察结果。应与相应M阳性红细胞出现凝集，与相应M阴性红细胞不出现凝集。

（2）抗N血型定型试剂　排列试管，各加待检试剂50 µl，然后在各试管中加入2%~5%相应标准谱红细胞悬液50 µl，以3400r/min离心15秒，肉眼观察结果。应与相应N阳性红细胞出现凝集，与相应N阴性红细胞不出现凝集。

2. 凝集效价检定

（1）取试管排成两列，每列9支。自第2管起每管中精确地加入100 µl，0.9%NaCl。

（2）在第1支试管中精确加入100 µl待检试剂。在第2支试管中精确加入100 µ l待检试剂，混匀。精确吸取第2支试管中的混合液100 µl，加入第3支试管，混匀。将待检试剂2倍系列稀释，最后一管弃去100 µl混合液体。

（3）在第1列各管中精确加入100 µl，2%~5%相应MM或NN纯合子O型细胞悬液，混匀。在第2例各管中精确加入100 µl，2%~5%相应MN杂合子O型细胞悬液，混匀。同时做红细胞悬液对照。以3400r/min离心15秒后肉眼观察结果，判断效价。

（4）结果判断　效价滴度以产生“+”凝集的待检试剂最高稀释度计算，不计红细胞悬液体积。结果应纯合子凝集效价≥1∶8；杂合子凝集效价≥1∶4。

（三）操作要点及注意事项

使用抗N血型定型试剂检测时，如未见凝集，应将试管放置于2~8℃30分钟后混匀，3400r/min离心15秒，轻轻混匀试管，判读结果。

二、A抗P1血型定型检测试剂

（一）概述

P血型是1927年Landsteiner通过和MN血型同样的动物免疫方式获得抗体而发现的血型。相关抗体有抗P1，抗Pk，抗P1Pk。抗P习惯上把一般情况下对抗P1不起反应的抗原叫P2。大部分P血型系统的抗体是低温型的，凝集效价也低。

（二）检测技术与方法

1. 特异性检定　排列试管，各加待检试剂50μl，然后在各试管中加入2%~5%相应标准谱红细胞悬液50μl，以3400r/min离心15~30秒后肉眼观察结果，应与P1红细胞出现凝集，与P2红细胞不出现凝集。

2. 凝集效价检定

（1）取试管排成一列，每列9支。自第2管起每管中精确地加入100μl，0.9%NaCl。

（2）在第1支试管中精确加入100μl待检试剂。在第2支试管中精确加入100μl待检试剂，混匀。精确吸取第2支试管中的混合液100μl，加入第3支试管，混匀。将待检试剂2倍系列稀释，最后一管弃去100μl混合液体。

（3）在第1列各管中精确加入100μl，2%~5%相应O型P1阳性红细胞悬液，混匀。同时做红细胞悬液对照。以3400r/min离心15~30秒后肉眼观察结果，判断效价。

（4）结果判断　效价滴度以产生“+”凝集的待检试剂最高稀释度计算，不计红细胞悬液体积。结果应与P1阳性细胞凝集效价≥1∶8。

（三）操作要点及注意事项

使用抗P1血型定型试剂检测时，如未见凝集，应将试管放置于2~8℃ 30分钟后混匀，3400r/min离心15秒，轻轻混匀试管，判读结果。

第四节　血型血清学常用检测试剂

一、红细胞血型抗体检测试剂

（一）概述

为了预防各类输血反应或新生儿溶血病的发生，对相关献血者和患者体内发现的不规则抗体进行抗体鉴定非常必要。患者一旦被确定为含有某种抗体，通常必须输注不含相应抗原的红细胞。如果仅仅依靠配血去选择配合型的血液，会存在很大的风险。例如：①患者抗体在体内自然减弱甚至消失，虽然配血试验为阴性，但输入的红细胞会激活患者免疫系统，仍然会产生严重的溶血反应；②患者因输注不配合的血，使体内不规则抗体绝大部分吸附在输入的不配合红细胞上，并通过溶血反应清除。此时血清中残留的少量抗体在配血试验中可能无法检出；③一些不规则抗体对应的抗原分布极广，因此难以通过临时盲目筛选得到配合型的血液。以上这些情况，如果事先确认患者携带抗体的特异性，可以选择相应抗原阴性的红细胞输注，从而避免临床严重的溶血反应。有时，不规则抗体对应的红细胞十分罕见，应该放弃盲目筛选而求助稀有血型库的援助。

（二）检测技术与方法

1. 检验原理　抗体鉴定试验是让受检的血清与特殊的试剂红细胞—谱细胞起反应，以发现在37℃下有活性的抗体。谱细胞试剂盒根据抗原抗体反应的基本原理，用一组已知抗原表达的红细胞来检测未知的抗体。

2. 样本要求　血浆或血清。

3. 试验方法

（1）盐水法　取小试管10支，分别加入被检者血清2滴，然后加入1~10号谱细胞试剂各1滴。将上述混匀后，放置数分钟，以1000r/min离心1分钟，肉眼观察凝集度。

（2）酶法　取小试管10支，分别加入被检者血清2滴，再加入1~10号谱细胞试剂各1滴，然后加入酶，置37℃水浴箱水浴30分钟后，以1000r/min离心1分钟，肉眼观察凝集度。

（3）抗球蛋白法　取小试管10支，分别加入被检者血清2滴，然后加入1~10号谱细胞试剂各1滴，置37℃水浴箱水浴30分钟后，用生理盐水洗涤3次，加入抗人球蛋白试剂1滴，以1000r/min离心1分钟，肉眼观察凝集度。

4. 结果判定

（1）盐水法　出现凝集，为IgM类抗体。

（2）酶法　出现凝集为IgG类抗体，对照随产品的细胞谱检定为何种抗体。

（3）抗球蛋白法　出现凝集为IgG类抗体，对照随产品的细胞谱检定为何种抗体。

（三）操作要点及注意事项

抗体检测试验不一定能检出所有有临床意义的抗体，一些低频率抗原的抗体或者剂量效应的抗体，可能被漏检。

二、凝聚胺检测试剂

（一）概述

交叉配血试验要求患者与献血员血液间没有对应的抗原、抗体存在。交叉配血试验通常包括以下三种。①受血者血清对供者红细胞：一般称“主侧”配血，因为它是检测对供者红细胞起反应的抗体。②受血者红细胞对供者血清：一般称“次侧”配血，因为它是检测对受着红细胞起反应的抗体。③受血者红细胞对受血者血清：目的是显示自身抗体、直接抗球蛋白试验阳性及红细胞缗钱状的存在，是自身对照。

交叉配血应在37℃孵育，除了盐水介质法外，至少还要有凝聚胺法，有条件的还可增加酶法、抗球蛋白试验、白蛋白介质、低离子强度介质、凝胶法等方法。

（二）检测技术与方法

1. 检验原理 凝聚胺是一种高价阳离子季胺盐多聚物，溶解后产生较多正电荷，可以中和红细胞膜表面的唾液酸带有的负电荷，使红细胞之间的距离减少。若是未被抗体致敏的红细胞，则产生可逆的非特异性的凝集，加入重悬液后散开，为阴性反应；若是抗体致敏的红细胞，则凝集不可逆，加入重悬液后不会散开，为阳性反应。

2. 样本要求 按照常规的血液样本采集步骤，采集患者或供血者、受血者的血液，收集血清或血浆作为检测样品。

3. 检验方法

（1）特异性试验

1）阳性对照试验 抗D（IgG）血清2滴加3%左右Rh阳性红细胞悬液1滴，加低离子强度溶液0.6ml（或12滴）混匀，室温放置1分钟。加入凝聚胺溶液2滴，混匀，以3400r/min离心1分钟，倒去上清液观察红细胞凝集。加入重悬液2滴，轻摇，结果应为（1+）及以上。

2）阴性对照试验 AB血浆2滴加3%左右Rh阳性红细胞悬液1滴，加低离子强度溶液0.6ml（或12滴），混匀，室温放置1分钟。加入凝聚胺溶液2滴，混匀，以3400r/min离心1分钟，倒去上清液观察红细胞凝集。加入重悬液2滴，轻摇，结果应为阴性。

（2）阳性对照液检定 待检的阳性对照液2滴加3%左右Rh阳性红细胞悬液1滴，加低离子强度溶液0.6ml（或12滴），混匀，室温放置1分钟。加入凝聚胺溶液2滴，混匀，以3400r/min离心1分钟，倒去上清液观察红细胞凝集。加入重悬液2滴，轻摇，结果应为阳性。

（3）阴性对照液检定 待检的阴性对照液（AB血浆）2滴加3%左右Rh阳性红细胞悬液1滴，加低离子强度溶液0.6ml（或12滴），混匀，室温放置1分钟。加入凝聚胺溶液2滴，混匀，以3400r/min离心1分钟，倒去上清液观察红细胞凝集。加入重悬液2滴，轻摇，结果应为阴性。

4. 结果判定

（1）阴性结果 红细胞迅速散开，并在1分钟内完全散开。

（2）阳性结果 红细胞不完全散开，弱凝集可能在30分钟内明显减弱或消失，因此以立刻看结果为准。

（三）操作要点及注意事项

1.凝聚胺方法对检测Kell系统的抗体不理想，对Kell系统抗体检测有要求的地区，阴性结果需进行抗球蛋白试验。

2.加入血清量应严格按照操作方法，多加血清会提高离子强度，降低致敏效果。

3.凝聚胺是一种抗肝素药物，所以使用含肝素之标本，需多加2滴（100 μl）凝聚胺溶液，以中和肝素。

4.冷凝集处理 在室温较低时（<15℃），冷凝集会因使用凝聚胺方法而加强，建议使用LIM溶液配置的红细胞悬液加待检血清直接离心进行盐水对照试验。如果在盐水法试验中发现有冷凝集，则可将凝聚胺试验结果置37℃ 1分钟后再判读，这时较弱的冷凝集会散开，真凝集会有所减弱，但不会完全散开。或者在室温致敏1分钟后用温盐水（45℃）三洗，进行间接抗球蛋白试验。

三、抗人球蛋白检测试剂

（一）概述

新生儿溶血病（HDN）是由母婴血型不合引起，可见于ABO、Rh等血型系统，胎儿和新生儿红细胞被来自母亲的IgG抗体所包被，并在婴儿网状内皮系统受到免疫性破坏。引起新生儿溶血病的血型抗体都是IgG类抗体，这种抗体是37℃条件下强反应的温抗体，最具临床意义。诊断HDN的最有力证据是证实新生儿红细胞被来自母亲的IgG抗体所致敏。新生儿标本检查项目包括直接抗球蛋白试验、游离抗体测定和放散试验。母亲标本检查项目为IgG抗A（B）效价的测定、ABO以外抗体的检查、有关血型抗原的检测和酸洗脱法测定母体循环中胎儿红细胞。

1945年Coombs等人制备了兔抗人免疫球蛋白试剂，该试剂作为第二抗体可以和致敏红细胞表面的IgG血型抗体结合，并导致红细胞产生凝集反应。这个检测方法被称为Coombs试验（库姆试验），或抗人球蛋白试验（简称AHG）。

根据AHG试验使用的检测材料和检测目的的不同，AHG试验可以分为直接抗人球蛋白试验（DAT）和间接抗人球蛋白试验（IAT）等两种。直接抗人球蛋白试验检测对象是红细胞，通常用来检测输血反应患者、新生儿溶血症患儿、自身免疫性溶血性贫血患者、以及药物性溶血性贫血患者红细胞在体内被致敏情况。间接抗人球蛋白试验检测对象是血清或血浆，被用于输血前交叉配血；检测输血反应患者、新生儿溶血病患儿母亲、孕妇和产妇等对象血浆中的抗体；使用已知血型的标准红细胞配组作为靶红细胞，鉴定血型抗体的特异性；如果使用DTT处理灭活IgM类型抗体的血浆样品，可以检测血浆中IgG类型的抗A、抗B抗体。

（二）检测技术与方法

1. 检验原理　抗体分子和补体成分都是球蛋白。抗人球蛋白试剂可凝集被人球蛋白致敏的红细胞。抗人球蛋白试剂可以和致敏在红细胞上人球蛋白反应，通过桥梁作用使致敏红细胞出现凝集，呈现阳性反应。本品就是根据抗球蛋白试验，若出现红细胞凝集，为阳性反应，表示红细胞上有相应抗体存在。若红细胞不凝集，为阴性反应，表示红细胞没有相应抗体存在。

试验过程中如果存在血清，其中的游离球蛋白极易中和抗人球蛋白试剂，使试验出现假阴性结果，因此红细胞必须经过充分洗涤。

2. 样本要求　应用EDTA抗凝标本，可反映体内红细胞被补体致敏的真实情况。若怀疑冷抗体引起的直接抗球蛋白试验阳性，其血液标本凝固应保持在37℃，直到血清被分离出来为止。

3. 检验方法

（1）效价测定

1）抗D（IgG）致敏细胞制备　将抗D（IgG）试剂（效价≥1：8）和RhD阳性O型红细胞按1：1比例混匀，37℃水浴30分钟，用生理盐水三洗，配成3％红细胞悬液，当天使用。

2）C3致敏细胞制备　将10％蔗糖溶液和新采集ACD抗凝新鲜全血（O型）按9：1比例混匀，37℃水浴15分钟，用生理盐水三洗，配成3％红细胞悬液，当天使用。

3）测定　将试管排成2列，每列10支，自第2管起每支加0.1ml生理盐水溶液，将待检试剂2倍系列稀释，加入相应3％致敏红细胞悬液0.1ml。混匀后立即离心，以3400r/min离心15秒。观察红细胞的凝集。

4）结果判读 与抗D（IgG）致敏细胞凝集效价≥1：4。与C3致敏细胞凝集效价≥1：1。

（2）特异性试验

1）阴性反应 取AB血浆2滴和3%Rh阳性红细胞悬液1滴，混匀，37℃孵育30分钟。用生理盐水洗三次，以3400r/min（1000g），离心1分钟。末次洗涤后，把上清液全部倒出，立即加2滴待检试剂，混匀，以3400r/minn离心15秒。观察红细胞的凝集，结果都应为阴性。

2）阳性反应 ①抗IgG阳性反应：取抗D（IgG）1滴，加2%~5%对应阳性红细胞1滴，混匀，37℃孵育30分钟。用生理盐水洗三次，以3400r/min离心1分钟。末次洗涤后，把上清液全部倒出，立即加2滴待检试剂，混匀，以3400r/min离心15秒。观察红细胞的凝集，结果应为阳性。②抗C3d阳性反应：将10%蔗糖溶液和新采集ACD抗凝新鲜全血（O型）按9：1比例混匀，37℃水浴15分钟，用生理盐水三洗，配成3%红细胞悬液。另取小试管1支，加入上述配制的红细胞悬液1滴，立即加2滴待检试剂，混匀，以3400r/min离心15秒。观察红细胞的凝集，结果应为阳性。

（三）操作要点及注意事项

1.红细胞洗涤不充分，微量残留的未结合的球蛋白将要中和抗人球蛋白试剂。

2.直接抗球蛋白试验的试管在初读结果之后，再放在室温中5~10分钟。这样孵育之后，若细胞被C3d或IgA所致敏时，重新离心观察结果可使阴性试验转变为阳性结果。而IgG致敏的红细胞在孵育以后可能反应更弱。

3.某些文献报告指出使用抗IgG测定抗体偶尔会失败，可依靠含有抗C3成分的多价抗球蛋白试剂测定。没有被IgG测得的抗体在某些病例中可能有临床意义。抗IgG可用在抗体筛选和相容性试验中，但必须认识到它的局限性。

起草人：孙彬裕（中国食品药品检定研究院）
复核人：杨忠（北京市医疗器械检验所）

第三章
流式细胞分析相关血液学检测试剂

第一节　常见检测试剂

一、概述

流式细胞术（flow cytometry，FCM）应用于临床检验主要在以下几个方面：①肿瘤学应用，DNA含量、细胞动力学变化分析等；②白血病的诊断和治疗中细胞表面分化抗原检测，包括CD19、CD34等的检测；③异体干细胞移植中人白细胞抗原测定，包括HLA-DR检测等；④其他，包括网红细胞的测定、血小板功能的测定等。

二、检测技术与方法

（一）产品名称及用途

1. 白细胞分化抗原CD19检测试剂盒（流式细胞仪法）　用于确定裂解红细胞的全血样本中，淋巴细胞表面CD19抗原表达。

2. HLA-B27检测试剂盒（流式细胞仪法）　用于检测人外周血样本中淋巴细胞表面HLA-B27抗原表达。

3. HLA-DR检测试剂（流式细胞仪法-APC）　用于鉴定人体骨髓和外周血细胞中HLA-DR抗原的表达水平和辅助诊断血液肿瘤。

4. Kappa检测试剂（流式细胞仪法）　用于鉴定人体骨髓和外周血细胞中κ抗原的表达水平。

5. Lambda检测试剂（流式细胞仪法-PE）　用于鉴定人体骨髓和外周血细胞中Lambda抗原的表达水平。

（二）检验原理

人外周血样本与相关试剂避光孵育反应，荧光素偶联抗体与白细胞表面特异性抗原结合，采用溶血/免洗的方式处理反应样本，最后将处理后的样本在流式细胞仪上进行检测。

（三）主要组成成分

抗体、磷酸盐、蛋白保护剂、防腐剂和稳定剂。

（四）主要仪器

流式细胞仪。

(五)样本要求

1.静脉血，室温(20~25℃)静置保存，勿剧烈震荡。

2.样本保存和转运过程中应处于室温(20~25℃)。

(六)检验方法操作

遵照使用说明书进行操作。

校准：按照流式细胞仪的使用说明进行正确的校准。

样本制备：细胞染色。

检测：①建立散点图；②在散点图中建立十字门；③样本上机检测。

质控：定期使用质控品，对系统进行质量控制检测，如果质控结果不符合预期，需重新进行实验。

(七)参考区间

参考值(范围)会因地区、人种及年龄等的不同而略有差异，此外，种族和抗原决定基表达的个体差异也可以影响参考值(范围)，所以建议各实验室建立自己的参考值(范围)。

(八)产品性能指标

1.准确度 采用如下方法之一评价准确度。

(1)试剂对已知靶值的细胞的检测结果应在计数靶值范围内。

(2)若无已知靶值的细胞，则使用待测试剂和对照试剂分别对未知样本进行检测，统计学无显著性差异。

(3)取阳性细胞和阴性细胞按照一定比例进行混合，检测结果应在预期值10%范围内。

2.稀释线性 每个稀释度的重复测试值中位数应位于所有稀释度测试值中位数的绝对值3%或者相对值10%范围内。

3.批内精密度 试剂对同一样本重复检测(n=10)，检测结果应符合以下要求：

(1)阳性百分比大于等于30%时，CV值应不大于8%；

(2)阳性百分比小于等于30%时，CV值应不大于15%；

(3)平均荧光强度CV值应不大于10%(以荧光强度报告结果时)。

建议采用多个水平的质控物质用于细胞计数精密度的评价，各个浓度均应在试剂盒的线性范围内且有一定的临床意义(医学决定水平)，通常包括该检测指标的正常范围、异常低值和高值样本。企业可根据不同情况，采用质控品、特定细胞株、正常或异常人群样本来做精密度评估。

4.批间精密度 三个批号的试剂对同一样本的检测结果应符合以下要求：

(1)阳性百分比大于等于30%时，CV值应不大于8%；

(2)阳性百分比小于等于30%时，CV值应不大于15%；

(3)平均荧光强度CV值应不大于10%(以荧光强度报告结果时)。

5.染色稳定性 使用试剂对样本进行染色后，在生产企业规定的时间，重复检测，前后两次检测结果的差异相对于前一次检测结果变化应符合以下要求：

（1）阳性百分比大于等于30%时，相对偏差值应不大于10%；
（2）阳性百分比10%~30%时，相对偏差值应不大于20%；
（3）阳性百分比小于10%时，相对偏差值应不大于30%；
（4）平均荧光强度相对偏差值应不大于10%（以荧光强度报告结果时）。

6. 稳定性 取到效期后的试剂，检测准确度和批内精密度应符合要求。

三、操作要点及注意事项

1.如样本处理后不立即进行检测，室温（20~25℃）避光条件下保存。
2.在样本检测之前，将样本混合均匀，避免出现细胞的凝集。
3.如果使用自动进样装置，在将试管放入进样器之前进行样本混匀。
4.使用合适的软件进行数据的采集和分析。样本采集过程中，调整仪器的阈值保证细胞碎片最少，同时目标细胞被包含在内。
5.负责数据解释和出具报告的实验人员需经过正规的技术培训且有一定的临床经验。

四、国内外相关技术方法对比

1. 试剂相关国内外标准及标准物质进展 YY/T 1184–2010 流式细胞仪用单克隆抗体试剂。

2. 国内外注册技术审查原则 流式细胞仪配套用检测试剂注册技术审查指导原则（2013年第3号）。

第二节 质量控制

质量控制包括仪器设备、样本处理、试剂、操作过程、数据分析等整个实验过程的质控。

一、校准

仪器校准：标准微球，需要有固定荧光强度、大小和光散射性。使用标准微球对仪器的各个荧光通道进行变异系数的检测。

颜色补偿：标准补偿试或生物样品进行自动颜色补偿，流式细胞仪所带的全程质控软件。

二、样本质量控制

1.避免使用有严重溶血、凝聚或坏死的样本。
2.样本在采集后尽量立刻进行处理和染色，注意样本保存的方式和方法。
3.注意溶血剂对样本的影响，避免影响细胞抗原性、活性及表面标记。
4.根据不同方法，调整细胞与抗体的用量，得到最适合的细胞与抗体的比例。

三、对照组的设定

空白对照：不加染料的细胞，确保检测通道信号均为阴性。

同型对照：评估抗体Fc段与靶细胞的结合情况，避免产生假阳性结果。

补偿对照：使用细胞或微球作为单阳性对照，根据抗体使用的颜色，设置相对应的几种颜色的单阳性对照，进行荧光补偿。

四、设门

设门应尽可能客观，尽量减少主观判断对结果产生误差。

1. 排除细胞碎片。
2. 应用合适的荧光阴性对照。
3. 排除死细胞。
4. 设置必需的荧光分析点图。

第三节　白细胞分化抗原 CD19 检测试剂

一、概述

正常人体中，CD19在外周血和骨髓的B细胞上都有表达。$CD19^{+}$ B淋巴细胞百分比变化，可以反映机体免疫功能失调：如免疫功能缺陷、自身免疫紊乱、超敏反应、病毒感染；也可监测在骨髓/器官移植后，免疫功能的重建。$CD19^{+}$细胞表型的变化与白血病、淋巴瘤等恶性血液疾病相关。1989年在奥地利维也纳召开的第四次人类白细胞分化抗原协作会议上指定CD19为J3-119特异性单克隆抗体。

该试剂用于检测人体静脉血和骨髓样本中的CD19抗原表达水平。能够检测和计数诸如免疫缺陷、自身免疫紊乱、超敏反应、病毒感染、骨髓/器官移植等免疫系统疾病时的B淋巴细胞。还可以用来对白血病、淋巴瘤等恶性血液疾病中CD19分型。

二、操作要点及注意事项

（一）主要试剂

单克隆抗体试剂、标准荧光微球、溶血剂、白细胞固定试剂、同型对照抗体、缓冲液。

（二）主要仪器

流式细胞仪，自动匀浆机（涡旋式），离心机。

（三）样本要求

静脉血及骨髓标本应置于含有EDTA盐的无菌试管中，建议不使用其他抗凝剂。标本保存于室温（18~25℃），且应避免振摇。标本在检测前应轻轻摇匀，标本采集后24小时内完成检测。

（四）主要性能指标和测试方法

参见本章第一节相关内容。

（五）影响因素

1. 如流式细胞仪未正确校正、荧光渗漏未得到正确补偿以及检测区域未仔细定位，则流式细胞仪可能产生错误的结果。

2. 注意试剂是否针对红细胞进行裂解，如果没有对裂解技术进行优化，应优先使用包含冲洗步骤的RBC裂解技术。

3.只要操作程序与技术说明书一致，同时符合良好实验室规范要求，所获结果可保持精确度与可重复性。

4.为了获得最佳的特异性信号/非特异性信号比率，已对本试剂进行了校准。因此，保证每个试验的试剂体积/样品体积比率是重要的。

5.如白细胞过多，应使用PBS将血样进行稀释。

6.在某些疾病情况下，例如重度肾功能衰竭或血红蛋白病，红细胞裂解进程可能出现缓慢，裂解不完全，甚至裂解无法进行的情况。一旦出现以上情况，建议染色前使用密度梯度（如Ficoll）离心法对单核细胞进行分离。

三、国内外相关技术方法对比

1. 试剂相关国内外标准　YY/T 1184-2010 流式细胞仪用单克隆抗体试剂。

2. 国内外标准物质　冻干型人 T/B/NK 淋巴细胞国家参考品（流式细胞法）。

（1）编号　360022。

（2）特性量值　经协作标定，每支含CD19⁺的绝对数量180～313个细胞/微升，百分比6.7%～10.3%。

（3）贮藏　长期保存应置于-20℃以下，避免反复冻溶。

3. 国内外注册技术审查原则　流式细胞仪配套用检测试剂注册技术审查指导原则（2013年第3号）。

第四节　白细胞分化抗原 CD3 检测试剂

一、概述

CD3抗原仅表达在T细胞，包括成熟T淋巴细胞和一个胸腺细胞亚型。外周血中，接近75%的淋巴细胞为$CD3^+$，婴幼儿的百分数较低并随着年龄变化。单克隆抗体（mAb）UCHT1染色CD3复合体的链。1982年于法国巴黎举行的关于人类白细胞分化抗原的第1届HLDA工作组会议，UCHT1克隆被指定为CD3。

二、操作要点及注意事项

（一）主要试剂

单克隆抗体试剂、标准荧光微球、溶血剂、白细胞固定试剂、同型对照抗体、缓冲液。

（二）主要仪器

流式细胞仪，自动匀浆机 (涡旋式)，离心机。

（三）样本要求

静脉血和骨髓标本须用含抗凝剂EDTA的无菌试管采集，不推荐其他抗凝剂。采集后抗凝标本须保存在室温（18~25℃），不能摇动，取检测标本前将采集的样品轻轻摇动均匀，并在24

小时内进行分析。

（四）主要性能指标和测试方法

以正常人全血样本溶血后检测得到的双参数图（荧光强度与荧光强度），标本用CD3-FITC抗体染色，以淋巴细胞设门，用同型对照设定十字分区。其余参见本章第一节相关内容。

（五）影响因素

参见本章第三节相关内容。

三、国内外相关技术方法对比

1. 试剂相关国内外标准 YY/T 1184-2010 流式细胞仪用单克隆抗体试剂。

2. 国内外标准物质 冻干型人 T/B/NK 淋巴细胞国家参考品（流式细胞法）。

（1）编号 360022。

（2）特性量值 经协作标定，每支含$CD3^+$的绝对数量（1720～2831）个细胞/微升，百分比73.1%～82.6%。

（3）贮藏 长期保存应置于-20℃以下，避免反复冻溶。

3. 国内外注册技术审查原则 流式细胞仪配套用检测试剂注册技术审查指导原则（2013 年第 3 号）。

第五节 白细胞分化抗原 CD(16+56) 检测试剂

一、概述

用于检测人体静脉血和骨髓样本中CD（16+56）抗原的表达水平。单克隆抗体Mab3G8于1989奥地利维也纳举行的关于人类白细胞分化抗原的第4届HLDA工作组会议，被指定为CD16。单克隆抗体Mab N901（NKH-1）于1989奥地利维也纳举行的关于人类白细胞分化抗原的第4届HLDA工作组会议，被指定为对应CD56。通过分析NK白细胞（$CD16^+$/$CD56^+$）和细胞毒素T细胞（$CD16^+$/$CD56^+$）的百分比变化，反应机体的免疫状态。高于或低于正常值范围反应机体免疫功能失调，亢进或低下。

二、操作要点及注意事项

（一）主要试剂

单克隆抗体试剂、标准荧光微球、溶血剂、白细胞固定试剂、同型对照抗体、缓冲液。

（二）主要仪器

流式细胞仪，自动匀浆机（涡旋式），离心机。

（三）样本要求

静脉血和骨髓标本须用含抗凝剂EDTA的无菌试管采集，不推荐其他抗凝剂。采集后抗凝标本须保存在室温（18~25℃），不能摇动，取检测标本前将采集的样品轻轻摇动均匀，并在24

小时内进行分析。

（四）主要性能指标和测试方法

以正常人全血样本溶血后检测得到的双参数图（荧光强度与荧光强度），标本用（CD16+56）-PE抗体染色，以淋巴细胞设门。使用小鼠来源的同型对照同型对照设定十字分区。其余参见本章第一节相关内容。

（五）影响因素

参见本章第三节相关内容。

三、国内外相关技术方法对比

1. 试剂相关国内外标准　YY/T 1184-2010 流式细胞仪用单克隆抗体试剂。

2. 国内外标准物质　冻干型人 T/B/NK 淋巴细胞国家参考品（流式细胞法）。

（1）编号　360022。

（2）特性量值　经协作标定，每支含$CD56^+$（$CD16^+56^+$）的绝对数量214～463个细胞/微升，百分比7.4%～16.0%。

（3）贮藏　长期保存应置于-20℃以下，避免反复冻溶。

3. 国内外注册技术审查原则　流式细胞仪配套用检测试剂注册技术审查指导原则（2013 年第 3 号）。

起草人：孙楠（中国食品药品检定研究院）

复核人：康娟（北京市医疗器械检验所）

第四章 贫血检测试剂

本章仅对红细胞渗透脆性检测试剂作介绍。

一、概述

红细胞渗透脆性试验是指测定红细胞对不同浓度低渗液溶血作用的抵抗能力，它与红细胞表面积/体积有密切关系。检测结果越大说明渗透脆性越大，则红细胞抵抗力越小；反之渗透脆性降低，抵抗力增大。红细胞渗透脆性是临床上常用于地中海贫血、缺铁性贫血等细胞性贫血的辅助诊断指标。

二、检测技术与方法

目前红细胞渗透脆性检测方法有改良桑福德法、流式细胞法、两点比浊法、一管法等。由于一管法简便快速、对仪器设备要求也不高，故国内已普遍使用红细胞渗透脆性一管法来进行地中海贫血携带者的筛查。一管法检测原理为：贫血症者常伴有红细胞渗透脆性的改变。将红细胞在不同渗透压溶液中的溶解度之比换算成红细胞溶血率。溶血率与红细胞的渗透脆性成正比，从而检测红细胞渗透脆性。

三、操作要点及注意事项

（一）主要组成成分

A母液（红细胞渗透脆性检测液）采用氯化钠（NaCl）、磷酸氢二钠（Na_2HPO_4）、磷酸二氢钠（NaH_2PO_4）制成。

B母液（终止红细胞溶血液）采用氯化钠制成。

C母液（红细胞溶血液）采用皂素制成。

（二）主要仪器

分光光度计。

（三）检验方法

1.取试管1支，加入A母液1ml，放置于37℃预热1~2分钟。

2.加入待测抗凝全血10μl，立刻混匀，继续放在37℃保温5分钟。

3.5分钟后，加入B母液1ml。混匀，3000r/min，离心5分钟。

4.将上清液轻轻倒入比色杯中（切勿搅动试管底的红细胞），于530nm波长读取光密度值D_1（以蒸馏水作空白对照）。

5.向试管中加入C母液0.5ml，在旋涡混匀器上混匀，待血液全部溶血（透明红色）后，将比色杯中已比色的溶液倒入试管中混匀。

6.将混匀后的溶液，倒入比色杯中，再于530nm波长比色，读取光密度值D_2。

7.按下列公式计算出溶血率百分比。

$$溶血(\%)=\frac{D_1}{D_2\times 1.25}\times 100\%$$

（四）参考区间

溶血率（%）>65%为正常溶血率；<55%为溶血率降低（注：56%~64%为溶血率轻度降低）。

（五）注意事项及干扰因素

1.本法对血液标本的新鲜度要求高，标本采集后，测试应在三日内完成，已发生溶血或有血凝块的标本为不合格样品。

2.所有母液2~8℃保存。用时，必须放在37℃加温摇动至结晶完全溶解后才能使用。

3.本产品仅用于体外检测用，不同批号之间各组分禁止混用。

4.按照国家和地方相关法律规定处理所有已测定的样本和废液。

（六）产品性能指标

1.外观　符合企业规定的正常外观要求。

2.阳性参考品符合率　检测阳性参考品，结果应均为阳性。

3.阴性参考品符合率　检测阴性参考品，结果应均为阴性。

4.重复性　检测同一溶血率的阳性参考品，反应结果应一致，且应均为阳性。

5.最低检出限　以一定浓度的最低检出限参考品进行检测，结果应均为阳性。

6.稳定性　试剂盒在规定储存条件下保存至有效期后，检测外观、阳性参考品符合率、阴性参考品符合率、重复性、最低检出限，结果应符合企业规定的要求。

参考文献

[1] 钟亚玲，腾飞鹏，陈梅，等.两管法测定红细胞溶血率.上海医学检验杂志，1996，11（4）：217.

[2] 陶元鋆.血液学及血液学检验.北京：人民卫生出版社，1997：109.

[3] 潘干华.两点比浊法测定红细胞渗透脆性的建立及在地中海贫血筛查中的应用.中国优生与遗传杂志，2007，15（7）：14-15.

[4] 杜传书.地中海贫血研究的现状与未来.中华医学遗传学杂志，1996，13（5）：257.

起草人：高静贤（江苏省医疗器械检验所）

复核人：周诚（中国食品药品检定研究院）

第五章 尿液检测试剂

第一节 多项尿液分析试纸

一、概述

尿液分析试纸条（以下简称尿试纸条）是指以化学显色反应为基本原理，与尿液分析仪配套使用（或用目测法测试），对尿液进行分析的试剂。根据尿液中各项待测成分与测试模块中的试剂特异性结合（反应）并产生颜色深浅，从而对相应的检测成分含量进行定性和半定量检测。由于其具有价格低廉、操作简便的优点，从而成为临床尿液分析最常见的检验项目。

二、检测技术与方法

尿试纸条常见的指标包括尿液酸碱度（pH）、尿比重（SG）、尿蛋白（PRO）、尿葡萄糖（GLU）、尿酮体（KET）、尿胆红素（BIL）、尿胆原（URO）、尿亚硝酸盐（NIT）、尿白细胞（LEU）、潜血（BLD）等。其检测原理分别如下。

1. 尿液酸碱度（pH） 基于酸碱指示剂法。在测试模块中含有甲基红和溴麝香草酚蓝两种指示剂，适量配伍后可以反映尿液 pH 4.5~9.0 的变色范围。

2. 尿比重（SG） 采用多聚电解质离子解离法。在测试模块中含有甲氧乙烯顺丁烯二酸（电解质共聚体）和溴麝香草酚蓝（酸碱指示剂），当尿比重高时，电解质共聚体释放出 H^+ 增多，指示剂产生从蓝色经蓝绿色到黄色的变化。

3. 尿蛋白（PRO） 蛋白质测试模块一般含有酸碱指示剂四溴酚蓝、缓冲体系和一些表面活性剂，在一定的条件下，四溴酚蓝产生出阴离子，与阳离子的蛋白质（主要是白蛋白）结合发生颜色变化。

4. 尿葡萄糖（GLU） 利用葡萄糖氧化酶法反应原理。葡萄糖氧化酶特异性氧化 β-D-葡萄糖，生成葡萄糖醛酸和过氧化氢，过氧化氢在过氧化物酶的作用下，使指示剂氧化而发生颜色变化，颜色变化的深浅与葡萄糖的浓度成正比。

5. 尿酮体（KET） 测试模块内含有亚硝基铁氰化钠，在碱性条件下与尿液中的乙酰乙酸和丙酮反应，产生浅紫色到深紫色变化。

6. 尿胆红素（BIL） 以偶氮反应为基本原理。在强酸介质中，胆红素与重氮盐发生偶联反应而呈现颜色变化。

7. 尿胆原（URO）　一般有两种反应原理，一种是尿胆原在酸性条件下与对二甲氨基苯甲醛反应，生成樱红色化合物，颜色的深浅可反映尿胆原的含量（改良 Ehrlich 反应）；另一种是尿胆原在酸性条件下与重氮盐偶联生成胭脂红色的偶氮化合物（偶氮反应）。

8. 尿亚硝酸盐（NIT）　测试模块中的对氨基苯胂酸或磺胺与尿液中的亚硝酸盐发生重氮反应，生成的重氮盐再与试纸上的 N-1- 萘基乙二胺或 3- 羟基 -1，2，3，4- 四氢苯并喹啉耦合生成红色的偶氮化合物。

9. 尿白细胞（LEU）　采用粒细胞酯酶法，中性粒细胞特异性的含有一种酯酶，能催化水解吲哚酚酯产生游离酚，从而与重氮盐耦合而显色。

10. 潜血（BLD）　采用红细胞类过氧化物酶法，血红蛋白中的亚铁血红素具有类过氧化物酶样作用，催化分解过氧化物生成新生态氧，进一步使氧化指示剂产生颜色变化。

三、操作要点及注意事项

（一）主要组成成分

尿试纸条一般由支撑基材、胶或半透膜、测试模块等部分组成。

（二）主要仪器

全自动或半自动尿液分析仪或目测。

（三）检验方法

1. 目测方法

（1）将尿试纸条上测试模块全部浸入尿标本中，并立即取出。

（2）将尿试纸条边缘沿样本容器口轻轻擦拭，以去除残余的尿液。

（3）将尿试纸条和比色图谱比较，记录结果。半定量检测按比色图谱上给定的时间读取结果。定性检测应在 1~2 分钟内读出结果。

2. 仪器检测　尿试纸条与适用的尿液分析仪配套使用，请按仪器操作手册进行检测。

（四）参考区间

不同厂家尿试纸条的参考区间、分析灵敏度不尽相同，详见表 1-5-1。

表 1-5-1　尿试纸条的参考区间以及分析灵敏度

项目	原理	参考区间	分析灵敏度
尿液酸碱度（pH）	双指示剂系统	4.5~8.0	5.0~9.0
尿蛋白（mg/L）	指示剂蛋白质误差	阴性	60~150
尿葡萄糖（mg/L）	葡萄糖氧化酶 – 过氧化物酶偶联酶反应	阴性	400~1250
尿酮体（mg/L）	亚硝基铁氰化钠反应	阴性	50~10
潜血（mg/L）	血红素的类过氧化物酶活性	阴性	0.2~0.6
尿胆红素（mg/L）	偶氮耦合反应	阴性	4~8
尿胆原（mg/L）	偶氮反应或改良 Ehrlich 反应	阴性或弱阳性	2~10

续表

项目	原理	参考区间	分析灵敏度
尿亚硝酸盐（mg/L）	偶氮耦合反应	阴性	0.5~0.6
尿比重（SG）	多聚电解质离子解离法	随机尿标本 1.003~1.030；晨尿 > 1.020；新生儿 1.002~1.004	1.000~1.030
尿白细胞（个/μl）	偶氮耦合反应	阴性	5~25

（五）注意事项及干扰因素

使用尿试纸条进行临床尿液分析，有其优越性，但其缺点也不容忽视。一方面是由于尿干化学检查法自身检测原理上的局限性，另一方面，在实验过程中，有许多中间环节和干扰因素都直接影响尿液分析的准确性。

1. 尿液酸碱度（pH）试验 ①菌尿影响：放置时间过久的尿液可滋生细菌，分解葡萄糖，使尿液酸性化，或分解尿素产生氨，使尿液碱性化。②当尿液含有过多的碳酸氢盐时，放置时间过长可导致挥发，使尿 pH 增高。③严格按照说明书规定的时间浸泡尿试纸条，时间过长，尿 pH 呈降低趋势。④不能浸入过量尿标本，防止试垫之间的“溢出”现象。⑤许多药物如枸橼酸钠、嘧啶、碳酸类药物常引起尿液 pH 不同程度的升高。

2. 尿比重（SG）试验 ①尿标本必须新鲜，强碱性尿会导致尿比重结果偏低，强酸性尿会导致尿比重结果明显偏高。②不同浓度的蛋白尿对尿比重（SG）结果有影响。③由于新生儿尿比重太低，干化学法不适用于新生儿尿比重检查。

3. 尿蛋白（PRO）试验 ①尿液 pH 会影响尿蛋白的试验结果，所以尿标本必须新鲜，变质的尿液会使尿液 pH 产生变化。强酸性尿可呈现假阴性结果。强碱性尿会使得试纸超过本身的缓冲能力，出现假阳性结果。②对白蛋白的敏感性明显高于球蛋白、血红蛋白、本周蛋白和粘蛋白，因此阴性结果并不能排除这些蛋白质的存在。③多种物质（大多为药物）对尿蛋白的测定结果都有影响，如青霉素可以使测试结果出现假阴性。

4. 尿葡萄糖（GLU）试验 ①干化学法采用的是酶促反应，测定结果与反应时间及温度有关。②只与尿液中的葡萄糖反应，与乳糖、半乳糖、果糖等其他还原糖不反应。③高浓度酮体尿、高比重尿、维生素 C 以及某些药物的代谢产物等会降低尿试纸条对尿葡萄糖的敏感性，造成假阴性。④若尿标本被过氧化物或次氯酸盐等强氧化性物质污染，会出现假阳性。

5. 尿酮体（KET）试验 ①尿酮体中丙酮和乙酰乙酸具有挥发性；乙酰乙酸受热易分解成丙酮；尿液被细菌污染后，酮体消失；所以尿标本必须新鲜，应及时送检。②干化学法对乙酰乙酸的敏感度比丙酮要高，与 β-羟丁酸不反应。

6. 尿胆红素（BIL）试验 ①尿标本应避免阳光照射，以免胆红素成为胆绿素。②大量的维生素 C 和亚硝酸盐，可抑制重氮盐偶联反应。③尿液中含有大量的氯丙嗪和盐酸苯偶氮吡啶的代谢产物时，可呈现假阴性。

7. 尿胆原（URO）试验 ①尿标本应避免阳光照射，以免尿胆原成为尿胆素。②大量的维生素 C 和亚硝酸盐，可抑制重氮盐偶联反应。③尿液中含有胆色素原、吲哚、胆红素，可使检测结果出现假阳性。④一些药物如吩噻嗪等也可产生颜色，干扰试验。

8. 尿亚硝酸盐（NIT）试验　①放置时间过久的尿液可滋生细菌，呈现假阳性结果。②非硝酸盐还原性细菌感染或者尿液中无硝酸盐等情况，会出现阴性结果。③高比重尿或含有大量维生素C的尿标本，可降低测试反应的灵敏度，可能出现假阴性。

9. 尿白细胞（LEU）试验　①尿试纸条只与粒细胞酯酶起作用，不与淋巴细胞反应。②高比重尿会造成反应敏感性减低而出现假阴性。③尿液中含有庆大霉素、高浓度草酸等药物时，可使检测结果偏低。

10. 潜血（BLD）试验　①含高浓度维生素C尿标本、高蛋白尿、高比重尿，可降低测试反应的灵敏度，可能出现假阴性。②清洗剂如次氯酸盐，可能引起假阳性结果。③尿液中含有对热不稳定酶、肌红蛋白或菌尿可引起假阳性。

（六）产品性能指标

1. 外观　符合生产企业规定的正常外观要求。一般包括：①表面应平整、边缘无毛刺；②测试模块与基片固定应牢固，不能有缺损或脱落；③测试模块外观整齐、色泽均匀、不能有色斑或污渍。

2. 准确度　检测结果与相应参考液标示值相差同向不超过一个量级，不得出现反向相差。阳性参考液不得出现阴性结果，阴性参考液不得出现阳性结果。

3. 重复性　检测结果的一致性不低于90%。

4. 检出限　对除比重和pH外各检测项目的第一个非阴性量级应能检出。

注：其他溶液固有的物理或化学特性项目或其他不适宜进行检出限测试的项目可不做要求，但应做出说明。

5. 分析特异性　干扰物浓度对测试结果不产生干扰。

6. 批间差　检测结果之间相差不超过一个量级。

7. 稳定性　可选用以下方法进行验证。

（1）效期稳定性　注册申请人应规定产品的有效期，取到期后的样品检测准确度、重复性、检出限、分析特异性，应分别符合上述2、3、4、5项的要求。

（2）热稳定性试验　按企业的热稳定性试验条件进行，检测准确度、重复性、检出限、分析特异性，应分别符合上述2、3、4、5项的要求。

注：热稳定性不能用于推导产品有效期，仅仅是由于行标的要求而需要在产品技术要求列出的检测项目。

四、国内外相关技术方法对比

（一）国内外注册技术审查原则

目前，查询国内外文献资料，暂无尿液分析试纸条相关的国际标准，目前国内相关现行有效的行业标准为YY/T 0478-2011《尿液分析试纸条》，该标准于2011年12月31日发布，2013年6月1日实施，是现行有效的标准。另外国家食品药品监督管理总局于2018年1月16日发布了尿液分析试纸条注册技术审查指导原则。

参考文献

[1] 蔡瑜，温和.浅谈尿液分析的影响因素.安徽医药，2011，15（11）：1440.

[2] 张时民.尿干化学分析技术进展和展望.中国医疗器械信息，2010，16（12）：10.

[3] 薛立中.尿液分析试纸的特异性及干扰因素分析.中国冶金工业医学杂志，2007，24：28.

[4] 尚红，王毓三，申子瑜.全国临床检验操作规程.4版.北京：人民卫生出版社，2015：162.

第二节 尿半乳糖检测试剂

一、概述

乳糖是主要存在于人类和哺乳动物乳汁中的一种双糖。人们摄入的乳糖，需经小肠乳糖酶作用下，分解成葡萄糖和半乳糖后才能被吸收。由于先天性或继发性乳糖酶缺乏，乳糖不能被分解吸收而引发腹泻等消化道症状，称为乳糖不耐受。尿半乳糖检测作为乳糖不耐受的主要检测方法之一，由于其无创、便捷、准确等优势而在国内已经广泛应用。

二、检测技术与方法

目前尿半乳糖检测使用最广泛的方法是半乳糖氧化酶法。其检测原理为：尿液经尿液纯化装置处理除去干扰物，尿中半乳糖经半乳糖氧化酶作用生成半乳糖己二醛糖和过氧化氢，后者在4-氨基安替吡啉存在下，使3，5-二氯-2-羟基苯磺酸氧化呈红色，在一定范围内显色深度与半乳糖浓度成正比，与试剂盒的标准品对照判读结果，样品孔呈色与标准孔一致或较标准孔浅为乳糖不耐受，反之为阴性。

三、操作要点及注意事项

（一）主要组成成分

反应装置：半乳糖氧化酶、4-氨基安替吡啉、过氧化物酶、3，5-二氯-2-羟基苯磺酸。

纯化装置：活性炭。

标准液：半乳糖、NaCl。

（二）主要仪器

目测。

（三）检验方法

1.将试剂盒从2~8℃冰箱取出，平衡到室温（18~25℃）。

2.用吸管吸取2ml尿液，注入到纯化装置中密封，用力平行移动20次。

3.取下密封帽，弃去前几滴纯化尿液，滴2滴纯化尿液于测试孔中，同时加2滴半乳糖标准液于标准孔内。

4.放在室温显色20分钟，根据说明书检验结果解释，立即判读结果，超过5分钟判读，判读结果无效。

（四）参考区间

尿半乳糖浓度小于1mmol/L为阳性，大于等于1mmol/L为阴性。

（五）注意事项及干扰因素

1.检测前一天，受试者不得食用富含维生素C的食物、药物。

2.受试者排空尿液，以10ml/kg体重鲜牛奶计算饮尽牛奶，2小时以内禁食禁水。

3.排去饮奶后第一小时的尿液，收集饮奶后第二小时的尿液，用于检测。

4.尿标本留取后应及时送检，不要将尿标本在室温下放置时间超过1小时，否则应将尿标本保存在2~8℃冰箱并在2小时内完成测试。

5.试剂盒内反应装置以及纯化装置拆开后，请及时使用，避免日光照射。

6.本产品仅用于体外检测用，不同批号之间各组分禁止混用。

7.按照国家和地方相关法律规定处理所有已测定的样本和废液。

（六）产品性能指标

1. 外观　符合企业规定的正常外观要求。

2. 重复性　检测同一浓度的尿半乳糖质控品，反应结果应一致，显色应均一。

3. 临界值　检测临界值浓度的尿半乳糖质控品，反应结果应一致，显色应均一。

4. 分析特异性　检测尿半乳糖特异性质控品，反应结果应为阴性。

5. 批间差　取3个批次的产品，检测同一浓度的尿半乳糖质控品，反应结果应一致，显色应均一。

6. 稳定性　试剂盒在规定储存条件下保存至有效期后，检测外观、重复性、临界值、分析特异性，结果应符合企业规定的要求。

参考文献

［1］金胜鑫，王慧燕.小儿腹泻时乳糖不耐受实验的检测意义.江西医学检验,2006,24（3）：223-224.

［2］张艳玲，陈晓波，刘凤英，等.轮状病毒肠炎患儿尿半乳糖测定的意义.中国实用儿科杂志，2008，23（7）：515.

起草人：陈小云（江苏省医疗器械检验所）

复核人：周诚（中国食品药品检定研究院）

第六章 精液检测试剂

第一节 精子顶体酶活性测定试剂

一、概述

顶体酶存在于精子顶体内膜及赤道部膜上，通常以无活性形式存在，当精子头部进入卵透明带时，顶体酶原才被激活为顶体酶。此酶是受精过程中不可缺少的一种中性蛋白水解酶，其作用类似于胰蛋白酶，它能水解卵透明带糖蛋白，使精子穿过卵丘再穿过透明带，使精子与卵子融合；它还能促使生殖道中激肽释放，从而增强精子的活力和促进精子的运动。

二、检测技术与方法

目前精子顶体酶的临床或实验室诊断方法有固相BAPNA法、改良KENNEDY法和底物酶法。在临床上底物酶法是较为常用的顶体酶活性检测方法。

（一）产品名称

精子顶体酶测定试剂盒（化学比色法）。

（二）检验原理

精子顶体是特化了的溶酶体，内含多种水解酶。本试剂盒检测原理为精子顶体中的精氨酸酰胺酶以Nα-苯甲酰-DL-精氨酸-ρ-硝酰基苯胺为底物，分解生成有色产物硝酰基苯胺，其颜色的深浅可用分光光度计读出。通过测定硝酰基苯胺的生成量可反映精氨酸酰胺酶的活性，其可反映全部顶体酶活性。

（三）主要组成成分

0.28mmol/L聚蔗糖400（Ficoll 400）、0.01%曲拉通X-100（Triton X-100）、5.6mmol/L苯甲脒·HCl、10mg/ml Nα-苯甲酰-DL-精氨酸-ρ-硝酰基苯胺（DL-BAPNA）、溶解剂二甲基亚砜（DMSO）。

（四）主要仪器

紫外-可见分光光度计。

（五）样本要求

需用新鲜精液样本进行检测，精液样本应液化良好，精液量大于或等于0.5ml，精子密度

$\geqslant 5\times 10^6$/ml，液化后6小时内检测。不可使用已被污染的样本。

（六）检验方法

根据试剂盒说明书设置反应条件和参数，按照说明书进行操作，以光径1.0cm进行计算，根据公式：

$$精子顶体酶活性（IU/10^6精子）=（测试OD值-对照OD值）\times 164$$

（七）参考区间

精子顶体酶活性的参考区间为$\geqslant$ 36 IU/10^6精子数。

三、操作要点及注意事项

（一）产品性能指标

1. 外观　各试剂组分外观应符合企业规定的要求。

2. 净含量　液体试剂的净含量应不少于标示值。

3. 试剂空白

（1）试剂空白吸光度　用空白样本进行检测，应符合企业规定的要求。

（2）试剂空白吸光度变化率　对于速率法试剂盒，试剂空白吸光度变化率应符合企业规定的要求。

4. 分析灵敏度　测定一定值浓度样本，吸光度变化（变化率）应符合企业规定的要求。

5. 线性范围　试剂盒在线性范围内的分析性能应符合如下要求。

（1）线性相关系数　在规定的线性范围内，相关系数r应符合企业规定的要求。

（2）线性偏差　绝对偏差和相对偏差应符合企业规定的要求。

6. 测量精密度

（1）重复性　批内变异系数（CV）应符合企业规定的要求。

（2）批内瓶间差（干粉或冻干试剂）　批内瓶间差（$CV_{瓶间}$）应符合企业规定的要求。

（3）批间精密度　批间变异系数（CV）应符合企业规定的要求。

7. 准确度

（1）相对偏差　试剂盒相对偏差（B）应符合企业规定的要求。

（2）比对试验　两组数据相关系数（r）应符合企业规定的要求，每个浓度点的偏差符合企业规定的要求。

（3）回收试验　回收率应符合企业规定的要求。

8. 稳定性　试剂盒在规定储存条件下保存至有效期后，测量试剂空白、分析灵敏度、线性范围、重复性、批内瓶间差、准确度，结果应符合企业规定的要求。

（二）注意事项

1.精子计数必须准确，必须按WHO手册要求进行操作，否则会影响所加精液量。

2.检测时，水浴温度和温育时间必须恒定。

3.用于本方法检测的精液样本不能冷冻。

4.按照国家和地方相关法律规定处理所有已测定的样本和废液。

四、国内外相关技术方法对比

（一）试剂相关国内外标准及标准物质进展

目前暂无该项目国际标准物质及国家标准物质。

（二）国内外注册技术审查原则

目前暂无该项目的国家审评指导原则、审评规范及相应行业标准。但对于此类临床化学体外诊断试剂（盒），可参考通用标准国标GB/T 26124-2011《临床化学体外诊断试剂（盒）》。

第二节 精浆锌测定试剂

一、概述

锌是人体内多种酶的辅酶，参与多种代谢活动。前列腺是体内含锌量最多的器官之一。其含量比血锌高100倍以上。目前认为精浆锌是前列腺的功能指标之一。精液中一定浓度的锌是维持精子活力的重要因素，精子活力良好者与低下者相比，精浆锌有显著差异。精液中锌主要与蛋白质结合存在，可保护精子膜，延缓精子细胞膜的脂质过氧化以维持膜结构的稳定性和通透性，维持精子活力。

二、检测技术与方法

目前精浆锌的临床或实验室诊断方法有化学比色法、5-Br-PAPS显色法和改良PAR法。

（一）产品名称

精浆锌测定试剂盒（终点法）。

（二）检验原理

锌+PAN → 络合物（红色）。

锌和1-（2-吡啶偶氮）-2-萘酚（PAN）反应生成红色络合物，红色络合物生成量与锌成正比。该红色络合物在540~550nm波长处有最大吸收峰，根据标准管的浓度和吸光度计算出样本中的锌浓度。

（三）主要组成成分

R：112mmol/L氯化铵、1%十二烷基硫酸钠（SDS）、1.50%~1.68%氨水、270mmol/L氟化铵、0.1mmol/L［1-（2-吡啶偶氮）-2-萘酚］（PAN）、2%（*V/V*）甲醇。

（四）主要仪器

全自动生化分析仪。

（五）样本要求

手淫法采集禁欲2~7天的精液于采样杯中，置37℃水浴箱中液化，3000r/min离心10分钟分离精浆，即刻用于检测。

精浆量应大于0.5ml，液化良好。不能立即检测的精浆样本于-20℃可保存1个月，避免反复冻融。不可使用已被污染的样本。

（六）检验方法

根据试剂盒的上机参数设置反应条件和参数，按照说明书进行操作，根据公式：

$$样本中锌浓度(mmol/L)=\frac{\Delta A_{测}}{\Delta A_{标}}\times 标准液浓度mmol/L$$

式中，$\Delta A_{测}$、$\Delta A_{标}$通过全自动生化仪自动测定。

（七）参考区间

精浆锌的参考区间为1.09~4.86mmol/L。

三、操作要点及注意事项

（一）产品性能指标

1. 外观　各试剂组分外观应符合企业规定的要求。

2. 净含量　液体试剂的净含量应不少于标示值。

3. 试剂空白

（1）试剂空白吸光度　用空白样本进行检测，应符合企业规定的要求。

（2）试剂空白吸光度变化率　对于速率法试剂盒，试剂空白吸光度变化率应符合企业规定的要求。

4. 分析灵敏度　测定一定值浓度样本，吸光度变化（变化率）应符合企业规定的要求。

5. 线性范围　试剂盒在线性范围内的分析性能应符合如下要求：

（1）线性相关系数　在规定的线性范围内，相关系数r应符合企业规定的要求；

（2）线性偏差　绝对偏差和相对偏差应符合企业规定的要求。

6. 测量精密度

（1）重复性　批内变异系数（CV）应符合企业规定的要求。

（2）批内瓶间差（干粉或冻干试剂）　批内瓶间差（$CV_{瓶间}$）应符合企业规定的要求。

（3）批间精密度　批间变异系数（CV）应符合企业规定的要求。

7. 准确度

（1）相对偏差　试剂盒相对偏差（B）应符合企业规定的要求。

（2）比对试验　两组数据相关系数（r）应符合企业规定的要求，每个浓度点的偏差符合企业规定的要求。

（3）回收试验　回收率应符合企业规定的要求。

8. 稳定性　试剂盒在规定储存条件下保存至有效期后，测量试剂空白、分析灵敏度、线性范围、重复性、批内瓶间差、准确度，结果应符合企业规定的要求。

（二）注意事项

1.尽快分离精浆，及时测定。

2.按照国家和地方相关法律规定处理所有已测定的样本和废液。

四、国内外相关技术方法对比

（一）试剂相关国内外标准及标准物质进展

目前暂无该项目国际标准物质及国家标准物质。

（二）国内外注册技术审查原则

目前暂无该项目的国家审评指导原则、审评规范及相应行业标准。但对于此类临床化学体外诊断试剂（盒），可参考通用标准国标GB/T 26124-2011《临床化学体外诊断试剂（盒）》。

参考文献

[1] 黄宇烽，许瑞吉.男科诊断学.上海：第二军医大学出版社，1999.

[2] Chen F，Lu JC，Xu HR，Huang YF，Lu NQ.Chymotrypsin effects on the determination of sperm parameters and seminal biochemistry markers.Clin Chem Lab Med，2006，44（11）：1335-1339.

第三节　精浆果糖测定试剂

一、概述

精浆是精液的一大组成部分（精液由精浆与精子构成，精子由睾丸产生），精浆由前列腺液、精囊液、附睾液和尿道球腺分泌的少量液体组成。精浆里含有果糖和蛋白质，是精子的营养物质。精浆中的果糖是血糖通过酶促转化而产生，由精囊腺所分泌。它是精子活动的能源。精子轴丝收缩依赖ATP供能量，而ATP可由果糖分解代谢产生，故精浆果糖浓度减低将使精子活动力减弱，影响受精率。由于精囊腺对雄激素的刺激十分敏感，并且果糖的分泌受雄激素的控制，因此，精浆果糖浓度可作为间接衡量睾酮活性的指标，临床上主要用于检查男性不育症。

二、检测技术与方法

目前精浆果糖的临床或实验室诊断方法有吲哚法、果糖脱氢酶法、间苯二酚法和己糖激酶法。在临床上己糖激酶法是精浆果糖测定使用最广泛的方法。

（一）产品名称

精浆果糖测定试剂盒（己糖激酶法）。

（二）检验原理

$$\text{D-果糖}+\text{三水合5-三磷酸腺苷二钠}\xrightarrow{\text{己糖激酶}}\text{果糖-6-磷酸}+\text{ADP}$$

$$\text{果糖-6-磷酸}\xrightarrow{\text{磷酸葡萄糖糖异构酶}}\text{葡萄糖-6-磷酸}$$

$$\text{葡萄糖-6-磷酸}+\text{NADP}^{+}\xrightarrow{\text{G-6-PDH}}\text{葡萄糖酸-6-磷酸}+\text{NADPH}+\text{H}^{+}$$

D-果糖在己糖激酶的作用下与三水合5-三磷酸腺苷二钠反应生成果糖-6-磷酸，果糖-6-磷酸在磷酸葡萄糖异构酶作用下生成葡萄糖-6-磷酸，葡萄糖-6-磷酸在葡萄糖-6-磷酸脱氢酶（G-6-PDH）的作用下与氧化型辅酶Ⅱ反应生成还原型辅酶Ⅱ，还原型辅酶Ⅱ的生产量与D-果糖浓度成正比，还原型辅酶Ⅱ在330~360nm波长处有最大吸收峰，通过测定样本的吸光度变化，计算出样本中果糖的浓度。

（三）主要组成成分

R1：pH（6.70 ± 0.1），含15mmol/L氧化型辅酶Ⅱ（$NADP^+$）、30kU/L己糖激酶、20kU/L磷酸葡萄糖异构酶的PIPES缓冲液。

R2：pH（8.80 ± 0.1），含30mmol/L三水合5-三磷酸腺苷二钠（ATP）、20kU/L葡萄糖-6-磷酸脱氢酶（G-6-PDH）的PIPES缓冲液。

（四）主要仪器

全自动生化分析仪。

（五）样本要求

手淫法采集禁欲2~7天的精液于采样杯中，置37℃水浴箱中液化，3000r/min离心10min分离精浆，即刻用于检测。

精浆量应大于0.5ml，液化良好。不能立即检测的精浆样本于2~8℃可保存3天；-20℃可保存1个月，可反复冻融2次。不可使用已被污染的样本。

（六）检验方法

根据试剂盒的上机参数设置反应条件和参数，根据公式：

$$样本中果糖浓度=K \times \Delta A_{测}+B$$

式中，K和B为校准曲线的斜率和截距，通过全自动生化仪自动测定蒸馏水和果糖校准品得到；$\Delta A_{测}$通过全自动生化仪自动测定样本得到。

（七）参考区间

精浆果糖的正常值2.95~3.35g/L。

三、操作要点及注意事项

（一）产品性能指标

1. 外观　试剂盒外观整洁，标识清晰，试剂盒内附含试剂盒使用说明书。

R1和R2应符合企业规定的要求。

2. 净含量　液体试剂的净含量应不少于标示值。

3. 试剂空白

（1）试剂空白吸光度　用空白样本进行检测，应符合企业规定的要求。

（2）试剂空白吸光度变化率　对于速率法试剂盒，试剂空白吸光度变化率应符合企业规定的要求。

4. 分析灵敏度　测定一定值浓度样本，吸光度变化（变化率）应符合企业规定的要求。

5. 线性范围　试剂盒在线性范围内的分析性能应符合如下要求。

（1）线性相关系数 在规定的线性范围内，相关系数r应符合企业规定的要求；

（2）线性偏差 绝对偏差和相对偏差应符合企业规定的要求。

6. 测量精密度

（1）重复性 批内变异系数（CV）应符合企业规定的要求。

（2）批内瓶间差（干粉或冻干试剂） 批内瓶间差（$CV_{瓶间}$）应符合企业规定的要求。

（3）批间精密度 批间变异系数（CV）应符合企业规定的要求。

7. 准确度

（1）相对偏差 试剂盒相对偏差（B）应符合企业规定的要求。

（2）比对试验 两组数据相关系数（r）应符合企业规定的要求，每个浓度点的偏差符合企业规定的要求。

（3）回收试验 回收率应符合企业规定的要求。

8. 稳定性 试剂盒在规定储存条件下保存至有效期后，测量试剂空白、分析灵敏度、线性范围、重复性、批内瓶间差、准确度，结果应符合企业规定的要求。

（二）注意事项

1.尽快分离精浆，及时测定。

2.使用前应认真阅读提供的说明书，按照说明书的使用方法正确使用。

3.使用试剂时应采取必要的预防措施，切勿吞服，避免与皮肤及黏膜接触。

4.按照国家和地方相关法律规定处理所有已测定的样本和废液。

四、国内外相关技术方法对比

（一）试剂相关国内外标准及标准物质进展

目前暂无该项目国际标准物质及国家标准物质。

（二）国内外注册技术审查原则

目前暂无该项目的国家审评指导原则、审评规范及相应行业标准。但对于此类临床化学体外诊断试剂（盒），可参考通用标准国标GB/T 26124-2011《临床化学体外诊断试剂（盒）》。

参考文献

赵永平，陶志鹏，马超龙，等.海洛因依赖者的精液分析研究.中国男科学杂志，1999（02）：90-92.

第四节 精浆柠檬酸测定试剂

一、概述

精浆中的柠檬酸来自前列腺，以精浆含量最高，其作用是络合钙离子，通过与钙离子结合，而调节精浆钙离子的浓度，并影响射精后精液凝固与液化过程；还可激活前列腺酸性磷酸酶从而影响精子的活力。柠檬酸参与维持精浆的渗透压，与精子存活有关。此外它与血清睾酮相关，它的含量也反映血清睾酮水平。精浆中柠檬酸含量测定对检测前列腺功能和男子性功能有一定参考价值。

二、检测技术与方法

目前，精浆柠檬酸的临床或实验室诊断方法主要为酶法。

（一）产品名称

精浆柠檬酸测定试剂盒（终点法）。

（二）检验原理

$$\text{柠檬酸} \xrightarrow{\text{柠檬酸裂解酶}} \alpha-\text{酮酸}$$

$$\alpha-\text{酮酸}+\text{硫酸苯肼}+\text{弱酸} \longrightarrow \alpha-\text{酮酸苯腙}$$

柠檬酸在柠檬酸裂解酶作用下生成α-酮酸，后者在弱酸环境下与硫酸苯肼反应生成α-酮酸苯腙，α-酮酸苯腙的生成量与柠檬酸浓度成正比，α-酮酸苯腙在330~360nm波长处有最大吸光度，通过测定各样本的吸光度变化，计算出样本中柠檬酸的浓度。

（三）主要组成成分

100mmol/L pH（8.7 ± 0.1）Tris-HCl缓冲液；25mmol/L硫酸苯肼；1.5kU/L柠檬酸裂解酶。

（四）主要仪器

全自动生化分析仪。

（五）样本要求

手淫法采集禁欲2~7天的精液于采样杯中，置37℃水浴箱中液化，3000r/min离心10分钟分离精浆，即刻用于检测。

精浆量应大于0.5ml，液化良好。不能立即检测的精浆样本于2~8℃可保存3天；-20℃可保存1个月，可反复冻融2次；稀释后的样本可稳定3小时；不可使用已被污染的样本。

（六）检验方法

根据试剂盒的上机参数设置反应条件和参数，按照说明书进行操作，根据公式：

$$\text{样本中柠檬酸浓度（mmol/L）}=(K\times\Delta A_{\text{测}}+B)\times\text{稀释倍数}$$

式中，K和B分别为校准曲线的斜率和截距，通过全自动生化仪自动测定蒸馏水和校准品得到；$\Delta A_{\text{测}}$通过全自动生化仪自动测定样本得到。

（七）参考区间

精浆柠檬酸的参考区间≥11.80mmol/L。

三、操作要点及注意事项

（一）产品性能指标

1. 外观　各试剂组分外观应符合企业规定的要求。

2. 净含量 液体试剂的净含量应不少于标示值。

3. 试剂空白

（1）试剂空白吸光度 用空白样本进行检测，应符合企业规定的要求。

（2）试剂空白吸光度变化率 对于速率法试剂盒，试剂空白吸光度变化率应符合企业规定的要求。

4. 分析灵敏度 测定一定值浓度样本，吸光度变化（变化率）应符合企业规定的要求。

5. 线性范围 试剂盒在线性范围内的分析性能应符合如下要求。

（1）线性相关系数 在规定的线性范围内，相关系数r应符合企业规定的要求。

（2）线性偏差 绝对偏差和相对偏差应符合企业规定的要求。

6. 测量精密度

（1）重复性 批内变异系数（CV）应符合企业规定的要求。

（2）批内瓶间差（干粉或冻干试剂） 批内瓶间差（$CV_{瓶间}$）应符合企业规定的要求。

（3）批间精密度 批间变异系数（CV）应符合企业规定的要求。

7. 准确度

（1）相对偏差 试剂盒相对偏差（B）应符合企业规定的要求。

（2）比对试验 两组数据相关系数（r）应符合企业规定的要求，每个浓度点的偏差符合企业规定的要求。

（3）回收试验 回收率应符合企业规定的要求。

8. 稳定性 试剂盒在规定储存条件下保存至有效期后，测量试剂空白、分析灵敏度、线性范围、重复性、批内瓶间差、准确度，结果应符合企业规定的要求。

（二）注意事项

1. 尽快分离精浆，及时测定。
2. 使用试剂时应采取必要的预防措施，切勿吞服，避免与皮肤及黏膜接触。
3. 按照国家和地方相关法律规定处理所有已测定的样本和废液。

四、国内外相关技术方法对比

（一）试剂相关国内外标准及标准物质进展

目前暂无该项目国际标准物质及国家标准物质。

（二）国内外注册技术审查原则

目前暂无该项目的国家审评指导原则、审评规范及相应行业标准。但对于此类临床化学体外诊断试剂（盒），可参考通用标准国标GB/T 26124–2011《临床化学体外诊断试剂（盒）》。

参考文献

陆金春，黄宇烽，张红烨. 现代男科实验室诊断. 上海：第二军医大学出版社，2009.

第五节　精浆酸性磷酸酶测定试剂

一、概述

精浆中含有较高的酸性磷酸酶，酸性磷酸酶作用是催化磷酸酯键水解，它存在于全身各组织，前列腺含量尤为丰富。精浆中酸性磷酸酶几乎全部来自前列腺。前列腺发生病变时，此酶活性可有明显改变。因此，精浆酸性磷酸酶活性是前列腺疾病诊断的实验室指标之一。

二、检测技术与方法

目前精浆酸性磷酸酶的临床或实验室诊断方法有磷酸苯二钠法和对硝基苯磷酸二钠盐法。

（一）产品名称

精浆酸性磷酸酶测定试剂盒（终点法）。

（二）检验原理

$$4\text{-硝基苯磷酸二钠盐}+H_2O \xrightarrow{\text{酸性磷酸酶}} 4\text{-硝基酚}+\text{无机磷}$$

4-硝基苯磷酸二钠盐在酸性磷酸酶的作用下生成4-硝基酚，4-硝基酚的生成与酸性磷酸酶活性成正比。在碱性条件下，4-硝基酚在400~420nm波长处有最大吸光度，通过测定各样本的吸光度变化，计算出样本中的酸性磷酸酶活性。

（三）主要组成成分

溶解剂：pH（5.2±0.1）0.1mol/L柠檬酸缓冲液；1.63mmol/L 4-硝基苯磷酸二钠盐；0.745mol/L氢氧化钠。

（四）主要仪器

全自动生化分析仪。

（五）样本要求

手淫法采集禁欲2~7天的精液于采样杯中，置37℃水浴箱中液化，3000r/min离心10分钟分离精浆，即刻用于检测。

精浆量应大于0.5ml，液化良好。不能立即检测的精浆样本于2~8℃可保存3天；-20℃可保存1个月，可反复冻融2次；稀释后的样本可保存1小时；不可使用已被污染的样本。

（六）检验方法

根据试剂盒的上机参数设置反应条件和参数，按照说明书进行操作，将精浆用生理盐水稀释成一定倍数，根据公式：

样本中酸性磷酸酶活性（U/ml）=（K×$\Delta A_{测}$+B）×校准品对应的酶活性（U/ml）×稀释倍数

式中，K和B分别为校准曲线的斜率和截距，通过全自动生化仪自动测定蒸馏水和校准品得到；$\Delta A_{测}$通过全自动生化仪自动测定。

由于溶解后的4-硝基苯磷酸二钠盐会自身水解，故每次检测时均需要对试剂进行校准。

酶单位定义：在37℃下每分钟催化生成1 μmol 4-硝基酚的酶量定义为一个活力单位。

（七）参考区间

精浆酸性磷酸酶的参考区间为152~1665U/ml。

三、操作要点及注意事项

（一）产品性能指标

1. 外观 各试剂组分外观应符合企业规定的要求。

2. 净含量 液体试剂的净含量应不少于标示值。

3. 试剂空白

（1）试剂空白吸光度 用空白样本进行检测，应符合企业规定的要求。

（2）试剂空白吸光度变化率 对于速率法试剂盒，试剂空白吸光度变化率应符合企业规定的要求。

4. 分析灵敏度 测定一定值浓度样本，吸光度变化（变化率）应符合企业规定的要求。

5. 线性范围 试剂盒在线性范围内的分析性能应符合如下要求。

（1）线性相关系数 在规定的线性范围内，相关系数r应符合企业规定的要求。

（2）线性偏差 绝对偏差和相对偏差应符合企业规定的要求。

6. 测量精密度

（1）重复性 批内变异系数（CV）应符合企业规定的要求。

（2）批内瓶间差（干粉或冻干试剂） 批内瓶间差（$CV_{瓶间}$）应符合企业规定的要求。

（3）批间精密度 批间变异系数（CV）应符合企业规定的要求。

7. 准确度

（1）相对偏差 试剂盒相对偏差（B）应符合企业规定的要求。

（2）比对试验 两组数据相关系数（r）应符合企业规定的要求，每个浓度点的偏差符合企业规定的要求。

（3）回收试验 回收率应符合企业规定的要求。

8. 稳定性 试剂盒在规定储存条件下保存至有效期后，测量试剂空白、分析灵敏度、线性范围、重复性、批内瓶间差、准确度，结果应符合企业规定的要求。

（二）注意事项

1.尽快分离精浆，及时测定。

2.使用前请认真阅读提供的说明书，按照说明书的使用方法正确使用。

3.精浆样本进行稀释时必须充分混匀，且稀释后立即检测。

4.使用试剂时应采取必要的预防措施，切勿吞服，避免与皮肤及黏膜接触。

5.按照国家和地方相关法律规定处理所有已测定的样本和废液。

四、国内外相关技术方法对比

（一）试剂相关国内外标准及标准物质进展

目前暂无该项目国际标准物质及国家标准物质。

（二）国内外注册技术审查原则

目前暂无该项目的国家审评指导原则、审评规范及相应行业标准。但对于此类临床化学体外诊断试剂（盒），可参考通用标准国标GB/T 26124-2011《临床化学体外诊断试剂（盒）》。

参考文献

[1] 陆金春，黄宇烽，张红烨.现代男科实验室诊断.上海：第二军医大学出版社，2009.

[2] 世界卫生组织.人类精液及精子-宫颈黏液相互作用实验室检验手册.陈振文，译.3版.北京：科学出版社，1994：53-54.

第六节　精浆中性α-葡萄糖苷酶测定试剂

一、概述

精液中的α-葡萄糖苷酶主要由附睾上皮细胞分泌，是附睾的特异性酶和标记酶，可催化蛋白质的糖类组成部分或低聚糖的分解，为精子成熟提供适宜的能量，该酶可作为附睾的功能性指标。当输精管结扎后，该酶活力显著降低。测该酶对鉴别输精管阻塞和睾丸生精障碍所致的无精症有一定意义。

二、检测技术与方法

目前精浆中性α-葡萄糖苷酶的临床或实验室检测方法有氧化酶法和Cooper法。

（一）产品名称

精浆中性α-葡糖苷酶测定试剂盒（速率法）。

（二）检验原理

$$\text{4-硝基苯-}\alpha\text{-D-吡喃葡糖苷} \xrightarrow{\text{中性 }\alpha\text{-葡萄苷酶}} \text{对硝基苯酚（PNP）}$$

精浆中含有中性α-葡糖苷酶和酸性α-葡糖苷酶，SDS能抑制酸性α-葡糖苷酶活性，中性α-葡糖苷酶能将4-硝基苯-α-D-吡喃葡糖苷底物转化成PNP，中性α-葡糖苷酶的活性与PNP的生成成正比，PNP在400~420nm波长处有最大吸收峰，通过监测400~420nm波长处的每分钟吸光度变化率，进而计算出样本中的中性α-葡糖苷酶的活性。

（三）主要组成成分

R1：1%十二烷基硫酸钠、0.01%防腐剂、pH（6.8±0.1）磷酸钠缓冲液。

R2：0.5% 4-硝基苯-α-D-吡喃葡萄糖苷、0.01%防腐剂、pH（6.8±0.1）磷酸钠缓冲液。

（四）主要仪器

全自动生化分析仪。

（五）样本要求

手淫法采集禁欲2~7天的精液于采样杯中，置37℃水浴箱中液化，3000r/min离心10分钟分离精浆，即刻用于检测。

精浆量应大于0.5ml，液化良好。不能立即检测的精浆样本于2~8℃可保存3天；-20℃可保存1个月，可反复冻融2次。不可使用已被污染的样本。

（六）检验方法

试剂盒从2~8℃取出后，于室温下平衡30分钟，然后R1再放到37℃放置5分钟，使R1溶液变澄清，即可上机检测。根据试剂盒的上机参数设置反应条件和参数，按照说明书进行操作，根据公式：

$$\text{中性}\ \alpha\text{-葡糖苷酶活性(U/L)} = \Delta A/\text{min} \times F$$

$$\text{理论因子}\ F = \frac{V_T \times 10^6}{V_S \times \varepsilon \times L}$$

式中：ΔA/min为每分钟吸光度的变化率，通过全自动生化仪自动测定；V_T为总反应体积；V_s为样本体积；ε为摩尔消光系数；L为比色杯光径。

不同实验室、不同仪器、不同试剂理论因子F可能有所不同，建议各实验室根据实际情况进行F值验证。

（七）参考区间

精浆中性α-葡萄糖苷酶的参考区间为≥10.12U/L。

三、操作要点及注意事项

（一）产品性能指标

1. 外观 各试剂组分外观应符合企业规定的要求。

2. 净含量 液体试剂的净含量应不少于标示值。

3. 试剂空白

（1）试剂空白吸光度 用空白样本进行检测，应符合企业规定的要求。

（2）试剂空白吸光度变化率 对于速率法试剂盒，试剂空白吸光度变化率应符合企业规定的要求。

4. 分析灵敏度 测定一定值浓度样本，吸光度变化（变化率）应符合企业规定的要求。

5. 线性范围 试剂盒在线性范围内的分析性能应符合如下要求。

（1）线性相关系数 在规定的线性范围内，相关系数r应符合企业规定的要求。

（2）线性偏差 绝对偏差和相对偏差应符合企业规定的要求。

6. 测量精密度

（1）重复性 批内变异系数（CV）应符合企业规定的要求。

（2）批内瓶间差（干粉或冻干试剂）　批内瓶间差（$CV_{瓶间}$）应符合企业规定的要求。

（3）批间精密度　批间变异系数（CV）应符合企业规定的要求。

7. 准确度

（1）相对偏差　试剂盒相对偏差（B）应符合企业规定的要求。

（2）比对试验　两组数据相关系数（r）应符合企业规定的要求，每个浓度点的偏差符合企业规定的要求。

（3）回收试验　回收率应符合企业规定的要求。

8. 稳定性　试剂盒在规定储存条件下保存至有效期后，测量试剂空白、分析灵敏度、线性范围、重复性、批内瓶间差、准确度，结果应符合企业规定的要求。

（二）注意事项

1. 尽快分离精浆，及时测定。

2. 使用前请认真阅读提供的说明书，按照说明书的使用方法正确使用。

3. R1中含有十二烷基硫酸钠（SDS），该物质在2~8℃条件下容易析出变浑浊，当试剂混浊时，需放置37℃使其澄清后再上机继续检测样本。

4. 使用试剂时应采取必要的预防措施，切勿吞服，避免与皮肤及黏膜接触。

5. 按照国家和地方相关法律规定处理所有已测定的样本和废液。

四、国内外相关技术方法对比

（一）试剂相关国内外标准及标准物质进展

目前暂无该项目国际标准物质及国家标准物质。

（二）国内外注册技术审查原则

目前暂无该项目的国家审评指导原则、审评规范及相应行业标准。但对于此类临床化学体外诊断试剂（盒），可参考通用标准国标GB/T 26124-2011《临床化学体外诊断试剂（盒）》。

参考文献

世界卫生组织. 人类精液检查与处理实验室手册. 5版. 北京：人民卫生出版社，2011：113-115.

起草人：周齐洋（江苏省医疗器械检验所）
复核人：周诚（中国食品药品检定研究院）

第二篇
临床化学检测试剂

第一章 蛋白质测定试剂

第一节 总蛋白测定试剂

一、概述

血液中除去血细胞等有形成分的部分称为血浆，血浆中含有多种蛋白质，将血浆内蛋白质总量称为血清总蛋白（total protein，TP）。TP是血浆中最主要的固体成分，它们占血浆质量的7%~8%。

对于生物体液中总蛋白的测定，已建立的特异性的方法主要有：双缩脲法、酚试剂比色法和凯氏定氮法。

（一）双缩脲法

该方法是目前临床实验室首先推荐的血清总蛋白定量方法，由于各医院采用的测定设备、试剂以及校准物不同，特别是不同生产厂家出品的双缩脲试剂盒组分不同，因此其吸光度也不同。双缩脲试剂可以长期保存；但测定范围窄，灵敏度较低，样品需要量大，不同的蛋白质产生颜色的深浅相近，因此它常用于需要快速，但并不需要十分精确的蛋白质测定。双缩脲法是全国临床检验血清总蛋白的常规方法，在各家医院应用的统一性比较强。该方法测定血清总蛋白已有80多年历史，有多种配方，Doumas于1975年提出的配方是世界卫生组织和国际临床化学联合会目前推荐的方法。

（二）酚试剂比色法

酚试剂比色法是基于蛋白分子中含有酪氨酸和色氨酸残基，在碱性条件下，使酚试剂中的磷钨酸-磷钼酸试剂还原成蓝色，产生的物质可在500nm处测定，从而进行总蛋白定量。由于各种蛋白质中两种氨基酸比例不同，导致较大差异，Lowry的改良法在酚试剂中加入Cu^{2+}，集中还原法和双缩脲反应两者的作用，使呈色灵敏度提高，但试剂仍易受多种化合物的干扰。

（三）凯氏定氮法

凯氏定氮法根据单纯蛋白质含氮量恒定计算蛋白浓度，正常人混合血清经凯氏定氮法准确定值后，是各种常规血清总蛋白测定方法的最佳标准液。虽然凯氏定氮法操作复杂，不适合常规测定，但此方法仍是建立各个具体方法时采用的参考标准方法。

二、检测技术与方法

目前在临床实验室占主导地位的血清总蛋白测定方法是双缩脲法，其原理是2个尿素分子缩合后生成的双缩脲，在碱性溶液中可与Cu^{2+}络合生成紫红色反应物，称为双缩脲反应。凡具有两个酰胺基或两个直接连接的肽键，或能够以一个中间碳原子相连的肽键，这类化合物都有双缩脲反应。紫色络合物颜色的深浅与蛋白质浓度成正比，而与蛋白质分子量及氨基酸成分无关，故可用来测定蛋白质含量。

该方法对各种蛋白质呈色基本相同，显色稳定，特异性、准确度和精密度好，试剂单一，方法简便。但本方法的灵敏度较低，可满足血清总蛋白定量要求，对蛋白质含量低的脑脊液、胸腹水和尿液等体液总蛋白定量时不宜采用。

三、操作要点及注意事项

（一）操作要点

1. 试剂主要组成成分［下面以现市场某试剂盒（双缩脲法）为例］　12mmol/L 硫酸铜溶液；0.6mol/L 氢氧化钠溶液；30mmol/L 碘化钾溶液；30mmol/L 酒石酸钾钠溶液。试剂为液体试剂，开盖即用。

2. 校准程序　选用可量值溯源至参考物质 NIST SRM 927 的质量可靠的有批文的产品。

3. 质控控制程序　可使用有批准文号的优质市售质控品试剂盒，质控测定值应在标示值范围内。如果结果偏离范围，请按以下步骤查找原因。

（1）检查参数设置和光源是否正确。

（2）检查比色杯和吸样针是否洁净。

（3）检查水是否被污染，细菌增长会导致不正确的结果。

（4）检查反应温度。

（5）检查试剂盒的效期。

4. 自动化分析仪检测　不同厂家试剂盒及自动生化分析仪的参数设置可能不同，下面以某试剂盒的有关上机参数设置为例。

上机操作要点：测定模式 1Point；反应时间10分钟；反应模式吸光度增加型；定标方式两点校准（Linear）；反应温度37℃；主波长546nm，副波长700nm；试剂200 μl；样品4 μl；测光点34读取吸光度A。

（二）注意事项

1.本法对各种蛋白质呈色基本相同，显色稳定，特异性、准确度和精密度好，试剂单一，方法简便。本法灵敏度较低（最低检测限2g/L，线性范围10~150g/L），但可满足血清总蛋白定量要求，而对蛋白质含量低的样本不宜采用。当血清存在脂浊、溶血（血红蛋白 > 650mg/dl）、严重黄疸（胆红素在540nm有弱吸光度）时，对本法有干扰。

2.因血清中各种蛋白质的相对分子质量不同，所以血清总蛋白浓度只能用g/L表示，不能用mol/L。

3.吸光度的大小与试剂的组分、pH、反应温度有关。若能保证上述条件在稳定的标准化状态，可以不必每次做标准管，而依据比吸光度法计算蛋白质浓度；或者配制系列浓度蛋白标准液，绘制标准曲线，根据标准曲线方程计算样本的蛋白质浓度。

4.酚酞、磺溴酞钠在碱性溶液中呈色，影响双缩脲的测定结果，但人血清中不存在这些物质，可不考虑。此外，含有2个以上肽键的肽、蛋白质分子中的肽键才能发生双缩脲反应，并且随着肽键增加呈色由粉红色到红紫色。但血清等体液中二肽及三肽等寡肽极微量，对总蛋白量的影响也可忽略不计。

5. 主要性能指标

（1）试剂空白吸光度　试剂空白吸光度应不大于0.200。

（2）准确度　相对偏差应不超过 ± 5%。

注：样本为有证参考物质（CRM）或其他公认的参考物质。

（3）分析灵敏度　70g/L样本吸光度差值（ΔA）应不小于0.150。

（4）线性区间　试剂（盒）线性区间应覆盖［30.0，100.0］g/L：

1）线性相关系数r应不小于0.995；

2）线性偏差应不超过 ± 6.0%。

（5）重复性　重复测试（70.0 ± 10.0）g/L的样本，所得结果的变异系数（CV）应不大于2%。

（6）批间差　测试（70.0 ± 10.0）g/L的样本，所得结果的批间相对极差（R）应不大于5%。

四、国内外相关技术方法比对

目前，国内现行有效的标准是国家食品药品监督管理总局（现国家药品监督管理局）于2016年1月26日发布的行业标准YY/T 1444-2016《总蛋白测定试剂盒》，2017年1月1日实施。本标准归口于全国医用临床检验实验室及体外诊断系统标准化技术委员会（SAC/TC136），标准适用于使用双缩脲法对人血清（血浆）中总蛋白进行定量检测的试剂盒，基于分光光度法原理，包括手工试剂和在半自动、全自动生化分析仪上使用的试剂。

1974年美国临床化学联合会（AACC）总蛋白研究组对双缩脲方法进行了更深入的研究，建立了血清总蛋白参考测量程序，后成为检验医学溯源联合委员会（JCTLM）推荐的血清总蛋白测量程序，2011年，我国SAC/TC136参照该参考测量程序，制定行业标准YY/T 1195-2011《血清总蛋白参考测量程序》，由国家食品药品监督管理总局（现国家药品监督管理局）2011年12月31日发布，2013年6月1日实施，本标准适用于血清中总蛋白含量的定量测量。

目前国内总蛋白标准物质如下。

1.冰冻人血清总蛋白标准物质，标物编号：GBW09186-09188，主要研制单位：北京航天总医院，基质为混合人血清，该标准物质共有3个水平，其认定值为（49.2 ± 0.7）g/L、（65.8 ± 2.9）g/L、（83.9 ± 1.7）g/L。本标准物质由2家参加国际参考实验室室间质量评价活动且测量结果合格的中国参考实验室采用JCTLM一级参考测量方法联合定值，主要用于临床检验及相关领域对血清总蛋白测量的质量评价、检测系统性能评价、校准品基质效应评估及量值传递等四个方面。

2.总蛋白冻干人血清国家二级标准物质，标物编号：GBW（E）090351，主要研制单位：北京市医疗器械检验所，基质为混合人血清，标物认定值：（58.3 ± 1.6）g/L，此标准物质可用于校准测量系统、测定试剂盒准确度评价、常规测量方法产品校准品的量值传递、实验室运行测量程序的质量控制以及能力比对和验证等。

3.尿素、尿酸和总蛋白复合冰冻人血清，标物编号：360012，主要研制单位：中国食品药品检定研究院，标准物质性状为冰冻人血清，采用YY/T 1195-2011血清总蛋白测定参考方法进行定值，其中总蛋白定值为（6.703 ± 0.346）g/dl。本品供尿素、尿酸和总蛋白试剂准确性评价用。

国际相关总蛋白标准物质有美国国家标准和技术研究院（NIST）发布的国际标准物质SRM 927e（牛血清基质）。

根据试剂及仪器等不同，在使用标准物质前须进行适应性研究。

第二节　白蛋白测定试剂

一、概述

白蛋白（albumin，Alb）又称清蛋白，是血浆中含量最丰富的蛋白质，占血浆总蛋白的40%~60%。白蛋白是重要血浆营养蛋白和血浆载体蛋白，胆红素、胆汁酸盐、类胆固醇激素及无机离子等弱水溶性物质与白蛋白结合后在体内转运。它由肝实质细胞合成。正常人血清白蛋白为35~50g/L，一般情况下同时测定总蛋白、白蛋白，并通过总蛋白-白蛋白计算出球蛋白的浓度，即而算出白蛋白和球蛋白比值（A/G）。

常见的测定白蛋白方法如下。

（一）染料结合法

该方法测定白蛋白，操作更容易，方法特异。现今大多数临床实验室，用溴甲酚绿（BCG）或溴甲酚紫（BCP）染料结合法，进行血清白蛋白浓度的自动分析测定。目前已有供自动生化分析仪用的该法试剂盒问世。该法操作较简单，如样品来源相同，可同时进行多个样品的测定，灵敏度也较高，但染料与蛋白质的反应较复杂，操作方法和实验条件必须标准化，蛋白质总碱性基团与染料之间才符合化学计量的关系。由于不同染料与样品中蛋白质的结合力不同，有时还有非特异性的吸着，所以必须注意选择合适的染料。这个方法不能用于不同来源蛋白质的比较定量。该法是1976年Bradford建立的，试剂配置简单，操作简便，是一种常用的微量蛋白质快速测定方法。

（二）免疫化学法

免疫化学法包括免疫比浊法和放射免疫法等，此类方法学特异性好、灵敏度高，测定需要的抗血清容易制备。目前临床检验中心以免疫比浊法测定血清（浆）中Alb及其他蛋白质大都是在仪器上完成，不同厂家试剂盒及上机参数设置可能不同，应选择有正式批文、可溯源至人血清蛋白质参考物质的质量可靠产品，严格按照说明书操作。

二、检测技术与方法

白蛋白检测试剂盒常见的检测方法有溴甲酚绿法、溴甲酚紫法和免疫比浊法。

溴甲酚绿法的原理是血清白蛋白在pH4.2的缓冲液中带正电荷，在有非离子型表面活性剂存在时，可与带负电荷的染料溴甲酚绿（BCG）结合形成蓝绿色的复合物，在波长630nm处有吸收峰，其颜色深浅与血清白蛋白的浓度成正比。该方法的特点是：BCG不但与白蛋白显色，而且与各种蛋白成分显色，其中以球蛋白、转铁蛋白、融珠蛋白更为显著，其反应度较该蛋白稍慢，故有人主张用定值参考血清作标准比较理想，BCG与血清特异结合后，在30秒读取吸光度，可明显减少非特异性结合反应。溶血和胆红素对本方法无明显干扰，但对脂血浑浊样本需加做标本空白管。当60g/L白蛋白标准与BCG结合后，光径1.0cm，在630nm测定的吸光度0.811 ± 0.035，如达不到此值，表示灵敏度较差。

溴甲酚紫法原理的检测方法、方法性能和注意事项同溴甲酚绿法，是用溴甲酚紫（BCP）代替BCG，在pH4.9~5.2的醋酸缓冲液中呈黄色，同样在有非离子型表面活性剂存在时，可与人Alb快速结合后生成603nm处有吸收峰的绿色复合物。其吸光度与Alb浓度成正比。

免疫比浊法的原理是人Alb具完全抗原性，可制备多克隆或单克隆抗体。将抗人Alb抗体加入样本血清中，可通过抗原-抗体反应与血清中Alb特异性结合，形成Alb-抗Alb抗体复合物微粒，导致浊度增加。在一定的条件下，如合适的抗原、抗体浓度，一定的免疫复合物微粒直径/入射光波长比值等，浊度的增加与免疫复合物微粒数相关，因此可定量得到样本中的Alb的浓度。

染料结合法测定白蛋白，操作更容易，方法特异，现今大多数临床实验室，用BCG或BCP染料结合法，进行血清白蛋白浓度的自动分析测定。

三、操作要点及注意事项

（一）操作要点

1. 试剂主要组成成分［下面以现市场某试剂盒（溴甲酚绿法）为例］ 琥珀酸缓冲液75mmol/L；溴甲酚绿0.15mmol/L；Brij-35 ≥ 0.1%。

试剂为液体试剂，开盖即用。

2. 校准程序 选用可量值溯源至参考物质BCR470的质量可靠的有批文的产品。

3. 质控控制程序 可使用有批准文号的优质市售质控品试剂盒，质控测定值应在标示值范围内。如果结果偏离范围，请按以下步骤查找原因。

（1）检查参数设置和光源是否正确。

（2）检查比色杯和吸样针是否洁净。

（3）检查水是否被污染，细菌增长会导致不正确的结果。

（4）检查反应温度。

（5）检查试剂盒的效期。

4. 自动化分析仪检测 不同厂家试剂盒及自动生化分析仪的参数设置可能不同，下面以某试剂盒的有关上机参数设置为例。

上机操作要点：测定模式1Point；反应时间5分钟；反应模式吸光度增加型；定标方式两点校准（Linear）；反应温度37℃；主波长600nm；副波长700nm；试剂200 μl；样品2 μl；测光点9读取吸光度A。

（二）注意事项

1.在本法反应条件下，溴甲酚绿（BCG）不仅和白蛋白（Alb）反应显色，也可和血清中其他一些蛋白质特别是α-球蛋白、转铁蛋白和触珠蛋白反应显色。但BCG和Alb显色反应迅速，而与其他蛋白反应缓慢，需1小时才完全完成。若血清与BCG试剂混合后30秒即进行测定，则主要反映Alb所致的快速显色反应。

2. 干扰因素　血红蛋白 <10g/L、胆红素 <1026μmol/L 不会影响测定结果。

3.BCG为酸碱指示剂，其变色域为pH3.8（黄色）~pH5.4（蓝绿色）。因此保证试剂中缓冲体系的准确pH及足够缓冲容量，以控制反应体系pH是本法的关键。配制BCG试剂的缓冲液，也可用枸橼酸盐或乳酸盐缓冲液，但因琥珀酸缓冲液校正曲线通过原点，并且线性范围较宽，灵敏度好，故推荐采用。

4. 主要性能指标

（1）外观　试剂为黄绿色澄清液体，目测不得有任何沉淀及絮状悬浮物。

（2）准确度　相对偏差应不大于6.0%。

注：样本为有证参考物质（CRM）或其他公认的参考物质。

（3）线性区间　测试血清样本，试剂线性在［10.0，60.0］g/L区间内：

1）线性相关系数｜r｜应不小于0.990；

2）［10.0，20.0］g/L区间内，线性偏差应在±4.0 g/L范围内；

3）［20.1，60.0］g/L区间内，线性偏差应不超过±10.0%。

（4）重复性　重复测试浓度在（40±5）g/L的控制血清，所得结果的重复性（变异系数，CV）应不大于2.0%。

（5）批间差　测试浓度在（40±5）g/L的控制血清，批间相对极差应不大于5.0%。

四、国内外相关技术方法比对

目前国内现行有效的标准是YY/T 1228-2014《白蛋白测定试剂（盒）》，由国家食品药品监督管理总局（现国家药品监督管理局）于2014年6月17日发布，2015年7月1日实施。本标准归口于SAC/TC136，适用于使用溴甲酚绿法、溴甲酚紫法对血清、血浆等体液中白蛋白进行定量检测的白蛋白测定试剂（盒），包括手工试剂和在半自动、全自动生化分析仪上使用的试剂。

国内白蛋白标准物质：冷冻人血清中白蛋白、前白蛋白标准物质：标准物质编号GBW（E）090619，主要研制单位北京市医疗器械检验所，冷冻人血清，采用实验室协作定值的方式进行定值，协作实验室均使用ERM-DA470k/IFCC作为校准物，在全自动生化分析仪上进行定值，白蛋白使用BCG、BCP染料法。标物认定值：白蛋白（242.9±1.7）g/L，此标物可用于校准测量系统、测定试剂盒准确度评价、常规测量方法产品校准品的量值传递、实验室运行测量程序的质量控制以及能力比对和验证等。

国际相关白蛋白标准物质有日本国家计量机构发布的NMIJ CRM 6202-a［人血清基质，白蛋白认定值（74.3±2.1）g/L］和欧盟联合研究中心标准物质和测量研究所（Institute for Reference Materials and Measurements，IRMM）发布的ERM-DA470k/IFCC，［人血清基质，白蛋白认定值（37.2±1.2）g/L］。

根据试剂及仪器等不同，在使用标准物质前须进行适应性研究。

第二篇　临床化学检测试剂

第三节 前白蛋白测定试剂

一、概述

前白蛋白（prealbumin，PA）又称前清蛋白，亦为肝脏细胞合成的糖蛋白，因电流时迁移在白蛋白之前而得名。PA的生理功能为组织修补和运载蛋白。PA可结合大约10%的T_4和T_3，对T_3亲和力更大；此外，脂溶性维生素A以视黄醇形式存在于血浆中。测定PA在血浆中的浓度对于了解蛋白质的营养不良和肝功能，比白蛋白和转铁蛋白有更高的敏感性。在急性炎症、恶性肿瘤、肝硬化或肾炎时，PA的血浆浓度下降。

测定前白蛋白方法主要为免疫比浊法，免疫比浊法是在比色的基础上发展起来的，其测定理论、方法、计算等许多方面和比色法相似，但本质上又有区别。各种浊度都没有特异（吸收光谱），只是悬液中的粒子将入射光散射（遮挡），致使透光度减弱。目前以散射比浊为原理的特定蛋白分析仪已在医学检验领域普遍使用。20世纪70年代起出现了微量免疫沉淀测定法，即免疫透射比浊测定和免疫散射比浊，自此免疫比浊测定逐渐被广泛应用于临床体液中蛋白质含量测定的领域。近几年来，免疫透射比浊测定技术被广泛使用在全自动生化分析仪上，实现高速、灵敏和自动化。

二、检测技术与方法

血清前白蛋白可用电泳和免疫学方法测定。电泳法操作比较繁杂、耗时，准确性和重复性差，不适合常规临床检验。测定前白蛋白的免疫学方法包括免疫电泳、放射免疫、酶联免疫吸附试验、化学或电化学发光免疫法、荧光免疫法和免疫浊度法等。目前临床检验测定前白蛋白多用免疫浊度法。

透射免疫比浊法即将抗人PA抗体加入样本血清中，通过抗原-抗体反应与血清中PA特异性结合，形成PA-抗PA抗体复合微粒，导致浊度增加。在一定的条件下，如合适的抗原和抗体浓度、一定的免疫复合物微粒径/入射光波长比值等，浊度的增加与免疫复合物微粒数即PA数相关，得以定量PA浓度。大多数自动生化分析仪上即可完成，使用较多。

三、操作要点及注意事项

（一）操作要点

1. 试剂主要组成成分［下面以现市场某试剂盒（免疫比浊法）为例］

试剂1：pH7.2的磷酸盐缓冲液（12.7mmol/L）；含NaCl 0.13mmol/L，聚乙二醇（PEG）60g/L及防腐剂。

试剂2：抗人PA抗体工作液。

试剂为液体试剂，开盖即用。

2. 校准程序 选用可量值溯源至参考物质ERM-DA470k的质量可靠的有批文的产品。多点非线性定标进行校正，建议使用配套的校准品进行校正。

3. 质控控制程序 建议使用配套的质控品，质控测定值应在标示值范围内。如果结果偏离范围，请按以下步骤查找原因。

（1）检查参数设置和光源是否正确。

（2）检查比色杯和吸样针是否洁净。

（3）检查水是否被污染，细菌增长会导致不正确的结果。

（4）检查反应温度。

（5）检查试剂盒的效期。

4. 自动化分析仪检测 不同厂家试剂盒及自动生化分析仪的参数设置可能不同，下面以某试剂盒的有关上机参数设置为例。

上机操作要点：测定模式 2Point End；反应时间 10分钟；反应模式吸光度增加型；定标方式多点非线性（Spline）校准；反应温度37℃；主波长340nm；副波长700nm；试剂1 150 μl，试剂2 50 μl；样品4 μl；测光点16读取吸光度A_1，测光点34读取吸光度A_2。

（二）注意事项

1.本法的人血清PA最低检测限为15mg/L，可报告范围为30~800mg/L，超过报告范围上限的样本需用生理盐水对半稀释血清后，重新测定，结果乘以稀释倍数。黄疸、中度溶血及类风湿因子≤100IU/ml标本对本法无显著干扰，但脂浊及高甘油三酯血清对本法有负干扰。

2. 影响因素 定量免疫比浊法测定中，根据免疫复合物微粒径选择适宜入射光波长，对方法的检测性能十分重要。透射浊度法时，免疫复合物微粒径在35~100nm时，选择290~410nm波长入射光最佳，定量免疫比浊法现常采用的微粒增强免疫浊度法，则是将抗体吸附或交联于一定粒径的乳胶或聚苯乙烯等微粒上，较均一地增加免疫复合物粒径，从而增强其正向折射光，提高检测灵敏度，特别是对分子量较小的抗原更适用。

3. 干扰因素 样本浑浊、灰尘污染、存在微小凝血块等微粒对免疫浊度法干扰大，必须注意避免。试剂有任何可见的混浊，即应弃去不用。

4. 参考区间应用 以其他定量免疫学方法，包括散射免疫浊度法测定的结果与本法存在差异，应建立使用方法的本实验室参考区间。

5. 主要性能指标

（1）试剂空白吸光度 试剂空白吸光度应不大于0.3。

（2）分析灵敏度 测定150mg/L样本时，吸光度差值应不小于0.025。

（3）线性 试剂盒线性区间，至少涵盖［30，550］mg/L区间：

1）线性相关系数（r）应不小于0.990；

2）在［30，200］mg/L区间内，线性绝对偏差应不超过±20mg/L；

3）在［200，550］mg/L区间内，线性相对偏差应不超过±10%。

（4）重复性 重复测试浓度在（150±30）mg/L和（300±60）mg/L两个不同浓度水平的样本，所得结果的变异系数（CV）应不大于5%。

（5）批间差 测试浓度为（150±30）mg/L的样本，所得结果的批间相对极差（R）应不大于10%。

（6）空白限 空白限应不高于15mg/L。

（7）检出限　检出限应不高于30mg/L。

（8）准确度

1）相对偏差　用可用于评价常规方法的公认参考方法的公认参考物质或有证参考物质进行测试，其测量结果的相对偏差应不超过±15%。

2）比对试验　以企业指定的具有溯源性的分析系统作为比对方法，相关系数（r）不小于0.975；样本浓度在［30，200］mg/L区间内，线性绝对偏差应不超过±20mg/L；在［200，550］mg/L区间内，线性相对偏差应不超过±10%。

四、国内外相关技术方法比对

目前国内标准物质有冷冻人血清中白蛋白、前白蛋白标准物质：标准物质编号GBW（E）090619，主要研制单位：北京市医疗器械检验所。本标准物质为冷冻人血清，采用实验室协作定值的方式进行定值，协作实验室均使用ERM-DA470k/IFCC作为校准物，在全自动生化分析仪上进行定值，前白蛋白使用免疫透射比浊法。标物认定值：前白蛋白（249±21）mg/L，本标准物质可用于校准测量系统、测定试剂盒准确度评价、常规测量方法产品校准品的量值传递、实验室运行测量程序的质量控制以及能力比对和验证等。

国际对于该项目标准物质有IRMM发布的ERM-DA470k/IFCC［人血清基质，转甲状腺素蛋白TTR认定值（0.220±0.018）g/L］。

根据试剂及仪器等不同，在使用标准物质前须进行适应性研究。

第四节　视黄醇结合蛋白测定试剂

一、概述

视黄醇结合蛋白（Retinol-Binding Protein，RBP）是血液中维生素的转运蛋白，由肝脏合成，广泛分布于血液、脑脊液、尿液及其他体液中。血浆中主要是由肝细胞表达分泌的RBP4，分子量仅21kDa。其主要功能是与前白蛋白共同和维生素A的反式视黄醇形式结合、转运，并保护其不被氧化。血浆中RBP分子量小，可自由滤过肾小球，但原尿中99%的RBP被近曲小管上皮细胞以胞饮方式重摄取并分解，仅微量从尿排泄。

视黄醇结合蛋白的测定方法主要为免疫比浊法，免疫比浊法是在1938年，Libby将光浊度测定原理用到了抗原抗体反应上，并对这种新的测定方法进行了摸索。但当时由于蛋白质纯化技术不完善，特异性血清制备有困难，因此阻碍了技术的发展。他在这方面的研究虽然没有得到满意的结果，但却成功地吸引了许多学者的目光。直到20世纪50年代末60年代初，Schuhze和Sehwick提出若干种血浆蛋白与其特异抗体结合后形成的AG-AB复合物可以引起液体浊度改变，并可以用比浊计来进行测定，成功地提出了现今的“透射比浊法”。但这种方法当时因其灵敏度低而没有被广泛接受。1967年。Ritchie提出了用激光散射法来测定C3与结合球蛋白形成的抗原抗体复合物，这被称之为“散射比浊法”。这使得常规的凝胶内扩散沉淀法由数十小时缩短为数十分钟。从此，免疫比浊技术开始了快速发展。同时，飞速发展的单克隆抗体技术也对免疫比浊法起到了极大的促进作用。20世纪70年代初，出现了利用浊度进行的自动测定系统，但由于用激光作为光源，且固定波长，所以灵敏度较低，而且时间一般要2~3小时。到20世纪70年代末，出现了速率比浊计，使抗原抗体结合的反应在几十秒内出结果，这带来了免疫化学测定的革命性的发展。如今，自动化免疫分析系统更加飞速发展，已经成为免疫诊断技术中最重要的测定手段之一。它使得临床化学检验方法的灵敏度更高、特异性更强，自动化程度更高。尤其为疾病的诊断、疗效观察及病因探讨提供了更直接和客观的资料。其中以免疫比浊法原理设计的特定蛋白分析仪有许多种。

二、检测技术与方法

血清视黄醇结合蛋白常用的检测方法有放射免疫法、免疫电泳、酶联免疫吸附和免疫透射比浊法等。现在临床多采用免疫透射比浊法，其原理为抗人RBP多或单克隆抗体与样本血清中RBP通过抗原-抗体反应特异性结合，形成免疫复合物微粒，导致浊度增加。在一定条件下，浊度的增加与免疫复合物微粒数即RBP数相关，得以定量样本中RBP浓度。

本方法对人RBP的最低检测限为0.5mg/L，线性范围0.5~126mg/L，批内、批间CV均≤3.5%。轻中度黄疸、溶血样本对本法无显著干扰。该方法简便、快速、灵敏、结果准确，可用自动生化分析仪测定，适合临床检验科应用。

三、操作要点及注意事项

（一）操作要点

1. 试剂主要组成成分［下面以现市场某试剂盒（免疫比浊法）为例］

试剂1：40mmol/L磷酸盐缓冲液（pH7.2~7.6），含83mmol/L聚乙二醇6000；10mmol/LEDTA-Na_2。

试剂2：视黄醇结合蛋白抗体修饰颗粒（10%~30%）。

试剂为液体试剂，开盖即用。

2. 校准程序　多点非线性定标进行校正，建议使用配套的校准品进行校正。

3. 质控控制程序　建议使用配套的质控品，质控测定值应在标示值范围内。如果结果偏离范围，请按以下步骤查找原因。

（1）检查参数设置和光源是否正确。

（2）检查比色杯和吸样针是否洁净。

（3）检查水是否被污染，细菌增长会导致不正确的结果。

（4）检查反应温度。

（5）检查试剂盒的效期。

4. 自动化分析仪检测　不同厂家试剂盒及自动生化分析仪的参数设置可能不同，下面以某试剂盒的有关上机参数设置为例。

血RBP-上机操作要点：测定模式 2Point End；反应时间 10分钟；反应模式吸光度增加型；定标方式多点非线性（Spline）校准；反应温度37℃；主波长570nm；试剂1 180μl，试剂2 60μl；样品2μl；测光点19读取吸光度A_1，测光点34读取吸光度A_2。

尿RBP-上机操作要点：测定模式2Point End；反应时间 10分钟；反应模式吸光度增加

型；定标方式多点非线性（Spline）校准；反应温度37℃；主波长570nm；试剂1 180μl，试剂2 60μl；样品20μl；测光点19读取吸光度A_1，测光点34读取吸光度A_2。

（二）注意事项

1. 有关透射浊度法的一些共同影响因素，参阅本章第三节前白蛋白测定试剂中免疫比浊法的注意事项。

2. 干扰因素 样本中血红蛋白≤500mg/dl，三酰甘油≤1000mg/dl对测定结果没有影响。另外，标本中的浑浊和颗粒可能干扰测量结果，必须注意避免。试剂有任何可见的混浊，即应弃去不用。

3. 主要性能指标

（1）分析灵敏度

1）血RBP试剂盒 测试浓度为50.0mg/L的样本时，吸光度差值（Δ样）应≥应本时5。

2）尿RBP试剂盒 测试浓度为1.0mg/L的样本时，吸光度差值（Δ样）应≥应本时。

（2）线性

1）血RBP试剂盒 试剂盒线性应不窄于［10.0，120.0］mg/L的区间；线性相关系数r应不小于0.990；［10.0，30.0］mg/L的区间内，线性绝对偏差应在±3.0mg/L范围内；［30.0，120.0］mg/L的区间内，线性相对偏差应在±10.0%范围内。

2）尿RBP试剂盒 试剂盒线性应不窄于［0.2，10.0］mg/L的区间；线性相关系数r应不小于0.990；［0.2，1.0］mg/L的区间内，线性绝对偏差应在±0.15mg/L范围内；［1.0，10.0］mg/L的区间内，线性相对偏差应在±15.0%范围内。

（3）重复性 变异系数（CV%）应不大于10%。

（4）批间差 批间相对极差（R）应不大于15%。

（5）准确度

1）相对偏差 相对偏差应不超过±15%。

2）比对试验

血RBP试剂盒：采用的样本浓度不窄于［10.0，120.0］mg/L；相关系数r≥0.975；［10.0，30.0］mg/L的区间内，线性绝对偏差应在±3.0mg/L范围内；［30.0，120.0］mg/L的区间内，线性相对偏差应在±10.0%范围内。

尿RBP试剂盒：采用的样本浓度不窄于［0.2，10.0］mg/L的区间；相关系数r≥0.975；［0.2，1.0］mg/L的区间内，线性绝对偏差应在±0.15mg/L范围内；［1.0，10.0］mg/L的区间内，线性相对偏差应在±15.0%范围内。

四、国内外相关技术方法比对

目前国内现行有效的标准是YY/T 1584-2018《视黄醇结合蛋白测定试剂盒（免疫比浊法）》，由国家食品药品监督管理总局（现国家药品监督管理局）于2018年2月24日发布，2019年3月1日实施。本标准归口于SAC/TC136，适用于分光光度计或生化分析仪用免疫比浊法（如免疫透射比浊法、乳胶增强免疫比浊法等）测定血清样本中视黄醇结合蛋白测定试剂盒及尿液样本中视黄醇结合蛋白测定试剂盒。

第五节　胃蛋白酶原Ⅰ/Ⅱ测定试剂

一、概述

胃蛋白酶原（pepsinogen，PG）是胃蛋白酶的前体，根据其生化性质和免疫原性将其分成两个亚群：1~5组分的免疫原性相同，称为胃蛋白酶原Ⅰ，主要由胃底腺的主细胞和黏液颈细胞分泌；组分6和7被称为胃蛋白酶原Ⅱ，除由胃底腺的主细胞和黏液颈细胞分泌外，贲门腺和胃窦的幽门腺的黏液颈细胞、十二指肠上段也能产生胃蛋白酶原Ⅱ。通常情况下，约有1%的PG透过胃黏膜毛细血管进入血液循环，进入血液循环的PG在血液中非常稳定。血清PGⅠ和PGⅡ反映胃黏膜腺体及细胞的数量，也间接反映胃黏膜不同部位的分泌功能。PGⅠ是测定胃泌酸腺细胞功能的指针，酸分泌增多，PGⅠ升高，分泌减少或胃黏膜腺体萎缩PGⅠ降低；PGⅡ与胃底黏膜病变的相关性较大（相对于胃窦黏膜），其升高与胃底腺管萎缩、胃上皮化生或假幽门腺化生、异型增生有关PGⅠ/Ⅱ比值进行性降低与胃黏膜萎缩进展相关。因此，联合测定PGⅠ和PGⅡ比值可起到胃底腺黏膜“血清学活检”的作用。

测定胃蛋白酶原方法如下。

（一）酶联免疫吸附法

该方法是酶免疫测定技术中应用最广的技术，常用的酶联免疫吸附法（ELISA）有双抗体夹心法和间接法，前者用于测定大分子抗原，后者用于测定特异抗体。由于ELISA具有快速、敏感、简便、易于标准化等优点，使其得到迅速的发展和广泛应用。尽管早期的ELISA由于特异性不够高而妨碍了其在实际中应用的步伐，但随着方法的不断改进、材料的不断更新，尤其是采用基因工程方法制备包被抗原，采用针对某一抗原表位的单克隆抗体进行阻断ELISA试验，都大大提高了ELISA的特异性，加之电脑化程度极高的ELISA测定仪的使用，使ELISA更为简便实用和标准化，从而使其成为最广泛应用的测定方法之一。ELISA是如今检验科常用的免疫学测定方法之一，其操作简单，无须特殊设备，使其在各级医院都有应用。但是，如果忽视了影响其结果的因素，难免会造成假阴性或假阳性，因此，了解影响实验的因素，减少差错事故的发生是极其必要的。

（二）胶乳增强免疫比浊法

胶乳增强免疫比浊法是在免疫比浊法的基础上，利用基因工程技术将试剂中的PG抗体与胶乳颗粒相结合，与样本中的抗原反应后形成抗原-抗体-胶乳颗粒复合物，通过测定复合物形成量的多少对抗原进行定量。该方法基于特异性的抗原抗体反应，优点在于特异性较高。结合了胶乳颗粒的复合物能够增加反应吸光度，提高了检测灵敏度。

二、检测技术与方法

以胶乳增强免疫比浊法为例介绍。该方法在免疫比浊法的基础上，利用基因工程技术将试剂中的PG抗体与胶乳颗粒相结合，与样本中的抗原反应后形成抗原-抗体-胶乳颗粒复合物，通过测定复合物形成量的多少对抗原进行定量。该方法基于特异性的抗原抗体反应，优点在于特异性较高，结合了胶乳颗粒的复合物能够增加反应。

三、操作要点及注意事项

（一）操作要点

1. 试剂主要组成成分［下面以现市场某试剂盒（免疫比浊法）为例］

PG Ⅰ/Ⅱ：试剂1：缓冲液（50mmol/L）。

试剂2：乳胶颗粒抗人PG Ⅰ/PG Ⅱ抗体结合乳液［抗人类胃蛋白酶原Ⅰ（小鼠）单克隆抗体敏感的乳状溶液1.3mg/ml］。

试剂为液体试剂，开盖即用，使用前缓冲液及乳液试剂在测定前要充分混匀。

2. 校准程序 点非线性定标进行校正，建议使用配套的校准品进行校正。

3. 质控控制程序 建议使用与校准品配套的质控品，质控测定值应在标示值范围内。如果结果偏离范围，请按以下步骤查找原因。

（1）检查参数设置和光源是否正确。

（2）检查比色杯和吸样针是否洁净。

（3）检查水是否被污染，细菌增长会导致不正确的结果。

（4）检查反应温度。

（5）检查试剂盒的效期。

4. 自动化分析仪检测 不同厂家试剂盒及自动生化分析仪的参数设置可能不同，下面以某试剂盒的有关上机参数设置为例。

上机操作要点：测定模式2Point End；反应时间10分钟；反应模式吸光度增加型；定标方式多点非线性（Logit-Log 4P）校准；反应温度37℃；主波长700nm；试剂1 162μl，试剂2 30μl；样品6μl；测光点20读取吸光度A_1，测光点34读取吸光度A_2。

（二）注意事项

1. 有关透射浊度法的一些共同影响因素，参阅本章第三节前白蛋白测定试剂中免疫比浊法的注意事项。

2. 干扰因素 轻中度黄疸、溶血血清标本对本法无显著干扰。福尔马肼浊度≤2100，血红蛋白≤500mg/dl，黄疸≤50mg/ml，抗坏血酸（维生素C）≤50mg/dl，RF≤520IU/ml时不会影响测定结果。另外，标本中的浑浊和颗粒可能干扰测量结果，必须注意避免。试剂有任何可见的混浊，即应弃去不用。

3. 主要性能指标

（1）检出限

PG Ⅰ检出限应不高于2.5 ng/ml；

PG Ⅱ检出限应不高于1.4 ng/ml。

（2）线性 在企业给定的线性区间内（PG Ⅰ下限不高于3 ng/ml，上限不低于200 ng/ml；PG Ⅱ下限不高于1.5 ng/ml，上限不低于100 ng/ml），相关系数（r）应不低于0.9900。

（3）准确度 准确度应符合如下要求之一：

1）在试剂盒规定的线性区间内，检测胃蛋白酶原Ⅰ/Ⅱ国家（或国际）标准品，测定结果的相对偏差应在±15%范围内；

2）回收率应在（85.0%~115.0%）范围内。

（4）重复性　在试剂盒的剂量-反应曲线范围内，设置2~3个不同浓度的质控品，手工操作试剂盒测定结果的变异系数（CV）应不高于10.0%，全自动操作试剂盒测定结果的变异系数（CV）应不高于8.0%。

（5）批间差　在3个不同批次产品之间，在试剂盒的剂量-反应曲线范围内，设置2~3个不同浓度的质控品，测定结果的变异系数（CV）应不高于15.0%。

（6）特异性

1）PG Ⅰ测定浓度不低于200 ng/ml PG Ⅱ样本，其测定结果应不高于1.0 ng/ml；

2）PG Ⅱ测定浓度不低于100 ng/ml PG Ⅰ样本，其测定结果应不高于0.5 ng/ml。

四、国内外相关技术方法比对

2017年SAC/TC136制定行业标准《胃蛋白酶原Ⅰ/Ⅱ测定试剂盒》，此标准处于报批阶段。本标准适用于进行胃蛋白酶原Ⅰ和胃蛋白酶原Ⅱ测定试剂盒。包括以酶标记、化学发光标记等标记方法免疫分析试剂盒。

第六节　降钙素原测定试剂

一、概述

降钙素原（procalcitonin，PCT）是降钙素的降钙素原前肽，是一种无激素活性的糖蛋白。生理情况下，甲状腺C细胞可产生极少量的PCT，健康人的血清PCT水平通常很低甚至测定不到；但当发生细菌感染时，除甲状腺外，肝脏的巨噬细胞和单核细胞，肺、肠道组织的淋巴细胞及内分泌细胞都能合成分泌PCT，导致PCT水平明显升高，且随感染进展或控制而持续在高水平或逐渐下降。2001年国际脓毒症会议的脓毒症诊断标准已将PCT作为诊断指标之一。

PCT测定方法如下。

（一）胶乳增强免疫比浊法

该方法是在免疫比浊法的基础上，利用基因工程技术将试剂中的PCT抗体与胶乳颗粒相结合，与样本中的PCT反应后形成抗原-抗体-胶乳颗粒复合物，通过测定复合物形成量的多少对抗原进行定量。该方法基于特异性的抗原抗体反应，优点在于特异性较高。结合了胶乳颗粒的复合物能够增加反应吸光度，提高了测定灵敏度。

（二）化学发光法

化学发光法是分子发光光谱分析法中的一类，它主要是依据化学检测体系中待测物浓度与体系的化学发光强度在一定条件下呈线性定量关系的原理，利用仪器对体系化学发光强度的检测，而确定待测物含量的一种痕量分析方法。化学发光与其他发光分析的本质区别是体系产生发光（光辐射）所吸收的能量来源不同。体系产生化学发光，必须具有一个产生可检信号的光辐射反应和一个可一次提供导致发光现象足够能量的单独反应步骤的化学反应。

二、检测技术与方法

降钙素原的测定采用胶乳增强免疫比浊法。该方法在免疫比浊法的基础上，利用基因工程技术将试剂中的PCT抗体与胶乳颗粒相结合，与样本中的PCT反应后形成抗原-抗体-胶乳颗粒复合物，通过测定复合物形成量的多少对抗原进行定量。该方法基于特异性的抗原抗体反应，优点在于特异性较高。结合了胶乳颗粒的复合物能够增加反应吸光度，提高了检测灵敏度。

三、操作要点及注意事项

（一）操作要点

1. 试剂主要组成成分［下面以现市场某试剂盒（免疫比浊法）为例］

试剂1：Tris缓冲液（100mmol/L）。

试剂2：包被胶乳颗粒的单克隆鼠抗人PCT抗体。

试剂为液体试剂，开盖即用，使用前缓冲液及乳液试剂在测定前要充分混匀。

2. 校准程序 点非线性定标进行校正，建议使用配套的校准品进行校正。

3. 质控控制程序 建议使用与校准品配套的质控品，质控测定值应在标示值范围内。如果结果偏离范围，请按以下步骤查找原因。

（1）检查参数设置和光源是否正确。

（2）检查比色杯和吸样针是否洁净。

（3）检查水是否被污染，细菌增长会导致不正确的结果。

（4）检查反应温度。

（5）检查试剂盒的效期。

4. 自动化分析仪检测 不同厂家试剂盒及自动生化分析仪的参数设置可能不同，下面以某试剂盒的有关上机参数设置为例。

上机操作要点：测定模式2Point End；反应时间10分钟；反应模式吸光度增加型；定标方式多点非线性（Logit-Log5P）校准；反应温度37℃；主波长600nm；试剂1 180 μl，试剂2 60 μl；样品15 μl；测光点18读取吸光度A_1，测光点28读取吸光度A_2。

（二）注意事项

1. 有关透射浊度法的一些共同影响因素，参阅本章第三节前白蛋白测定试剂中免疫比浊法的注意事项。

2. 干扰因素 样本中胆红素≤40mg/dl、血红蛋白≤200mg/dl、甘油三酯≤270mg/dl、类风湿因子≤75IU/ml时，则不会影响测定结果。另外，标本中的浑浊和颗粒可能干扰测量结果，必须注意避免。试剂有任何可见的混浊，即应弃去不用。

3. 主要性能指标

（1）检出限 生产企业应提供试剂盒的检出限，检出限不高于0.2 ng/ml。

（2）准确度 准确度应符合如下要求之一。

1）相对偏差 用可用于评价常规方法的有证参考物质（CRM）或其他公认的参考物质作为样本进行检测，其测量结果的相对偏差应不超过±15%。

2）回收试验　将已知浓度的降钙素原加入到血清基质或其他体液成分中，其回收率应在85%~115%。

（3）线性　生产企业应规定试剂盒的线性区间，并符合如下要求：

1）试剂盒线性区间不窄于［0.3，20］ng/ml；

2）线性相关系数|r|应不小于0.990。

（4）重复性　测试（0.5±0.1）ng/ml和（10±1）ng/ml两个区间样本，所得结果的变异系数（CV）应不大于10%。

（5）批间差　测试（0.5±0.1）ng/ml和（10±1）ng/ml两个区间样本，所得结果的批间变异系数（CV）应不大于15%。

四、国内外相关技术方法比对

目前国内现行有效的标准是YY/T 1588-2018《降钙素原测定试剂盒》，由国家食品药品监督管理总局（现国家药品监督管理局）于2018年2月24日发布，2019年3月1日实施。本标准归口于SAC/TC136，适用于以抗原-抗体反应为基本原理的定量检测血清或血浆样本降钙素原的试剂盒。

国际标准物质有英国国家生物制品检定所（NIBSC）发布的WHO国际标物，编号：89/620，每瓶标物含17.5IU。

据试剂及仪器等不同，在使用标准物质前须进行适应性研究。

第七节　胱抑素C测定试剂

一、概述

胱抑素C（cystatin C，Cys-C）是胱氨酸蛋白酶的一种抑制剂，又名γ2痕迹碱性蛋白或后γ球蛋白，广泛分布于各种组织的有核细胞和体液中，是一种小分子蛋白质，分子质量为13.3KDa，由122个氨基酸残基组成。机体所有有核细胞均可表达，浓度相对恒定。循环中的Cys-C仅经肾小球滤过而被清除，是一种反映肾小球滤过率变化的内源性标志物，并在近曲小管重吸收，但重吸收后被完全代谢分解，不返回血液，因此，其血中浓度由肾小球滤过率决定，而不依赖任何外来因素，如性别、年龄、饮食、恶性肿瘤的影响，是一种反映肾小球滤过率功能的一个敏感、特异的指标。

目前胱抑素C含量的测定方法主要是基于抗原抗体反应的免疫方法，如胶乳免疫比浊法、胶体金免疫比色法、单向免疫扩散法、酶联免疫吸附法、放射免疫测定法、荧光免疫测定法等，免疫比浊法可分为透射免疫比浊法和散射免疫比浊法。其中透射免疫比浊法可适用于半自动生化分析仪、全自动生化分析仪，散射免疫比浊法需特定蛋白分析仪。

二、检测技术与方法

目前胱抑素C含量的测定方法主要是基于抗原抗体反应的免疫方法，如胶乳免疫比浊法。免疫比浊法可分为透射免疫比浊法和散射免疫比浊法。其中透射免疫比浊法可适用于半自动生化分析仪、全自动生化分析仪，散射免疫比浊法需特定蛋白分析仪。免疫比浊法基于特异性的抗原抗体反应，优点在于特异性较高。而此方法的缺点在于，试剂中的抗体应维持过量水平，若抗体量大大过剩时，易出现可溶性复合物，造成测定误差。

胶乳免疫比浊的原理是血清中Cys-C与超敏化的抗体胶乳颗粒反应，形成抗原-抗体-胶乳颗粒复合物，使反应溶液浊度增加。在570nm波长处检测其吸光度的变化，其浊度变化与样本中Cys-C含量成正比，该方法稳定、灵敏度高、特异性强、检测速度快并且可以广泛的应用。

三、操作要点及注意事项

（一）操作要点

1. 试剂主要组成成分［下面以现市场某试剂盒（免疫比浊法）为例］

试剂1：Tris缓冲液（0.1mol/L）。

试剂2：抗人Cys-C多克隆抗体胶乳颗粒悬浊液。

试剂为液体试剂，开盖即用，使用前缓冲液及乳液试剂在测定前要充分混匀。

2. 校准程序 非线性定标进行校正，建议使用配套的校准品进行校正。

3. 质控控制程序 建议使用与校准品配套的质控品，质控测定值应在标示值范围内。如果结果偏离范围，请按以下步骤查找原因。

（1）检查参数设置和光源是否正确。

（2）检查比色杯和吸样针是否洁净。

（3）检查水是否被污染，细菌增长会导致不正确的结果。

（4）检查反应温度。

（5）检查试剂盒的效期。

4. 自动化分析仪检测 不同厂家试剂盒及自动生化分析仪的参数设置可能不同，下面以某试剂盒的有关上机参数设置为例。

上机操作要点：测定模式2Point End；反应时间10分钟；反应模式吸光度增加型；定标方式多点非线性（Spline）校准；反应温度37℃；主波长570nm；副波长800nm；试剂1 125 μl，试剂2 125 μl；样品3 μl；测光点19读取吸光度A_1，测光点34读取吸光度A_2。

（二）注意事项

1. 有关透射浊度法的一些共同影响因素，参阅本章第三节前白蛋白测定试剂中免疫比浊法的注意事项。

2. 干扰因素 血红蛋白 < 500mg/dl，抗坏血酸 < 50mg/dl，甘油三酯 < 2400乳糜度，胆红素 <18.2mg/dl，类风湿因子（RF）<450IU/ml时不会影响测定结果。另外，标本中的浑浊和颗粒可能干扰测量结果，必须注意避免。试剂有任何可见的混浊，即应弃去不用。

3. 主要性能指标

（1）线性范围 试剂（盒）线性在0.40~7.50mg/L区间内。

1）线性相关系数r≥0.990。

2）0.40~2.00mg/L区间内，线性偏差应不超过±0.2mg/L；2.01~7.50mg/L区间内，线性偏差应不超过±10%。

（2）分析灵敏度 样本浓度为（1.00±0.10）mg/L时，应符合生产企业规定的要求。

第二篇 临床化学检测试剂

（3）重复性　重复测试（1.00 ± 0.10）mg/L的样本，所得结果CV ≤ 5%。

（4）批间差　测试（1.00 ± 0.10）mg/L的样本，所得结果的批间相对极差R ≤ 10%。

（5）准确度　可选用以下方法之一进行验证。

1）相对偏差　应不大于15%。

2）回收率　应在（100 ± 20）%范围内。

3）比对试验　应符合生产企业规定要求。

四、国内外相关技术方法比对

目前现行有效的标准是YY/T 1230-2014《胱抑素C测定试剂（盒）》，由国家食品药品监督管理总局（现国家药品监督管理局）于2014年6月17日发布，2015年7月1日实施。本标准归口于SAC/TC136，适用于使用颗粒增强型透射免疫比浊法对人血清或血浆中的胱抑素C进行定量检测的试剂（盒），包括手工试剂和在半自动、全自动生化分析仪上使用的试剂。国家药品监督管理局医疗器械技术审评中心制定《胱抑素C测定试剂（胶乳透射免疫比浊法）注册技术审查指导原则》，本指导原则旨在指导技术审评部门对胱抑素C测定试剂（胶乳透射免疫比浊法）的技术审评工作，同时也为注册申请人注册申报资料的准备及撰写提供参考。

国际标准物质有IRMM发布的ERM-DA471/IFCC（人血清基质，认定值：（5.48 ± 0.15）mg/L，可以溯源至SI单位）。

根据试剂及仪器等不同，在使用标准物质前须进行适应性研究。

第八节　铁蛋白测定试剂

一、概述

铁蛋白（ferritin，Fer）是一种相对分子质量较大的含铁蛋白质，分子质量因Fe含量不同而异，一般≥400Da，主要分布在肝、脾、骨髓组织中。铁蛋白具有独特的圆形结构，由球形蛋白质外壳和铁核心两部分构成。铁核心的铁以三价铁的形式存在，其核心的铁原子含量不等，般为2500~3000个，最多可达4500个。外壳由24个蛋白质亚单位即去铁铁蛋白组成，折叠形成中空的球形结构，内含许多空隙，由外向内通向铁核心，成为铁原子和其他小分子物质进出的通道。铁蛋白具有耐稀酸（pH2.0）、耐稀碱（pH12.0）、耐较高温度（70~75℃水温下不变性）等特殊性质。一般为2500~3000个，最多可达4500个。在很多研究中，就是利用铁蛋白的这些特性，从动物组织中提纯出该蛋白。根据在聚丙烯酰胺电泳上的结果可知，铁蛋白是由两种亚基按不同比例组成，一种是重亚基（H），由182个氨基酸组成，另一种是轻亚基（L），由174个氨基酸组成。两种亚基的比例可变化，且受炎症的影响。含H亚基多的其等电点偏酸，称为酸性铁蛋白，主要存在于心脏、肾脏组织中，含L亚基多的，其等电点偏碱，称为碱性铁蛋白，主要存在于人类肝、脾组织中。

测定铁蛋白的免疫法因为抗体或抗原标记不同的指示剂又有不同的方法，实验室常用的方法有免疫比浊法、化学发光免疫分析法。

（一）免疫比浊法

该方法是在1967年由Richie首次报道，20世纪70年代逐步完善，80年代初期初步用于临床常规检查，但直到美国Beckman公司推出的ICS自动化检测系统被众多实验室接收后，这一技术才得到广泛的临床应用。浊度改变的检测包括散射浊度法和透射浊度法两类。因后一种方法在自动生化仪上即可完成，故广泛使用。

（二）化学发光免疫分析法

化学发光免疫分析法是在20世纪70年代中期Arakawe首先报道CLIA，发展至今已经成为一种成熟的、先进的超微量活性物质检测技术，应用范围广泛。化学发光免疫分析法是把免疫反应与发光反应结合起来的一种定量分析技术，既具有发光检测的高度灵敏性，又具有免疫分析法的高度特异性。在化学发光免疫分析法中，主要有两个部分，即免疫反应系统和化学发光系统。免疫系统与放射免疫测定中的抗原抗体反应系统相同；化学发光系统则是利用某些化合物如鲁米诺、异鲁米诺、金刚烷及吖啶酯等经氧化剂氧化或催化剂催化后成为激发态产物，当其回到基态时就会将剩余能量转变为光子，随后利用发光信号测量仪器测量光量子的产额。

二、检测技术与方法

铁蛋白可用各种定量免疫学方法测定，主要有免疫比浊法、化学发光免疫分析法、放射免疫法、荧光免疫法。其中应用较多的为免疫比浊法，其原理为将抗人铁蛋白多或单克隆抗体加入样本血清中，通过抗原-抗体反应与血清中铁蛋白特异性结合，形成免疫复合物颗粒，导致浊度增加。在一定的条件下，如合适的抗体、抗原浓度、免疫复合物微粒径/入射光波长比值等，浊度的增加与免疫复合物微粒数相关，从而得以定量样本中铁蛋白的浓度。此方法可在全自动生化仪上完成，故得到了广泛的应用。

化学发光免疫分析法是把免疫反应与发光反应结合起来的一种定量分析技术，既具有发光检测的高灵敏性，又具有免疫分析法的高度特异性。该方法检测范围宽，测试时间短。

三、操作要点及注意事项

（一）操作要点

1. 试剂主要组成成分［下面以现市场某试剂盒（免疫比浊法）为例］

试剂1：氨基已酸缓冲液；NaCl溶液。

试剂2：包被抗铁蛋白的胶乳颗粒。

试剂为液体试剂，开盖即用，使用前缓冲液及乳液试剂在测定前要充分混匀。

2. 校准程序 可量值溯源至国际标准物质 NIBSC94/572，建议使用配套的校准品进行校正。

3. 质控控制程序 建议使用与校准品配套的质控品，质控测定值应在标示值范围内。如果结果偏离范围，请按以下步骤查找原因。

（1）检查参数设置和光源是否正确。

（2）检查比色杯和吸样针是否洁净。

（3）检查水是否被污染，细菌增长会导致不正确的结果。

（4）检查反应温度。

（5）检查试剂盒的效期。

4. 自动化分析仪检测　不同厂家试剂盒及自动生化分析仪的参数设置可能不同，下面以某试剂盒的有关上机参数设置为例。

上机操作要点：测定模式2Point End；反应时间10分钟；反应模式吸光度增加型；定标方式多点非线性（Spline）校准；反应温度37℃；主波长570nm；副波长800nm；试剂1 140 μl，试剂2 70 μl；样品7 μl；测光点18读取吸光度A_1，测光点34读取吸光度A_2。

（二）注意事项

1. 有关透射浊度法的一些共同影响因素，参阅本章第三节前白蛋白测定试剂中免疫比浊法的注意事项。

2. 干扰因素　甘油三酯 <1000mg/dl、血红蛋白 <300mg/dl、胆红素 <85mg/dl 时不会影响测定结果。另外，标本中的浑浊和颗粒可能干扰测量结果，必须注意避免。试剂有任何可见的混浊，即应弃去不用。

3. 主要性能指标

（1）准确度　准确度应符合如下要求之一。

1）相对偏差　用可用于评价常规方法的有证参考物质（CRM）或其他公认的参考物质作为样本进行检测，其测量结果的相对偏差应不超过 ± 10%。

2）比对试验　试剂（盒）与指定的分析系统进行比对试验。

相关系数（r）应不小于0.950，斜率应在［0.9，1.1］内。

样本浓度小于等于30ng/ml时，绝对偏差应不超过 ± 6ng/ml；样本浓度大于30ng/ml时，相对偏差应不大于20%。符合上述要求的样本数量不少于总样本数的90%。

（2）检出限　生产企业应提供试剂（盒）的检出限，并且检出限应不高于10.0ng/ml（免疫比浊法）且低于参考区间下限；或者检出限应不高于5.0ng/ml（定量标记免疫分析法）且低于参考区间下限。

（3）线性　生产企业应提供试剂盒的线性区间，线性区间应不窄于［10，500］ng/ml。在生产企业给定的线性区间内，相关系数（r）应不低于0.9900。

（4）重复性　分别用浓度为（40 ± 10）ng/ml和（400 ± 80）ng/ml的样本各重复检测10次，其变异系数（CV）应不大于10%（仪器自动操作法）或15%（手工操作法）。

（5）批间差　用三个批号试剂盒分别检测浓度为（40 ± 10）ng/ml和（400 ± 80）ng/ml的样本，三个批号试剂盒之间的批间变异系数（CV）应不大于15%。

四、国内外相关技术方法比对

目前现行有效的标准是YY/T 1456-2016《铁蛋白定量检测试剂（盒）》，由国家食品药品监督管理总局（现国家药品监督管理局）于2016年1月26日发布，2017年1月1日实施。本标准归口于SAC/TC136，适用于以抗原抗体反应为基本原理的定量检测血液样本或尿液样本中铁蛋白的试剂（盒），试剂盒方法学包含定量标记免疫方法［如酶联免疫吸附法（ELISA）、时间分辨荧光免疫分析法、（电）化学发光法）］。

国内标准物质有中国食品药品检定研究院研制的铁蛋白标准物质，标物编号：150540。本品以纯度铁蛋白为原料制备，供铁蛋白免疫分析使用，适用于化学发光、时间分辨免疫荧光等方法。本品溯源至铁蛋白国际标准品（NIBSC 94/572），经协作标定，每支安瓿内铁蛋白免疫活性为790ng。

根据试剂及仪器等不同，在使用标准物质前须进行适应性研究。

第九节　β_2-微球蛋白测定试剂

一、概述

β_2-微球蛋白（β_2-microglobulin，β_2-MG）是一种分子质量为11.8kDa的低分子质量血清蛋白，含100个氨基酸和1个二硫键，因电泳时位于β_2区带而得名。β_2-微球蛋白为人类白细胞抗原Ⅰ类分子的轻链，存在于细胞的表面，由人15号染色体的基因编码，分子内不含糖，主要由淋巴细胞产生，广泛存在于血浆、尿液、脑脊液、唾液及初乳中。除成熟的红细胞和胎盘滋养层细胞外，其他细胞均含β_2-微球蛋白。由于代谢和抗原（HILA）的降解，β_2-微球蛋白分离后，以游离形式存在于细胞外液，包括血清、尿液、唾液、脑脊液和胸腹腔积液中。在健康人中β_2-微球蛋白以相对恒定的速率合成，被释放后进入体液。血清β_2-微球蛋白极易通过肾小球滤过膜，但99.9%被近曲小管细胞重吸收和降解，所以正常情况下尿液中β_2-微球蛋白的排出是很微量的。

测定β_2-微球蛋白的方法有免疫透射比浊法、免疫散射比浊法、时间分辨荧光免疫分析法。

（一）免疫透射比浊法

该方法最早于1959年由Schulte和 Schick等报道应用于血浆蛋白与其抗体结合后形成复合物，导致浊度的改变，再进行透射比浊测定，一般采用抗体对抗原定量的透射比浊法，称为免疫透射比浊法。透射比浊法只需各类生化仪器或手工操作即可完成，仪器自动计算出样品中微量白蛋白的浓度，此方法已在临床上广泛应用，是目前市场上测定尿微量白蛋白的主要方法。

（二）免疫散射比浊法

免疫散射比浊法于1967年由Richie首次报道，20世纪70年代逐步完善，80年代初期初步用于临床常规检查，但直到美国Beckman公司推出的自动化检测系统（immunochemistry systems，ICS）被众多实验室接收后，这一技术才得到广泛的临床应用。

（三）时间分辨荧光免疫分析法

时间分辨荧光免疫分析法最早由Coons等于1941年建立，1985年Rigg等合成了异硫氰酸荧光素，因此与抗体结合十分稳定，1983年Soini和Kojila首次报道以镧系元素为标记物的时间分辨荧光免疫分析技术，利用镧系元素中的铕、钐等所发光衰变时间和自然本底荧光衰变时间长短的巨大差异，在自动化检测系统中对待测定抗原物质进行定量分析。时间分辨荧光免疫分析法灵敏度高、特异性好、操作简单，不用放射性物质而用镧系元素作为标记物，因此具有无放射性污染、标记物制备简单、标记物稳定、便于长期保存、实验重复性好、分析速度快、样品用量少及标准曲线量程宽等优点。

二、检测技术与方法

β$_2$-微球蛋白的测定方法有免疫透射比浊法、免疫散射比浊法、放射免疫分析法、酶联免疫吸附法、时间分辨荧光免疫分析法等。目前临床主要采用免疫散射比浊法进行检测，其原理为：利用抗人β$_2$-微球蛋白抗体与待测样本中的β$_2$-微球蛋白结合形成抗原-抗体复合物，产生的浊度与样本中的β$_2$-微球蛋白呈正比例，用散射比浊法测定散射光强度，与标准曲线比较，可计算样本中β$_2$-微球蛋白的含量，该方法稳定、灵敏度高、特异性强、检测速度快并且可以广泛的应用。

三、操作要点及注意事项

（一）操作要点

1. 试剂主要组成成分［下面以现市场某试剂盒（免疫比浊法）为例］

试剂1：氨基乙酸缓冲液。

试剂2：乳胶颗粒超敏化的β-MG抗体液。

试剂为液体试剂，开盖即用，使用前缓冲液及乳液试剂在测定前要充分混匀。

2. 校准程序 可量值溯源至国际参考物质ERM-DA470k/IFCC，建议使用配套的校准品进行校正。

3. 质控控制程序 建议使用与校准品配套的质控品，质控测定值应在标示值范围内。如果结果偏离范围，请按以下步骤查找原因。

（1）检查参数设置和光源是否正确。

（2）检查比色杯和吸样针是否洁净。

（3）检查水是否被污染，细菌增长会导致不正确的结果。

（4）检查反应温度。

（5）检查试剂盒的效期。

4. 自动化分析仪检测 不同厂家试剂盒及自动生化分析仪的参数设置可能不同，下面以某试剂盒的有关上机参数设置为例。

血（β$_2$-MG）上机操作要点：测定模式2Point End；反应时间10分钟；反应模式吸光度增加型；定标方式多点非线性（Spline）校准；反应温度37℃；主波长570nm；副波长800nm；试剂1 180μl，试剂2 60μl；样品2μl；测光点19读取吸光度A_1，测光点28读取吸光度A_2。

尿（β$_2$-MG）上机操作要点：测定模式2Point End；反应时间10分钟；反应模式吸光度增加型；定标方式多点非线性（Spline）校准；反应温度37℃；主波长570nm；副波长800nm；试剂1 135μl，试剂2 45μl；样品9μl；测光点19读取吸光度A_1，测光点28读取吸光度A_2。

（二）注意事项

1. 有关透射浊度法的一些共同影响因素，参阅本章第三节前白蛋白测定试剂中免疫比浊法的注意事项。

2. 干扰因素 甘油三酯≤2000mg/dl，胆红素≤30mg/dl，血红蛋白≤500mg/dl时不会影响测定结果。另外，标本中的浑浊和颗粒可能干扰测量结果，必须注意避免。试剂有任何可见的混浊，即应弃去不用。

3. 主要性能指标

（1）准确度　准确度应符合如下要求之一。

1）相对偏差　用可用于评价常规方法的有证参考物质（CRM）或其他公认的参考物质作为样本进行检测，其测量结果的相对偏差应不超过±10%。

2）比对试验　β_2-微球蛋白试剂（盒）与指定的分析系统进行比对试验。相关系数（r）应不小于0.950，斜率应在［0.9，1.1］内。

免疫比浊法试剂：样本浓度小于等于1mg/L时，绝对偏差应不超过±0.2mg/L；样本测量值大于1mg/L时，相对偏差应不大于20%，符合上述要求的样本数量占总样本数的90%以上；

定量标记免疫分析法试剂：样本测量值小于等于0.5mg/L时，绝对偏差应不超过±0.1mg/L；样本测量值大于0.5mg/L时，相对偏差应不大于20%，符合上述要求的样本数量占总样本数的90%以上。

（2）检出限　生产企业应提供β_2-微球蛋白试剂（盒）的空白限、检出限及参考区间等相关信息。根据生产企业提供信息，对5份浓度近似LOD的低值样本进行检测，每份样本检测5次，对检测结果按照大小进行排序，符合如下条件，即可认为生产企业提供的空白限和检出限的设置基本合理，结果应符合要求。

1）低于生产企业提供的空白限数值的检测结果的数量应小于等于3个。

2）适用时，无高于生产企业提供的参考区间下限的检测结果的数值。

（3）线性　生产企业应提供β_2-微球蛋白试剂（盒）的线性区间，线性区间应不窄于表2-1-1的要求。在生产企业给定的线性区间内，相关系数（r）应不低于0.9900。

表2-1-1　β_2-微球蛋白试剂（盒）检出限及线性区间的要求

项目名称	标准要求	
	免疫比浊法	定量标记免疫分析法
检出限	≤0.25mg/L	不高于线性区间的下限
线性	不窄于［0.5~8.00］mg/L	不窄于［0.05~4.00］mg/L；或者线性区间至少涵盖2个数量级

（4）重复性　分别用高、中、低三个浓度的样本，各重复检测10次，其变异系数（CV）应不大于10%（仪器自动操作法）或不大于15%（手工操作法）。

（5）批间差　用三个批号试剂盒分别检测高、中、低三个浓度的样本，三个批号试剂盒之间的批间变异系数（CV）应不大于15%。

四、国内外相关技术方法比对

目前现行有效的国内标准是YY/T 1442-2016《β_2-微球蛋白定量检测试剂（盒）》，由国家食品药品监督管理总局（现国家药品监督管理局）于2016年1月26日发布，2017年1月1日实施。本标准归口于SAC/TC136，适用于以抗原-抗体反应为基本原理的定量检测血液样本或尿液样本中β_2-微球蛋白的试剂（盒），试剂盒方法学包含定量标记免疫方法［如酶联免疫吸附法（ELISA）、时间分辨荧光免疫分析法、（电）化学发光法）等］和免疫比浊法（包括免疫透射比浊法、胶乳增强免疫比浊法）。

国际标准物质有NIBSC发布的WHO标准物质B2M（血清基质，每瓶100IU，该标准物质为一级标准物质，按照说明书进行使用）和IRMM发布的ERM-DA470k/IFCC（人血清基质，认定值为0.00217 ± 0.00007）g/L）。

根据试剂及仪器等不同，在使用标准物质前须进行适应性研究。

起草人：李正　彭絮　宋伟　孙雪晴（北京市医疗器械检验所）
复核人：杨振（中国食品药品检定研究院）

第二章 糖代谢测定试剂

第一节 血液葡萄糖测定试剂

一、概述

葡萄糖是易溶于水有甜味、在自然界分布极广的一种无色单糖，用途十分广泛。在人体中，葡萄糖能快速补充能量促进肝脏解毒加强记忆等。葡萄糖的浓度对生理活动有很大影响。如果浓度过低，可能造成中风或其他的血管疾病；浓度过高会导致肥胖、糖尿病、肾脏病、心脏病及神经损伤等。因此，准确测定葡萄糖含量对于糖尿病等疾病的治疗决策具有重要意义。

二、检测技术与方法

1. 己糖激酶法 己糖激酶（HK）催化三磷酸腺苷（ATP）上的磷酸基转移到葡萄糖，生成二磷酸腺苷（ADP）和葡糖 -6- 磷酸。然后葡糖 -6- 磷酸被氧化为 6- 磷酸葡糖，同时 β - 烟酰胺腺嘌呤二核苷酸（NAD）被葡糖 -6- 磷酸脱氢酶（G-6-PDH）催化还原为还原型 β - 烟酰胺腺嘌呤二核苷酸（NADH）。系统将监测 340nm 的光吸收变化与样品中的血糖浓度呈正比，依此计算并给出血糖浓度。

$$\text{葡萄糖} + \text{ATP} \xrightarrow{\text{HK}} \text{葡萄糖-6-磷酸} + \text{ADP}$$

$$\text{葡萄糖-6-磷酸} + \text{NAD}^+ \xrightarrow{\text{G-6-PDH}} \text{6-磷酸葡糖糖酸} + \text{NADH} + \text{H}^+$$

2. 葡萄糖氧化酶法 血液中葡萄糖经葡萄糖氧化酶（GOD）氧化生成葡萄糖酸和过氧化氢，后者又经辣根过氧化物酶（POD）作用，分解出氧，将无色的 4- 氨基安替比林和酚偶联氧化，并缩合成红色醌亚胺，其颜色深浅与血液葡萄糖浓度呈正比。在 505nm 左右处读取吸光度值，计算出血糖浓度。

$$\beta\text{-D-葡萄糖} + 2H_2O + O_2 \xrightarrow{\text{GOD}} \text{D-葡萄糖酸} + 2H_2O_2$$

$$2H_2O_2 + \text{4-氨基安替比林} + \text{苯酚} \xrightarrow{\text{POD}} \text{红色醌亚胺} + 4H_2O$$

3. 葡萄糖脱氢酶法 β -D- 葡萄糖在葡萄糖脱氢酶（GDH）的催化作用下，氧化生成 D- 葡萄糖酸内酯，同时使 NAD^+ 还原成 NADH。通过监测 340nm 处吸光度的升高速率即可计算出葡萄糖浓度。

$$\beta\text{-D-葡萄糖} + \text{NAD}^+ \xrightarrow{\text{GDH}} \text{D-葡萄糖酸内酯} + \text{NADH}$$

此外，上述反应中生成的NADH在硫辛酰胺脱氢酶（DLD）的催化下，使噻唑蓝（MTT）还原成蓝色，读取490nm处的吸光度值。

$$\text{MTT} + \text{NADH} \xrightarrow{\text{DLD}} \text{MTTH（蓝色）} + \text{NAD}^+$$

4. 葡萄糖氧电极法　葡萄糖氧电极法的原理是采用氧消耗速率检测葡萄糖，首先将氧电极置于含有适量葡萄糖氧化酶的溶液中，然后加入待测样品，样品中的葡萄糖被氧化而消耗氧。由于氧消耗量与血糖浓度呈正比，而电极的极限扩散电流（Im）又与溶液中的氧含量呈正比，因此，氧电极值 Im 即可反映样品中血糖浓度。

$$\beta\text{-D-葡萄糖} + O_2 + H_2O \xrightarrow{\text{GOD}} \text{D-葡萄糖酸} + H_2O_2$$

为使上述反应顺利正向进行，须及时消除产物H_2O_2，设计如下反应：

$$H_2O_2 + \text{乙醇} \xrightarrow{\text{触酶}} \text{乙醛} + H_2O$$

为保证H_2O_2完全消除，试剂中还加入碘化物和钼酸盐，使反应完全：

$$H_2O_2 + 4H^+ + 2I^- \xrightarrow{\text{钼酸盐}} I_2 + 2H_2O$$

三、操作要点及注意事项

（一）己糖激酶法

1. 试剂组分　主要成分包括 ATP、Mg^{2+}、$NADP^+$ 或 NAD^+、HK、G-6-PD、缓冲液、防腐剂、定标液等。

2. 设备　全自动生化分析仪。

3. 操作

（1）准备工作　检查仪器样品针、试剂针等装置是否脏污、弯曲、堵塞，补足检验用各清洗液，检查反应杯是否脏污。

（2）参数设置　根据各试剂盒具体参数要求进行设置，将对应试剂、校准品、质控品放入相应位置。

（3）校准程序　建议使用配套校准品校准，按照规定的校准周期进行校准；当试剂更换批号、质控出现漂移、仪器做完保养、重要零件更换时应重新进行校准。

（4）质量控制　对样本进行检测之前，须进行质量控制，以保障测试系统的稳定性。建议采用配套质控品进行质量控制，质控品测定结果应在允许范围内。若超出质控范围，需查找原因，如仪器、试剂与质控品的状态或参数设置等。

4. 结果计算　Glu（mg/dl）= 测定（OD［S-B1］）/ 校准（OD［S-B1］）× 定标液浓度（mg/dl），通过样本测得的吸光度从校准后得到的工作曲线计算出样本的浓度。

$$\text{mg/dl} \times 0.0555 = \text{mmol/L}$$

5. 参考区间　70~110mg/dl（3.9~6.1mmol/L）。

6. 注意事项　己糖激酶法是推荐的葡萄糖测定参考方法。虽然第 1 步反应非特异性，但第 2 步有较高的特异性，使总反应的特异性相对高于葡萄糖氧化酶法；试剂成本略高。轻度的溶血、黄疸、脂血症、维生素 C、肝素及 EDTA 等对此方法干扰较小或无干扰。但是严重溶血的样本，由于红细胞中释放出较多的有机磷酸酯和一些酶，可干扰样本中葡萄糖浓度和NAD（P）H之间的成正比计算关系，从而影响测定结果。在非常罕见的丙种球蛋白血症的病例，特别是IgM型（Waldenstrom巨球蛋白血症）中，血液葡萄糖的测定结果可能不可靠。

7. 性能指标

（1）外观　应符合企业规定的正常外观要求。

（2）装量　液体试剂的装量应不少于标示值。

（3）试剂空白吸光度　用指定空白样本测试试剂盒，厂家给定波长，1cm光径，37℃稳定30秒后，连续测2次，求出均值即为空白吸光度，结果应≤0.6。

（4）线性区间　在试剂盒线性区间2.2~25mmol/L内，用接近线性范围上限的高浓度（活性）样品和接近线性范围下限的低浓度（活性）样品，混合成至少5个稀释浓度，每个浓度测试3次求均值，理论浓度与实测浓度的线性相关系数r应≥0.9900。

（5）准确度　提供参考物质或用参考方法定值的血清测定，当浓度≤4.16mmol/L，实测值与标示值偏差应不超过±0.833mmol/L；当浓度>4.16mmol/L，实测值与标示值的偏差应在±20%范围内。若不提供参考物质，以标准溶液测定，试剂盒回收率应在90%~110%范围内。

（6）分析灵敏度　稀释一定浓度（n单位）的样本，测定吸光度应符合企业给定范围。

（7）批内精密度　用高、低两个水平的质控品（分为正常区间和病理区间）测试试剂盒，重复测试10次，计算变异系数（CV），批内差应≤5.0%；若试剂为冻干粉，则用高、低值质控分别测试同一批号的20个待检试剂盒，再用同一质控品对该批号的1个待检试剂盒重复测试20次，计算瓶间差，结果应≤5.0%。

（8）批间精密度　用同一质控品分别测试3个不同批号的试剂盒，每个批号测试3次，分别计算每批3次测定的均值，计算相对极差应≤10.0%。

（9）稳定性　可分为效期稳定性和热稳定性试验。效期稳定性是在产品达到生产企业规定的产品有效期后，取样进行上述除批间差外其余性能指标的检测，结果应满足要求；热稳定性试验是取有效期内生产企业规定的热稳定性条件下的产品，进行除批间差外其余性能指标的检测，结果应满足要求。生产企业选取其中一种方法检测即可，需要注意的是，热稳定性不能用于推导产品有效期，除非是采用基于大量的稳定性研究数据建立的推导公式。

（二）葡萄糖氧化酶法

1. 试剂组成　主要成分包括GOD、POD、色原性氧受体、缓冲液、葡萄糖定标液等。

2. 设备　全自动生化分析仪。

3. 操作　同己糖激酶法。

4. 结果计算　同己糖激酶法。

5. 参考区间　同己糖激酶法。

6. 注意事项

（1）方法学特点　葡萄糖氧化酶法第1步反应有较高的特异性；第2步反应易受干扰，此方法的特异性低于己糖激酶法。该法仅对β-D-葡萄糖高度特异，而葡萄糖α和β构型各占

36%和64%，要使葡萄糖完全反应，必须使 α－葡萄糖变旋为 β 构型。某些商品试剂中含有葡萄糖变旋酶或通过延长孵育时间，促进 α－D－葡萄糖转变 β－D－葡萄糖。

（2）干扰因素　尿素、胆红素、血红蛋白和谷胱甘肽；高浓度的尿酸、维生素C、胆红素、肌酐、L－半胱氨酸、左旋二苯丙胺酸、多巴胺、甲基多巴、柠檬酸等可与色原性受体竞争H_2O_2；产生竞争抑制作用，可抑制呈色反应。在非常罕见的丙种球蛋白血症的病例，特别是IgM型（Waldenstrom巨球蛋白血症）中，血液葡萄糖的测定结果可能不可靠。

7. 性能指标　除试剂空白吸光度要求≤ 0.2 外，其他同上述已糖激酶法试剂盒。

（三）葡萄糖脱氢酶法

1. 试剂组成　主要成分包括 GDH、NAD^+、MTT、DLD、葡萄糖定标液、缓冲液等。

2. 设备　全自动生化分析仪。

3. 操作　同己糖激酶法。

4. 结果计算　同己糖激酶法。

5. 参考区间　同己糖激酶法。

6. 注意事项　葡萄糖脱氢酶法对葡萄糖的特异性较高，其测定结果与 HK 法具有良好的一致性。因反应过程无需氧的参与，因此不受氧分压的影响。一般浓度的抗凝剂或防腐剂，如肝素、EDTA、柠檬酸盐、草酸盐、氟化物、碘乙酸等不干扰测定。一定浓度的胆红素、血红蛋白、维生素 C、谷胱甘肽、尿酸、尿素、肌酐等不干扰测定。

7. 性能指标　由于目前没有行业标准或是指导原则对葡萄糖脱氢酶法试剂盒的指标进行明确规定，所以各项性能指标可参照己糖激酶法和氧化酶法的试剂盒，并根据自身试剂盒实际性能进行调整。

（四）葡萄糖氧电极法

1. 试验材料

（1）血糖试条。

（2）具有溯源性的血糖参考物质。

（3）静脉血样或毛细血管血样。

（4）添加适当抗凝剂的采血管。

（5）低速离心机。

（6）吸管。

（7）参考分析仪用比色杯或小试管等。

2. 设备　符合制造商建议的参考分析仪，血糖仪 2 台（建议同规格）。

3. 操作

（1）插入试条　将采完血的试条插入血糖仪，并立即盖好瓶盖。试条上有电极的一面应该向上，试条测试区应对准血糖仪的试条插口，将试条沿推到底，此时，血糖仪自动开启并显示校正码数字，确保血糖仪和试条瓶上校正码一致，如果不一致，请先调校血糖仪校正码。

（2）吸入血液　当屏幕处于等待状态稍许后，将试条顶端接触手指上的血滴。手指的血液会自动虹吸进血糖试条上的测试反应区，保持住直到听到从血糖仪发出“滴”的

第二篇　临床化学检测试剂

一声。

（3）显示结果（不同血糖仪等待时间会有差异）。

4. 结果计算 根据仪器显示结果读数。

5. 参考区间 常用的理想血糖控制范围见表2-2-1（仅供参考）。

表2-2-1 常用的理想血糖控制范围

测量时间	范围（mmol/L）
早饭前	3.9~6.1
午饭或晚饭前	3.9~6.1
饭后1小时	4.8~9.4
饭后2小时	4.4~7.8
凌晨2~4时	3.9~6.1

6. 注意事项

（1）试纸条为一次性产品，严禁重复使用。

（2）只能使用新鲜的末梢全血（指血），不能使用血清或血浆。

（3）试纸条测试环境温度为5~40℃，不可将试纸条冷冻后使用。取出试纸条后，在试纸条使用前不可在高温潮湿的环境中放置超过2分钟，应立即使用。

（4）测试前要调校好血糖仪，不同批号试纸条要重新调校。

（5）血样要虹吸充足，充满试纸条顶端的反应区，否则可能会导致测试结果偏低。

（6）当患者严重脱水、休克或有高渗透气压症状时，测量结果会受影响，不宜在此情况下测量。

（7）干扰 对乙酰基酚、水杨酸、尿酸、维生素C及其他还原性物质（在正常血液或正常治疗浓度下）对测量结果不会有重大的影响。但在血液中此类物质的浓度异常高时，会使测量结果偏高。

（8）血样要一次性加足，不可补加血样。

（9）试纸条吸入血液后，测量结果显示前不可拔出。

（10）血液中的血细胞压积率要在30%~55%之间（大多数人的血细胞压积在42%左右），超出会导致测量结果不准。

7. 性能指标

（1）外观 血糖仪外观应整洁，文字和标示清晰；血糖试条应光洁无毛刺，正面的加样区应洁净无污点；质控物质的外观应均匀一致。

（2）重复性 采集细胞压积为（0.35~0.50）L/L（35%~50%）的血样提供者的空腹新鲜静脉全血，注入加有企业建议使用的抗凝剂的试管中，避免溶血。将样品放置在室温（23±5）℃平衡至少30分钟，使样品温度达到室温±2℃。应该用血糖浓度范围在表2-2-2中的5份静脉全血样品进行重复性试验。每份样品在进行测试之前，应轻轻倒转，使其充分混匀。然后分别在两台血糖仪上按照企业提供的使用说明中的测量程序在重复性条件下重复测试20次。

应在血糖监测系统进行第一次检测之前和最后一次检测之后立即从样品中取出1等份，以企业的标准测量程序进行重复检测。如果结果显示有漂移效应（第一次结果和最后一次结果之间的差异在血糖浓度≤5.5mmol/L（100mg/dl）时>0.22mmol/L（4mg/dl）或在血糖浓度>5.5mmol/L（100mg/dl）时>4%，则该样品的检测结果无效，而且还需对该样品重新进行检测。计算有效检测结果的标准差（SD）和变异系数（CV）。

表2-2-2　重复性试验用血糖浓度范围

血糖浓度 mmol/L（mg/dl）
1.7~2.8（30~50）
2.9~6.1（51~110）
6.2~8.3（111~150）
8.4~13.9（151~250）
14.0~22.2（251~400）

试纸条重复测试结果的精密度应符合下表2-2-3的要求。

表2-2-3　血糖试条测量重复性

测试范围	精密度
< 5.5mmol/L（< 100mg/dl）	SD < 0.42mmol/L（< 7.7mg/dl）
≥ 5.5mmol/L（≥ 100mg/dl）	CV < 7.5%

注：可以用0.9%生理盐水配制的等份葡萄糖液对静脉血样品中的葡萄糖浓度进行调整。稀释的程度不应该影响样品的基质。应在样品中加入足量的、符合企业建议且不会干扰血糖检测的防腐剂（如：马来酰亚胺、氟化物或一碘化醋酸盐溶液）以避免发生糖酵解。为了获得低葡萄糖浓度血样品，可以将抗凝血样品放置过夜，使其葡萄糖浓度下降至所需的水平。

（3）准确度　可使用下列两种方法。

1）比对试验　使用血糖浓度范围在表2-2-4中的50份静脉全血样品，在用每份样品进行试验之前，要轻轻倒转，使其充分混匀，并将静脉血样的氧分压调节至8.67 kPa ± 0.67 kPa。

将每份静脉血样分为3份，第1份用第1台血糖仪测试，第2份用第2台血糖仪测试；第3份高速离心，取出血浆后使用参考分析仪进行血糖测试。每台血糖仪测试的静脉血浆结果或由企业提供的换算公式得到的静脉血浆结果与参考分析仪测试的静脉血浆结果之间的差异即为偏差。

注：血糖浓度在2.8~22.2mmol/L（50~400mg/dl）范围内的样品应由原始静脉血样品获得。

可以按照如下方法对样品中的血糖浓度进行调整，以获得两端的极限浓度样品。

将静脉血样品收集在加有适当抗凝剂的试管中，将其在温箱中孵育使血糖酵解，即可获得血糖浓度<2.8mmol/L（< 50mg/dl）的样品。获得系统要求的样品需要的孵育条件（例如温度）应由企业确定。

将静脉血样品收集在加有适当抗凝剂的试管中，然后加入适当的葡萄糖，即可获得血糖浓度> 22.2mmol/L（> 400mg/dl）的样品。

表2-2-4 准确度试验中血糖样品要求

样品数	血糖浓度 mmol/L（mg/dl）
2	<2.8（<50）
8	2.8~4.3（50~80）
10	4.4~6.7（81~120）
15	6.7~11.1（121~200）
8	11.2~16.6（201~300）
5	16.7~22.2（301~400）
2	> 22.2（> 400）

血糖测量结果偏差的95%应符合下表2-2-5的要求。

表2-2-5 准确度要求

测试范围	允许偏差
≤ 4.2mmol/L（≤ 75mg/dl）	不超过 ± 0.83mmol/L（± 15mg/dl）
> 4.2mmol/L（> 75mg/dl）	不超过 ± 20%

2）回收试验 葡萄糖的回收率为80%~120%。

（4）批间差 用2个不同批号的血糖试条在同一血糖仪上分别重复测量正常人空腹新鲜抗凝静脉全血或质控物质10次，分别计算2个批号测量结果的平均值，并计算所有3个批号测量结果的总均值，计算批间差。不同批号血糖试纸条的批间差≤ 15%。

（5）质控物质（如有） 以同一台血糖仪、同一批血糖试条重复测量20次质控物质的浓度。测量结果的95%应在血糖试条质控范围之内。

（6）稳定性 同上述己糖激酶法中稳定性指标要求。

四、国内外相关技术方法对比

目前国内行业标准《YY/T 1200-2013 葡萄糖测定试剂盒（酶法）》，适用于己糖激酶法和葡萄糖氧化酶法试剂盒，于2013年10月21日发布并于2014年10月1日正式实施。另有《GB/T 19634-2005 体外诊断检验系统自测用血糖检测系统通用技术条件》，适用于血糖试纸类产品，于2005年1月24日发布并于2005年5月1日正式实施。

参考文献

［1］冯东，李秋顺，刘凤等.葡萄糖的测定方法与应用研究进展.传感器与微系统，2015，34（12）：5-8.

［2］费维伦，梁春阳.3种血清葡萄糖测定方法的比较.检验医学与临床，2012，9（20）：2573-2574.

［3］尚红，王毓三，申子瑜.全国临床检验操作规程（4版）.北京：人民卫生出版社，2015.

［4］王龙武，葛雅娟，王妹芳等.血液标本处理方法对血液葡萄糖测定结果的影响，检验

医学，2007，22（6）：718-720.

起草人：孟超（江苏省医疗器械检验所）
复核人：胡泽斌　黄杰（中国食品药品检定研究院）

第二节　糖化血红蛋白测定试剂

一、概述

糖化血红蛋白（HbA_1c）是血液中红细胞内血红蛋白与血糖结合的产物。HbA_1c检测用于常规实验室始于20世纪70年代末期，且稳定发展至今，检测HbA_1c是了解糖尿病控制良好与否的重要指标，现在国外已将糖化血红蛋白监测作为糖尿病疗效判定和调整治疗方案的“金指标”；近年有许多报道表明，HbA_1c在冠心病、心肌梗死、脑梗死等疾病的诊治方面有很重要的临床价值。目前，临床实验室采用的HbA_1c测定方法有多种，按原理可分为两大类：一类是基于糖化与非糖化血红蛋白所带电荷不同，如离子交换层析法、电泳法；另一类是基于糖化与非糖化血红蛋白的结构不同，如免疫法、亲和层析法及酶法等。不同方法采用的原理不同，所测组分不同，如离子交换色谱法测定HbA_1c，亲和层析法测定GHb等。但由于国际临床化学与医学实验室联盟（IFCC）及美国国家糖化血红蛋白标准化计划（NGSP）的标准化工作，糖化血红蛋白的测定方法均应以“HbA_1c”或相当于“HbA_1c”报告结果。

二、检测技术与方法

1. 免疫比浊法　利用TTAB（四癸基三甲铵溴化物）作为溶血剂，用来消除白细胞物质的干扰（TTAB不溶解白细胞）。血液样本不需要去除不稳定HbA_1的预处理，用浊度抑制免疫学方法测定。

先加入抗体缓冲液，样本中的糖化血红蛋白（HbA_1c）和其抗体反应形成可溶性的抗原-抗体复合物，因为在HbA_1c分子上只有一个特异性的HbA_1c抗体结合位点，不能形成凝集反应。然后，加入多聚半抗原缓冲液，多聚半抗原和反应液中过剩的抗HbA_1c抗体结合，生成不溶性的抗体-多聚半抗原复合物，再用比浊法测定。

同时在另一通道测定Hb浓度，溶血液中的血红蛋白转变成具有特征性吸收光谱的血红蛋白衍生物，用重铬酸盐作标准参照物，进行比色测定Hb浓度。根据Hb含量和HbA_1c含量，计算出HbA_1c的百分比。

2. 酶法　用直接酶法测定样本中HbA_1c的百分比，而不需另外检测总血红蛋白，处理后的样本与氧化还原剂反应，去除小分子和高分子干扰物质，变性后的全血样本在蛋白酶作用下分解出氨基酸，其中包括糖化血红蛋白β链上的缬氨酸，糖化的缬氨酸作为果糖缬氨酸氧化酶（FVO）的底物，被特异地清除N-末端缬氨酸，并且产生H_2O_2，在过氧化物酶的作用下与显色剂产生显色反应，通过测定吸光度值求出HbA_1c的百分比浓度。

3. HPLC法　用偏酸性的缓冲液处理Bio-Rex70阳离子交换树脂，使之带负电荷，与带正电荷的Hb有亲和力。HbA与HbA_1均带正电荷，但HbA_1的两个β链的N末端正电荷被糖基清除，正电荷较 HbA 少，造成二者对树脂的附着力不同。用 pH 6.7 的磷酸盐缓冲液可首先将带正电荷较少、吸附力较弱的 HbA_1 洗脱下来，用紫外 - 可见分光光度计测定洗脱液中的 HbA_1 占总 Hb 的百分数。

HPLC法是基于高效液相色谱法原理，使用阳离子交换柱通过与不同带电离子作用来将血红蛋白组分分离。利用3种不同盐浓度所形成的梯度洗脱液使得包括 HbA_1c 在内的血红蛋白中的多种成分很快被分离成6个部分，并用检测器对分离后的各种血红蛋白组分的吸光度进行检测。分析结束后，以百分率表示各种血红蛋白组分结果。

三、操作要点及注意事项

（一）免疫比浊法

1. 试剂组成 HbA_1c 测定试剂。

（1）R1试剂 0.025 mol/L MES（2-morpholinoethanesulfonic acid，2-吗啉乙基磺酸）缓冲液；0.015 mol/L Tris缓冲液（pH 6.2）；HbA_1c 抗体（绵羊血清，≥0.5mg/ml）和稳定剂。

（2）R2试剂 0.025 mol/L MES缓冲液；0.015 mol/L Tris缓冲液（pH 6.2）；HbA_1c 多聚半抗原（≥8 μg/ml）和稳定剂。

（3）标准液 人血和绵羊血制备的溶血液，9 g/L TTAB和稳定剂。

Hb测定试剂 0.02 mol/L磷酸盐缓冲液（pH 7.4）和稳定剂。

溶血试剂 9 g/L TTAB溶液。

9% NaCl。

2. 设备 全自动生化分析仪。

3. 操作

（1）准备工作 检查仪器样品针、试剂针等装置是否脏污、弯曲、堵塞，补足检验用各清洗液，检查反应杯是否脏污。

（2）参数设置 根据各试剂盒具体参数要求进行设置，将对应试剂、校准品、质控品放入相应位置。

（3）校准程序 建议使用配套校准品校准，按照规定的校准周期进行校准；当试剂更换批号、质控出现漂移、仪器做完保养、重要零件更换时应重新进行校准。

（4）质量控制 对样本进行检测之前，须进行质量控制，以保障测试系统的稳定性。建议采用配套质控品进行质量控制，质控品测定结果应在允许范围内。若超出质控范围，需查找原因，如仪器、试剂与质控品的状态或参数设置等。

4. 结果计算

（1）IFCC计算方案 $HbA_1c\,(\%) = HbA_1c/Hb \times 100\%$。

（2）DCCT/NGSP计算方案（糖尿病控制和并发症试验/美国糖化血红蛋白标准化方案） $HbA_1c\,(\%) = HbA_1c/Hb \times 87.6+2.27$。

5. 参考区间 成人糖化血红蛋白：IFCC 计算方案 2.8%~3.8%；DCCT/NGSP 计算方案 4.8%~6.0%。

6. 注意事项

（1）不需用溶血试剂预处理。

（2）干扰因素　胆红素浓度<855 μmol/L，甘油三酯<9.12mmol/L，类风湿因子<750U/ml，抗坏血酸<2.84mmol/L时对本法无干扰。

7. 性能指标

（1）外观　试剂盒各组分应齐全、完整，液体无渗漏。

（2）装量　液体试剂的装量应不少于标示值。

（3）试剂空白吸光度　用空白样本测试试剂盒，在试剂盒说明书规定的测量主波长下，记录测试启动时的吸光度（A_1）和约5分钟（t）后的吸光度（A_2），A_2测试结果即为试剂空白吸光度，应符合企业规定的要求。

（4）分析灵敏度　对于一步法试剂，测试浓度为6%的样本时，吸光度差值ΔA应≥0.020；对于两步法试剂，用血红蛋白试剂测试浓度为120 μmol/L的血红蛋白样本时，吸光度差值ΔA应符合企业要求；用糖化血红蛋白试剂测试浓度为5.0 μmol/L的糖化血红蛋白样本时，吸光度差值ΔA应符合企业规定的要求。

（5）试剂线性在［3.8%，14.0%］（NGSP单位）区间内：线性相关系数（r）应不小于0.990；在［3.8%，7.0%］区间内，线性绝对偏差应不超过±0.5%，在［7.0%，14.0%］区间内，线性相对偏差应不超过±7%。

（6）重复性　在重复性条件下，选择线性范围内的高（浓度不低于参考范围高限30%以上）、低（浓度在参考范围内）两个不同浓度水平的样本，用试剂盒重复测试10次，所得结果的重复性（变异系数，CV）应不大于3%。

（7）批间差　分别用3个不同批号的试剂盒测试浓度在4.0%~6.5%范围内的人全血或质控物质，每个批号测试3次，计算批间相对极差应不大于10%。

（8）准确度　相对偏差应不超过±7%。试剂盒测试可用于评价常规方法的有证参考物质或其他公认的参考物质3次，分别计算相对偏差，如果3次结果都符合，即判为合格；如果大于或等于2次的结果不符合，即判为不合格；如果有1次结果不符合，则应重新连续测试20次，并分别计算相对偏差，如果大于或等于19次结果符合要求，则准确度合格。

（9）稳定性　可分为效期稳定性和热稳定性试验。效期稳定性是在产品达到生产企业规定的产品有效期后，取样进行上述除批间差外其余性能指标的检测，结果应满足要求；热稳定性试验是取有效期内生产企业规定的热稳定性条件下的产品，进行除批间差外其余性能指标的检测，结果应满足要求。生产企业选取其中一种方法检测即可，需要注意的是，热稳定性不能用于推导产品有效期，除非是采用基于大量的稳定性研究数据建立的推导公式。

（二）酶法

1. 试剂组成　CHES缓冲剂、还原剂、蛋白酶、FVO酶、辣根过氧化物酶、底物等。

2. 设备　全自动生化分析仪。

3. 操作

（1）EDTA抗凝全血，2~8℃保存可稳定24~36小时，使用前混匀；将20 μl全血与250 μl

溶血剂混合，避免产生泡沫，室温孵育15~20分钟，其间轻轻混匀几次，当其变为澄清的深红色液体时，证明全血已完全溶解，处理后的样本要于当天检测，室温可稳定4小时。

（2）其他操作同上述免疫比浊法试剂盒。

4. 结果计算

$$HbA_1c（\%）=\Delta A_{测定}/\Delta A_{标准}\times 校准品浓度$$

5. 参考区间 成人糖化血红蛋白：HbA_1c（%）3.6%~6.0%

6. 注意事项 干扰因素：总胆红素 <450μmol/L，甘油三酯 <7.6mmol/L，葡萄糖 <75.2 mol/L时对本法无显著干扰，高 HbF（＞10%）结果可能不准确。

7. 性能指标 由于目前没有行业标准对酶法试剂盒的指标进行明确规定，所以各项性能指标可参照免疫比浊法的试剂盒，并根据自身试剂盒实际性能进行调整。

（三）HPLC法

1. 试剂组成 磷酸氢二钠溶液、磷酸二氢钠溶液、溶血剂、洗脱剂1、洗脱剂2、阳离子交换树脂等。

2. 设备 自动化分析仪。

3. 操作 在保证方法可靠的前提下，根据实验室反应条件以及仪器和试剂的说明书要求操作，进行定标物、质控和样品分析。

4. 结果计算 根据仪器显示结果判读。

5. 参考区间 成人糖化血红蛋白：3.6%~6.0%。

6. 注意事项

（1）环境要求 层析时环境温度对结果有较大影响，规定的标准温度为22℃，需要严格控制温度。

（2）标本类型及稳定性 抗凝剂EDTA和氟化物不影响测定结果，肝素可使结果增高。标本置于室温超过24小时，可使结果增高，于4℃冰箱可稳定5天。

（3）干扰因素 溶血性贫血患者由于红细胞寿命短，HbA_1c可降低。HbF、HbH及Hb Bart′S可与HbA_1一起洗脱下来，使结果假阳性；有HbC和HbS的患者，结果可能偏低。

7. 性能指标 由于目前没有行业标准或是指导原则对HPLC法试剂盒的指标进行明确规定，所以各项性能指标可参照免疫比浊法的试剂盒，并根据自身试剂盒实际性能进行调整。

四、国内外相关技术方法对比

（一）国内外标准、注册技术审查指导原则

目前，有适用于免疫比浊法试剂盒的行标《YY/T 1605-2018糖化血红蛋白测定试剂盒（胶乳免疫比浊法）》，于2018年2月24日发布并于2019年3月1日正式实施；酶法的试剂有注册技术审查指导原则，详见CFDA-20160226《糖化血红蛋白测定试剂盒（酶法）注册技术审查指导原则》。

（二）标准物质进展

HbA_1c国际标准物质为人血基质的IRMM/IFCC-466 HbA_1c（认证值：934mmol/mol，不确定

度：22mmol/mol）及IRMM/IFCC-467 HbA_0（认证值 > 976mmol/mol），由比利时的标准物质及测量研究所研制，2个标准物质以一定的比例混合为HbA_1c测定的参考方法校准。

参考文献

[1] 王玉明，段勇，代琼仙等.乳胶增强免疫比浊法测定糖化血红蛋白，现代检验医学杂志，2003，18（4）：6-8.

[2] 尚红，王毓三，申子瑜.全国临床检验操作规程（第4版）.北京：人民卫生出版社，2015.

[3] 周文娟，吴云翔，易军.糖化血红蛋白标准化及其检测技术的发展，生物化学与生化物理进展，2015，42（5）：443-456.

[4] 雷斌，李碧.糖化血红蛋白的检测意义及常用方法比较，国际检验医学杂志，2015，36（10）：1458-1460.

起草人：高静贤（江苏省医疗器械检验所）
复核人：胡泽斌　黄杰（中国食品药品检定研究院）

第三节　糖化白蛋白测定试剂

一、概述

血糖监测是糖尿病管理中的重要环节，糖化白蛋白（GA）能反映糖尿病患者近2~3周内的平均血糖水平，对短期内血糖变化敏感，特别是对处于治疗方案调整期、初发糖尿病、应激状态血糖波动变化较大的患者具有一定的优势。同时，GA的应用领域逐渐拓展至筛查糖尿病、预测慢性并发症风险、辅助鉴别应激性高血糖、辅助诊断暴发性1型糖尿病等，成为一个具有临床应用价值的血糖新指标。糖化白蛋白对不同水平的葡萄糖亲和力比糖化血红蛋白更强，变化早于糖化血红蛋白，对于不稳定的血糖变化，糖化白蛋白能及时监测，在了解短期内血糖水平时，糖化白蛋白更具有优势。

二、检测技术与方法

1. 糖化白蛋白的测定　在样本（血清）中，首先加入对白蛋白有特异性的蛋白酶，分解糖化白蛋白，生成糖化氨基酸；然后糖化氨基酸在特异性糖化氨基酸氧化酶的作用下变成葡萄糖醛酮、氨基酸和过氧化氢；生成的过氧化氢在TOOS和4-AAP的共存的条件下通过过氧化物酶催化反应进一步产生蓝紫色色素，该物质在540nm处有吸收峰。样本中的糖化白蛋白浓度与蓝紫色色素的生成量成正比，通过540nm处吸光值的变化即可计算出样本中糖化白蛋白的含量。

2. 白蛋白的测定　白蛋白在酸性溶液中与溴甲酚绿形成绿色络合物，该物质在600nm处有吸收峰，其颜色强度与白蛋白的含量成正比。

3. 糖化白蛋白值（%）的计算　利用得出的糖化白蛋白浓度除以白蛋白浓度，计算出样本的糖化白蛋白比值（%）。

$$糖化白蛋白 \xrightarrow{蛋白酶} 糖化氨基酸$$

$$糖化氨基酸 + H_2O + O_2 \xrightarrow{KAOD} D-葡萄糖醛酸 + 氨基酸 + H_2O_2$$

$$H_2O_2 + 4-AAP + TOOS \xrightarrow{POD} 蓝紫色色素 + H_2O$$

三、操作要点及注意事项

（一）试剂组成

表2-2-6　试剂主要成分

试剂	成分	浓度
GA 试剂 1	蛋白酶	40 kU/L
	三羟甲基氨基甲烷（Tris）	50mmol/L
	4- 氨基安替比林　（4-AAP）	5mmol/L
	果糖氨基酸氧化酶	30U/mL
	防腐剂（Proclin®-300）	0.05%
GA 试剂 2	三羟甲基氨基甲烷（Tris）	50mmol/L
	N- 乙基 -N-（2- 羟基 -3- 磺丙基）-3- 甲基苯胺钠盐（TOOS）	2mmol/L
	过氧化物酶	60U/ml
	防腐剂（Proclin®-300）	0.05%
ALB 试剂	溴甲酚绿	0.06mmol/L
	琥珀酸	0.05 mol/L

注：不同试剂存在差异，表内列出的成分仅供参考。

（二）设备

全自动生化分析仪。

（三）操作

1. 准备工作　检查仪器样品针、试剂针等装置是否脏污、弯曲、堵塞，补足检验用各清洗液，检查反应杯是否脏污。

2. 参数设置　根据各试剂盒具体参数要求进行设置，将对应试剂、校准品、质控品放入相应位置。

3. 校准程序　建议使用配套校准品校准，按照规定的校准周期进行校准；当试剂更换批号、质控出现漂移、仪器做完保养、重要零件更换时应重新进行校准。

4. 质量控制　对样本进行检测之前，须进行质量控制，以保障测试系统的稳定性。建议采用配套质控品进行质量控制，质控品测定结果应在允许范围内。若超出质控范围，需查找原因，如仪器、试剂与质控品的状态或参数设置等。

（四）结果计算

$$糖化白蛋白浓度=\frac{\Delta A_{测定}}{\Delta A_{标准}}\times C_{标准}$$

$$白蛋白浓度=\frac{\Delta A_{测定}}{\Delta A_{标准}}\times C_{标准}$$

$$糖化白蛋白值=\frac{糖化白蛋白浓度}{白蛋白浓度}\times 100\%$$

$$=\frac{糖化白蛋白浓度(\mu mol/L)\times 0.23+1.12}{白蛋白浓度(g/dl)}\times 100\%$$

（五）参考区间

不同试剂、不同地区参考区间不同，推荐值：10.8%~17.1%。

（六）注意事项

1.影响白蛋白代谢的疾病中GA是一种不准确的标志物，甲亢（甲状腺激素能够促进白蛋白分解）和肾病综合征白蛋白代谢增加的患者GA降低。相反，甲状腺功能低和肝硬化白蛋白代谢降低的患者其GA升高。

2.体质指数（BMI）是影响GA水平的重要因素，呈负相关，其原因不明。

3. 干扰因素 胆红素 < 20mg/dl、intralip-id < 600mg/dl、葡萄糖 < 2400mg/dl、维生素C < 50mg/dl、血红蛋白 < 200mg/dl、尿酸 < 35mg/dl、肝素 < 100U/ml时，不会影响测定GA的结果。

（七）性能指标

1. 外观 试剂盒外观应符合生产企业规定的正常外观要求。

2. 装量 液体试剂的装量应不少于标示值。

3. 试剂空白 试剂空白吸光度（A）应≤ 0.30。

4. 分析灵敏度 糖化白蛋白样本浓度为15g/L时，其吸光度变化在0.02~0.20之间。

5. 线性区间 糖化白蛋白的线性应符合如下要求：

（1）糖化白蛋白浓度的线性区间应覆盖：［3.8，28.8］g/L；

（2）线性相关系数（r）应不小于0.990；

（3）［3.8，14.4］g/L区间内，线性绝对偏差应不超过 ±1.4 g/L；［14.4，28.8］g/L区间内，线性相对偏差应不超过 ±10%。

6. 重复性 重复测试糖化白蛋白（7.0±3.0）g/L的样本，所得结果的变异系数（CV%）应不大于8%。

7. 批间差 测试糖化白蛋白（7.0±3.0）g/L的样本，所得结果的批间相对极差（R）应不大于10%。

8. 准确度 可选用以下方法之一进行验证。

（1）相对偏差 测试参考物质或有证参考物质，相对偏差应不超过 ±10%；

（2）比对试验 以制造商指定的具有溯源性的分析系统作比对，相关系数（r）不小于0.975，斜率应在［0.9，1.1］内；样本浓度≤ 14.4g/L时，绝对偏差应不超过 ±2.2g/L；样本浓度大于14.4g/L时，相对偏差应不大于15%；95%检测样本应符合上述要求。

9. 稳定性 可分为效期稳定性和热稳定性试验。效期稳定性是在产品达到生产企业规定的产品有效期后，取样进行上述除批间差外其余性能指标的检测，结果应满足要求；热稳定性试验是取有效期内生产企业规定的热稳定性条件下的产品，进行除批间差外其余性能指标的检测，结果应满足要求。生产企业选取其中一种方法检测即可，需要注意的是，热稳定性不能用于推导产品有效期，除非是采用基于大量的稳定性研究数据建立的推导公式。

四、国内外相关技术方法

目前国内现行有效的标准是《YY/T 1578-2018 糖化白蛋白测定试剂盒（酶法）》，于2018年2月24日发布，并于2019年3月1日正式实施。本标准归口于SAC/TC136，适用于酶法对人血清或血浆中的糖化白蛋白进行定量检测的试剂盒，包括手工和半自动、全自动生化分析仪上使用的试剂。

参考文献

[1] 董亚君，苏志强.糖化白蛋白的临床意义.医学综述，2016，22（19）：3767-3770.

[2] 周健，包玉倩，贾伟平.糖化白蛋白检测的意义及中国实践.中国实用内科杂志，2016，36（10）：838-844.

[3] 李义龙，王萌.酮氨氧化酶法测定血清糖化白蛋白.医学检验与临床，2006，17（3）：4-6.

起草人：孟超（江苏省医疗器械检验所）

李正水（北京市医疗器械检验所）

复核人：胡泽斌　黄杰（中国食品药品检定研究院）

第四节　血清C肽测定试剂

一、概述

C肽是胰岛B细胞的分泌产物，与胰岛素以等分子数共存于分泌颗粒并同时释放至毛细血管循环中，可以降低葡萄糖诱导的血浆胰岛素浓度的升高，并且能明显增强并延长外源性胰岛素的降糖效应，C肽具有重要的改善血管、神经功能的作用。研究证实，在循环血中的胰岛素在肝脏部分被灭活，故测定的血浆胰岛素尚不能确切地反映胰岛B细胞的分泌状态。C肽抗体与胰岛素不发生交叉反应，不受外源性胰岛素的影响，并且几乎不为肝脏摄取和代谢，半衰期比胰岛素长2倍多，所以检测血清C肽水平能准确反映出胰岛B细胞的分泌功能，并且不受长期注射胰岛素治疗后体内产生胰岛素抗体的影响，尤其是使用外源性胰岛素治疗的患者。

二、检测技术与方法

1. CLIA法 采用固相酶免疫法（夹心法）测定。将样本、抗人C-P单克隆抗体-ALP结合物和包被有抗人C-P单克隆抗体的磁性微球添加到反应管中，一起孵育反应。样本中的C-P

与固相抗体结合，同时抗人 C-P 单克隆抗体 -ALP 结合物和 C-P 分子上一个不同的抗原位点结合，形成抗原 - 抗体夹心复合物。在反应管内完成温育后，通过洗涤将结合于固相上的免疫复合物和游离物质分离。然后，将化学发光底物添加到反应管内，它在 ALP 的作用下迅速发光，所产生的光量与样本中 C-P 的浓度成正比，通过多点校准曲线确定样本中 C-P 的量。

2. ECLIA 法　采用双抗体夹心法测定。将样本、生物素化的抗人 C-P 单克隆抗体和钌复合体标记的抗人 C-P 单克隆抗体一起孵育，形成抗原 - 抗体夹心复合物。加入链霉亲和素包被的磁性微粒，该复合物通过生物素与链霉亲和素的相互作用与磁性微粒结合。将反应液吸入测量池中，通过电磁作用将磁珠吸附在电极表面。未与磁珠结合的物质被去除。给电极加以一定的电压，使复合体化学发光，发光强度与样本中 C-P 的含量成正比，通过分析仪的定标曲线得到 C-P 的测定结果。

3. TrFIA 法　采用双抗体夹心一步法测定。抗人 C-P 单克隆抗体包被于微孔板，将样本和铕离子（Eu^{3+}）标记的抗人 C-P 单克隆抗体加入微孔板进行反应，三者形成夹心免疫复合物。通过洗涤将微孔板表面的复合物和游离的标记单克隆抗体分离。再加入荧光增强液，免疫复合物中的 Eu^{3+} 被解离成稳定的荧光配合物，荧光强度与样本中的 C-P 含量成正比，通过多点校准曲线确定样本中 C-P 的量。

三、操作要点及注意事项

（一）CLIA 法

1. 试剂组成

（1）校准品　添加了不同量C-P抗原的含0.5% BSA、0.05% prolin300的Tris缓冲液（0.15M，pH 7.0）。

（2）C-P抗试剂　异硫氰酸荧光素（FITC）标记的小鼠单克隆抗C-P抗体（1.0μg/ml），碱性磷酸酶（ALP）标记的小鼠单克隆抗C-P抗体（1.0μg/ml），含0.5% BSA的Tris缓冲液（0.15 M，pH 8.0）。

（3）磁微粒试剂　磁微粒与羊抗FITC抗体连接物（1mg/ml），含0.5% BSA的PB缓冲液（0.2 M，pH 8.0）。

（4）质控品　添加了不同量的C-P抗原的含0.5% BSA、0.05% prolin300的Tris缓冲液（0.15 M，pH 7.0）。

2. 设备　化学发光免疫分析仪。

3. 操作

（1）试验前准备　在试验前需将所有试剂放至室温，仪器开机预热；检查反应管（杯）的装载，配套试剂的添加或更换，废液，废管的清理。

（2）试剂、样本装载　在试剂装载前，将要用到的试剂放置在混匀设备上充分混匀，目视检查试剂溶液组分应澄清，无异物、沉淀物和絮状物，磁微粒试剂应为均匀悬浊液，无明显凝集；完成各试剂的装载。

校准品、质控品混匀后移至仪器专用的反应杯中，装载于仪器样本位，离心所得血清样本扫描后直接装载于仪器样本位。

（3）检测步骤　为达最佳检测性能，请遵照试剂盒说明书中的相关指导，并按照仪器操作手册操作。

（4）定标　根据试剂盒说明书设定参数，通过测试各校准品，建立适当的数学模型，绘制标准曲线。定标之后完成对质控品和待测样本的测定。

定标频率：当出现下述情况后应重新定标。使用同一批号试剂1个月后（28天）；使用新的批号试剂整盒或者发光底物液；质控值不在质控范围之内时；测定仪每次维护后。

（5）结果输出　仪器由标准曲线，自动地计算每一个样本的C-P浓度，结果以ng/ml表示。

（6）质量控制　应在进行样品检测的同时对两个水平的质控品进行测定，将质控品视为病人样品处理；如果质控结果与预期不符，提示检测结果不可靠，则结果无效。

4. 参考区间　空腹时：0.9~7.1 ng/ml（298~2350 pmol/L）（不同试剂盒参考区间有差异）。

5. 注意事项

（1）标本类型及稳定性　空腹血清或肝素血浆进行测定，不宜使用EDTA和氟化钠抗凝血浆。血清样本完全凝集之后再离心，避免因纤维蛋白存在而影响检测结果。样本采集后2~3小时内完成检测，样本在-20℃可保存1周。

（2）干扰因素　应注意某些患者体内存在的嗜异性抗体对检测结果的影响。

6. 性能指标

（1）外观　企业应根据自己产品的包装特点规定适当的外观要求。一般应有试剂盒各组分组成、性状等要求。

（2）空白限　平行测定零值校准品或样本稀释液20次，记录其信号值，并计算M+2SD的值，其对应的样本浓度为试剂盒空白限，应不高于0.25 ng/ml。

（3）线性　将接近线性区间上限的高值样本按一定比例稀释为至少5个浓度，其中低值浓度的样本须接近线性区间的下限。对每一浓度的样本至少重复测定2次，计算其平均值，将测定浓度的平均值与理论浓度或稀释比例用最小二乘法进行直线拟合，并计算线性相关系数r，结果应≥0.9900。

（4）准确度　用参考物质作为样本进行检测，其测量结果的相对偏差应≤15.0%；若用具有溯源性的企业参考品进行检测，其测量结果的相对偏差应≤10.0%，首选国家标准品。

（5）批内精密度　在试剂盒的线性区间内，设置2~3个不同浓度的质控品，用同一批次试剂盒分别重复测定10次，计算批内精密度，手工操作试剂盒应≤10.0%，全自动操作试剂盒应≤8.0%。

（6）批间精密度　在试剂盒的线性区间内，设置2~3个不同浓度的质控品，用三批试剂盒分别重复测定10次，计算批间精密度，结果应≤15.0%。

（7）特异性　测定浓度为10 ng/ml的人胰岛素原和浓度为500 μU/ml的人胰岛素样本，各1次，测定结果均应≤0.25 ng/ml。

（8）稳定性　可分为效期稳定性和热稳定性试验。效期稳定性是在产品达到生产企业规定的产品有效期后，取样进行上述除批间差外其余性能指标的检测，结果应满足要求；热稳定性试验是取有效期内生产企业规定的热稳定性条件下的产品，进行除批间差外其余性能指标的检测，结果应满足要求。生产企业选取其中一种方法检测即可，需要注意的是，热稳定性不能用于推导产品有效期，除非是采用基于大量的稳定性研究数据建立的推导公式。

如有冻干试剂，应增加试剂复溶稳定性检测，要求冻干组分按照规定的条件复溶后，在4℃条件下放置一定时间，检测除批间差外其余性能，结果均应满足要求。

（二）ECLIA法

1. 试剂组成　与分析仪配套的成套商品化 C-P 检测试剂盒。

2. 设备　化学发光免疫分析仪。

3. 操作　基本同上述 CLIA 法试剂盒，但应根据试剂盒说明书的要求，做出相应的调整。

4. 参考区间　空腹时：1.1~4.4 ng/ml（0.37~1.47nmol/L）（不同试剂盒参考区间有差异）。

5. 注意事项　标本类型及稳定性：血清、Li- 肝素或 EDTA-K_3 抗凝血浆及 24 小时尿液均可用于检测。24 小时尿液样本需用特定稀释液作 1 ∶ 10 预稀释。血清和尿液样本在 15~25℃下可保存 4 小时；2~8℃下 24 小时内稳定；-20℃可保存 30 天，避免反复冻融。检测前离心去除样品中的沉淀。将冷藏的试剂和样本在室温中平衡至 20~25℃再上机测定。

6. 性能指标　同上述本节中 CLIA 法试剂盒。

（三）TrFIA法

1. 试剂组成　与仪器配套的成套商品化 C-P 检测试剂盒。含以下物品。

（1）96微孔反应板　已包被第二抗体。

（2）C-P标准品。

（3）铕标记抗C-P抗体。

（4）分析缓冲液。

（5）洗液。

（6）增强液。

2. 设备　TrFIA 仪。

3. 操作

（1）试剂准备　①洗涤液：40ml浓缩洗液加960ml蒸馏水混合使用。②标准品：在各浓度C-P标准品中加入1.0ml蒸馏水，静置10分钟后混匀使用。③铕标记抗C-P抗体工作液：使用前1小时内用分析缓冲液按1∶25稀释使用。

（2）样本测定　吸取50 μl的标准品或待测样本，按顺序加入微孔反应板的孔中；每孔加入100 μl已稀释的铕标记抗C-P抗体工作液，室温下慢速振荡30分钟；洗板6次，拍干；每孔加入200 μl增强液，慢速振荡5分钟；微孔反应板置于时间分辨荧光测定仪上检测。

（3）结果显示　以试剂盒内6个标准品中C-P的浓度为横坐标，其各自对应的荧光强度为纵坐标，绘制标准曲线。根据待测样本反应后的荧光强度，在标准曲线上即可换算出样本中C-P的浓度。

4. 参考区间　空腹时：0.33~3.76 ng/ml（不同试剂盒参考区间有差异）。

5. 注意事项

（1）标本类型及稳定性　血清和肝素抗凝血浆可用于检测，避免使用EDTA或枸橼酸钠抗凝血浆及溶血样本。样本室温下可放置48小时，在2~8℃下5天内稳定，-20℃下可保存1个月，避免反复冻融。

（2）环境要求　实验室环境干净无尘，对于实验成功有决定性意义。试剂和待检样本使用前应恢复至室温（20~25℃）。使用干净一次性容器配制铕标记物，不同试验的铕标记物不可混用。避免铕标记稀释液进入铕标记物原液中。

（3）操作要求　洗板机应定期进行检查，保证管道通畅。洗涤时确认微孔注满洗液；洗涤完成后保证微孔残留液不超过5 μl；并将微孔板倒扣于无尘吸水纸上拍干。添加增强液及铕标记物时，使用专用吸头，避免污染。吸头应悬空，避免接触小孔边缘及其中的试剂。每次检测时最好用复孔做参考曲线。

6. 性能指标　同上述本节中CLIA法试剂盒。

四、国内外相关技术方法对比

（一）国内外标准、注册技术审查指导原则

现有行标《YY/T 1518-2017 C-肽（C-P）定量标记免疫分析试剂盒》，于2017年3月28日发布并于2018年4月1日正式实施。

（二）标准物质进展

中国食品药品检定研究院提供C-P国家标准物质，编号为150553。

参考文献

[1] 李欢庆.血清C肽测定对2型糖尿病的诊断价值.医学信息，2011，2（8）：4971-4972.

[2] 尚红，王毓三，申子瑜.全国临床检验操作规程（4版）.北京：人民卫生出版社，2015.

起草人：孟超（江苏省医疗器械检验所）
复核人：胡泽斌　黄杰（中国食品药品检定研究院）

第五节　血清胰岛素测定试剂

一、概述

胰岛素（INS）是胰腺B细胞分泌的多肽激素，由51个氨基酸组成。INS分泌入血后在体内的半衰期为3~5分钟，主要由肝脏摄取并降解，少量在近曲小管内重吸收和降解。葡萄糖是促进胰岛素分泌的最强刺激因子，在葡萄糖作用下健康人体中胰岛素呈双相脉冲式分泌。许多其他因素，如代谢性、内分泌性、神经性因素以及药物都可影响胰岛素的合成和分泌。胰岛素在体内的合成代谢中具有重要作用，对体内几乎所有的组织都有直接或间接的影响。在代谢中，胰岛素与胰岛素受体结合产生胰岛素样作用，促进机体对糖、脂肪及蛋白质的合成和储存。血清胰岛素水平确定对于患者胰岛B细胞分泌功能的评估具有重要作用。由于胰岛素在糖尿病等相关疾病的发生、发展、预后和诊治中的独特地位，对其血清水平的测定早已成为临床实验室的常规检测项目，并得到日益的重视。随着生物科技的发展，其检测方法也逐步由放射免疫学

的检测方法，逐渐向酶联免疫吸附试验、化学发光免疫分析法发展。现阶段化学发光法已成为检测血清胰岛素水平的主流方法。

二、检测技术与方法

1. CLIA 法　采用同时一步酶免法（“夹心法”）测定。将样本、标记有 ALP 的小鼠抗人胰岛素单克隆抗体和包被有小鼠抗人胰岛素单克隆抗体的顺磁性微粒添加到反应管中。样本中胰岛素与顺磁性微粒上的抗体结合，同时标记有 ALP 的小鼠抗人胰岛素单克隆抗体和胰岛素分子上一个不同的抗原位点发生反应，形成抗原－抗体夹心复合物。在反应管内完成温育后，结合在顺磁性微粒上的物质将置于一个磁场内被吸住，而未结合的物质被冲洗除去。然后，将化学发光底物添加到反应管内，它在 ALP 的作用下迅速发光，所产生的光量与样本中胰岛素浓度成正比，通过多点校准曲线确定样本中胰岛素的量。

2. ECLIA 法　采用双抗体夹心法测定。将样本、生物素化的抗人胰岛素单克隆抗体和钌复合体标记的抗人胰岛素单克隆抗体一起孵育，形成抗原－抗体夹心复合物。加入链霉亲和素包被的磁性微粒，该复合物通过生物素与链霉亲和素的相互作用与磁性微粒结合。将反应液吸入测量池中，通过电磁作用将磁珠吸附在电极表面，未与磁珠结合的物质被去除。给电极加以一定的电压，使复合体化学发光，发光强度与样本中 INS 的含量成正比，通过分析仪的定标曲线得到胰岛素的测定结果。

3. TrFIA 法　采用双抗体夹心一步法测定。将抗人胰岛素单克隆抗体包被于微孔板，将样本和铕离子（Eu^{3+}）标记的抗人胰岛素单克隆抗体加入微孔板进行反应，三者形成夹心免疫复合物。通过洗涤将微孔板表面的复合物和游离的标记单克隆抗体分离。再加入荧光增强液，免疫复合物中的 Eu^{3+} 被解离成稳定的荧光配合物，荧光强度与样本中的胰岛素含量成正比，通过校准曲线确定样本中胰岛素的量。

三、操作要点及注意事项

（一）CLIA法

1. 试剂组成

（1）校准品　添加了不同量的INS抗原的含0.5% BSA、0.05% prolin300的Tris缓冲液（0.15M，PH7.0）。

（2）INS抗试剂　异硫氰酸荧光素（FITC）标记的小鼠单克隆抗INS抗体（2.0 μg/ml），碱性磷酸酶（ALP）标记的小鼠单克隆抗INS抗体（2.0 μg/ml），含0.5% BSA的Tris缓冲液（0.15 M，pH7.5）。

（3）磁微粒试剂　磁微粒与羊抗FITC抗体连接物（1mg/ml）、含0.5% BSA的PB缓冲液（0.2 M，pH8.0）。

（4）质控品　添加了不同量的INS抗原的含0.5% BSA、0.05% prolin300的Tris缓冲液（0.15M，pH7.0）。

2. 设备　化学发光免疫分析仪。

3. 操作　参见本章第四节相关内容。

4. 参考区间 空腹时：1.9~23 mIU/L（13.0~161 pmol/L）（不同试剂盒参考区间有差异）。

5. 注意事项

（1）标本类型及稳定性 推荐使用血清或血浆（EDTA）样本进行检测，同一实验室不可交互使用两种类型的样本。避免使用溶血样本，因为溶血会导致胰岛素降解酶从红细胞内释放干扰检测。样本在2~8℃下可放置1天；若当天不能完成检测，应在-20℃或低于-20℃下冷冻保存，避免反复冻融。

（2）干扰因素 应注意进行胰岛素治疗后的患者有可能产生抗胰岛素抗体对测定结果的影响。

6. 性能指标

（1）外观 试剂盒应组分齐全，内、外包装均应完整，标签清晰，液体试剂无渗漏，冻干组分呈疏松体，加入纯化水等复溶剂后应在10分钟内溶解，无沉淀或絮状物。

（2）线性 在5.0~160 mIU/L区间内，试剂盒校准品剂量-反应曲线线性的相关系数r应≥0.9900；对于未配备校准品的试剂盒，取胰岛素国家（或国际）标准品（或其他高浓度样品），按照试剂盒说明书声称的线性区间，配制适当的（一般应不少于5个）浓度点，建立相应的剂量-反应曲线，相关系数r应≥0.9900。

（3）空白限 重复测定零值校准品或样本稀释液不少于10次，记录其信号值，并计算M+2SD的值，其对应的样本浓度为试剂盒空白限，应≤2.0 mIU/L。

（4）准确性 用试剂缓冲体系将胰岛素国家（或国际）标准品配制成与试剂盒内校准品相应的（一般应不少于5个）浓度点，和试剂盒内校准品同时分析测定，每点平行测定不少于2次，用双对数或其他适当的数学模型拟合，要求两条剂量-反应曲线不显著偏离平行；以胰岛素国家标准品为对照品，试剂盒内校准品的实测值与标示值的效价比应在0.900~1.100之间。对于没有配备系列校准品的试剂盒，在试剂盒规定的测量区间内，选择适当的缓冲体系，将胰岛素国家（或国际）标准品配制2~3个浓度点，每点平行测定不少于2次，其实测值与理论值之比，应在0.85~1.15之间。

（5）批内精密度 在试剂盒的线性区间内，设置2~3个不同浓度的质控品，用同一批次试剂盒分别重复测定10次，计算批内精密度，手工操作试剂盒应≤15.0%，全自动操作试剂盒应≤8.0%。

（6）批间精密度 在试剂盒的线性区间内，设置2~3个不同浓度的质控品，用三批试剂盒分别重复测定10次，计算批间精密度，结果应≤20.0%。

（7）质控品测定值 配备定值质控品的试剂盒，其测定结果应在试剂盒规定的区间内。

（8）特异性 用试剂盒缓冲体系，将特异性样本配制成规定的浓度。测定浓度不低于10 ng/ml的人胰岛素原和浓度不低于20 ng/ml的C-肽，测定结果均应≤3.0 mIU/L。

（9）稳定性 可分为效期稳定性和热稳定性试验。效期稳定性是在产品达到生产企业规定的产品有效期后，取样进行上述除批间差外其余性能指标的检测，结果应满足要求；热稳定性试验是取有效期内生产企业规定的热稳定性条件下的产品，进行除批间差外其余性能指标的检测，结果应满足要求。生产企业选取其中一种方法检测即可，需要注意的是，热稳定性不能用于推导产品有效期，除非是采用基于大量的稳定性研究数据建立的推导公式。

如有冻干试剂，应增加试剂复溶稳定性检测，要求冻干组分按照规定的条件复溶后，在

4℃条件下放置一定时间，检测除批间差外其余性能，结果均应满足要求。

（二）ECLIA法

1. 试剂组成　与分析仪配套的成套商品化 INS 检测试剂盒。

2. 设备　化学发光免疫分析仪。

3. 操作　根据试剂盒说明书设定参数，定标之后完成对质控品和待测样本的测定。

4. 参考区间　空腹时：2.6~24.9 mIU/L（17.8~173 pmol/L）（不同试剂盒参考区间有差异）。

5. 注意事项

（1）标本类型及稳定性　血清和Li-肝素、EDTA-K_3及枸橼酸钠抗凝血浆均可用于检测；溶血会导致胰岛素降解酶从红细胞内释放干扰检测，避免使用溶血样本。检测前离心去除样品中的沉淀；将冷藏的试剂和样本在室温中平衡至20~25℃再上机测定。

（2）干扰因素　对于接受高剂量生物素治疗的患者（>5mg/d），必须在末次生物素治疗8小时后采集样本。少数病例中极高浓度的抗胰岛素抗体、链霉亲和素或钌抗体会影响检测结果。

6. 性能指标　同上述本节中 CLIA 法试剂盒。

（三）TrFIA法

1. 试剂组成　与仪器配套的成套商品化 INS 检测试剂盒。含以下物品。

（1）96微孔反应板　已包被第二抗体。

（2）INS标准品。

（3）铕标记抗INS抗体。

（4）分析缓冲液。

（5）洗液。

（6）增强液。

2. 设备　TrFIA 仪。

3. 操作

（1）试剂准备　①洗涤液：40ml浓缩洗液加960ml蒸馏水混合使用。②标准品：在各浓度INS标准品中加入1.0ml蒸馏水，静置10分钟后混匀使用。③铕标记抗INS抗体工作液：使用前1小时内用分析缓冲液按1∶25稀释使用。

（2）样本测定　吸取50 μl的标准品或待测样本，按顺序加入微孔反应板的孔中；每孔加入100 μl已稀释的铕标记INS抗体工作液，室温下慢速振荡30分钟；洗板6次，拍干；每孔加入200 μl增强液，慢速振荡5分钟；微孔反应板置于时间分辨荧光测定仪上检测。

（3）结果显示　以试剂盒内6个标准品中INS的浓度为横坐标，其各自对应的荧光强度为纵坐标，绘制标准曲线。根据待测样本反应后的荧光强度，在标准曲线上即可换算出样本中INS的浓度。

4. 参考区间　空腹时：1.8~17.5 mIU/L（不同试剂盒参考区间有差异）。

5. 注意事项

（1）标本类型及稳定性　血清和肝素抗凝血浆可用于检测，避免使用EDTA或枸橼酸钠抗凝血浆及溶血样本。样本室温下可放置48小时，在2~8℃下5天内稳定，-20℃下可保存1个月，避免反复冻融。

（2）干扰因素　某些使用外源性胰岛素治疗的患者或体内有抗胰岛素抗体的患者，会对检测结果产生影响；还应注意某些患者体内可能存在的异嗜性抗体对测定结果的影响。

（3）环境要求　实验室环境干净无尘，对于实验成功有决定性意义。试剂和待检样本使用前应恢复至室温（20~25℃）。使用干净一次性容器配制钠标记物，不同实验的钠标记物不可混用。避免钠标记稀释液进入钠标记物原液中。

（4）操作要求　洗板机应定期进行检查，保证管道通畅。洗涤时应确认微孔注满洗液；洗涤完成后保证微孔残留液不超过5 μl；并将微孔板倒扣于无尘吸水纸上拍干。每次检测时最好用复孔做参考曲线。添加增强液及钠标记物时，使用专用吸头，避免污染。吸头应悬空，避免接触小孔边缘及其中的试剂。

四、国内外相关技术方法对比

（一）国内外标准、注册技术审查指导原则

现有行标《YY/T 1250-2014 胰岛素定量标记免疫分析试剂盒》，于2014年6月17日发布并于2015年7月1日正式实施。

（二）标准物质进展

中国食品药品检定研究院提供INS国家标准物质编号为150519。

参考文献

［1］张国军，谭延国，张然星，等.化学发光法检测血清胰岛素的现状分析.首都医科大学学报，2013，34（4）：545-549.

［2］张然星.几种化学发光检测系统测定血清胰岛素和C肽临床效果的评估.中国实验诊断学，2010，14（10）：1608-1611.

［3］尚红，王毓三，申子瑜.全国临床检验操作规程.4版.北京：人民卫生出版社，2015.

起草人：孟超（江苏省医疗器械检验所）

复核人：胡泽斌　黄杰（中国食品药品检定研究院）

第六节　血浆乳酸测定试剂

一、概述

乳酸（lactic acid）是糖酵解途径的终产物。当机体缺氧时，细胞通过无氧代谢生成ATP。为了能再生成足够的NAD^+，使糖代谢作用得以继续，乳酸脱氢酶通过将糖酵解途径产生的丙酮酸还原为乳酸，使NADH氧化。在组织缺氧期间肌肉累积的乳酸释放在血循环中，通过（富含LD1）和肝脏代谢。测定血浆中乳酸浓度对乳酸性中毒有重要的诊断意义。

乳酸的测定有酶催化法、化学氧化法、电化学法和酶电极感应器法，后三种均为化学法。

化学法操作复杂，影响因素多，而酶催化法灵敏度高，线性范围宽且适用于自动化分析仪，是乳酸测定较理想的常用方法。

二、检测技术与方法

酶法：乳酸氧化酶氧化乳酸生成丙酮酸和过氧化氢，过氧化氢与4-氨基安替比林、对氯苯酚反应生成红色醌式染料，此在546nm有最大吸收峰，吸收强度与标本中乳酸含量成正比。

$$乳酸 + O_2 \xrightarrow{LOX} 丙酮酸盐 + H_2O_2$$

$$H_2O_2 + 4\text{-}氨基安替比林 + 4氯\text{-}苯酚 \xrightarrow{POD} 苯醌(红色) + H_2O$$

三、操作要点及注意事项

(一)试剂组成

试剂组成参见下表2-2-7。

表2-2-7　血浆乳酸测定试剂主要成分

成分	浓度
Tris 缓冲液（pH7.0）	100mmol/L
乳酸氧化酶（LOX）	450U/L
抗坏血酸氧化酶	600U/L
4- 氨基安替比林	2mmol/L
4 氯 - 苯酚	5mmol/L
过氧化物酶	3 kU/L
防腐剂	/

注：不同试剂存在差异，表内列出的成分仅供参考。

(二)设备

全自动生化分析仪。

(三)操作

参见本章第一节中己糖激酶法的相关内容。

(四)结果计算

$$乳酸浓度(mmol/L) = \frac{\Delta A_{测定}}{\Delta A_{标准}} \times C_{标准}$$

(五)参考区间

安静状态下，成年人空腹静脉血乳酸浓度为0.6~2.2mmol/L。动脉血中乳酸水平为静脉血中乳酸水平的1/2~2/3。餐后乳酸水平比基础空腹值高20%~50%。新生儿毛细血管血中的乳酸

第二篇　临床化学检测试剂

水平比成年人平均高50%。

（六）注意事项

1.必须遵循所有实验室试剂操作的常规注意事项，使用已开启试剂时注意不要被污染，避免混用。

2.对采集样本的要求　建议使用新鲜血液，不建议使用高脂乳糜样、黄疸、高类风湿因子样本，勿使用溶血样本，明确样本的处理办法。

（七）性能指标

1. 外观　试剂盒外观应符合生产企业规定的正常外观要求。

2. 装量　液体试剂的装量应不少于标示值。

3. 试剂空白　在试剂盒规定参数下测试空白样本，试剂空白吸光度应符合生产企业给定范围。

4. 分析灵敏度　用已知活性的样品测试试剂盒，记录试剂盒在规定参数下，产生的吸光度变化，结果应符合生产企业规定的要求。

5. 线性区间　应给定试剂盒线性区间，测试血清样本，在线性区间范围内，线性相关系数 r 应≥ 0.990；线性绝对偏差和相对偏差应符合生产企业规定的要求。

6. 重复性　在重复性条件下，用一定浓度的血清样品或质控样品测试试剂盒，重复测试一定次数（n ≥ 10），计算变异系数（CV），结果应符合生产企业规定的要求。

7. 批间差　用一定浓度的血清样品或质控样品分别测试 3 个不同批号的试剂盒，每个批号测试 3 次，分别计算每批 3 次检测的均值，计算相对极差（R）应符合生产企业规定的要求。

8. 准确度　用参考物质或用参考方法定值的血清测定，实测值与标示值的偏差应符合生产企业规定的要求。若无参考物质或参考方法，也可进行比对试验。

9. 稳定性　可分为效期稳定性和热稳定性试验。效期稳定性是在产品达到生产企业规定的产品有效期后，取样进行上述除批间差外其余性能指标的检测，结果应满足要求；热稳定性试验是取有效期内生产企业规定的热稳定性条件下的产品，进行除批间差外其余性能指标的检测，结果应满足要求。生产企业选取其中一种方法检测即可，需要注意的是，热稳定性不能用于推导产品有效期，除非是采用基于大量的稳定性研究数据建立的推导公式。

参考文献

［1］白录军，郝万鹏.血乳酸测定的医学价值.现代检验医学杂志，2007，22（1）：112-114.

［2］尚红，王毓三，申子瑜.全国临床检验操作规程（4版）.北京：人民卫生出版社，2015.

起草人：孟超（江苏省医疗器械检验所）

复核人：胡泽斌　黄杰（中国食品药品检定研究院）

第二篇　临床化学检测试剂

第七节 血浆丙酮酸测定试剂

一、概述

丙酮酸(pynuvate)是体内糖分解代谢与合成代谢的重要中间产物，丙酮酸是糖酵解途径产物，通过三羧酸循环氧化成CO_2和H_2O，使血中的L/P比值维持在9左右。当机体处于缺氧代谢情况下，丙酮酸被还原为乳酸，L/P升高。缺氧越严重，L/P升高越明显。根据L/P比值可推测循环衰竭的严重程度。维生素B_1缺乏时、慢性酒精中毒、慢性肺心病、糖尿病及酮症酸中毒时均可引起血中丙酮酸含量升高。

丙酮酸的测定方法包括乳酸脱氢酶法、酶电极感应器法和高效液相色谱法等。其中乳酸脱氢酶法是目前测定丙酮酸的首选方法。

二、检测技术与方法

酶法：乳酸脱氢酶催化丙酮酸还原成乳酸，反应式如下。

$$\text{丙酮酸} + NADH + H^+ \xrightarrow{LDH} L\text{-乳酸} + NAD^+ + H_2O$$

在340nm波长下测定NADH吸光度的变化，其吸光度的下降与样品中丙酮酸的含量成正比。

三、操作要点及注意事项

(一)试剂组成

试剂组成见表2-2-8。

表2-2-8 血浆丙酮酸测定试剂主要成分

试剂	成分	浓度
R1	Tris 缓冲液	100mmol/L
	NADH	5mmol/L
	表面活性剂	20mmol/L
R2	Tris 缓冲液	100mmol/L
	LDH	300U/L

注：不同试剂存在差异，表内列出的成分仅供参考。

(二)设备

全自动生化分析仪。

(三)操作

参见本章第一节中己糖激酶法的相关内容。

（四）结果计算

$$丙酮酸浓度（mmol/L）=\frac{\Delta A_{测定}}{\Delta A_{标准}}\times C_{标准}$$

（五）参考区间

成人空腹静脉血和动脉血丙酮酸浓度均小于0.1mmol/L。安静状态下，空腹静脉血浆丙酮酸含量为0.03~0.10mmol/L（0.3~0.9mg/dl），动脉全血丙酮酸浓度为0.02~0.08mmol/L（0.2~0.7mg/dl）。

（六）注意事项

1. 样本要求 血清样本。使用合适的采集容器进行样本采集与准备，建议依据美国临床实验室标准化协会（CLSI）或同类的标准化要求步骤处理样本。采集完成后应立即分离血清并尽快检测。避免严重脂浊、溶血、严重黄疸样本；避免反复冻融样本，冷冻样本使用前需要恢复至室温。血清样本 2~8℃保存，可以稳定 7 天。

2. 标本稳定性 丙酮酸在血液中很不稳定，采血后 1~2 分钟就可出现明显下降，须在 4℃条件下尽快分离出血浆并尽快检测。不能及时测定时，需用偏磷酸等制备成无蛋白滤液保存。在偏磷酸滤液中，丙酮酸室温下可稳定 6 天，4℃可稳定 8 天。

3. 干扰因素 乳酸 <40mmol/L，胆红素 <342 μmol/L，Hb<2 g/L 和脂血对本法测定无干扰。乳酸脱氢酶试剂中若含有丙酮酸激酶时，将造成测定结果偏低。

（七）性能指标

1. 外观 试剂盒外观应符合生产企业规定的正常外观要求。

2. 装量 液体试剂的装量应不少于标示值。

3. 试剂空白 在试剂盒规定参数下测试空白样本，试剂空白吸光度应符合生产企业给定范围。

4. 分析灵敏度 用已知活性的样品测试试剂盒，记录试剂盒在规定参数下，产生的吸光度变化，结果应符合生产企业规定的要求。

5. 线性区间 应给定试剂盒线性区间，测试血清样本，在线性区间范围内，线性相关系数 r 应≥ 0.990；线性绝对偏差和相对偏差应符合生产企业规定的要求。

6. 重复性 在重复性条件下，用一定浓度的血清样品或质控样品测试试剂盒，重复测试一定次数（n ≥ 10），计算变异系数（CV），结果应符合生产企业规定的要求。

7. 批间差 用一定浓度的血清样品或质控样品分别测试 3 个不同批号的试剂盒，每个批号测试 3 次，分别计算每批 3 次检测的均值，计算相对极差（R）应符合生产企业规定的要求。

8. 准确度 用参考物质或用参考方法定值的血清测定，实测值与标示值的偏差应符合生产企业规定的要求。若无参考物质或参考方法，也可进行比对试验。

9. 稳定性 可分为效期稳定性和热稳定性试验。效期稳定性是在产品达到生产企业规定的产品有效期后，取样进行上述除批间差外其余性能指标的检测，结果应满足要求；热稳定性试验是取有效期内生产企业规定的热稳定性条件下的产品，进行除批间差外其余性能指标的检测，结果应满足要求。生产企业选取其中一种方法检测即可，需要注意的是，热稳定性不能用于推导产品有效期，除非是采用基于大量的稳定性研究数据建立的推导公式。

参考文献

尚红，王毓三，申子瑜.全国临床检验操作规程（4版）.北京：人民卫生出版社，2015.

起草人：孟超（江苏省医疗器械检验所）

复核人：胡泽斌　黄杰（中国食品药品检定研究院）

第八节　血清 β－羟丁酸测定试剂

一、概述

糖尿病酮症酸中毒、糖尿病乳酸酸中毒是糖尿病的急性代谢并发症。糖尿病时，患者血液中胰岛素与胰高血糖素比值降低，不能正常利用葡萄糖，脂类代谢紊乱，脂肪酸合成明显减少，而脂肪组织的脂解速度却大大加速，血中脂肪酸升高，肝内脂肪酸氧化增强，酮体大量生成，超过组织的处理能力，使血、尿中酮体增多。血酮体中 β－羟丁酸约占酮体总量的70%。当其生成量超过肝外组织氧化利用的能力时，就发生酮体积聚，最终发展为酮症酸中毒。β－羟丁酸升高标志着疾病的早期，并且在临床上对糖尿病酮症酸中毒分期、指导临床治疗、判定病情预后有重要意义。

血清中 β－羟丁酸的测定方法包括酸氧化比色法、气相色谱法、酶法和毛细管电泳法等。酸氧化比色法操作费时且特异性差；气相色谱法特异性高但操作费时且需要内源性丙酮的校正；毛细管电泳法快速且敏感，但仪器价格昂贵，需要严格控制pH；酶法灵敏度高、速度快且样品用量少，可直接测定，适用于自动化分析仪，是目前 β－羟丁酸测定的首选方法。

二、检测技术与方法

酶法:在NAD^+存在的条件下，β－羟丁酸在 β－羟丁酸脱氢酶作用下生成乙酰乙酸。

$$\beta\text{－羟丁酸} + NADH^+ \xrightarrow{\beta\text{-HBDH}} \text{乙酰乙酸} + NADH + H^+$$

NADH在340nm处有最大吸收峰，其吸光度值与 β－羟丁酸的浓度呈正相关。

三、操作要点及注意事项

（一）试剂组成

试剂组成见表2-2-9。

表2-2-9 血清β-羟丁酸测定试剂主要成分

试剂	成分	浓度
R1	Tris 缓冲液	100mmol/L
	β-羟丁酸脱氢酶	2 kU/L
R2	NAD^+	2.5mmol/L
	草酸盐	20mmol/L

注：不同试剂存在差异，表内列出的成分仅供参考。

（二）设备

全自动生化分析仪。

（三）操作

参见本章第一节中己糖激酶法的相关内容。

（四）结果计算

$$\beta\text{-羟丁酸浓度(mmol/L)} = \frac{\Delta A/min_{测定}}{\Delta A/min_{标准}} \times C_{标准}$$

（五）参考区间

0.03~0.30mmol/L（不同试剂盒参考区间有差异）。

（六）注意事项

1. 样本要求 采血后2~4小时内分离，样品保存在4℃不超过1周。

2. 干扰因素 乙酰乙酸、血红蛋白、胆红素对酶法干扰较小。

（七）性能指标

1. 外观 试剂盒外观应符合生产企业规定的正常外观要求。

2. 装量 液体试剂的装量应不少于标示值。

3. 试剂空白 在试剂盒规定参数下测试空白样本，试剂空白吸光度和试剂空白吸光度变化率（ΔA/min）应符合生产企业给定范围。

4. 分析灵敏度 用已知活性的样品测试试剂盒，记录试剂盒在规定参数下，产生的吸光度变化率，结果应符合生产企业规定的要求。

5. 线性区间 应给定试剂盒线性区间，测试血清样本，在线性区间范围内，线性相关系数 r 应≥0.990；线性绝对偏差和相对偏差应符合生产企业规定的要求。

6. 重复性 在重复性条件下，用一定浓度的血清样品或质控样品测试试剂盒，重复测试一定次数（n≥10），计算变异系数（CV），结果应符合生产企业规定的要求。

7. 批间差 用一定浓度的血清样品或质控样品分别测试3个不同批号的试剂盒，每个批号测试3次，分别计算每批3次检测的均值，计算相对极差（R）应符合生产企业规定的要求。

8. 准确度 用参考物质或用参考方法定值的血清测定，实测值与标示值的偏差应符合生产企业规定的要求。若无参考物质或参考方法，也可进行比对试验。

9. 稳定性 可分为效期稳定性和热稳定性试验。效期稳定性是在产品达到生产企业规定的产品有效期后，取样进行上述除批间差外其余性能指标的检测，结果应满足要求；热稳定性试验是取有效期内生产企业规定的热稳定性条件下的产品，进行除批间差外其余性能指标的检测，结果应满足要求。生产企业选取其中一种方法检测即可，需要注意的是，热稳定性不能用于推导产品有效期，除非是采用基于大量的稳定性研究数据建立的推导公式。

参考文献

尚红，王毓三，申子瑜.全国临床检验操作规程（4版）.北京：人民卫生出版社，2015.

起草人：孟超（江苏省医疗器械检验所）

复核人：胡泽斌　黄杰（中国食品药品检定研究院）

第三章 无机离子测定试剂

第一节 血清锂测定试剂

一、概述

锂主要用于治疗情感障碍、躁狂症和躁狂抑郁病的躁狂状态。通常以碳酸锂形式给药，由胃肠道完全吸收。锂的测定保证在治疗有精神障碍，如躁狂-抑郁病（双极情感障碍）的患者时使用合理的药物剂量。血清中锂的半衰期为48~72小时，通过肾脏清除（与钠平行排泄）。肾功能不全时，清除时间会延长。锂的生物学作用是加强对中枢神经系统镇静系统起镇静作用的神经递质的吸收。血清锂浓度的测定主要用于确定顺应性同时避免毒性。中毒的早期症状主要包括淡漠、迟缓、嗜睡、昏睡、语言障碍、不规则震颤、肌肉痉挛、肌无力和共济失调。

为确保患者适应和防止中毒，应监控锂浓度。由于治疗时的浓度范围很窄，大约在0.60~1.20mmol/L之间，高于1.5mmol/L就有相当大的中毒风险，因此锂浓度的测定在处置使用锂疗法的患者时至关重要。由于锂的血浆值随最后一次剂量的时间而变化，因此建议统一测试用药后12小时血清的锂浓度来评价疗法是否适当。

二、检测技术与方法

检测血清锂的方法主要有比色法、离子选择电极法、磷酸酶法、原子吸收光谱法和火焰发射光度法等。比色法的反应原理为：锂方法使用专利化合物，即7-硝基-2，12-二羧基-16，17-二氢-5H，15H-二苯［b，i］［1，11，4，5，7，8］二氧三环乙酸*（染色锂），它在碱性水和二甲亚砜的悬浊液中能与Li^+反应生成非共价的二元复合物。Li^++染色锂复合物（显著吸光度540nm）由于生成这种非共价的二元复合物导致540nm波长的吸光率的改变与样本中的锂浓度成正比，所以能用双波长（540和700nm）终点法技术测定。

三、操作要点及注意事项

以现在市场上比较常见的比色法试剂盒为例。

1. 试剂组成 包被染色锂试剂、碱性盐试剂和锂空白试剂等。

2. 适用机型 按说明书要求。

3. 操作 按说明书或实验室制定的SOP进行操作。取样、试剂传送、混合、作用过程以及结果打印都由系统自动完成。

参数设置→试剂装载→校准→质控→样本加载→测定→结果审核→报告。

校准：建议使用配套校准品校准，按照规定的校准周期进行校准；当试剂更换批号、质控出现漂移、仪器做完保养、重要零件更换时应重新进行校准。

质量控制：每天对样本进行检测之前，须进行质量控制，以保障测试系统的稳定性。建议采用配套质控品进行室内质控，质控品测定结果应在允许范围内。若超出质控范围，需查找原因，如仪器、试剂与质控品的状态或参数设置等。

4. 结果判定 由仪器自动计算出。

5. 注意事项及干扰因素

（1）检测前，确保样本、定标液、质控液等平衡至室温，考虑到可能的蒸发效应，上机的样本、定标液和质控液应在2小时内进行测定分析。

（2）测试前确保样品杯中样本量满足检测需要，且无气泡，避免吸样不准造成结果判定错误。

（3）若在短时间内无法完成测定，可将样本冷藏在2~8℃环境下，必要时应放在-20℃下冷冻保存。

（4）可能会受溶血、脂血、黄疸以及其他离子等干扰，具体应查看对应试剂盒的说明书，从而对结果进行综合判定。

（5）试剂要求开封后在一定时间内使用，具体可查看各对应试剂盒的说明书。

四、国内外相关技术方法对比

（一）国内外标准、注册技术审查指导原则比较

查询目前国内外文献资料，暂无血清锂离子检测相关试剂的国际标准和行业标准，暂无相关的注册技术审查指导原则。

（二）标准物质进展

目前现有血清锂离子检测相关的国家标准物质如表2-3-1所示。

表2-3-1 血清锂离子相关标准物质

品名	标准物质号	规格	保存条件	发布单位
锂、钠、钾、镁、钙、氯复合电解质冰冻人血清	360018-201701	0.5ml/支	-70℃及以下，避光	中国食品药品检定研究院

起草人：于婷（中国食品药品检定研究院）
复核人：孟超（江苏省医疗器械检验所）

第二节 血清钠测定试剂

一、概述

血清钠是指血清中钠离子浓度。钠离子是细胞外液的主要阳离子，对保持细胞外液容量、

调节酸碱平衡、维持正常渗透压和细胞生理功能有重要意义，并参与维持神经-肌肉的正常应激性。血清钠低于130mmol/L时为低血钠症，最低可达100mmol/L，常见于：①胃肠道失钠，如幽门梗阻、腹泻、消化道手术后、造瘘或引流等；②尿中钠排出增多，原因有肾小管重吸收功能减低、肾上腺皮质功能不全、糖尿病、使用利尿剂后、大量注射盐水后；③皮肤失钠，如大面积烧伤、创伤或出汗；④钠的摄入量不足，如饥饿、营养不良、低盐疗法等；酸中毒。血清钠超过145mmol/L为高血钠症，常见于：①肾上腺皮质功能亢进症，如库欣综合征、原发性醛固酮增多症；②高渗性脱水症；③脑性高血钠症，如脑外伤、脑血管意外、垂体肿瘤等；④钠进量过多，如注射高渗盐水或进食过量钠盐，且伴有肾功能失常时；⑤潴钠性水肿，常见于心脏病、心力衰竭、肝硬化、肾病等。

二、检测技术与方法

血清钠是临床常见的生化检测项目之一，有助于电解质平衡和酸碱平衡紊乱的判断。血清钠的测定方法主要包括原子吸收分光光度法、火焰发射分光光度法、离子选择电极法（ISE）或酶法。临床实验室常采用的是ISE和酶法。

（一）离子选择电极法

钠电极离子交换膜的主要成分是硅酸锂，对钠的选择性比钾高数千倍。检测原理：采用电化学、电势测定，应用y参考联合检测出待测物中钠离子的浓度。全血样本与电极底部接触，在该位置采用特殊接触膜（黄色），该膜仅对钠离子敏感。如果血液中的钠离子含量增加，接触膜会吸附较多的钠离子。这将改变膜两侧的电压。在膜的另一侧，是Ag/AgCl电极（灰色），电极周围为具有良好导电性的氯化钾溶液（蓝色）。因此，电极与膜具有良好的电接触。在设备的另一侧也是Ag/AgCl电极，并置于相同的导电溶液中。两侧电极的区别在于一侧电极没有与钠特异性结合的接触膜。在这里，氯化钾溶液与血液样本直接接触。电极与样本之间无电压差，因此，此时电极所给出的数值为“零”。本侧电极为参比电极。在装置的另一侧，即钠电极部分，如果血液中的钠离子黏附于接触膜，会导致电极与溶液中出现电压差。检测仪通过比较两个电极的电压差如果两侧电极存在差异，说明血液样本中存在钠离子，并且电极差与钠离子的浓度成正比。钠离子选择性膜核心成分：Na-离子载体Ⅲ（ETH2120）（选择性材料）+四苯硼钠（盐溶液）。

（二）火焰发射分光光度法

是以火焰作为激发光源的原子发射光谱分析法，也称火焰发射光谱法，具有仪器结构简单、操作方便、特异性好等优点。

FES所用仪器（火焰光度计）由光源、分光系统及检测记录系统3部分组成。光源包括喷雾器、燃烧器、燃料气体和助燃气体的供应及调节装置，其作用是将试样溶液雾化后与助燃气体及燃料气体混合，燃烧形成火焰，再利用火焰的热能使试样细雾脱溶剂蒸发成气态，解离为气态原子，并激发发光。分光系统可以是一组滤光片，也可以是棱镜或光栅单色器。检测记录系统包括检测器（光电池或光电管或光电倍增管）、放大器及读数装置。含有钠、钾等离子的溶液，由燃气吸入雾化室雾化燃烧。钠、钾等离子获得能量后，由基态原子转变为激发态原子，激发态原子不稳定，回到基态时发射出各种特有的波长谱线（钠585nm，钾767nm，锂67nm）。

各波长的光通过各自的检测器进行检测，信号的强度与标本中钠、钾等离子的浓度呈正比。

定量分析的方法有内标法和外标法。内标法是将样本用含有一定浓度参比元素如锂（Li）或铯（Cs）的溶液稀释后，同时测定钠、钾和锂或铯的电信号，根据钠、钾的电信号和锂或铯的电信号进行钠、钾含量的计算。外标法是用不同浓度的钠、钾标准液制成标准曲线，然后对标本进行测定，从标准曲线上查得钠、钾的浓度。多数实验室采用内标法，但本法不能用于服用锂盐者。

（三）酶法

利用钠对某些酶的激活作用而设计。利用钠离子依赖的β－半乳糖苷酶催化邻硝基苯β－D－半乳吡喃糖苷（ONPG）底物生成产物邻硝基酚（ONP）和半乳糖。其中生成的ONP在405nm的吸光度值上升与钠离子浓度成正比，从而根据吸光度值的变化计算钠离子的浓度。

三、操作要点及注意事项

以现在市场上比较常见的酶法和离子电极法试剂盒为例。

（一）酶法

1. 试剂组成　Tris缓冲液（pH 9.0）、穴合剂、β－D－半乳糖苷酶；Tris缓冲液（pH 9.0）、邻硝基酚－β－D－半乳糖苷（ONPG）。

2. 适用机型　按说明书要求。

3. 操作　参见本章第一节中的相关内容。

4. 结果计算

$$Na（mmol/L）=\frac{\Delta A/min_{标本}}{\Delta A/min_{标准}}\times C_{标准}$$

其中：$\Delta A/min_{标本}$为被测液每分钟吸光度变化；$\Delta A/min_{标准}$为校准液每分钟吸光度变化；$C_{标准}$为校准液浓度。

5. 检验结果的解释

A：每批均应放置正常与异常质控血清与被检样本同时测试，当质控结果超标时需重新进行确认检测。

B：当标本测得结果高于线性范围时，应将标本进行倍比稀释后重新测定，标本的结果=稀释后测得值×稀释倍数。

C：含铵离子的抗凝剂、柠檬酸钠、草酸盐及EDTA等均可影响测定结果。

6. 检验方法的局限性

A：结果的准确性依赖于仪器的校正和测定温度、时间的控制。

B：线性与样本试剂比有密切关系，减少样本含量会令线性上升，但测试的灵敏度会按比例下降。

C：标本中总胆红素（或游离胆红素）、血红蛋白、甘油三酯，对测定结果存在一定影响。具体见说明书。

（二）离子电极法

1. 试剂组成

（1）干片成分　每平方厘米的反应成分：银、氯化银、氯化钠、甲基莫能菌素。

（2）其他成分　黏合剂、缓冲液、增塑剂、稳定剂、表面活性剂和镍铬合金。

2. 适用机型　按说明书要求。

3. 操作　参见本章第一节中相关内容。

4. 结果计算　仪器直接报告结果。

5. 检验结果的解释　系统测量直接电极法干片两个电极之间的毫伏电势差（一个电极与被测样本接触；另一个电极与电解质参比液接触）。干片上测量出的电势差与钠离子浓度对数之间存在着线性关系，即符合离子选择电极的能斯特（Nernst）方程。只要对每个干片批次进行了定标，则样本的未知钠离子浓度可以使用软件存在的数学模型和测出的电势差进行确定。

6. 检验方法的局限性　被阳离子表面活性剂污染的样本具有正干扰（例如，10mg/L 的苯扎氯铵在血清中会引起钠浓度升高 20mmol/L）。

其他局限性：已知某些药物和临床状况会改变体内的钠离子浓度。

四、国内外相关技术方法对比

（一）国内外标准、注册技术审查指导原则比较

查询目前国内外文献资料，暂无血清钠离子检测相关试剂的国际标准，行业标准有：YY/T 1203-2013 钠测定试剂盒（酶法），相关的指导原则为电解质钾、钠、氯、钙测定试剂注册技术审查指导原则。

（二）标准物质进展

目前现有血清钠离子检测相关的国际或国家标准物质如表2-3-2所示。

表2-3-2　血清钠离子相关标准物质

品名	标准物质号	规格	保存条件	发布单位
锂、钠、钾、镁、钙、氯复合电解质冰冻人血清	360018-201701	0.5ml/支	-70℃及以下，避光	中国食品药品检定研究院

起草人：于婷（中国食品药品检定研究院）

复核人：孟超（江苏省医疗器械检验所）

第三节　血清钾测定试剂

一、概述

钾是细胞内的主要阳离子，人体内的钾是维持细胞生理活动的主要阳离子，对维持细胞新陈代谢，调节体液渗透压及酸碱平衡起着重要作用，同时还维持着神经肌肉的应激性和心肌

的正常功能。血清中钾离子的测定用于电解质失衡、心律不齐、肌无力、肝脑疾病和肾功能衰竭的评估，以及糖尿病和静脉输液替代治疗中的酮症酸中毒。患有醛固酮增多症的高血压患者90%及更多具有低K^+浓度，低K^+浓度也常见于呕吐、腹泻、酒精中毒和叶酸欠缺症中。在快速钾离子输液、晚期肾脏衰竭、溶血、外伤、阿狄森病（Addison′s disease）、代谢性酸中毒、急性饥饿、脱水和急性医疗紧急状态等情况下，会出现高K^+浓度值。通常，钾离子（K^+）通过肾小球自由过滤，但在血清中K^+浓度低的情况下，则会被保留下来。在钾离子膳食摄入量高、醛固酮增多症、肾小管性酸中毒和发生碱中毒等情况下，尿中的钾离子浓度会升高。

二、检测技术与方法

血清钾测定方法包括原子吸收分光光度法、火焰发射分光光度法、离子选择电极法和紫外可见分光光度法（酶法和大环发色团显色法）。实验室常采用的是离子选择电极法和酶法。

（一）离子选择电极法（ISE）

ISE是利用电极电位和离子活性的关系来测定被测离子活度的一种电化学技术，其核心是采用对被测离子选择性响应的敏感膜。钾电极采用含有缬氨霉素的中性载体膜，对钾具有很高的选择性。ISE分析系统的校准是使用含待测离子的校准液来定出测定电极与参比电极表面电位变化的差值，作为计算因素储存在微处理器中，用作未知浓度样本的计算。因校准曲线不通过零点，所以需采用两点校准。

ISE分为直接法、间接法和多层膜干片法。直接法指血清等标本不需任何稀释直接进入仪器与电极接触。钾离子测定干片（直接电极法）为涂覆在聚酯基材上的多层分析成分，使用直接电势测定法测定钾离子。该干片包括两个离子选择电极，每个电极包含缬氨霉素（钠的一种离子载体）、一个基准层、一个银层和一个氯化银层，涂覆于聚酯下面的试剂层上。干片另外一半施加有一滴患者样本和一滴VITROS参比液，两种液体向盐桥的中间迁移。这将形成稳定的液体汇合，将参比电极和样本指示电极连接起来。每个电极将产生一个对应其上钾离子活性的电势。这两个电极之间的电势差与样本中钾离子的浓度成正比。间接法指样本与一定离子强度缓冲液稀释后，与电极接触进行检测。多层膜干片法采用样本间相互独立的干式离子敏感卡片测定各种离子。

离子选择电极只对水相中活性离子产生选择性响应，与标本中脂肪、蛋白质所占体积无关血浆中固体物质部分（血脂与蛋白质）约占总体血浆的7%，而水相占93%，电解质都存在于水相中。间接ISE法需要高离子强度的稀释液来稀释样本，这种稀释液可以控制离子的活度系数，使成为一个常数。直接ISE法能够得到与活度相关的浓度而无需对样本进行稀释。要使直接法测定结果与间接法测定结果等同，大多数直接ISE法在测定钾在血浆水中浓度后要乘上有一个总体血浆中水的平均分数（0.93）。多层膜干片法具有快速、无交叉污染、操作灵活、携带方便等特点而且不存在由于电极寿限及保养带来的消耗，更适于在急救中心和农村基层卫生院推广使用。

（二）火焰发射分光光度法（FES）

详见钠检测方法。

（三）紫外-可见分光光度法

紫外-可见分光光度法分为两类：一类是酶法，另一类是大环发色团显色法。

1. 酶法 利用钾对某些酶的激活作用而设计。反应原理为利用钾离子依赖性丙酮酸激酶催化底物磷酸烯醇式丙酮酸（PEP）与二磷酸腺苷（ADP）反应生成丙酮酸，丙酮酸在乳酸脱氢酶的催化下与 NADH 偶联生成 NAD^+，通过在 340nm 处吸光度的变化，计算钾离子浓度。

另有利用定量的钾增强色氨酸酶活性，通过测定该酶活性的改变来判断钾浓度。酶法的准确度和精密度可以与火焰发射分光光度法接近。此外，胆红素及溶血对酶法有一定影响。

2. 大环发色团显色法 大环离子载体分子由各原子按规律排列形成空腔，空腔中可高亲和力地固定或结合金属离子。这些化合物又被称为多环、冠、穴状配体，如穴冠醚和球冠醚等。不同的大环空腔大小不一样，可固定或吸附不同的元素。当阳离子被固定时，发色团发生颜色改变颜色深浅与固定的离子多少有关。例如，缬氨霉素与一种 pH 指示剂结合测定血清钾，指示剂颜色改变与钾离子浓度相关。紫外可见分光光度法结果与直接、间接 ISE 及 FES 结果具有可比性。

三、操作要点及注意事项

以现在市场上比较常见的酶法和离子电极法试剂盒为例。

（一）酶法

1. 试剂组成

试剂1：Tris缓冲液（pH 8.2）、磷酸烯醇丙酮酸PEP、二磷酸腺苷、α-酮戊二酸、NADH、GLDH、钾依赖性丙酮酸激酶、穴合剂。

试剂2：Tris缓冲液（pH 9.0）、乳酸脱氢酶。

2. 适用机型 按说明书要求。

3. 操作 参见本章第一节中的相关内容。

4. 结果计算

$$K\ (\text{mmol/L}) = \frac{\Delta A/\min_{\text{标本}}}{\Delta A/\min_{\text{标准}}} \times C_{\text{标准}}$$

其中：$\Delta A/\min_{\text{标本}}$为被测液每分钟吸光度变化；$\Delta A/\min_{\text{标准}}$为校准液每分钟吸光度变化；$C_{\text{标准}}$为校准液浓度。

5. 检验结果的解释

A：每批均应放置正常与异常质控血清与被检样本同时测试，当质控结果超标时需重新进行确认检测。

B：当标本测得结果高于线性范围时，应将标本进行倍比稀释后重新测定，标本的结果=稀释后测得值 × 稀释倍数。

C：防止标本溶血，红细胞内钾浓度是血清中20倍，轻微溶血即可严重干扰测定结果；含铵离子的抗凝剂、柠檬酸钠、草酸盐及EDTA等均可影响测定结果；抽血过程中，反复握拳可使血钾升高，止血带使用时间过长，可使静脉旁细胞受损，钾离子渗出到血浆，使钾测定结果升高。

6. 检验方法的局限性

A：结果的准确性依赖于仪器的校正和测定温度、时间的控制。

B：线性与样本试剂比有密切关系，减少样本含量会令线性上升，但测试的灵敏度会按比例下降。

C：标本中总胆红素（或游离胆红素）、抗坏血酸、血红蛋白、甘油三酯，对测定结果存在一定影响。具体见说明书。

（二）离子电极法

1. 试剂组成

（1）干片成分　每cm^2的反应成分：银、氯化银、氯化钠、氯化钾、缬氨霉素。

（2）其他成分　黏合剂、增塑剂、稳定剂、表面活性剂和镍铬合金。

2. 适用机型　按说明书要求。

3. 操作　参见本章第一节中的相关内容。

4. 结果计算　仪器直接报告结果。

5. 检验结果的解释　分析仪测量（直接电极法）测定干片两个电极之间的毫伏电势差（一个电极与被测样本接触；另一个电极与电解质参比液接触）。干片上测量出的电势差与钾离子浓度之间存在着线性关系，即符合离子选择性电极的能斯特（Nernst）方程。只要对每个干片批次进行了定标，则样本的未知钾离子浓度可使用软件自带的数学模型和测出的电势差进行确定。

6. 检验方法的局限性　按照美国临床实验室标准化研究所（CLSI）实验方案 EP712 对干扰物质进行了筛查。已知干扰物质的分析详见试剂盒说明书。其他局限性：已知某些药物和临床状况会改变体内的钾离子浓度。

四、国内外相关技术方法对比

（一）国内外标准、注册技术审查指导原则比较

查询目前国内外文献资料，暂无血清钾离子检测相关试剂的国际标准，行业标准有：YY/T 1202-2013 钾测定试剂盒（酶法），相关的指导原则为电解质钾、钠、氯、钙测定试剂注册技术审查指导原则。

（二）标准物质进展

目前现有血清钾离子检测相关的国际或国家标准物质如表2-3-3所示。

表2-3-3　血清钾离子相关标准物质

品名	标准物质号	规格	保存条件	发布单位
锂、钠、钾、镁、钙、氯复合电解质冰冻人血清	360018-201701	0.5ml/支	-70℃及以下，避光	中国食品药品检定研究院

起草人：于婷（中国食品药品检定研究院）
复核人：孟超（江苏省医疗器械检验所）

第四节 血清钙测定试剂

一、概述

钙离子是人体内含量最多的阳离子，正常成人体内的钙离子大部分以细胞外钙的形式存在，但99%为羟磷酸石晶体的形式沉积于骨骼和牙齿中并增加其硬度。血清中的钙离子以三种形式存在：与蛋白结合；游离形式；与其他配基如柠檬酸、乳酸、磷酸和碳酸结合。血浆（清）钙的生理功能：①稳定神经细胞膜，降低神经肌肉的应激性；②参与血液凝固过程，血浆中的Ca^{2+}即为凝血因子Ⅳ；③降低毛细血管的通透性，血浆钙可以防止体液渗出，控制炎症和水肿。

在甲状旁腺亢进、肿瘤、体内维生素D浓度过高，都会引起血钙升高；血钙升高也有助于诊断慢性肾炎和急性胰腺炎。低血钙与甲状旁腺功能低下、维生素D缺乏、肾衰竭有关。钙的测定用于甲状旁腺疾病、各种骨病、慢性肾脏疾病、尿石症和手足搐搦（间歇性肌肉收缩或痉挛）的诊断和治疗。

二、检测技术与方法

总血清钙由三部分组成：游离或离子钙，占50%；蛋白结合钙，其中绝大多数与白蛋白结合，仅有一小部分与球蛋白结合，占45%；络合物结合钙，主要为磷酸盐、柠檬酸盐和重碳酸盐，占5%。离子钙在生理上最为重要，但已证实难以进行直接分析。不过，利用可知的蛋白质含量和血液pH（这两者对离子钙水平存在强烈影响），可通过总钙估计离子钙。

（一）血清总钙测定

血清总钙测定方法有滴定法（氧化还原滴定法、络合滴定法），比色法（最常用的是邻甲酚酞络合酮法、偶氮胂Ⅲ法、甲基麝香草酚蓝法等），火焰光度法，原子吸收分光光度法，同位素稀释质谱法等。

1. 络合滴定法 血清中的钙离子在碱性溶液中钙羧指示剂结合成可溶性复合物，使溶液变成红色。EDTA-NA_2对钙离子的亲和力很大，能与该复合物中的钙离子络合，使钙羧指示剂重新游离，溶液变成红色。以EDTA-NA_2的滴定用量计算血清钙含量，该法不受血清镁离子的干扰，但因指示剂在碱性溶液中不稳定，应在加指示剂后立即滴定。此外，采血后应尽快分离血清进行滴定，久置将使滴定终点的灵敏度下降。脂血、严重溶血均干扰检测结果。该法操作简便，用血量少，但滴定点不易掌握。

2. 偶氮砷Ⅲ法 钙离子（Ca^{2+}）与偶氮胂Ⅲ（2，2′-[1，8-二羟-3，6-二磺基亚萘基-2，7-双偶氮]-二苯胂酸）（Arsenazo Ⅲ）发生反应，形成浓紫色的络合物。本方法利用双色分析仪，在660/700nm处测定Ca-偶氮胂Ⅲ络合物的吸光率。反应混合物吸光率的增加与样本中的钙浓度成正比。使用Arsenazo Ⅲ，镁不会显著干扰钙的测定。

3. 邻甲酚酞络合酮法（O-CPC） 邻甲酚酞络合酮是金属络合指示剂，同时也是酸碱指示剂，在碱性溶液中与钙及镁螯合，生成紫红色螯合物。做钙测定时，在试剂中加入8-羟基喹啉以消除标本中镁离子的干扰。

4. 甲基麝香草酚蓝法 血清中钙离子在碱性溶液中与甲基麝香草酚蓝结合，生成蓝色的络合物。加入适量的8-羟基喹啉，可消除镁离子对测定的干扰，与同样处理的钙标准液进行比较，以求得血清总钙的含量。

5. 原子吸收分光光度法　血清用浓盐酸溶液稀释，送入乙炔火焰，基态钙原子吸收来自空心阴极灯的422.7nm光，用检测器测定这种吸收吸光值与火焰里的钙浓度成正比，根据吸光值可以求出样品中待测元素的含量。

（二）离子钙测定

血清离子钙的测定方法目前主要有生物学法、透析法、超滤法、金属指示剂法、离子选择电极法。参考方法是离子选择电极法。

离子选择电极法：在钙选择电极中，当钙离子与钙离子选择膜结合后，便产生一个跨膜电化学电位。根据能斯特方程式，在一定条件下，ISE的电位与溶液中被测离子浓度的对数成正比。因此测得相应的电位后再和同样处理的钙标准比较就可以计算钙离子的浓度。

该法测定血清钙离子操作简便、快速、重复性好，准确度和灵敏度高，且不受血浆蛋白的干扰，是测定离子钙较为理想的方法。

三、操作要点及注意事项

以现在市场上比较常见的偶氮砷Ⅲ法和邻甲酚酞络合酮法试剂盒为例。

（一）偶氮砷Ⅲ法

1. 试剂组成　咪唑、偶氮胂Ⅲ、Triton X-100和防腐剂。

2. 适用机型　按说明书要求。

3. 操作　参见本章第一节中的相关内容。

4. 结果计算　仪器自动计算各样本的钙浓度。

5. 检验结果的解释　期望值可能随着年龄、性别、样本类型、饮食和地理位置的不同而有所差异。各实验室应验证期望值对其人群的可转移性，必要时应按照优良实验室规范（GLP），测定自己的参考范围。用于诊断时，应始终结合患者病史、临床检查和其他发现来评估结果。

6. 检验方法的局限性　在解释24小时内使用了含钆造影剂的患者的钙结果时，特别在患者肾功能受损的情况下，应当特别谨慎。应使用非比色方法（例如离子选择电极或者发射光谱），对这些样本进行分析。如果无法使用非比色分析方法，则应在对患者施用造影剂之前采集样本。

（二）邻甲酚酞络合酮法

1. 试剂组成　乙醇胺缓冲液、盐酸、邻甲酚酞络合酮、8-羟基喹啉、盐酸适量。

2. 适用机型　按说明书要求。

3. 操作　参见本章第一节中的相关内容。

4. 结果计算

$$\mathrm{Ca}\ (\mathrm{mmol/L}) = \frac{\Delta A_{\text{样本}}(A2-A1)}{\Delta A_{\text{校准品}}(A2-A1)} \times C_{\text{校准品}}$$

5. 检验结果的解释　专业人员负责检验结果的审核。检验结果会受到受检者年龄、性别、体重等的影响。通常情况下，其结果如在参考区间内，认为正常；如在临界区域内，应重新测定进行确认；如明显超出参考区间或确认检测后仍超出参考区间，则认为血清钙浓度异常。检验结果如出现与临床不符甚至相悖的情况，应分析与查找原因。

6. 检验方法的局限性

（1）胆红素≤40mg/dl时，对测定结果没有明显干扰。

（2）乳糜≤1000mg/dl时，对测定结果没有明显干扰。

（3）血红蛋白≤200mg/dl时，对测定结果没有明显干扰。

（4）维生素C≤100mg/dl时，对测定结果没有明显干扰。

（5）检测结果与所使用的仪器种类和型号相关，使用不同的仪器，检测结果可能会有差异。

四、国内外相关技术方法对比

（一）国内外标准、注册技术审查指导原则比较

查阅目前国内外文献资料，暂无血清钙离子检测相关试剂的国际标准，行业标准有：YY/T 1229-2014钙测定试剂（盒），相关的指导原则为电解质钾、钠、氯、钙测定试剂注册技术审查指导原则。

（二）标准物质进展

目前现有血清钙离子检测相关的部分国际或国家标准物质如表2-3-4所示。

表2-3-4 血清钙离子相关标准物质

品名	标准物质号	规格	保存条件	发布单位
锂、钠、钾、镁、钙、氯复合电解质冰冻人血清	360018-201701	0.5ml/支	-70℃及以下，避光	中国食品药品检定研究院

起草人：于婷（中国食品药品检定研究院）
复核人：刘波（江苏省医疗器械检验所）

第五节 血清镁测定试剂

一、概述

镁作为人体必需的营养元素之一，参与许多生化功能。它是核酸和核糖体颗粒的组成成分，是许多酶必要的激活剂，在产生能量的氧化磷酸化中起作用。正常情况下，人体含有21~28g镁，其中50%以上在骨骼中与钙和磷酸盐形成复合物。仅有大约1%的镁存在于细胞外液中；因此，与钾一样，镁也易于进出细胞。血浆中大约35%的镁是与蛋白质（主要是白蛋白）相结合，因此，白蛋白浓度的变化可能影响到镁。低镁血症会导致神经肌肉功能障碍，常见于长期重度腹泻、吸收不良综合征、醛固酮增多症以及利尿剂治疗的患者。高镁血症常见于肾小球功能衰竭和糖尿病性昏迷的患者。

二、检测技术与方法

临床上检测血清镁的方法包括比色法、二甲苯胺蓝法、酶法和偶氮胂法等。

（一）比色法

是对Connerty、Lau和Briggs描述的甲基百里酚蓝（MTB）络合滴定步骤的改进。乙烯-双-（氧乙烯硝基）四乙酸（Ba-EGTA）的钡盐用于减少钙（也会与MTB起反应）引起的干扰。MTB与镁形成一种蓝色复合物。通过钙与Ba-EGTA（螯合剂）形成一种复合物，可使钙干扰减小到最少。形成的镁-甲基百里酚蓝（MG-MTB）复合物的量是与镁浓度成比例的，并且是使用双波长（600nm和510nm）终点法技术来测量的。

$$Mg^{2+} + MTB \longrightarrow \text{mg-MTB 复合物（在600nm处吸收）}$$

$$Ca^{2+} + \text{Ba-EGTA} \longrightarrow \text{复合物（在600nm处不吸收）}$$

（二）二甲苯胺蓝法

在碱性条件下，血清中的镁同二甲苯胺蓝形成有色复合物，在520nm/800nm测量吸光度，显色深浅与镁浓度成正比，试剂中的乙二醇乙醚二胺-N，N，N′，N′四乙酸（GEDTA）可以消除钙的干扰。

$$Mg^{2+} + \text{二甲苯胺蓝} \xrightarrow{\text{oH 11.4}} \text{紫色复合物}$$

（三）酶法

$$\text{葡萄糖} + \text{Mg.ATP} \xrightarrow{\text{己糖激酶}} \text{false葡萄糖-6-磷酸} + \text{Mg.ADP}$$

$$\text{葡萄糖-6-磷酸} + \text{NADP} \xrightarrow{\text{葡萄糖-6-磷酸脱氢酶}} \text{6-磷酸葡萄糖酸内酯} + \text{NADPH} + H^+$$

（四）偶氮胂法

本方法使用易与镁结合的偶氮胂染料。在572nm波长处测定偶氮胂-镁复合物的吸光度，它与样本中的镁浓度成正比。加入钙螯合剂，以避免钙的干扰。

三、操作要点及注意事项

以现在市场上比较常见的比色法、二甲苯胺蓝法、酶法、偶氮胂I法试剂盒为例。

（一）比色法

1. 试剂组成　甲基百里酚蓝（MTB）、乙酸、山梨酸钾、乙烯-双-（氧乙烯硝基）四乙酸的钡盐（Ba-EGTA）、偏硼酸钠、缓冲液、微生物抑制剂等。

2. 适用机型　按说明书要求。

3. 操作　参见本章第一节中的相关内容。

4. 结果计算　按照临床生化系统操作系统手册中操作原理部分的计算程序，本仪器将自动地计算并打印出镁的浓度，以单位 mg/dl [mmol/L] 表示。

5. 检验结果的解释　结果解释应结合患者的病史、临床表现以及其他发现解释。

（1）因为红细胞中镁的浓度是血清中的3倍，所以溶血的样本可能引起镁测定结果的假性升高。由于细胞内的镁的个体差异导致溶血产生的偏差也随之变化。

（2）血红蛋白（溶血产物）（单体）、胆红素（未结合）、脂血均可使测定的镁浓度增加。

6. 检验方法的局限性 仪器报告系统会含有错误信息，以告知操作人员具体的故障。任何含有此类错误信息的报告片段都应予以保留，以备将来参考。请参考操作手册。

（二）二甲苯胺蓝法

1. 试剂组成 乙醇胺缓冲液、乙二醇醚二胺四乙酸、二甲苯胺蓝、表面活性剂。

2. 适用机型 按说明书要求。

3. 操作 参见本章第一节中的相关内容。

4. 结果计算 分析仪自动计算每个样品的镁的浓度。

5. 检验结果的解释 结果如超过线性范围，请用生理盐水将标本按1∶1稀释，测定结果乘2。

专业人员负责检验结果的审核。检验结果会受到受检者年龄、性别、体重等的影响。通常情况下，其结果如在参考范围内，认为正常；如在临界区域内，应重新测定进行确认；如明显超出参考范围或确认检测后仍超出参考范围，则认为血清中目标含量异常。检验结果如出现与临床不符甚至相悖的情况，应分析并查找原因。

6. 检验方法的局限性

（1）30mg/dl以下浓度的抗坏血酸对试剂检测结果的偏差影响在±10%以内；

（2）250mg/dl以下浓度的血红蛋白对试剂检测结果的偏差影响在±10%以内；

（3）30mg/dl以下浓度的胆红素对试剂检测结果的偏差影响在±10%以内；

（4）200mg/dl以下浓度的内源性酯对试剂检测结果的偏差影响在±10%以内。

（三）酶法

1. 试剂组成 三羟甲基氨基甲烷缓冲液、葡萄糖、三磷酸腺苷、NADP、三羟甲基氨基甲烷缓冲液、己糖激酶、葡萄糖-6-磷酸脱氢酶。

2. 适用机型 按说明书要求。

3. 操作 参见本章第一节中的相关内容。

4. 结果计算

$$\mathrm{Mg}\ (\mathrm{mmol/L}) = \frac{\Delta A/\min_{标本}}{\Delta A/\min_{标准}} \times C_{标准}$$

其中：$\Delta A/\min_{标本}$为被测液每分钟吸光度变化；$\Delta A/\min_{标准}$为校准液每分钟吸光度变化；$C_{标准}$为校准液浓度。

5. 检验结果的解释

（1）每批均应放置正常与不正常质控血清与被检样本同时测试，当质控结果超标时需重新进行确认检测。

（2）当标本测得结果高于4mmol/L时，应将标本进行倍比稀释后重新测定，标本的结果=稀释后测得值×稀释倍数。

（3）因红细胞内含镁量较高，故溶血标本有干扰。

（4）大量使用维生素、长期服用皮质激素、大量使用利尿药等可使血清镁降低。

6. 检验方法的局限性

（1）结果的准确性依赖于仪器的校正和测定温度、时间的控制。

（2）线性与样本试剂比有密切关系，减少样本含量会令线性上升，但测试的灵敏度会按比例下降。

（3）标本中氨浓度低于500 μmol/L、总胆红素（或游离胆红素）低于665 μmol/L、血红蛋白低于100mg/dl、甘油三酯低于8mmol/L、维生素C低于45mg/dl、钙低于6mmol/L时，对测定结果的影响偏差小于10%。

（4）为保障检验结果的准确性，建议每天制作一次检验标准曲线。

（四）偶氮胂法

1. 试剂组成　三羟甲基氨基甲烷（TRIS）缓冲液、偶氮胂染料。

2. 适用机型　按说明书要求。

3. 操作　参见本章第一节中的相关内容。

4. 结果计算　由仪器自动计算得出。

5. 检验结果的解释　有关结果计算的内容，参见仪器操作手册。

与性能有关的代表性数据，参见说明书中参考值（参考范围）和产品性能指标部分。各个实验室得出的结果可能存在差异。

6. 检验方法的局限性　参见说明书中样本要求和产品性能指标部分。

四、国内外相关技术方法对比

（一）国内外标准、注册技术审查指导原则比较

查询目前国内外文献资料，暂无血清镁离子检测相关试剂的国际标准和行业标准，暂无相关的注册技术审查指导原则。

（二）标准物质进展

目前现有血清镁离子检测相关的国际或国家标准物质如表2-3-5所示。

表2-3-5　血清镁离子相关标准物质

品名	标准物质号	规格	保存条件	发布单位
锂、钠、钾、镁、钙、氯复合电解质冰冻人血清	360018-201701	0.5ml/支	-70℃及以下，避光	中国食品药品检定研究院

起草人：于婷（中国食品药品检定研究院）

复核人：刘波（江苏省医疗器械检验所）

第六节　血清锌测定试剂

一、概述

锌是人体重要的微量元素，是许多金属酶的辅助因子。它不仅影响蛋白质合成的质量和数量调节，而且影响DNA和RNA相关多聚酶和环腺苷酸酶以及转录酶的活性，锌既作为稳定剂又

作为抑制剂控制生物酶的活性。锌是重要的营养素，青少年、婴儿、孕妇及烧伤患者为缺锌的高发人群。血清锌及头发、指甲锌降低，尿锌增多常见于恶性组织损伤、急性心肌梗死、肾病综合征、肝实质损害、胃溃疡、直肠溃疡、胰腺疾病、糖尿病、先天愚型、贫血及白血病。儿童缺锌可出现嗜睡、生长迟缓、食欲低下、男性性腺发育不全和皮肤改变。血清锌升高见于工业污染引起的急性中毒。

二、检测技术与方法

临床上检测血清锌的方法，以PAPS显色剂法为主，其原理为：在碱性条件下，标本中的Zn和与试剂中的二水合2-（5-溴-2-吡啶偶5-氮）-5-（N-n-丙基-N-（3-磺丙基）氨基）苯酚二钠盐（5-Br-PAPS）生成有色复合物，其颜色强度与标本中的锌浓度成正比。在546nm处测定其吸光度变化，对比标准液可以计算标本中锌离子的浓度。

三、操作要点及注意事项

以现在市场上比较常见的PAPS显色剂法测定试剂盒为例。

1. 试剂组成 去蛋白溶液（三氯乙酸）、碳酸氢钠缓冲液、柠檬酸钠、丁二酮肟盐、5-Br-PAPS、水杨醛肟、α-硝基酚半乳糖苷酶。

2. 适用机型 按说明书要求。

3. 操作 参见本章第一节中的相关内容。

4. 结果计算

$$Zn(\mu mol/L)=\frac{\Delta A_{样本}}{\Delta A_{标准}}\times 校准品浓度（\Delta A=A_{待测}-A_{空白}）$$

5. 检验结果的解释 专业人员负责检验结果的审核。检验结果会受到受检者年龄、性别、体重等的影响。通常情况下，其结果如在参考范围内，认为正常；如在临界区域内，应重新测定进行确认；如明显超出参考范围或确认检测后仍超出参考范围，则认为血清中目标含量异常。检验结果如出现与临床不符甚至相悖的情况，应分析并查找原因。

6. 检验方法的局限性

（1）若标本中含有的干扰物浓度满足以下要求，对检测结果无影响：胆红素≤100 μmol/L、VC≤0.5 g/L、肝素钠≤100 IU/ml。

（2）应避免用脂浊样本，脂浊样本对检测影响较大。

起草人：于婷（中国食品药品检定研究院）
复核人：刘波（江苏省医疗器械检验所）

第七节 血清总铁结合力测定试剂

一、概述

人体含铁量为4 g左右，其中2/3存在于红细胞的血红蛋白当中，其余1/3储备在肝、脾和骨髓中。血清中的铁离子全部与转铁蛋白结合，是铁离子的运输形式，称为血清铁（IRON或Fe）。通常血清中只有1/3的转铁蛋白与铁结合，其余转铁蛋白结合铁的潜力称为不饱和铁结合力（UIBC）。血清中转铁蛋白结合的最大铁量称为总铁结合力（TIBC），它等于血清铁与不饱和铁结合力之和。总铁结合力（IBCT）衡量的是血清转铁蛋白的铁结合能力。血清铁含量和总铁结合力的测量广泛应用于缺铁性贫血和慢性炎性疾病的诊断和治疗。如：缺铁性贫血和肝细胞坏死会导致总铁结合力升高，而遗传性铁蛋白缺乏症、肾病、尿毒症、肝硬化、溶血性贫血、慢性感染及白血病会导致总铁结合力降低。

二、检测技术与方法

临床上检测血清总铁结合力的方法包括Ferene法和亚铁嗪法等。

（一）Ferene法

原理：在样品中加入过量的铁，使转铁蛋白的铁结合位完全饱和。未结合的剩余铁通过光度计测定，测定方式与Yamanishi等人所介绍的方法类似。随后加入酸，将结合的铁从转铁蛋白中释放出来，最后利用显色剂进行分析。显色剂产品成分为3-（2-氮苯基）-5，6-双-2-（5-璜酸）-1，2.4-三嗪二钠盐。

三价铁溶液与血清样品自动混合，使转铁蛋白的所有铁结合位都得以饱和。在非酸性条件（pH 8.6）下，仅未结合的、过量的三价铁可能被维生素C还原成二价铁，然后与Ferene®形成蓝色复合物。加入酸，将pH值最终调定为4.5，使得转铁蛋白的结合铁释放出来。这部分铁同样被维生素C还原成二价铁，并与显色剂形成更多的蓝色复合物。利用双波长（600nm、700nm）终点法测出pH值从8.6变为4.5，这一过程中光吸收度的增加值，该增加值与转铁蛋白结合铁的浓度成比例，即与血清样品的铁结合力成比例。

$$\text{转铁蛋白} + Fe^{3+} \xrightarrow{pH\ 8.6} Fe^{3+}\text{-转铁蛋白} + Fe^{3+}$$

$$Fe^{3+} + \text{显色剂} + \text{维生素C} \longrightarrow \text{去氢抗坏血酸} + 2\,H^{+} + Fe^{2+}\text{-显色剂复合物（在600nm有吸收）}$$

$$Fe^{3+}\text{-转铁蛋白} \xrightarrow{pH\ 4.5} \text{转铁蛋白} + Fe^{3+}$$

$$2Fe^{3+} + \text{显色剂} + \text{维生素C} \longrightarrow \text{氢抗坏血酸} + 2\,H^{+} + Fe^{2+}\text{-显色剂复合物（在600nm有吸收）}$$

（二）亚铁嗪法

在酸性条件下，血清中铁离子与转铁蛋白分离，被还原后与显色剂作用生成红色络合物，其吸光度与血清铁（Fe）的浓度成正比。在有过量铁离子存在的碱性缓冲液中，血清中未与铁结合的转铁蛋白全部与铁离子结合，剩余的铁离子再被还原后与显色剂作用生成络合物。通过与转铁蛋白结合后剩余的铁离子的量可以计算血清的不饱和铁结合力。血清铁与不饱和铁结合力的和为总铁蛋白结合力。

三、操作要点及注意事项

以现在市场上比较常见的Ferene法和亚铁嗪法试剂盒为例。

第二篇　临床化学检测试剂

（一）Ferene法

1. 试剂组成 维生素C、显色剂、三氯化铁、柠檬酸、醋酸盐缓冲液、硫脲、三羟甲基氨基甲烷缓冲液。

2. 适用机型 按说明书要求。

3. 操作 参见本章第一节中的相关内容。

4. 结果计算 仪器通过仪器手册上描述的计算方案自动计算和打印出总体结合力（IBCT），以 μg/dl（μmol/L）为单位。

5. 检验结果的解释 本测试结果的解释应始终与患者病史，临床症状以及其他发现相结合。如果患者在检测前14天内用过静脉注射右旋糖酐铁，IBCT的检测可能不准确。浓度为250μg/dl的硫酸亚铁使得IBCT检测结果增加了17%。300mg/dl（1.86mmol/L）的血红蛋白使388μg/dl（69μmol/L）的IBCT结果为增加了14%。

6. 检验方法的局限性 本仪器的报告系统包含一些错误提示，能在操作人员操作不当时发出警告。任何包含此类错误的提示信息都应予以保留，以备将来参考。请参考仪器操作者指南。

（二）亚铁嗪法

1. 试剂组成 盐酸羟胺、硫脲、乙酸钠、亚铁嗪、三羟甲基氨基甲烷缓冲液、硫酸亚铁铵、抗坏血酸等。

2. 适用机型 按说明书要求。

3. 操作 参见本章第一节中的相关内容。

4. 结果计算

$$\text{Fe浓度（μmol/L）}=\frac{\Delta A_{\text{测定}}}{\Delta A_{\text{校准品}}}\times\text{校准品浓度}$$

$$\text{UIBC浓度（μmol/L）}=\frac{\Delta A_{\text{测定}}}{\Delta A_{\text{校准品}}}\times\text{校准品浓度}$$

$$TIBC=Fe+UIBC$$

5. 检验结果的解释 仪器加样针、比色杯、管路等未清洗干净时可能对试验结果产生影响。反应曲线异常时需进行确认。干扰物质超过限度时需进行确认。如果结果超过线性范围，请用生理盐水进行对倍稀释后重新测定，测定结果乘以2报告数据。

6. 检验方法的局限性

（1）干扰物质 结合胆红素≤28.8mg/dl，非结合胆红素≤20mg/dl，维生素C≤3mg/dl，乳糜浊度≤1450 FTU时对检测结果无干扰。

（2）TIBC检测只是临床医师对患者进行诊断的指标之一，临床医师还要根据患者的体征、病史以及其他的诊断项目、诊断手段进行综合诊断。

起草人：于婷（中国食品药品检定研究院）
复核人：刘波（江苏省医疗器械检验所）

第八节 血清铜测定试剂

一、概述

铜是人体必需的微量元素，是一组重要酶的组成部分，包括铜蓝蛋白(亚铁氧化酶)、超氧化物歧化酶、细胞色素氧化酶酶、赖氨酸氧化酶以及酪氨酸酶。它对于青蓝胞浆素的功能以及黑色素和胶原的合成十分重要。铜元素的缺乏将导致缺血性小红细胞贫血症和儿童生长障碍。急性铜中毒将导致肠胃炎和急性肾衰竭。血浆中的铜以两种形式存在，约90%是牢固的键合在铜蓝蛋白上，它与血浆中铁与转铁蛋白的结合以及铁的利用有关。10%左右与白蛋白疏松结合，白蛋白可作为血浆铜的载体。口服避孕药、雌激素治疗、霍奇金病、白血病及其他许多恶性病变、巨幼红细胞贫血等都回引起血铜升高；血铜降低见于肝豆状核变性(Wilson 病铜蓝蛋白降低)、营养不良、小肠吸收不良综合征、肾病综合征、卷发综合征、烧伤等所致低蛋白血症均可使血清铜降低。

二、检测技术与方法

血清铜测定方法有原子吸收分光光度法与比色法。原子吸收分光光度法，虽操作简便、准确度较好，但不易普及。主要是PAESA显色剂法和比色法。

(一)PAESA显色剂法

其原理为：在酸性条件下，铜蓝蛋白和清蛋白中的铜解离出来，抗坏血酸(还原型)将解离出来的二价铜离子还原为一价铜离子，一价铜离子与显色剂3，5-Di-Br-PAESA生成蓝色络合物，其颜色强度与标本中的铜离子浓度成正比。在600nm处测定其吸光度变化，根据标准液浓度可以计算标本中铜离子的浓度。

(二)比色法

其原理为：在醋酸-醋酸钠缓冲液中血清铜从复合物中离解并与显色剂作用成紫红色配合物，掩蔽铁离子的干扰后在558nm 波长比色，测定吸光度A 与铜含量成正比，与铜校准液比较可求得其含量。

三、操作要点及注意事项

以现在市场上比较常见的PAESA显色剂法和比色法试剂盒为例。

(一)PAESA显色剂法

1. 试剂组成 乙酸缓冲液、稳定剂、抗坏血酸和显色剂（3，5 Di-Br-PAESA）。

2. 适用机型 按说明书要求。

3. 操作 参见本章第一节中的相关内容。

4. 结果计算

$$\text{Cu离子浓度}=\frac{\Delta A_{\text{样本}}}{\Delta A_{\text{校准}}}\times\text{校正液浓度}(\Delta A=A_{\text{待测}}-A_{\text{空白}};\ A=A2-A1)$$

5. 检验结果的解释 结果如超过线性范围，请用生理盐水将标本按 1∶1 稀释，测定结果乘 2。

专业人员负责检验结果的审核。检验结果会受到受检者年龄、性别、体重等的影响。通常情况下，其结果如在参考范围内，认为正常；如在临界区域内，应重新测定进行确认；如明显超出参考范围或确认检测后仍超出参考范围，则认为血清中目标含量异常。检验结果如出现与临床不符甚至相悖的情况，应分析并查找原因。

6. 检验方法的局限性 若标本中含有的干扰物浓度满足以下要求，对检测结果无影响：胆红素≤ 200 μmol/L、血红蛋白≤ 5 g/L、乳糜≤ 0.08%、VC ≤ 0.5 g/L、肝素钠≤ 100 IU/ml。

（二）比色法

1. 试剂组成 醋酸 - 醋酸钠缓冲液、5 - Br - PADAP 显色液等。

2. 适用机型 按说明书要求。

3. 操作 参见本章第一节中的相关内容。

4. 结果计算

计算方法：

$$\text{Cu}(\mu\text{mol/L})\text{离子浓度}=\frac{\Delta A_{\text{样本}}}{\Delta A_{\text{校准}}}\times\text{校正液浓度}$$

式中：$\Delta A_{\text{样本}}$为以空白管吸光度为对照的样品管吸光度；$\Delta A_{\text{校准}}$为以空白管吸光度为对照的校准管吸光度。

5. 检验结果的解释

血清铜增高：见于甲状腺功能亢进、结核、风湿病和恶性肿瘤等，还有一些如肝硬化、白血病等恶性疾病，另外注射雌激素或雌激素较高者也可使血清铜增高。

血清铜降低：肝豆状核变性，低蛋白血症如营养不良，吸收不良和肾病综合征等。

四、国内外相关技术方法对比

（一）国内外标准、注册技术审查指导原则比较

查询目前国内外文献资料，暂无血清铜检测相关试剂的国际标准和行业标准，暂无相关的注册技术审查指导原则。

（二）标准物质进展

目前未查到血清铜离子检测相关的国际或国家标准物质。

起草人：于婷（中国食品药品检定研究院）
复核人：陈小云（江苏省医疗器械检验所）

第九节　血清无机磷测定试剂

一、概述

血清和血浆中大部分磷以无机磷方式存在，有约15%与蛋白结合，其余是复合和游离方式。大约85%的细胞外磷为无机磷，在骨结构中具有重要作用。血清磷浓度和饮食及PTH激素分泌有关，细胞内磷酸盐主要以有机磷存在，但也有少量却极为重要的无机磷，因为它是磷酰基氧化的底物，参与能量代谢循环反应。

血液中磷酸盐与钙的比例大约是6∶10。磷水平的升高将导致钙水平的降低，该机制受甲状旁腺激素和维生素D之间相互作用的影响。甲状旁腺功能减退和维生素D中毒以及肾衰伴有肾小球磷酸盐滤过功能的减退，将引起高磷血症。低磷血症发生在佝偻病、甲状旁腺功能亢进和Fanconi综合征。

二、检测技术与方法

血清无机磷测定方法主要为钼酸盐法。其原理为是无机磷酸盐与钼酸盐反应，形成非还原性磷钼酸化合物。在340/380nm的吸光度与标本中无机磷的浓度成正比。

$$7H_3PO_4 + 12(Mo_7O_{24})^{6-} \longrightarrow 7H_3PO_4(MoO_3)_{12} + 36H_2O。$$

三、操作要点及注意事项

以现在市场上比较常见的钼酸盐法试剂盒为例。

1. 试剂组成　硫酸、钼酸铵、氨基己酸。

2. 适用机型　按说明书要求。

3. 操作　参见本章第一节中的相关内容。

4. 结果计算　分析仪自动计算每个样品的磷的浓度。

5. 检验结果的解释　预期值可能随年龄、性别、样品类型、饮食和地理位置的不同而变化。每个实验室应当根据GLP规范确定自己的预期值。在诊断时要结合病史与其他临床检查。

6. 检验方法的局限性

黄疸：浓度在40mg/dl或684 mol/L以内的胆红素产生的干扰小于3%。

溶血：浓度在3.5 g/L以内的血红蛋白产生的干扰小于10%。

四、国内外相关技术方法对比

（一）国内外标准、注册技术审查指导原则比较

查询目前国内外文献资料，暂无血清无机磷检测相关试剂的国际标准和行业标准，暂无相关的注册技术审查指导原则。

（二）标准物质进展

目前现有血清无机磷检测相关的国家标准物质如表2-3-6所示。

表2-3-6 血清无机磷相关标准物质

品名	标准物质号	规格	保存条件	发布单位
磷酸二氢根溶液成分分析标准物质	GBW（E）080435	20ml	室温下放在阴凉、清洁、干燥的环境中保存	中国计量科学院

起草人：于婷（中国食品药品检定研究院）
复核人：陈小云（江苏省医疗器械检验所）

第十节 血清氯化物测定试剂

一、概述

氯是细胞外液的主要阴离子，它与钠离子一起所产生的渗透压约占细胞外液总渗透压的90%，在维持细胞外液渗透压方面起着十分重要的作用。氯离子对体内酸碱平衡的调节也有重要影响。此外氯离子还参与胃酸的形成，还是淀粉酶的激活剂。高钠血症、失水大于失盐、氯化物相对浓度增高，高氯血症代谢酸中毒，过量注射生理盐水等会引起血氯升高；氯化钠的异常丢失或摄入减少，如严重呕吐、腹泻，胃液、胰液或胆汁大量丢失，长期限制氯化钠的摄入，阿狄森病，抗利尿素增多的稀释性低氯、低钠血症引起血氯降低。

二、检测技术与方法

测定血清氯的方法有同位素稀释质谱法、库仑滴定法、硫氰酸汞比色法、ISE法、硝酸汞滴定法和酶法。同位素稀释质谱法是氯测定的决定性方法，临床常用的检测方法为硫氯酸汞比色法、ISE法和酶法。

（一）库仑滴定法

库仑滴定法是建立在法拉第电解定律基础上的恒电流库仑分析法。此法在仪器的两根银电极之间通过一个恒定电流，以银丝为阳极，产生银离子，银离子与标本中的氯离子作用生成不溶性的氯化银沉淀。根据电化学原理，每消耗96487（法拉第常数）仑的电量，阳极就放出1mol银离子。在保持电流恒定的情况下，放出银离子摩尔数与通电时间成正比，也与标本中氯离子浓度成正比。

在测定时，将银电极插入含有定量血清的缓冲液中，电流通过银电极产生银离子并计时。当达到滴定终点时，溶液中出现游离的银离子，使溶液电导明显增大，仪器传感器和计时器立即切断电流并自动计算滴定时间，再换算成氯离子浓度。由于库仑滴定法具有很高的准确度和精密度，不受光学干扰，故被推荐为氯测定的参考方法。

（二）硫氰酸汞比色法

血清中氯离子与硫氯酸汞反应，形成非游离的氯化汞和游离的硫氰酸离子，硫酸离子再与铁离子反应形成一种浅红色的硫氯酸铁复合物，在480nm波长进行比色，反应的灵敏度和线性范围由加入的过量汞离子来调整。反应式如下：

$$2Cl^- + Hg(SCN)_2 \longrightarrow HgCl_2 + 2SCN^-$$

$$SCN^- + Fe^{3+} \longrightarrow Fe(SCN)_3\text{（红色）}$$

此法分析范围为80~125mmol/L，血清蛋中高球蛋白会产生浑浊而干扰测定。反应对温度也常敏感，吸光度随温度升高而增加。

（三）离子选择电极法

ISE法是目前测定氯离子最常用的方法，具有便捷、快速、准确等优点。是一种涂覆在聚酯基材上的多层的分析元，使用直接电极法测定氯离子。干片包括两个离子选择电极，每个电极包含一个保护层、一个银层及一个涂覆于聚酯基材上的氯化银层。保护层阻止正常水平的溴化物和尿酸的干扰。各位于干片两个分开半边的一滴患者样本和一滴参比液（Reference Fluid），分别向纸桥的中间迁移。一种稳定液体汇合形成，将参比电极和样本指示电极连接起来。每个电极产生一个电位，以响应电极上的氯离子活性。这两个电极之间的平衡电位差与样本中氯离子的浓度成正比。

（四）硝酸汞滴定法

该法是最早测定氯离子的方法之一。标本用鸡酸法去除蛋白质后，利用氯离子和汞离子结合生成可溶但不解离的氯化汞的性质，当全部氯离子与汞离子结合后，过量的汞离子与二苯卡巴腙指示剂反应生成紫红色，表示滴定终点。其反应式下：

$$2Cl^- + Hg(NO_3)_2 \longrightarrow HgCl_2 + 2NO_3$$

$$Hg^{2+} + \text{二苯卡巴腙} \longrightarrow \text{紫红色络合物}$$

从消耗的硝酸汞的量计算出待测物中氯离子的含量。

（五）酶法

α-淀粉酶在氯离子的激活下，催化其底物如2-氯-4-硝基苯-半乳糖-a-D麦芽三糖苷（CNP-G3）（或其他α-淀粉酶的底物生产其相应的产物），生成2-氯-4-硝基酚（CNP）2-氯-4-硝基酚在405nm附近有吸收峰，通过在405nm处吸光度的变化，计算氯离子浓度。

三、操作要点及注意事项

以现在市场上比较常见的离子电极法、硫氰酸汞法、试剂盒为例。

（一）离子电极法

以氯离子测定干片（直接电极法）为例。

1. 试剂组成　干片成分：每平方厘米的反应成分含银0.4mg，氯化银0.2mg。其他成分有聚合物、增塑剂、表面活性剂和镍铬合金。

2. 适用机型　按说明书要求。

3. 操作　参见本章第一节中的相关内容。

4. 结果计算　仪器直接报告结果。

5. 检验结果的解释　分析仪测量（直接电极法）测定干片两个电极之间的毫伏电势差（一个电极与被测样本接触，另一个电极与电解质参比液接触）。干片上测量出的电势差与氯离子浓度之间存在着线性关系，即符合离子选择性电极的能斯特（Nernst）方程。只要对每个干片批次进行了定标，则样本的未知氯离子浓度可使用软件自带的数学模型和测出的电势差进行确定。

6. 检验方法的局限性 按照美国临床实验室标准化研究所（CLSI）实验方案EP712对干扰物质进行了筛查。已知干扰物质的分析详见试剂盒说明书。其他局限性：已知某些药物和临床状况会改变体内的氯离子浓度。

（二）硫氰酸汞法

1. 试剂组成 硫氰酸汞、硝酸铁。

2. 适用机型 按说明书要求。

3. 操作 参见本章第一节中的相关内容。

4. 结果计算

$$Cl\ (mmol/L) = \frac{\Delta A_{标本}}{\Delta A_{标准}} \times C_{标准}$$

其中：$\Delta A_{标本}$为被测液吸光度变化值；$\Delta A_{标准}$为校准液吸光度变化值；$C_{标准}$为校准液浓度。

5. 检验结果的解释

（1）每批均应放置正常与异常质控血清与被检样本同时测试，当质控结果超标时需重新进行确认检测。

（2）当标本测得结果高于线性范围时，应将标本进行倍比稀释后重新测定，标本的结果=稀释后测得值×稀释倍数。

（3）含铵离子的抗凝剂、柠檬酸钠、草酸盐及EDTA等均可影响测定结果。

6. 检验方法的局限性

（1）结果的准确性依赖于仪器的校正和测定温度、时间的控制。

（2）线性与样本试剂比有密切关系，减少样本含量会令线性上升，但测试的灵敏度会按比例下降。

（3）标本中总胆红素（或游离胆红素）低于400 μmol/L、血红蛋白低于5 g/L、甘油三酯低于8mmol/L、维生素C低于0.5 g/L时，对测定结果的影响偏差小于10%。

（4）为保障检验结果的准确性，建议每天制作一次检验标准曲线。

四、国内外相关技术方法对比

（一）国内外标准、注册技术审查指导原则比较

查询目前国内外文献资料，暂无血清氯检测相关试剂的国际标准，行业标准有：YY/T 1196-2013氯测定试剂盒（酶法），相关的指导原则为电解质钾、钠、氯、钙测定试剂注册技术审查指导原则。

（二）标准物质进展

目前未检测到用于临床血清氯离子相关的国际或国家标准物质。

起草人：于婷（中国食品药品检定研究院）
复核人：陈小云（江苏省医疗器械检验所）

第十一节　血清二氧化碳测定试剂

一、概述

二氧化碳是机体分解代谢的最终产物之一。二氧化碳通过弥散作用由组织细胞进入血液。正常人血液的酸碱度始终保持在一定的水平，变动范围很小，当体内酸性或碱性物质过多，超出机体调节能力，或者肺和肾功能障碍使调节酸碱平衡的能力降低，均可导致酸中毒或碱中毒。血清总CO_2在体内受呼吸及代谢两方面因素影响，主要受代谢因素影响。当CO_2潴留或体内HCO_3^-增多时，使血清总CO_2升高，当CO_2或HCO_3^-一起减少时，则血清总CO_2降低。

碳酸-碳酸氢盐缓冲系统是维持血液pH的重要缓冲系统。总CO_2（碳酸氢盐和溶解的CO_2）测定和其他临床及实验室信息（动脉pH和PCO_2）一起用于确定酸碱平衡紊乱。总CO_2值通常在呼吸性酸中毒、代谢性碱中毒和碱摄入过量时会升高。在代偿性呼吸性碱中毒、代谢性酸中毒和肾功能紊乱（不能排泄H^+离子）中，CO_2的值将降低。

二、检测技术与方法

临床上检测血清二氧化碳的方法包括电极法、酶法（或PEP-C法）等。

（一）电极法

PCO_2电极属于CO_2气敏电极，是经过改进的pH玻璃电极，主要由特殊玻璃电极和AgI AgC参比电极及电极缓冲液组成。这种特殊的玻璃电极是将pH敏感的玻璃电极的玻璃膜放置在碳酸氢钠溶液中，溶液的外侧再包一层气体可透膜，此膜由聚四氟乙烯或硅橡胶制成，只允许CO_2透过。当血液标本与此膜接触时，血浆中溶解的CO_2透过此膜，扩散到碳酸氢钠溶液中与H_2O发生反应，反应的结果是膜内侧$NAHCO_3$溶液的发生变化，并通过玻璃电极测定血液中的PCO_2。

（二）酶法（或PEP-C法）

采用了磷酸烯醇丙酮酸羧化酶/苹果酸脱氢酶的双酶反应，并使用了一种稳定的还原型辅酶（NADH）辅因子类似物。在磷酸烯醇丙酮酸羧化酶（PEPC）以及镁离子的条件下，碳酸氢根离子和磷酸烯醇丙酮酸盐反应生成草酰乙酸盐以及无机磷酸盐（Pi）。在还原型辅酶（NADH）辅因子类似物（aNADH）*被氧化的同时，草酰乙酸盐被苹果酸酶（MDH）还原成苹果酸盐。

$$HCO_3^- + \text{磷酸烯醇丙酮酸盐} \xrightarrow{\text{PEPG } Mg^{2+}} \text{草酰乙酸盐} + P_i$$

$$\text{草酰乙酸盐} + aNADH + H^+ \xrightarrow{\text{MDH}} \text{苹果酸盐} + aNAD^+$$

aNADH吸光度的下降程度与样本中的总二氧化碳浓度成比例，且可用双波长方法在主波长405nm和次波长700nm处测得。

三、操作要点及注意事项

以现在市场上比较常见的二氧化碳测定试剂盒（酶法）为例。

1. 试剂组成 磷酸烯醇丙酮酸钾、氯化镁、草氨酸钠、3-乙酰吡啶腺嘌呤二核苷酸、磷酸烯醇丙酮酸羧化酶、苹果酸脱氢酶、缓冲液和稳定剂等。

2. 适用机型 按说明书要求。

3. 操作 参见本章第一节中的相关内容。

4. 结果计算 由仪器自动计算出。

5. 检验结果的解释 此测试的结果应当始终结合患者的病历、临床症状和其他结果进行解释。

6. 检验方法的局限性 本仪器的报告系统包含一些错误提示，能在操作人员操作不当时发出警告。任何包含此类错误提示的报告记录都应予以保留，以备将来参考。

四、国内外相关技术方法对比

（一）国内外标准、注册技术审查指导原则比较

查询目前国内外文献资料，暂无血清二氧化碳检测相关试剂的国际标准，行业标准有：YY/T 1523-2017 二氧化碳测定试剂盒（PEPC酶法），暂无相关的注册技术审查指导原则。

（二）标准物质进展

目前未查到血清二氧化碳检测相关的国际或国家标准物质。

起草人：于婷（中国食品药品检定研究院）
复核人：陈小云（江苏省医疗器械检验所）

第四章
血清酶测定试剂

第一节　血清丙氨酸氨基转移酶测定试剂

一、概述

丙氨酸氨基转移酶（alanine aminotransferase，ALT）是一种能够催化丙氨酸与α-酮戊二酸之间的氨基转移反应的转氨酶，主要存在于人体肝脏中，同时也广泛分布在心脏、肾脏、脾脏、骨骼肌和肺等组织中。ALT主要分布在细胞质中，当肝细胞发生损伤或坏死时，细胞内ALT由于浓度差的作用而被释放到血液中，使血清中的ALT含量增加。因此，血清中ALT升高常出现于组织损伤早期，血清中的ALT活性可作为评价肝细胞损伤敏感指标，尤其是病毒性肝炎的重要指标。

二、检测技术与方法

目前，血清丙氨酸氨基转移酶活性的测定方法有丙氨酸底物法、丙氨酸底物-丙酮酸氧化酶法和2，4-二硝基苯肼法等。其中，丙氨酸底物法为国际临床化学联合会（IFCC）推荐的改良方法，是目前国际公认的ALT测定参考方法，也是用于ALT测定的体外诊断试剂采用的主流方法，其检测原理如下所示：

$$\text{L-丙氨酸}+\alpha\text{-酮戊二酸}\xrightarrow{\text{ALT}}\text{丙氨酸}+\text{L-谷氨酸}$$

$$\text{丙酮酸}+NADH+H^{+}\xrightarrow{\text{LDT}}\text{L-乳酸}+NAD^{+}$$

在上述偶联反应中，L-丙氨酸的氨基在ALT的催化下转移到α-酮戊二酸，生成丙氨酸和L-谷氨酸。丙氨酸在乳酸脱氢酶（LDH）的催化下使还原型烟酰胺腺嘌呤二核苷酸（NADH）被氧化生成氧化型烟酰胺腺嘌呤二核苷酸（NAD^{+}）。NADH在波长340nm有特异吸收峰，其被氧化的速率与血清中ALT的活性成正比。在340nm处监测NADH吸光度下降的速率，即可计算出ALT活性。

三、操作要点及注意事项

（一）试剂组成

IFCC法的ALT测定试剂主要包含三羟甲基氨基甲烷缓冲液（Tris缓冲液）、NADH、L-丙氨酸、LDH、α-酮戊二酸和磷酸吡哆醛等。通常采用双试剂系统以避免血清中的游离α-酮酸

（如丙氨酸）提前消耗NADH影响测定结果。对于各具体试剂盒产品，试剂的成分组成及各成分浓度存在一定差异。

（二）相关仪器

全自动生化分析仪等。

（三）操作规程

应根据试剂盒的使用说明书结合实际情况进行操作，通常的操作流程为：开机并确认仪器状态正常可用→设置参数→装载试剂→校准定标→质控验证→加入样本并测试→读数。表2-4-1为目前丙氨酸氨基转移酶检测试剂盒（IFCC法）的常用实验参数，针对不同的试剂盒产品，实际参数可能会有所不同。

表2-4-1 丙氨酸氨基转移酶检测试剂盒（IFCC法）常用实验参数

项目	参数
主波长	340nm
反应方法	37.0 ℃
反应方法	速率法
反应方向	向下反应
孵育时间	3~5 分钟
延迟时间	1 分钟
读数时间	2 分钟，1 次 / 分钟

（四）注意事项

1.确保实验室环境、设备等符合检验要求。

2.样本血清分离后应尽快进行检测，避免反复冻融，不可使用被污染的样本，溶血样本不适于ALT检测。

3.样品中ALT含量超过线性范围时，在试剂盒说明书所允许的范围内，将样本稀释后进行测定。

4.应按照国家及地方相关规定处理所有已测的样本及废液。

（五）结果判定及性能指标

根据现行行标YY/T 1197-2013《丙氨酸氨基转移酶测定试剂盒（IFCC法）》，ALT测定试剂盒产品的主要性能评价指标包括以下几项。

1. 外观 符合企业规定的正常外观要求。

2. 装量 液体试剂的装量不少于标示值。

3. 试剂空白 试剂空白吸光度：不小于1.0（波长340nm，光径1cm）；试剂空白吸光度变化率：不大于0.004/min（终点法不适用）。

4. 线性区间 区间上限至少达到500U/L，线性相关系数r应不小于0.9900。

5. 准确度 以参考物质或参考方法定值的血清进行测定时，实测值与标示值的相对偏差应在±15%范围内；以标准溶液测定时，回收率应在90%~110%内；对于不具有溯源性的标准品或标准溶液，以比对方法测定，相关系数 r 应不小于 0.9900。

6. 分析灵敏度 对于速率法，单位浓度吸光度变化率应符合企业给定的区间；对于终点法，稀释一定浓度的样品（检测限样品），测试吸光度，计算吸光度值能够与空白吸光度区分的样品浓度，应符合企业给定区间。

7. 批内精密度 批内精密度应不大于 5.0%，瓶间差（冻干粉）应不大于 5.0%。

8. 批间精密度 批间差应不大于 10.0%。

9. 稳定性 试剂在规定贮存条件下保存至效期末或企业规定的加速试验条件下，产品性能应符合 1、2~7 的要求。

（六）参考区间

通常情况下，试剂中含磷酸吡哆醛（用于提高特殊病理状态下的血清ALT活性）时，成年男性的正常值区间为9~60U/L，成年女性为9~45U/L；试剂中不含磷酸吡哆醛时，成年男性为9~50U/L，成年女性为7~40U/L，不同地区及实验室的参考区间可能会有所不同。

四、相关标准及标准物质进展

目前国内与ALT测定试剂相关的注册技术审查原则为2018年发布的《丙氨酸氨基转移酶测定试剂注册技术审查指导原则》，相关的现行有效的行业标准为YY/T 1197-2013《丙氨酸氨基转移酶测定试剂盒（IFCC法）》。目前，中国食品药品检定研究院暂未发布丙氨酸氨基转移酶测定相关标准物质。

起草人：巫亮（江苏省医疗器械检验所）
复核人：曹春玲（广东省医疗器械质量监督检验所）

第二节 血清天门冬氨酸氨基转移酶测定试剂

一、概述

天门冬氨酸氨基转移酶（aspartate aminotransferase，AST）是一种能够催化天门冬氨酸与α-酮戊二酸之间的氨基转移反应的转氨酶，主要存在于人体心肌中，其次也广泛分布在肝脏、骨骼肌和肾脏等组织中。AST在细胞内主要分布于细胞质和线粒体基质中，与ALT类似，当细胞受损后，AST由于浓度差作用被释放至血液中，使血清中AST含量增加。因此，血清中AST的活性可作为评价心肌与肝细胞损伤的指标之一。

二、检测技术与方法

与丙氨酸氨基转移酶（ALT）的测定方法类似，目前国际公认的血清天门冬氨酸氨基转移酶活性的测定参考方法同样为IFCC推荐的速率法，也是目前用于AST测定的体外诊断试剂采用的主流方法，即为下文中进行阐述的方法。IFCC法的反应原理如下所示。

$$\text{L-天门冬氨酸} + \alpha\text{-酮戊二酸} \xrightarrow{AST} \text{草酰乙酸} + \text{L-谷氨酸}$$

$$草酰乙酸+NADH+H^+ \xrightarrow{MDH} L-苹果酸+NAD^+$$

在上述偶联反应中，L-天门冬氨酸的氨基在AST的催化下转移到α-酮戊二酸，生成草酰乙酸和L-谷氨酸。草酰乙酸在苹果酸脱氢酶（MDH）的催化下使NADH被氧化生成NAD^+，NADH在波长340nm处有特异吸收峰，其被氧化的速率与血清中AST的活性成正比。在340nm处监测NADH吸光度下降的速率，即可计算出AST活性。

三、操作要点及注意事项

（一）试剂组成

IFCC法的AST测定试剂通常包含Tris缓冲液、NADH、L-天门冬氨酸、MDH、α-酮戊二酸和磷酸吡哆醛等。与ALT试剂盒类似，AST测定试剂盒通常采用双试剂系统，试剂的成分组成及各成分浓度参照各具体试剂盒产品存在一定差异。

（二）主要仪器

全自动生化分析仪等。

（三）操作规程

应根据试剂盒的使用说明书结合实际情况进行操作，通常的操作流程为：开机并确认仪器状态正常可用→设置参数→装载试剂→校准定标→质控验证→加入样本并测试→读数。天门冬氨酸氨基转移酶检测试剂盒（IFCC法）的常用实验参数与丙氨酸氨基转移酶检测试剂盒（IFCC法）类似（表2-4-1），针对不同的试剂盒产品，实际参数可能会有所不同。

（四）注意事项

血清AST测定注意事项与血清ALT测定类似，参照本章第一节。

（五）结果判定及性能指标

根据现行行标YY/T 1198-2013《天门冬氨酸氨基转移酶测定试剂盒（IFCC法）》，AST测定试剂盒产品的主要性能评价指标包括以下几项。

1. 外观 符合企业规定的正常外观要求。

2. 装量 液体试剂的装量不少于标示值。

3. 试剂空白 试剂空白吸光度：不小于1.0（波长340nm，光径1cm）；试剂空白吸光度变化率：不大于0.004/min（终点法不适用）。

4. 线性区间 区间上限至少达到500U/L，线性相关系数r应不小于0.9900。

5. 准确度 以参考物质或参考方法定值的血清进行测定时，实测值与标示值的相对偏差应在±15%以内；以标准溶液测定时，回收率应在90%~110%内；对于无具有溯源性的标准品或标准溶液，以比对方法测定，相关系数r应不小于0.9900。

6. 分析灵敏度 单位浓度吸光度变化率应符合企业给定的区间。

7. 批内精密度 批内精密度应不大于5.0%，瓶间差（冻干粉）应不大于5.0%。

8. 批间精密度 批间差应不大于10.0%。

9. 稳定性 试剂在规定贮存条件下保存至效期末或企业规定的加速试验条件下，产品性能应符合1、3~7的要求。

（六）参考区间

通常情况下，试剂中含磷酸吡哆醛时，成年男性的正常值区间为15~45U/L，成年女性为13~40U/L；试剂中不含磷酸吡哆醛时，成年男性为15~40U/L，成年女性为13~35U/L，不同地区及实验室的参考区间可能会有所不同。

四、相关标准及标准物质进展

目前国内相关现行有效的行业标准为YY/T 1198-2013《天门冬氨酸氨基转移酶测定试剂盒（IFCC法）》，暂无专门的注册技术审查指导原则。目前，中国食品药品检定研究院暂未发布天门冬氨酸氨基转移酶测定相关标准物质。

起草人：巫亮（江苏省医疗器械检验所）
复核人：曹春玲（广东省医疗器械质量监督检验所）

第三节　血清天门冬氨酸氨基转移酶同工酶测定试剂

一、概述

天门冬氨酸氨基转移酶（AST）亦称谷草转氨酶（GOT），属于转氨酶类，它能够通过氨基转移催化氨基与酮酸之间的相互转换。在人体的很多组织中均能发现AST，但此酶在心肌中的活性最大，在脑、肝、胃肌、脂肪组织、骨骼肌以及肾等组织中亦有显著活性。

AST有两种同工酶，分别是位于细胞胞浆内的AST胞浆同工酶（c-AST）和位于线粒体内的线粒体同工酶（m-AST），在中度组织损伤时，AST占优势的形式是来自细胞浆，少量来自线粒体。严重的组织损伤时线粒体酶释放较多，导致血清m-AST增高。血清m-AST增高可反映亚细胞结构损害的严重性，是诊断肝细胞损害和心肌梗死的敏感指标，并可作为临床判断肝细胞和心肌细胞损害程度及临床疗效评估，预后判断的参考指标。

目前市面上就天门冬氨酸氨基转移酶同工酶的检测而言，检测m-AST产品较多，本节主要阐述m-AST同工酶检测的相关技术和方法。

二、检测技术与方法

目前，用于m-AST测定的方法主要有电泳法、比色离子交换树脂法和免疫抑制化学法。电泳法和离子交换树脂法操作繁琐，比色法受多种因素影响，特异性差。免疫抑制法打破了m-AST测定的传统方法，避免了电泳法、离子交换树脂法因分离而带来的繁琐操作，又克服了比色法测定特异性不高的缺陷，提高了m-AST检验的灵敏度及阳性率，使该酶的测定由定性（半定量）走向准确的定量，也使该酶的测定走向常规化和规范化。从检测结果可见该法操作简便、快速、准确、方法特异、临床应用价值高，加之试剂稳定性较好，特别适合现代检验医学自动化发展的需要，因此免疫抑制法是一项很有发展前途的实验项目，它在指导临床对肝脏、心脏疾病的诊断、鉴别诊断及预后判断上具有重要的临床意义。

基本原理：血清中天门冬氨酸氨基转移酶（AST）的活性为胞浆型AST（c-AST）和线粒体型AST（m-AST）之和。本方法基于蛋白酶存在的条件下测定m-AST的活性。该蛋白酶可以完全抑制c-AST的活性，而不影响m-AST的活性。随后利用测定AST总活性方法进行测定，反应式如下：

$$\text{L-天门冬氨酸}+\alpha-\text{酮戊二酸}\xrightarrow{\text{m-AST}}\text{草酰乙酸}+\text{L-谷氨酸}$$

$$\text{草酰乙酸}+NADH+H^{+}\xrightarrow{\text{MHD}}\text{L-苹果酸}+NAD^{+}$$

利用NADH减少引起反应液在340nm波长处吸光度下降计算m-AST活性。

三、操作要点及注意事项

目前临床大部分的血清天门冬氨酸氨基转移酶同工酶测定是基于生化分析仪进行检测的，属于生化类试剂，具体操作和注意事项如下。

（一）样本要求

血清或血浆（肝素抗凝或EDTA抗凝）。样本在2~8℃中可稳定2天，-20℃可稳定保存30天。避免反复冻融，不可使用已被污染的样本。

（二）实验操作

1. 试剂组成 试剂Ⅰ、试剂Ⅱ、校准品（选配）、质控品（选配）。

2. 主要设备 全自动生化分析仪。

3. 主要测试条件（IFCC参考方法推荐） 见表2-4-2。

表2-4-2 天门冬氨酸氨基转移酶同工酶检测试剂盒常用实验参数

项目	参数要求
测试主波长	340nm
测试副波长	405nm
测试温度	37℃
比色杯光径	1.0cm
测定模式	速率法
反应方向	吸光度下降的反应

不同实验室，不同的试剂生产厂家会因仪器设备型号不同、试剂配方不同，在参数设置上有所区别，应在保证方法准确可靠的基础上，按照实际情况进行设定。

操作：按试剂盒使用说明书或实验室制定的SOP进行操作，主要操作过程如下：

参数设置→校准→质控→样品检测→结果分析

4. 结果计算 校准品吸光度（ΔA_{CAL}）、空白样本吸光度（ΔA_{Blank}），根据已知的校准品浓度（CAL Conc.）计算样本浓度（Sample Conc.）。计算公式如下：

$$\text{Sample Conl.}=\frac{\Delta A_{Sample}-\Delta A_{Blank}}{\Delta A_{CAL}-\Delta A_{Blank}}\times \text{CAL Conc.}$$

（三）注意事项

（1）确保实验室环境、设备等符合检验要求。

（2）血红蛋白≤400mg/dl、甘油三酯≤10g/L，胆红素≤0.4g/L，一次性真空采血管中肝素或EDTA抗凝剂对测定无影响。

（3）冷藏和冷冻样本检测前需恢复室温。

（4）当样本中m-AST＞300U/L时，存在HOOK效应，应将样本用生理盐水稀释两倍，重新测试，测试结果乘以2即可得到原始样本中m-AST的浓度。

（5）确保各项加样量一致，必要时统一使用加样器加样，避免滴瓶不易控制导致加样量不准，从而影响结果。

（四）参考区间

一般正常人血清m-AST活性为AST总活性的5%~10%。不同方法因特异性等方法性能不同可能有不同的参考区间。

四、国内外相关技术方法对比

（一）国内外标准、注册技术审查指导原则比较

目前，查询国内外文献资料，暂无血清天门冬氨酸氨基转移酶线粒体同工酶相关试剂的国际标准、国家标准、注册技术审查指导原则。可参照GB/T 26124-2011《临床化学体外诊断试剂（盒）》和YY/T 1198-2013《天门冬氨酸氨基转移酶测定试剂盒（IFCC法）》制定相应的性能指标。

（二）标准物质进展

目前无相关的国际标准物质、国家标准物质。

参考文献

林梅青.实用医学检验.济南：山东科学出版社，1999.

起草人：高静贤（江苏省医疗器械检验所）
复核人：曹春玲（广东省医疗器械质量监督检验所）

第四节　血清碱性磷酸酶测定试剂

一、概述

血清碱性磷酸酶（alkaline phosphatase，ALP）是一组在碱性条件下水解磷酸单酯类化合物或转移磷酸单酯的磷酰基至其他物质的一组功能酶，并不是单一的酶，目前发现的有六种同工酶，广泛分布于肝脏、肾脏、骨骼、小肠、胎盘等组织，以多种形式存在。肝脏、肾脏和骨骼的ALP由一种基因编码，小肠、胎盘ALP由另外两种组织编码，肝脏ALP还有另外一种大分子

形式，称为大分子ALP或者胆汁ALP。

ALP测定主要用于肝、胆疾病和骨骼代谢相关基本的实验诊断。急性肝炎（病毒性及中毒性）时血清ALP轻中度升高，肝硬化、胆石症、肿瘤等引起胆汁淤积时血清ALP大幅升高，肝外胆道阻塞时ALP升高更为明显，且升高程度经常与阻塞程度正相关。血清ALP是总体成骨活动良好指标，出现成骨活动相关疾病时血清ALP升高，维生素D缺乏、甲状腺功能亢进、纤维性骨炎、骨折修复等情况时血清ALP升高，变形性骨炎（Paget病）、骨肿瘤等可见ALP大幅升高。生长期儿童、孕妇可见生理性ALP升高。此外，重症慢性肾炎、儿童甲状腺功能不全、贫血等可导致ALP降低。

二、检测技术与方法

血清ALP活性浓度测定出现过多种方法，其中以苯酚磷酸酯为底物的比色法（金氏法）曾得到较广泛应用，后来以连续监测法（速率法）为主。1983年IFCC对速率法的底物、缓冲液等进行优化，提出ALP测定建议方法，虽非IFCC正式推荐方法，但产生广泛影响，目前绝大多数ALP常规方法采用此法原理。2011年IFCC在原建议方法基础上提出ALP测定参考方法，用于血清ALP测定标准化。

目前临床上ALP主要的检测方法有以下两种。

（一）连续监测法（磷酸对硝基苯酚底物法）

$$\text{主要原理：磷酸对硝基苯酚}+\text{水}\xrightarrow{\text{碱性磷酸酶}}\text{磷酸盐}+\text{对硝基苯酚}$$

以磷酸对硝基苯（4-NPP）为底物，2-氨基-2-甲基-1-丙醇（AMP）为磷酸酰基的受体物质，增进酶促反应速率。4-NPP在碱性溶液中为无色，在ALP催化下，4-NPP分裂出磷酸酰基，生成游离的对硝基苯酚（4-NP）。后者在碱性溶液中转变成醌式结构，呈现较深的黄色，在特定波长（如：405nm）监测吸光度增高速率，计算ALP的活性。

（二）比色法（磷酸苯二钠底物法）

碱性磷酸酶催化水解磷酸苯二钠，生成游离酚，酚与4-氨基安替比林结合，经铁氰化钾氧化生成红色的醌衍生物，在特定波长处监测吸光度值，可计算碱性磷酸酶活性。

三、操作要点及注意事项

目前临床大部分的血清碱性磷酸酶测定是基于生化分析仪进行检测的，属于生化类试剂，具体操作和注意事项如下。

（一）样本要求

采血后立即分离血清，避免溶血。血清样本在18~25℃（室温）保存可稳定8小时；在2~8℃保存可稳定7天；在-20℃以下可稳定至少6个月；样本不可反复冻融。

除血清之外，ALP也可以用血浆进行检测，但是对抗凝剂要求比较高，草酸、柠檬酸、EDTA等抗凝剂因络合金属离子会影响ALP的活性。

（二）实验操作

1. 试剂组成 试剂Ⅰ、试剂Ⅱ、校准品（选配）、质控品（选配）。

2. 主要设备　生化分析仪。

3. 主要测试条件（IFCC 参考方法推荐）　见表 2-4-3。

表2-4-3　碱性磷酸酶检测试剂盒常用实验参数

项目	参数要求
测试主波长	405nm
测试副波长	546nm
测试温度	37℃
比色杯光径	1.0cm
吸光度检测范围	0~2.5A
测定模式	速率法
反应方向	吸光度上升的反应

不同实验室，不同的试剂生产厂家会因仪器设备型号不同、试剂配方不同，在参数设置上有所区别，应在保证方法准确可靠的基础上，按照实际情况进行设定。

操作：按试剂盒使用说明书或实验室制定的SOP进行操作，主要操作过程如下。

参数设置→校准→质控→样品检测→结果分析

4. 结果计算　校准品吸光度（ΔA_{CAL}）、空白样本吸光度（ΔA_{Blank}），根据已知的校准品浓度（CAL Conc.）计算样本浓度（Sample Conc.）。计算公式如下：

$$\text{Sample Conc.}=\frac{\Delta A_{Sample}-\Delta A_{Blank}}{\Delta A_{CAL}-\Delta A_{Blank}}\times \text{CAL Conc.}$$

（三）注意事项

（1）确保实验室环境、设备等符合检验要求。

（2）当样本中胆红素<0.4mmol/L，甘油三酯<6mmol/L，抗坏血酸<0.5g/L时，对检测结果无干扰。溶血样本不能用于检测。

（3）冷藏和冷冻样本检测前需恢复室温。

（4）ALP试剂在碱性条件下进行反应，开封时间较长的试剂会吸收空气中的CO_2而使pH发生相应的变化，进而影响测定结果，应注意试剂的开封和使用时间。

（5）ALP活性与血清在反应液中所占的体积百分数有关。当血清体积分数从1/26降低到1/51时，测出的酶活性随之增高；但低于1/51时，酶活性没有进一步增加。

（6）确保各项加样量一致，必要时统一使用加样器加样，避免滴瓶不易控制导致加样量不准，从而影响结果。

（四）参考区间

ALP参考区间见表2-4-4。

表2-4-4　ALP参考区间

样本		参考范围（U/L）
血清	成年男性	45~125
	女性（20~49岁）	35~100
	女性（50~79岁）	50~135

上述参考区间引自WS/T404.1-2012《临床常用生化检验项目参考区间》。各实验室应建立自己的参考区间。

四、国内外相关技术方法对比

（一）国内外标准、注册技术审查指导原则比较

目前，查询国内外文献资料，暂无血清碱性磷酸酶相关试剂的国际标准，目前国内相关现行有效的行业标准为YY/T 1234-2014《碱性磷酸酶测定试剂（盒）（NPP底物-AMP缓冲液法）》，2016年，国家食品药品监督管理总局发布了碱性磷酸酶测定试剂盒注册技术审查指导原则（2016修订版），行业标准具体情况如表2-4-5所示。

表2-4-5　碱性磷酸酶相关试剂行业标准

标准编号	标准名称	发布日期	实施日期	实施情况	强制/推荐执行	归口单位
YY/T 1234-2014	碱性磷酸酶测定试剂（盒）（NPP底物-AMP缓冲液法）	2014-06-17	2015-07-01	现行有效	推荐执行	全国医用临床检验实验室和体外诊断系统标准化技术委员会（SAC/TC 136）

行标中规定的产品主要性能指标如下。

1. 外观　应根据产品的包装特定规定适当的外观要求，一般应有试剂盒各组分组成、性状，内、外包装，标签等的要求。

2. 装量　液体试剂的净含量不少于标示值。

3. 试剂空白吸光度　试剂空白吸光度应符合生产企业给定的范围。

4. 试剂空白吸光度变化率　用生理盐水作为样品加入试剂测试时，试剂空白吸光度变化率（ΔA/min）应不大于0.005。

5. 分析灵敏度　测试120U/L碱性磷酸酶是吸光度变化率符合企业给定的范围。

6. 线性区间　测试血清样本，试剂线性在［25，750］U/L（37℃）区间内。

（1）线性相关系数｜r｜应不小于0.990。

（2）［25，100］U/L区间内，线性偏差不超过±10U/L；［100，750］U/L区间内，线性偏差不超过±10%。

7. 重复性　用血清样品或质控样品重复测试所得结果的变异系数（CV）应不大于5%。

8. 批内瓶间差（适用于干粉或冻干试剂）　试剂（盒）批内瓶间差应不大于5%。

9. 批间差　试剂（盒）批间相对极差应不大于10%。

10 准确度　可选用以下方法之一进行验证。

（1）相对偏差应不超过 ± 10%。

（2）采用比对试验，相对偏差 $r^2 \geq 0.95$；［25，100］U/L区间内，偏差应不超过 ± 10U/L；［100，750］U/L区间内，线性偏差不超过 ± 10%。

11. 稳定性　可选用效期稳定性和热稳定性方法之一进行验证。

碱性磷酸酶测定试剂盒注册技术审查指导原则（2016年修订版）是对碱性磷酸酶测定试剂盒的一般要求，申请人应依据产品的具体特性确定其中内容是否适用，若不适用，需具体阐述理由及相应的科学依据，并依据产品的具体特性对注册申报资料的内容进行充实和细化。

（二）标准物质进展

目前中国食品药品检定研究院暂无相关的标准物质。

起草人：张小燕（江苏省医疗器械检验所）

复核人：曹春玲（广东省医疗器械质量监督检验所）

第五节　血清酸性磷酸酶测定试剂

一、概述

酸性磷酸酶（acid phosphatase，ACP）是一种能够在酸性条件下将磷酸酯底物去磷酸化的酶，通过水解磷酸单酯类化合物，将底物分子上的磷酸基团除去，并生成 PO_4^{3-}。ACP广泛存在于人体多种组织、细胞和体液中，主要有红细胞、血小板、脾脏、骨骼以及男性的前列腺等。男性血清中ACP大约一半来自前列腺，男性血清的其他ACP和女性血清ACP主要来自骨骼破骨细胞、红细胞及白细胞的更新分解，破骨细胞的释放及男性前列腺和女性尿道内腺体的分泌。ACP有多种，来自前列腺的ACP称前列腺ACP（p-ACP），可被右旋酒石酸抑制，其他不被酒石酸抑制，称酒石酸抵抗ACP（tr-ACP）。P-ACP升高主要与前列腺肿瘤有关，tr-ACP升高主要与骨溶解和再造有关。

人体内ACP的活性测定主要用于男性前列腺疾病的诊断，是评价男性前列腺功能的重要指标之一。ACP含量对于某些疾病的辅助诊断也具有重要意义，如恶性骨肿瘤、肝癌、白血病等。ACP的活性测定存在一定的难度，目前临床关于ACP活性测定的试剂产品不多，因为ACP分子中唾液酸含量的不同而导致其不均一性，同时不同组织来源的ACP生化反应特性不一，且ACP在室温下非常不稳定，室温放置1小时，酶活力丧失超过50%，但是酸性条件下较稳定，因此测定实验条件需严格控制，条件控制不佳会明显影响检测结果的准确性。这一系列的困难限制了ACP在临床诊断方面的应用。

二、检测方法

（一）检测方法概述

ACP测定主要采用活性测定，有多种方法。一种是比色法，以磷酸麝香草酚酞为底物，此底物对p-ACP有一定特异性，曾有较广泛应用。另一种方法是速率法，通过一系列反应，连续监测有色物质的生成，易于自动化，是目前常用方法。近年出现利用免疫分离的活性测定方法，可特异性测定特定种类的ACP。

（二）检测方法原理

速率法：血清ACP在酸性条件下水解α-萘酚磷酸酯，生成α-萘酚和磷酸，α-萘酚与固红TR反应生成黄色化合物，在405nm波长处有最大吸收，吸光度值上升速率与α-萘酚的生成速率成正比，而α-萘酚的生成速率与血清ACP浓度成正比，因此可通过监测有色物质升高来测定血清ACP活性浓度。反应体系中加入1，5-戊二醇等醇类物质作为磷酸接受体，以加速磷酸酯水解。可通过加和不加酒石酸，分别测定tr-ACP和总ACP（t-ACP），这一区别是通过抑制前列腺同工酶实现的。

三、各检测方法的特点

临床检测酸性磷酸酶最常用速率法，目前已获得注册证的产品也以速率法居多。各检测方法不尽相同，各有优缺点，其比较结果详见表2-4-6。

表2-4-6 各检测方法不同点比较

方法学	单位	优点	缺点
麝香草酚酞法	U/L	检测成本低，设备简单	灵敏度低，特异性差，无法实现自动化
速率法	U/L	适用于自动化分析，可用于连续监测，检测成本低，准确度高，重复性好，适合大批量样品检测	反应时间较长，反应体系pH要求严格，生色不稳定，胆红素对灵敏度与特异性影响较大

四、操作要点及注意事项

1. 试剂组成 α-萘酚磷酸酯；固红TR或相似物质；1，5-戊二醇；枸橼酸缓冲液等，测定tr-ACP时含酒石酸，测定t-ACP时不含酒石酸。

2. 设备 全自动生化分析仪。

3. 操作 按试剂盒使用说明书或实验室制定的SOP进行操作，主要操作过程如下：

样品与试剂混合→温育（37℃）→测定吸光度。

4. 结果判定 全自动生化分析仪的数据分析系统可自动给出检测结果，应根据校准物和质控物的数据判定结果的有效性。

5. 注意事项 血清ACP不稳定，血清分离后需尽快加入适量乙酸，降低血清pH至5.4，以稳定ACP。红细胞中含大量ACP，需尽快分离血清，溶血样品不可用作ACP测定。

五、国内外相关技术方法对比

（一）国内外标准、注册技术审查指导原则比较

截至目前，查询国内外文献资料，暂无酸性磷酸酶相关试剂的国际标准，也没有酸性磷酸

酶相关的行业标准和注册技术审查指导原则。

（二）标准物质进展

目前没有酸性磷酸酶相关的国际标准物质和国家标准物质。

参考文献

[1] 李苹，董玉明，王光丽.酶级联反应放大策略用于灵敏检测酸性磷酸酶.分析化学研究报告，2018，46（7）：1129-1136.

[2] 武天石.时间因素对酸性磷酸酶测定的影响.高校保健医学研究与实践，2005，2（3）：32-33.

[3] 石晶，陈燕，刘允桂，朱喜科.含吐温 α-萘磷酸盐速率法测定酸性磷酸酶.中国医科大学学报，1991，20（3）：234-236.

[4] 曾方银，张豫明，何莹，王前.不同试验条件对酸性磷酸酶测定的影响.检验医学，2004，19（2）：143-145.

[5] 尚红，王毓三，申子瑜.全国临床检验操作规程.4版.北京：人民卫生出版社，2015.

起草人：郭晶晶（江苏省医疗器械检验所）

复核人：曹春玲（广东省医疗器械质量监督检验所）

第六节　血清乳酸脱氢酶测定试剂

一、概述

乳酸脱氢酶（lactate dehydrogenase，LDH）催化乳酸氧化为丙酮酸的反应，以氧化型烟酰胺腺嘌呤二核苷酸（NAD^+）作为氢接受体。LDH广泛分布于人体各种组织或细胞，其中肝脏、心肌、肾脏、骨骼肌、红细胞等含量较多，均存在于细胞质中。LDH是由两种亚基（H和M）组成的四聚体，有五种不同结构。

二、检测方法

（一）检测方法

血清LDH总催化活性浓度测定也曾出现过比色法，但后来以连续监测法（速率法）为主。速率法有两种，分别利用乳酸氧化为丙酮酸的反应（LP法）和其逆反应（PL法）。1994年国际临床化学联合会（IFCC）提出LDH测定推荐方法（LP法），2002年IFCC在推荐方法基础上提出LDH测定参考方法，用于血清ALP测定标准化。

（二）检测方法原理

LP速率法：血清LDH催化L-乳酸氧化为丙酮酸，同时将氢转移给NAD^+，生成还原型烟酰胺腺嘌呤二核苷酸（NADH）。NADH在340nm波长处有较强吸收，而NAD^+无吸收。在底物过剩的情况下，NADH的生成速率与血清LDH浓度成正比，因而可通过监测NADH上升测定血清

LDH活性浓度。

三、各检测方法的特点

临床检测乳酸脱氢酶常用速率法，目前已获得注册证的产品多以速率法居多。有关速率法的优缺点，详见表2-4-7。

表2-4-7　速率法优缺点

方法学	单位	优点	缺点
速率法	U/L	检测成本低，准确性高，重复性好，操作快速、简单，适用于自动化分析	反应中产生的NADH容易被氧化，反应体系的稳定性需要严格控制

四、操作要点及注意事项

根据现行行标YY/T 1241-2014《乳酸脱氢酶测定试剂（盒）》，乳酸脱氢酶测定试剂盒产品的主要性能评价指标包括以下几项。

1. 外观　符合生产企业规定的正常外观要求。

2. 装量　液体试剂的装量应不少于标示值。

3. 试剂空白　试剂空白吸光度：在37℃、340nm波长，1cm光径条件下，试剂空白吸光度应不大于0.50；试剂空白吸光度变化率：在37℃、340nm波长，1cm光径条件下，用生理盐水作为样品加入试剂测试时，试剂空白吸光度变化率（ΔA/min）应不大于0.002。

4. 分析灵敏度　分析灵敏度应符合生产企业声称的要求。

5. 线性区间　测试血清样本，试剂线性在25~750U/L（37℃）区间内：①线性相关系数（r）应不小于0.990；②25~100 U/L区间内，线性绝对偏差应不超过±10U/L；101~750 U/L区间内，线性相对偏差应不超过±10%。

6. 重复性　用血清样品或质控样品重复测试所得结果的重复性（变异系数，CV）应不大于5%。

7. 批内瓶间差（适用于干粉或冻干试剂）　试剂（盒）批内瓶间差应不大于5%。

8. 批间差　试剂（盒）批间相对极差应不大于10%。

9. 准确度　可选用以下方法之一进行验证：①相对偏差：相对偏差应不超过±10%；②比对试验：相关系数$r^2 \geqslant 0.95$，相对偏差应不超过±10%。

10. 稳定性　可以选用以下方法之一进行验证。①效期末稳定性：生产企业应规定产品的有效期。取到效期后的样品检测线性区间、准确度应符合5、8的要求。②热稳定性试验：检测线性区间、准确度，应符合4、5、8的要求。

（1）试剂组成　试剂1：N-甲基-D-葡萄糖胺；L-乳酸（37℃下pH9.40）。试剂2：NAD^+。

（2）设备　全自动生化分析仪。

（3）操作　按试剂盒使用说明书或实验室制定的SOP进行操作，主要操作过程如下：

血清样品与试剂1混合→温育（37℃）→加入试剂2→测定吸光度。

（4）结果判定　自动生化分析仪的数据分析系统可自动给出检测结果，应根据校准物和质控物的数据判定结果的有效性。

（5）注意事项

1）定标品要求　样品LDH浓度过去常用由NADH的摩尔消光系数推导的校准因子计算，但各种常规方法很难完全重复IFCC推荐方法的试剂组成和反应条件，由此会造成测定结果差异。目前认为，血清LDH测定需用定值可溯源至IFCC参考方法的定标品校准。

2）两种速率法比较　血清LDH测定两种速率法（LP法和PL法）曾都有较多应用，变化趋势是LP法逐渐成为主流方法，目前我国绝大部分实验室使用LP法。LP法的主要优点是试剂稳定性好、保持线性反应速率的时间长、结果重复性好。PL法测定结果，若按NADH摩尔消光系数计算，约为LP法的2倍。已有研究显示，若用合适定标品校准，PL法测定结果也可溯源至IFCC参考方法。

3）标本类型及稳定性　红细胞和血小板含大量LDH，血清是LDH测定的适宜标本，血浆因可能含少量血小板而不宜用作LDH测定；血液凝固后应尽快分离血清，溶血标本不可用作LDH测定。血清LDH在室温下相对稳定；LDH或其部分同工酶对低温敏感，4℃或-20℃贮存可造成LDH活性降低。有研究资料显示LDH在-70℃下稳定。

五、国内外相关技术方法对比

截至目前，查询国内外文献资料，暂无乳酸脱氢酶相关试剂的国际标准，目前国内相关现行有效的行业标准为YY/T 1241-2014《乳酸脱氢酶测定试剂（盒）》，本标准适用于以乳酸盐为底物，采用连续监测法对血清或血浆中乳酸脱氢酶活性进行定量检测的乳酸脱氢酶测定试剂（盒），包括手工试剂和在半自动、全自动生化分析仪上使用的试剂，本标准不适用于干式乳酸脱氢酶测定试剂（盒）。

国内现行的注册技术审查指导原则有乳酸脱氢酶测定试剂盒注册技术审查指导原则（征求意见稿）。乳酸脱氢酶测定试剂盒是指基于分光光度法原理，利用全自动、半自动生化分析仪或分光光度计，对血清、血浆或其他体液中的乳酸脱氢酶活性进行体外定量分析的试剂。本指导原则主要指乳酸脱氢酶催化丙酮酸和乳酸之间的氧化或还原反应的相互转化的同时，NADH量的下降或上升速率，通过在340nm处吸光度的变化，计算乳酸脱氢酶活性。不包括干化学、酶联免疫类检测试剂及电泳等检测方法。

行业标准具体情况如表2-4-8所示。

表2-4-8　乳酸脱氢酶相关试剂行业标准

标准编号	标准名称	发布日期	实施日期	实施情况	强制/推荐执行	归口单位
YY/T 1241-2014	乳酸脱氢酶测定试剂（盒）	2014-06-17	2015-07-01	现行有效	推荐执行	全国医用临床检验实验室和体外诊断系统标准化技术委员会（SAC/TC 136）

（二）标准物质进展

目前现有检测相关的国际标准物质、国家标准物质见表2-4-9。

表2-4-9 乳酸脱氢酶相关标准物质

品名	标准物质号	规格	用途	保存条件	发布单位
Human Lactate Dehydrogenase Isoenzyme 1	ERM-AD453k/IFCC	1mg/ 支	标准品，校准测量系统、试剂盒准确度评价等	-70℃，避光	European Reference Materials（ERM）
人血清中乳酸脱氢酶活性浓度标准物质	GBW（E）090350	1ml/ 支	标准品，校准测量系统、试剂盒准确度评价等	-70℃，避光	中国计量科学研究院

参考文献

[1] 薛永铿，王立德.乳酸脱氢酶（LDH）速率法实验观察.福建医药杂志，1999，17（4）：43.

[2] 刘泳，邱鹤钧，王链文，倪赞明.酶偶联比色测定乳酸脱氢酶试剂盒的研制和应用.上海医学检验杂志，1990，5（4）：220-222.

起草人：郭晶晶（江苏省医疗器械检验所）
复核人：曹春玲（广东省医疗器械质量监督检验所）

第七节 血清 α-羟丁酸脱氢酶测定试剂

一、概述

α-羟丁酸脱氢酶（α-hydroxybutyrate dehydrogenase，α-HBDH）是乳酸脱氢酶同工酶（LDH）的一种，催化以 α-羟丁酸为反应底物的可逆反应，其酶活力表示LDH中能利用 α-羟丁酸为反应底物的酶活力，主要为LDH1和LDH2的活力。LDH能利用除丙酮酸以外的酮酸做底物，如 α-酮丁酸。LDH的H亚单位对 α-酮丁酸的亲和力比M亚单位大，以 α-酮丁酸为底物，所测活力代表了LDH1和LDH2的活力；LDH3和LDH4所含H亚单位少，活力较低。用该底物所测活力特称为 α-羟丁酸脱氢酶活力。

LDH1和LDH2在心脏分布较多，故发生心脏疾病（心肌梗死、心肌炎等）时血清HBDH升高。血清HBDH/LDH比值有时可用于心脏疾病和肝脏疾病的鉴别诊断，心脏疾病时比值较高，肝脏疾病时比值较低。此外，溶血性贫血时血清HBDH增高。

血清HBDH的主要检测方法有比色法、荧光光度法、速率法等，本节介绍目前应用较多的速率法。

二、检测技术与方法

血清HBDH催化 α-酮丁酸还原为 α-羟丁酸，同时使还原型烟酰胺腺嘌呤二核苷酸（NADH）氧化为氧化型烟酰胺腺嘌呤二核苷酸（NAD^+）。NADH在340nm波长处有较强吸收。在底物过剩的情况下，NADH的消耗速率与血清HBDH浓度成正比，因而可通过监测NADH降低速率测定血清HBDH活性浓度。HBDH活性测定的反应式如下。

$$\alpha-\text{酮丁酸}+NADH+H^{+}\xleftrightarrow{HBDH}\alpha-\text{羟丁酸}+NAD^{+}$$

三、操作要点及注意事项

（一）主要试剂

试剂1：α－酮丁酸 3mmol/L、磷酸盐缓冲液 50mmol/L。

试剂2：NADH 0.2mmol/L。

各试剂盒主要成分及浓度可能有差异，详见各试剂盒说明书。

（二）适用仪器

全自动生化分析仪（带有恒温装置：精度 ± 0.1℃，吸光度测量精度在0.001以上）。

（三）检验方法

1. 准备工作　检查仪器样品针、试剂针等装置是否脏污、弯曲、堵塞，补足检验用各清洗液，检查反应杯是否脏污。

2. 参数设置　根据各试剂盒具体参数要求进行设置，将对应试剂、校准品、质控品放入相应位置。

3. 校准程序　建议使用配套校准品校准，按照规定的校准周期进行校准；当试剂更换批号、质控出现漂移、仪器做完保养、重要零件更换时应重新进行校准。

4. 质量控制　每天对样本进行检测之前，须进行质量控制，以保障测试系统的稳定性。建议采用配套质控品进行质量控制，质控品测定结果应在允许范围内。若超出质控范围，需查找原因，如仪器、试剂与质控品的状态或参数设置等。

（四）注意事项

1.在使用本产品时必须遵循所有实验室试剂操作的常规注意事项，使用已开启试剂时注意不要被污染，避免混用。

2.对采集样本的要求，建议使用新鲜血液，不建议使用高脂乳糜样、黄疸、高类风湿因子样本，勿使用溶血样本，明确样本的处理办法。红细胞中HBDH含量高，标本采集后应在2小时内分离血清。

3.所有来自人或动物的材料必须视为具有潜在的传染性，所有废弃物必需按照现行法规要求进行处置。

（五）性能指标

1. 外观　试剂盒外观应符合生产企业规定的正常外观要求。

2. 装量　液体试剂的装量应不少于标示值。

3. 试剂空白　在 37℃、340nm 波长、1cm 光径条件下，试剂空白吸光度应不小于 1.1；用生理盐水作为样品加入试剂测试时，试剂空白吸光度变化率（ΔA/min）应不大于 0.002。

4. 分析灵敏度　用已知活性的样品测试试剂盒，记录试剂盒在 37℃、340nm 波长、1cm 光径条件下，产生的吸光度变化率，结果应符合生产企业规定的要求。

5. 线性区间 测试血清样本，试剂线性在25~750U/L（37℃）区间内。线性相关系数（r）应≥0.990；25~100U/L区间内，线性绝对偏差应不超过±10U/L；100~750U/L区间内，线性相对偏差应不超过±10%。

6. 重复性 在重复性条件下，用（180±18）U/L的血清样品或质控样品测试试剂盒，重复测试20次（n≥10），计算变异系数（CV）应不大于5%。

7. 批间差 用（180±18）U/L的血清样品或质控样品分别测试3个不同批号的试剂盒，每个批号测试3次，分别计算每批3次检测的均值，计算相对极差（R）应不大于10%。

8. 准确度 参照CLSI EP9-A2的方法，用不少于40例在检测浓度范围内不同浓度的人源样品，以生产企业指定的分析系统作为比对方法，每份样品按待测试剂盒操作方法及比对方法分别检测。用线性回归方法计算两组结果的相关系数（r）及每个浓度点的相对偏差，应满足r^2≥0.95，相对偏差应不超过±10%。

9. 稳定性 可分为效期稳定性和热稳定性试验。效期稳定性是在产品达到生产企业规定的产品有效期后，取样进行线性区间和准确度的检测，结果应满足要求；热稳定性试验是取有效期内生产企业规定的热稳定性条件下的产品，进行线性区间和准确度的检测，结果应满足要求。生产企业选取其中一种方法检测即可，需要注意的是，热稳定性不能用于推导产品有效期，除非是采用基于大量的稳定性研究数据建立的推导公式。

四、国内外相关技术方法对比

目前国内现行有效的行业标准为YY/T 1242-2014《α-羟丁酸脱氢酶测定试剂(盒)》，该标准对试剂盒的主要性能指标进行了规定，如试剂空白、分析灵敏度、精密度、线性范围、准确度、稳定性等，企业制定相关技术标准/产品技术要求应不低于此标准要求。

参考文献

尚红，王毓三，申子瑜.全国临床检验操作规程.4版.北京：人民卫生出版社，2015.

起草人：刘波（江苏省医疗器械检验所）
复核人：曹春玲（广东省医疗器械质量监督检验所）

第八节 血清肌酸激酶测定试剂

一、概述

肌酸激酶(CK)主要存在于骨骼、心肌、脑组织和平滑肌中，是一个与细胞内能量运转、肌肉收缩、ATP再生有直接关系的重要激酶，它可逆地催化肌酸与ATP之间的转磷酰基反应。肌酸激酶活性测定可以用于骨骼肌疾病及心肌疾病的诊断。

血清肌酸激酶测定主要用于心肌梗死的诊断，对其他系统疾病的诊疗也具有一定意义。

（1）急性心肌梗死，在发病2~4小时开始升高，12~48小时达到峰值，2~4天恢复正常，其升高程度较AST、LDH大，且出现早，与心肌损伤的程度基本一致，且心电图不易诊断的心内膜下心肌梗死和复发性心肌梗死时CK活性亦升高。动态监测有助于心肌梗死的病情观察和预后估计。

（2）多发性肌炎、进行性肌营养不良、严重肌肉创伤等CK亦明显升高。

（3）脑血管意外、脑膜炎、全身性惊厥、休克、破伤风等CK活性亦升高。

（4）甲状腺功能低下，某些感染性疾病，恶性高热，剧烈运动，各种插管及手术，肌肉注射氯丙嗪、抗生素等CK亦增高。

（5）甲状腺功能亢进，系统性红斑狼疮，慢性关节炎及应用类固醇制剂、避孕药和化疗可使CK活性降低。

二、检测技术与方法

目前血清肌酸激酶的临床或实验室检测方法有肌酸显色法和酶偶联法。

（一）产品名称

肌酸激酶检测试剂盒（磷酸肌酸底物法）。

（二）检验原理

$$\text{磷酸肌酸}+\text{ADP} \xleftrightarrow{\text{CK}} \text{肌酸}+\text{ADP}$$

$$\text{ATP}+\text{葡萄糖} \xleftrightarrow{\text{HK}} \text{葡萄糖-6-磷酸}+\text{ADP}$$

$$\text{葡萄糖-6-磷酸}+\text{NADP}^+ \xleftrightarrow{\text{GPDH}} \text{6-磷酸葡萄糖酸}+\text{NADPH}+\text{H}^+$$

磷酸肌酸在CK的催化下转变成肌酸，同时ADP磷酸化成ATP，然后用（己糖激酶/葡萄糖-6-磷酸脱氢酶）偶联反应，最终使$NADP^+$转变成NADPH，可在特定波长（340nm）进行测定。

（三）主要组成成分

R1：50mmol/L咪唑缓冲液（pH 6.7）、1.4mmol/L腺苷-5′-二磷酸二钠、2.5mmol/L氧化型辅酶II二钠。

R2：70mmol/LTris缓冲液（pH 8.8）、100mmol/L葡萄糖·一水合、50mmol/L磷酸肌酸二钠·四水合、40kU/L己糖激酶、40kU/L 6-磷酸葡萄糖脱氢酶。

（四）主要仪器

全自动生化分析仪。

（五）样本要求

采血后立即分离血清，避免溶血。血清样本在18~25℃（室温）保存可稳定8小时；在2~8℃保存可稳定7天；在-20℃以下可稳定至少6个月；样本不可反复冻融。

当样本中胆红素<0.4mmol/L，甘油三酯<6mmol/L，抗坏血酸<0.5g/L时，对检测结果无干扰。溶血样本不能用于检测。

冷藏和冷冻样本检测前需恢复室温。

（六）检验方法

根据试剂盒的上机参数设置反应条件和参数，按照说明书进行操作，将血清样品与试剂Ⅰ混合，温育，加入试剂Ⅱ，迟滞一定时间后监测特定波长下的吸光度。

根据公式：

$$\text{Sample Cnoc.}=\frac{\Delta A_{\text{Sample}}-\Delta A_{\text{Blank}}}{\Delta A_{\text{CAL}}-\Delta A_{\text{Blank}}}\times \text{CAL Conc.}$$

不同实验室具体测定条件会因所使用的仪器和试剂而异，在保证方法可靠的前提下，应按仪器和试剂说明书设定测定条件进行校准品、空白样品和血清样品分析。

（七）参考区间

血清肌酸激酶的参考区间为：成人（20~79岁）男性50~310U/L；女性40~200U/L。

三、操作要点及注意事项

（一）产品性能指标

1. 外观 各试剂组分外观应符合企业规定的要求。

2. 装量 液体试剂的装量应不少于标示值。

3. 试剂空白

（1）试剂空白吸光度 用空白样本进行检测，应符合企业规定的要求。

（2）试剂空白吸光度变化率 对于速率法试剂盒，试剂空白吸光度变化率应符合企业规定的要求。

4. 分析灵敏度 测定一定值浓度样本，吸光度变化（变化率）应符合企业规定的要求。

5. 线性范围 试剂盒在线性范围内的分析性能应符合以下要求。

（1）线性相关系数 在规定的线性范围内，相关系数r应符合企业规定的要求。

（2）线性偏差 绝对偏差和相对偏差应符合企业规定的要求。

6. 测量精密度

（1）重复性 批内变异系数（CV）应符合企业规定的要求。

（2）批内瓶间差（干粉或冻干试剂） 批内瓶间差（$CV_{瓶间}$）应符合企业规定的要求。

（3）批间精密度 批间变异系数（CV）应符合企业规定的要求。

7. 准确度

（1）相对偏差 试剂盒相对偏差（B）应符合企业规定的要求。

（2）比对试验 两组数据相关系数（r）应符合企业规定的要求，每个浓度点的偏差符合企业规定的要求。

（3）回收试验 回收率应符合企业规定的要求。

8. 稳定性 试剂盒在规定储存条件下保存至有效期后，测量试剂空白、分析灵敏度、线性范围、重复性、批内瓶间差、准确度，结果应符合企业规定的要求。

（二）操作要点及注意事项

1.本试剂仅供体外诊断使用。试剂中含有的化学成分接触人体后会产生轻微刺激，如有接触，请及时用清水冲洗。

2.使用前请认真阅读提供的说明书，按照说明书的使用方法正确使用。

3.不同批号试剂使用前请重新校准，且不同批号试剂不能混用。

4.按照国家和地方相关法律规定处理所有已测定的样本和废液。

四、国内外相关技术方法对比

（一）试剂相关国内外标准及标准物质进展

目前暂无该项目国际标准物质及国家标准物质。

（二）国内外注册技术审查原则

行业标准：YY/T 1243–2014 肌酸激酶测定试剂（盒）。

国家审评指导原则：肌酸激酶测定试剂（盒）注册技术审查指导原则（2016年修订版）。

参考文献

[1] 尚红，王毓三，申子瑜.全国临床检验操作规程.4版.北京：人民卫生出版社，2015.

[2] 张秀明.临床生化检验诊断学.北京：人民卫生出版社，2012.

起草人：周齐洋（江苏省医疗器械检验所）

复核人：周诚（中国食品药品检定研究院）

第九节　血清肌酸激酶同工酶测定试剂

一、概述

肌酸激酶分子是由脑型亚单位（B）和肌型亚单位（M）组成的二聚体。正常人体组织中常含3种同工酶，按电泳快慢顺序分别为CK–BB（CK1）、CK–MB（CK2）和CK–MM（CK3）。CK–BB主要存在于平滑肌和脑组织中，血清中几乎没有；CK–MB主要存在于心肌组织中，占血清中CK的0~4%；CK–MM主要存在于骨骼肌中，占血清中CK的96%~100%。CK–MB有自己的亚型，包括MB2（组织形式）和MB1（转化形式）。CK–MB2从心肌释放后，羧基末端被血浆羧基肽酶N水解，去掉一个赖氨酸残基转化为血清修饰亚型CK–MB1。CK和CK–MB是心肌组织损伤的敏感指标之一，特别是CK–MB更具特异性。心肌损伤过程中CK的升高主要是由于CK–MB的升高引起，表现为二者的同时升高。

肌酸激酶同工酶在临床诊断中有十分重要的意义，在各种病变包括肌肉萎缩和心肌梗死发生时，人的血清中肌酸激酶水平迅速提高，认为在心肌梗死的诊断中测定肌酸激酶的活性比做心电图更为可靠。心肌梗死时，肌酸激酶在起病6小时内升高，24小时达高峰，3~4日内恢复正常。其中肌酸激酶的同工酶CK-MB诊断的特异性最高。肌酸激酶因其具有重要的生理功能和临床应用价值已引起人们广泛的重视和深入的研究。

二、检测技术与方法

目前血清肌酸激酶同工酶的临床或实验室检测方法有电泳法和CKMB活性测定法、CK-MB质量测定法等。目前应用较多的是免疫抑制活性测定法。

（一）产品名称

肌酸激酶MB同工酶检测试剂盒（免疫抑制法）。

（二）检验原理

$$磷酸肌酸+ADP\ CK \xleftrightarrow{CK} 肌酸+ADP$$

$$ATP+葡萄糖 \xleftrightarrow{HK} 葡萄糖-6-磷酸+ADP$$

$$葡萄糖-6-磷酸+NADP^{+} \xleftrightarrow{GPDH} 6-磷酸葡萄糖酸+NADPH+H^{+}$$

CK-MB由CK-M和CK-B亚单位组成。抗CK-M抗体完全抑制了CK-MM（肌酸激酶的主要活性部分）和CK-MB中的CK-M亚单位的活性。再检测CK的活性为余下的CK-B的活性，相当于一半CK-MB活性。所以将结果乘以2，为CK-MB的活性。CK活性的测定方法为：磷酸肌酸在CK的催化下转变成肌酸，同时ADP磷酸化成ATP，然后用（己糖激酶/葡萄糖-6-磷酸脱氢酶）偶联反应，最终使$NADP^{+}$转变成NADPH，可在特定波长（340nm）进行测定。

（三）主要组成成分

R1：50mmol/L咪唑缓冲液（pH6.7）、1.4mmol/L腺苷-5′-二磷酸二钠、2.5mmol/L氧化型辅酶II二钠、1.50ml/L羊抗人CK-M多克隆抗体。

R2：70mmol/LTris缓冲液（pH8.8）、100mmol/L葡萄糖·一水合、50mmol/L磷酸肌酸二钠·四水合、40kU/L己糖激酶、40kU/L 6-磷酸葡萄糖脱氢酶。

（四）主要仪器

全自动生化分析仪。

（五）样本要求

采血后立即分离血清。血清样本在18~25℃（室温）保存可稳定8小时；在2~8℃保存可稳定7天；在-20℃以下可稳定至少6个月；样本不可反复冻融。

当样本中胆红素<0.4mmol/L、甘油三酯<6mmol/L、抗坏血酸<0.5g/L时，对检测结果无干扰。溶血样本不能用于检测。

冷藏和冷冻样本检测前需恢复室温。

（六）检验方法

根据试剂盒的上机参数设置反应条件和参数，按照说明书进行操作，将血清样品与试剂I混合，温育，加入试剂II，迟滞一定时间后监测特定波长下的吸光度。以同样方法计算校准品吸光度（ΔA_{CAL}）、空白样本吸光度（ΔA_{Blank}），根据已知的校准品浓度（CAL Conc.）计算样本浓

度(Sample Conc.)。计算公式如下:

$$\text{Sample Cnoc.}=\frac{\Delta A_{Sample}-\Delta A_{Blank}}{\Delta A_{CAL}-\Delta A_{Blank}}\times \text{CAL Conc.}$$

不同实验室具体测定条件会因所使用的仪器和试剂而异，在保证方法可靠的前提下，应按仪器和试剂说明书设定测定条件进行校准品、空白样品和血清样品分析。

(七)参考区间

血清肌酸激酶同工酶的参考区间为血清：<24U/L。

三、操作要点及注意事项

(一)产品性能指标

1. 外观 各试剂组分外观应符合企业规定的要求。

2. 装量 液体试剂的装量应不少于标示值。

3. 试剂空白

(1)试剂空白吸光度 用空白样本进行检测，应符合企业规定的要求。

(2)试剂空白吸光度变化率 对于速率法试剂盒，试剂空白吸光度变化率应符合企业规定的要求。

4. 分析灵敏度 测定一定值浓度样本，吸光度变化(变化率)应符合企业规定的要求。

5. 线性范围 试剂盒在线性范围内的分析性能应符合以下要求。

(1)线性相关系数 在规定的线性范围内，相关系数r应符合企业规定的要求。

(2)线性偏差 绝对偏差和相对偏差应符合企业规定的要求。

6. 测量精密度

(1)重复性 批内变异系数(CV)应符合企业规定的要求。

(2)批内瓶间差(干粉或冻干试剂) 批内瓶间差($CV_{瓶间}$)应符合企业规定的要求。

(3)批间精密度 批间变异系数(CV)应符合企业规定的要求。

7. 准确度

(1)相对偏差 试剂盒相对偏差(B)应符合企业规定的要求。

(2)比对试验 两组数据相关系数(r)应符合企业规定的要求，每个浓度点的偏差符合企业规定的要求。

(3)回收试验 回收率应符合企业规定的要求。

8. 稳定性 试剂盒在规定储存条件下保存至有效期后，测量试剂空白、分析灵敏度、线性范围、重复性、批内瓶间差、准确度，结果应符合企业规定的要求。

(二)操作要点及注意事项

1.本试剂仅供体外诊断使用。试剂中含有的化学成分接触人体后会产生轻微刺激，如有接触，请及时用清水冲洗。

2.使用前请认真阅读提供的说明书，按照说明书的使用方法正确使用。

3.不同批号试剂使用前请重新校准，且不同批号试剂不能混用。

4.按照国家和地方相关法律规定处理所有已测定的样本和废液。

四、国内外相关技术方法对比

(一)试剂相关国内外标准及标准物质进展

目前暂无该项目国际标准物质及国家标准物质。

(二)国内外注册技术审查原则

行业标准：YY/T 1580-2018 肌酸激酶MB同工酶测定试剂盒(免疫抑制法)。

国家审评指导原则：免疫层析法可参照［心肌肌钙蛋白I/肌红蛋白/肌酸激酶同工酶MB检测试剂(胶体金免疫层析法)注册技术审查指导原则(2017年第213号)］，其他方法暂时无相应审评指导原则。

参考文献

［1］尚红，王毓三，申子瑜.全国临床检验操作规程.4版.北京：人民卫生出版社，2015.
［2］张秀明.临床生化检验诊断学.北京：人民卫生出版社，2012.

起草人：高静贤(江苏省医疗器械检验所)
复核人：周诚(中国食品药品检定研究院)

第十节　血清胆碱酯酶测定试剂

一、概述

胆碱酯酶(cholinesterase，CHE)是一类催化酰基胆碱或胆碱酯水解反应的酶，在人体中有两种，一种为乙酰胆碱酯酶，又称真胆碱酯酶或胆碱酯酶Ⅰ，分布于红细胞、肺、脾、神经末梢、大脑灰质等细胞或组织；另一种为酰基胆碱酯酶，又称为伪胆碱酯酶、丁酰胆碱酯酶或胆碱酯酶Ⅱ，分布于肝、胰、心脏、脑白质或血清等组织或体液。两种CHE有一定底物特异性差异，临床上测定的是后者。

血清CHE测定主要用于肝功能评价，也用于农药中毒诊断及手术用肌松药响应预测等。血清CHE是肝脏合成功能的灵敏指标，各种慢性肝脏疾病时多见血清CHE降低。有机磷等农药中毒时血清CHE明显降低。血清CHE活性过低者(遗传等因素)手术时慎用琥珀酰胆碱等肌松药。

血清CHE的主要检测方法是基于分光光度法，包括化学比色法和偶联酶法。

二、检测技术与方法

(一)基本原理

1.化学比色法　在反应体系中加入一些不影响酶促反应，同时不影响酶活性的试剂，其仅与酶促反应产物迅速作用导致吸光度变化，通过监测吸光度的变化来计算酶催化活性浓度。有代表性的如美国临床化学协会(AACC)推荐丙酰硫代胆碱/5′　5-二硫代双(2-硝基苯甲酸)

（DTNB）法，其以丙酰硫代胆碱为底物，经 CHE 催化水解后其产物与 DTNB 结合，使 DTNB 中的色源物质游离，在 37℃、410nm 波长处以比色法测量吸光度的变化可计算 CHE 催化活性浓度；德国临床化学协会（DGKC）推荐丁酰硫代胆碱 / 六氰高铁酸钾（Ⅲ）法，由于丁酰硫代胆碱 /DTNB 法灵敏度较高，且血清中 CHE 具有极高的催化效率，在测量过程中可能存在反应速率过高从而需要稀释血清样本的问题，因此德国临床化学协会推荐以敏感度较低的六氰高铁酸钾（Ⅲ）替代 DTNB 测量 CHE 催化活性浓度。

2. 偶联酶法 日本临床化学协会（JSCC）推荐的 P- 羟基苯甲酰胆碱偶联对羟基苯甲酸 -3- 单加氧酶法，其以 P- 羟基苯甲酰胆碱为底物，经 CHE 催化水解后的产物对羟基苯甲酸在对羟基苯甲酸 -3- 单加氧酶作用下与 NADPH 反应生成儿茶酸、$NADP^+$，儿茶酸在偶联酶作用下与底物 NADPH 反应，需加入儿茶酸 3，4- 双加氧酶将其迅速转化，避免杂反应的产生。

（二）方法详解

在各类测量原理的反应方向上，JSCC推荐方法与DGKC推荐方法为吸光度下降的反应，使用DTNB为显色剂的方法为吸光度上升的反应。

三、操作要点及注意事项

（一）主要试剂

主要试剂成分包括丁酰硫代胆碱、DTNB或铁氰化钾及缓冲液等，一般为双试剂，DTNB或铁氰化钾为试剂1，底物丁酰硫代胆碱为试剂2。各试剂盒组成成分可能有所差别，详见各试剂盒说明书。

（二）检验方法

1. 准备工作 检查仪器样品针、试剂针等装置是否脏污、弯曲、堵塞，补足检验用各清洗液，检查反应杯是否脏污。

2. 参数设置 根据各试剂盒具体参数要求进行设置，将对应试剂、校准品、质控品放入相应位置。

3. 校准程序 建议使用配套校准品校准，按照规定的校准周期进行校准；当试剂更换批号、质控出现漂移、仪器做完保养、重要零件更换时应重新进行校准。

4. 质量控制 每天对样本进行检测之前，须进行质量控制，以保障测试系统的稳定性。建议采用配套质控品进行质量控制，质控品测定结果应在允许范围内。若超出质控范围，需查找原因，如仪器、试剂与质控品的状态或参数设置等。

（三）注意事项

1.在使用本产品时必须遵循所有实验室试剂操作的常规注意事项，使用已开启试剂时注意不要被污染，避免混用。

2.对采集样本的要求，建议使用新鲜血液，不建议使用高脂乳糜样、黄疸、高类风湿因子样本，勿使用溶血样本，明确样本的处理办法。

3.所有来自人或动物的材料必须视为具有潜在的传染性，所有废弃物必需按照现行法规要求进行处置。

（四）性能指标

1. 外观 试剂盒外观应符合生产企业规定的正常外观要求。

2. 装量 液体试剂的装量应不少于标示值。

3. 试剂空白 在试剂盒规定参数下测试空白样本，试剂空白吸光度和试剂空白吸光度变化率（ΔA/min）应符合生产企业给定范围。

4. 分析灵敏度 用已知活性的样品测试试剂盒，记录试剂盒在规定参数下，产生的吸光度变化率，结果应符合生产企业规定的要求。

5. 线性区间 应给定试剂盒线性区间，测试血清样本，在线性区间范围内，线性相关系数 r 应≥ 0.990；线性绝对偏差和相对偏差应符合生产企业规定的要求。

6. 重复性 在重复性条件下，用一定浓度的血清样品或质控样品测试试剂盒，重复测试一定次数（n ≥ 10），计算变异系数（CV），结果应符合生产企业规定的要求。

7. 批间差 用一定浓度的血清样品或质控样品分别测试 3 个不同批号的试剂盒，每个批号测试 3 次，分别计算每批 3 次检测的均值，计算相对极差（R）应符合生产企业规定的要求。

8. 准确度 用参考物质或用参考方法定值的血清测定，实测值与标示值的偏差应符合生产企业规定的要求。若无参考物质或参考方法，也可进行比对试验，具体操作参考本章第七节相关内容。

9. 稳定性 可分为效期稳定性和热稳定性试验。效期稳定性是在产品达到生产企业规定的产品有效期后，取样进行上述除批间差外其余性能指标的检测，结果应满足要求；热稳定性试验是取有效期内生产企业规定的热稳定性条件下的产品，进行除批间差外其余性能指标的检测，结果应满足要求。生产企业选取其中一种方法检测即可，需要注意的是，热稳定性不能用于推导产品有效期，除非是采用基于大量的稳定性研究数据建立的推导公式。

参考文献

尚红，王毓三，申子瑜. 全国临床检验操作规程. 4 版. 北京：人民卫生出版社，2015.

起草人：刘波（江苏省医疗器械检验所）
复核人：曹春玲（广东省医疗器械质量监督检验所）

第十一节　血清脂肪酶测定试剂

一、概述

脂肪酶（lipase，LPS）是一组催化长链脂肪酸甘油酯水解的酶。LPS 只水解脂肪酸甘油酯的 α 位（1 位和 3 位）脂肪酸，生成两分子游离脂肪酸和 2-脂肪酰甘油，但 2-脂肪酰甘油可自动异化为 1-脂肪酰甘油而被 LPS 水解。LPS 对长链脂肪酸甘油酯有一定特异性，其最大活性和特异性的发挥或表现需要胆酸盐和共脂肪酶的参与。

脂肪酶具有高特异性和快速响应，当急性胰腺炎发作的4~8小时内，脂肪酶活力就会升高，24小时候后达到峰值。因此脂肪酶对于诊断胰腺疾病，如急性胰腺炎、慢性胰腺炎急性期、阻塞性胰腺炎等有重要意义。与淀粉酶AMY不同的是，LPS不能通过肾脏排泄，故尿中无LPS，而尿AMY在急性胰腺炎时的升高比血中显著，常常是诊断的重要参考，AMY与LPS联合检测可以相互补充，减少急性胰腺炎的漏诊和延误，从而提高诊断的灵敏度、特异性及准确度。

血清LPS的主要检测方法可分为三类：一是测定产物的增加量，包括滴定法、比色法和酶偶联法；二是测定底物的减少量，包括比浊法；三是其他方法，包括免疫法和荧光法。本节介绍目前应用较多的色原测定法。

二、检测技术与方法

（一）基本原理

血清LPS催化合成底物1，2-邻-二月桂基-消旋-甘油-3-戊二酸-（6-甲基试卤灵）酯（DGGR）的水解反应，生成1，2-邻-二月桂基-消旋-甘油和戊二酸-（6-甲基试卤灵）酯，后者自发水解，产生红色甲基试卤灵，通过监测甲基试卤灵的生成速率测定LPS活性。血清LPS测定的反应式如下：

1，2-邻-二月桂基-消旋-甘油-3-戊二酸-（6-甲基试卤灵）酯+$H_2O \xrightarrow{LPS}$ 1，2-邻-二月桂基-消旋-甘油+戊二酸-（6-甲基试卤灵）酯

戊二酸-（6-甲基试卤灵）酯+$H_2O \xrightarrow{OH^-}$ 戊二酸+甲基试卤灵

（二）方法详解

在包含有胆酸盐，氯化钙的碱性环境中，脂肪酶和共脂肪酶作用生成戊二酸-（6-甲基试卤灵）酯，水解生成甲基试卤灵。甲基试卤灵是一个显浅蓝紫色的显色团，在波长为570nm处有吸收峰，但是值得注意的是，浓缩的血清甘油三酯会引起一定的干扰。

三、操作要点及注意事项

（一）主要试剂

主要试剂成分包括DGGR、共脂肪酶、脱氧胆酸钠、氯化钙和缓冲液等。各试剂盒组成成分可能有所差别，详见各试剂盒说明书。

（二）检验方法

1. 准备工作　检查仪器样品针、试剂针等装置是否脏污、弯曲、堵塞，补足检验用各清洗液，检查反应杯是否脏污。

2. 参数设置　根据各试剂盒具体参数要求进行设置，将对应试剂、校准品、质控品放入相应位置。

3. 校准程序　建议使用配套校准品校准，按照规定的校准周期进行校准；当试剂更换批号、

质控出现漂移、仪器做完保养、重要零件更换时应重新进行校准。

4. 质量控制 对样本进行检测之前，须进行质量控制，以保障测试系统的稳定性。建议采用配套质控品进行质量控制，质控品测定结果应在允许范围内。若超出质控范围，需查找原因，如仪器、试剂与质控品的状态或参数设置等。

（三）注意事项

1. 甘油三酯、胆固醇等测定试剂中含有较高浓度的酯酶，会干扰脂肪酶的测定，因此在进行脂肪酶测定时，应彻底清洗仪器可能含有的试剂残留，尽量避免脂肪酶测定同上述试剂交叉进行。

2. 在使用本产品时必须遵循所有实验室试剂操作的常规注意事项，使用已开启试剂时注意不要被污染，避免混用。

3. 对采集样本的要求，建议使用新鲜血液，不建议使用高脂乳糜样、黄疸、高类风湿因子样本，勿使用溶血样本，明确样本的处理办法。

4. 所有来自人或动物的材料必须视为具有潜在的传染性，所有废弃物必需按照现行法规要求进行处置。

（四）性能指标

1. 外观 试剂盒外观应符合生产企业规定的正常外观要求。

2. 装量 液体试剂的装量应不少于标示值。

3. 试剂空白 在试剂盒规定参数下测试空白样本，试剂空白吸光度和试剂空白吸光度变化率（$\Delta A/min$）应符合生产企业给定范围。

4. 分析灵敏度 用已知活性的样品测试试剂盒，记录试剂盒在规定参数下，产生的吸光度变化率，结果应符合生产企业规定的要求。

5. 线性区间 应给定试剂盒线性区间，测试血清样本，在线性区间范围内，线性相关系数 r 应≥ 0.990；线性绝对偏差和相对偏差应符合生产企业规定的要求。

6. 重复性 在重复性条件下，用一定浓度的血清样品或质控样品测试试剂盒，重复测试一定次数（$n \geq 10$），计算变异系数（CV），结果应符合生产企业规定的要求。

7. 批间差 用一定浓度的血清样品或质控样品分别测试 3 个不同批号的试剂盒，每个批号测试 3 次，分别计算每批 3 次检测的均值，计算相对极差（R）应符合生产企业规定的要求。

8. 准确度 用参考物质或用参考方法定值的血清测定，实测值与标示值的偏差应符合生产企业规定的要求。若无参考物质或参考方法，也可进行比对试验，具体操作参考本章第七节相关内容。

9. 稳定性 可分为效期稳定性和热稳定性试验。效期稳定性是在产品达到生产企业规定的产品有效期后，取样进行上述除批间差外其余性能指标的检测，结果应满足要求；热稳定性试验是取有效期内生产企业规定的热稳定性条件下的产品，进行除批间差外其余性能指标的检测，结果应满足要求。生产企业选取其中一种方法检测即可，需要注意的是，热稳定性不能用于推导产品有效期，除非是采用基于大量的稳定性研究数据建立的推导公式。

参考文献

尚红，王毓三，申子瑜.全国临床检验操作规程.4版.北京：人民卫生出版社，2015.

起草人：刘波（江苏省医疗器械检验所）
复核人：曹春玲（广东省医疗器械质量监督检验所）

第十二节　血清5′-核苷酸酶测定试剂

一、概述

5′-核苷酸酶（5′-nucleotidase，5′-NT）是一种核苷酸水解酶，广泛分布于全身各组织，尤以肝、脑、肌肉、肾、肺中的含量为高，但因释放的5′-NT只有经胆汁酸的去垢处理才能入血，故血清5′-NT的来源具有一定的特异性，血清中该酶活力增高常见于阻塞性黄疸、原发性及继发性肝癌、肝浸润性病变等肝胆疾病及某些恶性肿瘤，且其活力变化常与碱性磷酸酶（ALP）的活力变化相平行。

目前血清5′-核苷酸酶的测定方法主要有化学比色法、速率法、偶联酶法等，其中偶联酶法因其抗干扰能力高，操作较简便，最为常用。

二、检测技术与方法

（一）基本原理

血清5′-NT催化次黄嘌呤核苷酸（5′-IMP）产生次黄苷，嘌呤核苷酸化酶（PNP）酶解次黄苷产生次黄嘌呤，再通过黄嘌呤氧化酶（XOD）作用生成过氧化氢（H_2O_2），H_2O_2在过氧化物酶（POD）作用下使色原物质缩合产生有色物质（Trinder反应）。通过测量546nm处吸光度上升的速度，可以测算5′-NT的活性大小。

（二）方法详解

血清5′-NT可受Mg^{2+}或Mn^{2+}激活，但激活所需的最适浓度存在差异，此外Mg^{2+}或Mn^{2+}对测定试剂中工具酶如PNP、XOD、POD的稳定性影响也存在差异。研究表明，有效激活200U/L 5′-NT活性，需要的Mg^{2+}浓度为40mmol/L，Mn^{2+}浓度为55mmol/L，考虑到Mg^{2+}对酶具有一定的稳定作用，推荐选用Mg^{2+}作为5′-NT的激活因子。

在血清5′-NT的检测过程中，一切能消耗过氧化氢的物质，如胆红素、抗坏血酸能物质给检测带来负干扰，而引起测定吸光度假性升高的因素如脂浊、溶血等则给检测带来正干扰。可在测定试剂中加入一定量的亚铁氰化钾和抗坏血酸氧化酶来消除胆红素、抗坏血酸的干扰；试剂中含有的非离子型表面活性剂可部分消除脂浊所带来的“虚假吸光度”，溶血所带来的干扰一般难以消除，采血时应避免标本溶血。

能显著干扰血清5′-NT测定的一个因素是血清中碱性磷酸酶（ALP），ALP同样地催化水解5′-IMP生成同样产物而引起5′-NT活性升高。可通过ALP转向法消除其非特异性干扰，其原理是提高β-甘油磷酸钠浓度，此时ALP只水解β-甘油磷酸钠，对5′-IMP水解作用极小，可以忽略不计。

三、操作要点及注意事项

（一）主要试剂

试剂1（R1）主要成分包括嘌呤核苷酸化酶、黄嘌呤氧化酶、过氧化物酶、色原物质（如4-氨基安替比林）和缓冲液等；试剂2（R2）主要成分包括次黄嘌呤核苷酸、N-乙基-N-（2-羟基-3-磺丙基）-3-甲基苯胺（EHSPT）和缓冲液等。各试剂盒组成成分可能有所差别，详见各试剂盒说明书。

（二）适用仪器

生化分析仪（带有恒温装置：精度±0.1℃，吸光度测量精度在0.001以上）。

（三）检验方法

1. 准备工作 检查仪器样品针、试剂针等装置是否脏污、弯曲、堵塞，补足检验用各清洗液，检查反应杯是否脏污。

2. 参数设置 根据各试剂盒具体参数要求进行设置，将对应试剂、校准品、质控品放入相应位置。

3. 校准程序 建议使用配套校准品校准，按照规定的校准周期进行校准；当试剂更换批号、质控出现漂移、仪器做完保养、重要零件更换时应重新进行校准。

4. 质量控制 每天对样本进行检测之前，须进行质量控制，以保障测试系统的稳定性。建议采用配套质控品进行质量控制，质控品测定结果应在允许范围内。若超出质控范围，需查找原因，如仪器、试剂与质控品的状态或参数设置等。

（四）注意事项

1.在使用本产品时必须遵循所有实验室试剂操作的常规注意事项，使用已开启试剂时注意不要被污染，避免混用。

2.对采集样本的要求，建议使用新鲜血液，不建议使用高脂乳糜样、黄疸、高类风湿因子样本，勿使用溶血样本，明确样本的处理办法。

3.所有来自人或动物的材料必须视为具有潜在的传染性，所有废弃物必需按照现行法规要求进行处置。

（五）性能指标

1. 外观 试剂盒外观应符合生产企业规定的正常外观要求。

2. 装量 液体试剂的装量应不少于标示值。

3. 试剂空白 在试剂盒规定参数下测试空白样本，试剂空白吸光度和试剂空白吸光度变化率（ΔA/min）应符合生产企业给定范围。

4. 分析灵敏度 用已知活性的样品测试试剂盒，记录试剂盒在规定参数下，产生的吸光度变化率，结果应符合生产企业规定的要求。

5. 线性区间 应给定试剂盒线性区间，测试血清样本，在线性区间范围内，线性相关系数 r 应≥ 0.990；线性绝对偏差和相对偏差应符合生产企业规定的要求。

6. 重复性 在重复性条件下，用一定浓度的血清样品或质控样品测试试剂盒，重复测试一定次数（n ≥ 10），计算变异系数（CV），结果应符合生产企业规定的要求。

7. 批间差 用一定浓度的血清样品或质控样品分别测试 3 个不同批号的试剂盒，每个批号测试 3 次，分别计算每批 3 次检测的均值，计算相对极差（R）应符合生产企业规定的要求。

8. 准确度 用参考物质或用参考方法定值的血清测定，实测值与标示值的偏差应符合生产企业规定的要求。若无参考物质或参考方法，也可进行比对试验，具体操作参考本章第七节相关内容。

9. 稳定性 可分为效期稳定性和热稳定性试验。效期稳定性是在产品达到生产企业规定的产品有效期后，取样进行上述除批间差外其余性能指标的检测，结果应满足要求；热稳定性试验是取有效期内生产企业规定的热稳定性条件下的产品，进行除批间差外其余性能指标的检测，结果应满足要求。生产企业选取其中一种方法检测即可，需要注意的是，热稳定性不能用于推导产品有效期，除非是采用基于大量的稳定性研究数据建立的推导公式。

起草人：刘波（江苏省医疗器械检验所）
复核人：曹春玲（广东省医疗器械质量监督检验所）

第十三节　血清 α-L- 岩藻糖苷酶测定试剂

一、概述

α-L-岩藻糖苷酶（α-L-Fucosidase，AFU）是一种溶酶体酸性水解酶，广泛分布于人体内的各种组织、细胞及体液中，尤其以肝、肾等组织活性较高。AFU 检测已广泛应用于癌症诊断，尤其是原发性肝癌的早期筛查。AFU 除了作为原发性肝癌的标志物之一，近年来已逐渐作为重要或辅助结合指标，应用于胃癌、胰腺癌、结肠癌、口腔癌、白血病、卵巢肿瘤、糖尿病等疾病的诊断检测，大大提高了相关疾病诊断的准确率及预后效果的评价，体现出良好的临床诊断价值。

血清 AFU 的主要检测方法从放免法、荧光法、化学显色法到速率法或连续监测法不断更新，目前使用较多的是速率法。

二、检测技术与方法

（一）基本原理

1. 荧光法 AFU 水解 4- 甲基伞型酮 α-L- 岩藻吡喃糖苷释放 4- 甲基伞型酮，用碱性缓冲液终止反应，并使产物呈现荧光，用 360nm 或 365nm 激发波长和 400nm 或 448nm 发射波长检测荧光强度，对照不同浓度 4- 甲基伞型酮制备的标准曲线求酶的活性。

2. 终点比色法 以对硝基苯酚 α-L- 岩藻糖苷为底物，在 AFU 催化下生成 α-L- 岩藻糖苷和对硝基苯酚，对硝基苯酚在碱性溶液中呈黄色，用分光光度计在 405nm 波长处检测。

3. 速率法 AFU 速率法依其催发底物不同，可分为 PNP 法、CNPF 法、MG-CNPF 法。以 CNPF 底物法为例，血清 AFU 催化 2- 氯 - 对硝基酚 - α -L- 岩藻糖苷（CNPF）的水解反应，生成 2- 氯 - 对硝基酚（CNP），CNP 在 405nm 左右有较强吸收，通过监测 CNP 的生成速率可测定血清 AFU 活性。

（二）方法详解

AFU 速率法相对于之前两种方法，操作简便、测定时间短，灵敏度及抗干扰性都有所提高，适用于各种半（全）自动生化分析仪，便于临床单位推广应用。

PNP 法底物为对硝基苯 - α -L- 岩藻砒喃糖苷，灵敏度一般，对黄疸、溶血仍表现出一定的基质效应，精密度也较差。最适反应体系 pH 为 6.1，AFU 只能达到 60%~70% 活性。

CNPF 法采用 2- 氯 - 对硝基酚 - α -L- 岩藻糖苷为底物，灵敏度和精密度都较 PNP 法得到了很大改善，但仍未完全解决溶血、黄疸及脂血的基质效应。

MG-CNPF 法使用的是新型底物，其灵敏度、精密度、抗干扰性及稳定性都比较高，是目前较为先进的检测方法。

三、操作要点及注意事项

（一）主要试剂

试剂：Good′ s 缓冲液 50mmol/L、2- 氯 - 对硝基酚 - α -L- 岩藻糖苷（CNPF）100mmol/L。

各试剂盒主要成分及浓度可能有差异，详见各试剂盒说明书。

（二）适用仪器

分光光度计或生化分析仪（带有恒温装置：温度值在设定值的 ± 0.3℃内，波动度不大于 ± 0.2℃，吸光度测量分辨率在 0.001 以上）。

（三）检验方法

1. 准备工作 检查仪器样品针、试剂针等装置是否脏污、弯曲、堵塞，补足检验用各清洗液，检查反应杯是否脏污。

2. 参数设置 根据各试剂盒具体参数要求进行设置，将对应试剂、校准品、质控品放入相应位置。

3. 校准程序 建议使用配套校准品校准，按照规定的校准周期进行校准；当试剂更换批号、质控出现漂移、仪器做完保养、重要零件更换时应重新进行校准。

4. 质量控制 对样本进行检测之前，须进行质量控制，以保障测试系统的稳定性。建议采用配套质控品进行质量控制，质控品测定结果应在允许范围内。若超出质控范围，需查找原因，如仪器、试剂与质控品的状态或参数设置等。

（四）参考区间

目前使用较多的成人血清 AFU 参考区间为 <40U/L，各实验室应根据地区及人群情况，建

立自己的正常参考区间。

（五）注意事项

1.在使用本产品时必须遵循所有实验室试剂操作的常规注意事项，使用已开启试剂时注意不要被污染，避免混用。

2.对采集样本的要求，建议使用新鲜血液，不建议使用高脂乳糜样、黄疸、高类风湿因子样本，勿使用溶血样本，明确样本的处理办法。

3.所有来自人或动物的材料必须视为具有潜在的传染性，所有废弃物必需按照现行法规要求进行处置。

（六）性能指标

1. 外观 试剂盒各组分应齐全、完整，液体无渗漏；包装标签文字符号应清晰。

2. 装量 液体试剂的装量应不少于标示值。

3. 试剂空白 在试剂盒规定参数下测试空白样本，试剂空白吸光度应不大于 0.3；试剂空白吸光度变化率（ΔA/min）应不超过 0.002。

4. 分析灵敏度 测定 30U/L 的样本时，吸光度变化率（ΔA/min）应不小于 0.005。

5. 线性区间 试剂盒线性区间应覆盖［5，150］U/L，该区间内应符合：线性相关系数 r 应不小于 0.990；［5，50］U/L 区间内，线性偏差应不超过 ±5U/L，［50，150］U/L 区间内，线性偏差应不超过 ±10%。

6. 重复性 在重复性条件下，用试剂盒测试浓度在（45±15）U/L 范围内的人血清或控制物质，重复测试 10 次，计算变异系数（CV），应不大于 5%。

7. 批间差 分别用 3 个不同批号试剂盒测试浓度在（45±15）U/L 范围内的人血清或控制物质，每个批号测试 3 次，分别计算每批 3 次检测的均值，计算相对极差（R）应不大于 10%。

8. 准确度 可选用下列三种方法之一进行验证。①相对偏差：测试参考物质或有证参考物质，相对偏差应不超过 ±15%。②企业参考品测试：对具有溯源性的企业参考品进行检测，其测量结果的相对偏差应不超过 ±10%。③比对试验：以企业指定的具有溯源性的分析系统作比对，相关系数 r 不小于 0.975，斜率应在［0.9，1.1］内；样本浓度≤ 50U/L 时，偏差应不大于 5U/L；样本浓度＞ 50U/L 时，相对偏差应不大于 15%；95% 检测样本应符合上述要求。

9. 稳定性 可分为效期稳定性和热稳定性试验。效期稳定性是在产品达到生产企业规定的产品有效期后，取样进行试剂空白吸光度、分析灵敏度、线性、重复性和准确度的检测，结果应满足要求；热稳定性试验是取有效期内生产企业规定的热稳定性条件下的产品，进行试剂空白吸光度、分析灵敏度、线性、重复性和准确度的检测，结果应满足要求。生产企业选取其中一种方法检测即可，需要注意的是，热稳定性不能用于推导产品有效期，除非是采用基于大量的稳定性研究数据建立的推导公式。

四、国内外相关技术方法对比

目前国内现行有效的行业标准为 YY/T 1524-2017《α-L-岩藻糖苷酶（AFU）测定试剂盒

（CNPF底物法）》，该标准对试剂盒的主要性能指标进行了规定，如试剂空白、分析灵敏度、精密度、线性、准确度、稳定性等，企业制定相关技术标准/产品技术要求应不低于此标准要求。

参考文献

[1] 谭代林，黎鹏，贾江花等.4个厂家的α-L-岩藻糖苷酶诊断试剂盒性能比对评估.国际检验医学杂志，2017，38（3）：380-381.

[2] 尚红，王毓三，申子瑜.全国临床检验操作规程.4版.北京：人民卫生出版社，2015.

[3] 纪全江，孙丽丽.α-L-岩藻糖苷酶检测的临床意义.医学检验与临床，2008，19（4）：79-80.

起草人：刘波（江苏省医疗器械检验所）

复核人：曹春玲（广东省医疗器械质量监督检验所）

第十四节　血清γ-谷氨酰基转移酶测定试剂

一、概述

L-γ-谷氨酰基转移酶（L-γ-glutamyl transferase，GGT）是一种肽酶，催化γ-谷氨酰基移换反应。GGT仅作用于含末端谷氨酸残基且以γ-羧基（末位羧基）与其他基团相连的肽（如谷胱甘肽）或肽样物质，转移γ-谷氨酰基至其他物质（肽、氨基酸、水等）。GGT主要分布于肾、肝、胰、小肠等，血清中的GGT主要来自于肝脏。

血清GGT主要用于肝胆疾病的实验诊断。血清GGT是肝脏疾病的灵敏指标，各种原因引起的肝脏疾病可见血清GGT升高。类似于血清碱性磷酸酶（ALP），肝内或肝外胆管阻塞时血清GGT升高明显。原发或继发性肝癌时也可见血清GGT明显升高。肝炎、肝硬化、脂肪肝等肝实质病变时血清GGT一般中度升高。重度饮酒及长期服用某些药物（如苯巴比妥、苯妥英等）血清GGT常常升高。

血清GGT测定有比色法、速率法等，比色法现已少用。速率法早期曾使用L-γ-谷氨酰-对硝基苯胺为底物，但该底物的溶解度较小，很难达到饱和底物浓度，不能显示酶的最大活性，后来的方法多以水溶性良好的L-γ-谷氨酰-3-羧基-对硝基苯胺为底物。1983年国际临床化学联合会（IFCC）提出GGT测定推荐方法，2002年IFCC在推荐方法基础上提出GGT测定参考方法，用于血清GGT测定标准化。本节介绍目前应用较多的以L-γ-谷氨酰-3-羧基-对硝基苯胺为底物的速率法。

二、检测技术与方法

（一）基本原理

血清GGT催化L-γ-谷氨酰-3-羧基-对硝基苯胺向甘氨酰甘氨酸（绝大部分）和L-γ-谷氨酰-3-羧基-对硝基苯胺本身（约1%）的L-γ-谷氨酰基转移反应，释放5-氨基-2-硝基苯甲酸。5-氨基-2-硝基苯甲酸在405nm波长处有较强吸收。在底物过剩的情况下，5-氨基-2-硝基苯甲酸的生成速率与血清GGT浓度成正比，因而可通过监测5-氨基-2-硝基苯甲酸生成速率测定血清GGT活性浓度。血清GGT活性测定的反应式如下：

$$\text{L-}\gamma\text{-谷氨酰-3-羧基-对硝基苯胺}+\text{甘氨酰甘氨酸}\xleftrightarrow{\text{GGT}}\text{L-}\gamma\text{-谷氨酰甘氨酰甘氨酸}+\text{5-氨基-2-硝基苯甲酸}$$

（二）方法详解

GGT参考方法测定的样本多为冻干粉或深低温的冰冻样本，测定前需处理为均匀的液体状态，分析部分应取自该液体样本。实验室样本若为冻干粉或干粉，应使用质量与双蒸水类似的高纯度水（电导率<2 μs/cm，pH 6.0~7.0，硅酸盐<0.1mg/L）溶解。若为冷冻液体如冰冻血清等，应按SOP文件在严格控制的条件下溶解。

甘氨酰甘氨酸是L-γ-谷氨酰基的良好受体，以甘氨酰甘氨酸作L-γ-谷氨酰基接受体，GGT表现较高活性。甘氨酰甘氨酸试剂中往往含有甘氨酸杂质，而甘氨酸是GGT抑制剂，甘氨酰甘氨酸中0.2%的甘氨酸杂质可降低GGT测定结果1%~1.5%。方法中所用的吸光度监测波长不是5-氨基-2-硝基苯甲酸的最大吸收波长，处于吸收曲线的下降段，故波长准确性影响测定结果，1nm波长变化可引起约3%结果变化。

三、操作要点及注意事项

（一）主要试剂

试剂1：甘氨酰甘氨酸150mmol/L、pH（37℃）7.70。

试剂2：L-γ-谷氨酰-3-羧基-对硝基苯胺6mmol/L。

各试剂盒主要成分及浓度可能有差异，详见各试剂盒说明书。

（二）适用仪器

生化分析仪（带有恒温装置：精度±0.1℃，吸光度测量精度在0.001以上）。

（三）检验方法

1. 准备工作　检查仪器样品针、试剂针等装置是否脏污、弯曲、堵塞，补足检验用各清洗液，检查反应杯是否脏污。

2. 参数设置　根据各试剂盒具体参数要求进行设置，将对应试剂、校准品、质控品放入相应位置。

3. 校准程序　建议使用配套校准品校准，按照规定的校准周期进行校准；当试剂更换批号、质控出现漂移、仪器做完保养、重要零件更换时应重新进行校准。

4. 质量控制　每天对样本进行检测之前，须进行质量控制，以保障测试系统的稳定性。建议采用配套质控品进行质量控制，质控品测定结果应在允许范围内。若超出质控范围，需查找原因，如仪器、试剂与质控品的状态或参数设置等。

（四）参考区间

IFCC初步调查了男性（n=407）和女性（n=420）成人人群（≥17岁）的血清GGT参考值上限：男性≤55U/L；女性≤38U/L（数据引自WS/T 417-2013 γ-谷氨酰基转移酶催化活性浓度

测定参考方法）。另外，WS/T 404.1-2012《临床常用生化检验项目参考区间 第1部分：血清丙氨酸氨基转移酶、天门冬氨酸氨基转移酶、碱性磷酸酶和γ-谷氨酰基转移酶》中给出了中国成年人群GGT参考区间，男性：10~60U/L；女性：7~45U/L。

（五）注意事项

1.样品GGT浓度过去常用由5-氨基-2-硝基苯甲酸的摩尔消光系数推导的校准因子计算，但各种常规方法很难完全重复IFCC推荐方法的试剂组成和反应条件，由此会造成测定结果差异。目前认为，血清GGT测定需要定值可溯源至IFCC参考方法的定标品校准。

2.血清是GGT测定的适宜样品，可用EDTA血浆。肝素可使反应液浑浊，枸橼酸盐、草酸盐、氟化物等抑制GGT，因此以这些物质做抗凝剂的血浆不宜用作GGT测定。红细胞GGT含量很低，故轻度溶血对GGT测定影响不明显。血清GGT相对稳定，4℃下至少可稳定一个月，-20℃以下可保存至少一年。

（六）性能指标

1. 外观 试剂盒外观应符合生产企业规定的正常外观要求。

2. 装量 液体试剂的装量应不少于标示值。

3. 试剂空白 在37℃、405nm波长、1cm光径条件下，试剂空白吸光度应符合生产企业规定的要求；用生理盐水作为样品加入试剂测试时，试剂空白吸光度变化率（ΔA/min）应不大于0.005。

4. 分析灵敏度 按照试剂说明书设置上机参数，用试剂盒测试（50±5）U/L的样本，记录试剂盒在37℃、405nm波长、1cm光径条件下的吸光度变化率，换算为50U/L的吸光度变化率，结果应符合生产企业规定的要求。

5. 线性区间 测试血清样本，试剂线性在［10，450］U/L（37℃）区间内。线性相关系数r应≥0.990；［10，50］U/L区间内，线性绝对偏差应不超过±5U/L；［50，450］U/L区间内，线性相对偏差应不超过±10%。

6. 重复性 在重复性条件下，用（50±5）U/L的血清样品或质控样品测试试剂盒，重复测试10次，计算变异系数（CV）应不大于5%。

7. 批间差 用（50±5）U/L的血清样品或质控样品分别测试3个不同批号的试剂盒，每个批号测试3次，分别计算每批3次检测的均值，计算相对极差（R）应不大于10%。

8. 准确度 可选用下列方法之一进行验证。①相对偏差：测试有证参考物质，相对偏差应不超过±15%。②比对试验：相关系数r^2≥0.95，［10，50］U/L区间内，偏差应不超过±5U/L；［50，450］U/L区间内，偏差应不超过±10%。

9. 稳定性 可分为效期稳定性和热稳定性试验。效期稳定性是在产品达到生产企业规定的产品有效期后，取样进行试剂空白、线性区间和准确度的检测，结果应满足要求；热稳定性试验是取有效期内生产企业规定的热稳定性条件下的产品，进行试剂空白、线性区间和准确度的检测，结果应满足要求。生产企业选取其中一种方法检测即可，需要注意的是，热稳定性不能用于推导产品有效期，除非是采用基于大量的稳定性研究数据建立的推导公式。

四、国内外相关技术方法对比

目前国内现行有效的行业标准有：YY/T 1232-2014《γ-谷氨酰基转移酶测定试剂（盒）

（GPNA底物法）》、WS/T 417-2013《γ-谷氨酰基转移酶催化活性浓度测定参考方法》。前者主要对相关检测试剂盒的性能指标（试剂空白、分析灵敏度、线性范围、精密度、重复性、准确度、稳定性）进行规定，商业化试剂盒的产品性能应不低于此行业标准；后者主要阐释了GGT测定的基本原理、实验操作、活性测定、结果处理、参考区间等信息，并且列出了试剂原料、质量控制、参考方法比对等信息。

参考文献

尚红，王毓三，申子瑜.全国临床检验操作规程.4版.北京：人民卫生出版社，2015.

起草人：刘波（江苏省医疗器械检验所）

复核人：曹春玲（广东省医疗器械质量监督检验所）

第十五节　α-淀粉酶测定试剂

一、概述

α-淀粉酶（α-amylase，AMY）是催化多糖化合物1，4-糖苷键水解的一组酶。AMY可催化直链多糖（如淀粉）的水解，也可催化支链多糖的水解，但催化效率不同。对于直链多糖，AMY对1，4-糖苷键的水解每隔一个水解一个，生产麦芽糖和末端葡萄糖。AMY不能水解直链多糖的1，6-糖苷键，AMY水解支链多糖的产物为麦芽糖、葡萄糖和糊精。

血清AMY测定主要用于急性胰腺炎的实验诊断。急性胰腺炎时血清AMY明显升高。AMY分子量较小，可通过肾小球滤出，故在急性胰腺炎时尿AMY也升高。血清AMY诊断急性胰腺炎的特异性不高，其他多种临床情况（如急性阑尾炎、肠梗阻、胰腺癌、胆石症、溃疡穿孔等）均可见血清AMY升高。AMY也大量存在于唾液腺，故唾液腺炎症（如急性腮腺炎）血清AMY明显升高。肾功能障碍时可见血清AMY升高。

血清AMY的测定大致可分为两类，天然淀粉底物法和小分子寡聚体底物法。以天然淀粉为底物的测定方法，由于天然淀粉分子结构的不确定性和多样性，酶水解反应变异大，测定误差大，目前已基本被淘汰。以分子结构明确的小分子寡聚糖做底物，酶水解反应相对简单、明确，化学计量关系改进，反应条件也更容易控制。目前应用较多的是以经修饰的麦芽七糖为底物的方法。国际临床化学联合会（IFCC）曾对此法进行优化，1988年提出AMY测定推荐方法，2006年IFCC在推荐方法基础上提出AMY测定参考方法，用于血清AMY测定标准化。本节主要介绍目前应用较多的以修饰麦芽七糖为底物的测定方法。

二、检测技术与方法

（一）基本原理

血清AMY裂解底物4，6-亚乙基（G1）-4-硝基苯基（G7）-4-α-D-麦芽七糖（E-G_7-NP），

其产物4-硝基苯基麦芽糖（G_2-NP）、4-硝基苯基麦芽三糖（G_3-NP）和4-硝基苯基麦芽四糖（G_4-NP）可被α-葡萄糖苷酶水解为4-硝基苯酚（NP）和葡萄糖。NP在405nm波长处有特征吸收峰，可被检测出。在底物过剩的情况下，4-硝基苯基麦芽多糖的生成速率与血清AMY浓度成正比，NP生成速率与4-硝基苯基麦芽多糖的生成速率成正比，通过监测NP的生成测定血清AMY活性浓度。血清AMY活性测定的酶偶联反应式如下：

$$E\text{-}G_7\text{-}NP+H_2O \xleftrightarrow{AMY} E\text{-}G_5+E\text{-}G_4+E\text{-}G_3+G_2\text{-}NP+G_3\text{-}NP+G_4\text{-}NP$$

$$G_2\text{-}NP+G_3\text{-}NP+G_4\text{-}NP \xleftrightarrow{\alpha\text{-葡萄糖苷酶}} NP+\text{葡萄糖}$$

（二）方法详解

此法所用底物E-G_7-NP中的亚乙基，连接多糖非还原端，起保护底物作用，可有效降低α-葡糖苷酶对底物的水解作用，提高试剂的稳定性，这种底物常被称为亚乙基保护底物（EPS）。试剂中含有的钙离子和氯离子是AMY的激活剂。

三、操作要点及注意事项

（一）主要试剂

试剂1：N-（2-羟乙基）哌嗪-N′-2-乙烷磺酸（HEPES）缓冲液50mmol/L、pH（37℃）7.00、氯化钠70mmol/L、氯化钙1mmol/L、α-葡萄糖苷酶8100U/L。

试剂2：E-G7-NP 5mmol/L。

各试剂盒主要成分及浓度可能有差异，详见各试剂盒说明书。

（二）适用仪器

生化分析仪（带有恒温装置：精度±0.1℃，吸光度测量精度在0.001以上）。

（三）检验方法

1. 准备工作 检查仪器样品针、试剂针等装置是否脏污、弯曲、堵塞，补足检验用各清洗液，检查反应杯是否脏污。

2. 参数设置 根据各试剂盒具体参数要求进行设置，将对应试剂、校准品、质控品放入相应位置。

3. 校准程序 建议使用配套校准品校准，按照规定的校准周期进行校准；当试剂更换批号、质控出现漂移、仪器做完保养、重要零件更换时应重新进行校准。

4. 质量控制 每天对样本进行检测之前，须进行质量控制，以保障测试系统的稳定性。建议采用配套质控品进行质量控制，质控品测定结果应在允许范围内。若超出质控范围，需查找原因，如仪器、试剂与质控品的状态或参数设置等。

（四）参考区间

成人（20~79岁）血清AMY：35~135U/L（此数据引自WS/T 404.8-2015《临床常用生化检验项目参考区间第8部分：血清淀粉酶》）。

（五）注意事项

1. 样品AMY浓度过去常用由NP的摩尔消光系数推导的校准因子计算，但各种常规方法很难完全重复IFCC推荐方法的试剂组成和反应条件，由此会造成测定结果差异。目前认为，血清AMY测定需要定值可溯源至IFCC参考方法的定标品校准。

2. 血清是AMY的适宜样品，可用肝素血浆，不可用其他血浆，因EDTA、枸橼酸盐、草酸盐等抗凝剂络合AMY所必需的钙离子。血清AMY比较稳定，室温下可保存4天，4℃下可保存2周，-20℃以下可保存数年。

（六）性能指标

1. 外观　试剂盒外观应符合生产企业规定的正常外观要求。

2. 装量　液体试剂的装量应不少于标示值。

3. 试剂空白　在试剂盒规定参数下测试空白样本，试剂空白吸光度应不大于0.35；试剂空白吸光度变化率（$\Delta A/min$）应不超过0.002。

4. 分析灵敏度　用已知活性的样品测试试剂盒，记录试剂盒在规定参数下产生的吸光度变化率，结果应符合生产企业规定的要求。

5. 线性范围　测试血清样本，试剂线性在5~1000U/L（37℃）范围内。线性相关系数r应≥0.990；5~50U/L范围内，线性绝对偏差应不超过±5U/L；50~1000U/L范围内，线性相对偏差应不超过±10%。

6. 重复性　在重复性条件下，用参考范围上限的血清测试试剂盒，重复测试至少10次（n≥10），计算变异系数（CV）应不大于5%。

7. 批间差　用参考范围上限的血清分别测试3个不同批号的试剂盒，每个批号测试3次，分别计算每批3次检测的均值，计算相对极差（R）应不大于10%。

8. 准确度　可选用下列两种方法之一进行验证。用参考物质或用参考方法定值的血清测定，相对偏差应不大于±10%；进行比对试验，具体操作参考本章第七节相关内容。

9. 稳定性　可分为效期稳定性和热稳定性试验。效期稳定性是在产品达到生产企业规定的产品有效期后，取样进行线性范围和准确度的检测，结果应满足要求；热稳定性试验是取有效期内生产企业规定的热稳定性条件下的产品，进行线性范围和准确度的检测，结果应满足要求。生产企业选取其中一种方法检测即可，需要注意的是，热稳定性不能用于推导产品有效期，除非是采用基于大量的稳定性研究数据建立的推导公式。

四、国内外相关技术方法对比

目前国内现行有效的行业标准有：YY/T 1194-2011《α-淀粉酶测定试剂（盒）（连续监测法）》、WS/T 349-2011《α-淀粉酶催化活性浓度测定参考方法》。前者主要对相关检测试剂盒的性能指标（试剂空白、分析灵敏度、线性范围、精密度、重复性、准确度、稳定性）进行规定，商业化试剂盒的产品性能应不低于此行业标准；后者主要阐释了α-淀粉酶测定的基本原理、实验操作、活性测定、结果处理、参考区间等信息，并且列出了试剂原料、质量控制、参考方法比对等信息。另外，WS/T 404.8-2015《临床常用生化检验项目参考区间第8部分：血清淀粉酶》确立了参考方法下的AMY参考区间。

参考文献

尚红，王毓三，申子瑜.全国临床检验操作规程.4版.北京：人民卫生出版社，2015.

起草人：刘波（江苏省医疗器械检验所）

复核人：曹春玲（广东省医疗器械质量监督检验所）

第十六节 N-乙酰-β-D-氨基葡萄糖苷酶测定试剂

一、概述

N-乙酰-β-D-氨基葡萄糖苷酶（β-N-acctyl glucosaminidase，NAG）是一种细胞内溶酶体水解酶，在肾脏分布较多。尿NAG是肾小管损伤的较敏感指标，急慢性肾炎、休克引起的肾衰竭、肾病综合征、流行性出血热、中毒性肾病等疾病时可见尿NAG升高。肝硬化和慢性活动性肝炎晚期可见血清NAG活性升高。

尿液或血清NAG测定有荧光法、比色法、酶法、速率法等，目前应用较多的是速率法，本节介绍这一方法。

二、检测技术与方法

（一）基本原理

样本NAG催化某种色原底物，如2-氯-4-硝基苯-N-乙酰-β-D-氨基葡萄糖苷（CNP-NAG）、6-甲基-2-硫代吡啶-N-乙酰-β-D-氨基葡萄糖苷（MPT-NAG），释放游离色原（酚类化合物），色原物质在反应条件下解离或部分解离，形成离子，在一定波长下有紫外或可见光吸收，因而可以通过监测吸光度增加速率来测定NAG活性。

（二）方法详解

以CNP-NAG为底物进行NAG测定，其最大吸收波长为405nm，以MPT-NAG为底物进行NAG测定，其最大吸收波长为340nm。

三、操作要点及注意事项

（一）主要试剂

试剂主要成分包括色原底物（CNP-NAG或MPT-NAG）和缓冲液（pH 5.0左右）。

各试剂盒组成成分可能有所差别，详见各试剂盒说明书。

（二）检验方法

1.准备工作 检查仪器样品针、试剂针等装置是否脏污、弯曲、堵塞，补足检验用各清洗液，检查反应杯是否脏污。

2. 参数设置　根据各试剂盒具体参数要求进行设置，将对应试剂、校准品、质控品放入相应位置。

3. 校准程序　一般为多点定标，建议使用配套校准品校准，按照规定的校准周期进行校准；当试剂更换批号、质控出现漂移、仪器做完保养、重要零件更换时应重新进行校准。

4. 质量控制　对样本进行检测之前，须进行质量控制，以保障测试系统的稳定性。建议采用配套质控品进行质量控制，质控品测定结果应在允许范围内。若超出质控范围，需查找原因，如仪器、试剂与质控品的状态或参数设置等。

（三）注意事项

1. NAG发挥活性的最适pH在5.0左右，在此pH下游离色原一般只部分解离，吸光度变化受pH影响较大，若用摩尔吸光系数计算样品浓度，需在具体实验条件下，实测摩尔消光系数。

2. CNP-NAG法由于酶反应产物2-氯对硝基酚与NAG最适pH相接近，不需要加碱呈色，可直接用速率法测定，但是测定时必须十分严格地控制pH，并且CNP-NAG溶液很不稳定，有明显的非酶促水解倾向，颜色很快会发黄，需添加合适稳定剂。

3.在使用本产品时必须遵循所有实验室试剂操作的常规注意事项，使用已开启试剂时注意不要被污染，避免混用。

4.所有来自人或动物的材料必须视为具有潜在的传染性，所有废弃物必须按照现行法规要求进行处置。

（四）性能指标

1. 外观　试剂盒外观应符合生产企业规定的正常外观要求。

2. 装量　液体试剂的装量应不少于标示值。

3. 试剂空白　在试剂盒规定参数下测试空白样本，试剂空白吸光度和试剂空白吸光度变化率（$\Delta A/min$）应符合生产企业给定范围。

4. 分析灵敏度　用已知活性的样品测试试剂盒，记录试剂盒在规定参数下，产生的吸光度变化率，结果应符合生产企业规定的要求。

5. 线性区间　应给定试剂盒线性区间，测试血清样本，在线性区间范围内，线性相关系数 r 应≥ 0.990；线性绝对偏差和相对偏差应符合生产企业规定的要求。

6. 重复性　在重复性条件下，用一定浓度的血清样品或质控样品测试试剂盒，重复测试一定次数（$n \geq 10$），计算变异系数（CV），结果应符合生产企业规定的要求。

7. 批间差　用一定浓度的血清样品或质控样品分别测试 3 个不同批号的试剂盒，每个批号测试 3 次，分别计算每批 3 次检测的均值，计算相对极差（R）应符合生产企业规定的要求。

8. 准确度　用参考物质或用参考方法定值的血清测定，实测值与标示值的偏差应符合生产企业规定的要求。若无参考物质或参考方法，也可进行比对试验，具体操作参考“第七节血清 α-羟丁酸脱氢酶测定试剂”。

9. 稳定性　可分为效期稳定性和热稳定性试验。效期稳定性是在产品达到生产企业规定的产品有效期后，取样进行上述除批间差外其余性能指标的检测，结果应满足要求；热稳定性试验是取有效期内生产企业规定的热稳定性条件下的产品，进行除批间差外其余性能指标的检测，结果应满足要求。生产企业选取其中一种方法检测即可，需要注意的是，热稳定性不能用于推导产品有效期，除非是采用基于大量的稳定性研究数据建立的推导公式。

参考文献

尚红，王毓三，申子瑜.全国临床检验操作规程.4版.北京：人民卫生出版社，2015.

起草人：刘波（江苏省医疗器械检验所）

复核人：曹春玲（广东省医疗器械质量监督检验所）

第十七节　血管紧张素转化酶测定试剂

一、概述

血管紧张素转化酶（angiotensin converting enzyme，ACE）又名激肽酶Ⅱ，广泛分布于全身各组织的血管内皮或上皮细胞，是血管紧张素Ⅰ形成血管紧张素Ⅱ过程中的限速酶，在血管生理调节中发挥重要的作用。血管紧张素转化酶ACE有两个主要功能：①催化血管紧张素Ⅰ转化为血管紧张素Ⅱ；②使缓激肽失活。血管紧张素转化酶因这两种功能而成为治疗高血压、心力衰竭、2型糖尿病和糖尿病肾病等疾病的理想靶点。

目前ACE的测定方法主要有分光光度法、偶联酶法等，其中使用呋喃丙烯基丙氨酰甘氨酰甘氨酸（furylacryloyl-phe-Gly-Gly，FAPGG）作为底物测ACE的活性（FAPGG底物法），因此法操作简单，灵敏度得到提高，参考范围得到确认，可用于全自动生化分析仪，适用于常规临床检测。

二、检测技术与方法

基本原理

ACE催化FAPGG水解成苯丙酰氨和双甘肽，在340nm波长下，吸光度呈下降趋势，在一定的范围内，吸光度的下降速率与标本中ACE的活性成正比，通过连续监测法检测FAPGG在340nm处吸光度下降的速率可计算出ACE的活性大小。

三、操作要点及注意事项

（一）主要试剂

试剂：FAPGG 2.5mmol/L、proclin-300 0.3ml/L。

各试剂盒主要成分及浓度可能有差异，详见各试剂盒说明书。

（二）适用仪器

生化分析仪（带有恒温装置：精度 ±0.1℃，吸光度测量精度在0.001以上）。

（三）检验方法

1. 准备工作　检查仪器样品针、试剂针等装置是否脏污、弯曲、堵塞，补足检验用各清洗液，检查反应杯是否脏污。

2. 参数设置　根据各试剂盒具体参数要求进行设置，将对应试剂、校准品、质控品放入相应位置。

3. 校准程序　建议使用配套校准品校准，按照规定的校准周期进行校准；当试剂更换批号、质控出现漂移、仪器做完保养、重要零件更换时应重新进行校准。

4. 质量控制　每天对样本进行检测之前，须进行质量控制，以保障测试系统的稳定性。建议采用配套质控品进行质量控制，质控品测定结果应在允许范围内。若超出质控范围，需查找原因，如仪器、试剂与质控品的状态或参数设置等。

（四）注意事项

1.在使用本产品时必须遵循所有实验室试剂操作的常规注意事项，使用已开启试剂时注意不要被污染，避免混用。

2.对采集样本的要求，建议使用新鲜血液，不建议使用高脂乳糜样、黄疸、高类风湿因子样本，勿使用溶血样本，明确样本的处理办法。

3.所有来自人或动物的材料必须视为具有潜在的传染性，所有废弃物必需按照现行法规要求进行处置。

（五）性能指标

1. 外观　试剂盒外观应符合生产企业规定的正常外观要求。

2. 装量　液体试剂的装量应不少于标示值。

3. 试剂空白　在试剂盒规定参数下测试空白样本，试剂空白吸光度和试剂空白吸光度变化率（ΔA/min）应符合生产企业给定范围。

4. 分析灵敏度　用已知活性的样品测试试剂盒，记录试剂盒在规定参数下，产生的吸光度变化率，结果应符合生产企业规定的要求。

5. 线性区间　应给定试剂盒线性区间，测试血清样本，在线性区间范围内，线性相关系数 r 应 ≥ 0.990；线性绝对偏差和相对偏差应符合生产企业规定的要求。

6. 重复性　在重复性条件下，用一定浓度的血清样品或质控样品测试试剂盒，重复测试一定次数（$n \geq 10$），计算变异系数（CV），结果应符合生产企业规定的要求。

7. 批间差　用一定浓度的血清样品或质控样品分别测试 3 个不同批号的试剂盒，每个批号测试 3 次，分别计算每批 3 次检测的均值，计算相对极差（R）应符合生产企业规定的要求。

8. 准确度　用参考物质或用参考方法定值的血清测定，实测值与标示值的偏差应符合生产企业规定的要求。若无参考物质或参考方法，也可进行比对试验，具体操作参考本章第七节相关内容。

9. 稳定性　可分为效期稳定性和热稳定性试验。效期稳定性是在产品达到生产企业规定的产品有效期后，取样进行上述除批间差外其余性能指标的检测，结果应满足要求；热稳定性试验是取有效期内生产企业规定的热稳定性条件下的产品，进行除批间差外其余性能指标的检测，结果应满足要求。生产企业选取其中一种方法检测即可，需要注意的是，热稳定性不能用于推导产品有效期，除非是采用基于大量的稳定性研究数据建立的推导公式。

参考文献

张金生，徐娜，王俊英.血清中血管紧张素转换酶测定的临床应用.国外医学·临床生物化学与检验学分册，2005，26（10）：730-732.

起草人：刘波（江苏省医疗器械检验所）
复核人：曹春玲（广东省医疗器械质量监督检验所）

第十八节　髓过氧化物酶测定试剂

一、概述

髓过氧化物酶（myeloperoxidase，MPO）是一种由活化的中性粒细胞、单核-巨噬细胞分泌的白细胞酶，主要存在于中性粒细胞和单核-巨噬细胞的嗜苯胺蓝颗粒中。越来越多的事实证明，MPO与心血管疾病存在密切联系——MPO促进动脉粥样硬化病变形成，通过产生自由基和多种反应性物质，催化低密度脂蛋白（LDL）氧化和氨基甲酰化，使高密度脂蛋白（HDL）功能失调，损伤载脂蛋白A1（ApoA1）转运胆固醇向细胞外流出的能力，促进细胞内脂质沉积及泡沫细胞的形成，并影响粥样斑块的稳定性，通过增大氧化应激而引发急性冠脉综合征（ACS）。

MPO的检测方法主要是基于免疫反应，如酶联免疫法（ELISA）、免疫抑制法、化学法以及在此基础上建立的胶乳免疫比浊法，后者因操作方便，可实现自动化，测量灵敏度较好，目前使用较多，本节介绍这一方法。

二、检测技术与方法

样本中的MPO与抗髓过氧化物酶抗体胶乳颗粒反应，出现凝集反应，在546nm波长检测其吸光度的变化，其变化程度与样本中的MPO含量成正比，通过与同样处理的标准品比较，即可计算出样品中MPO的含量。

三、操作要点及注意事项

（一）主要试剂

主要试剂成分包括Tris缓冲液、抗髓过氧化物酶抗体胶乳颗粒等。一般为双试剂，各试剂盒组成成分可能有所差别，详见各试剂盒说明书。

（二）检验方法

1. 准备工作　检查仪器样品针、试剂针等装置是否脏污、弯曲、堵塞，补足检验用各清洗液，检查反应杯是否脏污。

2. 参数设置　根据各试剂盒具体参数要求进行设置，将对应试剂、校准品、质控品放入相应位置。

3. 校准程序　一般为多点定标，建议使用配套校准品校准，按照规定的校准周期进行校准；当试剂更换批号、质控出现漂移、仪器做完保养、重要零件更换时应重新进行校准。

4. 质量控制　对样本进行检测之前，须进行质量控制，以保障测试系统的稳定性。建议采用配套质控品进行质量控制，质控品测定结果应在允许范围内。若超出质控范围，需查找原因，如仪器、试剂与质控品的状态或参数设置等。

（三）注意事项

1.在使用本产品时必须遵循所有实验室试剂操作的常规注意事项，使用已开启试剂时注意不要被污染，避免混用。

2.对采集样本的要求，建议使用新鲜血液，不建议使用高脂乳糜样、黄疸、高类风湿因子样本，勿使用溶血样本，明确样本的处理办法。

3.所有来自人或动物的材料必须视为具有潜在的传染性，所有废弃物必需按照现行法规要求进行处置。

（四）性能指标

1. 外观　试剂盒外观应符合生产企业规定的正常外观要求。

2. 装量　液体试剂的装量应不少于标示值。

3. 试剂空白　在试剂盒规定参数下测试空白样本，试剂空白吸光度应符合生产企业给定范围。

4. 分析灵敏度　用已知活性的样品测试试剂盒，记录试剂盒在规定参数下，产生的吸光度变化（ΔA），结果应符合生产企业规定的要求。

5. 线性区间　应给定试剂盒线性区间，测试血清样本，在线性区间范围内，线性相关系数 r 应 $\geqslant 0.990$；线性绝对偏差和相对偏差应符合生产企业规定的要求。

6. 重复性　在重复性条件下，用一定浓度的血清样品或质控样品测试试剂盒，重复测试一定次数（$n \geqslant 10$），计算变异系数（CV），结果应符合生产企业规定的要求。

7. 批间差　用一定浓度的血清样品或质控样品分别测试 3 个不同批号的试剂盒，每个批号测试 3 次，分别计算每批 3 次检测的均值，计算相对极差（R）应符合生产企业规定的要求。

8. 准确度　用参考物质或用参考方法定值的血清测定，实测值与标示值的偏差应符合生产企业规定的要求。若无参考物质或参考方法，也可进行比对试验，具体操作参考本章第七节相关内容。

9. 稳定性　可分为效期稳定性和热稳定性试验。效期稳定性是在产品达到生产企业规定的产品有效期后，取样进行上述除批间差外其余性能指标的检测，结果应满足要求；热稳定性试验是取有效期内生产企业规定的热稳定性条件下的产品，进行除批间差外其余性能指标的检测，结果应满足要求。生产企业选取其中一种方法检测即可，需要注意的是，热稳定性不能用于推导产品有效期，除非是采用基于大量的稳定性研究数据建立的推导公式。

参考文献

刘成桂.血清髓过氧化物酶检测方法的建立及其在冠心病危险分层及预测急性冠脉事件的应用研究.重庆：重庆医科大学，2012：14-15.

起草人：高静贤（江苏省医疗器械检验所）
复核人：曹春玲（广东省医疗器械质量监督检验所）

第五章
血清胆红素、胆汁酸及血氨测定试剂

第一节　血清总胆红素测定试剂

一、概述

衰老红细胞在其生命周期即将结束时在网状内皮系统内（主要是脾）被破坏。产生的亚铁血红素在脱铁后转化为胆红素。此过程产生的胆红素约占每日胆红素生成总量的80%。其余的胆红素来源于肌红蛋白和细胞色素的分解物，以及骨髓中未成熟红细胞的代谢物。胆红素一旦形成后，就会与白蛋白结合，然后被转运到肝脏。这部分胆红素被认为是间接或未结合胆红素。胆红素在肝脏内与葡萄糖醛酸（单葡萄糖醛酸和双葡萄糖醛酸）结合，在尿苷二磷酸葡萄糖醛酸转化酶的作用下转化成结合胆红素。结合胆红素或直接胆红素通过胆道系统分泌到小肠，在肠道细菌的代谢作用下，转化为粪胆原。并几乎完全排出体外，通常血清浓度可以忽略不计。

总胆红素是结合胆红素和未结合胆红素的总和。总胆红素水平升高可见于肝炎、肝硬化、溶血性疾病、多种遗传酶缺乏症以及其他导致肝管阻塞的情形。新生儿胆红素定量检测用于监测导致新生儿黄疸的疾病，主要为胎儿成红细胞增多病（也称为新生儿溶血性疾病，HDN）。HDN是因母体对RhD同种免疫，存在与其他血型有关的抗体和ABO血型不相容造成的。

二、检测技术与方法

临床上检测血清总胆红素的方法包括重氮法、化学氧化法或钒酸氧化法、氧化酶法和干化学法等。

（一）重氮法

血清中的胆红素同重氮氨基苯磺酸反应，生成重氮胆红素化合物。反应混合体在550~560m吸光度同血清总胆红素浓度成正比。二甲基亚砜等表面活性剂在试剂里作为加速剂，引起直接和间接胆红素加速反应。

目前，根据重氮反应原理设计的测定方法很多，主要的区别有以下几个方面。

（1）采用的加速剂不同，如甲醇、咖啡因、苯甲酸钠，以及近年来常用的二甲基亚砜、聚氧乙烯月桂醚、硫酸月桂酸钠、十二烷基磺酸钠等。

（2）采用的重氮试剂不同，如各种重氮苯磺酸试剂。

（3）重氮反应及显色时的pH不同。

(二)化学氧化法或钒酸氧化法

1993年，日本学者Tokuda发表钒酸氧化法测血清中胆红素。1998年该试剂盒进入中国，经临床应用很快发展了众多用户。1997年，日本的Kima发表用$NaNO_2$做氧化剂的化学氧化法，使用了众多表面活性剂来改善性能，使各项指标均达到了理想水平。

$$\text{胆红素} \xrightarrow{\text{钒酸}} \text{胆绿素}$$

钒酸氧化法的反应原理为：血清中总胆红素在pH3.0附近，在有机复合氧化剂和表面活性剂作用下，被氧化成胆绿素，与此同时，胆红素特有的黄色也随之消失。测定反应前后吸光度的差值，即可计算出样品中总胆红素的浓度。

$$\text{总胆红素} \xrightarrow{\text{氧化剂/pH 3.0}} \text{胆绿素}$$

(三)氧化酶法

1981年，日本学者Murao和Tanaka报道从土壤中分离出Myrothecium Verrucaia MT-1菌株能够产生胆红素氧化酶；次年又报道了酶的特性和纯化工艺，为酶的应用奠定了基础。1986~1987年，Doumas和Pemt相继报道使用胆红素氧化酶成功测定了总胆红素和直接胆红素。此法测定总胆红素尚可，但测定直接胆红素时反应速度太慢，难以商品化。日后，陆续有学者提出了酶法测定直接胆红素的各种改进方法。直至1998年，日本Kurosaka等报道一种选择性测定结合胆红素新的酶法，更适合临床应用，并提出使用抑制剂在测结合胆红素时避免间接胆红素的参与。在此之后，日本出现了众多专利文献，针对酶法测定直接胆红素存在的问题提出了大量有效措施。并促成了商品化试剂盒上市。

目前国内市场销售的基于氧化酶法的试剂盒，其反应原理为：标本中的胆红素在pH 7.2的条件下，通过胆红素氧化酶的作用，被氧化成胆绿素。此时胆红素在450nm波长处的吸光度降低，通过测定吸光度的变化量ΔA，对比标准液可以计算标本中直接胆红素的含量。

(四)干化学法

总胆红素测定干片(比色法)为涂覆在聚酯基材上的多层分析成分。该分析建立在一种修改的典型重氮反应的基础上。将一滴患者样本滴在测定干片上，并通过扩散层均匀地分布到试剂层。该层提供用于测定胆红素重氯产物的反射背景，其中含有用来测定胆红素所需的所有试剂。此方法使用二羟丙茶碱(dyphylline)从白蛋白中分离未结合胆红素。然后，未结合胆红素、结合胆红素和白蛋白连锁胆红素(胆红素)与重氮盐4-(M-羟甲基硫酰)六氟磷酸重氮苯反应，生成具有相似摩尔吸光特性的偶氮胆红素色基，其吸光峰值位于520nm附近。然后通过透明的支持层，在两个波长下测定偶氮胆红素色基，以确定总胆红素的浓度。460nm下的反射测定用于校正光谱干涉。

三、操作要点及注意事项

以现在市场上比较常见的重氮法、钡酸盐氧化法、酶法试剂盒为例。

(一)重氮法

1. 试剂组成 试剂R1：表面活性剂、盐酸。试剂R2：2，4-二氯苯胺、盐酸、亚硝酸钠和表面活性剂。

2. 适用机型　按说明书要求。

3. 操作　参见本篇第三章第一节中的相关内容。

4. 结果计算　由仪器自动计算出。

5. 检验结果的解释　有关结果计算的说明，参见系统操作手册。与性能有关的代表性数据，参见说明书中参考值（参考范围）和产品性能指标部分。各个实验室得出的结果可能存在差异。

6. 检验方法的局限性　参见说明书中样本要求和产品性能指标部分。

（二）钒酸盐氧化法

1. 试剂组成　R1：柠檬酸缓冲液、反应促进剂，表面活性剂。R2：磷酸缓冲液，偏钒酸钠。

2. 适用机型　按说明书要求。

3. 操作　参见本篇第三章第一节中的相关内容。

4. 结果计算　由仪器自动计算出。

计算方法：

$$总胆红素浓度=\frac{\Delta A_{样本}}{\Delta A_{校准}}\times 校准液浓度（\Delta\ A=A_{待测}-A_{空白}；A=A2-A1）$$

5. 检验结果的解释　结果如超过线性范围，请用生理盐水将标本按1∶1稀释，测定结果乘2。

专业人员负责检验结果的审核。检验结果会受到受检者年龄、性别、体重等的影响。通常情况下，其结果如在参考范围内，认为正常；如在临界区域内，应重新测定进行确认；如明显超出参考范围或确认检测后仍超出参考范围，则认为血清中目标含量异常。检验结果如出现与临床不符甚至相悖的情况，应分析并查找原因。

6. 检验方法的局限性　标本中含有的干扰物浓度满足以下要求，对检测结果无影响：血红蛋白≤1g/L、乳糜≤0.30%、VC≤0.5g/L、肝素钠≤100 IU/ml。

（三）酶法

1. 试剂组成　试剂（R1）：磷酸缓冲液，表面活性剂。试剂（R2）：Good' s缓冲液，胆红素氧化酶，稳定剂。

2. 适用机型　按说明书要求。

3. 操作　参见本篇第三章第一节中的相关内容。

4. 结果计算　由仪器自动计算出。

计算方法：

$$总胆红素（\mu mol/L）=\frac{\Delta A_{样本}}{\Delta A_{校准}}\times 校准液浓度$$

5. 检验结果的解释

（1）每批均应放置正常与不正常质控血清与被检样本同时测试，当质控结果超标时需重新进行确认检测。

（2）当标本测得结果高于684 μmol/L时，应将标本进行倍比稀释后重新测定，标本的结果=稀释后测得值×稀释倍数。

（3）溶血标本对测定有干扰。

6. 检验方法的局限性

（1）结果的准确性依赖于仪器的校正和测定温度、时间的控制。

（2）线性与样本试剂比有密切关系，减少样本含量会令线性上升，但测试的灵敏度会按比例下降。

（3）标本中血红蛋白低于5g/L、甘油三酯低于22.6mmol/L、肝抗坏血酸低于1704μmol/L时，对测定结果的影响偏差小于10%。

四、国内外相关技术方法对比

（一）国内外标准、注册技术审查指导原则比较

查询目前国内外文献资料，暂无血清总胆红素检测相关试剂的国际标准，行业标准有：YY/T 1205-2013　总胆红素测定试剂盒（钒酸盐氧化法），暂无相关的注册技术审查指导原则。

（二）标准物质进展

国际上还没有总胆红素的人血清基质的标准物质，国内主要是GBW 09184-09185冷冻人血清总胆红素标准物质，如表2-5-1所示。

表2-5-1　血清总胆红素相关标准物质

品名	标准物质号	规格	保存条件	发布单位
冰冻人血清总胆红素标准物质	GBW09184	0.5ml/支	-70℃以下保存	北京航天总医院
	GBW09185	0.5ml/支		

第二节　胆汁酸测定试剂

一、概述

胆汁酸是在肝脏中由胆固醇生成的24-碳类固醇。胆酸和鹅脱氧胆酸是初级胆汁酸。初级胆汁酸在肠腔中经7-α-脱羟基酶代谢生成次级胆汁酸：脱氧胆酸和石胆酸。一部分鹅脱氧胆酸转化为叔胆汁酸，熊去氧胆酸。氨基酸甘氨酸和牛磺酸与胆汁酸反应形成胆汁酸结合物，用于减少胆道和近小肠端的被动吸收。初级、次级和叔胆汁酸及其结合物统称为总胆汁酸。

胆汁酸是胆汁的主要组成成分，由肝脏分泌并储存在胆囊中。胆汁排泄到肠道中，其中超过90%的胆汁酸在回肠被重吸收，回到肝门循环之后，胆汁被肝脏清除并重新分泌到胆囊中，开始新一次的循环，这种循环称为肝肠循环。肝肠循环的破坏将导致血清和尿液中的胆汁酸水平升高。

胆汁酸在代谢中有几个重要作用。其中包括：胆汁酸是胆固醇分解代谢的主要途径；用餐后，胆汁会释放到肠腔中帮助消化，尤其是对脂质和脂溶性维生素的吸收；激活调节脂蛋白和葡萄糖代谢的基因。

摄入食物后胆汁酸通常会增加。因此，应从空腹个体获取胆汁酸样本。使用胆汁酸螯合剂

类药物的个体预期会出现粪胆汁酸升高。临床上，胆汁酸结果常用作肝功能标志物，并用于辅助诊断产科胆汁淤积症。患者样本中总胆汁酸的测定可能指示肝肠循环中胆汁流动的破坏。这种破坏可能指示患有肝脏疾病。对于怀孕患者，总胆汁酸水平的测定是产科胆汁淤积症的重要生化标志物。

二、检测技术与方法

临床上检测血清胆汁酸的方法包括酶循环法和比色法等。

（一）酶循环法

基本原理为：胆汁酸被3α-羟基类固醇脱氢酶（3α-HSD）及硫代氧化型烟酰胺腺嘌呤二核苷酸（Thio-NAD^+）特异性地氧化，生成3α-酮类固醇（3α-KS）及硫代还原型烟酰胺腺嘌呤二核苷酸（Thio-NADH）。此外，生成的3α-酮类固醇在3α-羟基类固醇脱氢酶（3α-HSD）及还原型辅酶I（NADH）存在下，生成胆汁酸和氧化型辅酶I（NAD^+）。如此循环往复从而放大微量的胆汁酸量，在405nm波长附近测定生成的硫代还原型烟酰胺腺嘌呤二核苷酸（Thio-NADH）的吸光度变化，计算总胆汁酸含量。

（二）比色法

在NAD^+的作用下，3-α羟基类固醇脱氢酶（3-α-HSD）将胆汁酸转化为3-酮类固醇和NADH。NADH在黄递酶的作用下和氯化硝基四氮唑蓝（NBT）反应形成甲腊染料。甲腊染料的颜色强度和样本中总胆汁酸浓度成比例。

三、操作要点及注意事项

以现在市场上比较常见的酶循环法、比色法试剂盒为例。

（一）酶循环法

1. 试剂组成 β-硫代烟酰胺腺嘌呤二核酸、Good′s缓冲液、还原型辅酶I、3α-羟基类固醇脱氢酶等。

2. 设备环境 按说明书要求。

3. 操作 参见本篇第三章第一节中的相关内容。

4. 结果计算 由仪器自动计算出。

5. 检验结果的解释 样本中含量超出线性范围，请用生理盐水稀释后测定，结果乘以稀释倍数。反应曲线异常时应进行重复测定确认。

6. 检验方法的局限性 30mg/dl以下浓度的抗坏血酸对试剂检测结果的偏差影响在±10%以内；500mg/dl以下浓度的血红蛋白对试剂检测结果的偏差影响在±10%以内；20mg/dl以下浓度的胆红素对试剂检测结果的偏差影响在±10%以内；500mg/dl以下浓度的内源性酯对试剂检测结果的偏差影响在±10%以内。

（二）酶比色法

1. 试剂组成 磷酸盐缓冲液（pH 7.0）、乙二胺四乙酸、草氨酸、黄递酶、3-氧-5-β类固醇-4-脱氧酶、氯化硝基四氮唑蓝、烟酰胺腺嘌呤二核苷酸（氧化态）（NAD^+）、3α-羟基类固醇脱氢酶。

2. 适用机型 按说明书要求。

3. 操作 参见本篇第三章第一节中的相关内容。

4. 结果计算 由仪器自动计算出。

5. 检验结果的解释 有关结果计算的内容，参见相关仪器系统操作手册。

与性能有关的代表性数据，参见说明书中参考区间和产品性能指标部分。各个实验室得出的结果可能存在差异。

6. 检验方法的局限性 参见说明书中样本要求和产品性能指标部分。

四、国内外相关技术方法对比

(一)国内外标准、注册技术审查指导原则比较

查询目前国内外文献资料，暂无血清总胆汁酸检测相关试剂的国际标准。行业标准有：YY/T 1204-2013 总胆汁酸测定试剂盒(酶循环法)，暂无相关的注册技术审查指导原则。

(二)标准物质进展

目前未检测到相关的国际或国家标准物质。

第三节 血氨测定试剂

一、概述

氨是氨基酸的代谢终产物，在所有的器官都有合成，在生理pH环境下，氨以离子形式存在，体内各组织各种氨基酸分解代谢产生的氨以及由肠管吸收进来的氨进入血液，形成血氨。正常人血液内含有微量游离氨，其主要来源是蛋白质代谢过程中，氨基酸经脱氨作用形成氨。正常情况下，90%以上的氨在肝内通过鸟氨酸循环形成尿素。血氨水平异常，常反映人体内蛋白质代谢异常。

严重肝脏疾病时，氨不能从循环中清除，引起血氨增高。高血氨有神经毒性，可引起肝性脑病(肝昏迷)。成人血浆氨测定主要用于肝昏迷的监测和处理。病理性血氨增高可见于严重肝脏疾病、肝性脑病、肝昏迷、上消化道出血、肝肿瘤、有机磷中毒、尿毒症、与鸟氨酸循环有关酶的先天性缺乏以及某些神经系统损害的疾病等。血氨测定还可用于高营养治疗患者的氮平衡监测。

二、检测技术与方法

目前检测血清氨的方法主要有谷氨酸脱氢酶法、干化学法等。

(一)谷氨酸脱氢酶法

在乳酸脱氢酶(LDH)的作用下，血清中干扰氨测定的丙酮酸在预反应中被除去。氨在谷氨酸脱氢酶的作用下与α 1-KG和NADH反应，通过与同样处理的标准液比较即可计算出样品中氨的浓度。

（二）干化学法（以氨试剂为例）

氨试剂是一种干燥、多涂层的，在聚合物支撑基片上涂有分析成分的化学干片。将1滴10 μl的患者样本滴于干片上，分布层会把样本均匀散开。水和非蛋白质成分将渗透到下面的缓冲剂层，铵离子转化成气体氨。半透膜只允许氨通过，并阻止缓冲剂和氢氧根离子到达比色层。经过一段固定的孵育时间后，便可将分布层作为白色背景测定呈色剂的反射强度。

$$NH_3 + \text{溴酚蓝（氨指示剂）} \rightarrow \text{蓝染剂}$$

三、操作要点及注意事项

以现在市场上比较常见的谷氨酸脱氢酶法和比色法试剂盒为例。

（一）谷氨酸脱氢酶法

1. 试剂组成　Tris缓冲液、牛血清白蛋白、乙二胺四乙酸二钠、乳酸脱氢酶、还原型辅酶、α-酮戊二酸、Proclin300；Tris缓冲液、牛血清白蛋白、乙二胺四乙酸二钠、谷氨酸脱氢酶、Proclin300。

2. 适用机型　按说明书要求。

3. 操作　参见本篇第三章第一节中的相关内容。

4. 结果计算　由仪器自动计算出。

$$\text{血氨}(\mu mol/L) = \frac{\Delta A_{样本}}{\Delta A_{校准}} \times \text{校准液浓度}$$

5. 检验结果的解释

（1）每批均应放置正常与不正常质控血清与被检样本同时测试，当质控结果超标时需重新进行确认检测。

（2）当标本测得结果高于1000 μmol/L时，应将标本进行倍比稀释后重新测定，标本的结果=稀释后测得值 × 稀释倍数。

（3）溶血标本对测定有干扰。

6. 检验方法的局限性

（1）结果的准确性依赖于仪器的校正和测定温度、时间的控制。

（2）线性与样本试剂比有密切关系，减少样本含量会令线性上升，但测试的灵敏度会按比例下降。

（3）标本中血红蛋白低于2.5g/L、VC低于0.5g/L、胆红素低于400 μmol/L时，对测定结果的影响偏差小于10%。

（4）炎热季节需加冰降温以减慢血中的脱氨作用，否则测定值将会偏低。

（二）比色法

1. 试剂组成

干片成分：每平方厘米的反应成分：溴酚蓝（Bromphenol blue）。

其他成分：色素、黏合剂、表面活性剂、缓冲液和稳定剂。

2. 适用机型 按说明书要求。

3. 操作 参见本篇第三章第一节中的相关内容。

4. 结果计算 仪器直接报告结果。

5. 检验结果的解释 固定的孵育时间后，干片的反射光在 600nm 下进行测量。只要对每个干片批次进行了定标，则未知样本的氨浓度可以使用软件自带的终点比色法数学模型和从每个未知实验干片获得的响应值进行确定。

6. 检验方法的局限性 600mg/dl（33.3mmol/L）浓度的葡萄糖可以导致 8~40 μmol/L 的氨浓度降低。

其他局限性：已知某些药物和临床状况会改变体内氨离子浓度。

四、国内外相关技术方法对比

（一）国内外标准、注册技术审查指导原则比较

查询目前国内外文献资料，暂无血氨检测相关试剂的国际标准和行业标准，暂无相关的注册技术审查指导原则。

（二）标准物质进展

目前未检测到相关的国际或国家标准物质。

起草人：于婷（中国食品药品检定研究院）

复核人：郭晶晶（江苏省医疗器械检验所）

第六章
血清非蛋白含氮化合物测定试剂

第一节　血清尿素测定试剂

一、概述

在大多数哺乳动物体内，尿素是氨基酸代谢的主要终末产物，构成了血液中绝大部分的非蛋白氮，在肝脏合成，肾脏是主要排泄器官，因此其含量取决于蛋白质的摄入、蛋白质的分解代谢及肾功能。

在肝脏中，氨通过一系列尿素循环转化为尿素，随后被血液运送至肾脏，经过肾脏排泄至尿中。尿素分子量小且不与血浆蛋白结合，可自由滤过肾小球，因此是反映肾功能的敏感指标。

原尿中的尿素约50%被肾小管和集合管重吸收，肾小管仅有少量排泄。血液中尿素水平升高，可能意味着肾功能受损。因为当肾实质受损，肾小球滤过率下降，从而导致血液中尿素浓度较高，所以通过测定血尿素或血尿素氮浓度，可以观察肾小球滤过功能。血液尿素水平降低则可能是对肝病或营养不良的应激结果。

二、检测方法

（一）检测方法概述

尿素的测定方法大体上可归纳为酶学方法和化学方法。酶学方法为间接测定法，先用尿素酶将尿素分解成铵离子（NH_4^+）和碳酸根，然后用Berthelot（波氏）反应或谷氨酸脱氢酶（GLDH）法，测定反应过程中NH_4^+的生成量。化学方法为直接测定法，二乙酰-肟的乙酰基直接与尿素缩合反应，生成色原二嗪。

（二）检测方法原理

1. 酶偶联监测法　尿素在脲酶作用下水解为NH_4^+和CO_2，NH_4^+在NADH和α-酮戊二酸存在下，经谷氨酸脱氢酶催化生成CO_2、谷氨酸和NAD^+。由于NADH在340nm波长处有吸收峰，被氧化成NAD^+后，340nm处吸光度降低，其吸光度降低值与待测样本中尿素含量成正比。

2. 脲酶-波氏比色法　脲酶水解尿素，产生NH_4^+和CO_2，在碱性条件下，亚硝基铁氰化钠催化NH_4^+与苯酚及次氯酸反应，生成蓝色的吲哚酚。蓝色化合物的生成量与尿素含量成正比，在560nm波长处比色测定。

3. 化学法　二乙酰-肟遇酸水解为二乙酰，尿素与二乙酰在强酸及加热条件下反应，生成黄色化合物，在硫氨脲的作用下，黄色化合物被还原为红色的原二嗪，反应液颜色深浅与尿素含量成正比。

三、各检测方法的特点

临床检测尿素常用酶学方法和化学方法，目前已获得注册证的产品多以酶学方法居多。各检测方法不尽相同，各有优缺点，其比较结果详见表2-6-1。

表2-6-1 各检测方法不同点比较

方法学	单位	优点	缺点
尿素酶速率法	mmol/L	准确度高，灵敏度高，特异性强，操作简单，成本较低，适合于自动化分析系统	试剂较贵，试剂溶解后不稳定，NADH易被氧化，造成吸光度下降，特异性差，易受外源性血氨和高浓度胆红素影响
脲酶－波氏比色法	mmol/L	准确度高，精密度高，线性范围宽，灵敏度高，反应快速，操作简便	酶用量较大，花费较大，试剂稳定性差不易保存，操作较繁琐，测试结果往往偏高
二乙酰－肟法	mmol/L	操作简单，试剂低廉，适合于基层医院或教学实验	线性范围较窄，精密度较低，所用试剂具有毒性和腐蚀性，易污染环境，实验要用到强酸并需煮沸，不适于自动化，因而不利于临床推广

四、操作要点及注意事项

根据现行行标YY/T 1201-2013《尿素测定试剂盒（酶偶联监测法）》，尿素测定试剂盒产品的主要性能评价指标包括以下几项。

1. 外观 符合制造商规定的正常外观要求。

2. 装量 液体试剂的净含量应不少于标示量。

3. 试剂空白 试剂空白吸光度：应不小于1.0（波长340nm，光径1cm）；试剂空白吸光度变化率：应不大于0.04/min。

4. 线性范围 在0.9~35.7mmol/L范围内，理论浓度与实测浓度的线性相关系数r应不小于0.9900。

5. 准确度 提供参考物质或用参考方法定值的血清测定，实测值与标示值的偏差在±15.0%范围内；以标准溶液测定，试剂盒回收率在90%~110%范围内；无具有溯源性的标准品或标准溶液，以比对方法测定，相关系数r应不小于0.9900。

6. 分析灵敏度 试剂（盒）测试被测物时，单位浓度吸光度变化应符合制造商给定区间。

7. 批内精密度 批内差应不大于5.0%，瓶间差（冻干粉）应不大于5.0%。

8. 批间精密度 批间相对极差应不大于10.0%。

9. 稳定性 试剂在规定的贮存条件下保存至有效期末或制造商规定的加速试验条件下，产品的性能应能符合 1~7 的要求。

以目前获得注册证的产品较多的两种方法做详细阐述。

（一）酶偶联检测法

1. 试剂组成　Tris- 琥珀酸缓冲液；尿素酶；GLDH；NADH；α-酮戊二酸；ADP 和尿素标准液。

2. 设备　全自动生化分析仪。

3. 操作　按试剂盒使用说明书或实验室制定的 SOP 进行操作，主要操作过程如下。

血清样品与试剂混合→温育→测定吸光度

4. 结果判定　全自动生化分析仪的数据分析系统可自动给出检测结果，应根据校准物和质控物的数据判定结果的有效性。

5. 注意事项

（1）干扰因素　在测定过程中，各种器材和蒸馏水应无 NH_4^+ 污染，否则导致结果偏高。血氨升高时，可引起血尿素测定结果偏高，溶血标本对测定有干扰。

（2）标本及采血前准备　检测标本推荐使用血清。尿素是机体蛋白质的代谢终末产物，受蛋白质摄入量的影响，测定前应根据要求严格控制饮食。

（二）脲酶-波氏比色法

1. 试剂组成　酚显色剂、碱性次氯酸钠液、尿素酶贮存液、尿素酶应用液、尿素标准贮存液、尿素标准应用液。

2. 设备　手工检测。

3. 操作　按试剂盒使用说明书或实验室制定的 SOP 进行操作，主要操作过程如下：

血清与试剂混匀→温育→加入显色剂→加入碱性次氯酸钠液→温育→分光光度计 560nm 测定吸光度 A。

4. 结果判定　根据测得的吸光度，按照公式计算尿素浓度。

5. 注意事项

（1）测定波长　除了 560nm，还可用 630nm。

（2）干扰因素　空气中氨气可污染试剂或玻璃器皿，或使用铵盐抗凝剂，均可引起结果偏高。高浓度氟化物可抑制尿素酶，引起结果假性偏低。

五、国内外相关技术方法对比

（一）国内外标准、注册技术审查指导原则比较

截至目前，查询国内外文献资料，暂无尿素相关试剂的国际标准，目前国内相关现行有效的行业标准为 YY/T 1201-2013《尿素测定试剂盒（酶偶联监测法）》，国内现行的注册技术审查指导原则有尿素测定试剂盒注册技术审查指导原则（征求意见稿）。

行业标准具体情况见表 2-6-2。

表2-6-2 尿素相关试剂行业标准

标准编号	标准名称	发布日期	实施日期	实施情况	强制/推荐执行	归口单位
YY/T 1201-2013	尿素测定试剂盒（酶偶联监测法）	2013-10-21	2014-10-01	现行有效	推荐执行	全国医用临床检验实验室和体外诊断系统标准化技术委员会（SAC/TC 136）

（二）标准物质进展

目前现有检测相关的国际标准物质、国家标准物质见表2-6-3。

表2-6-3 尿素相关标准物质

品名	标准物质号	规格	用途	保存条件	发布单位
Urea Frozen Human Serum	NIST SRM 909c	3×2ml/支	标准品，校准测量系统、试剂盒准确度评价等	-60℃，避光	National Institute of Standards and Technology（NIST）
冰冻人血清中尿素标准物质	GBW（E）090547	2ml/支	标准品，校准测量系统、试剂盒准确度评价等	-20℃，避光	北京市医疗器械检验所
冰冻人血清中尿素标准物质	GBW（E）090548	2ml/支	标准品，校准测量系统、试剂盒准确度评价等	-20℃，避光	北京市医疗器械检验所

参考文献

［1］张雅君，张捷.血清尿素参考方法的建立以及临床常用试剂盒的比对研究.首都医科大学学报，2011，32（2）：276-282.

［2］李俊华.酶法尿素检测试剂的改进及性能评价.检验医学，2014，29（4）：390-393.

［3］尚红，王毓三，申子瑜.全国临床检验操作规程.4版.北京：人民卫生出版社，2015.

［4］中宜.对用二乙酰单肟试剂测定尿素方法的进一步改良.天津医药杂志，1965，7（9）：730-734.

［5］黄报亮，吴清平，邓金花，等.尿素检测方法的研究进展及其快速检测产品线状.光谱实验室，2013，30（5）：2565-2571.

［6］孙国林，周昭勤，徐海红，等.三种血清尿素测定方法的比较.中国煤炭工业医学杂志，2007，10（6）：639-640.

［7］尹济群，冯敬池，翟彤宇，等.尿素常温化学测定法的研究.陕西医学检验，1997，12（3）：19-21.

起草人：高静贤（江苏省医疗器械检验所）

复核人：姚燕丽（广东省医疗器械质量监督检验所）

第二节　血清肌酐测定试剂

一、概述

血液中的肌酐由外源性（食物中摄取，约占10%）和内源性生成的肌酐两类组成，肌酐是肌酸代谢的终末产物，是肌肉组织代谢产物的废物。血液肌酐主要由肾小球滤过进入原尿，并且不被肾小管重吸收，随尿排出。在外源性肌酐摄入量稳定的情况下，内源性肌酐由肌肉代谢产生，每日生成量几乎保持恒定，因此血液中肌酐的浓度取决于肾小球的滤过功能。当肾实质受损时，血中肌酐浓度升高，测定血肌酐浓度并根据血肌酐与尿酐浓度比所得的肌酐清除率，是简单又可靠的检查肾小球滤过功能的指标。在临床检验工作中，肌酐为一项极其重要的实验室指标，对于严重肾小球病变引起的肾功能不全、肾炎、尿毒症等肾脏疾病的诊断和疗效观察都是一种非常重要的临床生化检查指标。

二、检测方法

（一）检测方法概述

临床检测肌酐的常规方法有化学法和酶法。化学法多数是根据1886年Jaffe建立的碱性苦味酸反应，肌酐与苦味酸反应生成橘红色的化合物，通过检测吸光度的变化来计算肌酐浓度。酶法技术是利用肌酐在肌酐酶、肌酸酶、肌氨酸氧化酶、过氧化物酶等酶及显色剂和水、氧的共同作用下生成红色的醌亚胺，从而检测反应终点的吸光度来计算样品中的肌酐浓度，目前常用的主要有3种酶法类型：①肌氨酸氧化酶法；②肌酐氨基水解酶法；③肌酐亚氨基水解酶法。

（二）检测方法原理

1. 肌氨酸氧化酶法　样品中的肌酐在肌酐酶的催化下水解生成肌酸，肌酸在肌酸酶的催化下，水解生成肌氨酸和尿素。肌氨酸在肌氨酸氧化酶的催化下氧化生成甘氨酸、甲醛和 H_2O_2，在过氧化氢酶的作用下偶联 Trinder 反应，生成红色醌亚胺，546nm 处比色法测定，吸光度上升的程度与肌酐浓度成正比。

2. 肌酐氨基水解酶法　样品中的肌酐在肌酐水解酶的催化下水解生成肌酸。在肌酸激酶的催化下，肌酸与 ATP 反应生成磷酸肌酸和 ADP，ADP 与磷酸烯醇式丙酮酸经丙酮酸激酶催化生成丙酮酸和 ATP，丙酮酸和 NADH 经乳酸脱氢酶催化生成 NAD^+ 和乳酸。在 340nm 处检测吸光度变化值，并由此计算肌酐浓度。

3. 肌酐亚氨基水解酶法　样品中的肌酐在肌酐亚氨基水解酶的催化下水解生成 N– 甲基乙内酰脲和 NH_3，NH_3 和 α – 酮戊二酸在 NAPDH 供氢的条件下经谷氨酸脱氢酶催化生成谷氨酸，测定 340nm 处的吸光度降低来计算肌酐浓度。

4. 苦味酸速率法　肌酐与碱性苦味酸反应，生成橘红色的化合物，在波长 500~520nm 处检测吸光度，吸光度值与肌酐含量呈线性关系。胆红素在 500~520nm 处也有吸收峰值，同时，在碱性条件下，血清中的胆红素可转化为胆绿素，胆绿素在620nm处有较强吸收，能减弱原吸收，从而掩盖Jaff反应的正常显色，最终导致肌酐检测的准确性。但是，样品中的肌酐和干扰物质与苦味酸的反应速度不同，因此选择适宜的速率监测时间，可有效地避开干扰物质对肌酐与苦味酸反应的干扰，提高肌酐测定特异性。

三、各检测方法的特点

临床检测肌酐常用肌氨酸氧化酶法和苦味酸速率法，目前已获得注册证的产品多以酶学方法居多。各检测方法不尽相同，各有优缺点，其比较结果详见表2-6-4。

表2-6-4 各检测方法不同点比较

方法学	单位	优点	缺点
肌氨酸氧化酶法	μmol/L	灵敏度高，线性范围宽，试剂稳定性好，样本用量少，污染少，特异性高，准确度高，适合自动化分析	试剂较贵，测试成本较高
苦味酸速率法	μmol/L	试剂价格便宜，成本低廉，操作简单、快速，可用于急诊检验	特异性差，易受多种假性肌酐物质干扰，结果不够准确，苦味酸对仪器管道有腐蚀作用，且苦味酸色素易附着比色杯而不易清洗，容易造成污染

四、操作要点及注意事项

根据现行行标YY/T 1231-2014《肌酐测定试剂（盒）（肌氨酸氧化酶法）》，肌酐测定试剂盒产品的主要性能评价指标包括以下几项。

1. **外观** 符合生产企业规定的正常外观要求。

2. **装量** 液体试剂的净含量应不少于标示值。

3. **试剂空白吸光度** 试剂空白吸光度应符合生产企业给定范围。

4. **分析灵敏度** 测试100μmol/L肌酐时，吸光度变化率符合生产企业给定范围。

5. **线性区间** 测试血清或血浆样本，试剂线性在［30，1500］μmol/L（37℃）范围内：①线性相关系数|r|应不小于0.990；②［30，70］μmol/L区间内，线性偏差应不超过±7μmol/L；［70，1500］μmol/L区间内，线性偏差应不超过±10%。

6. **重复性** 用血清样本或质控样本重复测试所得结果的变异系数（CV）应不大于5%。

7. **批间差** 试剂（盒）批间相对极差应不大于10%。

8. **准确度** 可选用以下方法之一进行验证。①相对偏差应不超过±10%。②比对试验：相关系数$r^2 \geq 0.95$，[30,70]μmol/L区间内，偏差应不超过±7μmol/L；（70，1500）μmol/L区间内，偏差应不超过±10%。

9. **稳定性** 可选用以下方法之一进行验证。①效期稳定性：生产企业应规定产品的有效期。取到效期后的样品检测线性区间、准确度应符合5、7的要求。②热稳定性试验：检测线性区间、准确度，应符合5、7的要求。

以目前获得注册证的产品较多的两种方法做详细阐述。

（一）肌氨酸氧化酶法

1. 试剂组成　试剂1：TAPS缓冲液、肌酸酶、肌氨酸氧化酶、抗坏血酸氧化酶、HTIB。试剂2：TAPS缓冲液、肌酸酶、过氧氧化酶、4-氨基安替比林、亚铁氰化钾。肌酐标准液。

2. 设备　全自动生化分析仪。

3. 操作　按试剂盒使用说明书或实验室制定的SOP进行操作，主要操作过程如下：

血清样品与试剂1混合→温育→读取吸光度A1→加入试剂2→读取吸光度A2。

4. 结果判定　全自动生化分析仪的数据分析系统可自动给出检测结果，应根据校准物和质控物的数据判定结果的有效性。

5. 注意事项

（1）方法学特点　肌酐酶偶联肌氨酸氧化酶法为了消除样品中肌酸的干扰，利用自动分析中双试剂法的特点，在第一试剂中加入了肌酸酶，两步反应可以消除内源性肌酸的干扰。肌酐酶法分析特异性高，其参考值略低于苦味酸速率法。

（2）肌酐酶偶联肌氨酸氧化酶法，以Trinder反应为指示系统。引用不同的色原物质可导致不同方法间灵敏度存在较大差异。

（3）干扰因素　Trinder反应受胆红素和维生素C的干扰，可在试剂1中加入亚铁氰化钾（或者亚硝基铁氰化钾）和抗坏血酸氧化酶消除。肝素、枸橼酸、EDTA、氟化物等在常规用量下对本测定无干扰。

（二）苦味酸速率法

1. 试剂组成　苦味酸溶液、氢氧化钠溶液、Cr标准应用液。

2. 设备　手工检测。

3. 操作　按试剂盒使用说明书或实验室制定的SOP进行操作，主要操作过程如下：

苦味酸溶液与氢氧化钠溶液等体积混合→放置20分钟→加入样品，混合→37℃反应20秒→测定吸光度A1→反应进行至60秒，测定吸光度A1。

4. 结果判定　根据测得的吸光度，按照公式计算Cr的浓度。

5. 注意事项

（1）Jaffe反应并非仅对Cr特异，还有许多化合物可生成Jaffe样色原，如蛋白质、高浓度葡萄糖、抗坏血酸、丙酮、乙酰乙酸、丙酮酸、胍和头孢类抗生素等。非Cr色原性干扰物质有两类，一类为快速反应假Cr物质，在样品与碱性苦味酸混合后迅速发生反应，且在20秒内完成，生成非Cr的有色化合物。测定时设置20秒延迟期，可以排除此类干扰。另一类为慢速反应假Cr物质，一般在样品和碱性苦味酸混合后80~100秒才开始反应。在20~80秒的"窗口期"内以Cr与苦味酸的呈色反应占主导地位。为了提高速率法测定的特异性，速率测定时间选择在25~60秒。有学者对速率法进行严格评价后发现，此"窗口期"速率法，仍受到α-酮酸的正干扰和胆红素的负干扰。

（2）线性范围　可达2000 μmol/L。血样本测定值过高时，可用生理盐水稀释样本。尿液样本用蒸馏水做20~50倍稀释。测定结果乘以稀释倍数。

（3）温度　对呈色反应速度影响较大，标准管与测定管的温度必须保持一致。

五、国内外相关技术方法对比

（一）国内外标准、注册技术审查指导原则比较

截至目前，查询国内外文献资料，暂无肌酐相关试剂的国际标准，目前国内相关现行有效的行业标准为YY/T 1231-2014《肌酐测定试剂(盒)(肌氨酸氧化酶法)》。

国内现行的注册技术审查指导原则有肌酐测定试剂(盒)(肌氨酸氧化酶法)注册技术审查指导原则，本指导原则仅适用于采用肌氨酸氧化酶法，利用全自动、半自动生化分析仪或分光光度计，在医学实验室进行肌酐定量测定所使用的临床化学体外诊断试剂，基于其他酶法的肌酐测定试剂盒可参照本指导原则，但应根据产品的具体特性确定其中的内容是否适用，若不适用，应另外选择适合自身方法学特性的研究步骤及方法。

行业标准具体情况见表2-6-5。

表2-6-5 肌酐相关试剂行业标准

标准编号	标准名称	发布日期	实施日期	实施情况	强制/推荐执行	归口单位
YY/T 1231-2014	肌酐测定试剂（盒）（肌氨酸氧化酶法）	2014-06-17	2015-07-01	现行有效	推荐执行	全国医用临床检验实验室和体外诊断系统标准化技术委员会（SAC/TC 136）

（二）标准物质进展

目前现有检测相关的国际标准物质、国家标准物质见表2-6-6。

表2-6-6 肌酐相关标准物质

品名	标准物质号	规格	用途	保存条件	发布单位
Creatinine	NIST SRM 914a	10g	标准品，校准测量系统、试剂盒准确度评价等	30℃以下，推荐冷藏	National Institute of Standards and Technology(NIST)
冰冻人血清肌酐成分分析标准物质	GBW09170	4×1ml/支	标准品，校准测量系统、试剂盒准确度评价等	-70℃，避光	中国计量科学研究院
冰冻人血清肌酐成分分析标准物质	GBW09171	4×1ml/支	标准品，校准测量系统、试剂盒准确度评价等	-70℃，避光	中国计量科学研究院

参考文献

[1] 陈冰，陈繁.2种参数设置的Jaff法与酶法测定血清肌酐结果的比对研究.国际检验医学杂志，2014，35(7)：888-889.

[2] 肖刚，董杰明，朱远航.肌氨酸氧化酶法和苦味酸法测定血清肌酐的比较.实用医技杂志，2006，13（20）：3553-3555.

[3] 黄青平，沃燕波，张桂春，等.改良酶法肌酐测定试剂的研制.国际检验医学杂志，2015，36（4）：503-505.

[4] 袁国忠，沈敏，吴立山，等.血清肌酐候选参考方法的建立及常规检测系统正确性评价.国际检验医学杂志，2014，35（8）：1043-1044.

[5] 张东玲.肌酐测定的方法学进展.国际检验医学杂志，2006，27（6）：521-523.

[6] 张洪江，张永芬，尤昕，等.三种肌酐测定方法的比较.吉林医学，2005，26（10）：1098.

[7] 温勇，玉韦勇.胆红素对肌酐测定的影响.吉林医学，2013，34（35）：7377-7378.

[8] 孙艳虹，高玲，钟方毅，等.三种肌酐测定方法偏倚的比较.实用医学杂志，2004，20（3）：324-326.

[9] 陈大宁，史利宁，张春妮.4种不同肌酐测定方法的比较.医学研究生学报，2002，15（6）：556.

[10] 邹燕，陈梅，冯彩莲.两种血清肌酐测定方法的比较.宜春学院学报，2008，30（4）：87-88.

起草人：郭晶晶（江苏省医疗器械检验所）

复核人：姚燕丽（广东省医疗器械质量监督检验所）

第三节　血清胱抑素C测定试剂

一、概述

胱抑素C（cystatin C，Cys-C）是一种低分子量蛋白质，是胱氨酸蛋白酶抑制剂之一，由机体所有有核细胞产生，产生速率恒定。循环血液中Cys-C因分子量小而能自由滤过肾小球，在近曲小管几乎全部被重吸收并降解，不回到血液中，尿中仅微量排出，肾脏是清除血液循环中Cys-C的唯一器官。当肾功能受损时，Cys-C在血液中的浓度随肾小球滤过率（GFR）的改变而变化，当GFR稍有下降，血肌酐还无变化，Cys-C已升高，只有当GFR下降至正常值的三分之一时，血肌酐才明显上升，因此Cys-C是反映肾小球滤过功能的一个理想的内源性标志物，其敏感性和特异性均优于血肌酐。

伴随人民生活水平提高的是逐年增加的高血压、糖尿病等慢性疾病，由此导致的慢性肾病是常见并发症之一，尽管造成的肾病早期发病率越来越高，但人们的早期知晓率、干预率和控制率极低，因为早期肾功能的改变可以逆转，如果能够早期准确评价肾功能的改变，则可以早期诊断、及时治疗。GFR是评价肾功能损害最重要的指标，与肌酐清除率不同，Cys-C不受患者性别、年龄、体重、身高、肌肉、饮食、药物等因素影响，在血液中的水平恒定，肾小球是唯一滤过器官，因此普遍认为Cys-C是评价GFR的良好的内源性指标。临床可用于多种疾病的检测，如糖尿病肾功能、高血压肾病的评价，肾脏移植的术后监测，心血管疾病的监测等。

二、检测方法

（一）检测方法概述

Cys-C的测定方法很多，主要基于免疫反应原理，按照反应原理可分为两大类，一类是非均相测定法，这类方法很难自动化，如单向免疫扩散法（SRID）、酶联免疫测定法（ELISA）、放射免疫测定法（RIA）、荧光免疫测定法（FIA）等。另一类是均相测定方法，主要有：颗粒增强散射免疫比浊法（PENIA）和颗粒增强透射免疫比浊法（PETIA）。

（二）检测方法原理

均相测定方法：在胶乳颗粒表面包被Cys-C抗体，当样品中的Cys-C与超敏化的抗体结合时，相邻的胶乳颗粒彼此交联，发生凝集，使反应溶液浊度增加。其浊度的增加值与血清中Cys-C的浓度成正比，可在波长570nm处监测吸光度的增加速率，并与相同条件下的标准品对照，可以计算出样品中Cys-C的浓度。

三、各检测方法的特点

临床检测胱抑素C常用乳胶免疫测定方法，目前已获得注册证的产品以颗粒增强透射免疫比浊法居多。各检测方法不尽相同，各有优缺点，其比较结果详见表2-6-7。

表2-6-7　各检测方法不同点比较

方法学	单位	优点	缺点
单向免疫扩散法	μg/L	精密度高，可靠性好，成本较低	测定时间长，操作复杂，灵敏度差，无法进行自动化，不利于临床应用
酶联免疫测定法	μg/L	灵敏度很高，试剂成本低，仪器简单，临床应用较广	检测时间长，不适合急诊样本的检测，难以用于临床常规样本的分析
荧光免疫测定法	mg/L	灵敏度高，特异性强，结果快速、准确	仪器昂贵，测定成本高，检测时间长，难以实现自动化
放射免疫测定法	mg/L	特异性强，灵敏度高，线性范围宽，试剂成本低	试剂保存时间短，存在放射性污染，操作麻烦，检测时间长，难以实现自动化
胶乳增强散射免疫比浊法	mg/L	线性范围宽，准确度高，重复性好，特异性强	需要特定散射比浊仪和配套的原装试剂，测定成本高，加重患者费用负担，难以在临床推广
胶乳增强透射免疫比浊法	mg/L	快速，自动化程度高，准确度高，重复性好，线性范围宽，检测下限远低于健康人的检测下限，黄疸和脂浊标本对结果无干扰	适用于常用生化仪，临床首选方法

四、操作要点及注意事项

根据现行行标YY/T 1230-2014《胱抑素C测定试剂(盒)》，胱抑素C测定试剂盒产品的主要性能评价指标包括以下几项。

1. 外观　符合生产企业规定的正常外观要求。

2. 装量　应不少于标示值。

3. 试剂空白吸光度　符合生产企业规定的要求。

4. 分析灵敏度　符合生产企业规定的要求。

5. 线性区间　试剂（盒）线性在［0.40，7.50］mg/L 区间内：①线性相关系数 |r| 应不小于0.990；②[0.40，2.00]mg/L 区间内，线性偏差应不超过 ±0.2mg/L；［2.01，7.50］mg/L 区间内，线性偏差应不超过 ±10%。

6. 重复性　重复测试(1.00±0.10)mg/L 的样本，所得结果的变异系数(CV)应不大于5%。

7. 批间差　测试（1.00±0.10）mg/L 的样本，所得结果的批间相对极差（R）应不大于10%。

8. 准确度　可选用以下方法之一进行验证。①相对偏差：应不大于 15%。②回收率：应在（100±20）% 范围内。③比对试验：应符合生产企业规定要求。

9. 稳定性　可选用以下方法之一进行验证。①效期稳定性：生产企业应规定产品的有效期。取到效期后的样品检测试剂空白吸光度、分析灵敏度、线性区间、准确度应符合 3、4、5、8 的要求。②热稳定性试验：检测试剂空白吸光度、分析灵敏度、线性区间、准确度应符合 3、4、5、8 的要求。

以目前获得注册证的产品较多的方法即“颗粒增强透射免疫比浊法”做详细阐述：

1. 试剂组成　试剂 1：Tris 缓冲液。试剂 2：抗人 Cys-C 多克隆抗体胶乳颗粒悬浊液。胱抑素 C 标准品。

2. 设备　全自动生化分析仪。

3. 操作　按试剂盒使用说明书或实验室制定的 SOP 进行操作，主要操作过程如下：

血清样品与试剂1混合→温育→读取吸光度A1→加入试剂2→读取吸光度A2。

4. 结果判定　全自动生化分析仪的数据分析系统可自动给出检测结果，应根据校准物和质控物的数据判定结果的有效性。

5. 注意事项

(1)分析性能　本法线性范围可达8mg/L。如果标本浓度超出线性范围，血清需用生理盐水稀释后重新测定，结果乘以稀释倍数。本法检测灵敏度为0.05mg/L，当样品浓度在0.53~2.02mg/L时，批内CV为1.41%~1.09%，批间CV为2.10%~1.38%。

(2)干扰因素　血红蛋白<460mg/dl，抗坏血酸2.8mmol/l（<50mg/dl），三酰甘油<10mmol/L，胆红素<311μmol/L，类风湿因子(RF)<240U/ml时，对本法测定结果不产生影响。

(3)采用不同来源Cys-C的标准品，参考区间会有一定的差异。

（4）标本稳定性　血清或血浆（EDTA或肝素抗凝）标本在室温（25℃）条件下保存，可以稳定6天；4℃密封保存，可稳定12天；-80℃保存，可稳定14个月以上。

五、国内外相关技术方法对比

（一）国内外标准、注册技术审查指导原则比较

截至目前，查询国内外文献资料，暂无胱抑素C相关试剂的国际标准，目前国内相关现行有效的行业标准为YY/T 1230-2014《胱抑素C测定试剂（盒）》，国内现行的注册技术审查指导原则有胱抑素C测定试剂（免疫比浊法）注册技术审查指导原则（征求意见稿），本指导原则仅适用于胶乳透射免疫比浊法，利用半自动生化分析仪、全自动生化分析仪对人血清、血浆中的胱抑素C进行体外定量分析。

行业标准具体情况见表2-6-8。

表2-6-8　胱抑素C相关试剂行业标准

标准编号	标准名称	发布日期	实施日期	实施情况	强制/推荐执行	归口单位
YY/T 1230-2014	胱抑素C测定试剂（盒）	2014-06-17	2015-07-01	现行有效	推荐执行	全国医用临床检验实验室和体外诊断系统标准化技术委员会（SAC/TC 136）

（二）标准物质进展

目前现有检测相关的国际标准物质、国家标准物质见表2-6-9。

表2-6-9　胱抑素C相关标准物质

品名	标准物质号	规格	用途	保存条件	发布单位
Cystain C human serum	ERM-DA 471/IFCC	冻干品	标准品，校准测量系统、试剂盒准确度评价等	-20℃，避光	Institute for reference material and measurements（IRMM）
胱抑素C水溶液标准物质	GBW（E）090437	1ml/支	标准品，校准测量系统、试剂盒准确度评价等	-20℃，避光	北京市医疗器械检验所

参考文献

［1］黄君富.血清胱抑素C测定的临床意义及方法学进展［J］.世界最新医学信息文摘，2018，18（38）：103-104.

[2] 蔡钢强，垢敬.血清胱抑素C的生物学特性及临床应用评价[J].国际检验医学杂志，2006，27(5)：457-460.

[3] 代小英，姜楠，熊玮平.血清胱抑素C和其他肾功能指标评价肾功能损害的差异比较[J].国际检验医学杂志，2014，35(14)：1953-1954.

[4] 张秀屏，闫彦.血清胱抑素C检测在肾功能评价中的应用价值[J].内蒙古医学杂志，2011，43(7)：814-815.

[5] 邓瑛，郭红霞，俞泓，等.血清胱抑素C在评估早期肾功能损害中的价值[J].实用妇产科杂志，2014，30(5)：377-379.

[6] 黄云桃，李晖.血清胱抑素C的水平在临床疾病中的研究进展[J].世界最新医学信息文摘，2018，18(38)：103-104.

[7] 沈萍，张金磊，胡琼.胱抑素C的临床应用[J].检验医学与临床，2009，6(20)：1768-1771.

[8] 宋文慧，方亮.胶乳增强免疫比浊法测定胱抑素C方法学评价及临床意义[J].现代实用医学，2013，25(4)：460-461.

[9] 叶余辉.胱抑素C及其检测方法研究进展[J].中国医药指南，2014，12(29)：55-58.

[10] 单立新.血清胱抑素C测定的临床意义及方法学进展[J].吉林医学，2011，32(6)：1195-1196.

起草人：郭晶晶（江苏省医疗器械检验所）
复核人：姚燕丽（广东省医疗器械质量监督检验所）

第四节　血清尿酸测定试剂

一、概述

尿酸(uric acid，UA)是人体内嘌呤代谢的最终产物，单纯尿酸分子不溶于水，也难溶于酸，正常以盐的形式存在于生物体内，因而溶解度较高。尿酸既可以来自体内，也可以来自于食物中嘌呤的分解代谢，主要在肝脏中生成，血液中UA可全部自由滤过肾小球，其中98%的UA在近曲小管中段被分泌至肾小球腔内，40%左右的UA在近曲小管直段被重吸收，最终只有10%左右的UA可经肾脏或经肝脏随胆汁排泄。

正常人体中UA的生成与排泄速度较恒定，因此，排除外源性尿酸干扰，血尿酸可以反映肾小球滤过功能和肾小管重吸收功能。人体内尿酸异常是人体某些疾病的反映，尤其与嘌呤代谢异常有关的疾病。尿酸异常时常表现为痛风、肾病、高尿酸血等疾病，尿酸的检测和分析在疾病的临床诊断和治疗方面具有重要指示意义。

二、检测方法

(一)检测方法概述

尿酸的测定方法有磷钨酸(PTA)法、尿酸酶法和高效液相色谱(HPLC)法。干化学方法也是基于尿酸酶的分析方法。HPLC方法利用离子交换树脂柱将尿酸纯化，在293nm处检测柱流出液的吸光度，计算尿酸浓度。

酶法测定尿酸的特异性高，在尿酸酶的催化下，尿酸被氧化成尿囊素和H_2O_2。然后可用3类方法进行测定：①紫外分光光度法测定，尿酸在波长293nm有吸收峰，而尿囊素没有，因此在293nm波长处吸光度下降值与样品中尿酸含量成正比；②尿酸酶、过氧化物酶偶联反应法测定；③尿酸酶、过氧化氢酶和乙醛脱氢酶三联反应法测定，H_2O_2和乙醇在过氧化氢酶催化下，生成乙酸和NADH，在340nm波长处监测样品管和标准管吸光度变化值，计算样品中UA的含量。

（二）检测方法原理

1. 磷钨酸法 去除样本中的蛋白，尿酸在碱性条件下被磷钨酸氧化为尿囊素和CO_2，磷钨酸被还原为钨蓝，根据钨蓝颜色的深浅，用710nm波长的滤光板或红色滤片，与同样处理的标准比较，从而计算尿酸浓度。

2. 尿酸酶偶联法 尿酸在尿酸酶催化下，氧化生成尿囊素和H_2O_2。H_2O_2与4-氨基安替比林（4-AAP）和3，5二氯-2-羟苯磺酸（DHBS）在过氧化物酶的催化下，生成有色物质（醌亚胺化合物），其色泽与样品中UA浓度成正比。

三、各检测方法的特点

临床检测尿酸常用酶法，目前已获得注册证的产品多以酶法居多。各检测方法不尽相同，各有优缺点，其比较结果详见表2-6-10。

表2-6-10 各检测方法不同点比较

方法学	单位	优点	缺点
磷钨酸法	μmol/L	试剂简单，操作简单	线性范围窄，稳定性差，测定需使用有毒氰化物，特异性不强，目前临床应用很少
高效液相色谱法	μmol/L	样品前处理过程简单，测定不使用有机相，对环境污染小，准确度高	仪器昂贵，需要使用复杂的柱切换设备，测定成本高
尿酸酶紫外分光光度法	μmol/L	试剂成本低，反应简单，操作简单，特异性好，准确度较高	反应时间长，灵敏度低，因检测波长受限而无法实现自动化
尿酸酶-过氧化氢偶联法	μmol/L	灵敏度高，线性范围宽，能够实现自动化	反应时间较长，第二步偶联反应的特异性不强，易受其他物质干扰

四、操作要点及注意事项

根据现行行标YY/T 1207-2013《尿酸测定试剂盒（尿酸酶-过氧化物酶偶联法）》，尿酸测定试剂盒产品的主要性能评价指标包括以下几项。

1. **外观**　符合制造商规定的外观要求。

2. **装量**　液体试剂装量应不少于标示量。

3. **试剂空白吸光度**　在500~550nm波长下，双试剂尿酸测定试剂盒的空白吸光度应不大于0.200，单试剂尿酸测定试剂盒的空白吸光度应不大于0.300。

4. **线性区间**　在制造商规定的线性区间内，理论浓度与实测浓度的线性相关系数（r）应不小于0.9900。

5. **准确度**　使用具有溯源性的标准品进行测定，实测值与标示值的相对偏差应在±10.0%内。

6. **分析灵敏度**　试剂盒测试给定浓度的被测物时，吸光度变化（ΔA）应符合制造商给定区间。

7. **批内精密度**　批内精密度应不大于4.0%。

8. **批间差**　批间差应不大于6.0%。

9. **稳定性**　可以选用以下方法进行。①效期末稳定性：试剂盒在规定的保存条件下保存至有效期末进行检验，检验结果应符合1、3~7的要求。②加速稳定性：根据试剂盒的有效期，通常将试剂盒置于37℃一定时间（通常是3~7天）后进行检验，检验结果应符合1、3~7的要求。

以目前获得注册证的产品较多的方法即尿酸酶－过氧化物酶法做详细阐述。

1. **试剂组成**　尿酸酶、过氧化物酶、4-AAP、DHBS、磷酸盐缓冲液、尿酸标准应用液。

2. **设备**　全自动生化分析仪。

3. **操作**　按试剂盒使用说明书或实验室制定的SOP进行操作，主要操作过程如下：

血清样品与试剂1混合→温育→读取吸光度A1→加入试剂2→读取吸光度A2。

4. **结果判定**　全自动生化分析仪的数据分析系统可自动给出检测结果，应根据校准物和质控物的数据判定结果的有效性。

5. **注意事项**

（1）尿酸酶－过氧化物酶法适用于各种类型的自动生化分析仪。

（2）尿酸酶－过氧化物酶法灵敏度高，且不需要去蛋白，主要干扰物质为维生素C和胆红素。在反应体系中加入抗坏血酸氧化酶和胆红素氧化酶，可以消除上述两种物质的干扰。

（3）检查血尿酸值，需要空腹8小时以上抽血。

五、国内外相关技术方法对比

（一）国内外标准、注册技术审查指导原则比较

截至目前，查询国内外文献资料，暂无尿酸相关试剂的国际标准，目前国内相关现行有效的行业标准为YY/T 1207-2013《尿酸测定试剂盒（尿酸酶过氧化物酶偶联法）》，国内现行的注册技术审查指导原则有尿酸测定试剂（盒）（尿酸酶过氧化物酶偶联法）注册技术审查指导原则（征求意见稿）。

行业标准具体情况见表2-6-11。

表2-6-11 尿酸相关试剂行业标准

标准编号	标准名称	发布日期	实施日期	实施情况	强制/推荐执行	归口单位
YY/T 1207-2013	尿酸测定试剂盒（尿酸酶过氧化物酶偶联法）	2013-10-21	2014-10-01	现行有效	推荐执行	全国医用临床检验实验室和体外诊断系统标准化技术委员会（SAC/TC 136）

（二）标准物质进展

目前现有检测相关的国际标准物质、国家标准物质见表2-6-12。

表2-6-12 尿酸相关标准物质

品名	标准物质号	规格	用途	保存条件	发布单位
Uric acid	NIST SRM 913b	10g	标准品，校准测量系统、试剂盒准确度评价等	20℃ - 25℃，避光	National Institute of Standards and Technology（NIST）
冰冻人血清中尿酸成分分析标准物质	GBW09157	4×1ml/支	标准品，校准测量系统、试剂盒准确度评价等	-70℃，避光	中国计量科学研究院

参考文献

[1] 林小能，林琳.尿酸的测定方法及临床意义.职业卫生与病伤，2004，19（4）：280-281.

[2] 杨莉，谭唱，王莉，等.最新血尿酸检测方法概述.吉林医学，2014，35（1）：144-145.

[3] 王璟.检测血尿酸的方法比较及进展.糖尿病临床，2014，8（8）：362-363.

[4] 徐国宾，张勇琴.尿酸检测方法的发展及标准化.中华检验医学杂志，2008，31（7）：834-836.

[5] 丁萍，关鲁雄，秦旭阳，等.尿酸检测方法及进展.娄底师专学报，2004，3（2）：7-9.

起草人：郭晶晶（江苏省医疗器械检验所）

复核人：姚燕丽（广东省医疗器械质量监督检验所）

第七章
血脂、脂蛋白、载脂蛋白测定试剂

血脂是血浆中的中性脂肪（甘油三酯）和类脂（磷脂、糖脂、固醇、类固醇）的总称，广泛存在于人体中。它们是生命细胞的基础代谢必需物质。一般说来，血脂中的主要成分是甘油三酯和胆固醇，其中甘油三酯参与人体内能量代谢，而胆固醇则主要用于合成细胞浆膜、类固醇激素和胆汁酸。

肝脏是脂蛋白a合成的主要场所，载脂蛋白A在肝细胞内合成，能在肝细胞表面和载脂蛋白B-100结合后分泌到血液中。脂蛋白a是一种富含胆固醇的特殊大分子脂蛋白，表面由胆固醇及磷脂包裹，嵌有亲水性载脂蛋白，脂蛋白a可以进入并沉积在血管壁上，有促进动脉粥样硬化的作用。并与纤溶酶原（PLG）结构同源，可以与纤维酶原竞争结合纤维蛋白位点，从而抑制纤维蛋白原水解作用，促进血栓形成。因此，脂蛋白a与动脉粥样硬化和血栓形成有着密切的相关性。

载脂蛋白是血浆脂蛋白中的蛋白质部分，能够结合和运输血脂到机体各组织进行代谢及利用的蛋白质。大量研究发现载脂蛋白基因发生突变，形成不同等位基因型多态性，并进一步形成不同表型的载脂蛋白，可影响血脂代谢和利用，从而影响高脂血症、动脉粥样硬化、心脑血管疾病等的发生和发展。

第一节　胆固醇测定试剂

一、概述

胆固醇又称胆甾醇，是一种环戊烷多氢菲的衍生物。胆固醇广泛存在于动物体内，尤以脑及神经组织中最为丰富，在肾、脾、皮肤、肝和胆汁中含量也高。

血清总胆固醇是指血液中各脂蛋白所含胆固醇的总和，分为酯化型胆固醇和游离型胆固醇，其中酯化型胆固醇占60%~70%，游离型胆固醇占30%~40%。

总胆固醇包括游离胆固醇和胆固醇酯，肝脏是合成和贮存的主要器官。胆固醇是合成肾上腺皮质激素、性激素、胆汁酸及维生素D等生物活性物质的重要原料，也是构成细胞膜的主要成分，其血清浓度可作为脂代谢的指标。

参考区间：成人胆固醇2.86~5.98mmol/L（110~230mg/dl）；儿童胆固醇3.12~5.20mmol/L（120~200mg/dl）。

胆固醇检测主要方法包括：酶法（COD-PAP法）、正己烷抽提L-B反应显色法。

总胆固醇的测定方法有很多，可分为化学试剂比色法、酶分析法、荧光法、气相和高效液相色谱法等五大类。由于气相和高效液相色谱法条件高，临床实验室最常用的是化学试剂法和酶法。

二、检测技术与方法

（一）酶法（COD-PAP法）

血清中的胆固醇约1/3为游离胆固醇，2/3为与脂肪酸结合的胆固醇酯。胆固醇酯被胆固醇酯水解酶（CEH）水解成游离胆固醇，后者被胆固醇氧化酶（COD）氧化成胆甾烯酮并产生过氧化氢，再经过氧化物酶（POD）催化，使4-氨基安替比林与酚（三者合称PAP）反应，生成红色醌亚胺色素（Trinder反应）。醌亚胺的最大光吸收在500nm左右，吸光度与标本中TC含量成正比。

反应式如下：

$$\text{胆固醇酯} + H_2O \xrightarrow{CEH} \text{胆固醇} + \text{脂肪酸}$$

$$\text{胆固醇} + O_2 \xrightarrow{CHOH} \Delta^4\text{胆甾烯酮} + H_2O_2$$

$$2H_2O_2 + 4\text{-APP} + \text{酚} \xrightarrow{POD} \text{苯醌亚胺} + 4H_2O$$

（二）正己烷抽提L-B反应显色法（CDC参考方法）

用氢氧化钾乙醇液使血清蛋白变性，并使胆固醇酯水解为胆固醇。加水后用正己烷分溶抽提，可从碱性乙醇液中定量地提取胆固醇（达99.7%）。提取的胆固醇溶液中除少量其他固醇（人血清中约占总胆固醇的1%）以外，基本上不含干扰物。故测定结果与同位素稀释-气相色谱-质谱法（决定性方法）接近。

抽提液挥发干后，以Liberman-Burchard（LB）试剂与胆固醇显色。试剂中醋酸与醋酸酐即作为胆固醇的溶剂与脱水剂，浓硫酸既是脱水剂又是氧化剂。所生成的绿色产物，主要是五烯胆甾醇正离子，最大吸收波长在620nm处，但随后可变成黄色产物，故须严格控制显色条件。

三、操作要点及注意事项

（一）酶法（COD-PAP法）手工操作（以现市场某试剂盒为例）

1. 试剂的准备 试剂开瓶即可使用。

2. 检测步骤 基本操作步骤见表2-7-1（波长：505nm或540nm；温度：37℃；比色杯光径：1cm）。

表2-7-1 TC酶法（COD-PAP法）手工基本操作步骤

	空白管	校准管	样本管
样　品	-	-	3μl
校准品	-	3μl	-
生理盐水	3μl	-	-
试剂1（R1）	200μl	200μl	200μl
混匀，37℃保温3~5分钟，分别读取吸光度			
试剂2（R2）	100μl	100μl	100μl
混匀，37℃保温5分钟，分别读取吸光度；空白管调零，计算样本浓度。			

（二）酶法（COD-PAP法）全自动生化分析仪分析（以现市场某试剂盒为例）

操作步骤：参数设置→试剂装载→校准→质控→样本加载→测定→结果审核→报告。

反应模式：终点法；反应温度：37℃；测定波长：500nm（主）/600nm（次）。

（三）正己烷抽提L-B反应显色法（CDC参考方法）操作（以现市场某试剂盒为例）

1. 标本准备

（1）标准应用液及标本放在（25 ± 1）℃水浴中约20分钟，冰冻的标本需要时间更长一些。

（2）在试管架上排列所需洁净试管（带有聚四氟乙烯盖）。设空白管4支（只用L-B试剂），第一管为空白，其他3支空白管间隔排列在标本管间。标本管前后各列一组（6支）标准管。各标本管还以高、低值质控管（各2支）间隔。各管中加入标准液、质控血清或标本500 μl。

（3）各管加入5ml新鲜配制的KOH乙醇液，尽量使血清分散，用自动取样稀释器时（2）、（3）两步可以合并。

（4）放入（50 ± 2）℃水浴中1小时，使胆固醇酯及其他可皂化物水解。

（5）水解后加入5ml试剂级水，在25℃水浴中放置约15分钟。

（6）从水浴中取出，准确加入10.0ml正己烷（已平衡至室温），加盖颠倒之，如有漏水者弃去。

（7）旋涡混匀7秒，重复2次，在两次泪匀之间至少放置1分钟，或用机械振荡至少15分钟。抽提效果因仪器而异。当试用–种混合器时，先要经过试验，看多少时间能达到抽提完全。

（8）吸取上层正己烷液4ml（准确）至另一组洁净试管中。

（9）将正己烷液挥发至干，可以在35~40℃水浴上吹氮气流使干，或在55℃真空烘箱中约45~60分钟，颜色反应即在此管内进行。如果不在当天完成，可以存放在装有硅胶干燥剂的密闭容器内贮存1周。

2. 分析步骤　准备好各项用具，如分光光度计，25℃水浴并放入试管架、L-B 试剂和加液器预温至 25℃，然后按一定时间次序加试剂及比色。

程序是先计时，加5.0ml L-B试剂至第一管中，加盖，旋涡混合数秒钟溶解残渣，放入25℃水浴内试管架第一位置上，隔30秒加5.0ml L-B试剂于第二管，同第一管操作，依次进行。每管在水浴巾的时间是准30分钟。

3. 读取吸光度　分光光度计波长 620nm，比色杯光径 1.0cm，先用水调零点后，读 L-B 试剂空白吸光度，应不超过 0.003 A 。然后以 L-B 试剂调“0”点，各管依次间隔 30 秒读取吸光度。在分析范围（0.5~5.00）g/L 内各标准管吸光度与胆固醇浓度成正比。

（四）校准

建议使用各公司的配套校准品，使用两点线性法校准，校准周期为20天；当试剂更换批号、质控出现漂移、仪器做完保养、重要零件更换时应重新进行校准。

（五）质量控制

对样本进行检测之前，须进行质量控制，以保障测试系统的稳定性。建议采用各公司两个水平的质控品进行质控，质控品测定结果应在允许范围内。若超出质控范围，需查找原因，如仪器、试剂与质控品的状态或参数设置等。

（六）检验方法的局限性

1.乳糜≤125mg/dl时，对测定结果没有明显干扰。

2.血红蛋白≤1000mg/dl时，对测定结果没有明显干扰。

3.维生素C≤5mg/dl时，对测定结果没有明显干扰。

4.胆红素≤20mg/dl时，对测定结果没有明显干扰。

5.检测结果与所使用的仪器种类、型号和校准品相关，使用不同的仪器或校准品，检测结果可能会有差异。

（七）注意事项

1.试剂避免直接接触皮肤和眼睛，切勿吞咽。

2.使用前应该认真阅读产品说明书，使用后的器具须按照相关医疗废弃物的处理规定处理。

3.由于运输过程产生渗液或漏液的产品，或在运输贮存中没有按照说明书要求进行维护的试剂，不可使用。

4.本产品仅适用于临床体外诊断，需专业人员使用。

（八）性能指标

1. 外观 目测检查，符合企业规定的正常外观要求。

2. 装量 用通用量具测量，液体试剂的净含量应不少于标示量。

3. 试剂空白吸光度 在500~550nm测定指定空白样品的吸光度值，重复两次空白吸光度。结果应符合在500~550nm波长下，双试剂型试剂盒应不大于0.080，单试剂型试剂盒应不大于0.100。

4. 线性区间 用接近线性范围上限的高浓度样品和接近线性范围下限的低浓度样品，混合成至少5个稀释浓度。分别测试试剂（盒），每个稀释浓度测试3次，分别求出测定结果的均值。以稀释浓度为自变量，以测定结果均值为因变量求出线性回归方程。计算线性回归的相关系数（r）。结果应符合在企业规定的线性区间内，理论浓度与实测浓度的线性相关系数（r）应不低于0.9900。

5. 准确度 使用有溯源性的标准品作为样品进行测定，重复测定3次，计算相对偏差，应符合使用具有溯源性的标准品进行测定，实测值与标示值的相对偏差应在±10.0%内。

6. 分析灵敏度 用试剂盒测定已知浓度的样品，记录在试剂盒规定参数下产生的吸光度变化。结果应符合企业给定区间。

7. 批内精密度 在重复性条件下，用不同浓度的质控品测试同一批号试剂（盒），重复测试至少10次（n≥10），分别计算测量值的平均值、标准差和变异系数。结果应符合批内精密度应不大于4.0%。

8. 批间差 用同一份质控品分别测试3个不同批号的试剂（盒），每个批号测试3次，分别计算每批3次测定的均值及相对偏差，结果应符合批间差应不大于6.0%。

9. 稳定性 试剂盒在规定的保存条件下保存至有效期末进行检验或根据试剂盒的有效期将试剂盒置于37℃一定时间后进行检测，结果应符合外观、试剂空白吸光度、线性区间、准确度、分析灵敏度、批内精密度要求。

四、国内外相关技术方法对比

（一）参考物质

北京医院卫生部临床检验中心的血清总胆固醇、总甘油、高密度脂蛋白胆固醇和低密度脂蛋白胆固醇标准物质（证书编号GBW09178b、GBW09179b、GBW09180b）。

卫生部北京老年医学研究所（北京市）、中国计量院科学研究院（北京市）的血清总胆固醇、总甘油、游离甘油和甘油三酯标准物质（证书编号GBW 09145、GBW 09146、GBW 09147、GBW 09148）。

卫生部北京老年医学研究所（北京市）、北京医院卫生部临床检验中心（北京市）的血清总胆固醇、总甘油、高密度脂蛋白胆固醇、低密度脂蛋白胆固醇、载脂蛋白A-1和载脂蛋白B标准物质（证书编号GBW09193、GBW09194、GBW09195、GBW09196）。

（二）目前已实施的国家标准/行业标准

YY/T 1206-2013 总胆固醇测定试剂盒（氧化酶法）。

参考文献

尚红，王毓三，申子瑜.全国临床检验操作规程.4版.北京：人民卫生出版社，2015.

起草人：续勇（北京市医疗器械检验所）
复核人：胡泽斌　黄杰（中国食品药品检定研究院）

第二节　甘油三酯测定试剂

一、概述

甘油三酯（Triglyceride，TG）是长链脂肪酸和甘油形成的脂肪分子。甘油三酯是人体内含量最多的脂类，大部分组织均可以利用甘油三酯分解产物供给能量，同时肝脏、脂肪等组织还可以进行甘油三酯的合成，在脂肪组织中贮存。

TG又称中性脂肪，由3分子脂肪酸和1分子甘油酯化而成，是体内能量的主要来源。TG处于脂蛋白的核心，在血中以脂蛋白形式运输。除TG外，外周血中还存在甘油二酯、甘油一酯（两者总和不足TG的3%）和游离甘油（FG）。各种脂蛋白中，乳糜微粒（CM）、极低密度脂蛋白（VLDL）及其残粒比TG含量高，被统称为富含TG脂蛋白（TRL），也称残粒样脂蛋白（RLP）。越来越多的临床与实验证据提示，TRL在动脉粥样硬化（AS）病因学中扮演重要角色，可能作用于AS病变早期。

TG参考范围：<2.3mmol/L（<200mg/dl）。

甘油三酯的检测方法主要包括：酶法（GPO-PAP法）、去游离甘油的TG测定（二步酶法）、变色酸显色法（CDC参考方法）。

二、检测技术与方法

（一）酶法（GPO-PAP法）

用脂蛋白脂酶（LPL）使血清中甘油三酯（TG）水解成甘油与脂肪酸，将生成的甘油用甘油激酶（GK）及三磷酸腺苷（ATP）磷酸化。以磷酸甘油氧化酶（GPO）氧化3-磷酸甘油（G-3-P），然后以过氧化物酶（POD），4-氨基安替化林（4-AAP）与4-氯酚（三者合称PAP）反应显色，测定所生成的H_2O_2，故本法简称为GPO-PAP法。分光光度计波长500nm，测定吸光度（A），对照标准可计算出TG含量。

$$\text{甘油三酯}+3H_2O \xrightarrow{LPL} \text{甘油}+3\text{脂肪酸}$$

$$\text{甘油}+ATP \xrightarrow{GK、Mg^{2+}} 3\text{-磷酸甘油}+ADP$$

$$3\text{-磷酸甘油}+O_2+2H_2O \xrightarrow{GPO} \text{磷酸二羟丙酮}+2H_2O_2$$

$$H_2O_2+4\text{-氨基安替吡啉}+4\text{-氯酚} \xrightarrow{POD} \text{苯醌亚胺}+2H_2O+HCl$$

（二）去游离甘油的TG测定（二步酶法）

将GPO-PAP法的试剂分成两部分，其中脂蛋白酯酶（LPL）和双色原中的4-氨基安替比林（4-AAP）组成试剂Ⅱ，其余部分成为试剂Ⅰ。血清加试剂Ⅰ，37℃孵育，因无LPL，TG不能水解。FG（游离甘油）在GK和GPO作用下反应，生成H_2O_2。但因体系中不含4-AAP，Trinder反应不能完成。然后加入试剂Ⅱ，TG反应，生成红色苯醌亚胺。

（三）变色酸显色法（CDC参考方法）

用二氯甲烷抽提血清TG，同时加入硅酸去除磷脂、游离甘油、甘油一酯、部分甘油二酯及蛋白。TG经氢氧化钾皂化生成甘油，酸化后以过碘酸氧化甘油产生甲醛，用亚砷酸还原过剩的过碘酸后，甲醛与变色酸在硫酸溶液中加热产生紫红色反应，然后比色测定。

三、操作要点及注意事项

（一）酶法（GPO-PAP法）手工操作（以现市场某试剂盒为例）

1. 试剂的准备 试剂开瓶即可使用。

2. 检测步骤 基本操作步骤见表2-7-2[波长：505nm（480nm~520nm）；温度：37℃；比色杯光径：1cm]。

表2-7-2 TG酶法（GPO-PAP法）手工基本操作步骤

	空白管	校准管	样本管
样品	-	-	0.02ml
校准品	-	0.02ml	-

续表

	空白管	校准管	样本管
生理盐水	0.02ml	-	-
试剂 1（R1）	1.5ml	1.5ml	1.5ml
混匀，37℃保温 3~5 分钟，分别读取吸光度			
试剂 2（R2）	0.25ml	0.25ml	0.25ml
混匀，37℃保温 5 分钟，分别读取吸光度；空白管调零，计算样本浓度			

（二）酶法（GPO-PAP法）全自动生化分析仪分析（以现市场某试剂盒为例）

操作步骤：参数设置→试剂装载→校准→质控→样本加载→测定→结果审核→报告。

反应模式：二点终点法；反应温度：37℃；测定技长：500nm（主）/600nm（次）。

（三）去游离甘油的TG测定（二步酶法）手工操作

以现在市场某试剂盒为例，详见表2-7-3。

表2-7-3　TG去游离甘油的TG测定（二步酶法）手工基本操作步骤

加入物（μl）	标准管		测定管	
	空白（μl）	测定（μl）	空白（μl）	测定（μl）
标准液	-	10	-	-
标本	-	-	-	10
试剂 1	800	800	800	800
置 37℃水浴 5 分钟				
试剂 2	-	200	-	200
去离子水	210	-	210	-

各管摇匀，置37℃水浴5分钟，分光光度计波长500nm或520nm，以各自空白调零，读取各管吸光度A。

（四）去游离甘油的TG测定（二步酶法）全自动生化分析仪分析

操作步骤：参数设置→试剂装载→校准→质控→样本加载→测定→结果审核→报告。

反应模式：二点终点法；反应温度：37℃；测定波长：500nm（主）/600nm（次）。

（五）变色酸显色法（CDC参考方法）操作（以现市场某试剂盒为例）

1. 抽提吸附去除磷脂

（1）“测定管”“标准管”“空白管”各2支，用20mm × 150mm有盖玻璃试管，每管中加入硅酸约2 g。

“测定管”中加入血清标本0.5ml及二氯甲烷10ml，加盖，立即混合。

“标准管”中分别加入工作标准液（S1-S5）10ml及生理盐水0.5ml，加盖，立即混合。

“空白管”中加入二氯甲烷10ml及生理盐水0.5ml，加盖，立即混合。

以上加液用自动吸管，混匀用旋涡式混匀器，直至上层液中不见水珠。

（2）放在水平式振荡器上振荡30分钟，然后静置10分钟。

（3）用自动吸液系统，吸上层液2ml（相当于血清0.1ml），以0.1ml二氯甲烷洗吸管。

2. 挥发与皂化

（1）将二氯甲烷抽提液置于真空炉内挥发至干，45℃逐渐抽真空1小时，继续留在真空干燥器中1小时。

（2）用自动吸管在每管中加入0.5ml 0.25%KOH乙醇液，混合后放在70℃电热架上30分钟。

（3）各管移至室温后，准确加入2.5ml 0.1mol/L H_2SO_4，放在冰箱中过夜（如立即测定，血清管读数会偏高。样品可稳定1周，建议4天内测定）。

（4）次日上午使各管达到室温。

3. 氧化还原与显色定量 CDC操作手册（1993）中规定的是用已经过时的流动式分析仪autoanalyzer IT型，此处不作介绍。

手工操作如下：吸取上述操步骤2挥发与皂化第（3）中的H_2SO_4溶液0.5ml，加0.1ml过碘酸，氧化10分钟后，加入亚砷酸钠0.1ml，混匀，然后加入变色酸显色剂5ml，在100℃水浴中加温30分钟，取出冷却后比色（570nm），结果计算用三油酸酣-三软脂酸酯的剂量响应曲线。

（六）校准

建议使用本公司的配套校准品，使用两点线性法校准，校准周期为30天；当试剂更换批号、质控出现漂移、仪器做完保养、重要零件更换时应重新进行校准。

（七）质量控制

对样本进行检测之前，须进行质量控制，以保障测试系统的稳定性。建议采用本公司两个水平的质控品进行质控，质控品测定结果应在允许范围内。若超出质控范围，需查找原因，如仪器、试剂与质控品的状态或参数设置等。

（八）检验方法的局限性

1. 血红蛋白≤1000mg/dl时，对测定结果没有明显干扰。

2. 维生素C≤100mg/dl时，对测定结果没有明显干扰。

3. 胆红素≤5mg/dl时，对测定结果没有明显干扰。

4. 检测结果与所使用的仪器种类、型号和校准品相关，使用不同的仪器或校准品，检测结果可能会有差异。

（九）注意事项

1. 试剂避免直接接触皮肤和眼睛，切勿吞咽。

2. 使用前应该认真阅读产品说明书，使用后的器具须按照相关医疗废弃物的处理规定处理。

3. 由于运输过程产生渗液或漏液的产品，或在运输贮存中没有按照说明书要求进行维护的试剂，不可使用。

4. 本产品仅适用于临床体外诊断，需专业人员使用。

（十）性能指标

1. 外观 目测检查，符合企业规定的正常外观要求。

2. 装量 用通用量具测量，液体试剂的净含量应不少于标示量。

3. 试剂空白 用试剂（盒）测试空白样本，R2加入立即测，试剂空白吸光度应不大于0.2

（企业指定波长、37℃、光径 1.0cm）。

4. 线性范围　用接近线性范围上限的高浓度样品和接近线性范围下限的低浓度样品，混合成至少 5 个稀释浓度。分别测试试剂（盒），每个稀释浓度测试 3 次，分别求出测定结果的均值。以稀释浓度为自变量，以测定结果均值为因变量求出线性回归方程。计算线性回归的相关系数（r）。结果应符合在线性范围内，理论浓度与实测浓度的线性相关系数 r 应不低于 0.9900。

5. 准确度

（1）相对偏差　用参考物质或有证参考物质（CRM）和相应的参考测量程序对试剂（盒）进行测试，重复测定3次，取测试结果均值，计算相对偏差。或用由参考方法定值的高、低2个浓度的人血清（可参照EP6-A的要求适当添加被测物，以获得高浓度的样品）对试剂（盒）进行测试，每个浓度样品重复测定3次，分别取测试结果均值，计算相对偏差。结果应符合：提供参考物质或用参考方法定值的血清测定，实测值与标示值的偏差应在±15.0%范围内。

（2）回收试验　在人血清样品中加入一定体积标准或校准品溶液（标准溶液体积与血清体积比应不大于1∶20或其体积比不会产生基质的变化，加入标准或校准品溶液后样品总浓度必须在试剂（盒）测定线性范围内，标准品或校准品应有溯源性）或纯品，每个浓度重复测定3次，计算回收率。结果应符合：以标准溶液测定，试剂盒回收率应在90%~110%范围内。

（3）比对试验　参照EP9-A2的方法，用不少于40个在测定浓度范围内不同浓度的人血清样品，以企业指定的分析系统作为比对方法，每份样品按待测试剂（盒）操作方法及比对方法分别测定。用线性回归方法计算两组结果的相关系数（r）。结果应符合：相关系数r应不低于0.9900。

6. 分析灵敏度　稀释一定浓度样品（n 单位被测物），测定吸光度，计算吸光值与空白吸光度值有差别的样品浓度。结果应符合企业给定范围。

7. 批内精密度　在重复性条件下，用高低质控品测试同一批号试剂（盒），重复测试至少 10 次（n ≥ 10），分别计算测量值的平均值、标准差和变异系数。结果应符合批内精密度应不大于 5.0%。

8. 批间精密度　用同一份质控品分别测试 3 不同批号的试剂（盒），每个批号测试 3 次，分别计算每批 3 次测定的均值及相对偏差，结果应符合批间差应不大于 10.0%。

9. 稳定性　取在规定的贮存条件保存至有效期末或企业规定的加速试验条件下的试剂（盒）测试，产品的性能应符合外观、试剂空白、线性范围、准确度、分析灵敏度、批内精密度的要求。

四、国内外相关技术方法对比

（一）参考物质

卫生部北京老年医学研究所（北京市）、中国计量院科学研究院（北京市）的血清总胆固醇、总甘油、游离甘油和甘油三酯标准物质（证书编号GBW 09145、GBW 09146、GBW 09147、GBW 09148）。

（二）目前已实施的国家标准/行业标准、指导原则

YY/T 1199-2013 甘油三酯测定试剂盒（酶法）；甘油三酯测定试剂盒注册技术审查指导原则。

起草人：续勇（北京市医疗器械检验所）

复核人：胡泽斌　黄杰（中国食品药品检定研究院）

第三节　游离脂肪酸测定试剂

一、概述

游离脂肪酸（FFA）存在于人体内的脂质，大致可以分为胆固醇、中性脂肪（三酸甘油脂）、磷脂质等3种。游离脂肪酸是中性脂肪分解成的物质。当肌肉活动所需能源--肝糖元耗尽时，脂肪组织会分解中性脂肪成为游离脂肪酸来充当能源使用。所以，游离脂肪酸可说是进行持久活动所需的物质。

游离脂肪酸又称非酯化脂肪酸（NEFA），血清中含量很少，如用小量血清标本测定必须采用灵敏的方法，并要避免脂肪水解产生的脂肪酸的干扰。

NEFA是由油酸，软脂酸，亚油酸等组成，大部分游离脂肪酸与白蛋白结合，存在于血液中。

血清中游离脂肪酸的浓度与脂类代谢、糖代谢、内分泌功能有关，游离脂肪酸的浓度会因为糖尿病、重症肝障碍、甲状腺功能亢进等疾病而上升。

参考区间：正常值0.3~0.9mmol/L。

游离脂肪酸的检测方法主要是酶法（ACS-ACOD法）。

二、检测技术与方法

酶法（ACS-ACOD法）：游离脂肪酸在ATP、辅酶A（Coenzyme A，CoA）的存在下，经酯酰辅酶A合成酶（Acyl CoA Synthetase，ACS）作用，生成酯酰辅酶A，酯酰辅酶A被酯酰辅酶A氧化酶（Acyl CoA Oxidase，ACOD）氧化，生成2，3-trans-烯酰辅酶A和过氧化氢，而生成的过氧化氢在过氧化物酶（peroxidase，POD）存在下，与Trinder色原及4-氨基安替比林（4-aminoantipyrine，4-AAP）生成有色物质，通过测定其吸光度即可得到样品中游离脂肪酸的浓度。

三、操作要点及注意事项

酶法（ACS-ACOD法）手工操作如下（以现市场某试剂盒为例）。

（一）试剂的准备

试剂开瓶即可使用。

（二）质控品的准备

从包装盒中取出本质控品，平衡至室温后，轻柔地颠倒并旋转，使之混合均匀，过程中应避免产生泡沫。

（三）检测步骤

1. 基本操作步骤 见表2-7-4［波长：546nm（520nm~560nm）；温度：37℃；比色杯光径：1cm］。

表2-7-4 NEFA酶法（ACS-ACOD法）手工基本操作步骤

	空白管	校准管	样本管
样本	—	—	3μl
校准品	—	3μl	—
纯化水	3μl	—	—
试剂1（R1）	180μl	180μl	180μl
分别混匀，37℃保温5分钟，读取吸光度。			
试剂2（R2）	45μl	45μl	45μl
分别混匀，在37℃保温5分钟，再次读取吸光度，以空白管校零，计算$\Delta A_{样本}$与$\Delta A_{校准}$			

2. 全自动生化分析仪操作步骤 参数设置→试剂装载→校准→质控→样本加载→测定→结果审核→报告。

（四）校准

使用NEFA校准品，校准周期为32天；当试剂更换批号、质控出现漂移、仪器做完保养、重要零件更换时应重新进行校准。

（五）质量控制

对样品进行检测之前，须进行质量控制，以保障测试系统的稳定性。质控品测定结果应在允许范围内。若超出质控范围，需查找原因，如仪器、试剂与质控品的状态或参数设置等。

（六）检验结果的计算

生化分析仪会自动给出检测结果。

（七）检验方法的局限性

1.胆红素≤20mg/dl时，对测定结果没有明显干扰。

2.乳糜≤300mg/dl时，对测定结果没有明显干扰。

3.血红蛋白≤200mg/dl时，对测定结果没有明显干扰。

4.抗坏血酸≤20mg/dl时，对测定结果没有明显干扰。

5.检测结果与所使用的仪器种类、型号和校准品相关，使用不同的仪器，检测结果可能会有差异。

（八）注意事项

1.试剂避免直接接触皮肤和眼睛，切勿吞咽。

2.使用前应该认真阅读产品说明书，使用后的器具须按照相关医疗废弃物的处理规定处理。

3.由于运输过程产生渗液或漏液的产品，或在运输贮存中没有按照说明书要求进行维护的试剂，不可使用。

4.本产品仅适用于临床体外诊断，需专业人员使用。

5.当试剂更换批号、出现质控漂移、仪器做完保养、重要零件更换时应重新进行校准。

（九）产品性能指标（以现市场某试剂盒为例）

1. 外观 试剂1（R1）应为无色透明溶液，无杂质、无絮状物，外包装完整无破损；试剂2（R2）应为黄色透明溶液，无杂质、无絮状物，外包装完整无破损；质控品为无色或浅黄色透明溶液，无混浊、无未溶解物，外包装完整无破损。

2. 试剂空白吸光度 在波长546nm（520~560nm）（光径1cm）处，试剂空白吸光度（A）应≤1.000。

3. 准确度 用本试剂和已上市同类试剂分别测定40个在测定范围内不同浓度的血清样本，计算两组数据的相关系数（r）及测值的相对偏差或绝对偏差，相关系数（r）应≥0.975；在［1.00，3.00］mmol/L区间内，相对偏差应不超过±10%；在［0.05，1.00］mmol/L区间内，绝对偏差应不超过±0.10mmol/L。

4. 分析灵敏度 对应于浓度为1.00mmol/L的NEFA所引起的吸光度差值（ΔA）的绝对值应在0.020~0.600的范围内。

5. 重复性 重复测定高、中、低浓度样本，变异系数（CV）应≤10%。

6. 批间差 测定同一样本，批间差（R）应≤10%。

7. 线性范围

在［0.05，3.00］mmol/L范围内，线性相关系数（r）应≥0.990。

在［1.00，3.00］mmol/L范围内，线性相对偏差应不超过±10%。

在［0.05，1.00］mmol/L范围内，线性绝对偏差应不超过±0.10mmol/L。

8. 质控品定值有效性 测定结果应在质控范围内。

起草人：续勇（北京市医疗器械检验所）

复核人：胡泽斌　黄杰（中国食品药品检定研究院）

第四节　高密度脂蛋白胆固醇测定试剂

一、概述

高密度脂蛋白（HDL）是脂蛋白的一种，有的时候大小会发生变化（直径8~11 nm），它们通常用于把胆固醇从身体组织运输到肝脏。血液中大约30%的胆固醇是通过HDL运输的。

HDL主要由肝和小肠合成。肝合成的新生HDL以磷脂和ApoA Ⅰ为主。在LCAT作用下，游离胆固醇变成胆固醇酯，脂蛋白则变成成熟球形HDL3，再经LPL作用转变成HDL2。HDL可将蓄积于末梢组织的游离胆固醇与血液循环中脂蛋白或与某些大分子结合而运送到各组织细胞，主要是肝脏。实际上是胆固醇逆转（RCR），RCT促进组织细胞内胆固醇的清除，维持细胞内胆固醇量的相对恒定，从而限制动脉粥样硬化的发生发展，起到抗动脉粥样硬化作用。Golmset指出，LCAT通过转酯化反应完成新生盘状HDL向HDL3、HDL2的转化，减少血浆HDL中游离胆固醇的浓度，构成胆固醇从细胞膜流向血浆脂蛋白的浓度梯度，降低组织胆固醇的沉积。

参考区间：男性HDL-C为1.16~1.42mmol/L（45~55mg/dl）；女性为1.29~1.55mmol/L（50~60mg/dl）。

高密度脂蛋白的检测方法主要包括PEG修饰酶法（PEG法）、选择性抑制法（SPD法）、抗体法（AB法）、过氧化氢酶法（CAT法）。

二、检测技术与方法

（一）PEG修饰酶法（PEG法）

CM、VLDL、LDL+α-环状葡聚糖硫酸盐+Mg^{2+}→CM、VLDL、LDL+和α-环状葡聚糖硫酸盐的可溶性聚合物

HDL-C+PEG修饰的CHET和COD→胆甾烯酮+H_2O_2

H_2O_2+酚衍生物+4-AAP+POD→苯醌亚按色素

（二）选择性抑制法（SPD法）

CM、VLDL和LDL+多聚阴离子+多聚体→CM、VLDL、LDL和多聚阴离子生成聚合物并被多聚体掩蔽

HDL-C+表面活性剂+CHE和COD→胆甾烯酮+H_2O_2

H_2O_2+酚衍生物+4-AAP+POD→苯醌亚按色素

（三）抗体法（AB法）

CM、VLDL和LDL+抗ApoB抗体→CM、VLDL、LDL和抗ApoB抗体的聚合物

HDL-C+ CHET和COD→胆甾烯酮+H_2O_2

（四）过氧化氢酶法（CAT法）

CM、VLDL、LDL+选择性试剂+CHE和COD→胆甾烯酮+H_2O_2

H_2O_2+过氧化氢酶→$2H_2O+O_2$

HDL-C+ CHET和COD+过氧化氢酶抑制刘→胆甾烯酮+H_2O_2

H_2O_2+酚衍生物+4-AAP+POD→苯醌亚按色素

三、操作要点及注意事项

选择性抑制法（SPD法）手工操作如下（以现市场某试剂盒为例）。

（一）试剂准备

试剂开瓶即可使用，校准品按照标签标示体积用纯化水复溶后方可使用。

（二）检测步骤

1. 基本操作步骤　见表2-7-5［波长：600nm（540nm~620nm）；反应温度：37℃；比色杯光径：1cm］。

第二篇　临床化学检测试剂

表2-7-5 高密度脂蛋白（HDL）选择性抑制法（SPD法）基本操作步骤

	空白管	校准管	样本管
样本	–	–	0.003ml
校准品	–	0.003ml	–
纯化水	0.003ml	–	–
试剂1（R1）	0.3ml	0.3ml	0.3ml
分别混匀，37℃保温5分钟，读取吸光度。			
试剂2（R2）	0.1ml	0.1ml	0.1ml
分别混匀，在37℃保温5分钟，再次读取吸光度，以空白管校零，计算ΔA样本与ΔA校准			

2. 全自动生化分析仪检测步骤 参数设置→试剂装载→校准→质控→样本加载→仪器计算→结果审核→报告。具体的使用参数见参数表。

（三）校准

建议使用试剂盒配套校准品，使用两点线性法校准，校准周期为30天；当试剂更换批号、质控出现漂移、仪器做完保养、重要零件更换时应重新进行校准。

（四）质量控制

对样本进行检测之前，须进行质量控制，以保障测试系统的稳定性。测定结果应在允许范围内。若超出控制范围，需查找原因，如仪器、试剂与质控品的状态或参数设置等。

（五）检验结果的计算

全自动生化分析仪将自动给出检验结果。

转换因数：mg/dl × 0.02586 =mmol/L；mmol/L × 38.67 =mg/dl。

（六）检验方法的局限性

1. 胆红素≤2.5mg/dl时，对测定结果没有明显干扰。

2. 血红蛋白≤1000mg/dl时，对测定结果没有明显干扰。

3. 检测结果与所使用的仪器种类和型号相关，使用不同的仪器，检测结果可能会有差异。

（七）注意事项

1. 试剂避免直接接触皮肤和眼睛，切勿吞咽。

2. 使用前应该认真阅读产品说明书，使用后的器具须按照相关医疗废弃物的处理规定处理。

3. 由于运输过程产生渗液或漏液的产品，或在运输贮存中没有按照说明书要求进行维护的试剂，不可使用。

4. 本产品仅适用于临床体外诊断，需专业人员使用。

5. 校准品基质一般为人血清，所有人体材料都应认为具有潜在的传染性。虽然所有来自健康供血者的血液制品都应经过检测，并证实HBsAg、TP、HCV抗体和HIV抗体为阴性，然而没有一种检测方法可绝对可靠地排除潜在的感染危险。因此，校准品应与患者标本等同对待，所有实验操作都应注意常规防范。

（八）性能指标

1. 外观　目测检查，应符合：①试剂盒各组分应齐全、完整，液体无渗漏；②包装标签文字符号应清晰。

2. 装量　用通用量具测量，应不少于标示值。

3. 试剂空白吸光度　用试剂（盒）测试空白样本，记录试剂（盒）参数规定读数点主波长下的吸光度值，试剂空白吸光度应 <0.05。

4. 分析灵敏度　用试剂（盒）测试高密度脂蛋白胆固醇已知浓度在（1.00~2.00）mmol/L 的样本，记录在试剂（盒）规定参数下的吸光度差值。换算为 1.00mmol/L 的吸光度差值，应符合测定 1.00mmol/L 样本时，两点终点法吸光度差值（ΔA）应 >0.04；两点速率法吸光度差值（ΔA/min）应 >0.01。

5. 线性　用接近线性区间下限的低浓度样本稀释接近线性区间上限的高浓度样本，混合成 6 个稀释浓度。用试剂（盒）分别测试以上样本，每个稀释浓度测试 3 次，分别求出每个稀释浓度检测结果的均值。以稀释浓度为自变量，以检测结果均值为因变量求出线性回归方程。计算线性回归的相关系数（r），应符合试剂（盒）线性在［0.20，2.50］mmol/L 区间内：线性相关系数（r）应不小于 0.995；相对偏差或绝对偏差应符合在［0.20，2.50］mmol/L 区间内，线性偏差应不超过 ±0.10mmol/L 或不超过 ±10%。

6. 重复性　在重复性条件下，测试浓度在（0.80±0.20）mmol/L 和（1.50±0.50）mmol/L 的样本，各重复测试 10 次，分别计算测量值的平均值、标准差（s）及变异系数（CV），应符合重复测试（0.80±0.20）mmol/L 和（1.50±0.50）mmol/L 的样本，所得结果的变异系数（CV）应不大于 4%。

7. 批间差　分别用 3 个不同批号的试剂（盒）测试浓度在（1.50±0.50）mmol/L 的样本，每个批号测试 3 次，分别计算每批 3 次检测的均值及相对极差（R）应符合测试（1.50±0.50）mmol/L 的样本，所得结果的批间相对极差（R）应不大于 10%。

8. 准确度　试剂（盒）测试可用于评价常规方法的有证参考物质（CRM）或其他公认的参考物质，测试结果相对偏差应不超过 ±10%。

9. 稳定性　取到效期后的样品或取有效期内样品根据生产企业声称的热稳定性条件进行加热后的产品进行检测，应符合检测试剂空白吸光度、分析灵敏度、线性、重复性、准确度的要求。

四、国内外相关技术方法对比

（一）参考物质

北京医院卫生部临床检验中心的血清总胆固醇、总甘油、高密度脂蛋白胆固醇和低密度脂蛋白胆固醇标准物质（证书编号 GBW09178b、GBW09179b、GBW09180b）。

卫生部北京老年医学研究所（北京市）北京医院卫生部临床检验中心（北京市）的血清总胆固醇、总甘油、高密度脂蛋白胆固醇、低密度脂蛋白胆固醇、载脂蛋白 A-1 和载脂蛋白 B 标准物质（证书编号 GBW09193、GBW09194、GBW09195、GBW09196）。

（二）目前已实施的国家标准/行业标准、指导原则

YY/T 1254–2015高密度脂蛋白胆固醇测定试剂（盒）；高密度脂蛋白胆固醇测定试剂注册技术审查指导原则。

起草人：续勇（北京市医疗器械检验所）
复核人：胡泽斌　黄杰（中国食品药品检定研究院）

第五节　低密度脂蛋白胆固醇测定试剂

一、概述

低密度脂蛋白胆固醇（LDL–C）是胆固醇在血液中以脂蛋白存在的形式。低密度脂蛋白胆固醇可通俗地理解为“坏”胆固醇，因为LDL–C水平升高会增加患冠状动脉心脏病的危险性。高浓度LDL–C是明确独立的动脉粥样硬化的危险因素，其中起作用的是氧化修饰的低密度脂蛋白胆固醇（Ox–LDL–C），因此防止LDL–C被氧化是关键性的因素。

参考区间：青年人平均约2.7mmol/L（105mg/dl）；中老年人约3.37mmol/L（130mg/dl）；大于4.14mmol/L（>160mg/dl）为明显增高。

低密度脂蛋白胆固醇（LDL–C）的检测方法主要包括：增溶法（Sol法）、表面活性剂法（SUR法）、保护法（PRO）、过氧化氢酶法（CAT法）、紫外法（CAL法）、β–定量法（CDC参考方法）、PVS沉淀法。

二、检测技术与方法

（一）匀相测定法

1. 增溶法（Sol法）

VLDL、CM和HDL由和糖化合物封闭

LDL–C+表面活性剂+CHE和COD→胆甾烯酮+H_2O_2

H_2O_2+4–AAP+POD+HSDA→苯醌亚按色素

2. 表面活性剂法（SUR法）

VLDL、CM和HDL+表面活性剂1+CHE和COD→胆甾烯酮+H_2O_2

H_2O_2+POD→清除H_2O_2，无色

HDL–C+表面活性剂2+CHE和COD→胆甾烯酮+H_2O_2

H_2O_2+4–AAP+POD+HSDA→苯醌亚按色素

3. 保护法（PRO）

LDL+保护剂（保护LDL不与酶发生反应）

非LDL–C+CEH和COD→H_2O_2+过氧化氢酶→H_2O

LDL–C+去保护剂+CEHT和COD→胆甾烯酮+H_2O_2

H_2O_2+4–AAP+POD+HSDA→显色

4. 过氧化氢酶法（CAT 法）

非LDL-C+非离子表面活性剂+CEH和COD→胆甾烯酮+H_2O_2

H_2O_2+过氧化氢酶→$2H_2O$

LDL-C+离子表面活性剂+CEH和COD→胆甾烯酮+H_2O_2

过氧化氢酶+NaN_3→抑制。

H_2O_2+4-AAP+POD+HSDA→苯醌亚按色素

5. 紫外法（CAL 法）

LDL+Calixarene→可溶聚合物

非LDL-C+CE+CO+肼→胆甾烯酮腙

LDL-C+去氧胆酸+β-NAD+CEH和CH→胆甾烯酮腙+β-NADH

（二）β-定量法（CDC参考方法）

本法为超速离心结合选择性沉淀法，即用超速离心除去<1.006kg/L的组分（含VLDL和CM）后，再用肝素-Mn沉淀分离，同时测定去VLDL和CM的组分（含HDL、LDL、IDL和Lp（a））和沉淀后的上清液（含HDL）中的胆固醇含量，二者之差即为LDL［包括IDL和Lp（a）］胆固醇含量。

（三）PVS沉淀法

血清中聚乙烯硫酸盐-聚乙二醇甲醚（PVS）选择性地沉淀LDL，离心后上层液中含HDL，VLDL和CM，用胆固醇测定酶试剂分别测定上层液和血清TC含量，二者之差即LDL-C含量。

三、操作要点及注意事项

表面活性剂法（SUR法）手工操作如下（以现市场某试剂盒为例）。

（一）试剂配制

试剂1和试剂2开盖即用。

（二）测定条件

主波长：600nm，副波长700nm。

样品（S）：3μl，试剂1（R1）225μl，试剂2（R2）75μl。

反应温度37℃；比色杯光径1cm；反应类型：终点法。

（三）操作步骤

操作步骤见表2-7-6。

表2-7-6 操作步骤

向比色杯中加入：	
样品（S）	3μl
试剂1（R1）	225μl
混匀，37℃下孵育300秒，读取吸光度A_1	
试剂2（R2）	75μl
混匀，孵育300秒后，读取吸光度A_2，计算$\Delta A=A_2-A_1$	

（四）校准程序

本试剂盒使用配套校准品。

校准品溯源至国际参考物质NIST 1951b。

（五）质控控制程序

选用配套质控品，质控测定值应在标示值范围内。如果结果偏离范围，请按以下步骤查找原因。

1.检查参数设置和光源是否正确。

2.检查比色杯和吸样针是否洁净。

3.检查水是否被污染，细菌增长会导致不正确的结果。

4.检查反应温度。

5.检查试剂盒的效期。

（六）结果计算

$$样品浓度=\frac{\Delta A_{样本}}{\Delta A_{标准品}}\times 标准品浓度$$

单位换算：mg/dl × 0.0258=mmol/L。

（七）检验方法的局限性

甘油三酯<500mg/dl，抗坏血酸<50mg/dl，胆红素<20mg/dl，血红蛋白<500mg/dl时不会干扰血中LDL-C的测定。

（八）注意事项

1.试剂含有叠氮化钠，误入眼、口中或沾染到皮肤上请立即用清水彻底冲洗，必要时到医院就诊。

2.试剂含有叠氮化钠，可以和铜、铅等金属发生强烈的反应生成叠氮化金属，故废弃时请充分稀释废液和冲洗排水管，以免在排水管中有残留。

3.在检测的过程中，请不要混合或者交换使用编号不同的试剂。

4.开封的试剂应按指定方法密闭储存，过期禁止使用。

5.请根据相关医疗废弃物的处理规定处置接触过检测标本的试管等器具。可选择下列处理方法：用加压灭菌器121℃加压灭菌15分钟（但是含有次氯酸溶液的废弃物请不要用加压灭菌器处理），或用次氯酸溶液（有效浓度大于1000ppm）浸泡一小时以上。

6.校准品、质控品一般采用人基质血清，已进行了HIV（HIV1、HIV2）抗体、肝炎B表面抗原（HbsAg）和肝炎C病毒（HCV）抗体的检测，发现均呈阴性，尽管检测方法高度准确，无法保证能发现所有受感染的供体，因此还应该将校准品、质控品按有传染性的标本对待。

（九）性能指标

1.外观 目测检查，应符合：①试剂盒各组分应齐全、完整，液体无渗漏；②包装标签文字符号应清晰。

2.装量 用通用量具测量，应不少于标示值。

3. 试剂空白吸光度　用试剂（盒）测试空白样本，记录试剂（盒）参数规定读数点主波长下的吸光度值，试剂空白吸光度应 <0.05。

4. 分析灵敏度　用试剂（盒）测试低密度脂蛋白胆固醇已知浓度在（2.00~4.00）mmol/L 的样本，记录在试剂（盒）规定参数下的吸光度差值。换算为 1.00mmol/L 的吸光度差值，应符合测定 1.00mmol/L 样本时，吸光度差值（ΔA）应 >0.03。

5. 线性　用接近线性区间下限的低浓度样本稀释接近线性区间上限的高浓度样本，混合成 6 个稀释浓度。用试剂（盒）分别测试以上样本，每个稀释浓度测试 3 次，分别求出每个稀释浓度检测结果的均值。以稀释浓度为自变量，以检测结果均值为因变量求出线性回归方程。计算线性回归的相关系数（r），应符合试剂（盒）线性在［0.30，10.00］mmol/L 区间内：线性相关系数（r）应不小于 0.995；相对偏差或绝对偏差应符合［0.30，10.00］mmol/L 区间内，线性偏差应不超过 ±0.30mmol/L 或不超过 ±10%。

6. 重复性　在重复性条件下，测试浓度在（0.80±0.20）mmol/L 和（1.50±0.50）mmol/L 的样本，各重复测试 10 次，分别计算测量值的平均值、标准差（s）及变异系数（CV），应符合重复测试（2.50±0.50）mmol/L 和（5.00±1.00）mmol/L 的样本，所得结果的变异系数（CV）应不大于 3%。

7. 批间差　分别用 3 个不同批号的试剂（盒）测试浓度在（1.50±0.50）mmol/L 的样本，每个批号测试 3 次，分别计算每批 3 次检测的均值及相对极差（R）应符合测试（2.50±0.50）mmol/L 的样本，所得结果的批间相对极差（R）应不大于 10%。

8. 准确度　试剂（盒）测试可用于评价常规方法的有证参考物质（CRM）或其他公认的参考物质，测试结果相对偏差应不超过 ±10%。

9. 稳定性　取到效期后的样品或取有效期内样品根据生产企业声称的热稳定性条件进行加热后的产品进行检测，应符合检测试剂空白吸光度、分析灵敏度、线性、重复性、准确度的要求。

四、国内外相关技术方法对比

（一）参考物质

北京医院国家卫生健康委临床检验中心的血清总胆固醇、总甘油、高密度脂蛋白胆固醇和低密度脂蛋白胆固醇标准物质（证书编号 GBW09178b、GBW09179b、GBW09180b）。

国家卫生健康委北京老年医学研究所北京医院国家卫生健康委临床检验中心的血清总胆固醇、总甘油、高密度脂蛋白胆固醇、低密度脂蛋白胆固醇、载脂蛋白 A-1 和载脂蛋白 B 标准物质（证书编号 GBW09193、GBW09194、GBW09195、GBW09196）。

（二）目前已实施的国家标准/行业标准、指导原则

YY/T 1253-2015 低密度脂蛋白胆固醇测定试剂（盒）。

起草人：续勇（北京市医疗器械检验所）

复核人：胡泽斌　黄杰（中国食品药品检定研究院）

第六节 脂蛋白a测定试剂

一、概述

脂蛋白a主要是在肝脏合成，主要的功能是阻止血管内血块溶解，促进动脉粥样硬化形成。脂蛋白水平持续升高与心绞痛、心肌梗死、脑溢血有密切关系。是冠心病的独立危险因子。

参考区间：10~140mmol/L（0~300mg/L）。

脂蛋白a的检测方法主要为胶乳免疫比浊法。

二、检测技术与方法

胶乳免疫比浊法：样本中的Lp（a）与试剂中特异性抗人Lp（a）抗体在缓冲液中发生特异的抗原抗体反应形成免疫复合物，产生浑浊。浑浊度与Lp（a）的浓度呈正相关，故通过测定此浑浊度可求得Lp（a）的浓度。

三、操作要点及注意事项

（一）试剂的准备

试剂开瓶即可使用。

（二）检测步骤

1. 基本操作步骤 如下表2-7-7（波长：700nm；温度：37℃；比色杯光径：1cm）。

表2-7-7 脂蛋白a基本操作步骤

	空白管	校准管	样本管
纯化水	0.03ml	–	–
校准品	–	0.03ml	–
样本	–	–	0.03ml
试剂1（R1）	2.0ml	2.0ml	2.0ml
混合均匀，在37℃保温5分钟			
试剂2（R2）	0.5ml	0.5ml	0.5ml
混合均匀，在37℃反应1分钟和5分钟时，分别读取吸光度，以空白管调零，计算吸光度的变化。			

2. 全自动生化分析仪操作步骤 参数设置→试剂装载→校准→质控→样本加载→测定→结果审核→报告。具体的使用参数见参数表。

（三）校准

建议使用校准品，使用非线性法校准，试剂盒的校准周期为1个月。当试剂更换批号、出现质控漂移、仪器做完保养、重要零件更换时应重新进行校准。

（四）质量控制

对样本进行检测之前，须进行质量控制，以保障测试系统的稳定性。质控品测定结果应在允许范围内。若超出质控范围，需查找原因，如仪器、试剂与质控品的状态或参数设置等。

（五）检验结果的计算

全自动生化分析仪自动计算结果。

（六）检验方法的局限性

1.胆红素≤40mg/dl时，对测定结果没有明显干扰。

2.乳糜≤250mg/dl时，对测定结果没有明显干扰。

3.血红蛋白≤1000mg/dl时，对测定结果没有明显干扰。

4.检测结果与所使用的仪器种类和型号相关，使用不同的仪器，检测结果可能会有差异。

（七）注意事项

1.试剂避免直接接触皮肤和眼睛，切勿吞咽。

2.使用前应该认真阅读产品说明书，使用后的器具须按照相关医疗废弃物的处理规定处理。

3.由于运输过程产生渗液或漏液的产品，或在运输贮存中没有按照说明书要求进行维护的试剂，不可使用。

4.本产品仅适用于临床体外诊断，需专业人员使用。

（八）产品性能指标（以现市场某试剂盒为例）

1.外观　在自然光下以正常视力或矫正视力目视检查，应符合正常外观要求。

2.装量　用通用量具测量，应不少于标示值。

3.试剂空白吸光度　用试剂盒测试空白样本，记录试剂盒参数规定读数点主波长下的吸光度值，应符合企业要求。

4.分析灵敏度　用试剂盒测试脂蛋白（a）已知浓度在（200±50）mg/L的样品，记录在试剂盒规定参数下的吸光度差值。换算为200mg/L脂蛋白（a）的吸光度差值，应符合测试200mg/L脂蛋白（a）时，吸光度差值（ΔA）应不小于0.04。

5.线性　用接近线性区间下限的低浓度样本稀释接近线性区间上限的高浓度样本，混合成6个稀释浓度。用试剂（盒）分别测试以上样本，每个稀释浓度测试3次，分别求出每个稀释浓度检测结果的均值。以稀释浓度为自变量，以检测结果均值为因变量求出线性回归方程。计算线性回归的相关系数（r），应符合试剂盒线性区间应覆盖［100，800］mg/L：线性相关系数（r）应不小于0.990；［100，200］mg/L区间内，线性偏差应不超过±20mg/L；［200，800］mg/L区间内，线性偏差应不超过±10%。

6.重复性　在重复性条件下，测试浓度在（300±100）mg/L的样本，各重复测试10次，分别计算测量值的平均值、标准差（s）及变异系数（CV），应符合重复测试（300±100）mg/L的人血清或控制物质，所得结果的变异系数（CV%）应不大于4%。

7. 批间差 分别用3个不同批号的试剂（盒）测试浓度在（1.50±0.50）mmol/L的样本，每个批号测试3次，分别计算每批3次检测的均值及相对极差（R）应符合测试（300±100）mg/L人血清或控制物质，所得结果的批间相对极差（R）应不大于10%。

8. 准确度 相对偏差：试剂（盒）测试可用于评价常规方法的有证参考物质（CRM）或其他公认的参考物质，相对偏差应不大于 ±15%。

企业参考品测试：对企业参考品进行检测，其测量结果的相对偏差应不超过±10%。

比对试验：以企业指定的具有溯源性的分析系统作比对，相关系数（r）不小于0.950，斜率应在［0.9，1.1］内；样本浓度≤200mg/L时，偏差应不大于40mg/L；样本浓度>200mg/L时，相对偏差应不大于20%，90%检测样本应符合上述要求。

9. 稳定性 取到效期后的样品或取有效期内样品根据生产企业声称的热稳定性条件进行加热后的产品进行检测，应符合检测试剂空白吸光度、分析灵敏度、线性、重复性、准确度的要求。

四、国内外相关技术方法对比

（一）参考物质

无。

（二）目前已实施的国家标准/行业标准

YY/T 1448-2016脂蛋白（a）测定试剂盒。

起草人：续勇（北京市医疗器械检验所）
复核人：胡泽斌　黄杰（中国食品药品检定研究院）

第七节　载脂蛋白AI测定试剂

一、概述

血清载脂蛋白AⅠ（ApoAⅠ）是高密度脂蛋白的主要组成成分，临床上主要用于脑血管病风险度的估计，当其降低时，脑血管病的风险加大。

ApoAⅠ是ApoA族最多的一种组分，是HDL中的主要载脂蛋白。Shore等于1968年首先从人HDL中分离纯化得到ApoAⅠ。1970年代中期Brewer阐明了ApoAⅠ的氨基酸序列，并预测了其二级结构的要点。在分子生物学兴起的80年代，Karathanasis等人相继报道了人ApoAⅠcDNA和染色体DNA序列。人成熟的ApoAⅠ的由243氨基酸残基组成，是单一多肽链，分子量为28300D。人及大鼠、猴、兔、牛、鸭、树鼹等动物的ApoAⅠ已分离纯化。人和其他种属的ApoAⅠ的氨基末端为Asp，羧基末端为Gln，其分子中不含半胱氨酸和异亮氨酸。经等点聚焦电泳证实人和动物的ApoAⅠ都是不均一的，有10种不同的亚组分，至少有六种多态性。经等电聚焦和双相电泳中的系统命名，ApoAⅠ多肽性依次称为ApoaⅠ0、ApoAⅠ-1、ApoAⅠ-2、

ApoA Ⅰ+1、ApoA Ⅰ+2，其中ApoA Ⅰ0含量最多。

参考区间：1.00g/L~1.60g/L（100mg/dl~160mg/dl）。

血清载脂蛋白A1的检测方法主要免疫比浊法。

二、检测技术与方法

免疫比浊法：人血清样本中的ApoA Ⅰ与试剂中适量的特异性抗体结合，形成不溶性的免疫复合物，使反应液吸光度改变，在抗体量一定的条件下，吸光度的改变与人血清样本中ApoA Ⅰ含量成正相关。

三、操作要点及注意事项

（一）试剂配制

试剂开启即可使用。

（二）测定条件

主波长340nm，副波长700nm。

样品（S）：2μl，试剂1（R1）225μl，试剂2（R2）75μl。

反应温度：37℃　比色杯光径：1cm　反应类型：终点法。

（三）操作步骤

见表2-7-8。

表2-7-8　操作步骤

向比色杯中加入	
样品（S）	2μl
试剂1（R1）	225μl
混匀，37℃下孵育300秒，读取吸光度A_1	
试剂2（R2）	75μl
混匀，37℃下孵育300秒后，读取吸光度A_2，计算$\Delta A=A_2-A_1$	

（四）校准程序

本试剂盒使用配套校准品。

校准品溯源至国际参考物质WHO SP1-01。

校准采用非线性校准模式。

（五）质控控制程序

选用配套质控品，质控测定值应在标示值范围内。如果结果偏离范围，请按以下步骤查找原因。

1. 检查参数设置和光源是否正确。

2. 检查比色杯和吸样针是否洁净。

3. 检查水是否被污染，细菌增长会导致不正确的结果。

4. 检查反应温度。

5. 检查试剂盒的效期。

（六）结果计算

以校准品浓度对相应ΔA作校准曲线，样本中的ApoA Ⅰ浓度通过样本的ΔA从校准曲线上读出，不要试图推断高于或低于校准曲线上限或下限的浓度。

（七）检验方法的局限性

ApoA Ⅰ抗血清与ApoB无交叉反应。

（八）注意事项

1. 试剂含有叠氮化钠，误入眼、口中或沾染到皮肤上请立即用清水彻底冲洗，必要时到医院就诊。

2. 试剂含有叠氮化钠，可以和铜、铅等金属发生强烈的反应生成叠氮化金属，故废弃时请充分稀释废液和冲洗排水管，以免在排水管中有残留。

3. 开封的试剂应按指定方法密闭储存，过期禁止使用。

4. 请根据相关医疗废弃物的处理规定处置接触过检测标本的试管等器具。

（九）性能指标

1. 外观 在自然光下以正常视力或矫正视力目视检查，应符合正常外观要求。

2. 装量 用通用量具测量，应不少于标示值。

3. 试剂空白吸光度 用试剂盒测试空白样本，记录试剂盒参数规定读数点主波长下的吸光度值，应符合企业要求。

4. 分析灵敏度 用试剂（盒）测试 ApoA Ⅰ已知浓度在（1.00 ± 0.50）g/L 的样品，记录在试剂（盒）规定参数下的吸光度差值。换算为 1.00 g/L ApoA Ⅰ的吸光度差值，应符合测试浓度为 1.00 g/L 的样本，吸光度差值（ΔA）应不小于 0.10。

5. 线性 用接近线性区间下限的低浓度样本稀释接近线性区间上限的高浓度样本，混合成 6 个稀释浓度。用试剂（盒）分别测试以上样本，每个稀释浓度测试 3 次，分别求出每个稀释浓度检测结果的均值。以稀释浓度为自变量，以检测结果均值（yi）为因变量求出线性回归方程。计算线性回归的相关系数（r），应符合试剂（盒）线性区间应覆盖［0.40，2.20］g/L：线性相关系数（r）应不小于 0.990；［0.40，2.20］g/L 区间内，线性偏差应不超过 ±10%。

6. 重复性 在重复性条件下，用试剂盒测试浓度在（1.00 ± 0.50）g/L 范围内的人血清或控制物质，重复测试 10 次，计算测量值的测量值的平均值、标准差（s）及变异系数（CV），应符合重复测试（1.00 ± 0.50）g/L 的人血清或控制物质，所得结果的变异系数（CV%）应不大于 3%。

7. 批间差 分别用 3 个不同批号的试剂（盒）测试浓度在（1.00 ± 0.50）g/L 的样本，每个批号测试 3 次，分别计算每批 3 次检测的均值及相对极差（R）应符合测试（1.00 ± 0.50）g/L 人血清或控制物质，所得结果的批间相对极差（R）应不大于 10%。

8. 准确度　相对偏差：试剂（盒）测试可用于评价常规方法的有证参考物质（CRM）或其他公认的参考物质，相对偏差应不大于 ±15%。

企业参考品测试：对企业参考品进行检测，其测量结果的相对偏差应不超过 ± 10%。

比对试验：以企业指定的具有溯源性的分析系统作比对，相关系数（r）不小于0.975，斜率应在［0.9，1.1］内；样本浓度≤0.50 g/L时，偏差应不大于0.10g/L；样本浓度>0.50g/L时，相对偏差应不大于15%；95%检测样本应符合上述要求。

9. 稳定性　取到效期后的样品或取有效期内样品根据生产企业声称的热稳定性条件进行加热后的产品进行检测，应符合检测试剂空白吸光度、分析灵敏度、线性、重复性、准确度的要求。

四、国内外相关技术方法对比

（一）参考物质

卫生部北京老年医学研究所（北京市）北京医院卫生部临床检验中心（北京市）的血清总胆固醇、总甘油、高密度脂蛋白胆固醇、低密度脂蛋白胆固醇、载脂蛋白A-Ⅰ和载脂蛋白B标准物质（标准编号GBW09193）。

（二）目前已实施的国家标准/行业标准、指导原则

YY/T 1450-2016载脂蛋白A-I测定试剂；载脂蛋白A1测定试剂注册技术审查指导原则。

起草人：续勇（北京市医疗器械检验所）

复核人：胡泽斌　黄杰（中国食品药品检定研究院）

第八节　载脂蛋白 AⅡ测定试剂

一、概述

载脂蛋白一般分为载脂蛋白A、载脂蛋白B、载脂蛋白C、载脂蛋白D、载脂蛋白E和载脂蛋白（a），每种又分为若干亚型。载脂蛋白的主要功能有：①维持脂蛋白的结构与脂类运输；②调控脂代谢有关酶的活性；③作为细胞表面脂蛋白受体的配体而参与脂蛋白的代谢。载脂蛋白AⅠ（apoA）具有清除组织脂质和抗动脉粥样硬化的作用。载脂蛋白AⅡ（ApoAⅡ）是载脂蛋白A家族中最重要的组分之一。ApoAⅡ的功能除了构成高密度脂蛋白（HDL）颗粒外，在脂代谢调控中起重要作用。ApoAⅡ可以水解乳糜微粒（CM）和极低密度脂蛋白（VLDL）中的甘油三酯。其血清浓度与发生冠心病的危险性呈负相关。

ApoAⅡ是构成高密度脂蛋白的主要组成部分，同时在胆固醇的逆转运输和脂类新陈代谢中扮演很重要的角色。测定它对诊断脂质代谢疾病有价值。ApoAⅡ与ApoAⅠ同存于高密度脂蛋白中，抑制卵磷脂胆固醇甲酰转移酶（LCAT）的活性，激活肝脏甘油三酯酶（HTGL）的活性，

当患动脉粥样硬化时ApoA Ⅱ含量下降，ApoA Ⅱ在脂质代谢中作用重要。

血清ApoA Ⅱ的正常参考值：23.0~40.0mg/dl。

血清ApoA Ⅱ的检测方法主要是免疫透射比浊法、火箭电泳法。

二、检测技术与方法

（一）免疫透射比浊法

血清ApoA Ⅱ与试剂中的特异性抗人ApoA Ⅱ抗体相结合，形成不溶性免疫复合物，使反应液产生混浊，以光度计在波长340nm测出吸光度，代表混浊程度，浊度高低反映血清标本中ApoA Ⅱ的含量，后者可由校准血清所作校准曲线读出。

（二）火箭电泳法

通过应用直流电（稳压稳流）使抗原（ApoA Ⅱ）在含有特异性抗体的琼脂糖凝胶中扩散，pH 8.6时抗原向阳极移动，在泳动途中与凝胶中的抗体反应，逐渐形成类似火箭的沉淀峰。其峰高（或峰面积）与抗原浓度成正比，故可作抗原定量。

三、操作要点及注意事项

（一）操作步骤

见表2-7-9。

表2-7-9 操作步骤

	校正	样本	质控
分析缓冲液	150μl	150μl	150μl
校准品	2.5μl	–	–
质控品	–	–	2.5μl
样品	–	2.5μl	–
混合，37℃孵育5分钟，读取吸光度值A1，加R2			
抗体试剂	50μl	50μl	50μl
混合，37℃孵育5分钟，读取吸光度值A_2			

（二）校准程序

1.采用去离子水与校准品定标。

2.校准程序的要求见所使用分析仪器的说明书。

3.校准及校准频次的要求：正常情况下，应每28天对测定进行一次校准。当发生下列情况时（如：使用的试剂批号发生改变时、使用的仪器进行维修、保养或关键部件进行更换后、质控品的测定结果发生漂移或超出规定的范围等），应重新对测定进行校准后对患者的样本进行检测。

（三）质控控制程序

选用与校准品配套的质控品，质控测定值应在规定的范围内。如果结果偏离范围，请按以下步骤查找原因。

1.检查参数设置和光源是否正确。

2.检查比色杯和吸样针是否洁净。

3.检查水是否被污染，细菌增长会导致不正确的结果。

4.检查反应温度。

5.检查试剂盒的效期。

（四）结果计算

以校准品浓度对相应 ΔA 作校准曲线，样品中的ApoA Ⅱ浓度通过样品的 ΔA 从校准曲线上读出，不要试图推断高于校准曲线上限或低于下限的浓度。

（五）检验方法的局限性

血红蛋白≤5g/L、胆红素≤400 μmol/L、乳糜≤0.3%、肝素钠≤100IU/ml、维生素C≤0.5g/L时，对实验无明显影响。

（六）注意事项

1.试剂含有叠氮化钠，误入眼、口中或沾染到皮肤上请立即用清水彻底冲洗，必要时到医院就诊。

2.试剂含有叠氮化钠，可以和铜、铅等金属发生强烈的反应生成叠氮化金属，故废弃时请充分稀释废液和冲洗排水管，以免在排水管中有残留。

3.在检测的过程中，请不要混合或者交换使用批号不同的试剂。

4.开封的试剂应按指定方法密闭储存，过期禁止使用。

5.请根据相关医疗废弃物的处理规定处置接触过检测标本的试管等器具。

6.校准品、质控品一般采用人基质血清，已进行了HIV（HIV1、HIV2）抗体、肝炎B表面抗原（HbsAg）和肝炎C病毒（HCV）抗体的检测，发现均呈阴性，尽管检测方法高度准确，无法保证能发现所有受感染的供体，因此还应该将质控品按有传染性的标本对待。

（七）性能指标

1. 外观　在自然光下以正常视力或矫正视力目视检查，应符合正常外观要求。

2. 装量　用通用量具测量，应不少于标示值。

3. 试剂空白吸光度　用试剂盒测试空白样本，记录试剂盒参数规定读数点主波长下的吸光度值，应符合企业要求。

4. 分析灵敏度　用试剂（盒）测试 ApoA Ⅰ已知浓度的样品，记录在试剂（盒）规定参数下的吸光度差值。换算为企业要求浓度的 ApoA Ⅱ的吸光度差值。

5. 线性　用接近线性区间下限的低浓度样本稀释接近线性区间上限的高浓度样本，混合成6个稀释浓度。用试剂（盒）分别测试以上样本，每个稀释浓度测试3次，分别求出每个稀释浓度检测结果的均值。以稀释浓度为自变量，以检测结果均值为因变量求出线性回归方程。计算线性回归的相关系数（r）及线性偏差应符合企业的要求。

6. 重复性 在重复性条件下，用试剂盒测试浓度在一定浓度范围内的人血清或控制物质，重复测试 10 次，计算测量值的测量值的平均值、标准差（s）及变异系数（CV），应符合企业的要求。

7. 批间差 分别用 3 个不同批号的试剂（盒）测试一定浓度范围内的样本，每个批号测试 3 次，分别计算每批 3 次检测的均值及相对极差（R）应符合企业的要求。

8. 准确度 相对偏差：试剂（盒）测试可用于评价常规方法的有证参考物质（CRM）或其他公认的参考物质，相对偏差应符合企业的要求。

企业参考品测试：对企业参考品进行检测，其测量结果的相对偏差应符合企业的要求。

比对试验：以企业指定的具有溯源性的分析系统作比对，测试40例样本，相关系数（r）及偏差应符合企业的要求。

9. 稳定性 取到效期后的样品或取有效期内样品根据生产企业声称的热稳定性条件进行加热后的产品进行检测，应符合检测试剂空白吸光度、分析灵敏度、线性、重复性、准确度的要求。

四、国内外相关技术方法对比

（一）参考物质

卫生部北京老年医学研究所（北京市）北京医院卫生部临床检验中心（北京市）的血清总胆固醇、总甘油、高密度脂蛋白胆固醇、低密度脂蛋白胆固醇、载脂蛋白A-1和载脂蛋白B标准物质（标准编号GBW09194）。

（二）目前已实施的国家标准/行业标准、指导原则

无。

起草人：续勇（北京市医疗器械检验所）

复核人：胡泽斌　黄杰（中国食品药品检定研究院）

第九节　载脂蛋白 B 测定试剂

一、概述

脂蛋白中的蛋白部分称为载脂蛋白（Apo）。载脂蛋白在脂蛋白代谢中具有重要的生理功能。Apo是用ABC命名法，当前已经发现很多种类，一般分为5~7类，主要测定其中ApoAI、ApoB两种。

Apo是血浆脂蛋白中的蛋白质，其基本功能是运载脂类。

ApoB由于氨基酸组成的差异，可分为以下亚类：ApoB48和ApoB100。ApoB48是乳糜微粒（CM）的载脂蛋白之一；ApoB100是极低密度脂蛋白（VLDL）和低密度脂蛋白（LDL）的载脂蛋白之一。

载脂蛋白B存在于低密度脂蛋白的表面，细胞识别和摄取LDL主要通过识别载脂蛋白B实现。所以，载脂蛋白B增多时，即使LDL水平正常，也可使冠心病发病率增高。

ApoB由肝脏合成，是低密度脂蛋白胆固醇（LDL-CHOL）的主要结构蛋白，约占LDL-CHOL总蛋白含量的97%，ApoB的测定可直接反映LDL-CHOL的水平。

载脂蛋白B100主要在肝脏合成，是除了高密度脂蛋白以外的其他脂蛋白的主要结构蛋白，可转运脂类到肝外组织。

参考区间：男0.43~1.28g/L（43~128mg/dl）；女0.42~1.12g/L（43~128mg/dl）。

载脂蛋白B的检测方法主要是免疫比浊法。

二、检测技术与方法

免疫比浊法

人血清样本中的ApoB与试剂中适量的特异性抗体结合，形成不溶性的免疫复合物，使反应液吸光度改变，在抗体量一定的条件下，吸光度的改变与人血清样本中ApoB含量成正相关。

三、操作要点及注意事项

（一）试剂配制

试剂开启即可使用。

（二）测定条件

主波长：340nm，副波长700nm。

样品（S）：2 μl，试剂1（R1）225 μl，试剂2（R2）75 μl。

反应温度：37℃。比色杯光径：1cm。反应类型：终点法。

（三）操作步骤

见表2-7-10。

表2-7-10　操作步骤

向比色杯中加入：	
样品（S）	2 μl
试剂1（R1）	225 μl
混匀，37℃下孵育300秒，读取吸光度 A_1	
试剂2（R2）	75 μl
混匀，37℃下孵育300秒后，读取吸光度 A_2，计算 $\Delta A=A_2-A_1$	

（四）校准程序

1.使用配套校准品。

2.校准品溯源至WHO参考物质SP3-07。

3.校准采用非线性校准模式。

（五）质控控制程序

选用配套质控品，质控测定值应在标示值范围内。如果结果偏离范围，请按以下步骤查找原因。

1.检查参数设置和光源是否正确。

2.检查比色杯和吸样针是否洁净。

3.检查水是否被污染，细菌增长会导致不正确的结果。

4.检查反应温度。

5.检查试剂盒的效期。

（六）结果计算

以校准品浓度对相应 ΔA 作校准曲线，样本中的ApoB浓度通过样本的 ΔA 从校准曲线上读出，不要试图推断高于或低于校准曲线上限或下限的浓度。

（七）检验方法的局限性

Apo-B抗血清与Apo-A1无交叉反应。

（八）注意事项

1.试剂含有叠氮化钠，误入眼、口中或沾染到皮肤上请立即用清水彻底冲洗，必要时到医院就诊。

2.试剂含有叠氮化钠，可以和铜、铅等金属发生强烈的反应生成叠氮化金属，故废弃时请充分稀释废液和冲洗排水管，以免在排水管中有残留。

3.开封的试剂应按指定方法密闭储存，过期禁止使用。

4.请根据相关医疗废弃物的处理规定处置接触过检测标本的试管等器具。

（九）性能指标

1. 外观 在自然光下以正常视力或矫正视力目视检查，应符合正常外观要求。

2. 装量 用通用量具测量，应不少于标示值。

3. 试剂空白吸光度 用试剂盒测试空白样本，记录试剂盒参数规定读数点主波长下的吸光度值，应符合企业要求。

4. 分析灵敏度 用试剂盒测试载脂蛋白 B 已知浓度在（1.00 ± 0.50）g/L 的样品，记录在试剂盒规定参数下的吸光度差值。换算为 1.00 g/L 载脂蛋白 B 的吸光度差值，应符合测试浓度为 1.00 g/L 的样本，吸光度差值（ΔA）应不小于 0.15。

5. 线性 用接近线性区间下限的低浓度样本稀释接近线性区间上限的高浓度样本，混合成 6 个稀释浓度。用试剂（盒）分别测试以上样本，每个稀释浓度测试 3 次，分别求出每个稀释浓度检测结果的均值。以稀释浓度为自变量，以检测结果均值为因变量求出线性回归方程。计算线性回归的相关系数（r）及线性偏差应符合试剂盒线性区间应覆盖［0.40，2.00］g/L：线性相关系数（r）应不小于 0.990；［0.40，2.00］g/L 区间内，线性偏差应不超过 ±10%。

6. 重复性 在重复性条件下，用试剂盒测试浓度在（1.00 ± 0.50）g/L 范围内的人血清或控制物质，重复测试 10 次，计算测量值的测量值的平均值、标准差（s）及变异系数（CV），应符合重复测试（1.00 ± 0.50）g/L 的人血清或控制物质，所得结果的变异系数（CV%）应不大于 3%。

7. 批间差 分别用 3 个不同批号的试剂（盒）测试浓度在（1.00 ± 0.50）g/L 范围内的样本，每个批号测试 3 次，分别计算每批 3 次检测的均值及相对极差（R）应符合测试（1.00 ± 0.50）g/L

人血清或控制物质，所得结果的批间相对极差（R）应不大于10%。

8. 准确度　相对偏差：试剂（盒）测试可用于评价常规方法的有证参考物质（CRM）或其他公认的参考物质，相对偏差应符合不超过 ±10%。

企业参考品测试：对企业参考品进行检测，其测量结果的相对偏差应符合不超过 ±10%。

比对试验：以企业指定的具有溯源性的分析系统作比对，相关系数（r）不小于0.975，斜率应在［0.9，1.1］内；样本浓度≤0.50 g/L时，偏差应不大于0.10g/L；样本浓度>0.50g/L时，相对偏差应不大于15%；95%检测样本应符合上述要求。

9. 稳定性　取到效期后的样品或取有效期内样品根据生产企业声称的热稳定性条件进行加热后的产品进行检测，应符合检测试剂空白吸光度、分析灵敏度、线性、重复性、准确度的要求。

四、国内外相关技术方法对比

（一）参考物质

卫生部北京老年医学研究所（北京市）、北京医院卫生部临床检验中心（北京市）的血清总胆固醇、总甘油、高密度脂蛋白胆固醇、低密度脂蛋白胆固醇、载脂蛋白A-Ⅰ和载脂蛋白B标准物质（标准编号GBW09193、GBW09194、GBW09195、GBW09196）。

（二）目前已实施的国家标准/行业标准、指导原则

YY/T 1421-2016 载脂蛋白B测定试剂盒；载脂蛋白B测定试剂注册技术审查指导原则。

起草人：续勇（北京市医疗器械检验所）

复核人：胡泽斌　黄杰（中国食品药品检定研究院）

第十节　载脂蛋白CⅢ测定试剂

一、概述

载脂蛋白CⅢ（apolipoprotein CⅢ，ApoC Ⅲ）是一种水溶性低分子蛋白质，主要分布在血浆高密度脂蛋白、极低密度脂蛋白、乳糜微粒和低密度脂蛋白中。目前市售载脂蛋白CⅢ试剂盒以国产试剂为主，检测方法是免疫比浊法。

二、检测技术与方法

检测原理是溶液中ApoC Ⅲ和抗体发生特异性反应，生成网状交联结构的抗原-抗体复合物，该复合物可让溶液的吸光度上升，在一定浓度范围内ApoC Ⅲ浓度越高形成的抗原-抗体交联结构复合物就越多，吸光度上升的越多。使用校准品定标后，根据样品吸光度值的变化可以计算出样本中ApoC Ⅲ的浓度值。

三、操作要点及注意事项

产品的检测项目一般包括以下内容，同时应根据不同企业的产品特点做适当的调整。

1. 外观 符合生产企业规定的正常外观要求。

2. 溯源性 生产企业应根据GB/T 21415-2008及有关规定提供所用校准品的来源、溯源的赋值过程和相应要求以及不确定度等内容。

3. 空白吸光度 用指定的空白液加入试剂作为样品测试时，试剂空白吸光度应符合生产企业给定范围。

4. 线性区间 试剂（盒）在线性范围内的分析性能应符合如下要求：线性相关系数r应满足企业的要求；线性偏差应不超过生产企业给定值。

5. 重复性 用企业指定血清样本重复测试，所得结果的重复性（变异系数，CV）应不超过生产企业给定值。

6. 批间差 用三个批号的试剂（盒）分别检测同一样本，批间差应符合生产企业规定要求。

7. 准确度 试剂（盒）准确度应符合生产企业规定要求。

8. 分析灵敏度 试剂（盒）测试被测物时，吸光度差值（ΔA）或吸光度变化率（ΔA/min）应符合生产企业给定范围。

9. 稳定性

（1）效期稳定性 取到效期后的样品按照空白吸光度、准确度、分析灵敏度、重复性、线性进行检测应符合相应要求。

（2）热稳定性试验 取有效期内样品根据生产企业的热稳定性条件，按照空白吸光度、准确度、分析灵敏度、重复性、线性进行检测应符合相应要求。

四、国内外相关技术方法对比

（一）标准物质

目前无相应标准物质。

（二）可参考标准

GB/T26124-2011临床化学体外诊断试剂（盒）；YY/T 1255-2015免疫比浊法检测试剂（盒）（透射法）。

五、参考文献

吕园，王宗保，唐朝克.载脂蛋白C3研究新进展.生理科学进展，2018，49（3）：202~206.

起草人：李胜民（北京市医疗器械检验所）
复核人：胡泽斌 黄杰（中国食品药品检定研究院）

第十一节　载脂蛋白E测定试剂

一、概述

载脂蛋白E（apolipoprotein E，ApoE）是血浆中主要载脂蛋白之一，是脂蛋白与受体结合的配体，在血浆脂质代谢中发挥重要作用。目前市售载脂蛋白E试剂盒的检测方法有：免疫比浊法、酶联免疫法和基因芯片法。

二、检测技术与方法

免疫比浊法原理是被检血清在解联剂的作用下，使ApoE从脂蛋白中分离然后与相应的载脂蛋白抗体发生抗原抗体反应，形成抗原抗体复合物。测定反应液的浊度并与标准品对照，即可计算出检样中ApoE的含量。酶联免疫法原理是以抗原抗体反应为基础，以酶作为标记指示物，通过颜色反应的深浅程度进行结果判断的固相吸附测试方法.颜色反应的深浅程度用吸光度（A）值表示，所测A值与待测抗原或者抗体的浓度水平呈线性关系。基因芯片法的原理是通过检测与ApoE基因相关的基因片断来测定ApoE基因含量的方法。

三、操作要点及注意事项

产品的检测项目一般包括以下内容，同时应根据不同企业的产品特点做适当的调整。

1. 外观　符合生产企业规定的正常外观要求。

2. 溯源性　生产企业应根据GB/T 21415-2008及有关规定提供所用校准品的来源、溯源的赋值过程和相应要求以及不确定度等内容。

3. 空白吸光度（适用时）　用企业指定的空白液加入试剂作为样品测试时，试剂空白吸光度应符合生产企业给定范围。

4. 线性区间　试剂（盒）在线性范围内的分析性能应符合如下要求：线性相关系数r应满足企业声称的要求；线性偏差应不超过生产企业给定值。

5. 重复性　用控制血清重复测试所得结果的重复性（变异系数，CV）应不超过生产企业给定值。

6. 批间差　用三个批号的试剂（盒）分别检测同一样本，批间差应符合生产企业规定要求。

7. 准确度　试剂（盒）准确度应符合生产企业规定要求。

8. 分析灵敏度　试剂（盒）测试被测物时，吸光度差值（ΔA）或吸光度变化率（ΔA/min）应符合生产企业给定范围。

9. 稳定性

（1）效期稳定性　取到效期后的样品按照空白吸光度、准确度、分析灵敏度、重复性、线性进行检测应符合相应要求。

（2）热稳定性试验　取有效期内样品根据生产企业的热稳定性条件，按照空白吸光度、准确度、分析灵敏度、重复性、线性进行检测应符合相应要求。

四、国内外相关技术方法对比

（一）标准物质

目前无相应标准物质。

（二）可参考标准

GB/T26124-2011临床化学体外诊断试剂（盒）；YY/T1183-2010酶联免疫吸附法检测试剂（盒）；YY/T 1255-2015免疫比浊法检测试剂（盒）（透射法）。

五、参考文献

李秀锋.血清载脂蛋白E定量检测及临床应用.中华临床实验室管理电子杂志，2017，5（3）：146~148.

起草人：李胜民（北京市医疗器械检验所）

复核人：胡泽斌　黄杰（中国食品药品检定研究院）

第八章
治疗药物的浓度监测

药物进入人体内要经过吸收、分布、代谢及排泄等过程，血液中的药物浓度是实时变化的，根据药代动力学指导临床用药，以提高药物疗效和用药安全性，是近代药物治疗学划时代的重大进展之一。

各种药物进入血液后，通过血液循环到达作用部位或受体部位。血液中的药物一部分与血浆蛋白结合，另一部分处于游离状态，游离药物可通过扩散进入细胞外液，进而扩散到细胞内，与受体相结合，产生药理效应。药理效应的大小，与药物和受体的结合程度有关，受体被药物结合的程度越高，药理效应越大。药物与受体主要通过范德华力、氢键、离子键等方式结合，是一种可逆性的生理、生化过程，且这种过程服从于质量作用定律，并处于动态平衡之中。因此，靶部位的游离药物浓度愈高，与受体结合量愈大，药理效应愈强。作用部位的游离药物浓度与血药浓度（总浓度，包括游离的和与血浆蛋白结合的）保持着动态平衡，因此，血药总浓度可以作为反映药理效应的间接指标。

自20世纪50年代末，先后用于治疗药物浓度监测的方法有免疫分析法（放射免疫分析法、酶标免疫分析法、荧光偏振免疫分析法）、分光光度法（紫外分光光度法、荧光分光光度法）和色谱法（气相色谱法、薄层色谱法、高效液相色谱法）。高效液相色谱-质谱联用技术（LC-MS）为治疗药物浓度监测提供了更加灵敏、特异、高效的分析方法。特别是质谱，是国际公认的血药浓度监测的金标准。

截至目前，涉及药物浓度监测的国产试剂盒和进口试剂均有，均为免疫法，包括均相酶免疫法、免疫比浊法、干片免疫速率法、荧光偏振免疫检测法、化学发光微粒子免疫检测法。

第一节　卡马西平测定试剂

一、概述

卡马西平是三环类抗惊厥药，主要用于癫痫症的治疗，也可用于治疗三叉神经痛。

二、检测技术与方法

卡马西平测定试剂盒用于定量测定人血清或血浆中的卡马西平浓度，以确保合理用药。目前常见方法为均相酶免疫法、酶放大免疫测定法、直接化学发光法、胶乳凝集比浊法、干片免疫速率法等。

以下以干片免疫速率法为例介绍卡马西平项目检测。

干片法是以某种材料作为固相载体，经过扩散层过滤蛋白质、脂肪等大分子，去除溶血、黄疸等干扰物质，提升样本抗干扰能力，通过酶及免疫作用实现待测药品的检测。干燥涂层试剂性质比较稳定、操作简便，但需要配专门的干式生化分析仪，成本较高。

三、操作要点及注意事项

（一）组成成分

目前常见的干片免疫速率试剂盒主要组成成分见表2-8-1。

表2-8-1 干片免疫速率试剂盒主要组成成分

试剂盒组分	主要组成成分
干片成分	标记有特异性抗体，酶结合物及缓冲剂的干片
其他试剂	黏合剂、缓冲液、表面活性剂、交联剂、聚合珠、稳定剂和清洗检测染剂等

（二）所需仪器

干式生化分析仪、移液器、涡旋振荡器、离心机。

（三）检验前准备

检查试剂包是否有破损痕迹，不要使用包装损坏或密封不严的干片盒。实验前应先将干片平衡至室温，应在恢复至室温24小时内装载上机。记录检验温度、湿度、时间、仪器铭牌、辅助设备信息。

（四）检验性能要求

1. 外观 试剂盒应整洁完整、无破损、无污染、符合法规规定的试剂盒标签编写要求。

2. 准确度 准确度指测量结果与赋予样品的真实量值之间的差异。准确度应限于单一测量结果使用。检验样本应尽量接近临床样本并覆盖临床使用过程中遇到的各类情况。

用可用于评价常规方法的参考物质或有证参考物质（CRM）对试剂（盒）进行测试，按以下公式计算相对偏差（B%）。

$$B\% = (T_{测} - T) / T \times 100\%$$

式中：$T_{测}$为测试结果；T为有证参考物质标示值。

3. 线性 用超过线性范围上限的高浓度（活性）样品和低于线性范围下限的低浓度（活性）样品，混合成至少5个稀释浓度（xi）。分别测试试剂（盒），每个稀释浓度测试1~3次，分别求出检测结果的均值（yi）。以稀释浓度（xi）为自变量，以检测结果均值（yi）为因变量求出线性回归方程。按以下公式计算线性回归的相关系数（r）。

$$r=\frac{\sum[(x_i-\bar{x})(y_i-\bar{y})]}{\sum[(x_i-\bar{x})^2\sum(y_i-\bar{y})^2}$$

稀释浓度（xi）代入求出线性回归方程，计算yi的估计值及yi与估计值的相对偏差或绝对偏差。

第二篇 临床化学检测试剂

4. 精密度　设置精密度的测量水平时应兼顾临床阈值。在重复性条件下，分别用选定浓度的血清样品或质控样品测试试剂（盒），重复测试至少 10 次，分别计算测量值的平均值（$\bar{x}$）和标准差（s）。所得结果的变异系数（CV）应不大于 10%。

5. 分析特异性　分析特异性指在样品中有其他量存在时只检测或测量被测量存在的能力。分别向含有卡马西平高、低水平的样本中添加结构相似物，结果应在企业声称范围内。

6. 溯源性　应描述校准物和正确度控制物质赋值的计量学溯源性，包括可适用的参考物质和（或）参考测量程序。

（五）结果判定

说明书及技术要求中应有明确的检验结果判定。生化分析仪可通过选择使用常用单位、国际单位和替换单位编程来报告分析结果。

（六）注意事项

若样本需要稀释应注意稀释液的选择及稀释方法。去除样本气泡工具应注意更换，避免交叉污染。在打开干片盒的包装并将其装载到干片供应仓之前，干片盒必须恢复到室温。不能将采集于不同抗凝管的血浆样本交替使用，液体抗凝剂可能对收集的样本有稀释作用，进而导致检验结果偏低。

（七）方法局限性

接受小鼠单克隆抗体制剂诊断或治疗的患者，其样本中可能含有人抗小鼠抗体。使用含有小鼠单克隆抗体的试剂盒检测此类样本时，检测值可能会假性升高或降低。

人血清中的异嗜性抗体可与试剂中的免疫球蛋白发生反应，干扰体外免疫测定。患者样本中存在异嗜性抗体时，可以使检测结果出现异常值。可能需要其他信息用于诊断。

任何给定总浓度下血浆中自由药物的浓度会因不同的患者而异。某些药物和临床症状能改变患者体内的待测药物浓度。这些因素会引起对测定药物浓度稀释的干扰。

四、国内外相关技术方法对比

目前国际标准物质（NIST）：卡马西平（carbamazepine）SRM1599，人血基质。

第二节　苯妥英测定试剂

一、概述

苯妥英为一种抗癫痫药，临床常用于治疗全身性强直-阵挛性发作、癫痫持续状态。

二、检测技术与方法

苯妥英测定试剂盒利用抗原抗体间的相互作用，定量测定人血清或血浆中的抗癫痫药物苯妥英，用于监测苯妥英的血药浓度，以确保合理用药。目前常见方法为免疫比浊法、直接化学发光法、荧光偏振免疫检测法等。不同的方法对标本提取的过程不同，对代谢物的识别亦不同，因此所测结果也不相同。相比较而言，ELISA操作复杂、影响因素较多，化学发光法具有更高的灵敏度。以下以化学发光法为例介绍苯妥英项目检测。

化学发光法是采用夹心法测定待测药物。通过免疫复合物中抗体一端标记的酶作用于底物，催化底物发光，测定相对发光强度（RLU）。在一定范围内RLU浓度与待测物浓度呈正比。

三、操作要点及注意事项

（一）组成成分

化学发光微粒子免疫检测法试剂盒主要组成成分见表2-8-2。

表2-8-2　化学发光微粒子免疫检测法试剂盒主要组成成分

试剂盒组分	主要组成成分
微粒子	标记有特异性抗体，存于有稳定剂、防腐剂的缓冲液中
结合物	带有标记的特异性结合物，存于防腐剂、表面活性剂的缓冲液中
其他试剂	预激发液，激发液，清洗缓冲液等

（二）所需仪器

全自动化学发光分析仪、移液器、涡旋振荡器、离心机。

（三）检验前准备

根据说明书确定选用样本及样本采集、前处理方式及贮存方式是否符合要求。试剂及样本要按说明书提前在室温下平衡，震荡混匀、离心，并注意去除样本气泡。记录检验温度、湿度、时间、仪器铭牌、辅助设备信息。

（四）检验性能要求

1. 外观　试剂盒应整洁完整、无破损、无污染、符合法规规定的试剂盒标签编写要求。

2. 装量　对于液体试剂应当检测装量，其装量应不少于标示值。同时，对直接与样本接触的稀释液、处理液等，如pH值对检测结果存在影响，应检测pH。对干粉组分要明确复溶液基质、溶液量。

3. 准确度　准确度指测量结果与赋予样品的真实量值之间的差异。准确度应限于单一测量结果使用。检验样本应尽量接近临床样本并覆盖临床使用过程中遇到的各类情况。

用可用于评价常规方法的参考物质或有证参考物质（CRM）对试剂（盒）进行测试，按以下公式计算相对偏差（B%）。

$$B\% = (T_{测} - T)/T \times 100\%$$

式中：$T_{测}$为测试结果；T为有证参考物质标示值。

4. 空白限　应注意空白限与检出限、定量限的区别。测定企业选定样本，测值符合企业要求。

5. 线性　用超过线性范围上限的高浓度（活性）样品和低于线性范围下限的低浓度（活性）样品，混合成至少5个稀释浓度（xi）。分别测试试剂（盒），每个稀释浓度测试1~3次，分别求出检测结果的均值（yi）。以稀释浓度（xi）为自变量，以检测结果均值（yi）为因变量求出线性回归方程。按以下公式计算线性回归的相关系数（r）。

$$r=\frac{\sum[(x_i-\bar{x})(y_i-\bar{y})]}{\sqrt{\sum(x_i-\bar{x})^2\sum(y_i-\bar{y})^2}}$$

稀释浓度（xi）代入求出线性回归方程，计算yi的估计值及yi与估计值的相对偏差或绝对偏差。

6. 精密度　选取精密度的测量水平应从临床实际使用出发。在重复性条件下，用控制物质测试试剂（盒），重复测试至少10次（$n \geqslant 10$），分别计算测量值的平均值（$\bar{x}$）和标准差（s）。应符合企业给定范围。

7. 分析特异性　分析特异性指在样品中有其他量存在时只检测或测量被测量存在的能力。测定结果应符合企业要求。

8. 溯源性　应描述校准物和正确度控制物质赋值的计量学溯源性，包括可适用的参考物质和（或）参考测量程序。

（五）结果判定

说明书及技术要求中应有明确的检验结果判定。

（六）注意事项

应注意上样前颠倒混匀，应注意最小上样量，若样本需要稀释，应注意稀释液的选择及稀释方法。去除样本气泡工具应注意更换，避免交叉污染。不能将采集于不同抗凝管的血浆样本交替使用，液体抗凝剂可能对收集的样本有稀释作用，导致检验结果偏低。

（七）方法局限性

接受小鼠单克隆抗体制剂诊断或治疗的患者，其样本中可能含有人抗小鼠抗体。使用含有小鼠单克隆抗体的试剂盒检测此类样本时，检测值可能会假性升高或降低。

人血清中的异嗜性抗体可与试剂中的免疫球蛋白发生反应，干扰体外免疫测定。患者样本中存在异嗜性抗体时，可以使检测结果出现异常值。可能需要其他信息用于诊断。

任何给定总浓度下血浆中自由药物的浓度会因不同的患者而异。某些药物和临床症状能改变患者体内的待测药物浓度。这些因素会引起对测定药物浓度稀释的干扰。

四、国内外相关技术方法比对

目前国际标准物质（NIST）：苯妥英（phenytoin）SRM900。人血基质。

第三节　苯巴比妥测定试剂

一、概述

苯巴比妥是普遍性中枢抑制药，在临床上常用于控制癫痫持续状态。

二、检测技术与方法

苯巴比妥测定试剂盒利用抗原抗体间的相互作用，定量测定人血清或血浆中的中枢抑制药物苯巴比妥，用于监测苯巴比妥的血药浓度，以确保合理用药。目前常见方法为酶放大免疫测定法、直接化学发光法、均相酶免疫测定法等。以下以均相酶免疫法为例介绍苯巴比妥项目检测。

三、操作要点及注意事项

（一）组成成分

目前常见的均相酶免疫检测试剂盒主要组成成分见表2-8-3。

表2-8-3 均相酶免疫法试剂盒主要组成成分

试剂盒组分	主要组成成分
试剂 1	特异性抗体，存于有稳定剂、防腐剂的缓冲液中
试剂 2	待测物的酶偶联物等存于缓冲液中
其他试剂	校准品、质控品、清洗液等

（二）所需仪器

全自动分析仪、移液器、涡旋振荡器、离心机。

（三）检验前准备

根据说明书确定选用样本及样本采集前处理方式及贮存方式是否符合要求。试剂及样本要按说明书提前在室温下平衡，震荡混匀、离心，并注意去除样本气泡。记录检验温度、湿度、时间、仪器铭牌、辅助设备信息。

（四）检验性能要求

1. 外观 试剂盒应整洁完整、无破损、无污染、符合法规规定的试剂盒标签编写要求。

2. 装量 对于液体试剂应当检测装量，其装量应不少于标示值。同时，对直接与样本接触的稀释液、处理液等，如 pH 值对检测结果存在影响，应检测 pH。对干粉组分要明确复溶液基质、溶液量。

3. 准确度 准确度指测量结果与赋予样品的真实量值之间的差异。准确度应限于单一测量结果使用。检验样本应尽量接近临床样本，并覆盖临床使用过程中遇到的各类情况。

用可用于评价常规方法的参考物质或有证参考物质（CRM）对试剂（盒）进行测试，按以下公式计算相对偏差（B%）。

$$B\% = (T_{测} - T) / T \times 100\%$$

式中：$T_{测}$为测试结果；T为有证参考物质标示值。

4. 线性 用超过线性范围上限的高浓度（活性）样品和低于线性范围下限的低浓度（活性）样品，混合成至少 5 个稀释浓度（xi）。分别测试试剂（盒），每个稀释浓度测试 1~3 次，分别求出检测结果的均值（yi）。以稀释浓度（xi）为自变量，以检测结果均值（yi）为因变量求出线性回归方程。按以下公式计算线性回归的相关系数（r）。

$$r=\frac{\sum[(x_i-\bar{x})(y_i-\bar{y})]}{\sqrt{\sum(x_i-\bar{x})^2\sum(y_i-\bar{y})^2}}$$

稀释浓度（xi）代入求出线性回归方程，计算yi的估计值及yi与估计值的相对偏差或绝对偏差。

5. 精密度　在重复性条件下，分别用选定浓度的血清样品或质控样品测试试剂（盒），重复测试至少 10 次，分别计算测量值的平均值（ $\bar{x}$ ）和标准差（s）。所得结果的变异系数（CV）应不大于 10%。

6. 分析特异性　分析特异性指在样品中有其他量存在时只检测或测量被测量存在的能力。测定结果应符合企业要求。

7. 溯源性　应描述校准物和正确度控制物质赋值的计量学溯源性，包括可适用的参考物质和（或）参考测量程序。

（五）结果判定

说明书及技术要求中应有明确的检验结果判定。生化分析仪可通过选择使用常用单位、国际单位和替换单位编程来报告分析结果。

（六）注意事项

若样本需要稀释，应注意稀释液的选择及稀释方法。去除样本气泡工具应注意更换，避免交叉污染。不能将采集于不同抗凝管的血浆样本交替使用，液体抗凝剂可能对收集的样本有稀释作用，导致检验结果偏低。

（七）方法局限性

接受小鼠单克隆抗体制剂诊断或治疗的患者，其样本中可能含有人抗小鼠抗体。使用含有小鼠单克隆抗体的试剂盒检测此类样本时，检测值可能会假性升高或降低。

人血清中的异嗜性抗体可与试剂中的免疫球蛋白发生反应，干扰体外免疫测定。患者样本中存在异嗜性抗体时，可以使检测结果出现异常值。可能需要其他信息用于诊断。

任何给定总浓度下血浆中自由药物的浓度会因不同的患者而异。某些药物和临床症状能改变患者体内的待测药物浓度。这些因素会引起对测定药物浓度稀释的干扰。

四、国内外相关技术对比

国家标准物质（中国食品药品检定研究院）：苯巴比妥171222，紫外-可见分光光度法溶出度检查时含量以100%计；高效液相色谱法含量测定时含量以99.7%计。

第四节　地高辛测定试剂

一、概述

地高辛是一种广泛使用的强心苷药物，用于治疗充血性心力衰竭和室上性心律失常。

二、检测技术与方法

地高辛测定试剂盒利用抗原抗体间的相互作用，定量测定人血清或血浆中的地高辛，以确保合理用药。目前常见方法为免疫比浊法、化学发光法、干片免疫速率法、电化学发光法等。以下以化学发光法为例介绍地高辛项目检测。

三、操作要点及注意事项

（一）组成成分

目前常见的化学发光法检测试剂盒主要组成成分见表2-8-4。

表2-8-4 化学发光微粒子免疫检测法试剂盒主要组成成分

试剂盒组分	主要组成成分
微粒子	标记有特异性抗体，存于有稳定剂、防腐剂的缓冲液中
结合物	带有标记的特异性结合物，存于防腐剂、表面活性剂的缓冲液中
其他试剂	预激发液、激发液、清洗缓冲液等

（二）所需仪器

化学发光分析仪、移液器、涡旋振荡器、离心机。

（三）检验前准备

根据说明书确定选用样本及样本采集、前处理方式及贮存方式是否符合要求。试剂及样本要按说明书提前在室温下平衡，震荡混匀、离心，并注意去除样本气泡。记录检验温度、湿度、时间、仪器铭牌、辅助设备信息。

（四）性能指标

1. 外观 试剂盒应整洁完整、无破损、无污染、符合法规规定的试剂盒标签编写要求。

2. 装量 对于液体试剂应当检测装量，其装量应不少于标示值。同时，对直接与样本接触的稀释液、处理液等，如pH值对检测结果存在影响，应检测pH。对干粉组分要明确复溶液基质、溶液量。

3. 准确度 准确度指测量结果与赋予样品的真实量值之间的差异。准确度应限于单一测量结果使用。检验样本应尽量接近临床样本并覆盖临床使用过程中遇到的各类情况。

用可用于评价常规方法的参考物质或有证参考物质（CRM）对试剂（盒）进行测试，按以下公式计算相对偏差（B%）。

$$B\% = (T_{测} - T)/T \times 100\%$$

式中：$T_{测}$为测试结果；T为有证参考物质标示值。

4. 线性范围 用超过线性范围上限的高浓度（活性）样品和低于线性范围下限的低浓度（活性）样品，混合成至少5个稀释浓度（xi）。分别测试试剂（盒），每个稀释浓度测试1~3次，分别求出检测结果的均值（yi）。以稀释浓度（xi）为自变量，以检测结果均值（yi）为因变量求出线性回归方程。按以下公式计算线性回归的相关系数（r）。

$$r=\frac{\sum[(x_i-\bar{x})(y_i-\bar{y})]}{\sqrt{\sum(x_i-\bar{x})^2\sum(y_i-\bar{y})^2}}$$

稀释浓度（xi）代入求出线性回归方程，计算yi的估计值及yi与估计值的相对偏差或绝对偏差。

5. 空白限　应注意空白限与检出限、定量限的区别。测定企业选定样本，测值小于企业宣称的值。

6. 精密度　选取精密度的测量水平应从临床实际使用出发。在重复性条件下，用控制物质测试试剂（盒），重复测试至少10次（n ≥ 10），分别计算测量值的平均值（$\bar{x}$）和标准差（s）。应符合企业给定范围。

7. 分析特异性　分析特异性指在样品中有其他量存在时只检测或测量被测量存在的能力。测定结果应符合企业要求。

8. 溯源性　应描述校准物和正确度控制物质赋值的计量学溯源性，包括可适用的参考物质和（或）参考测量程序。

（五）结果判定

说明书及技术要求中应有明确的检验结果判定。

（六）注意事项

应注意上样前颠倒混匀，应注意最小上样量，若样本需要稀释，应注意稀释液的选择及稀释方法。去除样本气泡工具应注意更换，避免交叉污染。不能将采集于不同抗凝管的血浆样本交替使用，液体抗凝剂可能对收集的样本有稀释作用，导致检验结果偏低。

（七）方法局限性

接受小鼠单克隆抗体制剂诊断或治疗的患者，其样本中可能含有人抗小鼠抗体。使用含有小鼠单克隆抗体的试剂盒检测此类样本时，检测值可能会假性升高或降低。

人血清中的异嗜性抗体可与试剂中的免疫球蛋白发生反应，干扰体外免疫测定。患者样本中存在异嗜性抗体时，可以使检测结果出现异常值。可能需要其他信息用于诊断。

任何给定总浓度下血浆中自由药物的浓度会因不同的患者而异。某些药物和临床症状能改变患者体内的待测药物浓度。这些因素会引起对测定药物浓度稀释的干扰。

四、国内外相关技术方法对比

国家标准物质（中国食品药品检定研究院）：地高辛100015，供HPLC法测定，本品含量98.8%；供荧光法测定，本品含量99.9%。

第五节　庆大霉素测定试剂

一、概述

庆大霉素是一种氨基糖苷类抗生素，主要用于治疗细菌感染，尤其是革兰阴性菌引起的感染。

二、检测技术与方法

庆大霉素测定试剂盒利用抗原抗体间的相互作用，定量测定人血清或血浆中的庆大霉素，以确保合理用药。目前常见的方法为荧光偏振法、直接化学发光法、免疫比浊法等，以免疫比浊法为例介绍庆大霉素的检测。

三、操作要点及注意事项

（一）组成成分

目前常见的免疫比浊法检测试剂盒主要组成成分见表2-8-5。

表2-8-5 免疫比浊检测法试剂盒主要组成成分

试剂盒组分	主要组成成分
试剂1	特异性抗体，存于有稳定剂、防腐剂的缓冲液中
试剂2	待测物的酶偶联物等存于缓冲液中
其他试剂	校准品、质控品、清洗液等

（二）所需仪器

全自动生化分析仪、移液器、涡旋振荡器、离心机。

（三）检验前准备

根据说明书确定选用样本及样本采集、前处理方式及贮存方式是否符合要求。试剂及样本要按说明书提前在室温下平衡，震荡混匀、离心，并注意去除样本气泡。记录检验温度、湿度、时间、仪器铭牌、辅助设备信息。

（四）性能指标

1. 外观 目测试剂盒及内包装外观应符合要求。

2. 装量 液体试剂的装量应不少于标示值。

3. 试剂空白

（1）试剂空白吸光度 用指定的空白液加入试剂作为样品测试时，试剂空白吸光度应符合生产企业给定范围。

（2）试剂空白吸光度变化率 对于速率法测试的试剂，用指定的空白液加入试剂作为样品测试时，试剂空白吸光度变化率（ΔA/min）应不超过生产企业给定值。

4. 分析灵敏度 试剂（盒）测试n单位被测物时，吸光度差值（ΔA）或吸光度变化率（ΔA/min）应符合生产企业给定范围。

5. 线性范围 用超过线性范围上限的高浓度（活性）样品和低于线性范围下限的低浓度（活性）样品，混合成至少5个稀释浓度（xi）。分别测试试剂（盒），每个稀释浓度测试1~3次，分别求出检测结果的均值（yi）。以稀释浓度（xi）为自变量，以检测结果均值（yi）为因变量求出线性回归方程。按以下公式计算线性回归的相关系数（r）。

$$r=\frac{\sum[(x_i-\bar{x})(y_i-\bar{y})]}{\sqrt{\sum(x_i-\bar{x})^2\sum(y_i-\bar{y})^2}}$$

稀释浓度(xi)代入求出线性回归方程，计算yi的估计值及yi与估计值的相对偏差或绝对偏差。

6. 精密度　在重复性条件下，分别用选定浓度的血清样品或质控样品测试试剂（盒），重复测试至少10次，分别计算测量值的平均值（$\bar{x}$）和标准差（s）。所得结果的变异系数（CV）应不大于10%。

7. 准确度　准确度指测量结果与赋予样品的真实量值之间的差异。准确度应限于单一测量结果使用。检验样本应尽量接近临床样本并覆盖临床使用过程中遇到的各类情况。

用可用于评价常规方法的参考物质或有证参考物质(CRM)对试剂(盒)进行测试，按以下公式计算相对偏差(B%)。

$$B\% = (T_{测} - T)/T \times 100\%$$

式中：$T_{测}$为测试结果；T为有证参考物质标示值。

8. 溯源性　应描述校准物和正确度控制物质赋值的计量学溯源性，包括可适用的参考物质和（或）参考测量程序。

(五)结果判定

说明书及技术要求中应有明确的检验结果判定。生化分析仪可通过选择使用常用单位、国际单位和替换单位编程来报告分析结果。

(六)注意事项

若样本需要稀释，应注意稀释液的选择及稀释方法。去除样本气泡工具应注意更换，避免交叉污染。

(七)方法局限性

接受小鼠单克隆抗体制剂诊断或治疗的患者，其样本中可能含有人抗小鼠抗体。使用含有小鼠单克隆抗体的试剂盒检测此类样本时，检测值可能会假性升高或降低。

人血清中的异嗜性抗体可与试剂中的免疫球蛋白发生反应，干扰体外免疫测定。患者样本中存在异嗜性抗体时，可以使检测结果出现异常值。可能需要其他信息用于诊断。

任何给定总浓度下血浆中自由药物的浓度会因不同的患者而异。某些药物和临床症状能改变患者体内的待测药物浓度。这些因素会引起对测定药物浓度稀释的干扰。

四、国内外相关技术方法对比

目前国际标准物质(EDQM)：庆大霉素(Gentamicin)92/670，血基质。

第六节　万古霉素测定试剂

一、概述

万古霉素是一种糖肽类抗生素，用来预防和治疗革兰阳性菌所造成的感染。

二、检测技术与方法

万古霉素测定试剂盒利用抗原抗体间的相互作用，定量测定人血清或血浆中的万古霉素，以确保合理用药。主要为均相酶免疫测定法、化学发光微粒子免疫检测法、荧光偏振免疫检测法等。以化学发光微粒子免疫检测法为例介绍万古霉素的检测。

三、操作要点及注意事项

（一）组成成分

目前常见的化学发光法主要组成成分见表2-8-6。

表2-8-6 化学发光微粒子免疫检测法试剂盒主要组成成分

试剂盒组分	主要组成成分
	标记有特异性抗体，存于有稳定剂、防腐剂的缓冲液中
结合物	带有标记的特异性结合物，存于防腐剂、表面活性剂的缓冲液中
其他试剂	预激发液，激发液，清洗缓冲液等

（二）所需仪器

化学发光分析仪、移液器、涡旋振荡器、离心机。

（三）检验前准备

根据说明书确定选用样本及样本采集、前处理方式及贮存方式是否符合要求。试剂及样本要按说明书提前在室温下平衡，震荡混匀、离心，并注意去除样本气泡。记录检验温度、湿度、时间、仪器铭牌、辅助设备信息。

（四）性能指标

1. 外观 试剂盒应整洁完整、无破损、无污染、符合法规规定的试剂盒标签编写要求。

2. 装量 对于液体试剂应当检测装量，其装量应不少于标示值。同时，对直接与样本接触的稀释液、处理液等，如pH值对检测结果存在影响，应检测pH。对干粉组分要明确复溶液基质、溶液量。

3. 准确度 准确度指测量结果与赋予样品的真实量值之间的差异。准确度应限于单一测量结果使用。检验样本应尽量接近临床样本并覆盖临床使用过程中遇到的各类情况。

用可用于评价常规方法的参考物质或有证参考物质（CRM）对试剂（盒）进行测试，按以下公式计算相对偏差（B%）。

$$B\% = (T_{测} - T) / T \times 100\%$$

式中：$T_{测}$为测试结果；T为有证参考物质标示值。

4. 空白限 应注意空白限与检出限、定量限的区别。测定企业选定样本，测值符合企业要求。

5. 线性 用超过线性范围上限的高浓度（活性）样品和低于线性范围下限的低浓度（活性）样品，混合成至少5个稀释浓度（xi）。分别测试试剂（盒），每个稀释浓度测试1~3次，分别求出检测结果的均值（yi）。以稀释浓度（xi）为自变量，以检测结果均值（yi）为因变量求出线性回归方程。按以下公式计算线性回归的相关系数（r）。

$$r=\frac{\sum[(x_i-\bar{x})(y_i-\bar{y})]}{\sqrt{\sum(x_i-\bar{x})^2\sum(y_i-\bar{y})^2}}$$

稀释浓度（xi）代入求出线性回归方程，计算yi的估计值及yi与估计值的相对偏差或绝对偏差。

6. 精密度　选取精密度的测量水平应从临床实际使用出发。在重复性条件下，用控制物质测试试剂（盒），重复测试至少10次（$n \geqslant 10$），分别计算测量值的平均值（$\bar{x}$）和标准差（s）。应符合企业给定范围。

7. 分析特异性　分析特异性指在样品中有其他量存在时只检测或测量被测量存在的能力。测定结果应符合企业要求。

8. 溯源性　应描述校准物和正确度控制物质赋值的计量学溯源性，包括可适用的参考物质和（或）参考测量程序。

（五）结果判定

说明书及技术要求中应有明确的检验结果判定。

（六）注意事项

应注意上样前颠倒混匀，应注意最小上样量，若样本需要稀释，应注意稀释液的选择及稀释方法。去除样本气泡工具应注意更换，避免交叉污染。不能将采集于不同抗凝管的血浆样本交替使用，液体抗凝剂可能对收集的样本有稀释作用，导致检验结果偏低。

（七）方法局限性

接受小鼠单克隆抗体制剂诊断或治疗的患者，其样本中可能含有人抗小鼠抗体。使用含有小鼠单克隆抗体的试剂盒检测此类样本时，检测值可能会假性升高或降低。

人血清中的异嗜性抗体可与试剂中的免疫球蛋白发生反应，干扰体外免疫测定。患者样本中存在异嗜性抗体时，可以使检测结果出现异常值。可能需要其他信息用于诊断。

任何给定总浓度下血浆中自由药物的浓度会因不同的患者而异。某些药物和临床症状能改变患者体内的待测药物浓度。这些因素会引起对测定药物浓度稀释的干扰。

四、国内外相关技术方法对比

目前国际标准物质（EDQM）：万古霉素（vancomycin）ISA_39036，血基质。

第七节　他克莫司测定试剂

一、概述

他克莫司是一种应用于器官移植领域的免疫抑制药物，对于治疗器官移植后产生的抗免疫排斥具有显著疗效。

二、检测技术与方法

他克莫司测定试剂盒利用抗原抗体间的相互作用，定量测定人血清或血浆中的他克莫司，以确保合理用药。目前常见的方法主要为电化学发光法、酶联免疫法、酶放大免疫测定法等。以酶联免疫法为例介绍他克莫司的检测。

酶联免疫法通过抗原抗体间的反应形成复合物，通过抗体上标记的酶催化底物，经显色液显色。由酶标仪根据吸光度值判定待测物浓度。由于酶的催化频率高，故而放大了反应效果，提高了反应灵敏度。液体环境有利于充分反应，费用低廉，但操作相对繁琐。与化学发光相比，特异性、灵敏度有待提高。

三、操作要点及注意事项

（一）组成成分

目前常见的酶联免疫法主要组成成分见表2-8-7。

表2-8-7 酶联免疫试剂盒主要组成成分

试剂盒组分	主要组成成分
酶标板	标记有特异性抗体的孔板
底物液	带有酶反应底物
终止液	含有硫酸等组分用于终止反应
酶标液	含有用酶标记的抗体
浓缩洗液	含有一些盐，反应中用于洗涤

（二）所需仪器

酶标仪、洗板机、移液器、涡旋振荡器、离心机。

（三）检验前准备

根据说明书确定选用样本及样本采集、前处理方式及贮存方式是否符合要求。试剂及样本要按说明书提前在室温下平衡，震荡混匀、离心，并注意去除样本气泡。提前将浓缩洗液按照比例配制好，并试运行洗板机。记录检验温度、湿度、时间、仪器铭牌、辅助设备信息。

（四）性能指标

1. 外观 应符合如下要求：试剂盒各组分应齐全、完整，液体无渗漏；标识应清晰，易识别。

2. 溯源性 生产企业应根据GB/T 21415及有关规定提供所用校准品的来源、赋值过程以及不确定度等内容。

3. 准确度 用可用于评价常规方法的参考物质或有证参考物质（CRM）对试剂（盒）进行测试，重复检测3次，取测试结果均值（M），按公式计算相对偏差（B%）。或用由参考方法定值的高、中、低三个浓度的人源样品（可适当添加被测物，以获得高浓度的样品）对试剂（盒）进行测试，每个浓度样品重复检测3次，分别取测试结果均值，按以下公式计算相对偏差。

$$B\% = (M - T)/T \times 100\%$$

式中：M为测试结果均值；T为有证参考物质标示值，或各浓度人源样品定值。

4. 检测限　用零浓度校准品或样本稀释液作为样本进行检测，重复测定20次，M+2SD（竞争法为M–2SD）。将吸光度值带回企业声称曲线中取浓度。

5. 测量系统的线性　用超过线性范围上限的高浓度（活性）样品和低于线性范围下限的低浓度（活性）样品，混合成至少5个稀释浓度（xi）。分别测试试剂（盒），每个稀释浓度测试1~3次，分别求出检测结果的均值（yi）。以稀释浓度（xi）为自变量，以检测结果均值（yi）为因变量求出线性回归方程。按以下公式计算线性回归的相关系数（r）。

$$r = \frac{\sum[(x_i - \bar{x})(y_i - \bar{y})]}{\sqrt{\sum(x_i - \bar{x})^2 \sum(y_i - \bar{y})^2}}$$

稀释浓度（xi）代入求出线性回归方程，计算yi的估计值及yi与估计值的相对偏差或绝对偏差。

6. 精密度　在重复性条件下，分别用选定浓度的血清样品或质控样品测试试剂（盒），重复测试至少10次，分别计算测量值的平均值（$\bar{x}$）和标准差（s）。所得结果的变异系数（CV）应不大于10%。

（五）结果判定

说明书及技术要求中应有明确的检验结果判定。生化分析仪可通过选择使用常用单位、国际单位和替换单位编程来报告分析结果。

（六）注意事项

若样本需要稀释，应注意稀释液的选择及稀释方法。去除样本气泡工具应注意更换，避免交叉污染。

（七）方法局限性

接受小鼠单克隆抗体制剂诊断或治疗的患者，其样本中可能含有人抗小鼠抗体。使用含有小鼠单克隆抗体的试剂盒检测此类样本时，检测值可能会假性升高或降低。

人血清中的异嗜性抗体可与试剂中的免疫球蛋白发生反应，干扰体外免疫测定。患者样本中存在异嗜性抗体时，可以使检测结果出现异常值。可能需要其他信息用于诊断。

任何给定总浓度下血浆中自由药物的浓度会因不同的患者而异。某些药物和临床症状能改变患者体内的待测药物浓度。这些因素会引起对测定药物浓度稀释的干扰。

四、国内外相关技术方法对比

目前国际标准物质（LGC）：他克莫司（tacrolimus）ERM–DA110a，人血基质。

起草人：孙莉（北京市医疗器械检验所）
复核人：胡泽斌　黄杰（中国食品药品检定研究院）

第九章
激素及代谢相关检测

内分泌系统是由内分泌和存在于全身不同器官和组织的内分泌细胞所组成的复杂系统。由这一系统分泌的具有生物活性的化学物质称为激素。激素由细胞分泌到血液或细胞外液中，作为信号传递到远处靶细胞并影响其功能。

根据激素的化学本质，可将其分为蛋白质及肽类激素、类固醇激素、膝类激素、脂肪酸衍生物类激素；根据激素的分泌器官分类，主要有下丘脑-松果体激素、垂体激素、甲状腺激素、甲状旁腺激素、膜腺激素、肾上腺激素、性腺激素等。激素的功能主要包括：调控机体的生长发育、生殖和性别发育；调节机体内部平衡、代谢和营养供应；对环境、应激和伤害的应答等。体内各种激素在神经系统参与下，通过精细调节，使其维持在与机体所处发育阶段及功能状态相适应的水平并维持平衡状态。如果由于某种因素打破了平衡，会导致激素水平紊乱，产生相应的内分泌系统疾病。

健康个体血液中激素含量很低，用一般化学方法难以准确检测，因此，临床实验室主要采用各种免疫学技术进行测定。放射免疫测定（RIA）和酶联免疫吸附试验（ELISA）曾经是激素测定的主要技术，而目前，化学发光免疫测定（CLIA）和电化学发光免疫测定（ECUA）已经成为临床检测激素的主要技术。这些技术能特异、灵敏、准确和快速地测定血液中各种激素，不但避免了放射性核素的污染，还能够应用于自动化分析进行测定。时间分辨荧光免疫测定（TrFIA）因其具有成本较低、适合批量测定的优势，仍然是目前临床实验室用于激素测定的主要技术之一。本章大致按激素分泌的组织和器官进行归类，并且介绍CLIA、ECLIA法和ELISA技术用于血液中这些激素的测定以及用化学方法测定尿液中的一些激素。

第一节　甲状腺激素和甲状腺功能相关检测

一、促甲状腺激素

（一）概述

促甲状腺激素（TSH）是一种分子量为28kDa的糖蛋白，由 α 链和 β 链两个亚基组成。其中 α 亚基和促黄体生成素（LH），促卵泡生成素（FSH），人绒毛膜促性腺激素（HCG）的 α 亚基类似，β 亚基决定了TSH的生物学特性。α 亚基与 β 亚基共同作用，表现出TSH的全部活性。

TSH由垂体前叶的嗜碱细胞产生，对甲状腺激素合成和释放的各个阶段都有调节作用，包括短期和长期的效应。最早出现的效应是甲状腺球蛋白水解与T_3、T_4的释放，随后增强碘的摄取和甲状腺激素的合成。长期效应是刺激甲状腺细胞增生，使腺体增大。

临床上通常首选TSH的检测来诊断甲状腺功能紊乱。血液中游离甲状腺激素含量的轻微改变，都会通过负反馈引起TSH的较大变化。因此，TSH的检测可以灵敏、特异的反映甲状腺的功能，是评估下丘脑-垂体-甲状腺轴动态平衡的重要早期参数。完整的甲状腺状况的评估，还需其他的甲状腺功能测试，以辅助医生的临床判断。

高灵敏度的TSH检测，能够更好地将甲状腺功能正常的人群和甲状腺功能亢进的患者区分开来。美国甲状腺协会推荐使用功能灵敏度作为评估TSH检测灵敏度的指标。CLi系列全自动化学发光免疫分析仪配套使用的TSH诊断试剂盒，灵敏度不大于0.02 μ IU/ml，符合第三代灵敏度的要求（0.01~0.02 μ IU/ml）。可用于辅助甲状腺功能的评估和甲状腺疾病的诊断。

目前该项目常见的免疫学测定方法包括：化学发光法、放射免疫测定法及时间分辨荧光免疫法等。

（二）检测技术与方法

1. 基本原理及方法详解

（1）酶联免疫吸附法（ELISA法）　ELISA的基础是抗原或抗体的固相化及抗原或抗体的酶标记。在测定时，受检标本（测定其中的抗体或抗原）与固相载体表面的抗原或抗体起反应。用洗涤的方法使固相载体上形成的抗原抗体复合物与液体中的其他物质分开。再加入酶标记的抗原或抗体，也通过反应而结合在固相载体上。此时固相上的酶量与标本中受检物质的量呈一定的比例。加入酶反应的底物后，底物被酶催化成为有色产物，产物的量与标本中受检物质的量直接相关，故可根据呈色的深浅进行定性或定量分析。

（2）放射免疫分析法（RIA法）　RIA法是以放射性核素为标记物的标记免疫分析法，根据抗原抗体特异性结合的原理，以放射性同位素标记抗原或抗体，根据射线的多少定性或定量测定待检标本中抗体或抗原的量。

（3）化学发光免疫分析法（CLIA法）　CLIA法是利用化学或生物发光系统作为抗原抗体反应的指示系统，借以定量检测抗原或抗体的方法，发光物质可直接作为抗原抗体的标记物，也可以游离形式用于催化剂（酶）和辅助剂标记的抗原或抗体的发光反应中。

（4）电化学发光免疫分析法（ECLIA法）　ECLIA法是CLIA法其中一种，是指应用电化学发光技术，以三联吡啶钌分子为标记物，利用链酶亲和素-生物素包被的磁性微粒吸附，待测样本中抗甲状腺过氧化物酶抗体越多，与生物素化甲状腺过氧化物酶结合的就越多，磁性微粒捕获的三联吡啶钌标记的抗甲状腺过氧化物酶抗体与生物素化的甲状腺过氧化物酶结合物就越少。洗去未结合物，在类似液相状态反应，光的强度与待测物促甲状腺素抗体的浓度成反比。

（5）时间分辨法　在免疫反应基础上，通过标记三价稀土离子（如Eu^{3+}等）作为示踪物的免疫分析技术。具有灵敏度高、特异性强、试剂稳定、无放射性，尤其能消除常规荧光测定中的高背景等优点。但存在操作复杂，反应时间长等缺点。

2. 各检测方法的特点　临床促甲状腺激素检测常用酶联免疫吸附法、放射免疫分析法、化学发光免疫分析法、电化学发光免疫分析法，目前国内检测广泛应用的是酶联免疫吸附试验（ELISA）和化学发光方法，而化学发光以其检测灵敏度高、特异性强、准确快速等特点逐步成为临床应用的主要方法。已获得注册证的产品多以化学发光免疫分析法、酶联免疫吸附法居多。各检测方法不尽相同，各有优缺点，其比较结果详见表 2-9-1。

表2-9-1　各检测方法不同点比较

方法学	优点	缺点
放射免疫测定技术	具有较高的灵敏度、特异性和精密度	需一定设备，试验手续繁杂，且有核素污染问题，不适用于临床常规应用
酶联免疫吸附法	特异性较好	手动操作较多，人为因素较大
化学发光免疫分析法	一般采用当克隆抗体竞争结合，较之于放射免疫法特异性更强，检出率更高，检测范围更宽，速度快，安全性更高	仪器、试剂、耗材较昂贵
电化学发光免疫分析法	灵敏度、特异性比一般化学发光免疫分析法更高，样本处理简单、试剂稳定，线性范围宽	仪器、试剂、耗材较昂贵，检测费用较高

（三）操作要点及注意事项

临床检测促甲状腺激素方法较多，以目前获得注册证的产品较多方法做详细阐述。

1. CLIA 法

（1）试剂　与分析仪配套的商品化TSH测定成套试剂盒，试剂盒于2~8 ℃的环境下避光保存。

（2）设备环境　全自动化学发光免疫分析仪、移液枪、离心机等。

（3）检测程序　试剂盒首次装载上机，应在封口撕开前轻轻地倒转多次（至少10次）以混匀试剂盒内的成分；请勿倒转封口已撕开的试剂盒。试剂盒上机使用后，在试剂尚未用尽时，不推荐将其从试剂盘中取出。

申请校准与质控介绍如下。应根据测试具体情况参考相应的系统操作手册来确定最少样本量的信息。申请测试前，应准备好测试所需所有材料，并仔细阅读化学发光免疫分析仪使用说明书，以获得系统操作规程、样本管理、使用注意事项、维护和保养等相关信息。申请测试的主要步骤如下（针对不同生产厂家的试剂盒具体步骤可能会有所不同）。①进入样本申请界面，根据测试需要输入样本编号、样本架编号、位置号、样本类型、备注等信息。②选中测试项目，在项目选项中选择样本杯类型，输入重复次数等信息。③准备测试样本并正确放置后，点击启动按钮开始测试。化学发光免疫分析仪会依次执行以下操作：a.样本处理系统将样本架传送到吸样位；b.反应杯装载及调度系统将反应杯从上料区加载到加样位；c.加样系统完成样本的分注及样本针的清洗；试剂处理系统提供测试所需的试剂，并将每个试剂混匀后送到吸试剂位等待吸取；加样系统完成试剂的分注及试剂针的清洗；d.反应混合液由反应液混匀系统对其进行混匀，并在反应盘中孵育；e.孵育完成后，磁分离系统使用化学发光分离液对反应混合液进行清洗分离；f.底物系统向完成磁分离的反应杯中注入经过预热的化学发光底物液，混匀、孵育、等待光测；g.光测反应系统将每个反应杯送至信号采集位采集信号，用以计算发光值；h.计算出样本中的促甲状腺激素的含量。

（4）结果　通过所保存的校准数据，系统软件使用一条加权的四参量对数曲线（4PLC）数学方式，来自动地确定患者的测试结果。结果单位以μIU/ml的形式给出（不同厂家试剂盒会有不同数学方式计算结果，结果单位表现形式也可能不同）。

（5）注意事项及干扰因素

1）标本稳定性　样本在2~8℃可保存7天；在-20℃可保存1个月，避免反复冻融。冷藏的试剂和样本应在室温中平衡至20~25℃；避免过度振荡产生泡沫影响测定。

2）定标　批号不同的试剂必须进行定标，每批试剂应分别制作标准曲线。同一批号试剂如超过定标稳定时间，应重新定标。

3）稀释　若样本中高浓度超过测定范围，可用配套的稀释剂进行稀释。推荐稀释比是1∶5，经过稀释的样本浓度必须>0.01mIU/L（针对不同的试剂盒稀释比例和样本浓度可能会有所不同）。

2. 主要性能指标及检测计算方法

市面上有定性与定量产品，定性产品无对应的专标。

YY/T 1218-2013《促甲状腺素定量标记免疫分析试剂盒》行标中规定的产品主要性能指标及检测计算方法如下。

（1）外观和物理性能　试剂盒应组分齐全，内外包装均应完整，标签清晰，液体试剂无渗漏，冻干组分呈疏松体，加入去离子水等复溶剂后应在20分钟内完全溶解。自然光下目测，冻干品复溶时间，用计时器测量。

（2）最低检出限　应不高于0.10mIU/L。定义为能检测出来的区分于零的最小剂量。用零浓度校准品或样本稀释液进行检测，重复测定20次，计算反应量的平均值（M）和标准差（SD），得出M+2SD，代入工作曲线，求出对应的浓度值，即为最低检测限。

（3）准确性　试剂盒内校准品与相应浓度的国家标准品同时进行分析测定，用双对数或其他适当的数学模型拟合，要求两条剂量-反应曲线不显著偏离平行；以TSH国家标准品为对照品，试剂盒内校准品的实测值与标示值的效价比应在0.900~1.100之间。用试剂盒缓冲体系将TSH国家标准品配制成试剂盒校准品相应的（一般应不少于5个）浓度点，每点平行测定不少于2次，计算两条剂量-反应曲线的斜率和效价比。此项目结果需要判定两处：①两条剂量-反应曲线不显著偏离平行；②效价比应在0.900~1.100之间；且实验方法也有两种。结果处理是个非常复杂的过程，要运用到统计学中*T*检验，自由度计算需要根据实际情况理解，*P*值计算中公式设计也是一个难点。

（4）剂量-反应曲线的线性　在［0.40，50］IU/L区间内，用双对数或其他适当的数学模型拟合，剂量-反应曲线线性相关系数（r）应不小于0.9900。对于未配备校准品的试剂盒，取TSH国家校准品（或其他高浓度样品），按照试剂盒声称的线性区间，配制适当的不少于5个浓度点，建立剂量-反应曲线。

（5）分析内精密度　手工操作试剂盒质控品测定结果的变异系数（CV）应不大于15.0%，全自动免疫分析系统试剂盒质控品测定结果的变异系数（CV）应不大于8.0%。在剂量反应曲线的不同区域设置2~3个质控品，在同一次分析内，每个质控品重复测定不少于8次。此处写到不同区域设置2~3个质控品，一般试验中尽量选择高中低三个浓度。以下项目中涉及的同一描述均是同一个解释。

（6）分析间精密度　在多次独立分析之间，质控品测定结果的变异系数（CV）应不大于

20.0%。仅限于手工操作的试剂盒。

在剂量-反应曲线的不同区域设置2~3个质控品，在不少于3次的独立分析之间测定。

（7）批间精密度　在多个不同批次产品之间，质控品测定结果的变异系数（CV）应不大于20.0%。在剂量反应曲线的不同区域设置2~3个质控品，用不少于3个批次的产品进行独立分析，每个质控品重复测定不少于8次。

（8）质控品测定值　同一套质控品的测定结果应在本试剂盒规定的范围内。

（9）特异性　当样品中促卵泡生成素（FSH）浓度≤200 mIU/ml，促黄体生成素（LH）浓度≤200 mIU/ml，总人绒毛膜促性腺激素（HCG）浓度≤1000 mIU/ml时，测试结果不高于最低检出量水平。

（10）稳定性　评估试剂盒效期末稳定性或热稳定性。

（四）国内外相关技术方法对比

1. 国内外标准、注册技术审查指导原则比较　目前国内相关现行有效的行业标准为YY/T 1218-2013《促甲状腺素定量标记免疫分析试剂盒》，促甲状腺素检测试剂注册技术审查指导原则。行业标准具体情况见表2-9-2。

表2-9-2　抗甲状腺过氧化物酶抗体相关试剂行业标准

标准编号	标准名称	发布日期	实施日期	实施情况	强制/推荐执行	归口单位
YY/T 1218-2013	促甲状腺素定量标记免疫分析试剂盒	2013-10-21	2014-10-01	现行有效	推荐执行	全国医用临床检验实验室和体外诊断系统标准化技术委员会（SAC/TC 136）

2. 标准物质进展　目前现有检测相关的国际标准物质、国家标准物质如表2-9-3所示。

表2-9-3　促甲状腺素相关标准物质

品名	标准物质号	规格	用途	保存条件	发布单位
Thyroid-Stimulating Hormone	NIBSC81/565	/	/	/	英国国家生物标准与检定所
促甲状腺素	150530	支	标准品，免疫测定用	-20℃，避光	中国食品药品检定研究院

二、总三碘甲状腺原氨酸（T_3）

（一）概述

三碘甲状腺原氨酸分子量为651 D，半衰期为1.5天，和甲状腺素都是一类含碘的酪氨酸衍生物，由甲状腺上皮细胞合成与分泌。其功能活动主要受到下丘脑和垂体的调节。下丘脑、垂体和甲状腺共同组成三级水平调节系统，即下丘脑-腺垂体-甲状腺轴。在此调节系统中，下丘脑释放的促甲状腺激素释放激素作用于腺垂体，促使腺垂体分泌促甲状腺素，促甲状腺素能刺激甲状腺增生和分泌T_3、T_4。循环中的T_3和T_4几乎全部与血浆蛋白质结合，只有极少量约

0.2~0.4%呈游离状态；血液中游离的甲状腺激素与血浆及组织中结合状态的激素可以互相转化，维持动态平衡。T_3与T_4通过能量依赖性的载体介导方式转进入细胞内，大部分的T_4在外周组织中被脱碘转变为T_3，T_3与核内受体亲和力高于T_4，它们均被装运到细胞核内，与核内受体结合。结合状态的激素实际是游离形式激素的储备状态，虽然游离状态的T_3和T_4在血液中比例甚微，但只有游离状态才能对靶细胞发挥生理作用。总三碘甲状腺原氨酸的定量测定对于辅助临床诊断甲状腺功能具有重要意义。一些严重和慢性病患者，其甲状腺激素失衡，游离T_4浓度的升高或者降低，T_3浓度通常较低，促甲状腺素微高。甲状腺功能紊乱的患者可发现其T_3浓度的变化，如游离T_4正常，浓度升高的T_3，大多数是由于甲状腺功能亢进引起的；降低浓度的T_3则是由于原发性甲状腺功能衰退或者下丘脑-垂体相关方面功能丧失等而引发的继发性甲状腺功能衰退，如Hashimoto甲状腺炎。

目前该项目常见的免疫学测定方法包括：化学发光法、放射免疫测定法等。

（二）检测技术与方法

测定总三碘甲状腺原氨酸含量可用于甲状腺功能临床诊断，作为监控甲状腺功能的辅助手段。甲状腺功能标志物的临床测定方法主要经历了以下几个阶段。

1. 免疫荧光技术　由于荧光标记的抗原（或抗体）受血清成分等本底因素影响过大而应用较少。在此技术上改进的时间分辨免疫荧光法（TRFIA），延长了荧光寿命，降低了本底因素影响，特异性和稳定性都有显著提高。

2. 固相放射免疫法　灵敏度较免疫荧光提高100~1000倍，检测低限达pg水平，但因同位素稳定性差、对环境造成污染等原因也很少用于临床检测。

目前国内检测广泛应用的是酶联免疫吸附试验（ELISA）和化学发光方法，而化学发光以其检测灵敏度高，特异性强，准确快速等特点逐步成为临床应用的主要方法。

3. 化学发光免疫分析（CLIA）　是将化学发光体系与免疫反应相结合，用于检测微量抗原或抗体的一种新型免疫测定技术。化学发光免疫分析的优点如下。

（1）灵敏度高　这是CLIA关键的优越性，其灵敏度可达10^{-18}mol，化学发光底物3-（2-螺旋金刚烷）-4-甲氧基-4-（3-磷氧酰）-苯基-1，2-二氧环乙烷（AMPPD）可检测出的碱性磷酸酶的浓度比显色底物要灵敏5×10^5倍。

（2）宽的线性动力学范围　发光强度在4~6个量级之间与测定物质浓度呈线性关系。虽然RIA也有较宽的线性动力学范围，但放射性危害限制了其应用。

（3）分析方法简便快速　绝大多数分析测定可用一步模式进行。

（4）结果稳定、误差小　不需要任何光源照射，免除了各种可能因素（光源稳定性、光散射、光波选择器等）对分析产生的影响，使分析结果稳定可靠。

（5）安全性好及使用期长　到目前为止，还未发现化学发光的危害性。试剂有效期可长达1年以上，放射免疫分析由于放射性同位素的衰变，一般试剂有效期只有一个月，其试剂有效期无法与化学发光相比。

（三）操作要点及注意事项

临床检测促甲状腺激素方法较多，以目前获得注册证的产品较多的方法做详细阐述：

1. CLIA 法

（1）试剂 与分析仪配套的商品化T_3测定成套试剂盒，试剂盒于2~8 ℃的环境下避光保存。

（2）设备环境 全自动化学发光免疫分析仪、移液枪、离心机等。

（3）检测程序 试剂盒首次装载上机，应在封口撕开前轻轻地倒转多次（至少10次）以混匀试剂盒内的成分；请勿倒转封口已撕开的试剂盒。试剂盒上机使用后，在试剂尚未用尽时，不推荐将其从试剂盘中取出。

申请校准与质控介绍如下。应根据测试具体情况参考相应的系统操作手册来确定最少样本量的信息。申请测试前，应准备好测试所需所有材料，并仔细阅读化学发光免疫分析仪使用说明书，以获得系统操作规程、样本管理、使用注意事项、维护和保养等相关信息。申请测试的主要步骤如下（针对不同的试剂盒稀释比例和样本浓度可能会有所不同）。①进入样本申请界面，根据测试需要输入样本编号、样本架编号、位置号、样本类型、备注等信息。②选中测试项目，在项目选项中选择样本杯类型，输入重复次数等信息。③准备测试样本并正确放置后，点击启动按钮开始测试。化学发光免疫分析仪会依次执行以下操作：a.样本处理系统将样本架传送到吸样位；b.反应杯装载及调度系统将反应杯从上料区加载到加样位；c.加样系统完成样本的分注及样本针的清洗；试剂处理系统提供测试所需的试剂，并将每个试剂混匀后送到吸试剂位等待吸取；加样系统完成试剂的分注及试剂针的清洗；d.反应混合液由反应液混匀系统对其进行混匀，并在反应盘中孵育；e.孵育完成后，磁分离系统使用化学发光分离液对反应混合液进行清洗分离；f.底物系统向完成磁分离的反应杯中注入经过预热的化学发光底物液，混匀、孵育、等待光测；g.光测反应系统将每个反应杯送至信号采集位采集信号，用以计算发光值；h.计算出样本中的总三碘甲状腺原氨酸的含量。

（4）结果 通过所保存的校准数据，系统软件使用一条加权的四参量对数曲线（4PLC）数学方式，来自动地确定患者的测试结果。结果单位以ng/ml的形式给出。如需将浓度单位从ng/ml转换为nmol/L，可将浓度值乘以系数1.536（不同厂家试剂盒会有不同数学方式计算结果，结果单位表现形式也有可能不同）。

（5）注意事项

1）标本稳定性 样本在2~8 ℃可保存7天；在−20 ℃可保存1个月，避免反复冻融。冷藏的试剂和样本应在室温中平衡至20~25 ℃；避免过度振荡产生泡沫影响测定。

2）定标 批号不同的试剂必须进行定标，每批试剂应分别制作标准曲线。同一批号试剂如超过定标稳定时间，应重新定标。

2. 电化学发光免疫分析法（ECLIA 法）

（1）试剂组成 常见为完整包装试剂盒，包括三联吡啶钌标记的抗甲状腺过氧化物酶抗体、生物素化的甲状腺过氧化物酶、链酶亲和素包被的磁珠微粒、缓冲液等。

（2）设备环境 电化学发光免疫分析仪。

（3）操作 按试剂盒使用说明书或实验室制定的SOP进行操作，主要操作过程如下。

开机平衡维护仪器，确保仪器状态可用，装载试剂→定标→质控→测试样本→读数。

（4）结果判定 电化学发光免疫分析仪的数据分析系统可自动给出检测结果，应根据校准物和质控物的数据判定结果的有效性。

（5）注意事项及干扰因素　①检测前，确保样本、定标液、质控液等平衡至室温，考虑到可能的蒸发效应，上机的样本、定标液和质控液应在2小时内进行测定分析；②测试前确保样品杯中样本量满足检测需要，且无气泡，避免吸样不准造成结果判定错误；③若在短时间内无法完成测定，可将样本冷藏在2℃~8℃环境下，必要时应放在-20℃下冷冻保存；④可能会受溶血、脂血、生物素、类风湿因子等干扰，具体应查看对应试剂盒的说明书，从而对结果进行综合判定；⑤试剂要求开封后在一定时间内使用，具体可查看各对应试剂盒的说明书。

3. 主要性能指标及检测计算方法　YY/T 1222-2014《总三碘甲状腺原氨酸定量标记免疫分析试剂盒》行标中规定的产品主要性能指标如下。

（1）外观和物理性能　试剂盒应组分齐全，内外包装均应完整，标签清晰，液体试剂无渗漏，冻干组分呈疏松体，加入去纯化水等复溶剂后应在10分钟内溶解，无沉淀或絮状物。自然光下目测，冻干品复溶时间，用计时器测量。

（2）最低检出限　应不高于0.4ng/ml。定义为能检测出来的区分于零的最小剂量。用零浓度校准品或样本稀释液进行检测，重复测定不少于10次，计算反应量的平均值（M）和标准差（SD），得出M+2SD，代入工作曲线，求出对应的浓度值，即为最低检测限。

（3）准确性　试剂盒内校准品与相应浓度的国家（或国际）标准品同时进行分析测定，用lg-logit或其他适当的数学模型拟合，要求两条剂量-反应曲线不显著偏离平行（t检验）；以国家（或国际）标准品为对照品，试剂盒内校准品的实测值与标示值的效价比应在0.900~1.100之间。对于没有配备系列校准品的试剂盒，可在试剂盒规定的测量范围内检测国家（或国际）校准品，其实测值与理论值之比，应在0.850~1.150之间。用试剂盒缓冲体系将国家（或国际）标准品配制成试剂盒校准品相应的（一般应不少于5个）浓度点，每点平行测定不少于2次，计算两条剂量-反应曲线的斜率和效价比。对于没有配备系列校准品的试剂盒，在试剂盒规定的测量范围内，选择适当的缓冲体系，将国家或国际校准品配制2~3个浓度点，每点平行测定不少于2次，计算测值的均值与理论值之比。

（4）线性　在0.8~6.0ng/ml范围内，用lg-logit数学模型拟合或其他适当的数学模型拟合，剂量-反应曲线线性相关系数的绝对值应不低于0.9900。对于未配备校准品的试剂盒，取国家校准品（或其他高浓度样品），按照试剂盒声称的线性区间，配制适当的不少于5个浓度点，建立剂量-反应曲线。

（5）分析内精密度　手工操作试剂盒质控品测定结果的变异系数（CV）应不大于15.0%，全自动免疫分析系统试剂盒质控品测定结果的变异系数（CV）应不大于8.0%。在剂量反应曲线的不同区域设置2~3个质控品，在同一次分析内，每个质控品重复测定不少于8次。

（6）批间精密度　在多个不同批次产品之间，质控品测定结果的变异系数（CV）应不大于20.0%。在剂量反应曲线的不同区域设置2~3个质控品，用不少于3个批次的产品进行独立分析，每个质控品重复测定不少于8次。

（7）质控品测定值　配备定值质控品的试剂盒，其测定结果应在试剂盒规定的范围内。在剂量反应曲线的不同区域设置2~3个质控品测试。

（8）特异性　浓度不低于500ng/ml的总甲状腺素（TT_4），浓度不低于50ng/ml的反三碘甲状腺原氨酸（rT_3），在试剂盒上的测定结果应不高于2.0ng/ml。

（9）稳定性　评估试剂盒效期末稳定性或热稳定性。

（四）国内外相关技术方法对比

1. 国内外标准、注册技术审查指导原则比较　目前国内相关现行有效的行业标准为 YY/T 1222-2014《总三碘甲状腺原氨酸定量标记免疫分析试剂盒》，无注册技术审查指导原则。行业标准具体情况见表 2-9-4。

表2-9-4　三碘甲酰原氨酸相关试剂行业标准

标准编号	标准名称	发布日期	实施日期	实施情况	强制/推荐执行	归口单位
YY/T 1222-2014	总三碘甲状腺原氨酸定量标记免疫分析试剂盒	2014-06-17	2015-07-01	现行有效	推荐执行	全国医用临床检验实验室和体外诊断系统标准化技术委员会（SAC/TC 136）

2. 标准物质进展　目前现有检测相关的国际标准物质、国家标准物质见表 2-9-5。

表2-9-5　三碘甲酰原氨酸（T_3）相关标准物质

品名	标准物质号	规格	用途	保存条件	发布单位
三碘甲酰原氨酸（T_3）	150550	支	标准品，免疫测定用	-20℃，避光	中国食品药品检定研究院

三、总甲状腺素（T_4）

（一）概述

甲状腺素（Thyroxine，T_4）是由甲状腺分泌的激素。其合成由下丘脑-垂体-甲状腺轴控制。下丘脑分泌出促甲状腺激素释放激素（TRH），刺激合成及释放促甲状腺素（TSH），TSH又反过来刺激甲状腺素（T_4）和三碘甲状腺原氨酸（T_3）的合成、储存、分泌及新陈代谢。T_4分子量为777D，在体内由甲状腺过氧化物酶（TPO）催化合成。首先TPO催化活化碘连接到甲状腺球蛋白的酪氨酸残基上，形成一碘酪氨酰（MIT）和二碘酪氨酰（DIT）残基TPO将两个DIT残基氧化为活性形式后连接形成甲状腺素。人血清中的甲状腺素绝大部分是以与蛋白结合的形式存在的。这些结合蛋白包括甲状腺结合球蛋白（TBG），前白蛋白和白蛋白，仅有约0.03%的T_4以游离形式存在的。结合形式的甲状腺素和游离形式的甲状腺素统称为总甲状腺素。甲状腺疾病会引起血清T_4的变化。甲状腺功能亢进时，血清T_4增高。而甲状腺功能低下时，T_4降低。但其他非甲状腺疾病也可能引起血清T_4的变化，如血TBG浓度的变化显著影响T_4浓度的测定结果。因此测定T_4的结果必须同时考察样本内甲状腺素结合蛋白含量变化的影响。

目前该项目常见的免疫学测定方法包括：化学发光法、放射免疫测定法等。

（二）检测技术与方法

各检测方法的特点如下。

1. 放射免疫测定技术（RIA）　RIA具有较高的灵敏度、特异性和精密度。由于RIA需一定设备，试验手续繁杂，且有核素污染问题，不适用于临床常规应用。目前国内检测广泛应用的是酶联免疫吸附试验（ELISA）和化学发光方法，而化学发光以其检测灵敏度高，特异性强，准确快速等特点逐步成为临床应用的主要方法。

2. 化学发光免疫分析（CLIA）　CLIA是将化学发光体系与免疫反应相结合，用于检测微量抗原或抗体的一种新型免疫测定技术。化学发光免疫分析的优点如下。

（1）灵敏度高　这是CLIA关键的优越性，其灵敏度可达10^{-18}mol，化学发光底物3-（2-螺旋金刚烷）-4-甲氧基-4-（3-磷氧酰）-苯基-1，2-二氧环乙烷（AMPPD）可检测出的碱性磷酸酶的浓度比显色底物要灵敏5×10^5倍。

（2）宽的线性动力学范围　发光强度在4~6个量级之间与测定物质浓度呈线性关系。虽然RIA也有较宽的线性动力学范围，但放射性危害限制了其应用。

（3）分析方法简便快速　绝大多数分析测定可用一步模式进行。

（4）结果稳定、误差小　不需要任何光源照射，免除了各种可能因素（光源稳定性、光散射、光波选择器等）对分析产生的影响，使分析结果稳定可靠。

（5）安全性好及使用期长　到目前为止，还未发现化学发光的危害性。试剂有效期可长达1年以上，放射免疫分析由于放射性同位素的衰变，一般试剂有效期只有一个月，其试剂有效期无法与化学发光相比。

（三）操作要点及注意事项

临床检测总甲状腺素方法较多，以目前获得注册证的产品较多的方法做详细阐述。

1. CLIA法

（1）试剂　与分析仪配套的商品化T_4测定成套试剂盒，试剂盒于2~8 ℃的环境下避光保存。

（2）设备环境　全自动化学发光免疫分析仪、移液枪、离心机等。

（3）检测程序　试剂盒首次装载上机，应在封口撕开前轻轻地倒转多次（至少10次）以混匀试剂盒内的成分；请勿倒转封口已撕开的试剂盒。试剂盒上机使用后，在试剂尚未用尽时，不推荐将其从试剂盘中取出。

申请校准与质控介绍如下。应根据测试具体情况参考相应的系统操作手册来确定最少样本量的信息。申请测试前，应准备好测试所需所有材料，并仔细阅读化学发光免疫分析仪使用说明书，以获得系统操作规程、样本管理、使用注意事项、维护和保养等相关信息。申请测试的主要步骤如下（针对不同的试剂盒稀释比例和样本浓度可能会有所不同）。①进入样本申请界面，根据测试需要输入样本编号、样本架编号、位置号、样本类型、备注等信息。②选中测试项目，在项目选项中选择样本杯类型，输入重复次数等信息。③准备测试样本并正确放置后，点击启动按钮开始测试。化学发光免疫分析仪会依次执行以下操作：a.样本处理系统将样本架传送到吸样位；b.反应杯装载及调度系统将反应杯从上料区加载到加样位；c.加样系统完成样本的分注及样本针的清洗；试剂处理系统提供测试所需的试剂，并将每个试剂混匀后送到吸试剂位等待吸取；加样系统完成试剂的分注及试剂针的清洗；d.反应混合液由反应液混匀系统对其进行混匀，并在反应盘中孵育；e.孵育完成后，磁分离系统使用化学发光分离液对反应混合液进行清洗分离；f.底物系统向完成磁分离的反应杯中注入经过预热的化学发光底物液，混匀、孵育、等待光测；g.光测反应系统将每个反应杯送至信号采集位采集信号，用以计算发光值；h.计算出样本中的总甲状腺素的含量。

（4）结果　通过所保存的校准数据，系统软件使用一条加权的四参量对数曲线（4PLC）数学方式，来自动地确定患者的测试结果。结果单位以μg/dl的形式给出。如需将浓度单位从μg/dl转换为nmol/L，可将浓度值乘以系数 12.87（不同厂家试剂会有不同数学方式计算结果，结果单位表现形式也有可能不同）。

（5）注意事项

1）标本稳定性　样本在2~8℃可保存7天；在-20℃可保存1个月，避免反复冻融。冷藏的试剂和样本应在室温中平衡至20~25℃；避免过度振荡产生泡沫影响测定。

2）定标　批号不同的试剂必须进行定标，每批试剂应分别制作标准曲线。同一批号试剂如超过定标稳定时间，应重新定标。

2. 电化学发光免疫分析法（ECLIA 法）

（1）设备环境　电化学发光免疫分析仪。

（2）操作　按试剂盒使用说明书或实验室制定的SOP进行操作，主要操作过程如下。

开机平衡维护仪器，确保仪器状态可用→装载试剂→定标→质控→测试样本读数

（3）结果判定　电化学发光免疫分析仪的数据分析系统可自动给出检测结果，应根据校准物和质控物的数据判定结果的有效性。

（4）注意事项及干扰因素　①检测前，确保样本、定标液、质控液等平衡至室温，考虑到可能的蒸发效应，上机的样本、定标液和质控液应在2小时内进行测定分析；②测试前确保样品杯中样本量满足检测需要，且无气泡，避免吸样不准造成结果判定错误；③若在短时间内无法完成测定，可将样本冷藏在2~8℃环境下，必要时应放在-20℃下冷冻保存；④可能会受溶血、脂血、生物素、类风湿因子等干扰，具体应查看对应试剂盒的说明书，从而对结果进行综合判定；⑤试剂要求开封后在一定时间内使用，具体可查看各对应试剂盒的说明书。

3. 主要性能指标及检测计算方法　YY/T 1223-2014《总甲状腺素定量标记免疫分析试剂盒》行标中规定的产品主要性能指标如下。

（1）外观和物理性能　试剂盒应组分齐全，内外包装均应完整，标签清晰，液体试剂无渗漏，冻干组分呈疏松体，加入去纯化水等复溶剂后应在10分钟内溶解，无沉淀或絮状物。自然光下目测，冻干品复溶时间，用计时器测量。

（2）最低检出限　应不高于0.4ng/ml。定义为能检测出来的区分于零的最小剂量。用零浓度校准品或样本稀释液进行检测，重复测定不少于10次，计算反应量的平均值（M）和标准差（SD），得出M+2SD，代入工作曲线，求出对应的浓度值，即为最低检测限。

（3）准确性　试剂盒内校准品与相应浓度的国家（或国际）标准品同时进行分析测定，用lg-logit或其他适当的数学模型拟合，要求两条剂量-反应曲线不显著偏离平行（t检验）；以国家（或国际）标准品为对照品，试剂盒内校准品的实测值与标示值的效价比应在0.900~1.100之间。对于没有配备系列校准品的试剂盒，可在试剂盒规定的测量范围内检测国家（或国际）校准品，

其实测值与理论值之比，应在0.850~1.150之间。用试剂盒缓冲体系将国家（或国际）标准品配制成试剂盒校准品相应的（一般应不少于5个）浓度点，每点平行测定不少于2次，计算两条剂量-反应曲线的斜率和效价比。对于没有配备系列校准品的试剂盒，在试剂盒规定的测量范围内，选择适当的缓冲体系，将国家或国际校准品配制2~3个浓度点，每点平行测定不少于2次，计算测值的均值与理论值之比。

（4）线性范围　在20.0ng/ml~240.0ng/ml范围内，用lg-logit数学模型拟合或其他适当的数学模型拟合，剂量-反应曲线线性相关系数的绝对值（）应不低于0.9900。取国家校准品（或其他高浓度样品），按照试剂盒声称的线性区间，配制适当的不少于5个浓度点，建立剂量-反应曲线。

注1：线性范围的下限不高于20.0ng/ml，线性范围的上限不低于240.0ng/ml。

注2：常用单位的换算关系如下：1nmol/L×0.0777=1μg/dl对于未配备校准品的试剂盒。

（5）分析内精密度　手工操作试剂盒质控品测定结果的变异系数（CV）应不大于15.0%，全自动免疫分析系统试剂盒质控品测定结果的变异系数（CV）应不大于8.0%。在剂量反应曲线的不同区域设置2~3个质控品，在同一次分析内，每个质控品重复测定不少于8次。

（6）批间精密度　在多个不同批次产品之间，质控品测定结果的变异系数（CV）应不大于20.0%。在剂量反应曲线的不同区域设置2~3个质控品，用不少于3个批次的产品进行独立分析，每个质控品重复测定不少于8次。

（7）质控品测定值　配备定值质控品的试剂盒，其测定结果应在试剂盒规定的范围内。在剂量反应曲线的不同区域设置2~3个质控品测试。

（8）特异性　浓度不低于500ng/ml的三碘甲状腺原氨酸（TT_3），浓度不低于50ng/ml的反三碘甲状腺原氨酸（rT_3），在试剂盒上的测定结果应不高于15.0ng/ml。

（9）稳定性　评估试剂盒效期末稳定性或热稳定性。

（四）国内外相关技术方法对比

1. 国内外标准、注册技术审查指导原则比较　目前国内相关现行有效的行业标准为YY/T 1223-2014《总甲状腺素定量标记免疫分析试剂盒》，无注册技术审查指导原则。行业标准具体情况见表2-9-6。

表2-9-6　甲状腺素相关试剂行业标准

标准编号	标准名称	发布日期	实施日期	实施情况	强制/推荐执行	归口单位
YY/T 1223-2014	总甲状腺素定量标记免疫分析试剂盒	2014-06-17	2015-07-01	现行有效	推荐执行	全国医用临床检验实验室和体外诊断系统标准化技术委员会（SAC/TC 136）

2. 标准物质进展　目前现有检测相关的国际标准物质、国家标准物质如表2-9-7所示。

表2-9-7　甲状腺素相关标准物质

品名	标准物质号	规格	用途	保存条件	发布单位
甲状腺素	150551	940ng/支	标准品，免疫测定用	-20℃，避光	中国食品药品检定研究院

起草人：姚燕丽　吴静标（广东省医疗器械质量监督检验所）
复核人：胡泽斌　黄杰（中国食品药品检定研究院）

第二节　生殖激素和功能相关检测

一、促卵泡生成素（FSH）

（一）概述

人体促卵泡生成素（FSH）由两个不相同的糖蛋白亚单位共价交联组成，用α和β表示。α亚单位在结构上与糖蛋白HCG、LH和TSH相似，是糖蛋白β亚单位的差异造成了它们免疫和生理的特异性。FSH由脑垂体分泌，在男性，其功能是促进睾丸曲细精管的成熟和精子的生成；在女性，FSH的功能是促进卵泡发育和成熟，及协同促黄体生成素（LH）促使发育成熟的卵泡分泌雌激素和排卵，参与正常月经的形成。它的产生受下丘脑促性腺释放激素的控制，同时受卵巢雌性激素（E2）的反馈调控。FSH对男女两性的性、生殖功能起决定性作用。就月经周期正常女性来说，可通过卵泡期时间长短的不一，对她们的月经周期时间长短差异进行观察。绝经期女性FSH水平会升高，而卵巢雌激素和孕酮减少，脑下垂体腺的负反馈机制消除。结果，排卵及月经周期减少直到最终停止。一般通过测定人体LH和FSH的水平对月经周期、生育及诸如早发性卵巢衰竭、绝经、排卵紊乱和垂体衰竭等青春期发育异常现象进行检查。hLH/hFSH的比率用来帮助诊断多囊卵巢疾病。低水平LH和FSH可能表明垂体衰竭，而水平升高的LH和FSH及水平降低的性腺类固醇则可能表明性腺衰竭（绝经期、卵巢切除术、早发性卵巢综合征、Turner综合征）。在服用口服类固醇类避孕药的女性中，通常可观察到低浓度的促性腺激素。男性体内升高的FSH和LH及低水平的性腺类固醇可能表明睾丸衰竭或无睾丸症。由于塞尔托里细胞衰竭，Klinefelter综合征中的FSH可能会升高。

目前该项目常见的免疫学测定方法包括：放射免疫分析法（RIA）、酶联免疫吸附法（ELISA）和化学发光免疫分析法等。

（二）检测技术与方法

FSH在临床或实验室诊断的主要方法包括：放射免疫分析法（RIA）、酶联免疫吸附法（ELISA）和化学发光免疫分析法。目前国内检测广泛应用的是酶联免疫吸附试验（ELISA）和化学发光方法，而化学发光以其检测灵敏度高，特异性强，准确快速等特点逐步成为临床应用的主要方法。已获得注册证的产品多以化学发光免疫分析法、酶联免疫吸附法居多。各检测方法不尽相同，各有优缺点，其比较结果详见表2-9-1。

（三）操作要点及注意事项

临床检测FSH方法较多，以目前获得注册证的产品较多的两种方法做详细阐述。

1.CLIA 法

（1）试剂　与分析仪配套的商品化FSH测定成套试剂盒，试剂盒于2~8℃的环境下避光保存。

（2）设备环境　全自动化学发光免疫分析仪、移液枪、离心机等。

（3）检测程序　试剂盒首次装载上机，应在封口撕开前轻轻地倒转多次（至少10次）以混匀试剂盒内的成分；请勿倒转封口已撕开的试剂盒。试剂盒上机使用后，在试剂尚未用尽时，不推荐将其从试剂盘中取出。

申请校准与质控介绍如下。应根据测试具体情况参考相应的系统操作手册来确定最少样本量的信息。申请测试前，应准备好测试所需所有材料，并仔细阅读化学发光免疫分析仪使用说明书，以获得系统操作规程、样本管理、使用注意事项、维护和保养等相关信息。申请测试的主要步骤如下（针对不同的试剂盒稀释比例和样本浓度可能会有所不同）。①进入样本申请界面，根据测试需要输入样本编号、样本架编号、位置号、样本类型、备注等信息。②选中测试项目，在项目选项中选择样本杯类型，输入重复次数等信息。③准备测试样本并正确放置后，点击启动按钮开始测试。化学发光免疫分析仪会依次执行以下操作：a.样本处理系统将样本架传送到吸样位；b.反应杯装载及调度系统将反应杯从上料区加载到加样位；c.加样系统完成样本的分注及样本针的清洗；试剂处理系统提供测试所需的试剂，并将每个试剂混匀后送到吸试剂位等待吸取；加样系统完成试剂的分注及试剂针的清洗；d.反应混合液由反应液混匀系统对其进行混匀，并在反应盘中孵育；e.孵育完成后，磁分离系统使用化学发光分离液对反应混合液进行清洗分离；f.底物系统向完成磁分离的反应杯中注入经过预热的化学发光底物液，混匀、孵育、等待光测；g.光测反应系统将每个反应杯送至信号采集位采集信号，用以计算发光值；h.计算出样本中的促卵泡生成素的含量。

（4）结果　通过所保存的校准数据，系统软件使用一条加权的四参量对数曲线（4PLC）数学方式，来自动地确定患者的测试结果。结果单位以mIU/ml的形式给出。

（5）注意事项

1）标本稳定性　样本在2~8℃可保存7天；在－20℃可保存1个月，避免反复冻融。冷藏的试剂和样本应在室温中平衡至20~25℃；避免过度振荡产生泡沫影响测定。

2）定标　批号不同的试剂必须进行定标，每批试剂应分别制作标准曲线。同一批号试剂如超过定标稳定时间，应重新定标。

2. 电化学发光免疫分析法（ECLIA 法）

（1）设备环境　电化学发光免疫分析仪。

（2）操作　按试剂盒使用说明书或实验室制定的SOP进行操作，主要操作过程如下。

开机平衡维护仪器，确保仪器状态可用→装载试剂→定标→质控→测试样本读数

（3）结果判定　电化学发光免疫分析仪的数据分析系统可自动给出检测结果，应根据校准物和质控物的数据判定结果的有效性。

（4）注意事项及干扰因素　①检测前，确保样本、定标液、质控液等平衡至室温，考虑到可能的蒸发效应，上机的样本、定标液和质控液应在2小时内进行测定分析。②测试前确

保样品杯中样本量满足检测需要，且无气泡，避免吸样不准造成结果判定错误。③若在短时间内无法完成测定，可将样本冷藏在2℃~8℃环境下，必要时应放在-20℃下冷冻保存。④可能会受溶血、脂血、生物素、类风湿因子等干扰，具体应查看对应试剂盒的说明书，从而对结果进行综合判定。⑤试剂要求开封后在一定时间内使用，具体可查看各对应试剂盒的说明书。

3. 主要性能指标及检测计算方法 YY/T 1193-2011《促卵泡生成激素（FSH）定量测定试剂盒（化学发光免疫分析法）》行标中规定的产品主要性能指标如下。

（1）外观 试剂盒应组分齐全，内外包装均应完好，液体试剂无渗漏，中文包装标识应清晰，无磨损。自然光下目视。

（2）最低检出限 应不高于0.5IU/L。

（3）准确性 ①用参考物质作为样本进行检测，其测量结果的相对偏差应在10%范围内；②其回收率应在85%~115%范围内。

（4）线性范围 至少不窄于1.0~100IU/L，在生产企业所规定的线性范围内，试剂盒的相关系数r应不小于0.990。

（5）重复性 至少两个浓度水平的样本，各重复检测10次，其变异系数（CV）应不大于8.0%（仪器自动操作法）或不大于12.0%（手工操作法）。至少两个浓度水平样本一般实验中选择高中低三个样本。

（6）批间差 三个批号的试剂盒检测同一样本，则三个批次试剂盒之间的变异系数（CV）应不大于15%。样本同重复性样本，也可选两个浓度。

（7）溯源性 生产企业应根据GB/T 21415-2008及有关规定提供所用FSH试剂盒校准品的来源、赋值过程以及测量不确定度等内容。这部分行标在型式检验中只需要企业按要求提供资料即可。

（8）特异性 含浓度不低于20 mIU/L促甲状腺激素的零浓度FSH样本，检测结果不高于2.5 IU/L；含浓度不低于20000IU/L人绒毛促性腺激素的零浓度FSH样本，检测结果不高于2.0 IU/L；含浓度不低于200 mIU/L黄体生成素的零浓度FSH样本，检测结果不高于2.0 IU/L。

（9）稳定性 评估试剂盒效期末稳定性或热稳定性。

（四）国内外相关技术方法对比

1. 国内外标准、注册技术审查指导原则比较 目前国内相关现行有效的行业标准为YY/T 1193-2011《促卵泡生成激素（FSH）定量测定试剂盒（化学发光免疫分析法）》。行业标准具体情况见表2-9-8。

表2-9-8 促卵泡生成激素（FSH）相关试剂行业标准

标准编号	标准名称	发布日期	实施日期	实施情况	强制/推荐执行	归口单位
YY/T 1193-2011	促卵泡生成激素（FSH）定量测定试剂盒（化学发光免疫分析法）	2011-12-31	2012-06-01	现行有效	推荐执行	全国医用临床检验实验室和体外诊断系统标准化技术委员会（SAC/TC 136）

2. 标准物质进展　目前现有检测相关的国际标准物质、国家标准物质如表 2-9-9 所示。

表2-9-9　促卵泡生成素相关标准物质

品名	标准物质号	规格	用途	保存条件	发布单位
Follicle Stimulating Hormone	NIBSC92/510	/	/	/	英国国家生物标准与检定所
促卵泡生成素	150533	200mIU/支	标准品，免疫测定用	-20℃，避光	中国食品药品检定研究院

二、促黄体生成素（LH）

（一）概述

人促黄体生成素（hLH，促黄体素）由两个不同的非共价的糖蛋白亚单位组成，用 α 和 β 表示，含有219个氨基酸。除垂体外，大鼠丘脑下部分布有类似LH的免疫活性物质，它对垂体前叶的LH的释放具有负反馈调节的作用；在6~8天兔胚泡和18天的牛孕体中也有类似hCG-LH样物质，可以刺激离体黄体细胞合成孕酮。就分子结构而言，α 亚单位在结构上与糖蛋白hLH、hCG、hFSH和hTSH相似，他们的生理功能与 β 亚单位有关，糖蛋白 β 亚单位的差异造成了它们免疫和生理的特异性。许多试验结果证明，α 和 β 两种亚单位与受体起着交互作用，α 亚单位与 β 亚单位的相互作用具有两种很明确的补充功能：①引起 α 亚单位的“活性”结构，能够与受体高亲和力地结合；②辨别受体，以抑制其他激素的结合，从而发生确切结合。女性体内的hLH刺激卵泡的最终成熟、卵泡的分裂及排卵。人LH是由脑下垂体腺前叶的促性腺激素细胞分泌出来的，而促性腺激素释放激素（GnRH）是从内侧基底下丘脑分泌出来的。hLH及hFSH都是在脉动状态下分泌的；然而，hFSH不是那么显而易见，或许是因为它在血液循环中的半衰期更短。在正常月经周期中，雌二醇的负反馈抑制卵泡期hLH的分泌。当卵泡发育（响应hFSH），雌二醇产生增加，引发GnRH增加及垂体GnRH对灵敏度增加。GnRH高峰导致排卵前期（月经周期中期）hLH的高峰和排卵。随着此次高峰，在黄体阶段，由于孕酮及雌二醇的负反馈，hLH受到抑制。男性体内的hLH通常指间质细胞刺激素，它可以通过睾丸莱迪希细胞影响睾酮的产生。一般通过测定hLH与hFSH的浓度对月经周期、生育及诸如早发性卵巢衰竭、绝经、排卵紊乱和垂体衰竭等青春期发育异常现象进行检查。hLH/hFS的比率也被用来帮助诊断多囊卵巢疾病。低浓度hLH和hFSH可能表明垂体衰竭，而浓度升高的hLH和hFSH及浓度降低的性腺类固醇则可能表明性腺衰竭（绝经期、卵巢切除术、早发性卵巢综合征、Turner综合征）。在服用口服固醇类避孕药的女性中，通常可观察到低浓度的促性腺激素。男性体内升高的hLH和hFSH及低浓度的性腺类固醇可能表明睾丸衰竭或无睾丸症。由于塞尔托里细胞衰竭，Klinefelter综合征中的hLH可能会升高。

目前该项目常见的免疫学测定方法包括：放射免疫分析法（RIA）、酶联免疫吸附法（ELISA）和化学发光免疫分析法等。

（二）检测技术与方法

LH在临床或实验室诊断的主要方法包括放射免疫分析法（RIA）、酶联免疫吸附法（ELISA）

和化学发光免疫分析法。其中放射免疫法敏感性高，特异性好，但却存在放射性污染的问题；酶联免疫法不存在放射性污染的问题，而且特异性也好，但其却具有敏感度相对较低，定量测定范围窄的缺点；时间分辨荧光免疫法既无前两者的缺点，又兼有了两者的优点，但其却存在仪器兼容性差、价格昂贵不易普及推广的问题；化学发光免疫法同时具备了高敏感性、高特异性、定量测定范围宽、无环境污染的优点，而且其检测用仪器兼容性好，价格相对便宜易于普及和推广，因此近几年来在国内发展迅猛，正在被越来越多的用于各种微量物质的定量测定。

化学发光免疫分析（CLIA）是将化学发光体系与免疫反应相结合，用于检测微量抗原或抗体的一种新型免疫测定技术。化学发光免疫分析的优点如下。

（1）灵敏度高　这是CLIA关键的优越性，其灵敏度可达10^{-18}mol，化学发光底物3-（2-螺旋金刚烷）-4-甲氧基-4-（3-磷氧酰）-苯基-1，2-二氧环乙烷（AMPPD）可检测出的碱性磷酸酶的浓度比显色底物要灵敏5×10^5倍。

（2）宽的线性动力学范围　发光强度在4~6个量级之间与测定物质浓度呈线性关系。虽然RIA也有较宽的线性动力学范围，但放射性危害限制了其应用。

（3）分析方法简便快速　绝大多数分析测定可用一步模式进行。

（4）结果稳定、误差小　不需要任何光源照射，免除了各种可能因素（光源稳定性、光散射、光波选择器等）对分析产生的影响，使分析结果稳定可靠。

（5）安全性好、使用期长　到目前为止，还未发现化学发光的危害性。试剂有效期可长达1年以上，放射免疫分析由于放射性同位素的衰变，一般试剂有效期只有一个月，其试剂有效期无法与化学发光相比。

（三）操作要点及注意事项

临床检测LH方法较多，以目前获得注册证的产品较多的两种方法做详细阐述。

1.CLIA法

（1）试剂　与分析仪配套的商品化测定成套试剂盒，试剂盒于2~8 ℃的环境下避光保存。

（2）设备环境　全自动化学发光免疫分析仪、移液枪、离心机等。

（3）检测程序　试剂盒首次装载上机，应在封口撕开前轻轻地倒转多次（至少10次）以混匀试剂盒内的成分；请勿倒转封口已撕开的试剂盒。试剂盒上机使用后，在试剂尚未用尽时，不推荐将其从试剂盘中取出。

申请校准与质控介绍如下。应根据测试具体情况参考相应的系统操作手册来确定最少样本量的信息。申请测试前，应准备好测试所需所有材料，并仔细阅读化学发光免疫分析仪使用说明书，以获得系统操作规程、样本管理、使用注意事项、维护和保养等相关信息。申请测试的主要步骤如下（针对不同的试剂盒稀释比例和样本浓度可能会有所不同）。①进入样本申请界面，根据测试需要输入样本编号、样本架编号、位置号、样本类型、备注等信息。②选中测试项目，在项目选项中选择样本杯类型，输入重复次数等信息。③准备测试样本并正确放置后，点击启动按钮开始测试。化学发光免疫分析仪会依次执行以下操作：a.样本处理系统将样本架传送到吸样位；b.反应杯装载及调度系统将反应杯从上料区加载到加样位；c.加样系统完成样本的分注及样本针的清洗；试剂处理系统提供测试所需的试剂，并将每个试剂混匀后送到吸试剂位等待吸取；加样系统完成试剂的分注及试剂针的清洗；d.反应混合液由反应液混匀系统对其进行混匀，并在反应盘中孵育；f.孵育完成后，磁分离系统使用化学发光分离液对反应混合液进行清洗分离；e.底物系统向完成磁分离的反应杯中注入经过预热的化学发光底物液，混匀、孵育、等待光测；g.光测反应系统将每个反应杯送至信号采集位采集信号，用以计算发光值；h.计算出样本中的促黄体生成素的含量。

（4）结果　通过所保存的校准数据，系统软件使用一条加权的四参量对数曲线（4PLC）数学方式，来自动地确定患者的测试结果。结果单位以mIU/ml的形式给出（不同厂家试验盒会有不同数学方式计算结果，结果单位表现形式也可能不同）。

（5）注意事项

1）标本稳定性　样本在2~8℃可保存7天；在-20℃可保存1个月，避免反复冻融。冷藏的试剂和样本应在室温中平衡至20~25℃；避免过度振荡产生泡沫影响测定。

2）定标　批号不同的试剂必须进行定标，每批试剂应分别制作标准曲线。同一批号试剂如超过定标稳定时间，应重新定标。

2. 电化学发光免疫分析法（ECLIA法）

（1）试剂组成　常见为完整包装试剂盒，包括三联吡啶钌标记的抗甲状腺过氧化物酶抗体、生物素化的甲状腺过氧化物酶、链酶亲和素包被的磁珠微粒、缓冲液等。

（2）设备环境　电化学发光免疫分析仪。

（3）操作　按试剂盒使用说明书或实验室制定的SOP进行操作，主要操作过程如下。

开机平衡维护仪器，确保仪器状态可用→装载试剂→定标→质控→测试样本读数

（4）结果判定　电化学发光免疫分析仪的数据分析系统可自动给出检测结果，应根据校准物和质控物的数据判定结果的有效性。

（5）注意事项及干扰因素　①检测前，确保样本、定标液、质控液等平衡至室温，考虑到可能的蒸发效应，上机的样本、定标液和质控液应在2小时内进行测定分析。②测试前确保样品杯中样本量满足检测需要，且无气泡，避免吸样不准造成结果判定错误。③若在短时间内无法完成测定，可将样本冷藏在2~8℃环境下，必要时应放在-20℃下冷冻保存。④可能会受溶血、脂血、生物素、类风湿因子等干扰，具体应查看对应试剂盒的说明书，从而对结果进行综合判定。⑤试剂要求开封后在一定时间内使用，具体可查看各对应试剂盒的说明书。

3. 主要性能指标及检测计算方法　YY/T 1217-2013《促黄体生成素定量标记免疫分析试剂盒》行标中规定的产品主要性能指标如下。

（1）外观和物理性能　试剂盒应组分齐全，内外包装均应完整，标签清晰，液体试剂无渗漏，冻干组分呈疏松体，加入去离子水等复溶剂后应在20分钟内完全溶解。自然光下目测，冻干品复溶时间，用计时器测量。

（2）最低检出限　应不高于1.0IU/L。定义为能检测出来的区分于零的最小剂量。用零浓度校准品或样本稀释液进行检测，重复测定不少于10次，计算反应量的平均值（M）和标准差（SD），得出M+2SD，代入工作曲线，求出对应的浓度值，即为最低检测限。

（3）准确性　试剂盒内校准品与相应浓度的国家标准品同时进行分析测定，用双对数或其他适当的数学模型拟合，要求两条剂量-反应曲线不显著偏离平行；以LH国家标准品为对

照品，试剂盒内校准品的实测值与标示值的效价比应在0.900~1.100之间。用试剂盒缓冲体系将国家标准品配制成试剂盒校准品相应的（一般应不少于5个）浓度点，每点平行测定不少于2次，计算两条剂量-反应曲线的斜率和效价比。

（4）剂量-反应曲线的线性　在［2.0，100］IU/L区间内，用双对数或其他适当的数学模型拟合，剂量-反应曲线线性相关系数（r）应不小于0.9900。取国家校准品（或其他高浓度样品），按照试剂盒声称的线性区间，配制适当的不少于5个浓度点，建立剂量-反应曲线。

（5）分析内精密度　手工操作试剂盒质控品测定结果的变异系数（CV）应不大于15.0%，全自动免疫分析系统试剂盒质控品测定结果的变异系数（CV）应不大于8.0%。在剂量反应曲线的不同区域设置2~3个质控品，在同一次分析内，每个质控品重复测定不少于8次。

（6）分析间精密度　在多次独立分析之间，质控品测定结果的变异系数（CV）应不大于20.0%（仅限于手工操作的试剂盒）。

（7）批间精密度　在多个不同批次产品之间，质控品测定结果的变异系数（CV）应不大于20.0%。在剂量反应曲线的不同区域设置2~3个质控品，用不少于3个批次的产品进行独立分析，每个质控品重复测定不少于8次。

（8）质控品测定值　同一套质控品的测定结果应在本试剂盒规定的范围内。在剂量反应曲线的不同区域设置2~3个质控品测试。

（9）特异性　浓度不低于200IU/L的FSH、200mIU/L的TSH和1000IU/L的hCG、在本试剂盒上的测定结果应不高于试剂盒最低检出限水平。

（10）稳定性　评估试剂盒效期末稳定性或热稳定性。

（四）国内外相关技术方法对比

1. 国内外标准、注册技术审查指导原则比较　目前国内相关现行有效的行业标准为YY/T 1217-2013《促黄体生成素定量标记免疫分析试剂盒》，无注册技术审查指导原则。行业标准具体情况见表2-9-10。

表2-9-10　促黄体生成素相关试剂行业标准

标准编号	标准名称	发布日期	实施日期	实施情况	强制/推荐执行	归口单位
YY/T 1217-2013	促黄体生成素定量标记免疫分析试剂盒	2013-10-21	2014-10-01	现行有效	推荐执行	全国医用临床检验实验室和体外诊断系统标准化技术委员会（SAC/TC 136）

2. 标准物质进展　目前现有检测相关的国际标准物质、国家标准物质见表2-9-11。

表2-9-11　促黄体生成素相关标准物质

品名	标准物质号	规格	用途	保存条件	发布单位
Luteinizing Hormone	NIBSC80/552	/	/	/	英国国家生物标准与检定所
促黄体生成激素	150531	1.12mIU/支	标准品，免疫测定用	-20℃，避光	中国食品药品检定研究院

起草人：姚燕丽（广东省医疗器械质量监督检验所）
复核人：胡泽斌　黄杰（中国食品药品检定研究院）

第三节　胰腺激素和功能相关检测

本节主要介绍胰岛素相关内容。

一、概述

胰岛素（Insulin）是由51个氨基酸组成的双链（A、B链）蛋白激素，分子量为5374，A链含有21个氨基酸，B链有30个氨基酸。两条肽链之间由两个二硫键连接，A链的第6和第11位也是由二硫键相连。胰岛素在胰岛B细胞内质网的核糖体中合成，以含锌离子的胰岛素六聚体形式储存于B细胞中，释放以后解聚成单体才具有生理功能。

葡萄糖是刺激胰岛素分泌最主要的因素，氨基酸、游离脂肪酸和一些胃肠激素也能刺激胰岛B细胞分泌胰岛素。

胰岛素的释放呈波段性，紧随血糖分泌周期之后，经门静脉和肝脏进入血液循环，在控制机体的糖代谢方面起着关键的作用，同时也参与了蛋白质合成和甘油三脂存储的调节。糖尿病是由于胰岛素分泌绝对或者相对不足，组织对葡萄糖利用障碍导致的血糖升高。糖尿病可能伴发很严重的并发症，如肾衰竭、心脏病、神经损伤、失明和坏疽。严重的高血糖发作还会引起酮症酸中毒和昏迷。糖尿病早期仅表现为胰岛素对葡萄糖刺激的反应降低，检测基础条件下或葡萄糖处理后的胰岛素水平有助于诊断早期糖尿病和评估胰腺分泌胰岛素的能力。糖尿病分Ⅰ型和Ⅱ型糖尿病。Ⅰ型糖尿病是由于自身免疫使胰腺B细胞被破坏所引起，当所有B细胞都被破坏时，胰岛素的分泌就逐渐降低到极低水平，患者只能通过注射胰岛素治疗。

Ⅱ型糖尿病患者胰岛B细胞仍然能分泌胰岛素，但是由于身体出现胰岛素抵抗，周围组织对胰岛素的敏感性降低，葡萄糖的利用率降低引起的血糖升高，可伴有或不伴有胰岛素分泌不足。因此胰岛素检测可用于鉴别Ⅰ型糖尿病和Ⅱ型糖尿病。对使用胰岛素治疗的糖尿病患者，胰岛素测定可以对各种胰岛素制剂作用的持续时间做一个评估。

由于血胰岛素持续升高是冠心病发展的一个危险因素，糖尿病患者检测胰岛素水平还能提示和预防心血管并发症的发生。胰岛素检测主要适合于没有使用胰岛素治疗的患者，可在空腹及餐后2小时抽血进行测定。胰岛素检测能够反映体内游离的、具有生理活性的胰岛素含量，是诊断糖尿病，评估基础条件下或葡萄糖处理后胰腺分泌胰岛素的能力，是鉴别Ⅰ型糖尿病和Ⅱ型糖尿病的重要标准，是追踪和评估胰岛素疗效，评价和预测Ⅱ型糖尿病并发症的重要手段。

二、检测技术与方法

（一）各检测方法的特点

临床胰岛素检测常用酶联免疫吸附法、放射免疫分析法、化学发光免疫分析法、电化学发光免疫分析法，目前国内检测广泛应用的是酶联免疫吸附试验（ELISA）和化学发光方法，而化学发光以其检测灵敏度高、特异性强、准确快速等特点逐步成为临床应用的主要方法。已获得注册证的产品多以化学发光免疫分析法、酶联免疫吸附法居多。各检测方法不尽相同，各有优缺点，其比较结果详见表2-9-1。

（二）检验方法的局限性

人血清或血浆中的嗜异性抗体可以与试剂盒组分中的免疫球蛋白反应，干扰体外免疫检测。经常与动物有接触或者使用免疫球蛋白或免疫球蛋白碎片进行治疗或诊断的患者，可能会产生此类抗体，从而使检测结果出现异常；如接受过小鼠单克隆抗体制剂治疗或诊断的患者，其样本中可能含有人抗小鼠抗体（HAMA），使用含有小鼠单克隆抗体的试剂盒检测此类样本时，其检测值可能会假性升高或假性降低。

三、操作要点及注意事项

临床检测胰岛素方法较多，以目前获得注册证的产品较多的两种方法做详细阐述。

1. 酶促化学发光免疫分析法

（1）试剂组成　常见为完整包装试剂盒，包括胰岛素包被抗体、胰岛素标记抗体、磁珠及碱性磷酸酶、缓冲液等。

（2）设备环境　化学发光免疫分析仪。

（3）操作　按试剂盒使用说明书或实验室制定的SOP进行操作，主要操作过程如下：

开机平衡维护仪器，确保仪器状态可用→装载试剂→定标→质控→测试样本读数

(4)结果判定　化学发光免疫分析仪的数据分析系统可自动给出检测结果，应根据校准物和质控物的数据判定结果的有效性。

（5）注意事项及干扰因素　①检测前，确保样本、定标液、质控液等平衡至室温，考虑到可能的蒸发效应，上机的样本、定标液和质控液应在2小时内进行测定分析。②测试前确保样品杯中样本量满足检测需要，且无气泡，避免吸样不准造成结果判定错误。③若在短时间内无法完成测定，可将样本冷藏在2~8℃环境下，必要时应放在-20℃下冷冻保存。④试剂要求开封后在一定时间内使用，具体可查看各对应试剂盒的说明书。

2. 电化学发光免疫分析法

（1）试剂组成　常见为完整包装试剂盒，包括包被链霉亲和素包被的磁微粒、三联吡啶钌标记的胰岛素抗体，生物素标记的胰岛素抗体、胰岛素抗原、缓冲液等。

（2）设备环境　电化学发光免疫分析仪。

（3）操作　按试剂盒使用说明书或实验室制定的SOP进行操作，主要操作过程如下。

开机平衡维护仪器，确保仪器状态可用→装载试剂→定标→质控→测试样本读数

（4）结果判定　电化学发光免疫分析仪的数据分析系统可自动给出检测结果，应根据校准物和质控物的数据判定结果的有效性。

（5）注意事项及干扰因素　①检测前，确保样本、定标液、质控液等平衡至室温，考虑到可能的蒸发效应，上机的样本、定标液和质控液应在2小时内进行测定分析。②测试前确保样品杯中样本量满足检测需要，且无气泡，避免吸样不准造成结果判定错误。③若在短时间内无法完成测定，可将样本冷藏在2~8℃环境下，必要时应放在-20℃下冷冻保存。④试剂要求开封后在一定时间内使用，具体可查看各对应试剂盒的说明书。

四、主要性能指标及检测计算方法

行标YY/T 1250-2014《胰岛素定量标记免疫分析试剂盒》中规定的产品主要性能指标及检测计算方法如下。

1. 外观和物理性能　试剂盒应组分齐全，内外包装均应完整，标签清晰，液体试剂无渗漏，冻干组分呈疏松体，加入去离子水等复溶剂后应在10分钟内溶解，无沉淀或絮状物。自然光下目测，冻干品复溶时间，用计时器测量。

2. 线性　在5.0~160mIU/L区间内，用双对数或其他适当的数学模型拟合，剂量-反应曲线线性相关系数（r）应不低于0.9900。取胰岛素国家（或国际）标准品（或其他高浓度样品），按照试剂盒说明书声称的线性区间，配制适当的（一般应不少于5个）浓度点，建立相应的剂量-反应曲线。

3. 最低检出限　应不高于2.0mIU/L。重复测定零浓度校准品不少于十次，计算反应量的平均值（M）和标准差（SD），得出M+2SD，代入剂量-反应曲线，求出对应的浓度值，即为最低检测限。

4. 准确性　试剂盒内校准品与相应浓度的胰岛素国家（或国际）标准品同时进行分析测定，用双对数或其他适当的数学模型拟合，要求两条剂量-反应曲线不显著偏离平行；以胰岛素国家标准品为对照品，试剂盒内校准品的实测值与标示值的效价比应在0.900~1.100之间。对于没有配备系列校准品的试剂盒，可在试剂盒规定的测量范围内检测胰岛素国家（或国际）标准品，其实测值与理论值之比，应在0.85~1.15之间。用试剂盒缓冲体系将胰岛素国家（或国际）标准品配制成试剂盒校准品相应的（一般应不少于5个）浓度点，每点平行测定不少于2次，计算两条剂量-反应曲线的斜率和效价比。

5. 分析内精密度　手工操作试剂盒质控品测定结果的变异系数（CV）应不大于15.0%，

全自动免疫分析系统试剂盒质控品测定结果的变异系数（CV）应不大于8.0%。在剂量反应曲线的不同区域设置2~3个质控品，在同一次分析内，每个质控品重复测定不少于8次。

6. 批间精密度　同一企业的多个不同批次之间，质控品测定结果的变异系数（CV）应不大于20.0%。在剂量反应曲线的不同区域设置2~3个质控品，用不少于3个批次的产品进行独立分析，每个质控品重复测定不少于8次。

7. 质控品测定值　配备定值质控品的试剂盒，其测定结果应在试剂盒规定的区间内。

8. 特异性　当样品中胰岛素原（Pro-Insulin）浓度≤10ng/ml，C-肽（C-Peptide）浓度≤20 ng/ml时，测试结果不高于3.0mIU/L。

9. 稳定性 评估试剂盒效期末稳定性或热稳定性。

五、国内外相关技术方法对比

目前国内相关现行有效的行业标准为YY/T 1250-2014《胰岛素定量标记免疫分析试剂盒》，注册技术审查指导原则为胰岛素测定试剂注册技术审查指导原则（2018年第8号附件4）。

目前现有检测相关的标准物质有英国国家生物标准与检定所发布的人胰岛素生物测定用国际标准品（NIBSC 83/500）。

起草人：邢立森（广东省医疗器械质量监督检验所）
复核人：胡泽斌　黄杰（中国食品药品检定研究院）

第四节　甲状旁腺激素和功能相关检测

本节主要介绍降钙素（CT）相关内容。

一、概述

降钙素（CT），是由32个氨基酸构成的多肽类激素，分子量为3418D，主要是由甲状腺滤泡旁细胞（C细胞）分泌；此外，胸腺也分泌部分降钙素。降钙素在肝脏和肾脏中代谢，降钙素与甲状旁腺素（PTH）有相互拮抗作用，共同调节钙磷代谢。当血钙增高时抑制甲状旁腺素分泌，降钙素受刺激而升高，钙移向骨质使血钙降低；当血钙降低时甲状旁腺分泌亢进，并抑制降钙素释放，钙自骨移向血液，使血钙升高。降钙素降低血钙的主要方式是：抑制小肠对于钙离子的吸收；抑制破骨细胞，减少骨骼中的钙离子流失到血液中；抑制肾小管对磷、钙的重吸收作用，使尿排磷、排钙增加。此外，胰高血糖素、胃肠道激素、去甲肾上腺素也能促进降钙素分泌。

超出正常水平的CT见于多种病理状态，尤其是甲状腺相关恶性疾病。甲状旁腺功能亢进、高胃泌素血症、肾衰竭和慢性炎症都和CT水平升高有关。同时，CT也可用于监测相关疾病的治疗预后情况。在一小部分但是越来越多的患者中，基础CT水平与正常水平存在差异，这些患者可能处于细胞增生早期，在临床几乎可以治愈。为了鉴别这些患者，临床中用钙或者五肽胃泌素进行CT刺激试验，连续监测，大部分患者会出现CT水平上升。近年发现一些恶性肿瘤可使血中降钙素增加，可能为一有价值的标志。是甲状腺髓样癌（MTC）较敏感且特异的肿瘤标志物，在MTC几乎都呈阳性表达且水平升高，而且表达程度与MTC分化程度和侵袭生长能力有关。在未经刺激的情况下，血清降钙素>100 pg/ml，则提示可能存在MTC。对甲状腺结节患者进行血清降钙素筛查有利于早期诊断MTC。

二、检测技术与方法

1. 基本原理及方法详解 降钙素检测可用于辅助甲状腺相关恶性疾病的诊断。其常用检测方法如下。

（1）放射免疫测定技术（RIA） 基本原理主要是利用标准品或待测样品CT与^{125}I标记CT竞争性地与CT抗体结合，最终结合部分放射性与标准品或待测样品CT浓度呈负相关。根据RIA测定时样品是否提取，将CT的R IA分为提取RIA（extraction RIA）和直接RIA（direct RIA）。RIA具有较高的灵敏度、特异性和精密度。

（2）酶联免疫吸附试验（ELISA）　用纯化的CT抗体包被微孔板，制成固相载体，往微孔中依次加入标本或标准品、生物素化的CT抗体、HRP标记的亲和素，经过彻底洗涤后用底物（TMB）显色。TMB在过氧化物酶的催化下转化成蓝色，并在酸的作用下转化成最终的黄色。颜色的深浅和样品中的CT呈正相关。用酶标仪在450nm波长下测定吸光度（OD值），计算样品浓度。

（3）化学发光免疫分析法（CLIA法）　CLIA法是利用化学或生物发光系统作为抗原抗体反应的指示系统，借以定量检测抗原或抗体的方法，发光物质可直接作为抗原抗体的标记物，也可以游离形式用于催化剂（酶）和辅助剂标记的抗原或抗体的发光反应中。

（4）电化学发光免疫分析法（ECLIA法）　ECLIA法是CLIA法其中一种，是指应用电化学发光技术，以三联吡啶钌分子为标记物以三联吡啶钌标记抗体，以三丙胺（TPA）为电子供体，在电场中因电子转移而发生特异性化学发光。其分离采用磁颗粒分离技术与化学发光免疫分析法（CLIA法）相同，不同点在于当磁性微粒流经电极表面时，被安装在电极下面的电磁铁吸附，而未结合的三联吡啶钌标记抗体和标本中杂物被缓冲液冲洗分离。此后通过电极加压，启动电化学发光反应，使三联吡啶钌和TPA在电极表面进行电子转移，产生电化学发光。

2. 各检测方法的特点　临床降钙素检测常用酶联免疫吸附法、放射免疫分析法、化学发光免疫分析法、电化学发光免疫分析法，目前国内检测广泛应用的是酶联免疫吸附试验（ELISA）和化学发光方法，而化学发光以其检测灵敏度高、特异性强、准确快速等特点逐步成为临床应用的主要方法。已获得注册证的产品多以化学发光免疫分析法、酶联免疫吸附法居多。各检测方法不尽相同，各有优缺点，其比较结果详见表2-9-1。

三、操作要点及注意事项

临床检测降钙素（CT）方法较多，以目前获得注册证的产品较多的两种方法做详细阐述。

1. 化学发光免疫分析法

（1）试剂组成　常见为完整包装试剂盒，包括抗体、磁珠和碱性磷酸酶和降钙素、缓冲液等。

（2）设备环境　化学发光免疫分析仪。

（3）操作　按试剂盒使用说明书或实验室制定的SOP进行操作，主要操作过程如下。

开机平衡维护仪器，确保仪器状态可用→装载试剂→定标→质控→测试样本→读数

（4）结果判定　化学发光免疫分析仪的数据分析系统可自动给出检测结果，应根据校准物和质控物的数据判定结果的有效性。

（5）注意事项及干扰因素　①检测前，确保样本、定标液、质控液等平衡至室温，考虑到可能的蒸发效应，上机的样本、定标液和质控液应在2小时内进行测定分析。②测试前确保样品杯中样本量满足检测需要，且无气泡，避免吸样不准造成结果判定错误。③若在短时间内无法完成测定，可将样本冷藏在2~8℃环境下，必要时应放在-20℃下冷冻保存。④试剂要求开封后在一定时间内使用，具体可查看各对应试剂盒的说明书。

2. 电化学发光免疫分析法

（1）试剂组成　常见为完整包装试剂盒，包括包被链霉亲和素包被的磁微粒、三联吡啶钌标记的CT抗体，生物素标记的CT抗体、CT抗原、缓冲液等。

（2）设备环境　电化学发光免疫分析仪。

（3）操作　按试剂盒使用说明书或实验室制定的SOP进行操作，主要操作过程如下。

开机平衡维护仪器，确保仪器状态可用→装载试剂→定标→质控→测试样本→读数

（4）结果判定　电化学发光免疫分析仪的数据分析系统可自动给出检测结果，应根据校准物和质控物的数据判定结果的有效性。

（5）注意事项及干扰因素　①检测前，确保样本、定标液、质控液等平衡至室温，考虑到可能的蒸发效应，上机的样本、定标液和质控液应在2小时内进行测定分析。②测试前确保样品杯中样本量满足检测需要，且无气泡，避免吸样不准造成结果判定错误。③若在短时间内无法完成测定，可将样本冷藏在2~8℃环境下，必要时应放在-20℃下冷冻保存。④试剂要求开封后在一定时间内使用，具体可查看各对应试剂盒的说明书。

四、国内外相关技术方法对比

目前检测相关的标准物质有英国国家生物标准与检定所发布的降钙素标准物质（NIBSC 89/620）。

起草人：邢立森（广东省医疗器械质量监督检验所）
复核人：胡泽斌　黄杰（中国食品药品检定研究院）

第五节　肾上腺激素和功能相关检测

本节主要介绍促肾上腺皮质激素（ACTH）相关内容。

一、概述

促肾上腺皮质激素（ACTH）是一种由39个氨基酸组成的多肽激素，在大脑垂体前叶合成，其前体物是阿片促黑色素皮质激素原（POMC）。POMC经组织特异性分解产生ACTH和其他相关肽。ACTH通过肾上腺皮质刺激糖皮质激素（特别是皮质醇）合成和分泌。

糖皮质激素合成调节受多种因素调节。机体受到刺激（如物理刺激或机体内部刺激）后，下丘脑分泌CRH（促肾上腺皮质激素释放激素）。CRH作用于垂体，促使ACTH合成和分泌。最后，ACTH作用于肾上腺促使糖皮质激素分泌。血液中高浓度糖皮质激素通过负反馈调节机制抑制CRH和ACTH分泌。

ACTH浓度呈现昼夜变化，表现为清晨时浓度较高，晚间浓度较低。因此，了解血浆标本收集时间对于解释皮质醇的检测结果非常重要。血浆ACTH测定有助于鉴别诊断下列疾病：垂体库欣综合征（ACTH分泌过多），ACTH合成垂体瘤（如Nelson综合征），伴ACTH缺乏的垂体功能减退和异位ACTH症候群。除了皮质醇检测以外，ACTH测定还可联合功能试验或兴奋试验诊断糖皮质激素分泌过多的原因。同样，ACTH测定还可用于鉴别诊断肾上腺皮质功能减退症。非垂体合成的ACTH称为异位ACTH，通常认为与肺小细胞癌有关。极少情况下，异位ACTH由胸腺瘤、胰腺腺癌或支气管类癌导致。这些肿瘤通常分泌ACTH前体物质（POMC和ACTH前

体）。

目前该项目常见的免疫学测定方法包括：放射免疫分析法（RIA）、酶联免疫吸附法（ELISA）和化学发光免疫分析法等。

二、检测技术与方法

目前国内检测广泛应用的是免疫放射测定技术（IRMA）和化学发光方法。IRMA可对ACTH进行定量测试，并且有高的灵敏度、特异性和精密度；但其需一定设备，试验手续繁杂，且有核素污染问题。而化学发光以其检测灵敏度高，特异性强，准确快速等特点逐步成为临床应用的主要方法。

化学发光免疫分析（Chemiluminescence Immunoassay，CLIA）是将化学发光体系与免疫反应相结合，用于检测微量抗原或抗体的一种新型免疫测定技术。化学发光免疫分析的优点如下。

（1）灵敏度高　这是CLIA关键的优越性，其灵敏度可达10^{-18}mol，化学发光底物3-（2-螺旋金刚烷）-4-甲氧基-4-（3-磷氧酰）-苯基-1，2-二氧环乙烷（AMPPD）可检测出的碱性磷酸酶的浓度比显色底物要灵敏5×10^5倍。

（2）宽的线性动力学范围　发光强度在4~6个量级之间与测定物质浓度呈线性关系。虽然RIA也有较宽的线性动力学范围，但放射性危害限制了其应用。

（3）分析方法简便快速　绝大多数分析测定可用一步模式进行。

（4）结果稳定、误差小　不需要任何光源照射，免除了各种可能因素（光源稳定性、光散射、光波选择器等）对分析产生的影响，使分析结果稳定可靠。

（5）安全性好及使用期长　到目前为止，还未发现化学发光的危害性。试剂有效期可长达1年以上，放射免疫分析由于放射性同位素的衰变，一般试剂有效期只有一个月，其试剂有效期无法与化学发光相比。

三、操作要点及注意事项

临床检测ACTH方法较多，以目前获得注册证的产品较多的以下两种方法做详细阐述。

（一）CLIA法

1. 试剂　与分析仪配套的商品化ACTH测定成套试剂盒，试剂盒于2~8℃的环境下避光保存。

2. 设备环境　全自动化学发光免疫分析仪、移液枪、离心机等。

3. 检测程序　试剂盒首次装载上机，应在封口撕开前轻轻地倒转多次（至少10次）以混匀试剂盒内的成分；请勿倒转封口已撕开的试剂盒。试剂盒上机使用后，在试剂尚未用尽时，不推荐将其从试剂盘中取出。

申请校准与质控介绍如下。

应根据测试具体情况参考相应的系统操作手册来确定最少样本量的信息。申请测试前，应准备好测试所需所有材料，并仔细阅读化学发光免疫分析仪使用说明书，以获得系统操作规程、样本管理、使用注意事项、维护和保养等相关信息。申请测试的主要步骤如下（针对不同的试剂盒稀释比例和样本浓度可能会有所不同）。

（1）进入样本申请界面，根据测试需要输入样本编号、样本架编号、位置号、样本类型、备注等信息。

（2）选中测试项目，在项目选项中选择样本杯类型，输入重复次数等信息。

（3）准备测试样本并正确放置后，点击启动按钮开始测试。化学发光免疫分析仪会依次执行以下操作。①样本处理系统将样本架传送到吸样位；②反应杯装载及调度系统将反应杯从上料区加载到加样位；③加样系统完成样本的分注及样本针的清洗；试剂处理系统提供测试所需的试剂，并将每个试剂混匀后送到吸试剂位等待吸取；加样系统完成试剂的分注及试剂针的清洗；④反应混合液由反应液混匀系统对其进行混匀，并在反应盘中孵育；⑤孵育完成后，磁分离系统使用化学发光分离液对反应混合液进行清洗分离；⑥底物系统向完成磁分离的反应杯中注入经过预热的化学发光底物液，混匀、孵育、等待光测；⑦光测反应系统将每个反应杯送至信号采集位采集信号，用以计算发光值；⑧计算出样本中的促肾上腺皮质激素的含量。

4. 结果 通过所保存的校准数据，系统软件使用一条加权的四参量对数曲线（4PLC）数学方式，来自动地确定患者的测试结果。结果单位以 pg/ml 的形式给出。如需将浓度单位从 pg/ml 转换为 pmol/l，可将浓度值乘以系数 0.2202（不同厂家试剂盒会有不同数学方式计算结果，结果单位表现形式也可能不同）。

5. 注意事项

（1）标本稳定性 样本在2~8℃可保存7天；在-20℃可保存1个月，避免反复冻融。冷藏的试剂和样本应在室温中平衡至20~25℃；避免过度振荡产生泡沫影响测定。

（2）定标 批号不同的试剂必须进行定标，每批试剂应分别制作标准曲线。同一批号试剂如超过定标稳定时间，应重新定标。

（二）电化学发光免疫分析法（ECLIA法）

1. 设备环境 电化学发光免疫分析仪。

2. 操作 按试剂盒使用说明书或实验室制定的 SOP 进行操作，主要操作过程如下。

开机平衡维护仪器，确保仪器状态可用→装载试剂→定标→质控→测试样本读数

3. 结果判定 电化学发光免疫分析仪的数据分析系统可自动给出检测结果，应根据校准物和质控物的数据判定结果的有效性。

4. 注意事项及干扰因素

（1）检测前，确保样本、定标液、质控液等平衡至室温，考虑到可能的蒸发效应，上机的样本、定标液和质控液应在2小时内进行测定分析。

（2）测试前确保样品杯中样本量满足检测需要，且无气泡，避免吸样不准造成结果判定错误。

（3）若在短时间内无法完成测定，可将样本冷藏在2~8℃环境下，必要时应放在-20℃下冷冻保存。

（4）可能会受溶血、脂血、生物素、类风湿因子等干扰，具体应查看对应试剂盒的说明书，从而对结果进行综合判定。

（5）试剂要求开封后在一定时间内使用，具体可查看各对应试剂盒的说明书。

起草人：姚燕丽（广东省医疗器械质量监督检验所）
复核人：胡泽斌　黄杰（中国食品药品检定研究院）

第十章
心血管疾病常用检测项目

第一节　肌酸激酶同工酶 MB 测定试剂

一、概述

肌酸激酶（CK）主要存在于骨骼肌和心肌，在脑组织中也存在。肌酸激酶是由M和B两种亚单位组成的二聚体，在细胞质内共有3种同工酶：即CK-MM、CK-MB和CK-BB。CK-MB主要存在于心肌细胞的外浆层，一直是临床诊断心肌损伤的心肌酶谱中最具特异性的酶。

二、检验技术与方法

（一）基本原理

免疫抑制法：CK-M亚单元受到特异性抗体的抑制，由于CK-BB很少出现在血清中，因此假设CK-B活性衍生自样本中的CK-MB，测定血清的B亚基活性，所测酶活性乘以因数2即代表血清CK-MB的活性。CK被N-乙酰半胱氨酸（NAC）激活。在原发反应中，激活的CK催化磷酸肌酸的脱磷酸作用，形成肌酸和ATP。在由己糖激酶（HK）催化的偶合反应中，葡萄糖被ATP磷酸化后形成D-葡萄糖-6-磷酸盐（G-6-P）。最后，在$NADP^+$作用下，葡萄糖-6-磷酸盐脱氢酶（G-6-PDH）催化G-6-P的氧化，形成6-磷酸葡萄糖酸盐和NADPH。

（二）常用方法

肌酸激酶同工酶常用检测方法有免疫抑制法、胶乳比浊法、胶体金法和化学发光法。免疫抑制法测定CK-MB的酶活性，胶乳比浊法、胶体金法和化学发光法测定CK-MB的质量。

三、操作要点及注意事项

（一）样本要求

新鲜血清或血浆。

CK-MB的稳定性极其依赖于环境温度。随着温度的增高，CM-MB降低加速，应避免样本在常温放置过长时间。避免反复冻融。

（二）操作要点

应仔细阅读试剂盒的说明书，选择适用机型，设置相应参数。

（三）校准程序

使用试剂盒配套的校准品进行校准。如果是试剂盒内包含校准品，除非特别说明，不同批次之间的校准品不能混用。每次试验开始时应进行校准程序，除非说明书明确规定了校准周期。

（四）质控控制程序

选用试剂盒配套的质控品，质控测定值应在标示值范围内。如果结果偏离范围，请从以下方面查找原因。

1.仪器状态。

2.配套试剂的效期和保存。

3.校准曲线是否符合要求。

4.质控品的保存。

5.检查试剂盒的效期。

（五）结果分析

1.吸光度变化率乘以K因子得出CK-MB活性。

2.根据校准曲线计算出CK-MB活性或浓度，或者相应检测系统直接报出其结果。

（六）检测方法

1.YY/T 1580—2018《肌酸激酶MB同工酶测定试剂盒（免疫抑制法）》

（1）仪器基本要求　分光光度计或生化分析仪，波长范围应满足试剂使用需要，生化分析仪应带恒温装置（温度值在设定值的±0.3℃内，波动度不大于±0.2℃），吸光度测量分辨力在0.001以上。

（2）外观　在自然光下以正常视力或矫正视力目视检查，应符合相应要求。

（3）装量　用通用量具测量，应不少于标示值。

（4）试剂空白

1）试剂空白吸光度　用试剂盒测试空白样本，记录试剂盒参数规定读数点主波长（光径1cm）下的吸光度值（A），应不大于0.5。

2）试剂空白吸光度变化率　用试剂盒测试空白样本，记录试剂盒参数规定读数点的吸光度值（A），计算吸光度变化率（ΔA/min），应不大于0.002。

（5）分析灵敏度　用试剂盒测试肌酸激酶MB同工酶已知浓度在（100±10）U/L的样品，记录在试剂盒参数规定读数点下的吸光度值（A），换算为100U/L样品的吸光度变化率（ΔA/min），应不小于0.008。

（6）线性范围　试剂盒线性区间应覆盖［10，200］U/L，用接近线性区间下限的低浓度样本稀释接近线性区间上限的高浓度样本，混合成至少5个稀释浓度（xi）。用试剂盒分别测试以上样本，每个稀释浓度测试3次，分别求出每个稀释浓度检测结果的均值（yi）。以稀释浓度（xi）为自变量，以检测结果均值（yi）为因变量求出线性回归方程（最小二乘法-LSD拟合）。计算线性回归的相关系数（r），应符合不小于0.990。

用稀释浓度（xi）代入线性回归方程，计算yi测试均值与相应估计值的相对偏差或绝对偏差，应［10，50］U/L区间内，线性偏差应不超过±2.5U/L；（50，200］U/L区间内，线性偏差

应不超过 ± 5%。

（7）精密度

1）重复性　在重复性条件下，用试剂盒测试浓度在（25 ± 5）U/L范围内的人血清或控制物质，重复测试10次，所得结果的变异系数（CV%）应不大于6%。

2）批间差　分别用3个不同批号的试剂盒测试浓度在（25 ± 5）U/L范围内的人血清或控制物质，每个批号测试3次，分别计算每批3次检测的均值，所得结果的批间相对极差（R）应不大于15%。

（8）准确度

1）相对偏差　试剂盒测试可用于评价常规方法的有证参考物质（CRM）或其他公认的参考物质3次，测试结果与参考物质标定浓度分别计算相对偏差B，如果3次结果都在 ± 10%范围内，即判为合格。如果大于等于2次的结果不符合，即判为不合格。如果有1次结果不符合要求，则应重新连续测试20次，并分别计算相对偏差，如果大于等于19次测试的结果符在 ± 10%范围内，则准确度符合要求。

2）比对试验　用不少于40个覆盖区间［10，200］U/L的不同浓度的人源样品，以生产企业指定具有溯源性的分析系统进行比对试验。每份样本按待测试剂盒及选定分析系统的要求分别进行检测，每个样本测定1遍，用线性回归方法对两组结果分别进行线性拟合，得到线性回归方程的相关系数（r）和斜率，计算各个样本的待测试剂盒测定值与对照系统测定值的绝对偏差或相对偏差，应符合相关系数（r）不小于0.990，斜率应在［0.9，1.1］内；样本浓度在［10，50］U/L区间内，偏差应不超过 ± 2.5U/L；样本浓度在［50，200］U/L区间内，相对偏差应不超过 ± 5%。

（9）稳定性

1）效期稳定性　取到效期后的样品按照试剂空白吸光度、分析灵敏度、线性、重复性、准确度方法进行检测，应符合相应要求。

2）热稳定性试验　取有效期内样品根据生产企业声称的热稳定性条件，按照试剂空白吸光度、分析灵敏度、线性、重复性、准确度方法进行检测，应符合相应要求。

2.YY/T 1220-2013《肌酸激酶同工酶（CK-MB）诊断试剂（盒）（胶体金法）》

（1）物理性状

1）外观　目测检查，符合生产申请人规定的正常外观要求（至少外包装完整无破损；标签清晰可辨）。

2）膜条宽度　使用游标卡尺测量试纸条宽度，应不低于2.5mm。

3）液体移行速度　按按说明书进行操作，液体移行速度应不低于10mm/min。

（2）检出限及重复性　①分别检测含CK-MB相应检出限浓度（5.0 ng/ml）的样本20次，其结果应≥19次为阳性且显色一致。②分别检测含CK-MB相应阴性检测浓度（2.0 ng/ml）的样本的样本各20次，其结果应≥19次为阴性且显色一致。

（3）分析特异性　检测含有1000 ng/ml肌酸激酶同工酶CK-MM和100 ng/ml肌酸激酶同工酶CK-BB的阴性样本3次，结果应不出现阳性。

（4）批间差　抽取三个批次的试纸条各10人份，检测检出限浓度样本，其结果应均为阳性，且显色一致。

（5）HOOK效应 测300 ng/ml CK-MB样本3次，结果应均不出现阴性。

（6）稳定性

1）效期稳定性 试剂（盒）在规定的贮存条件下保存至有效期末，超过有效期一定时期内进行检测，产品的性能应至少符合检出限及重复性、分析特异性、HOOK效应的要求。

2）热稳定性试验 试剂（盒）37℃放置20天后进行检测，产品的性能应至少符合检出限及重复性、分析特异性、HOOK效应的要求。

（七）注意事项

1.参考物质请根据产品测量的量选择CK-MB活性（activity）或CK-MB质量（mass）。

2.免疫抑制法的准确度可采用相对偏差或比对试验两种方法之一测试；如适用，优先采用相对偏差的方法。

3.免疫抑制法的试剂空白的空白样本可以是纯水样本、生理盐水、零校准液等。

4.胶体金法的检出限浓度为允许上限值，阴性检测浓度为允许下限值。

5.热稳定性不能用于推导产品有效期，除非是采用基于大量的稳定性研究数据建立的推导公式。

四、国内外相关技术方法对比

（一）相关标准物质、标准和审评指导原则

1. 标准物质 见表2-10-1。

表2-10-1 肌酸激酶同工酶MB标准物质

RM中文名	RM英文名	RM编号	基质或形态	研制机构
肌酸激酶同工酶MB	creatine kinase MB	ERM-AD455/IFCC	creatine kinase purified from human heart	JRC

2. 相关标准 YY/T 1220-2013《肌酸激酶同工酶（CK-MB）诊断试剂（盒）（胶体金法）》；YY/T 1580-2018《肌酸激酶MB同工酶测定试剂盒（免疫抑制法）》。

3. 注册技术审评指导原则 《心肌肌钙蛋白I/肌红蛋白/肌酸激酶同工酶定性检测试剂盒（胶体金免疫层析法）技术审评规范（2014版）》。

（二）相关技术方法

1. 免疫抑制法 该方法适用在生化分析仪上，操作简单，结果可靠，且可和其他参数进行同时分析，目前最为常用的临床检测方法，测定CK-MB的酶活性，但其方法学干扰因素较多，检测的敏感性、特异性会受到影响。

2. 化学发光免疫法 该方法需要专用设备，成本较高，检测时间偏长，测定CK-MB的浓度。美国心脏病协会和欧洲心脏病协会推荐用化学发光方法测定CK-MB的质量可不受酶活性的影响，直接检测CK-MB分子的浓度，可更加敏感、特异地为临床提供帮助。

3. 胶体金免疫层析法 该方法操作简单，便捷，检测时间短。特异性和灵敏度相对低，作为POCT方法适用于急诊和基层医院。

第二节　肌钙蛋白测定试剂

一、概述

肌钙蛋白（Tn）是肌肉组织收缩的调节蛋白，位于收缩蛋白的细肌丝上，在肌肉收缩和舒张过程中起着重要的调节作用。Tn含有3个亚型，即快反应型、慢反应型和心肌肌钙蛋白（cTn），前两者与骨骼肌相关，而心肌肌钙蛋白则仅存在于心肌细胞中，是由肌钙蛋白T（cTnT）、肌钙蛋白I（cTnI）、肌钙蛋白C（cTnC）三种亚单位组成的络合物。心肌肌钙蛋白在钙离子参与下调节介导肌动蛋白和肌球蛋白之间的相互反应，从而维持心肌的舒张与收缩。在心肌细胞膜完整时，心肌肌钙蛋白不会透出细胞膜进入血液循环，只有当心肌细胞膜破坏时，肌钙蛋白才能释放入血。血液循环中肌钙蛋白的浓度与心肌受损的程序呈正比，且具有长达15天的半衰期，是回顾性检测的最佳指标。肌钙蛋白被美国和欧洲心脏病协会一致评为是诊断急性心肌梗死的高特异性和高敏感性的确诊标志物。

二、检验技术与方法

（一）基本原理

胶体金免疫层析法（金标记免疫层析法）：将特异性抗体固定于硝酸纤维素膜上某一区带作为检测区。将样品加入样品区后，借助毛细管作用，样本中的肌钙蛋白I与金标记物及包被在硝酸纤维素膜上的特异性抗体结合，出现呈色的阳性信号。

（二）常用方法

肌钙蛋白I常用检测方法有免疫层析法、化学发光法、时间分辨免疫荧光法、免疫比浊法和干式免疫法。

三、操作要点及注意事项

（一）样本要求

全血、血清或血浆。

（二）操作要点

应仔细阅读试剂盒的说明书，选择适用机型，设置相应参数。

（三）校准程序

使用试剂盒配套的校准品进行校准。如果是试剂盒内包含校准品，除非特别说明，不同批次之间的校准品不能混用。每次试验开始时应进行校准程序，除非说明书明确规定了校准周期。

（四）质控控制程序

选用试剂盒配套的质控品，质控测定值应在标示值范围内。如果结果偏离范围，请从以下方面查找原因。

1.仪器状态。

2.配套试剂的效期和保存。

3.校准曲线是否符合要求。

4.质控品的保存。

5.检查试剂盒的效期。

（五）结果分析

1.根据校准曲线计算出肌钙蛋白I浓度，或者相应检测系统直接报出其结果。

2.胶体金法定性检测肌钙蛋白I的试剂盒根据其显色判断其阴阳性结果。

（六）检测方法

1. YY/T 1233-2014《心肌肌钙蛋白 - Ⅰ测定试剂（盒）（化学发光免疫分析法）》

（1）外观　在自然光下以正常视力或矫正视力目视检查，应符合试剂（盒）各组分应齐全、完整，液体无渗漏；中文包装标签应清晰，无磨损。

（2）溯源性　生产企业应根据GB/T 21415-2008及有关规定提供所用cTnI校准品的来源、溯源的赋值过程和相应要求以及不确定度等内容。

（3）空白限　用零浓度校准品或样本稀释液作为样本进行检测，重复测定20次，得出20次测量结果的RLU值（相对发光值）计算其平均值（$\bar{X}$）和标准差（SD），得出$\bar{X}$+2SD，计算其浓度即为空白限，其结果应符合企业的要求，且不高于正常人参考区间的上限。

（4）线性区间　线性区间上限应不低于25 ng/ml，下限应低于正常人参考区间的上限，将接近线性区间上限的高值样本按一定比例稀释为至少5种浓度，其中低值浓度的样本须接近线性区间的下限。按试剂（盒）说明书进行操作，将每一浓度的样本重复检测2次，计算平均值，将结果平均值和稀释比例用最小二乘法进行直线拟合，并计算线性相关系数$|r| \geq 0.990$。

（5）重复性　用急性心肌梗死临界值 ± 50%水平的样本，重复检测10次，其变异系数（CV）应不大于10%（仪器自动操作法）或不大于15%（手工操作法）。

（6）批间差　用三个批号的试剂（盒）分别检测一份浓度在急性心肌梗死临界值 ± 50%水平的样本，各重复10次，计算30次测量结果的批间变异系数（CV），结果应不大于15.0%。

（7）准确度

1）相对偏差　试剂盒测试可用于评价常规方法的有证参考物质（CRM）3次，测试结果与参考物质标定浓度分别计算相对偏差B，如果3次结果都在 ± 20%范围内，即判为合格。如果大于等于2次的结果不符合，即判为不合格。如果有1次结果不符合要求，则应重新连续测试20次，并分别计算相对偏差，如果大于等于19次测试的结果符在 ± 20%范围内，则准确度符合要求。

2）回收试验　将浓度约为25 ng/ml（允许偏差为 ± 10%）的肌钙蛋白-I（TnI）液（A）加入到浓度范围在（0~1）ng/ml的血清B中，所加入TnI与血清B之间的体积比例为1∶9，计算回收率应在（85%~115%）范围内。

（8）分析特异性　在不含任何分析物的样本中加入浓度均为1000ng/ml的心肌肌钙蛋白C（cTnC）、心肌肌钙蛋白T（cTnT）、骨骼肌肌钙蛋白T（sTnI），重复测定3次，取均值除以添加物浓度为交叉反应率，交叉反应率应小于企业宣称的值。

（9）稳定性

1）效期稳定性　取到效期后的样品按照试剂准确度、空白限、线性、重复性方法进行检测，应符合相应要求。

2）热稳定性试验　取有效期内样品根据生产企业声称的热稳定性条件，按照准确度、空白限、线性、重复性方法进行检测，应符合相应要求。

2.《心肌肌钙蛋白I/肌红蛋白/肌酸激酶同工酶定性检测试剂盒（胶体金免疫层析法）技术审评规范（2014版）》

（1）物理性状

1）外观　目测检查，符合生产申请人规定的正常外观要求（至少外包装完整无破损；标签清晰可辨）。

2）膜条宽度　使用游标卡尺测量试纸条宽度，应不低于2.5mm。

3）液体移行速度　按说明书进行操作，液体移行速度应不低于10mm/min。

（2）检出限及重复性　①分别检测含cTnI相应检出限浓度（0.5 ng/ml）的样本20次，其结果应≥19次为阳性且显色一致。②分别检测含cTnI相应阴性检测浓度（0.1 ng/ml）的样本各20次，其结果应≥19次为阴性且显色一致。

（3）分析特异性　检测含有1000 ng/ml心肌肌钙蛋白T、1000 ng/ml心肌肌钙蛋白C和1000 ng/ml骨骼肌肌钙蛋白I的阴性样本3次，结果应不出现阳性。

（4）批间差　抽取三个批次的试纸条各10人份，检测检出限浓度样本，其结果应均为阳性，且显色一致。

（5）HOOK效应　测100 ng/ml cTnI样本3次，结果应均不出现阴性。

（6）稳定性

1）效期稳定性　试剂（盒）在规定的贮存条件下保存至有效期末，超过有效期一定时期内进行检测，产品的性能应至少符合检出限及重复性、分析特异性、HOOK效应的要求。

2）热稳定性试验　试剂（盒）37℃放置20天后进行检测，产品的性能应至少符合检出限及重复性、分析特异性、HOOK效应的要求。

（七）注意事项

1.化学发光法的准确度可采用相对偏差或回收试验两种方法之一测试；如适用，优先采用相对偏差的方法。

2.胶体金法的检出限浓度为允许上限值，阴性检测浓度为允许下限值。

3.热稳定性不能用于推导产品有效期，除非是采用基于大量的稳定性研究数据建立的推导公式。

四、国内外相关技术方法对比

（一）相关标准物质、标准和审评指导原则

1. 标准物质 见表2-10-2。

表2-10-2 肌钙蛋白试剂标准物质

RM中文名	RM英文名	RM编号	基质或形态	研制机构
肌钙蛋白溶液纯度标准物质	Troponin I	GBW09229	液态	中国计量科学研究院
肌钙蛋白I	human cardiac troponin I（cTnI）	SRM 2921	aqueous solution	NIST

2. 相关标准 YY/T 1221-2013《心肌肌钙蛋白I诊断试剂（盒）（胶体金法）》；YY/T 1233-2014《心肌肌钙蛋白-I测定试剂（盒）（化学发光免疫分析法）》。

3. 注册技术审评指导原则 《心肌肌钙蛋白I/肌红蛋白/肌酸激酶同工酶MB检测试剂（胶体金免疫层析法）注册技术审查指导原则》。

（二）相关技术方法

1. 免疫层析法 该方法操作简单、便捷、检测时间短，作为初筛的试验，应用较为广泛。

2. 化学发光免疫法 该方法是目前较为准确可靠的cTnI的测定方法，其方法特异性较好，灵敏度高，具有辅助诊断价值且适用于动态检查及预后判断。

3. 免疫比浊法 可在生化分析仪上进行检测，其操作简便快捷。

第三节 肌红蛋白（Mb）测定试剂

一、概述

肌红蛋白（Myoglobin，Mb）是由一条肽链和一个血红素辅基组成的结合蛋白，是肌肉内储存氧的蛋白质。相对分子质量为17800，含153个氨基酸残基。

测定血清肌红蛋白可作为急性心肌梗死（AMI）诊断的早期最灵敏的指标。但特异性差，骨骼肌损伤、创伤、肾功能衰竭等疾病，都可导致其升高。Mb阳性虽不能确诊AMI，但可用于早期排除AMI诊断的重要指标，如Mb阴性，则基本排除心肌梗死，还可用于再梗死的诊断，结合临床，如Mb重新升高，应考虑为再梗死或者梗死延展。

二、检验技术与方法

（一）基本原理

胶乳免疫比浊法：将特异性的肌红蛋白抗体包被与乳胶颗粒上，样本中的肌红蛋白与乳胶

颗粒表面的抗体结合后，使相邻的乳胶颗粒彼此交联，发生凝集反应产生浊度。该浊度与样本中的Mb浓度成正比，在相应波段测定吸光度，可计算浓度。

（二）方法详解

肌红蛋白常用检测方法有胶乳比浊法、胶体金法和化学发光法。

三、操作要点及注意事项

（一）样本要求

全血、血清或血浆。

（二）操作要点

应仔细阅读试剂盒的说明书，选择适用机型，设置相应参数。

（三）校准程序

使用试剂盒配套的校准品进行校准。如果是试剂盒内包含校准品，除非特别说明，不同批次之间的校准品不能混用。每次试验开始时应进行校准程序，除非说明书明确规定了校准周期。

（四）质控控制程序

选用试剂盒配套的质控品，质控测定值应在标示值范围内。如果结果偏离范围，请从以下方面查找原因。

1.仪器状态。

2.配套试剂的效期和保存。

3.校准曲线是否符合要求。

4.质控品的保存。

5.检查试剂盒的效期。

（五）结果分析

根据校准曲线计算出Mb，或者相应检测系统直接报出其结果。

（六）检测方法

1. YY/T 1528—2017《肌红蛋白测定试剂盒（免疫比浊法）》

（1）仪器基本要求　分光光度计或生化分析仪，波长范围应满足试剂使用需要，生化分析仪应带恒温装置（温度值在设定值的±0.3℃内，波动度不大于±0.2℃），吸光度测量分辨力在0.001以上。

（2）外观　在自然光下以正常视力或矫正视力目视检查，应符合试剂盒各组分应齐全、完整，液体无渗漏；包装标签文字符号应清晰。

（3）装量　用通用量具测量，应不少于标示值。

（4）试剂空白吸光度　用试剂盒测试空白样本，记录试剂盒参数规定读数点主波长（光径1cm）下的吸光度值（A），应不大于1.8。

（5）分析灵敏度　用试剂盒测试肌红蛋白已知浓度在（100±50）ng/ml的样品，记录在试剂盒规定参数下的吸光度差值。换算为100 ng/ml肌红蛋白的吸光度差值（ΔA）应≥0.01。

（6）线性　试剂盒线性区间应覆盖［22，500］ng/ml，用接近线性区间下限的低浓度样本稀释接近线性区间上限的高浓度样本，混合成至少5个稀释浓度（xi）。用试剂盒分别测试以上样本，每个稀释浓度测试3次，分别求出每个稀释浓度检测结果的均值（yi）。以稀释浓度（xi）为自变量，以检测结果均值（yi）为因变量求出线性回归方程（最小二乘法-LSD拟合）。计算线性回归的相关系数（r），应符合不小于0.990。

用稀释浓度（xi）代入线性回归方程，计算yi测试均值与相应估计值的相对偏差或绝对偏差，应在［100，500］ng/ml区间内，线性相对偏差应不超过±10%；在［22，100］ng/ml区间内，线性绝对偏差应不超过±10 ng/ml。

（7）精密度

1）重复性　在重复性条件下，用试剂盒测试浓度在（100±50）ng/ml范围内的人血清或控制物质，重复测试10次，所得结果的变异系数（CV%）应不大于5%。

2）批间差　分别用3个不同批号的试剂盒测试浓度在（100±50）ng/ml范围内的人血清或控制物质，每个批号测试3次，分别计算每批3次检测的均值，所得结果的批间相对极差（R）应不大于10%。

（8）准确度

1）相对偏差　试剂盒测试可用于评价常规方法的有证参考物质（CRM）或其他公认的参考物质3次，测试结果与参考物质标定浓度分别计算相对偏差B，如果3次结果都应在±15%范围内，即判为合格。如果大于等于2次的结果不符合，即判为不合格。如果有1次结果不符合要求，则应重新连续测试20次，并分别按计算相对偏差，如果大于等于19次测试的结果符在±15%范围内，则准确度符合要求。

2）企业参考品测试　对具有溯源性的企业参考品进行检测，每份样本测定3次，计算测试结果均值，其测量结果的相对偏差应不超过±10%。

3）比对试验　以企业指定的具有溯源性的分析系统作比对，相关系数（r）不小于0.975，斜率应在［0.9，1.1］内；样本浓度≤100 ng/ml时，偏差应不大于10 ng/ml；样本浓度>100 ng/ml时，相对偏差应不大于10%；95%检测样本应符合上述要求。

（9）稳定性

1）效期稳定性　取到效期后的样品按照试剂空白吸光度、分析灵敏度、线性、重复性、准确度方法进行检测，应符合相应要求。

2）热稳定性试验　取有效期内样品根据生产企业声称的热稳定性条件，按照试剂空白吸光度、分析灵敏度、线性、重复性、准确度方法进行检测，应符合相应要求。

2.《心肌肌钙蛋白I/肌红蛋白/肌酸激酶同工酶定性检测试剂盒（胶体金免疫层析法）技术审评规范（2014版）》

（1）物理性状

1）外观　目测检查，符合企业规定的正常外观要求（至少外包装完整无破损；标签清晰可辨）。

2）膜条宽度　使用游标卡尺测量试纸条宽度，应不低于2.5mm。

3）液体移行速度　按说明书进行操作，液体移行速度应不低于10mm/min。

（2）检出限及重复性　分别检测含Mb相应检出限浓度（80.0 ng/ml）的样本20次，其结果应≥19次为阳性且显色一致。

分别检测含Mb相应阴性检测浓度（20.0 ng/ml）的样本各20次，其结果应≥19次为阴性且显色一致。

（3）分析特异性　检测含有10mg/ml血红蛋白阴性样本3次，结果应不出现阳性。

（4）批间差　抽取三个批次的试纸条各10人份，检测检出限浓度样本，其结果应均为阳性，且显色一致。

（5）HOOK效应　测4000ng/ml Mb样本3次，结果应均不出现阴性。

（6）稳定性

1）效期稳定性　试剂（盒）在规定的贮存条件下保存至有效期末，超过有效期一定时期内进行检测，产品的性能应至少符合检出限及重复性、分析特异性、HOOK效应的要求。

2）热稳定性试验　试剂（盒）37℃放置20天后进行检测，产品的性能应至少符合检出限及重复性、分析特异性、HOOK效应的要求。

（七）注意事项

1.可采用相对偏差、企业参考品测试或比对试验三种方法之一测试试剂盒的准确度；如适用，优先采用相对偏差的方法。

2.胶体金法的检出限浓度为允许上限值，阴性检测浓度为允许下限值。

3.热稳定性不能用于推导产品有效期，除非是采用基于大量的稳定性研究数据建立的推导公式。

四、国内外相关技术方法对比

（一）相关标准物质、标准和审评指导原则

YY/T 1528-2017《肌红蛋白测定试剂盒（免疫比浊法）》;《心肌肌钙蛋白I/肌红蛋白/肌酸激酶同工酶定性检测试剂盒（胶体金免疫层析法）技术审评规范（2014版）》。

（二）相关技术方法

1. 免疫层析法　该方法操作简单、便捷、检测时间短，作为初筛的试验，应用较为广泛。

3. 化学发光免疫法　该方法是目前较为准确可靠的肌红蛋白的测定方法，其方法特异性较好，灵敏度高，自动化程度高。

4. 免疫比浊法　可在生化分析仪上进行检测，其操作简便快捷。

第四节　心脏型脂肪酸结合蛋白测定试剂

一、概述

脂肪酸结合蛋白（FABP）是一组多源性的小分子细胞内蛋白质，分子量14~15 kDa，广泛存在于哺乳动物的心、肝、小肠、脂肪、脑、骨骼肌等细胞中，心、肝、小肠中含量较多，FABP在骨骼肌中的含量是其在心肌中含量的1/10。心脏中的FABP称心型脂肪酸结合蛋白

（H-FABP）。H-FABP具有稳定的细胞内半衰期，2~3天。H-FABP是一种低分子（相对分子量14500）可溶性蛋白质，且特异地存在于心肌细胞内，在正常生理条件下，H-FABP并不出现在血浆或组织液中，在心肌损伤的早期释放入血。是心肌损伤时释放进入血液循环最早的标志物之一。ACS发生后1~3小时开始升高，6~8小时达峰值，12~24小时恢复正常。作为心肌损伤早期标志物具有其特有的优势。

H-FABP是与游离脂肪酸的细胞内运送相关的小分子可溶性蛋白。对心肌有特异性，存在心肌细胞质中，心肌缺血导致心肌细胞坏死时，H-FABP渗漏到血液中，从而使外周血浓度升高，因此，它就成为AMI的早期检测指标。

二、检验技术与方法

（一）基本原理

免疫比浊法：在反应液中，抗体和抗原形成复合物而形成沉淀，使得浊度增加。当光通过反应液时，一些光被样品散射，一些光被样品吸收，其余光透射过样品。测量样品对光吸收的方法为免疫比浊法。透射比浊是基于分光光度原理的测定方法。

（二）常用方法

心型脂肪酸结合蛋白常用检测方法有免疫比浊法、胶体金法和化学发光法。

三、操作要点及注意事项

（一）样本要求

全血、血清或血浆。

（二）操作要点

应仔细阅读试剂盒的说明书，选择适用机型，设置相应参数。

（三）校准程序

使用试剂盒配套的校准品进行校准。如果是试剂盒内包含校准品，除非特别说明，不同批次之间的校准品不能混用。每次试验开始时应进行校准程序，除非说明书明确规定了校准周期。

（四）质控控制程序

选用试剂盒配套的质控品，质控测定值应在标示值范围内。如果结果偏离范围，请从以下方面查找原因。

1.仪器状态。

2.配套试剂的效期和保存。

3.校准曲线是否符合要求。

4.质控品的保存。

5.检查试剂盒的效期。

（五）结果分析

根据校准曲线计算出H-FABP浓度，或者相应检测系统直接报出其结果。

（六）检测方法

以下介绍YY/T 1590-2018《心型脂肪酸结合蛋白测定试剂盒（免疫比浊法）》。

（1）仪器基本要求　分光光度计或生化分析仪，波长范围应满足试剂使用需要，生化分析仪应带恒温装置（温度值在设定值的 ±0.3℃内，波动度不大于 ±0.2℃），吸光度测量分辨力在0.001以上。

（2）外观　在自然光下以正常视力或矫正视力目视检查，应符合试剂盒各组分应齐全、完整，液体无渗漏；包装标签文字符号应清晰。

（3）装量　用通用量具测量，应不少于标示值。

（4）试剂空白吸光度　用试剂盒测试空白样本，记录试剂盒参数规定读数点主波长（光径1cm）下的吸光度值（A），应不大于1.5。

（5）分析灵敏度　用试剂盒测试心型脂肪酸结合蛋白已知浓度在（5±1）μg/L的样品，记录在试剂盒规定参数下的吸光度差值。换算为5μg/L心型脂肪酸结合蛋白的吸光度差值（ΔA）应≥0.01。

（6）线性　试剂盒线性区间应覆盖（2.5，120.0）μg/L，用接近线性区间下限的低浓度样本稀释接近线性区间上限的高浓度样本，混合成至少5个稀释浓度（xi）。用试剂盒分别测试以上样本，每个稀释浓度测试3次，分别求出每个稀释浓度检测结果的均值（yi）。以稀释浓度（xi）为自变量，以检测结果均值（yi）为因变量求出线性回归方程（最小二乘法-LSD拟合）。计算线性回归的相关系数（r），应符合不小于0.990。

用稀释浓度（xi）代入线性回归方程，计算yi测试均值与相应估计值的相对偏差或绝对偏差，（2.5，15.0）μg/L区间内，绝对偏差应在 ±2.3μg/L范围内；（15.0，120.0）μg/L区间内，相对偏差应在 ±15%范围内。

（7）精密度

1）重复性　在重复性条件下，用试剂盒测试浓度在（15.0±2.0）μg/L、（5.0±1.0）μg/L的两份样本，重复测试10次，所得结果的变异系数（CV%）应不大于10%。

2）批间差　分别用3个不同批号的试剂盒测试浓度在（5.0±1.0）μg/L的样本，每个批号测试3次，分别计算每批3次检测的均值，所得结果的批间相对极差（R）应不大于15%。

（8）准确度

1）相对偏差　试剂盒测试可用于评价常规方法的有证参考物质（CRM）或其他公认的参考物质3次，测试结果与参考物质标定浓度分别计算相对偏差B，如果3次结果都在 ±15%范围内，即判为合格。如果大于等于2次的结果不符合，即判为不合格。如果有1次结果不符合要求，则应重新连续测试20次，并分别计算相对偏差，如果大于等于19次测试的结果符在 ±15%范围内，则准确度符合要求。

2）比对试验　参照EP9-A2的方法，采用的样本浓度应覆盖（2.5，120.0）μg/L区间；用不少于40个在测定浓度范围内不同浓度的人源样品，以生产企业指定的分析系统作为比对方法，每份样品按待测试剂（盒）操作方法及比对方法分别测定。用线性回归方法计算两组结果的相关系数（r）及每个浓度点的相对偏差或相对偏差。相关系数r≥0.975；［2.5，15.0］μg/L的区间内，绝对偏差应在 ±2.3μg/L范围内；（15.0，120.0）μg/L的区间内，相对偏差应在 ±15.0%范围内。

（9）稳定性

1）效期稳定性　取到效期后的样品按照试剂空白吸光度、分析灵敏度、线性、重复性、准确度方法进行检测，应符合相应要求；

2）热稳定性试验　取有效期内样品根据生产企业声称的热稳定性条件，按照试剂空白吸光度、分析灵敏度、线性、重复性、准确度方法进行检测，应符合相应要求。

（七）注意事项

1.比对试验如样本不稳定，一份样本宜在两个系统同时进行测定。

2.热稳定性不能用于推导产品有效期，除非是采用基于大量的稳定性研究数据建立的推导公式。

四、国内外相关技术方法对比

（一）相关标准物质、标准和审评指导原则

YY/T 1590-2018《心型脂肪酸结合蛋白测定试剂盒（免疫比浊法）》。

（二）相关技术方法

1. 免疫层析法　该方法操作简单、便捷、检测时间短，作为初筛的试验，应用较为广泛。

2. 化学发光免疫法　该方法是目前较为准确可靠的肌红蛋白的测定方法，其方法特异性较好，灵敏度高，自动化程度高。

3. 免疫比浊法　可在生化分析仪上进行检测，其操作简便快捷。

第五节　心力衰竭标志物－B型利钠肽和氨基末端－B型利钠肽前体测定试剂

一、概述

利钠肽（NP）是近20年才发现的一类具有利钠、利尿作用的内源性多肽，到目前为止，人类共发现了5种利钠肽，即心房利钠肽（ANP）、B型利钠肽（BNP）、C型利钠肽（CNP）、V型利钠肽（VNP）和D型利钠肽（VNP）。日本学者Tetsuji Sudoh等首先于1988年从猪脑中分离出BNP，因而亦得名脑利钠肽（BNP），实际上主要来源于心脏。

BNP是一个很好地反映心功能的指标，它对诊断慢性充血性心力衰竭（心衰）具有高度的敏感性、特异性，在2001年已被列入欧洲心脏病协会最新制定的心力衰竭指南中。BNP主要由心室合成，最初合成为含134个氨基酸的prepro-BNP，之后切去N端26个氨基酸的信号肽成为含108个氨基酸的proBNP，再进一步被内肽酶切割，成为含N端76个氨基酸的NT-proBNP和含C端32个氨基酸的BNP，释放入血。由于NT-proBNP与BNP是等摩尔释放，因此二者在心血管系统疾病的诊断、治疗监测和预后方面有着相似的临床应用。

目前关于BNP的中文译名很多，文献报道也不尽相同。1989年，国内就有学者将其译为“脑钠素”，其后又有文献中分别使用“脑钠肽”“脑利尿钠肽”“脑利钠肽”“B型利钠肽”“B型钠利尿肽”“B型钠尿肽”“B型促尿钠排泄肽”及“B钠尿肽”等。同一物质使用众多的译名给临床应用等带来诸多困惑及不便，迫切需要尽早对其中文译名进行规范统一。本书中，BNP

译作B型利钠肽或脑利钠肽，NT-proBNP译作氨基末端脑利钠肽前体或N末端脑利钠肽前体。

二、检验技术与方法

（一）基本原理

定量标记免疫分析法：基于抗原抗体反应，标记不同的标记物，根据其吸光度或发光值进行定量测定的技术。

（二）常见方法

B型利钠肽和氨基末端-B型利钠肽前体常用检测方法有免疫比浊法、免疫层析法和化学发光法。

三、操作要点及注意事项

（一）样本要求

全血、血清或血浆。

（二）操作要点

应仔细阅读试剂盒的说明书，选择适用机型，设置相应参数。

（三）校准程序

使用试剂盒配套的校准品进行校准。如果是试剂盒内包含校准品，除非特别说明，不同批次之间的校准品不能混用。每次试验开始时应进行校准程序，除非说明书明确规定了校准周期。

（四）质控控制程序

选用试剂盒配套的质控品，质控测定值应在标示值范围内。如果结果偏离范围，请从以下方面查找原因。

1. 仪器状态。
2. 配套试剂的效期和保存。
3. 校准曲线是否符合要求。
4. 质控品的保存。
5. 检查试剂盒的效期。

（五）结果分析

根据校准曲线计算出B型利钠肽和氨基末端-B型利钠肽前体，或者相应检测系统直接报出其结果。

（六）检测方法

以下介绍YY/T 1451—2016《脑利钠肽和氨基末端脑利钠肽前体检测试剂（盒）（定量标记免疫分析法）》。

（1）外观　在自然光下以正常视力或矫正视力目视检查，应符合试剂盒应组分齐全，内外包装均应完整，标签清晰；液体试剂无渗漏，冻干组分呈疏松体，复溶后液体均匀（无肉眼可见颗粒、无沉淀）。

（2）溯源性　生产企业应应根据GB/T 21415-2008及有关规定提供所用BNP、NT-proBNP校准品的来源、赋值过程以及测量不确定度等内容。

第二篇　临床化学检测试剂

（3）检出限　生产企业应提供BNP、NT-proBNP试剂盒的空白限、检出限及参考区间等相关信息。根据生产企业提供信息，对5份浓度近似LOD的低值样本进行检测，每份样本检测5次，对检测结果按照大小进行排序，符合如下条件，即可认为生产企业提供的空白限和检出限的设置基本合理，结果BNP检出限低于15 ng/L，NT-proBNP检出限低于15 ng/L的要求。

低于生产企业提供的空白限数值的检测结果的数量应小于等于3个；适用时，无高于生产企业提供的参考区间下限的检测结果。

（4）线性区间　线性区间BNP上限应不低于2000 ng/L，下限应不高于15 ng/L；NT-proBNP上限应不低于30000 ng/L，下限应不高于30 ng/L。将接近线性区间上限的高值样本按一定比例稀释为至少5种浓度，其中低值浓度的样本须接近线性区间的下限。按试剂（盒）说明书进行操作，将每一浓度的样本重复检测2次，计算平均值，将结果平均值和稀释比例用最小二乘法进行直线拟合，并计算线性相关系数｜r｜≥0.9900。

（5）重复性　分别用高、中、低三个浓度的样本，各重复检测10次，其变异系数（CV）应不大于10%（仪器自动操作法）或不大于15%（手工操作法）

（6）批间差　用三个批号试剂盒分别检测高、中、低三个浓度的样本，则三个批号试剂盒之间的批间变异系数（CV）应不大于15%。

（7）准确度

1）相对偏差　试剂盒测试可用于评价常规方法的有证参考物质（CRM）或其他公认的参考物质3次，测试结果与参考物质标定浓度分别计算相对偏差B，如果3次结果都在±10%范围内，即判为合格。如果大于等于2次的结果不符合，即判为不合格。如果有1次结果不符合要求，则应重新连续测试20次，并分别按计算相对偏差，如果大于等于19次测试的结果符在±10%范围内，则准确度符合要求。

2）企业参考品测试　对企业参考品进行检测，按照常规样本进行检测，每份样本测定3次，其测量结果的相对偏差应不超过±10%。

3）比对试验　参照EP9-A2的方法，用不少于40个在测定浓度范围内不同浓度的人源样品，以生产企业指定的分析系统作为比对方法，每份样品按待测试剂（盒）操作方法及比对方法分别测定。相关系数（r）应不小于0.950，斜率应在［0.9，1.1］内。

（8）稳定性

1）效期稳定性　取到效期后的样品按照试剂准确度、空白限、线性、重复性方法进行检测，应符合相应要求。

2）热稳定性试验　取有效期内样品根据生产企业声称的热稳定性条件，按照准确度、空白限、线性、重复性方法进行检测，应符合相应要求。

（七）注意事项

1.准确性可采用相对偏差和比对试验之一测试试剂（盒）的准确度；如适用，优先采用相对偏差的方法。

2.热稳定性不能用于推导产品有效期，除非是采用基于大量的稳定性研究数据建立的推导公式。

四、国内外相关技术方法对比

（一）相关标准物质、标准和审评指导原则

YY/T 1451—2016《脑利钠肽和氨基末端脑利钠肽前体检测试剂（盒）（定量标记免疫分析法）》。

（二）相关技术方法

1. 免疫层析法　该方法操作简单、便捷、检测时间短，作为初筛的试验，应用较为广泛。

2. 化学发光免疫法　该方法是目前较为准确可靠的B型利钠肽和氨基末端-B型利钠肽前体的测定方法，其方法特异性较好，灵敏度高，自动化程度高。

3. 免疫比浊法　可在生化分析仪上进行检测，其操作简便快捷。

第六节　血清同型半胱氨酸测定试剂

一、概述

同型半胱氨酸（HCY）是一种含硫氨基酸，是蛋氨酸代谢的中间产物，其本身并不参与蛋白质的合成。体内不能合成同型半胱氨酸，只能由蛋氨酸转变而来；人体内也不能合成蛋氨酸，必须由食物供给。正常血浆中，80%的同型半胱氨酸以二硫键和蛋白质结合。未结合的同型半胱氨酸大部分以胱氨酸或半胱氨酸-同型半胱氨酸形式存在，仅一小部分呈游离状态。不论是结合形式还是游离形式的同型半胱氨酸统称为总同型半胱氨酸。同型半胱氨酸水平增高，它产生的超氧化物和过氧化物可导致血管内皮细胞损伤和低密度脂蛋白氧化，造成血管平滑肌的持续性收缩以及缺氧，从而加速动脉粥样硬化的过程。它还可破坏正常凝血机制，增加血栓形成的机会。若因维生素B_6、维生素B_{12}、叶酸摄入量不足导致同型半胱氨酸的增高，可通过饮食或增加摄入B族维生素及叶酸，降低血浆中同型半胱氨酸水平，从而减少心、脑血管病的患病危险性。

根据文献资料，HCY正常参考范围与年龄相关（血浆），如表2-10-3所示。

表2-10-3　HCY正常参考范围

年龄	HCY浓度
成人	≤ 15 μmol/L
老年人（≥ 60岁）	15~20 μmol/L
百岁以上	25~27 μmol/L

二、检验技术与方法

（一）基本原理

样品中氧化型同型半胱氨酸经三乙羧乙基膦（TCEP）还原成游离型HCY，游离型HCY与底

物发生反应，循环放大。通过检测反应中NADH转化为NAD+吸光度降低的速率，可以计算出待测物中HCY的浓度。

（二）方法详解

血清同型半胱氨酸常用检测方法有循环酶法、酶联免疫法、色谱法、化学发光免疫分析仪法。

（三）各检验方法的特点及适用性

循环酶法：该方法适用在生化分析仪上，操作简单，结果可靠，且可和其他参数进行同时分析，目前最为常用的临床检测方法。

化学发光免疫法：该方法需要专用设备，成本较高，检测时间偏长。

三、操作要点及注意事项

（一）样本要求

1.新鲜血清或肝素抗凝血浆，请采血后立即离心分离血浆。

2.血清、血浆可在2~8℃稳定2周。

3.注意不可使用含有氟化钠的血清或血浆。

4.溶血、混浊、严重血脂样本不适宜做HCY检测。

5.采血前，请尽量避免高蛋白饮食，高蛋白饮食可能导致HCY升高。

（二）参数设置

以某厂家试剂盒参数设置为例（仅供参考），详见表2-10-4。

检测方法：速率法（下降）；检测波长340nm；检测温度37℃；反应时间9分钟。

表2-10-4 HCY试剂检测操作步骤

	空白管（B）	标准管（S）	测定管（T）
试剂一	250 μl	250 μl	250 μl
蒸馏水	16.5 μl		
校准品		16.5 μl	
样品			16.5 μl
混匀，37℃孵育 5 分钟			
试剂二	25 μl	25 μl	25 μl
混匀，延迟反应 1.5 分钟后，连续读取 2~3 分钟内吸光度变化（ΔA）			

备注：因各厂家实验参数不同以及适用仪器不同，实验前应认真查看产品说明书，按照说明书要求在全自动生化分析仪上设置参数。

（三）校准程序

使用试剂盒内配套校准品，若使用两水平校准品，则进行两点定标；若使用五水平校准品，则进行多点定标。建议每3天校准一次。校准品溯源至国际参考物质NIST SRM1955。

（四）质控控制程序

选用试剂盒内配套的质控品，质控测定值应在标示值范围内。如果结果偏离范围，请按以下步骤查找原因。

1.检查参数设置和光源是否正确。

2.检查比色杯和吸样针是否洁净。

3.检查蒸馏水是否被污染，细菌增长会导致不正确的结果。

4.检查反应池温度。

5.检查试剂盒的效期。

6.检查校准品是否存在问题和校准曲线是否满足需求。

（五）结果计算

$$样本浓度=\frac{样本吸光度}{校准吸光度}\times 校准浓度$$

（六）注意事项

1.红细胞中的HCY释放到血浆会使HCY结果升高，因此要注意及时分离血浆。

2.虽然S-腺苷同型半胱氨酸（SAH）会引起严重的正干扰。但正常人体血浆中含SAH量极低，不会造成干扰。

3.使用下列药物治疗的患者，会引起HCY检测水平偏高：氨甲蝶呤、卡马西平、苯妥英钠、一氧化二氮、6-氮尿嘧啶苷。

4.红细胞中的3-偶氮腺苷抑制反应体系中的酶，从而抑制HCY的生成。本产品不能使用含有3-偶氮腺苷的样本。

5.避免混用不同批号的试剂。

6.校准品、质控品采用人基质血清，已进行了HIV（HIV1、HIV2）抗体、肝炎B表面抗原（HbsAg）和肝炎C病毒（HCV）抗体的检测，发现均呈阴性，尽管检测方法高度准确，无法保证能发现所有受感染的供体，因此还应该将校准品、质控品按有传染性的标本对待。

7.试剂含有防腐剂，误入眼、口中或沾染到皮肤上请立即用清水彻底冲洗，必要时到医院就诊。

（七）主要产品性能指标

1.外观　应符合以下要求。

（1）试剂盒各组分应齐全、完整，液体无渗漏。

（2）包装标签文字符号应清晰。

2.装量　应不少于标示值。

3.试剂空白　上升反应的试剂初始吸光度不大于0.05，下降反应的试剂初始吸光度不小于0.8。

4.分析灵敏度　对于终点法测试的试剂，10.0 μmol/L 样本的吸光度变化（ΔA）应不小于0.02。

对于速率法测试的试剂，10.0 μmol/L样本的吸光度变化率（ΔA/min）应不小于0.01。

5. 线性 试剂（盒）线性区间应覆盖［3.0，45.0］μmol/L。

（1）线性相关系数｜r｜应不小于0.995。

（2）线性偏差应不超过 ± 1.0 μmol/L或线性偏差应不超过 ± 10％。

6. 重复性

（1）重复测试（10.0 ± 2.0）μmol/L的样本，所得结果的变异系数（CV％）应不大于5％。

（2）重复测试（20.0 ± 4.0）μmol/L的样本，所得结果的变异系数（CV％）应不大于3％。

7. 批间差 测试（10.0 ± 2.0）μmol/L 的样本，所得结果的批间相对极差（R）应不大于10％。

8. 准确度

（1）相对偏差 应不超过 ± 15％。

（2）回收率 应在（100 ± 15）％范围内。

9. 稳定性 效期稳定性：生产企业应规定产品的有效期。取到效期后一定时间内的样品检测试剂空白吸光度、分析灵敏度、线性、重复性、准确度等项目。

四、国内外相关技术方法对比

（一）相关标准物质、标准和审评指导原则

1. 标准物质 见表2-10-5。

表2-10-5 HCY的标准物质

RM中文名	RM英文名	RM编号	基质或形态	研制机构
血清同型半胱氨酸物质	HCY	SRM1955	液态	NIST
血清同型半胱氨酸物质	HCY			北京市医疗器械检验所

2. 相关标准 YY T 1258-2015《同型半胱氨酸测定试剂（盒）（酶循环法）》；GB/T 26124-2011《临床化学体外诊断试剂（盒）》。

3. 注册技术审评指导原则 《同型半胱氨酸测定试剂注册技术审查指导原则》。

起草人：代蕾颖 赵丙锋（北京市医疗器械检验所）

复核人：刘倩瑜（广东省医疗器械质量监督检验所）

第十一章
维生素测定试剂

维生素是人体维持正常生理功能必需的一类微量有机物质，在人体生长发育、新陈代谢、生理功能调节过程中发挥着重要的作用。人体中大多数的维生素必须通过进食后消化摄入，无法在体内自行合成。原发性或继发性的维生素缺乏，会使人体产生多种生理案功能障碍，进而诱发多种疾病。相反，维生素摄入量过多，容易导致人体内负荷超载，乃至中毒。因此，维生素含量作为评估人体营养及健康状况的有效指标，逐渐被临床所重视。

维生素分为水溶性及脂溶性两大类，临床上常见脂溶性维生素包括维生素A、D、E、K，水溶性维生素包括B族维生素和维生素C等，其中B族维生素中常见的有维生素B_1、B_2、B_5、B_6、B_9（叶酸）、B_{12}、B_{15}和B_{17}等。目前临床上测定方法较为成熟的项目主要有25-羟基维生素D、叶酸、维生素B_{12}等。

目前主要的维生素分析方法有微生物法、高效液相色谱法（HPLC）和免疫学方法等。微生物法以细菌生长摄入维生素后的繁殖程度或代谢产物定量测定维生素含量，该方法操作复杂且实验周期长，较难适用于临床常规测定。HPLC法具有快速、灵敏度高、准确性高、重复性好等优点，但受到样本前处理、色谱条件、检测器等因素的影响较大，由于血清中成分复杂，该方法测定血清中维生素时检测特异性受到较大影响，所以较少用于人体血清中维生素的常规测定。而免疫学方法主要包括放射免疫法、酶联免疫吸附法和化学发光法等，该类方法可适用于自动化平台，易于进行高样本量的临床分析，是目前用于维生素测定的体外诊断试剂主要采用的分析方法。

第一节　总25-羟基维生素D测定试剂

一、概述

维生素D是一种脂溶性类固醇激素前体，对人体具有重要的生理作用，能提高肌体对钙、磷的吸收，促进骨骼钙化，保障牙齿发育健全，同时提高肠壁对磷的吸收以及肾小管对磷的再吸收，防止氨基酸经由肾脏流失。人体缺乏维生素D会引起佝偻病、手足抽搐和软骨病，而孕妇在孕期中缺乏维生素D，可影响胎儿的骨骼发育，并能导致新生儿的低钙血症和牙齿发育不良。相反的，长期摄入过多的维生素D，则会引起高血钙和高尿钙，导致食欲减退、过度口渴、恶心、呕吐、烦躁、体弱，便秘腹泻交替出现，严重者将因肾钙化、心脏和大动脉钙化而死亡。人体内存在十多种维生素D，其中以维生素D_2与D_3两种形式为主，两者对人体的作用和作用机制相同。维生素D本身没有生物活性，在肝脏和肾脏中转化为25-羟基维生素D和1，25-二羟基维生素D后方产生有生物活性。由于25-羟基维生素D是人体内维生素D的主要储存形式。因此，通过检测25-羟基维生素D（包括25-羟基维生素D_2与25-羟基维生素D_3）可以评估人体维生素D水平，进而协助诊断相关疾病。

二、测定方法

目前用于临床测定25-羟基维生素D的体外诊断试剂主要基于免疫学方法，以其中获得注册证的较多的四种方法做详细阐述，其检测原理分别如下。

（一）胶体金免疫层析法

利用膜免疫层析原理，采用竞争法，样本中的25-羟基维生素D与胶体金标记的25-羟基维生素D抗体相结合，形成抗原-抗体-胶体金免疫复合物，并在层析作用下沿膜移动，不与检测线上包被的25-羟基维生素D抗原结合，而未被结合的25-羟基维生素D抗体的与检测线上包被的25-羟基维生素D抗原相结合，通过已拟定的标准曲线经仪器读数后测得25-羟基维生素D浓度。

（二）酶联免疫法

采用竞争法，用25-羟基维生素D抗体包被微孔板，待测样本与经酶标记的25-羟基维生素D抗原依次加入微孔板后竞争结合25-羟基维生素D抗体，洗涤后利用底物显色，经酶标仪读取吸光度后带入校准曲线计算25-羟基维生素D浓度。

（三）微孔板式化学发光法

采用竞争法，用25-羟基维生素D抗体包被化学发光微孔板制备固相抗体，加入样本与孵育缓冲液后使25-羟基维生素D与微孔中的固相抗体结合。洗涤后加入经辣根过氧化物酶（HRP）标记的25-羟基维生素D与剩余的固相抗体结合。洗涤后加入化学发光底物，通过化学发光免疫分析仪读取相对发光强度，发光强度与样本中的25-羟基维生素D浓度成反比，利用方程拟合计算25-羟基维生素D的浓度。

（四）磁微粒化学发光法

采用竞争法，样本中的25-羟基维生素D与标记有生物素的25-羟基维生素D衍生物竞争结合HRP标记的25-羟基维生素D单克隆抗体，随后加入连接有链霉亲和素的磁微粒，生物素的特异性结合复合物通过链霉亲和素连接在磁微粒上。磁微粒在外加磁场中直接沉淀，洗涤后加入酶促化学发光底物，利用化学发光测定仪测试反应的发光强度，发光强度与样本中的25-羟基维生素D浓度成反比，利用方程拟合测定量计算样本中25-羟基维生素D浓度。

三、操作要点及注意事项

（一）胶体金免疫层析法

1. 试剂组成 检测卡、稀释液等。

2. 主要仪器 胶体金免疫层析分析仪等。

3. 操作规程 根据试剂盒的使用说明书结合实际情况进行操作，通常的操作过程为：样本前处理→加样至检测卡→计时等待反应结束→插入仪器中读数。

4. 注意事项

（1）确保实验室环境、设备等符合检验要求。

（2）检测前将检测卡、待测样本及样本稀释液平衡至室温，检测卡应防止受潮。

（3）如检测结果超出线性范围，在试剂盒说明书允许的范围内稀释样本后再行测量。

（4）应按照国家及地方相关规定处理所有已测的样本及废液。

（二）酶联免疫法

1. 试剂组成　微孔板、孵育缓冲液、经标记的25-羟基维生素D、稀释液、浓缩酶结合物、洗液、发光底物等。对于各具体试剂盒产品，试剂的成分组成及各成分浓度存在一定差异。

2. 主要仪器　酶标仪等。

3. 操作规程　根据试剂盒的使用说明书结合实际情况进行操作，通常的操作过程为：样本及试剂前处理→加样→温育→洗涤→加酶标记的抗体→温育→洗涤→显色→酶标仪判读结果。

4. 注意事项

（1）确保实验室环境、设备等符合检验要求。

（2）按照正确的操作规程使用加样器，避免刮擦微孔板底部，同时避免液体外溅、血清残留在反应孔壁上，确保加样准确。加样器吸头要确保干净，避免污染。

（3）手工洗板加洗液时冲击力不应过大，并控制洗涤次数和时间，避免造成孔间污染。

（4）应按照国家及地方相关规定处理所有已测的样本及废液。

（三）微孔板式化学发光法

1. 试剂组成　包被有25-羟基维生素D抗体的微孔板、孵育缓冲液、经HRP标记的25-羟基维生素D、洗液、化学发光底物等。对于各具体试剂盒产品，试剂的成分组成及各成分浓度存在一定差异。

2. 主要仪器　发光免疫分析仪等。

3. 操作规程　根据试剂盒的使用说明书结合实际情况进行操作，通常的操作过程为：开机并确认仪器状态正常可用→设置参数→装载试剂→校准定标→质控验证→加入样本并测试→读数。

4. 注意事项

（1）确保实验室环境、设备等符合检验要求。

（2）检测前将试剂及待测样平衡至室温。

（3）孵育反应时化学发光微孔板需用板盖等覆盖以避免污染。加发光底物液的加样器应专用，加样吸头应确保干净无污染。在加发光底物液的过程中应避免加样吸头与板孔或手指接触，防止底物污染。

（4）避免缩短或延长孵育时间，每次反应加液时间不应过长，保持加样顺序一致，并尽量保证每孔反应时间一致。

（5）应按照国家及地方相关规定处理所有已测的样本及废液。

（四）磁微粒化学发光法

1. 试剂组成　包被链霉亲和素的磁微粒、生物素化的25-羟基维生素D衍生物、HRP标记的单克隆25-羟基维生素D抗体、洗液、发光底物等。对于各具体试剂盒产品，试剂的成分组成及各成分浓度存在一定差异。

2. 主要仪器 化学发光测定仪等。

3. 操作规程 根据试剂盒的使用说明书结合实际情况进行操作，通常的操作过程为：开机并确认仪器状态正常可用→设置参数→装载试剂→校准定标→质控验证→加入样本并测试→读数。

4. 注意事项

（1）确保实验室环境、设备等符合检验要求。

（2）检测前将试剂及待测样平衡至室温。

（3）在试剂装载前，将要用到的试剂放置在混匀设备上充分混匀，目视检查试剂溶液组分应澄清，无异物、沉淀物和絮状物，磁微粒试剂应为均匀悬浊液，无明显凝集。

（4）实验过程中尽可能避免试剂和样本（样本、校准品和质控品）产生泡沫。

（5）应按照国家及地方相关规定处理所有已测的样本及废液。

（五）结果判定及性能指标

根据现行行标YY/T 1585-2017《总25-羟基维生素D测定试剂盒（标记免疫分析法）》，总25-羟基维生素D测定试剂的主要性能评价指标包括

1. 外观 试剂盒各组分应齐全完整、液体无渗漏。

2. 溯源性 应根据GB/T 21415及有关规定提供所用校准品的来源、赋值过程及不确定度等内容。

3. 准确度 使用可用于评价常规方法的有证参考物质（CRM）进行测定，实测值与标示值相对偏差在±15%范围内，或者进行回收试验的回收率在85%~115%的范围内。

4. 检出限 应≤8.1 ng/ml。

5. 线性 线性范围应覆盖［8.1，70.3］ng/ml，相关系数r应≥0.99。

6. 重复性 用同一批试剂盒浓度在［8，20］ng/ml和［30，50］ng/ml的样本各重复测试10次，变异系数均不应大于10%。

7. 批间差 用3个批次试剂盒检测同一份样本，批间变异系数（CV）应≤15%。

8. 稳定性 可对效期稳定性和热稳定性进行验证，其准确度、检出限、线性和重复性应符合3~6的要求。

四、相关标准及标准物质进展

目前国内现行有效的相关行业标准为YY/T 1585-2017《总25-羟基维生素D测定试剂盒（标记免疫分析法）》，暂无专门的注册技术审查指导原则。目前，国内尚未有用于免疫反应的25-羟基维生素D国家标准品。

参考文献

钟天鹰.维生素检测方法的临床应用与新进展.中华检验医学杂志，2018，41（5）：341-342.

起草人：高静贤（江苏省医疗器械检验所）
复核人：刘倩瑜（广东省医疗器械质量监督检验所）

第二节　叶酸测定试剂

一、概述

叶酸是一种水溶性维生素，又称维生素B_9，是由蝶呤啶、对氨基苯甲酸和谷氨酸等组成的化合物，对细胞的分裂生长及核酸、氨基酸、蛋白质的合成起着重要的作用。叶酸缺乏时，细胞内DNA合成减少从而导致细胞的分裂成熟发生障碍，从而引起巨幼红细胞性贫血、白细胞和血小板减少，还会诱发消化道病变（如食欲减退、腹胀、腹泻等）、皮肤病变（如牛皮癣、湿疹等）、神经病变与精神障碍等疾病。此外，叶酸对胎儿的健康发育具有重要作用，孕妇如果在怀孕早期缺乏叶酸，可引起胎儿神经管发育缺陷，而导致胎儿畸形。因此通过测定血清中的叶酸浓度水平可以评估人体营养状况，进而辅助诊断叶酸缺乏的相关疾病。

二、检测方法

目前用于临床测定叶酸的体外诊断试剂主要基于免疫学方法，以其中获得注册证的较多的两种方法进行阐述，其检测原理如下。

（一）微孔板式化学发光法

采用竞争法，用叶酸结合蛋白包被化学发光微孔板，加入样本中的叶酸抗原与微孔中的叶酸结合蛋白结合。洗涤后加入经HRP标记的叶酸抗原结合剩余的叶酸结合蛋白。洗涤后加入化学发光底物，通过化学发光免疫分析仪读取相对发光强度，发光强度与样本中的叶酸浓度成反比，通过利用方程拟合计算叶酸的浓度。

（二）磁微粒化学发光法

采用竞争法，样本中的叶酸与经HRP标记的叶酸衍生物竞争性结合经生物素标记的叶酸结合蛋白，随后加入连有链霉亲和素的磁微粒，生物素的特异性结合复合物通过链霉亲和素连接在磁微粒上。磁微粒在外加磁场中直接沉淀，洗涤后加入酶促化学发光底物，利用化学发光测定仪测试反应的发光强度，发光强度与样本中的叶酸浓度成反比，利用方程拟合测定量计算样本中叶酸浓度。

三、操作要点及注意事项

（一）微孔板式化学发光法

1. 试剂组成　包被有叶酸结合蛋白的微孔板、经HRP标记的叶酸、洗液、化学发光底物等。对于各具体试剂盒产品，试剂的成分组成及各成分浓度存在一定差异。

2. 主要仪器　发光免疫分析仪等。

3. 操作规程及注意事项　与25-羟基维生素D测定试剂（化学发光法）类似，参照本章第一节内容。

（二）磁微粒化学发光法

1. 试剂组成 包被链霉亲和素的磁微粒、经 HRP 标记的叶酸衍生物、生物素化的叶酸结合蛋白、洗液、发光底物等。对于各具体试剂盒产品，试剂的成分组成及各成分浓度存在一定差异。

2. 主要仪器 化学发光测定仪等。

3. 操作规程及注意事项 与 25- 羟基维生素 D 测定试剂（磁微粒化学发光法）类似，参照本章第一节内容。

（三）结果判定及性能指标

根据现行行标 YY/T 1583-2018《叶酸测定试剂盒（化学发光免疫分析法）》，叶酸测定试剂的主要性能评价指标如下。

1. 外观 试剂盒各组分应齐全完整、液体无渗漏。

2. 溯源性 应根据 GB/T 21415 及有关规定提供所用校准品的来源、赋值过程及不确定度等内容。

3. 准确度 使用可用于评价常规方法的有证参考物质（CRM）进行测定，实测值与标示值相对偏差在 ±15% 范围内，或者进行回收试验的回收率在 85%~115% 的范围内。

4. 检出限 应≤ 1.0 ng/ml。

5. 线性 在不窄于［1.5，20.0］ng/ml 区间内，相关系数 r 应≥ 0.99。

6. 重复性 用同一批试剂盒浓度在［1.5，6.0］ng/ml 和［11，19］ng/ml 的样本各重复测试 10 次，变异系数应不大于 10%。

7. 批间差 用 3 个批次试剂盒检测浓度在［11，19］ng/ml 的同一份样本，其变异系数（CV）应不大于 15%。

8. 稳定性 可对效期稳定性和热稳定性进行验证，其准确度、检出限、线性和重复性应符合 3~6 的要求。

四、相关标准及标准物质进展

目前国内现行有效的相关行业标准为 YY/T 1583-2018《叶酸测定试剂盒（化学发光免疫分析法）》，暂无专门的注册技术审查指导原则。目前，国内尚未有用于免疫反应的叶酸国家标准品，NIBSC 则于 2008 年发布有叶酸相关国际标准物质（Code：95/528）。

起草人：巫亮（江苏省医疗器械检验所）
复核人：刘倩瑜（广东省医疗器械质量监督检验所）

第三节　维生素 B_{12} 测定试剂

一、概述

维生素 B_{12} 又称钴胺素，是唯一含金属元素的水溶性维生素。人类自身不能合成维生素

B_{12}，故需要通过膳食中摄入。维生素B_{12}的主要生理功能包括提高叶酸利用率、维护神经髓鞘的代谢与功能、促进红细胞的发育与成熟、参与DNA的合成等。维生素B_{12}长期摄入不足易诱发血液及神经系统疾病，使人产生烦躁不安、记忆衰退等症状，导致恶性贫血、老年痴呆及精神抑郁等疾病。而维生素B_{12}摄入过量则可能导致哮喘、荨麻疹、湿疹、面部浮肿、寒战等过敏反应，也可能引发神经兴奋、心前区痛和心悸。因此通过检测血清中的维生素B_{12}浓度水平，对维生素B_{12}缺乏与过量相关疾病的早期诊断和指导正确治疗具有重要意义。

二、测定方法

目前用于临床测定维生素B_{12}的体外诊断试剂主要基于免疫学方法，以其中获得注册证的较多的两种方法进行阐述，其检测原理如下。

（一）微孔板式化学发光法

采用竞争法，用维生素B_{12}结合蛋白包被化学发光微孔板，加入样本中的维生素B_{12}与微孔中的维生素B_{12}结合蛋白结合。洗涤后加入经HRP标记的维生素B_{12}结合剩余的维生素B_{12}结合蛋白。洗涤后加入化学发光底物，通过化学发光免疫分析仪读取相对发光强度，发光强度与样本中的维生素B_{12}浓度成反比，通过利用方程拟合计算样本中维生素B_{12}的浓度。

（二）磁微粒化学发光法

采用竞争法，样本中的维生素B_{12}与经HRP标记的维生素B_{12}衍生物竞争性结合生物素标记的维生素B_{12}结合蛋白，随后加入连有链霉亲和素的磁微粒，生物素的特异性结合复合物通过链霉亲和素连接在磁微粒上。磁微粒在外加磁场中直接沉淀，洗涤后加入酶促化学发光底物，利用化学发光测定仪测定反应的发光强度。发光强度与样本中的维生素B_{12}浓度成反比，利用方程拟合可定量测计算样本中维生素B_{12}浓度。

三、操作要点及注意事项

（一）微孔板式化学发光法

1. 试剂组成　包被有维生素B_{12}结合蛋白的微孔板、经HRP标记的维生素B_{12}、洗液、化学发光底物等。对于各具体试剂盒产品，试剂的成分组成及各成分浓度存在一定差异。

2. 主要仪器　发光免疫分析仪等。

3. 操作规程及注意事项　与25-羟基维生素D检测试剂（化学发光法）类似，参照本章第一节内容。

（二）磁微粒化学发光法

1. 试剂组成　包被链霉亲和素的磁微粒、经HRP标记的维生素B_{12}衍生物、生物素化的维生素B_{12}结合蛋白、洗液、发光底物等。对于各具体试剂盒产品，试剂的成分组成及各成分浓度存在一定差异。

2. 主要仪器　化学发光测定仪等。

3. 操作规程及注意事项　与25-羟基维生素D测定试剂（磁微粒化学发光法）类似，参照本章第一节内容。

（三）结果判定及性能指标

目前国内尚未发布专门的相关行业标准，建议参照GB/T 26124-2011《临床化学体外诊断试剂（盒）》，从外观、溯源性、准确度、检出限、线性、重复性、批间差及稳定性等方面对试剂进行性能评价。

四、相关标准及标准物质进展

目前国内尚无相关的行业标准及专门的注册技术审查指导原则，可参照GB/T 26124-2011《临床化学体外诊断试剂（盒）》。目前，国内尚未有用于免疫反应的维生素B_{12}国家标准品，NIBSC则于2015年发布有维生素B_{12}相关国际标准物质（Code：03/178）。

起草人：巫亮（江苏省医疗器械检验所）

复核人：刘倩瑜（广东省医疗器械质量监督检验所）

第三篇 临床免疫检测试剂

第一章 急性时相蛋白测定试剂

第一节 C-反应蛋白测定试剂

一、概述

急性时相蛋白分为两大类，第一大类是正急性时相反应蛋白，第二大类是负急性时相反应蛋白，本章主要介绍两种正急性时相反应蛋白。

C-反应蛋白（C-reactive protein，CRP）是历史上首次被认识的正急性时相蛋白。健康人血中CRP含量极微，大多数情况下不会超过3mg/L，其在血中半衰期稳定，约19小时。CRP持续增高提示机体可能存在炎症或自身免疫疾病。此外CRP在病毒感染时不会升高，其变化不受患者的个体差异、机体状态和治疗药物的影响。近年来，随着检测技术的发展，采用超敏感方法检测到的CRP被称为超敏CRP（high sensitivity C-reactive protein，hs-CRP）。hs-CRP与CRP为同一种蛋白，超敏CRP检测与普通CRP检测的区别在于检测方法的敏感性不同。普通CRP检测试剂盒线性范围宽，但相对而言，灵敏度低，最低检出限在3mg/L左右，而hs-CRP检测试剂盒灵敏度高，最低检出限可达0.1mg/L。hs-CRP轻度升高与冠状动脉事件、中风及周围血管病相关，是一项独立的危险因素，在疾病的诊断和预测中有重要价值。

国内外用于CRP、hs-CRP的测定方法主要有酶联免疫分析法、化学发光免疫分析法、免疫层析法、免疫比浊法等。各检测方法的基本原理均为通过抗原抗体的特异性反应对目标物进行检测。酶联免疫法测定试剂最为成熟，应用较早，其优点是操作简便、试剂稳定，与传统的放射免疫技术相比，对环境没有污染，缺点是操作时间长、线性范围窄、不适合批量检测等，在临床上的使用比例还在逐渐降低。目前应用较广的为化学发光法，且多数为磁微粒化学发光法，其优点是敏感性高，特异性强，反应稳定，适合大样本，便于大规模检测，缺点是结果易受操作和样本的影响。免疫层析法多为现场快速检测产品，简单易操作，特别适用于门诊、急诊和床边监护使用，缺点是结果易受环境及操作影响，敏感度和特异性不如前两者。在临床生化分析中常采用免疫比浊法测定CRP，其具有操作过程自动化，易于质量控制等优点，缺点是溶血、脂血等样本对结果影响较大。

二、检测技术与方法

（一）酶联免疫分析法

主要原理是通过抗原抗体的特异性反应对目标物进行检测，是将抗原、抗体的免疫反应和酶的高效催化反应有机结合而发展起来的一种综合性技术。酶联免疫分析法的检测易于操作，但一般操作步骤较多，耗时久，对操作者要求较高。

（二）化学发光免疫分析法

基于化学发光反应的高灵敏性和免疫反应的高特异性而建立的一种测定方法，是近年来迅速发展起来的一种新型免疫分析技术。其原理是将化学发光物质或酶作为标记物，直接标记在抗原或抗体上，经过抗原与抗体反应形成抗原-抗体免疫复合物。化学发光分析系统是在免疫反应结束后，加入氧化剂或酶的发光底物，利用发光信号测量仪器对发光强度进行检测。根据标记物与发光强度的关系，可利用标准曲线计算出被测物的含量。该法具有灵敏度高、特异性强等优点。由于是以发光剂标记或酶标记进行测定的，使其灵敏度可以赶上甚至超过放射免疫分析，但化学发光免疫分析易受操作、样本等影响，存在稳定性较差以及样品的发光不能再现等缺点。

（三）免疫层析法

将特异的抗体先固定于硝酸纤维素膜的某一区带，当该干燥的硝酸纤维素膜一端浸入样品后，由于毛细管作用，样品将沿着该膜向前移动，当移动至固定有抗体的区域时，样品中相应的抗原即与该抗体发生特异性结合，采用胶体金、酶、荧光等标记物标记抗体可使该区域显示一定的颜色或荧光信号，通过目测或仪器的测量分析，即可检测出被测样本中CRP的结果。多为单个测试，样本量较大时不及酶联免疫法方便，成本较高，且多数产品不能定量或定量检测范围较窄。免疫层析法试纸条结果判定易受环境、标本加样量多少、观察时间等因素影响，检测中可出现假阳性和假阴性反应，存在前带现象，其敏感性和特异性不如酶联免疫法和化学发光法。

（四）胶乳增强免疫比浊法

基本原理是将抗体包被于聚苯乙烯粒子上，待测样品中的抗原与其结合形成不溶性免疫复合物，复合物能够在短时间内迅速聚集在一起，使浊度进一步放大，与传统的比浊法相比。具有反应速度快、灵敏度高等优点。标本溶血、脂血、黄疸等将影响免疫比浊检测结果。

三、操作要点及注意事项

现就部分CRP测定试剂使用过程及注意事项进行介绍，详细操作方法请参见各产品最新说明书。

（一）CRP酶联免疫法测定试剂

1. 组成　酶标板（包被CRP抗原的酶标板）；校准品（CRP抗体溶于含稳定剂的磷酸盐缓冲液，具体浓度见瓶签）；酶标抗体（羊抗人IgM，辣根过氧化物酶）；浓缩洗液（20×，磷酸盐缓冲液）；样本稀释液（磷酸盐缓冲液）；底物溶液（四甲基联苯胺）、终止液（2M硫酸）；质控品（CRP抗原溶于含稳定剂的磷酸盐缓冲液，具体浓度见瓶签）。

2. 检测方法　取出酶标板，留第一孔做空白对照，其余各孔依次加入校准品、质控品和稀释后的样本，贴上封板膜，样品于37℃条件下孵育一定时间，洗涤三次（一般每孔每次加入不少于300 μl的洗涤液，静置40秒后将酶标板孔内液体除去，在吸水纸上反复拍打去除残留液体），每孔加入100μl酶标抗体后贴上封板膜，在37℃条件下孵育一定时间，洗涤三次，每孔加入底物溶液100μl，在37℃条件下避光孵育，每孔加入50μl终止液混匀，5分钟内于酶标仪450nm波长处读吸光度值（OD值）。若使用全自动仪器，可按照仪器说明书和产品说明书设置参数后进行试验。

3. 注意事项

（1）试验前将试剂盒取出，置于室温平衡一段时间。

（2）可将剩余酶标板条放回密封袋内封好，保存在2～8℃，以便后续使用。

（3）检测前样本必须恢复至室温，冷冻保存的样本需完全融化、复温、混合均匀后使用，切忌反复冻融。浑浊或有沉淀的样本应离心或过滤澄清后再检测。需要保存的全血、血清或血浆样本在采集、保存过程中应注意无菌操作。

（4）加酶标抗体、底物或者终止液的顺序应与最初加样本顺序一致。

（5）体外诊断试剂产品，不能混用不同批号的校准品。

（6）必须严格按照说明书使用。任何有悖说明书要求的操作都有可能降低检测结果的可靠性。

（7）注意试剂盒线性范围，超过线性上限样本需查看说明书或致电厂家，是否可将样本适当稀释后再检测。样本若需要稀释，稀释混匀后需在室温静置一段时间后再使用。

（8）严重溶血、脂血或浑浊样本可能会造成不正确的检测结果，尽量避免使用此类样本。

（二）CRP磁微粒化学发光法测定试剂

1. 组成　一般包含磁珠工作液（预包被小鼠抗人CRP单抗的磁性微球，缓冲液）；校准品（磷酸盐缓冲液，CRP抗原，具体浓度见标签）；酶工作液（缓冲液，辣根过氧化物酶标记的小鼠抗人CRP单抗）；质控品（磷酸盐缓冲液稀释，CRP抗原，质控范围见标签）；20倍浓缩洗液（20×PBST，含有0.05%吐温20的磷酸盐缓冲液）；化学发光液A（含有20mM鲁米诺、0.1%增强剂及0.1%生物防腐剂的硼酸缓冲液，避光储存）；化学发光液B（含有1.0%过氧化物、0.2%BSA及0.1%生物防腐剂的硼酸缓冲液）。

2. 检测方法　加入校准品、质控品或样本、酶工作液和磁珠工作液至反应杯中；混匀后37℃反应一定时间；反应完毕后进行磁分离，加入化学发光液A和化学发光液B至反应杯，混匀后读值。严格按照仪器说明书操作，对待测样本进行检测，一般仪器根据内置拟合校准曲线可自动拟合出质控品或样本的浓度值。若使用全自动仪器，可按照仪器说明书和产品说明书设置参数后进行试验。

3. 注意事项

（1）手动检测每次试验应同时检测质控品，自动检测每天测试前应检测质控品（具体质控范围见质控品标签）。如果质控结果与预期不符，实验室应重复试验以保证结果的可靠性。如不能获得可靠性结果，则不能出具检测报告。建议各实验室建立自己的质控标准，具体方法可向厂家咨询。

（2）血红蛋白、胆红素、白蛋白、人IgG、尿酸浓度过高会影响检测结果。

（3）试剂盒应防止冷冻，避免强光照射。试验前应核实产品生产效期和上机有效期，避免使用过期产品进行检测。

（4）加样前应保证磁微粒混悬液充分混匀，无肉眼可见沉淀。加入全自动检验系统用底物液前，反应容器内的磁微粒必须震荡散开。使用仪器自动操作，测试样本需考虑样本容器无效体积，具体参考相应的仪器系统操作说明。

（5）样本中的沉淀物和悬浮物可能会影响试验结果，应离心除去。严重溶血、脂血或浑浊的样本不能用于测定。

（6）浓度值超过线性上限的样本，其结果是通过定标曲线外延得出的计算结果。如果要获得其更准确的结果，需用样本稀释液对样本进行稀释后重新测定，具体参见各产品说明书。

（三）CRP 免疫层析法测定试剂

1. 组成　一般由标记垫（胶体金或荧光标记的鼠源 CRP 单体）、硝酸纤维素膜（C 线包被羊抗鼠 IgG 多抗，T 线包被鼠源 CRP 单抗）、样品垫、吸样垫和 PVC 板等组成；其他可能包含干燥剂、稀释液等。使用仪器阅读产品还应包含信息卡或信息代码。

2. 检测方法　将铝箔袋沿切口撕开，取出检测试剂，平放在洁净的台面上；吸取血清、血浆或全血样本加入到样本稀释液中，混匀，然后吸取混匀后的样本，加于加样孔中；目测产品可在一定时间内直接读取结果。配合仪器使用产品在检测前仔细阅读产品说明书及适用仪器说明书；从包装盒中取出与试剂批次相匹配的信息卡，插到仪器端口，导入标准曲线，或者输入信息代码到仪器中获取标准曲线。检测试剂放置在分析仪中读取结果。

3. 注意事项

（1）所有检测应根据国家有关部门颁布的相关实验室规范和要求进行操作，严格防止交叉污染。

（2）使用前如发现内包装破损或开封，请立即停止使用。在室温条件下，检测卡从包装中取出后应在规定时间内（一般不超过30分钟）使用，避免在潮湿空气中暴露时间过长而影响检测结果。

（3）实验时，检测试剂应平放于台面上，以免倾斜放置造成样品层析速度过快或过慢，影响检测结果。

（4）在规定的检测时间目视检测或使用仪器进行结果判读，反应时间过长或过短均可能影响检测结果。

（5）严格按照说明书要求进行样品处理，样品稀释比例出现差异、检测试剂中加入过多或过少的稀释样品均有可能影响检测结果。

（6）检测试剂对照线作为实验有效性的质控依据，目视或由检测仪自动读取，质控异常时仪器提示错误信息，需要重新测试。

（7）免疫层析法的样本一般不需要预处理，但是甘油三酯/胆固醇浓度大于20mg/ml的高脂样本，胆红素浓度大于0.5mg/ml的黄疸样本及血红蛋白大于10mg/ml的溶血样本可能影响偶合物在硝酸纤维素膜上的层析过程，从而导致出现错误的检测结果。因此对于严重脂血、严重溶血或严重黄疸的样本，不建议采用该法检测。

（8）试验中出现假阴性结果的原因很多，可能是某些未知成分屏蔽了抗原决定簇从而使抗原无法与抗体结合；也可能是C-反应蛋白抗原随着样本放置时间的延长和外界温度上升逐渐降解，有可能也无法被抗体识别；不合理的样本采集、转运及处理、样本中被测物质浓度过低等都有可能导致假阴性结果。

（四）CRP胶乳免疫比浊法测定试剂

1. 组成 试剂1（甘氨酸缓冲液，叠氮钠）；试剂2（胶乳包被羊抗人CRP抗体，具体浓度依据抗体效价确定，叠氮钠）。

2. 检测方法 试剂开瓶即用，采用试剂盒说明书规定的生化分析仪，按照要求设定波长、试剂和样品加样量，具体操作可参见临床化学检验部分。

3. 注意事项

（1）抽血后请及时离心分离样品，并于2～8℃保存。

（2）各试剂必须摇匀后使用。

（3）一般各产品应使用特定校准品、质控品进行检测，若使用其他厂家的校准品、质控品，各实验室应自行验证。

（4）操作前应仔细阅读使用说明书，严格按照说明书的操作程序进行。

（5）对样品进行检测之前，须进行质量控制，若超出质控范围，需查找原因，如仪器、试剂与质控品的状态或参数设置等。以保障测试系统的稳定性。当试剂更换批号、质控出现漂移、仪器做完保养、重要零件更换时应重新进行校准，并确保校准曲线在有效期内。

（6）由于地理、人种、性别及年龄等差异，建议各实验室建立自己的参考区间。

（五）主要性能指标

1. 检出限 常规C-反应蛋白测定试剂盒检出限不高于5mg/L，超敏（高敏）C-反应蛋白测定试剂盒、全量程C-反应蛋白测定试剂盒检出限不高于0.5mg/L。

2 准确度 测定有证参考物质（CRM）的相对偏差不超过 ±15%，或者测定企业参考品的相对偏差不超过 ±10%。

3. 线性 线性相关系数 |r| 应不小于0.990，超敏C-反应蛋白测定试剂盒线性区间不窄于［0.5，10］mg/L，常规C-反应蛋白测定试剂盒线性区间不窄于［8，80］mg/L，全量程C-反应蛋白测定试剂盒线性区间不窄于［0.5，80］mg/L，线性偏差符合要求。

4. 重复性 重复性的变异系数应不大于10%。

5. 批间差 批间相对极差（R）应不大于15%。

第三篇 临床免疫检测试剂

四、国内外相关技术方法对比

目前市场上CRP试剂盒溯源到的标准物质主要有两种，具体信息可在其官方网站上进一步查阅。根据试剂及仪器等不同，在使用标准物质前须进行适应性研究。

一是WHO国际标准物质C-反应蛋白，由National Institute for Biological Standards and Control（NIBSC）制备的NIBSC Code:85/506。每支标准物质安瓿中包含0.5ml冻干的正常人血清，其内添加了50μg CRP，瓶内未添加抑菌剂。未开封的标准物质需保存在-20℃及以下，为减少损失，建议使用时将标准物质完全溶解后分装，迅速置于-40℃以下避光保存，并避免反复冻融。

二是由Institute for Reference Materials and Measurements of the European Commission's Joint Research Centre制备的欧洲标准物质ERM-DA474/IFCC，其浓度值为41.2mg/L，不确定度为2.5mg/L。每支标准物质至少包括1ml添加了CRP蛋白的人血清，其内还有4-（2-羟乙基）-1-哌嗪乙醇酸（HEPES）叠氮钠、氯化哌啶和抑肽酶等防腐剂，并在安瓿中添加氩气保护标准物质。该标准物质主要用于校准免疫分析法定量检测CRP试剂中的血清基质的标准品和质控品，样本的最少使用量为20 μl。未开封的标准物质需保存在-70℃及以下，已开瓶溶液需于2～8℃保存，在无微生物污染情况下可使用1周。

原国家食品药品监督管理总局已发布YY/T 1513-2017《C反应蛋白测定试剂盒》行业标准，于2018年4月开始实施。此标准适用于以抗原抗体反应为基本原理的定量测定血液样本C-反应蛋白的试剂盒，包含定量标记免疫方法［如:（电）化学发光法］和免疫比浊法（如免疫透射比浊法、胶乳增强免疫比浊法）。但不适用于对C-反应蛋白校准品和质控品的评价或各类胶体金标记试纸。各层析法试剂盒的检测可参考行业标准性能指标，具体内容由厂家自行确定。此外，在试剂盒检测中，还需参照原国家食品药品监督管理总局发布实施的《C反应蛋白测定试剂盒注册技术审查指导原则》（2016年修订版）。

第二节　血清淀粉样蛋白A测定试剂

一、概述

血清淀粉样蛋白A（serum amyloid A，SAA）是另一种正急性时相蛋白，属于载脂蛋白家族中的异质类蛋白质。与CRP相仿，SAA是个灵敏的参数，它在炎性反应大约8小时后开始升高，且超过参考范围上限时间早于CRP，可用以评估急性相反应进程。SAA不仅是一种急性反应蛋白的生物标志，可能还是心血管疾病的危险因素。其能够促进单核细胞趋化、黏附并且在动脉粥样硬化斑块处沉积。能够增加高密度脂蛋白（HDL）对巨噬细胞和内皮细胞的亲和力，通过清道夫受体B-I（SRB-I）影响高密度脂蛋白胆固醇的吸收，促进细胞的代谢。

SAA适用于临床对急性炎症的辅助诊断，在炎症早期能及时地给临床诊断提供依据，以便临床做出及时、正确的治疗，降低患者的病死率以及改善患者预后，具有较高的临床应用价值。目前国内外用于SAA的测定方法与CRP测定方法类似，主要有化学发光免疫分析法、免疫层析法、胶乳免疫比浊法等。

二、检测技术与方法

（一）化学发光免疫分析法

基于化学发光反应的高灵敏性和免疫反应的高特异性而建立的一种测定方法，是近年来迅速发展起来的一种新型免疫分析技术。该法具有灵敏度高、特异性强等优点，但化学发光免疫分析易受操作、样本等影响，存在稳定性较差以及样品的发光不能再现等缺点。

（二）免疫层析法

原理与CRP免疫层析法检测试剂盒相同，免疫层析法试纸条结果判定易受环境、标本加样量多少、观察时间等因素影响，检测中可出现假阳性和假阴性反应，存在前带现象，其敏感性和特异性不如化学发光法。

（三）胶乳免疫比浊法

基本原理是将抗体包被于聚苯乙烯粒子上，待样品中的抗原与其结合形成不溶性免疫复合物，复合物能够在短时间内迅速聚集在一起使浊度进一步放大，与传统的比浊法相比，具有反应速度快、灵敏度高等优点。此外，标本溶血、脂血、黄疸等将影响免疫比浊检测结果。

三、操作要点及注意事项

目前已上市试剂盒较多，现就部分SAA试剂盒使用过程及注意事项进行介绍，详细操作方法参见各产品最新说明书。

（一）SAA磁微粒化学发光法测定试剂

1. 组成 一般包含磁珠工作液（预包被小鼠抗人SAA单抗的磁性微球，缓冲液）；校准品（磷酸盐缓冲液，SAA抗原，具体浓度见标签）；酶工作液（缓冲液，辣根过氧化物酶标记的小鼠抗人SAA单抗）；质控品（磷酸盐缓冲液稀释，SAA抗原，质控范围见标签）；20倍浓缩洗液（20×PBST，含有0.05%吐温20的磷酸盐缓冲液）；化学发光液A（含有20mM鲁米诺、0.1%增强剂及0.1%生物防腐剂的硼酸缓冲液，避光储存）；化学发光液B（含有1.0%过氧化物、0.2%BSA及0.1%生物防腐剂的硼酸缓冲液）。

2. 检测方法 加入校准品、质控品或样本、酶工作液和磁珠工作液至反应杯中；混匀后37℃反应一定时间；反应完毕后进行磁分离，加入化学发光液A和化学发光液B至反应杯，混匀后读值。严格按照仪器说明书操作，对待测样本进行检测，一般仪器根据内置拟合校准曲线可自动拟合出质控品或样本的浓度值。若使用全自动仪器，可按照仪器说明书和产品说明书设置参数后进行试验。

3. 注意事项

（1）手动检测每次试验应同时检测质控品，自动检测每天测试前应检测质控品（具体质控范围见质控品标签）。如果质控结果与预期不符，实验室应重复试验以保证结果的可靠性。如不能获得可靠性结果，则不能出具检测报告。建议各实验室建立自己的质控标准，具体方法可向厂家咨询。

（2）血红蛋白、胆红素、白蛋白、人IgG、尿酸浓度过高会影响检测结果。

（3）试剂盒应防止冷冻，避免强光照射。试验前应核实产品生产效期和上机有效期，避免使用过期产品进行检测。

（4）加样前应保证磁微粒混悬液充分混匀，无肉眼可见沉淀。加入全自动检验系统用底物液前，反应容器内的磁微粒必须震荡散开。使用仪器自动操作，测试样本需考虑样本容器死体积，具体参考相应仪器的系统操作说明。

（5）样本中的沉淀物和悬浮物可能会影响试验结果，应离心除去。严重溶血、脂血或浑浊的样本不能用于测定。

（6）浓度值超过线性上限的样本，其结果是通过定标曲线外延得出的计算结果。如果要获得其更准确的结果，需用样本稀释液对样本进行稀释后重新测定，具体参见各产品说明书。

（二）SAA免疫层析法测定试剂

1. 组成 一般由标记垫（胶体金或荧光标记的鼠源SAA单抗）硝酸纤维素膜（C线包被羊抗鼠IgG多抗，T线包被鼠源SAA单抗）样品垫、吸样垫和PVC板等组成；其他可能包含干燥剂、稀释液。使用仪器阅读产品还应包含信息卡或信息代码。

2. 检测方法　将铝箔袋沿切口撕开，取出检测试剂，平放在洁净的台面上；吸取血清、血浆或全血样本加入到样本稀释液中，混匀，然后吸取混匀后的样本，加于加样孔中；目测产品可在一定时间内直接读取结果。配合仪器使用产品在检测前仔细阅读产品说明书及适用仪器说明书；从包装盒中取出与试剂批次相匹配的信息卡，插到仪器端口，导入标准曲线，或者输入信息代码到仪器中获取标准曲线。将检测试剂放置在分析仪中读取结果。

3. 注意事项

（1）所有检测应根据国家有关部门颁布的相关实验室规范和要求进行操作，严格防止交叉污染。

（2）使用前如发现内包装破损或开封，请立即停止使用。在室温条件下，检测卡从包装中取出后应在规定时间内（一般不超过30分钟）使用，避免在潮湿空气中暴露时间过长而影响检测结果。

（3）实验时，检测试剂应平放于台面上，以免倾斜放置造成样品层析速度过快或过慢，影响检测结果。

（4）在规定的检测时间目视检测或使用仪器进行结果判读，反应时间过长或过短均可能影响检测结果。

（5）严格按照说明书要求进行样品处理，样品稀释比例出现差异、检测试剂中加入过多或过少的稀释样品均有可能影响检测结果。

（6）检测试剂对照线作为实验有效性的质控依据，目视或由检测仪自动读取，质控异常时仪器提示错误信息，需要重新测试。

（7）免疫层析法的样本一般不需要预处理，但是甘油三酯/胆固醇浓度大于20mg/ml的高脂样本，胆红素浓度大于0.5mg/ml的黄疸样本及血红蛋白大于10mg/ml的溶血样本影响可能偶合物在硝酸纤维素膜上的层析过程，从而导致出现错误的检测结果。因此对于严重脂血、严重溶血或严重黄疸的样本，请勿用该法检测。

（三）SAA胶乳免疫比浊法测定试剂

1. 组成　试剂1（甘氨酸缓冲液，叠氮钠）；试剂2（胶乳包被羊抗人SAA抗体，具体浓度依据抗体效价确定，叠氮钠）。

2. 检测方法　试剂开瓶即用，采用试剂盒说明书规定的生化分析仪，按照要求设定波长、试剂和样品加样量，具体操作可参见临床化学检验部分。

3. 注意事项

（1）抽血后请及时离心分离样品，并于2～8℃保存。

（2）各试剂必须摇匀后使用。

（3）一般各产品应使用特定校准品、质控品进行检测，若使用其他厂家的校准品、质控品，各实验室应自行验证。

（4）操作前应仔细阅读使用说明书，严格按照说明书的操作程序进行。

（5）对样品进行检测之前，须进行质量控制，若超出质控范围，需查找原因，如仪器、试剂与质控品的状态或参数设置等，以保障测试系统的稳定性。当试剂更换批号、质控出现漂移、仪器做完保养、重要零件更换时应重新进行校准，并确保校准曲线在有效期内。

（6）由于地理、人种、性别及年龄等差异，建议各实验室建立自己的参考区间。

四、国内外相关技术方法对比

目前市场上SAA标准物质主要是National Institute for Biological Standards and Control（NIBSC）研制的人血清基质的血清淀粉样蛋白A，NIBSC Code:92/680。每支标准物质安瓿中包含1ml冻干的正常人血清，其内含有纯化的156mg/LSAA，瓶内未添加抑菌剂。未开封的标准物质需保存在-20℃及以下，为减少损失，建议使用时将标准物质完全溶解后分装，迅速置于-40℃以下避光保存，并避免反复冻融。根据试剂及仪器等不同，在使用标准物质前须进行适应性研究。

目前暂未有相关标准或指导原则发布，SAA测定试剂的检测可参照CRP测定试剂的性能指标，具体内容由厂家自行确定。

参考文献

[1] 尚红，王毓三，申子瑜.全国临床检验操作规程.4版.北京：人民卫生出版社，2015.

[2] 国家食品药品监督管理总局.C反应蛋白测定试剂盒：YY/T 1513-2017.北京：中国标准出版社，2018.

起草人：刘艳春　王瑞霞（北京市医疗器械检验所）

复核人：黄杰　胡泽斌（中国食品药品检定研究院）

第二章
免疫球蛋白与补体检测试剂

第一节　免疫球蛋白 IgG、免疫球蛋白 IgA、免疫球蛋白 IgM 检测试剂

一、概述

免疫球蛋白是一种免疫分子，合成和分泌主体为浆细胞，能够特异性结合抗原，产生机制主要为病原微生物等抗原物质刺激免疫细胞，测定其含量能够为临床诊断多种疾病、观察疗效并判断预后提供依据。免疫球蛋白是由B-淋巴细胞产生的一类糖蛋白，为抗体成分，由两条相同的轻链和两条相同的重链所组成，是一类重要的免疫效应分子，不同的抗体肽链N末端抗原结合部位的分子结构不同，因而能识别和结合不同的抗原并区分不同的种类。

免疫球蛋白IgG由两个重链（H链 γ）和两个轻链（L链 κ 或 λ）构成，MW约为150 kDa，约占正常成人血清Ig总量的75%，是血清蛋白 γ 区段的主要成分，大多数抗菌性、抗毒性和抗病毒性抗体属于IgG，具有结合、凝聚抗原、中和细菌病毒的作用，多个分子同时结合于抗原表面科活化补体。是唯一能通过胎盘对防御新生儿感染期重要作用的免疫球蛋白。用于体液免疫和易感染倾向的评价、慢性感染、炎症、肝硬化的辅助诊断、多发性骨髓瘤诊断和治疗监测、淋巴瘤特别是儿童淋巴瘤的评价。

免疫球蛋白IgA由两个重链（H链 α）和两个轻链（L链 κ 或 λ）构成，单体MW约为170 kDa。免疫球蛋白IgA存在不同的亚型，分泌型存在于唾液、泪腺呼吸道、乳汁等分泌液中，血清中也存在IgA，称为血清型IgA，约占正常人血清Ig总量的15%。主要用于体液免疫评价、IgA骨髓瘤诊断和治疗监测以及严重非溶血输血反应原因评价。

免疫球蛋白IgM由两个重链（H链 μ）和两个轻链（L链 κ 或 λ）构成，为免疫球蛋白的五聚体，分子量约为900kDa，由于分子量大，因而主要存在于血管中。免疫球蛋白IgM是胎儿和新生儿最先合成的免疫球蛋白，也是抗原刺激最早产生并能有效结合补体，启动感染早期免疫应答反应的主要免疫球蛋白，因此，免疫球蛋白IgM特异性抗体用于急性感染与慢性感染的病理分期或临床分型已经新生儿感染的评价。检测免疫球蛋白IgM主要用于体液免疫活性、子宫感染可能性或急性感染评价、IgM型多发性骨髓瘤和巨球蛋白血症诊断和治疗检测。

目前检测免疫球蛋白IgG、免疫球蛋白IgA、免疫球蛋白IgM的方法主要有免疫比浊法，目前已批准上市的免疫球蛋白G（IgG）检测试剂盒多采用免疫比浊法，可适用于各类型自动化生化分析仪，使用快捷、方便。免疫球蛋白IgG、免疫球蛋白IgA、免疫球蛋白IgM也有使用化学发光方法检测的试剂，方法稳定快速、检测范围宽、高灵敏度等优点。

二、检测技术与方法

1. 免疫比浊法 根据抗原与抗体特异性结合的原理，人血清中的免疫球蛋白（IgG、IgA、IgM）与试剂中适量的特异性抗体反应，形成不溶性的免疫复合物，使反应液产生浊度，在抗体量一定的条件下，该浊度的高低在足量抗体存在时与样本中 IgG 的浓度成正比，通过测定该浊度，与校准品比较，即可得出样本中免疫球蛋白（IgG、IgA、IgM）的浓度。

2. 化学发光方法 利用化学发光免疫竞争法检测 IgG 浓度。采用针对抗 IgG/IgA/IgM 单克隆抗体标记 ABEI（发光底物），IgG/IgA/IgM 纯抗原标记 FITC（发光试剂）。样本、校准品与 ABEI 标记的抗 IgG/IgA/IgM 单克隆抗体，FITC 标记的 IgG/IgA/IgM 纯抗原及包被羊抗 FITC 抗体的磁性微球混匀，形成待测抗原与 FITC 标记的 IgG 纯抗原竞争结合 ABEI 标记的抗 IgG/IgA/IgM 单克隆抗体的免疫复合物，然后外加磁场沉淀，去掉上清液，用洗液清洗沉淀复合物，直接进入样本测量室，仪器自动泵入化学发光激发物 1 和 2，自动监测规定时间内发出的相对光强度（RLU）。IgG/IgA/IgM 浓度与 RLU 成一定的比例关系，测定仪自动拟合计算 IgG 浓度。

三、操作要点及注意事项

（一）免疫比浊法

1. 试剂组成 由试剂 R_1、试剂 R_2 和校准品组成。试剂 R_1：三羟甲基氨基甲烷盐酸（Tris / HCl）缓冲液、聚乙二醇 6000（PEG-6000）；试剂 R_2：三羟甲基氨基甲烷盐酸（Tris / HCl）缓冲液、抗人 IgG 抗体 / 抗人 IgA 抗体 / 抗人 IgM 抗体。校准品：磷酸氢二钠、磷酸二氢钾、免疫球蛋白 IgG/IgA/IgM，浓度具有批特异性，见标签。

2. 设备环境 生化分析仪、移液器等。

3. 操作 按试剂盒使用说明书或实验室制定的 SOP 进行操作，主要操作过程如下。

（1）复温溶解校准品和质控品（此步骤为校准品质控品为冻干粉，如状态为液体，只需复温即可） 按照说明书或上机参数表设置生化分析仪实验参数。

（2）校准程序 使用校准品进行校准，每次更换试剂批次时都应进行校准。

（3）质控验证 用质控品测试，确认结果是否在可接受范围内，如超出需要重新校准。

（4）测试样本，得到结果。

4. 结果判定 生化分析仪分析系统可以得到定量的检测结果，应根据校准物和质控物的数据判断结果的有效性。试剂说明书标注了参考区间，将检测结果对比参考区间，判断结果。

5. 注意事项及干扰因素

（1）确保实验室环境、设备等符合检验要求。

（2）实验过程中注意样本、校准品和质控品的移取，加样器吸头、样本杯等用具要确保干净，避免污染。

（3）试剂按照储存方法保存，避免冷冻。冷冻后试剂的质量可能会发生变化，请勿使用。

（4）注意使用的样本类型与说明书一致，并且样本放置时间对测定有影响，如果样品中免疫球蛋白含量超出线性范围时，则用生理盐水稀释后测定，结果乘以稀释倍数。干扰物质：抗坏血酸、胆红素、血红蛋白、乳糜、类风湿因子（RF）等如果浓度超过说明书的浓度会对检验结果产生影响。

（5）样本、废料等有潜在生物传染性，应按照实验室安全操作规定进行处理。

（二）化学发光方法

1. 试剂组成　由磁性微球溶液、发光标记物、荧光素标记物、校准品、质控品和样本稀释液组成。磁性微球溶液：TRIS 缓冲液、稳定剂、包被羊抗 FITC 多克隆抗体。发光标记物：纯抗原标记 ABEI、含牛血清蛋白、稳定剂。荧光素标记物：抗 IgG/IgA/IgM 单克隆抗体标记 FITC、含牛血清蛋白、稳定剂。样本稀释液：0.9% 生理盐水。校准品质控品：磷酸氢二钠、磷酸二氢钾、免疫球蛋白 IgG/IgA/IgM，浓度具有批特异性，见标签。

2. 设备环境　化学发光分析仪、移液器等。

3. 操作　按试剂盒使用说明书或实验室制定的 SOP 进行操作，主要操作过程如下。

（1）复温溶解校准品和质控品（此步骤为校准品质控品为冻干粉，如状态为液体，只需复温即可）　仪器读取试剂、校准品、质控品条码，获得试剂信息。

（2）校准程序　使用校准品进行校准，每次更换试剂批次时都应进行校准。

（3）质控验证　用质控品测试，确认结果是否在可接受范围内，如超出需要重新校准。

（4）测试样本，得到结果。

4. 结果判定　化学发光分析仪分析系统可以得到定量的检测结果，应根据校准物和质控物的数据判断结果的有效性，根据说明书的参考区间判断。诊断时，应把 IgG/IgA/IgM 值作为对其他检测数据的一种辅助资料，分析结果应与其他临床和实验室数据结合解释。熟练的技术及严格按照说明操作对获得可靠结果是非常必要的。由于不同地区、不同个体引起正常的、合理的差别，以及采用不同方法进行检测，其所测得 IgG/IgA/IgM 水平也会有所不同，因此建议每个实验室均应针对自己的特色人群建立自己的参考值范围。

5. 注意事项及干扰因素

（1）确保实验室环境、设备等符合检验要求。

（2）实验过程中注意样本、校准品和质控品的移取，加样器吸头、样本杯等用具要确保干净，避免污染。

（3）试剂按照储存方法保存，避免冷冻。冷冻后试剂的质量可能会发生变化，请勿使用。

（4）样本受细菌污染或反复冰冻和解冻可能影响结果。

（5）样本、废料等有潜在生物传染性，应按照实验室安全操作规定进行处理。

（6）一些试剂含有叠氮钠作为防腐剂。由于叠氮钠能与铅、铜等直接形成剧毒金属叠氮化合物，因此建议在废弃含有叠氮钠的溶液之后，应彻底地用水冲洗排水管道，以免形成叠氮化物。

（7）不同批号试剂盒内试剂请勿混用。过了有效期请停止使用。

四、国内外相关技术方法对比

（一）国内外标准、注册技术审查指导原则比较

截止2018年9月，查询国内外文献资料，暂无免疫球蛋白IgG、免疫球蛋白IgA、免疫球蛋白IgM试剂的国际标准和国内标准，相关的注册技术审查指导原则有抗人球蛋白检测试剂注册技术指导原则（2018年第36号附件3）。

抗人球蛋白检测试剂注册技术指导原则中规定产品技术要求的性能指标应至少包括灵敏度、特异性、重复性等，产品技术要求的附录应包括主要原材料、生产工艺及半成品检定要求。主要原材料应明确抗体来源、克隆号、纯度、效价、特异性以及功能性验证要求，应明确填充物来源及主要特征、质量控制要求，缓冲液应明确组成、pH等特性及质控要求。主要生产工艺应以流程图形式描述主要生产工艺过程，并明确主要生产工艺的具体条件和质量控制点。半成品检定应明确半成品的检验要求及方法。

（二）标准物质进展

目前现有检测相关的国际标准物质、国家标准物质如表3-2-1所示。

表3-2-1 相关标准物质

品名	标准物质号	规格	用途	保存条件	发布单位
免疫球蛋白	67/086	/	/	/	NIBSC
抗人球蛋白试剂(抗IgG）国家参考品	370028-201601	500 μl/支	标准物质，临床化学	-20℃，避光	中国食品药品检定研究院

参考文献

[1] 闫旭丽，苏丽萍. 杀伤细胞免疫球蛋白样受体与供者特异性人类白细胞抗原抗体在单倍体相合造血干细胞移植供者选择中的研究进展. 国际输血及血液学杂志，2017，40（4）：340. 343

[2] 刘人伟.现代实验室诊断学检验与临床.2版.北京：化学工业出版社，2009.

起草人：曹春玲 吴静标（广东省医疗器械质量监督检验所）

复核人：周诚（中国食品药品检定研究院）

第二节 免疫球蛋白IgD检测试剂

一、概述

免疫球蛋白IgD由两个重链（H链 δ）和两个轻链（L链 κ 或 λ）构成，MW约为180 kDa，仅占循环免疫的一小部分，存在于B细胞表面，特别是胎儿和新生儿的淋巴细胞上，这种特殊的分布提示可能对免疫系统的发育和成熟起作用，主要用于骨髓瘤免疫球蛋白分型。

目前检测免疫球蛋白IgD的方法主要有免疫比浊法，可适用于各类型自动化生化分析仪，使用快捷、方便。

二、检测技术与方法

根据抗原与抗体特异性结合的原理，人血清中的免疫球蛋白（IgD）与试剂中适量的特异性抗体反应，形成不溶性的免疫复合物，使反应液产生浊度，在抗体量一定的条件下，该浊度的高低在足量抗体存在时与样本中IgD的浓度成正比，通过测定该浊度，与校准品比较，即可得出样本中免疫球蛋白（IgD）的浓度。

三、操作要点及注意事项

（一）免疫比浊法

1. 试剂组成　由试剂 R_1、试剂 R_2 和校准品组成。试剂 R_1：三羟甲基氨基甲烷盐酸（Tris / HCl）缓冲液、聚乙二醇 6000（PEG-6000）。试剂 R_2：三羟甲基氨基甲烷盐酸（Tris / HCl）缓冲液、抗人 IgD 抗体。校准品：磷酸氢二钠、磷酸二氢钾、免疫球蛋白 IgD，浓度具有批特异性，见标签。

2. 设备环境　生化分析仪、移液器等。

3. 操作　按试剂盒使用说明书或实验室制定的 SOP 进行操作，主要操作过程如下。

（1）复温溶解校准品和质控品（此步骤的校准品、质控品为冻干粉，如状态为液体，只需复温即可）按照说明书/上机参数表设置生化分析仪实验参数。

（2）校准程序　使用校准品进行校准，每次更换试剂批次时都应进行校准。

（3）质控验证　用质控品测试，确认结果是否在可接受范围内，如超出需要重新校准。

（4）测试样本，得到结果。

4. 结果判定　生化分析仪分析系统可以得到定量的检测结果，应根据校准物和质控物的数据判断结果的有效性。试剂说明书标注了参考区间，将检测结果对比参考区间，判断结果。

5. 注意事项及干扰因素

（1）确保实验室环境、设备等符合检验要求。

（2）实验过程中注意样本、校准品和质控品的移取，加样器吸头、样本杯等用具要确保干净，避免污染。

（3）试剂按照储存方法保存，避免冷冻。冷冻后试剂的质量可能会发生变化，请勿使用。

（4）注意使用的样本类型与说明书一致，并且样本放置时间对测定有影响，如果样品中免疫球蛋白含量超出线性范围时，则用生理盐水稀释后测定，结果乘以稀释倍数。干扰物质：抗坏血酸、胆红素、血红蛋白、乳糜、类风湿因子（RF）等如果浓度超过说明书的浓度会对检验结果产生影响。

（5）样本、废料等有潜在生物传染性，应按照实验室安全操作规定进行处理。

（二）性能指标

1. 外观　应根据产品的包装特定，规定适当的外观要求，一般应有试剂盒各组分组成、性状，内、外包装，标签等的要求。

2. 净含量　对液体试剂的含量要求。

3. 准确度　计算测试样本结果与靶值的相对偏差。

4. 空白吸光度和灵敏度　空白吸光度为测试空白样本在待测波长下的吸光值，灵敏度为测试指定浓度下的吸光度反应变化值。

5. 线性　在线性范围内，试剂的相关系数和相对偏差 / 绝对偏差。

6. 重复性 重复测试重复性样本结果的变异系数。

7. 批间差 用 3 批不同试剂盒重复测试同一样本，计算得到变异系数或极差。

8. 稳定性 一般为效期稳定性和加速稳定性，测试试剂性能是否仍符合技术要求。

参考文献

[1] 闫旭丽，苏丽萍. 杀伤细胞免疫球蛋白样受体与供者特异性人类白细胞抗原抗体在单倍体相合造血干细胞移植供者选择中的研究进展.国际输血及血液学杂志，2017，40（4）：340-343.

[2] 刘人伟.现代实验室诊断学检验与临床.2版.北京：化学工业出版社，2009.

起草人：曹春玲（广东省医疗器械质量监督检验所）

复核人：周诚（中国食品药品检定研究院）

第三节 总 IgE 和特异性 IgE 抗体检测试剂

一、概述

免疫球蛋白IgE由两个重链（H链 ε）和两个轻链（L链 κ 或 λ）构成，MW约为190 kD，是仅次于IgM的大分子免疫球蛋白，具有反应原活性。由变应原诱导产生的IgE抗体不具有结合补体的能力，但与嗜碱细胞或肥大细胞表面的IgE高亲和性结合和致敏，再次受到变应原刺激后，引起变态反应。免疫球蛋白IgE增高常见于寄生虫感染和特异体质的个体，是与超敏反应密切相关的免疫球蛋白，用于过敏性疾病、寄生虫疾病等的诊断和治疗评价。

目前检测免疫球蛋白IgE的方法主要有免疫比浊法，可适用于各类型自动化生化分析仪，使用快捷、方便。也有部分使用化学发光方法进行检测，方法稳定快速灵敏度高。

二、检测技术与方法

1. 免疫比浊法 根据抗原与抗体特异性结合的原理，人血清中的免疫球蛋白（IgE）与试剂中适量的特异性抗体反应，形成不溶性的免疫复合物，使反应液产生浊度，在抗体量一定的条件下，该浊度的高低在足量抗体存在时与样本中 IgE 的浓度成正比，通过测定该浊度，与校准品比较，即可得出样本中免疫球蛋白（IgE）的浓度。

2. 化学发光方法 利用化学发光免疫夹心法检测 IgE 浓度。采用针对 IgE 的单克隆抗体标记 ABEI（发光底物），单克隆抗体标记 FITC（发光试剂）。样本、校准品与 ABEI 标记的单克隆抗体、FITC 标记的单克隆抗体及包被羊抗 FITC 抗体的磁性微球混匀，形成抗原与 ABEI 标记的抗 IgE 单克隆抗体和 FITC 标记的抗 IgE 单克隆抗体的免疫复合物，然后外加磁场沉淀，去掉上清液，用洗液清洗沉淀复合物，直接进入样本测量室，仪器自动泵入化学发光激发物 1 和 2，自动监测规定时间内发出的相对光强度（RLU）。IgE 浓度与 RLU 成一定的比例关系，测定仪自动拟合计算 IgE 浓度。

三、操作要点及注意事项

（一）免疫比浊法

1. 试剂组成　由试剂 R_1、试剂 R_2 和校准品组成。试剂 R_1：三羟甲基氨基甲烷盐酸（Tris / HCl）缓冲液、聚乙二醇 6000（PEG-6000）。试剂 R_2：三羟甲基氨基甲烷盐酸（Tris / HCl）缓冲液、免疫球蛋白 IgE。校准品：磷酸氢二钠、磷酸二氢钾、免疫球蛋白 IgE，浓度具有批特异性，见标签。

2. 设备环境　生化分析仪、移液器等。

3. 操作　按试剂盒使用说明书或实验室制定的 SOP 进行操作，主要操作过程如下。

（1）复温溶解校准品和质控品（此步骤的校准品、质控品为冻干粉，如状态为液体，只需复温即可）按照说明书/上机参数表设置生化分析仪实验参数。

（2）校准程序　使用校准品进行校准，每次更换试剂批次时都应进行校准。

（3）质控验证　用质控品测试，确认结果是否在可接受范围内，如超出需要重新校准。

（4）测试样本，得到结果。

4. 结果判定　生化分析仪分析系统可以得到定量的检测结果，应根据校准物和质控物的数据判断结果的有效性。试剂说明书标注了参考区间，将检测结果对比参考区间，判断结果。

5. 注意事项及干扰因素

（1）确保实验室环境、设备等符合检验要求。

（2）实验过程中注意样本、校准品和质控品的移取，加样器吸头、样本杯等用具要确保干净，避免污染。

（3）试剂按照储存方法保存，避免冷冻。冷冻后试剂的质量可能会发生变化，请勿使用。

（4）注意使用的样本类型与说明书一致，并且样本放置时间对测定有影响，如果样品中免疫球蛋白含量超出线性范围时，则用生理盐水稀释后测定，结果乘以稀释倍数。干扰物质：抗坏血酸、胆红素、血红蛋白、乳糜、类风湿因子（RF）等如果浓度超过说明书的浓度会对检验结果产生影响。

（5）样本、废料等有潜在生物传染性，应按照实验室安全操作规定进行处理。

（二）化学发光方法

1. 试剂组成　由磁性微球溶液、发光标记物、荧光素标记物、校准品、质控品和样本稀释液组成。磁性微球溶液：TRIS 缓冲液，稳定剂，包被羊抗 FITC 多克隆抗体。发光标记物：纯抗原标记 ABEI，含牛血清蛋白，稳定剂。荧光素标记物：抗 IgE 单克隆抗体标记 FITC，含牛血清蛋白，稳定剂；样本稀释液：0.9% 生理盐水。校准品质控品：磷酸氢二钠、磷酸二氢钾、免疫球蛋白 IgE，浓度具有批特异性，见标签。

2. 设备环境　化学发光分析仪、移液器等。

3. 操作　按试剂盒使用说明书或实验室制定的 SOP 进行操作，主要操作过程如下。

（1）复温溶解校准品和质控品（此步骤的校准品、质控品为冻干粉，如状态为液体，只需复温即可）仪器读取试剂、校准品、质控品条码，获得试剂信息。

（2）校准程序　使用校准品进行校准，每次更换试剂批次时都应进行校准。

（3）质控验证　用质控品测试，确认结果是否在可接受范围内，如超出需要重新校准。

（4）测试样本，得到结果。

4. 结果判定　化学发光分析仪分析系统可以得到定量的检测结果，应根据校准物和质控物的数据判断结果的有效性，根据说明书的参考区间判断。诊断时，应把 IgE 值作为对其他检测数据的一种辅助资料，分析结果应与其他临床和实验室数据结合解释。熟练的技术及严格按照说明操作对获得可靠结果是非常必要的。由于不同地区、不同个体引起正常的、合理的差别，以及采用不同方法进行检测，其所测得 IgE 水平也会有所不同，因此建议每个实验室均应针对自己的特色人群建立自己的参考值范围。

5. 注意事项及干扰因素

（1）确保实验室环境、设备等符合检验要求。

（2）实验过程中注意样本、校准品和质控品的移取，加样器吸头、样本杯等用具要确保干净，避免污染。

（3）试剂按照储存方法保存，避免冷冻。冷冻后试剂的质量可能会发生变化，请勿使用。

（4）样本受细菌污染或反复冰冻和解冻可能影响结果。

（5）样本、废料等有潜在生物传染性，应按照实验室安全操作规定进行处理。

（6）一些试剂含有叠氮钠作为防腐剂。由于叠氮钠能与铅、铜等直接形成剧毒金属叠氮化合物，因此建议在废弃含有叠氮钠的溶液之后，应彻底地用水冲洗排水管道，以免形成叠氮化物。

（7）不同批号试剂盒内试剂请勿混用。过了有效期请停止使用。

（三）性能指标

1. 外观　企业应根据自己产品的包装特定，规定适当的外观要求，一般应有试剂盒各组分组成、性状，内、外包装、标签等的要求。

2. 空白限　空白限应不高于 5.0IU/ml。

3. 线性　在企业给的线性区间内，相关系数（r）应不低于 0.9900。

4. 准确度　准确度应符合如下要求：①用参考物质作为样本进行检测，其测量结果的相对偏差应不高于 15.0%；②回收率应在 90.0%~110.0% 范围内。

5. 批内精密度　在试剂盒的线性区间内，设置 2~3 个不停浓度的质控品，手工操作试剂盒测定结果的变异系数（CV）应不高于 15.0%，全自动操作试剂盒测定结果的变异系数（CV）应不高于 8.0%。

6. 批间精密度　在多个不同批次产品之间，在试剂盒的线性区间内设置 2~3 个不停浓度的质控品，测定结果的变异系数（CV）应不高于 15.0%。

7. 特异性　分别测定浓度不低于 100μg/ml 的 IgA、IgM、IgG 样本，其测定结果应均不高于 5.0IU/ml。

8. 质控品的测定值　配备定值质控品的试剂盒，其测定结果应在试剂盒规定的范围内。

9. 效期末稳定性　试剂盒在规定条件下保持至有效期末，检验结果应符合空白限、线性、准确度、批内精密度、质控品的测定值的规定。

10. 热稳定性　将试剂盒在 37℃条件下放置一定时间，检验结果应符合空白限、线性、准确度、批内精密度、质控品的测定值的规定。

11. 冻干试剂复溶后稳定性　试剂盒中冻干组分按照规定的条件复溶后，在 4℃条件下放置一定时间，检验结果应符合空白限、线性、准确度、批内精密度、质控品的测定值的规定。

四、国内外相关技术方法对比

（一）国内外标准、注册技术审查指导原则比较

截止2018年9月，查询国内外文献资料，暂无暂无相关的注册技术审查指导原则，对应的标准有：YY/T 1252-2015 总IgE定量标记免疫分析试剂盒，标准适用定量测定的标记免疫分析试剂盒。

（二）标准物质进展

目前暂无相关的国家标准物质，有国际参考物质，编号：NIBSC 11/234。

参考文献

[1] 闫旭丽，苏丽萍.杀伤细胞免疫球蛋白样受体与供者特异性人类白细胞抗原抗体在单倍体相合造血干细胞移植供者选择中的研究进展.国际输血及血液学杂志，2017，40（4）：340.343.

[2] 刘人伟.现代实验室诊断学检验与临床.2版.北京：化学工业出版社，2009.

起草人：曹春玲（广东省医疗器械质量监督检验所）

复核人：周诚（中国食品药品检定研究院）

第四节　游离轻链检测试剂

一、概述

κ 轻链和 λ 轻链是免疫球蛋白分子的轻链，MW约为200 kD，余重链结合成Ig分子或以有利形式存在于血清中。游离轻链通过肾小球膜滤过，约90%被肾小管上皮细胞重吸收并分解代谢。用于骨髓瘤、原发性巨球蛋白血症的诊断和M蛋白血症、缔结组织病、淀粉样变性、淋巴增殖性疾病的评价意见对免疫缺陷性疾病和低免疫球蛋白血症的诊断和评价。

目前检测游离轻链的方法主要有免疫比浊法，可适用于各类型自动化生化分析仪，使用快捷、方便。

二、检测技术与方法

根据抗原与抗体特异性结合的原理，人血清中的轻链与试剂中适量的特异性抗体反应，形成不溶性的免疫复合物，使反应液产生浊度，在抗体量一定的条件下，该浊度的高低在足量抗体存在时与样本中轻链的浓度成正比，通过测定该浊度，与校准品比较，即可得出样本中轻链的浓度。

三、操作要点及注意事项

（一）免疫比浊法

1. 试剂组成　由试剂 R_1、试剂 R_2 和校准品组成。试剂 R_1：三羟甲基氨基甲烷盐酸（Tris /

HCl）缓冲液、聚乙二醇6000（PEG-6000）。试剂 R_2：三羟甲基氨基甲烷盐酸（Tris / HCl）缓冲液、轻链抗体。校准品：磷酸氢二钠、磷酸二氢钾、轻链，浓度具有批特异性，见标签。

2. 设备环境 生化分析仪、移液器等。

3. 操作 按试剂盒使用说明书或实验室制定的SOP进行操作，主要操作过程如下。

（1）复温溶解校准品和质控品（此步骤的校准品、质控品为冻干粉，如状态为液体，只需复温即可） 按照说明书/上机参数表设置生化分析仪实验参数。

（2）校准程序 使用校准品进行校准，每次更换试剂批次时都应进行校准。

（3）质控验证 用质控品测试，确认结果是否在可接受范围内，如超出需要重新校准。

（4）测试样本，得到结果。

4. 结果判定 生化分析仪分析系统可以得到定量的检测结果，应根据校准物和质控物的数据判断结果的有效性。试剂说明书标注了参考区间，将检测结果对比参考区间，判断结果。

5. 注意事项及干扰因素

（1）确保实验室环境、设备等符合检验要求。

（2）实验过程中注意样本、校准品和质控品的移取，加样器吸头、样本杯等用具要确保干净，避免污染。

（3）试剂按照储存方法保存，避免冷冻。冷冻后试剂的质量可能会发生变化，请勿使用。

（4）注意使用的样本类型与说明书一致，并且样本放置时间对测定有影响，如果样品中免疫球蛋白含量超出线性范围时，则用生理盐水稀释后测定，结果乘以稀释倍数。干扰物质：抗坏血酸、胆红素、血红蛋白、乳糜、类风湿因子（RF）等如果浓度超过说明书的浓度会对检验结果产生影响。

（5）样本、废料等有潜在生物传染性，应按照实验室安全操作规定进行处理。

（二）性能指标

1. 外观 应根据产品的包装特定，规定适当的外观要求，一般应有试剂盒各组分组成、性状，内、外包装、标签等的要求。

2. 净含量 对液体试剂的含量要求。

3. 准确度 计算测试样本结果与靶值的相对偏差。

4. 空白吸光度和灵敏度 空白吸光度为测试空白样本在待测波长下的吸光值，灵敏度为测试指定浓度下的吸光度反应变化值。

5. 线性 在线性范围内，试剂的相关系数和相对偏差 / 绝对偏差。

6. 重复性 重复测试重复性样本结果的变异系数

7. 批间差 用3批不同试剂盒重复测试同一样本，计算得到变异系数或极差。

8. 稳定性 一般为效期稳定性和加速稳定性，测试试剂性能是否仍符合技术要求。

参考文献

[1] 闫旭丽，苏丽萍.杀伤细胞免疫球蛋白样受体与供者特异性人类白细胞抗原抗体在单倍体相合造血干细胞移植供者选择中的研究进展 [J].国际输血及血液学杂志，2017，40（4）：340.343.

［2］刘人伟.现代实验室诊断学检验与临床.2版.北京：化学工业出版社，2009.

起草人：曹春玲（广东省医疗器械质量监督检验所）
复核人：周诚（中国食品药品检定研究院）

第五节　补体检测试剂

一、概述

补体（complement，C）是存在于正常人和动物血清与组织液中的一组经活化后具有酶活性的蛋白质，可辅助和补充特异性抗体，介导免疫溶菌、溶血作用，故称为补体。补体是由30余种可溶性蛋白、膜结合性蛋白和补体受体组成的多分子系统。根据补体系统各成分的生物学功能，可将其分为补体固有成分、补体调控成分和补体受体（CR）。如自身免疫系统出现病变，系统性红斑狼疮中，在遗传、环境、免疫及激素等多因素的共同参与下，患者体内可产生针对核酸、核蛋白和组蛋白的抗核抗体及其他自身抗体，这些抗体与其相应抗原结合后形成的免疫复合物可以沉积在心血管结缔组织、肾小球基底膜、浆膜、关节滑膜和多种脏器小血管壁上，免疫复合物在局部激活补体，吸引中性粒细胞浸润，造成局部的慢性炎性损伤。

补体C3由为两个多肽链一共价键结合的糖蛋白，分子量190kDa。主要由肝细胞合成，一部分由单核巨噬细胞产生，是补体成分中血浓度最高的，也是功能上最为重要的补体成分之一。以无活性的前体形式存在，由经典途径、MBP介导途径和替代途径激活。

补体C4有α、β和γ三个多肽链，分子量198kDa。主要由肝细胞合成，血浓度仅次于C3，可由经典途径、MBP介导途径激活。

补体测定用于感染性疾病、自身免疫性疾病、免疫复合物病、补体先天性缺乏症的诊断和鉴别。目前检测免疫球蛋白IgE的方法主要有免疫比浊法，可适用于各类型自动化生化分析仪，使用快捷、方便。

二、检测技术与方法

根据抗原与抗体特异性结合的原理，人血清中的补体C3/C4与试剂中适量的特异性抗体反应，形成不溶性的免疫复合物，使反应液产生浊度，在抗体量一定的条件下，该浊度的高低在足量抗体存在时与样本中补体C3/C4的浓度成正比，通过测定该浊度，与校准品比较，即可得出样本中补体C3/C4的浓度。

三、操作要点及注意事项

（一）免疫比浊法

1. 试剂组成　由试剂R_1、试剂R_2和校准品组成。试剂R_1：三羟甲基氨基甲烷盐酸（Tris / HCl）缓冲液、聚乙二醇6000（PEG-6000）。试剂R_2：三羟甲基氨基甲烷盐酸（Tris / HCl）缓冲液、抗C3、C4抗体。校准品：磷酸氢二钠、磷酸二氢钾、补体C3、C4，浓度具有批特异性，见标签。

2. 设备环境 生化分析仪、移液器等。

3. 操作 按试剂盒使用说明书或实验室制定的SOP进行操作，主要操作过程如下。

（1）复温溶解校准品和质控品（此步骤的校准品、质控品为冻干粉，如状态为液体，只需复温即可） 按照说明书/上机参数表设置生化分析仪实验参数。

（2）校准程序 使用校准品进行校准，每次更换试剂批次时都应进行校准。

（3）质控验证 用质控品测试，确认结果是否在可接受范围内，如超出需要重新校准。

（4）测试样本，得到结果。

4. 结果判定 生化分析仪分析系统可以得到定量的检测结果，应根据校准物和质控物的数据判断结果的有效性。试剂说明书标注了参考区间，将检测结果对比参考区间，判断结果。

5. 注意事项及干扰因素

（1）确保实验室环境、设备等符合检验要求。

（2）实验过程中注意样本、校准品和质控品的移取，加样器吸头、样本杯等用具要确保干净，避免污染。

（3）试剂按照储存方法保存，避免冷冻。冷冻后试剂的质量可能会发生变化，请勿使用。

（4）注意使用的样本类型与说明书一致，并且样本放置时间对测定有影响，如果样品中免疫球蛋白含量超出线性范围时，则用生理盐水稀释后测定，结果乘以稀释倍数。干扰物质：抗坏血酸、胆红素、血红蛋白、乳糜、类风湿因子（RF）等如果浓度超过说明书的浓度会对检验结果产生影响。

（5）样本、废料等有潜在生物传染性，应按照实验室安全操作规定进行处理。

（二）性能指标

1. 外观 应根据产品的包装特定，规定适当的外观要求，一般应有试剂盒各组分组成、性状，内、外包装，标签等的要求。

2. 净含量 对液体试剂的含量要求。

3. 准确度 计算测试样本结果与靶值的相对偏差。

4. 空白吸光度和灵敏度 空白吸光度为测试空白样本在待测波长下的吸光值，灵敏度为测试指定浓度下的吸光度反应变化值。

5. 线性 在线性范围内，试剂的相关系数和相对偏差/绝对偏差。

6. 重复性 重复测试重复性样本结果的变异系数。

7. 批间差 用3批不同试剂盒重复测试同一样本，计算得到变异系数或极差。

8. 稳定性 一般为效期稳定性和加速稳定性，测试试剂性能是否仍符合技术要求。

参考文献

[1] 冯彩霞.补体活化的体外评价模型建立及应用.药学学报，2017，52（5）：722-728.

[2] 刘人伟.现代实验室诊断学检验与临床.2版.北京：化学工业出版社，2009.

起草人：曹春玲（广东省医疗器械质量监督检验所）

复核人：周诚（中国食品药品检定研究院）

第三章
细胞免疫相关指标检测试剂

细胞免疫又称细胞介导免疫。狭义的细胞免疫仅指T细胞介导的免疫应答，即T细胞受到抗原刺激后，分化、增殖、转化为致敏T细胞，当相同抗原再次进入机体，致敏T细胞对抗原的直接杀伤作用及致敏T细胞所释放的细胞因子的协同杀伤作用。T细胞介导的免疫应答的特征是出现以单核细胞浸润为主的炎症反应和(或)特异性的细胞毒性。广义的细胞免疫还应该包括原始的吞噬作用以及自然杀伤细胞(NK)介导的细胞毒作用。细胞免疫是清除细胞内寄生微生物的最为有效的防御反应，也是排斥同种移植物或肿瘤抗原的有效手段。本章重点介绍淋巴细胞亚群检测试剂和细胞因子检测试剂。

第一节　淋巴细胞亚群检测试剂

一、概述

淋巴细胞是正常机体免疫功能最重要的一大细胞群，按其发生迁移、表面分子和功能的不同可分为T细胞、B细胞和自然杀伤(NK)细胞。T细胞亚群与细胞免疫功能有关，B细胞与体液免疫功能有关，NK细胞与非特异免疫功能有关。外周血T、B和NK淋巴细胞亚群检测已成为临床医学中最常用的检查项目之一。对于评价机体的免疫功能、诊断与监测免疫性疾病如艾滋病、原发性免疫缺陷病、自身免疫病、恶性肿瘤、器官移植等具有重要意义。目前临床检测中常用流式细胞法(flow cytometry，FCM)对淋巴细胞亚群的表型和数量进行分析。

流式细胞法分析是一种在大分子水平上对单细胞或其他生物粒子进行定量分析的检测手段，可以在短时内高速分析大量细胞或生物粒子的物理和化学特征参数。流式细胞分析主要靠流式细胞仪和各种特定发光物质标记的单克隆抗体试剂组合检测来实现。

根据行业标准WS/T 360-2011《流式细胞术检测外周血淋巴细胞亚群指南》以及业内共识，CD45用于鉴别白细胞，在所有白细胞上都有表达，称为白细胞共同抗原，CD3用于鉴别T淋巴细胞，CD4用于鉴别T淋巴细胞中的辅助/诱导淋巴细胞亚群，CD8用于鉴别T淋巴细胞中的抑制/毒性淋巴细胞亚群。CD19用于鉴别B淋巴细胞，CD56或者CD16+CD56用于鉴别NK细胞。

二、检测技术与方法

目前淋巴细胞亚群表型百分比检测试剂主要有两类：单一的单克隆抗体试剂和组合类的单克隆抗体试剂盒。各亚群淋巴细胞的绝对数量常用流式细胞术测定细胞绝对浓度，浓度的测定可以直接通过测定体积的方法或间接的通过加入已知浓度的荧光微球来计算。基本反应步骤是：人外周血或骨髓样本与相关试剂避光孵育反应，荧光素偶联抗体与白细胞表面特异性抗原结合，采用溶血/免洗的方式处理反应样本，最后将处理后的样本在流式细胞仪上进行检测。

三、操作要点及注意事项

（一）主要试剂

1. 单克隆抗体试剂 抗体、磷酸盐、蛋白保护剂、防腐剂和稳定剂。

2. 计数微球试剂 聚苯乙烯荧光微球。

（二）主要仪器

流式细胞仪。

（三）样本要求、实验操作、参考区间

参见第一篇第三章第一节相关内容。

（四）操作要点及注意事项

可参考2012年6月1日实施的WS/T 360-2011《流式细胞术检测外周血淋巴细胞亚群指南》，此指南中详细规定了流式细胞术检测外周血淋巴细胞亚群（T细胞、B细胞、NK细胞、$CD4^{+}$T细胞和$CD8^{+}$T细胞）的技术要点，包括标本采集和运输、免疫荧光染色技术、流式细胞仪检测和分析、结果报告和审核等方面。并对下列术语和定义进行了规定：分化抗原、前向散射光、侧向散射光、荧光强度、自发荧光、颜色补偿、设门。

（五）产品性能指标

可参考2012年6月1日开始实施的《YY/T 1184-2010 流式细胞仪用单克隆抗体试剂》，此行业标准适用于医学实验室使用流式细胞仪对临床标本进行淋巴细胞表型分析的流式细胞仪用单克隆抗体试剂。性能指标要求包含以下几方面。

1. 外观 包装完整，无破损，液体无渗漏；外观整洁，文字符号标识清晰。

2. 净含量 液体试剂的净含量应不低于标示值。

3. 准确度 准确度应符合以下要求之一。

（1）对已知靶值的细胞的检测结果应在计数靶值范围内。

（2）使用待测试剂和对照试剂分别对未知样本进行检测，统计学无显著差异。

（3）取阳性细胞和阴性细胞按照一定比例进行混合，检测结果应在预期值±10%范围。

4. 稀释线性 每个稀释度的重复测试值中位数应位于所有稀释度测试值中位数的绝对值3%或者相对值10%范围内。

5. 批内精密度 试剂对同一样本重复检测（n=10），检测结果应符合：阳性百分比大于等于30%时，CV值不大于8%；或阳性百分比小于30%时，CV值不大于15%；或者平均荧光强度CV值应不大于10%。

6. 批间精密度 三个批号的试剂对同一样本重复检测（n=10），检测结果应符合：阳性百分比大于等于30%时，CV值不大于8%；或阳性百分比小于30%时，CV值不大于15%；或平均荧光强度CV值应不大于10%。

7. 染色稳定性 使用试剂对样本进行染色后，在生产企业规定的时间内，重复检测，前后

两次检测结果的差异相对于前一次检测的结果变化应符合：阳性百分比大于等于30%时，相对偏差值不大于10%；或者阳性百分比小于10%～30%时，CV值不大于20%；或者阳性百分比小于10%时，相对偏差应不大于30%；或者平均荧光强度相对偏差值应不大于10%。

8. 稳定性　生产企业应规定产品的有效期，取到效期后的试剂，检测其准确度、批内精密度，结果应符合以上相应规定。

四、国内外相关技术方法对比

（一）国内外相关标准

国内相关的推荐性行业标准有两个，均是2012年6月1日开始实施。分别是YY/T 1184-2010流式细胞仪用单克隆抗体试剂、WS/T 360-2011《流式细胞术检测外周血淋巴细胞亚群指南》。

（二）国内外相关标准物质

目前国内外尚无此类标准物质，临床操作或实验质控使用进口的不同厂商的商品化质控血，不仅价格昂贵、购买费时费力、有效期较短，而且还缺乏标准化的赋值结果。这就需要研制基质效应小、均一性和稳定性良好的人淋巴细胞国家标准物质。不仅可填补国内市场的空白，降低使用成本，还可以提高检验结果的准确性和互认度，以及保障此类体外诊断试剂检验检测、审评和监管的需要。因此根据实际调研情况和探索实验结果，中检院体外诊断试剂所开展了冻干型人T/B/NK淋巴细胞国家参考品（流式细胞法）的研制工作，目前该项工作已经顺利完成并获得批准。该参考品的编号为360022，本参考品为首批研制，由新鲜健康人外周血白细胞为原料制备，供人T/B/NK淋巴细胞亚群检测试剂（盒）和绝对计数试剂（流式细胞法）的准确性评价使用，适用于流式细胞法。

（三）国内外注册技术审查原则

国家食品药品监督管理总局医疗器械技术审评中心发布的《流式细胞仪配套用检测试剂注册技术审查指导原则》（2013年第3号），是对流式细胞仪配套用检测试剂是一般要求，旨在为注册申请人准备撰写流式细胞仪配套用检测试剂的注册申报资料提供指导。

第二节　细胞因子测定试剂

一、概述

细胞因子（cytokine，CK）是由免疫细胞（如单核细胞、巨噬细胞、T细胞、B细胞、NK细胞等）和某些非免疫细胞（内皮细胞、表皮细胞、纤维母细胞等）经刺激而合成、分泌的一类具有广泛生物学活性的小分子蛋白质。众多细胞因子在体内通过旁分泌、自分泌或内分泌等方式发挥作用，具有多效性、重叠性、拮抗性、协同性等多种生理特性，形成了十分复杂的细胞因子调节网络，参与人体多种重要的生理功能如调控免疫应答等。细胞因子可被分为白细胞介素、干扰素、肿瘤坏死因子（TNF）超家族、集落刺激因子、趋化因子、生长因子等。

已获批的检测试剂有：白细胞介素-6（IL-6）测定试剂盒（磁微粒化学发光免疫分析法）、

结核分枝杆菌相关γ-干扰素检测试剂盒(体外释放酶联免疫法)、α-肿瘤坏死因子测定试剂盒(化学发光免疫分析法)、特异性生长因子测定试剂盒(化学法)、特异性生长因子测定试剂盒(比色法)、胰岛素样生长因子Ⅰ测定试剂盒(化学发光法)、血管内皮生长因子(VEGF)测定试剂盒(化学发光法)等。

本节以临床检测中较常使用的白细胞介素-6(IL-6)为例进行介绍。

IL-6是一种来源广泛的多功能细胞因子，是由212个氨基酸构成的糖蛋白，正常情况下在血液和组织内含量很低，生物、理化因素诱导活化的单核细胞、巨噬细胞、内皮细胞、表皮细胞、星状胶质细胞、成纤维细胞以及受IL-1、IL-2激活的T、B淋巴细胞均能释放大量IL-6。IL-6的主要作用为：促进B细胞增生分化和分泌抗体，对肝细胞、T细胞、神经组织、造血系统也具有广泛效应；具有抗瘤效应，也可直接或间接增强NK细胞及CTL的杀瘤活性。

IL-6试剂用于体外定量测定人血清、血浆和全血样本中白介素6的含量。临床上主要用于监测机体的免疫状态、炎症反应等。

二、检测技术与方法

IL-6实验室检测方法主要为免疫分析，目前使用最广的是化学发光免疫分析(CLIA)。

化学发光免疫分析(CLIA)是近年来在世界范围内发展迅速的非放射性免疫分析，是继放射免疫分析(RIA)和酶免疫分析(EIA)之后发展起来的一种超高灵敏度的微量测定技术。20世纪70年代中期Arakawe首次报道用发光信号进行酶免疫分析，利用发光的化学反应分析超微量物质，特别是用于临床免疫分析中检验超微量活性物质。目前，这一技术已成为临床医学的常规检测手段。CLIA是将化学发光或生物发光体系与免疫反应相结合，用于检测微量抗原或抗体的一种新型标记免疫测定技术。其检测原理与放射免疫(RIA)和酶免疫(EIA)相似，不同之处是以发光物质代替放射性核素或酶作为标记物，并借助其自身的发光强度直接进行测定。

化学发光免疫分析(CLIA)常见的有磁微粒化学发光法和电化学发光法。

1. 磁微粒化学发光法 检测时将包被了抗IL-6抗体的磁微粒及酶标记的抗IL-6抗体与待测样本在反应管中进行混合，形成IL-6磁微粒免疫复合物。清洗去除游离的酶标记抗体后，加入化学发光底物到免疫复合物中。通过全自动免疫分析仪检测到酶反应产生的发光信号，检测到的发光强度与样本中IL-6浓度相关，根据定标曲线，全自动免疫分析仪可计算出样本中IL-6的浓度值。

2. 电化学发光法 待测样本和生物素化的抗人IL-6单抗孵育，再加入包被链霉亲合素的磁珠微粒进行孵育，抗原抗体夹心复合物与磁珠通过生物素和链霉亲合素的作用结合。通过电磁作用将磁珠吸附在电极表面。未与磁珠结合的物质被去除。给电极加以一定的电压，使复合体化学发光，并通过光电倍增器测量发光强度。仪器自动通过定标曲线计算得到检测结果。

三、操作要点及注意事项

(一)主要试剂

抗人白介素-6单克隆抗体、含包被抗体的磁珠微粒、清洗液、缓冲液、底物液。

（二）主要仪器

化学发光仪。

（三）样本要求

人血清、血浆或抗凝全血，样本一般可在2～8℃存放不超过1周，-20℃存放1～3个月，避免反复冻融。

（四）实验操作

按试剂盒使用说明书或实验室制定的SOP进行操作。基本步骤为：参数设置→试剂装载→定标→质控→样本加载→测定→结果审核→报告。

1. 定标　建议使用配套校准品定标，按照规定的校准周期进行校准；当试剂更换批号、质控出现漂移、仪器做完保养、重要零件更换时应重新进行校准。定标成功后，检测质控品和待测样本：加样、混样、孵育、清洗、检测。

2. 质量控制　每天对样本进行检测之前，须进行质量控制，以保障测试系统的稳定性。建议采用配套质控品进行室内质控，质控品测定结果应在允许范围内。若超出质控范围，需查找原因，如仪器、试剂与质控品的状态或参数设置等。

3. 结果判定　由仪器自动分析仪会自动计算每个样本中的分析物浓度，单位pg/ml。

（五）参考区间

据报道，白介素-6检测健康人群的95%位点的参考值为7 pg/ml。

建议每个实验室通过实验确定参考范围的适用性，必要时建立本实验室的参考范围。

（六）产品性能指标

无IL-6专属行标或化学发光法的通用标准，同其他化学发光类产品相似，主要考察外观、准确度、空白限（部分试剂盒1.0pg/ml）、检出限（部分试剂盒1.5pg/ml）、线性（检测）范围（部分试剂盒1.5~5000pg/ml）、特异性（与其他物质如白介素-1α、白介素-1β 干扰素-γ、TNF-α 的交叉反应）精密度（一般变异系数CV<10%）、批间差（一般变异系数CV<10%）。

（七）检验方法的局限性

1.样本中含有胆红素、血红蛋白、脂肪乳、生物素、类风湿因子等干扰因素存在时，可能对检测结果造成影响。

2.超出试剂盒检测范围外的测定值，不可作为准确定量数据，结果不可信。

（八）操作要点及注意事项

1.根据试剂盒说明书要求，选择合适的试管进行不同类型样本的采集，不同厂商的样本采集系统可能含有不同的物质，某些情况下会影响检测结果。

2.检测前，确保样本、定标液、质控液等平衡至室温，考虑到可能的蒸发效应，上机的样本、定标液和质控液应在2小时内进行测定分析。

3.测试前确保样品杯中样本量满足检测需要，且无气泡，避免吸样不准造成结果判定错误。

4.若在短时间内无法完成测定，可将样本冷藏在2~8℃环境下，必要时应放在-20℃下冷冻保存。

5.试剂要求开封后在一定时间内使用，具体可查看各对应试剂盒的说明书。

四、国内外相关技术方法对比

英国国家生物标准与检定所（NIBSC），同时它又是世界卫生组织的一个国际标准品供应中心，它的核心工作是制备、保存和分发WHO用于检测全球生物制品质量的标准品。NIBSC有IL-6标准品，编号89/548。英文名称：Interleukin-6（Human，rDNA derived）。

起草人：胡泽斌（中国食品药品检定研究院）

复核人：赵丙锋（北京市医疗器械检验所）

第四章
感染性疾病检测试剂

第一节　甲型肝炎病毒免疫检测试剂

一、概述

（一）病原体概述

甲型肝炎是由甲型肝炎病毒（HAV）引起的一种肠道传染病，是经粪-口传播，在全世界范围内流行，我国为高发区，其发病率为各型肝炎的首位。中国人群的甲肝平均感染率高达80%，每年病毒性肝炎的患者可能为240万，而甲型肝炎就占一半左右。但在大城市和发达的江浙沪地区，人群易感者正逐年增加，有暴发流行的可能，这种危险将长期存在。

HAV属于微小RNA病毒科，嗜肝RNA病毒属，该属仅有HAV一个种。直径27~32nm，无包膜，为球形二十面对称体颗粒。电镜下见实心和空心两种颗粒，实心颗粒为完整的HAV，有传染性；空心颗粒为未成熟的不含RNA的颗粒，具有抗原性，但无传染性。HAV基因组为单股线状RNA，全长由7478个核苷酸组成。HAV对外界抵抗力较强，耐酸碱，室温下可生存1周，干粪中25℃能生存30天。初步实验证明，HAV对乙醚、60℃加热1小时及pH3的作用均有相对的抵抗力（在4℃可存活数月）。但加热100℃ 5分钟，用甲醛溶液、氯等处理，可使之灭活，非离子型去垢剂不破坏病毒的传染性。

（二）疾病概述

甲型肝炎患者临床表现多从发热、疲乏和食欲不振开始，继而出现肝肿大、压痛、肝功能损害，部分患者可出现黄疸。多数情况下，无黄疸病例发生率要比黄疸型高，但大流行时黄疸型比例增高。甲型肝炎病毒IgM抗体产生于感染早期，可作为甲型肝炎早期诊断指标。HAV感染后1~2周即可在血清中检出HAV-IgM抗体，迅速达到高峰，然后逐渐下降，一般可持续至14周，是HAV急性感染和近期感染的血清学证据；HAV-IgG抗体产生较晚，在急性期后期和恢复期早期出现（IgM开始下降时，IgG逐渐上升）属保护性抗体，在恢复期达高峰，可持久存在。

（三）甲型肝炎的预防

甲型肝炎的预防包括非特异性预防和特异性预防。非特异性预防主要包括以下两个方面。①积极防治传染源：积极治疗现病患者，防止其排泄物污染周围环境。②切断传播途径：主要是加强水源管理，严防水源及食品被粪便污染，改善供水条件，保证安全用水。广泛宣传喝开水，不喝生水，不食用生肉及鲜活海产品。改善卫生设施，提高环境卫生水平，加强食品卫生监督和养成良好的个人卫生习惯。

特异性预防主要为注射丙种球蛋白及胎盘球蛋白，应急预防甲型肝炎有一定效果。我国生产的甲肝活疫苗只注射一次即可获得持久免疫力。

（四）诊断概述

甲型肝炎病毒感染检测主要包括核酸检测和抗体检测（IgM和IgG），目前核酸检测试剂暂无国家药品监督管理局批准文号。甲型肝炎病毒抗体IgM和IgG检测方法主要包括酶联免疫法、化学发光微粒子法和胶体金法，以甲型肝炎病毒IgM抗体检测较为常用。

二、甲型肝炎病毒 IgM 抗体检测试剂

（一）甲型肝炎病毒IgM抗体检测试剂（酶联免疫法）

甲型肝炎病毒IgM抗体检测试剂（酶联免疫法）用于定性检测人血清或血浆中的甲型肝炎病毒IgM抗体。

1. 检验原理 本试剂盒采用捕获法原理定性检测甲型肝炎病毒 IgM 抗体。在微孔条上预包被鼠抗人 IgM（μ 链）单克隆抗体，加入待测样本孵育后，再加入甲肝抗原（HAV-Ag）及酶标记抗体（抗 -HAV-HRP），若样本中存在甲型肝炎病毒 IgM 抗体（HAV-IgM），则形成“固相 μ 链 - 抗 -HAV-IgM-HAV-Ag- 抗 -HAV-HRP”特异性复合物，该复合物中的酶将催化底物反应而显色；若样本中不存在甲型肝炎病毒 IgM 抗体（HAV-IgM），洗板时将抗 - HAV-HRP 洗去，因无酶催化而不显色。

2. 试剂组成 HAV-IgM 微孔板、HAV-IgM 酶标记抗体、HAV 抗原、HAV-IgM 阳性对照血清、HAV-IgM 阴性对照血清、浓缩洗涤液、底物 A、底物 B、终止液、自封袋、封口膜。

3. 主要仪器 孵箱、洗板机、酶标仪。

4. 样本要求

（1）血清标本 用干燥、清洁的塑料或玻璃试管盛装适量静脉血（不加防腐剂），分离上清液用于检测，注意避免溶血。

（2）血浆标本 将全血标本加入有抗凝剂（EDTA、枸橼酸盐及肝素均可作为本实验抗凝剂）样品收集管中，离心分离血浆。如不立即检测，可将分离的血清或血浆标本冷藏（2～8℃）保存。冷藏可保存7天。检测冷藏样品应平衡至室温，如果样品出现沉淀或浑浊，请离心后再检测上清液。含漂白物或强氧化剂的样本会干扰检测。

5. 实验操作 请使用本品前认真阅读产品使用说明书，并严格按照说明书使用。

（1）平衡 将试剂盒各组分从盒中取出，平衡至室温（18～25℃），微孔板开封后，未使用完的微孔条和干燥剂一起及时以自封袋封存。

（2）配液 浓缩洗涤液配制前充分摇匀（如有晶体充分溶解），用蒸馏水（或去离子水）按说明书使用方法稀释后使用。

（3）编号 取所需数量微孔条固定于支架，按序编号。每板设阴性对照、阳性对照及1孔空白对照（用双波长酶标仪检测时，可不设空白对照，空白对照孔不加样本、酶标记抗体及甲肝抗原，其余步骤相同）。

（4）稀释 将待测血清或血浆按说明书要求进行稀释。

（5）加样　分别在相应孔中加入阴、阳性对照或已稀释的待测样本。

（6）温育　置37℃温育，时间按说明书规定设定。

（7）洗涤　按说明书要求进行。

（8）加抗原、酶　分别在每孔中加入甲肝抗原（HAV-Ag）及酶标记抗体，轻拍混匀。

（9）温育　置37℃温育，时间按说明书规定设定。

（10）洗涤　按说明书要求进行。

（11）显色　每孔加入底物A、B（加样量按说明书执行），轻拍混匀，37℃暗置（时间按说明书要求设定）。

（12）终止　每孔加入终止液50 μl，轻拍混匀。

（13）测定　用酶标仪单波长或双波长450/600～630nm测定各孔OD值，在规定时间内完成测定。

6. 结果判定

（1）临界值（C.O.）的计算　按说明书计算。

（2）结果判定　样品OD值S/C.O.≥1者为甲型肝炎病毒IgM抗体（抗-HAV-IgM）阳性，样品OD值S/C.O.＜1者为甲型肝炎病毒IgM抗体（抗-HAV-IgM）阴性。

7. 产品主要性能指标　根据该产品生产企业参考品要求各有不同，主要包括阴性参考品符合率、阳性参考品符合率、最低检出量、精密性CV（%）稳定性。

8. 方法的局限性

（1）此方法仅适用于个体的血清（或血浆）样本检测，不适合于混合血清（或血浆）样品及其他体液样品。

（2）该方法仅定性检测人血清（或血浆）中甲型肝炎病毒IgM抗体，不能作为定量试剂使用，样本的检测读值与样本中抗-HAV-IgM的浓度不一定呈正相关关系。

（3）该免疫测试不能绝对排除非特异性反应的存在。

（4）本产品检测结果仅供临床参考，不应作为临床诊治的唯一依据，如对检测结果有疑问或需对患者进行确诊，应结合临床症状并用相应的确认试剂或方法对样本进行结果确认。

9. 实验室要求　应配备酶标检测试剂实验所需要的加样器、孵箱、洗板机、酶标仪、生物安全柜等必要仪器设备。由于产品含有人源的血清、血浆成分，虽已对其进行了病毒灭活和对HIV、HBV、HCV等传染性疾病的检测，但仍然无法保证其绝对阴性。建议试剂盒中组分按潜在传染源处理。实验室检测的生物安全性，按《微生物和生物医学实验室生物安全通用准则》相关规定执行。

10. 试剂相关国内外标准及标准物质进展　截止2018年8月，查询国内外文献资料，暂无HAV IgM抗体检测试剂（酶联免疫法）的国际、国内标准和行业标准及标准物质。在国内，中国食品药品检定研究院正在研制该试剂的国家参考品，预计能对此类试剂的性能起到一定的质量控制。

（二）甲型肝炎病毒IgM抗体检测试剂（光激化学发光法）

甲型肝炎病毒IgM抗体检测试剂（光激化学发光法）用于定性检测人血清或血浆中的甲型肝炎病毒IgM抗体。

1. 检验原理 光激化学发光是一种均相免疫分析方法，包含发光微粒和感光微粒两种基础微粒。试剂盒中包含 HAV 抗原包被的发光微粒及生物素标记的抗人 IgM 抗体，光激化学发光分析系统通用液为链霉亲和素包被的感光微粒。待检样本中含有待检 IgM 抗体时，形成（发光微粒 -HAV 抗原）- 待检 IgM 抗体 -（抗人 IgM 抗体 - 生物素）-（链霉亲和素 - 感光微粒）复合物，两种微粒被形成的复合物拉近，在激发光的激发下，发生微粒之间的单线态氧的能量转移，能级跃迁时产生高能级的红光。通过单光子计数器和数学拟合将光子数换算为相对光信号。当样本中不含待检分子时，两种微粒间无法形成上述复合物，从而无法将两种微粒连接到一起，两种微粒间的距离超出单线态氧传播范围，单线态氧迅速淬灭，检测时则无高能级红光信号产生。

2. 试剂组成 甲肝抗原包被的发光微粒、生物素标记的抗人 IgM 抗体、缓冲液、HAV-IgM 阴性对照、HAV-IgM 阳性对照及 HAV-IgM 质控品。

3. 主要仪器 自动光激化学发光检测仪。

4. 样本要求

（1）本方法推荐的样品类型为血清样本。

（2）按照通用的静脉穿刺措施来收集所有的血液样本。

（3）确保离心处理前血液样本成分凝固，一些导致凝血异常疾病或状态，需要增加凝固时间并离心充分，获得符合要求的血清标本。

（4）如标本在48小时之内使用，于2～8℃保存，如不能在上述时间内检测，需分离血清后在-20℃保存，建议16个月内检测，期间切勿反复冻融，未进行更长时间冻存研究。

（5）脂血样本推荐使用超速离心法离心。

5. 实验操作 请使用本品前认真阅读产品使用说明书，并严格按照说明书使用。

检测过程由自动光激化学发光分析系统自动完成并输出检测结果（详细见仪器使用说明书），具体流程步骤如下。

（1）本试剂盒可对HAV-IgM进行定性检测，检测时请使用配套的HAV-IgM参考样品、HAV-IgM阴性对照、HAV-IgM阳性对照及HAV-IgM质控品。

（2）仪器自动将待测样品使用生理盐水进行稀释，充分混匀，取稀释后的样本加入反应孔中。

（3）自动依次在反应孔中加各种试剂。

（4）37℃震荡温育。

（5）激发光照射微孔并计算每孔发出光子量。

（6）由软件计算S/CO值，并判定阴阳性。

6. 结果判定 由软件计算 S/CO 值，并判定阴阳性结果判定。

7. 产品主要性能指标 外观、阴性参考品符合率、阳性参考品符合率、最低检出限、精密性、批间变异系数、HAV-IgM 质控品的 S/CO 值范围。

8. 产品方法的局限性

（1）检测结果仅供临床参考，不应作为临床诊治的唯一依据，对患者的临床管理应结合其症状、体征、病史、其他实验室检查（尤其是病原学检测）、治疗反应及流行病学等信息综合考虑。

（2）感染初期，病原体特异性IgM抗体未产生或滴度很低会导致阴性结果，如怀疑有病原体感染，应提示患者在7~14天内复查。

（3）高滴度病原体特异性IgG抗体会与特异性IgM抗体竞争抗原结合部位，会使检测的敏感性降低，IgM结果可能会出现假性低值或阴性结果。尤其是怀疑先天性病原体感染的新生儿样本血清中可能含有母亲来源的高水平病原体特异的IgG抗体和胎儿产生的相对低水平的病原体特异IgM抗体，因此，对于该类样本的阴性结果应慎重分析。

（4）由于脐带血中可能含有源于母体的病原体特异性IgM抗体（胎盘渗漏），因此，最好在出生后5天内再对婴儿的后续样本进行检测，以证实脐带血样本病原体特异性IgM抗体的阳性结果。建议将新生儿与母亲的血清样本平行进行测试，如果是胎儿的先天性感染，其IgM抗体水平（以及IgG抗体水平）会持续存在或呈上升趋势，反之，如果抗体来源于母体，则在平行实验中婴儿的抗体水平会逐渐下降或消失。

（5）由于孕妇的实验室检查不能可靠地鉴定胎儿患病的风险，故不建议采用本试剂对无症状的母体感染进行筛查，不得将本试剂的检测结果单独作为终止妊娠的依据。

（6）免疫功能受损或接受免疫抑制治疗的患者，如人类免疫缺陷病毒（HIV）感染患者或器官移植后接受免疫抑制治疗的患者，其血清学IgM抗体检测的参考价值有限，可能会导致错误的医学解释。

（7）在近几个月内接受过输血或其他血液制品治疗的人群，对其阳性检测结果的分析应慎重。

（8）病原体特异性IgM抗体不仅出现于初次感染，当二次感染和复发感染时也可能出现。

（9）当疾病的流行程度降低时阳性预测值降低，对低危人群阳性结果的解释应当谨慎。

（10）严重溶脂或者溶血样本、受到微生物污染样本及反复冻融或者热灭活后的样本均会影响检测的准确性从而导致错误的结果。

（11）本试剂盒仅用于定性检测，不适用于定量检测。

9. 实验室要求　应配备该检测试剂实验所需要的全自动光激化学发光检测仪。由于产品含有人源的血清、血浆成分，虽已对其进行了病毒灭活和对 HIV、HBV、HCV 等传染性疾病的检测，但仍然无法保证其绝对阴性。建议试剂盒中组分按潜在传染源处理。实验室检测的生物安全性，按《微生物和生物医学实验室生物安全通用准则》相关规定执行。

10. 试剂相关国内外标准及标准物质进展　目前国内没有该产品的国家标准物质，世界卫生组织 WHO 相关标准物质尚未进入使用阶段。

（三）甲型肝炎病毒IgM抗体检测试剂（胶体金法）

甲型肝炎病毒IgM抗体检测试剂（胶体金法）用于定性检测人血清或血浆中的甲型肝炎病毒IgM抗体。

1. 检验原理　利用免疫层析技术定性检测甲型肝炎病毒 IgM 抗体。硝酸纤维素膜的检测线包被抗人 IgM 抗体，金垫上附着甲型肝炎病毒抗原及胶体金标记的甲肝抗体。检测时如样本中含有 HAV IgM，则形成“包被抗人 IgM 抗体 +HAV-IgM+HAV-Ag+ 金标记 HAV-Ab”复合物并可在检测线位置凝集形成一条红线，判断为阳性，反之为阴性。硝酸纤维素膜对照线上包被二抗，与标记的甲肝抗体金结合，在对照线位置形成一条红线，作为实验有效的依据。

2. 试剂组成 检测卡、稀释液。

3. 主要仪器 游标卡尺、计时器。

4. 样本要求

（1）本方法推荐的样本类型为人血清或血浆，含有肝素、柠檬酸钠或EDTA等抗凝剂的样本可用于本实验。

（2）原倍样本不能直接进行检测，需在检测前使用稀释液稀释。

（3）常见的干扰因素如溶血、高血脂、黄疸均不会使试剂出现假阳性。不能检测含悬浮纤维蛋白或聚集物的样本。

（4）血清、血浆样本可在2～8℃保存7天，如不能在上述时间内检测，需分离血清后在-15℃保存，反复冻融不得超过2次。稀释后的样本可在2～8℃保存3天。样品应平衡至室温（30分钟），混匀后检测。

5. 实验操作 请使用本品前认真阅读产品使用说明书，并严格按照说明书使用。

（1）取待检的血清或血浆用稀释液按规定稀释并充分混匀。

（2）在检测卡加样孔处加入稀释好的样本，置于平台上，等待时间肉眼观察结果。

6. 结果判定

（1）对照线显色，且检测线也显色，结果判为阳性。

（2）对照线显色，而检测线不显色，结果判为阳性。

（3）对照线不显色，此情况下无论检测线是否显色，均判为无效，需重复实验。

7. 产品主要性能指标 外观、膜条宽度、液体移动速度、阴性参考品符合率、阳性参考品符合率、最低检出限、重复性等。

8. 产品方法的局限性

（1）本试剂仅用于人血清或血浆的检测。

（2）检测结果仅供临床参考，不应作为临床诊治的唯一依据，对患者的临床管理应结合其症状、体征、病史、其他实验室检查（尤其是病原学检测）、治疗反应及流行病学等信息综合考虑。

（3）本试剂检测阴性不能排除甲肝病毒感染的可能。感染初期，病原体特异性IgM抗体未产生或滴度很低会导致阴性结果，如怀疑有病原体感染，应提示患者在7~14天内复查。

（4）免疫功能受损或接受免疫抑制治疗的患者，如人类免疫缺陷病毒（HIV）感染患者或器官移植后接受免疫抑制治疗的患者，其血清中抗体含量有限，样本中IgM抗体被破坏或失活及免疫层析法反应原理的限制，都可能造成阴性结果，建议使用其他方法（如酶联免疫试剂、化学发光微粒子法等）进行复试。

（5）不建议采用本试剂对无症状的母体感染进行筛查，不得将本试剂的检测结果单独作为终止妊娠的依据。

（6）在近几个月内接受过输血或其他血液制品治疗的人群，对其阳性检测结果的分析应慎重。

（7）病原体特异性IgM抗体不仅出现于初次感染，当二次感染和复发感染时也可能出现。

（8）当疾病的流行程度降低时阳性预测值降低，对低危人群阳性结果的解释应当谨慎。

（9）本试剂盒仅用于定性检测，不适用于定量检测。

9. 实验室要求　应配备该检测试剂实验所需要的游标卡尺、计时器、样本稀释必需的实验耗材。由于产品含有人源的血清、血浆成分，虽已对其进行了病毒灭活和对 HIV、HBV、HCV 等传染性疾病的检测，但仍然无法保证其绝对阴性。建议试剂盒中组分按潜在传染源处理。实验室检测的生物安全性，按《微生物和生物医学实验室生物安全通用准则》相关规定执行。

10. 试剂相关国内外标准及标准物质进展　目前国内没有该产品的国家标准物质，世界卫生组织 WHO 相关标准物质尚未进入使用阶段。

11. 国内外注册技术审查原则　无。

三、甲型肝炎病毒 IgG 抗体检测试剂

（一）甲型肝炎病毒IgG抗体检测试剂（酶联免疫法）

甲型肝炎病毒IgG抗体检测试剂（酶联免疫法）用于定性检测人血清中的甲型肝炎病毒IgG抗体。适用于甲型肝炎病毒感染的辅助诊断。无论是显性或隐性感染，机体都可产生甲肝的IgM和IgG抗体，HAV-IgM 抗体出现于感染早期，发病后1～2月迅速下降，可作为现症感染标志。HAV-IgG抗体在感染3～12周出现，可持续多年，对HAV的再感染有免疫力，可作既往感染或机体有免疫力的标志。

1. 检验原理　本试剂盒采用间接法原理检测人血清样品中甲型肝炎病毒 IgG 抗体（HAV-IgG），以纯化甲型肝炎病毒抗原包被酶联板。待检血清中的甲型肝炎病毒抗体与包被抗原反应，再与酶标记鼠抗人 IgG 抗体结合，形成抗原 - 抗体 - 酶标抗体复合物。加底物 TMB 显色，在酶标仪上比色后根据 A 值判定有无甲型肝炎病毒 IgG 抗体的存在。

2. 试剂组成　甲肝病毒抗原包被板、阳性对照、阴性对照、标本稀释液、酶标工作液、浓缩洗涤液、底物液 A、底物液 B、终止液、自封袋、封板膜。

3. 主要仪器　孵箱、洗板机、酶标仪。

4. 样本要求

（1）本试剂使用人血清样品，新鲜采集的标本应先充分离心，然后取澄清的液体进行检测，如果没有充分沉淀，悬浮的纤维蛋白可能引起假阳性。

（2）不能检测含悬浮纤维蛋白或聚集物、重度溶血（血红蛋白含量大于10g/L）高胆红素（胆红素含量大于0.2g/L）高脂（甘油三酯含量大于20g/L）的样品。

（3）样品中应无微生物，可在2~8℃储存1周，超过此期限建议-20℃以下冻存，避免反复冻融。

5. 检验方法

（1）平衡　将试剂盒从冷藏环境中取出，置室温平衡30分钟后使用。冻存样本再复融后应经过充分的混匀再进行检验。

（2）配液　将浓缩洗涤液用蒸馏水或去离子水按说明书要求倍数稀释备用。

（3）设定　留一孔作空白对照，暂不加任何液体（双波长测定不需留空白孔）。另设阴性对照、阳性对照，不加标本稀释液，直接加对照血清。

（4）加样　在其他反应孔中各加标本稀释液，按顺序各加入待检标本，加样时吹打混匀则

变色效果更佳。

（5）温育　在反应板上加盖封板膜，振摇混匀，置37℃温箱中，反应时间根据要求设定。

（6）洗板　将封板膜揭掉，用洗涤液洗板，洗板次数、洗液量、浸泡时间按说明书要求，最后一次拍干。

（7）加酶　每孔加入酶标工作液（空白对照孔不加）。

（8）温育　在反应板上加盖封板膜，置37℃温箱中孵育。

（9）洗板　同操作步骤（6）。

（10）显色　每孔依次加入底物A、B液（包括空白对照孔），加盖封板膜，振荡混匀，37℃避光显色。

（11）终止　每孔加入终止液各50μl（包括空白对照孔），振荡混匀终止反应。

（12）测定　用酶标仪双波长450/600~630nm测定各孔A值。也可用空白对照孔调零，并尽快用单波长450nm测定各孔A值。

6. 结果判定

（1）临界值（C.O.）的计算　按说明书计算。

（2）结果判定　样品OD值S/C.O.≥1者为甲型肝炎病毒IgG抗体（抗-HAV-IgG）阳性，样品OD值S/C.O.＜1者为甲型肝炎病毒IgM抗体（抗-HAV-IgM）阴性。

7. 产品主要性能指标　根据该产品生产企业参考品要求各有不同，主要包括阴性参考品符合率、阳性参考品符合率、最低检出量、精密性CV（%）稳定性。

8. 方法的局限性

（1）所有高敏感性的免疫实验系统，都潜在非特异性，因此不可接受的阳性结果可能是由于ELISA方法的生物学假阳性造成的。

（2）任何阳性结果均需要与临床信息联系来判定。

（3）该方法仅定性检测人血清（或血浆）中甲型肝炎病毒IgG抗体，不能作为定量试剂使用，样本的检测读值与样本中抗-HAV-IgG的浓度不一定呈正相关关系。

9. 实验室要求　应配备酶标检测试剂实验所需要的加样器、孵箱、洗板机、酶标仪、生物安全柜等必要仪器设备。由于产品含有人源的血清、血浆成分，虽已对其进行了病毒灭活和对HIV、HBV、HCV等传染性疾病的检测，但仍然无法保证其绝对阴性。建议试剂盒中组分按潜在传染源处理。实验室检测的生物安全性，按《微生物和生物医学实验室生物安全通用准则》相关规定执行。

10. 试剂相关国内外标准及标准物质进展　截止2018年8月，查询国内外文献资料，暂无HAV IgG抗体检测试剂（酶联免疫法）的国际、国家标准和行业标准及标准物质。在国内，中国食品药品检定研究院正在研制该试剂的国家参考品，预计能对此类试剂的性能起到一定的控制作用。

（二）甲型肝炎病毒IgG抗体检测试剂（化学发光微粒子免疫检测法）

肝炎病毒IgG抗体检测试剂（化学发光微粒子免疫检测法）用于定性检测人血清或血浆中的甲型肝炎病毒IgG抗体（IgG anti-HAV），为甲型肝炎病毒感染的辅助诊断。

1. 检验原理　为两步法免疫检测，定性测定人血清或血浆中的甲型肝炎病毒IgG抗体。用甲型肝炎病毒（人）包被顺磁微粒子，样本中的甲型肝炎病毒 IgG 抗体与顺磁微粒子上包被的甲型肝炎病毒结合，冲洗后，加入吖啶脂标记的抗 - 人 IgG 抗体结合物，形成反应混合物。再次冲洗后，将预激发液和激发液加入到反应混合物中，测量产生的化学发光反应，以相对发光单位（RLUs）表示。样本中的甲型肝炎病毒 IgG 抗体含量和光学系统检测到的 RLUs 值之间成正比关系。

2. 试剂组成　甲型肝炎病毒（人）包被的顺磁微粒子、吖啶脂标记的抗 - 人 IgG 抗体（小鼠单、克隆）结合物、稀释液。

3. 主要仪器　全自动化学发光微粒子检测仪。

4. 样本要求

（1）本方法推荐的样品类型为血清或血浆样本。

（2）按照通用的静脉穿刺措施来收集所有的血液样本。

（3）确保离心处理前血液样本成分凝固，一些导致凝血异常疾病或状态，需要增加凝固时间并离心充分，获得符合要求的血清标本。

（4）如标本不能在 14 小时之内使用，于 -10℃或更低温度保存期间切勿反复冻融，未进行更长时间冻存研究。

（5）脂血样本推荐使用超速离心法离心。

5. 实验操作　请使用本品前认真阅读产品使用说明书，并严格按照说明书使用。

检测过程由全自动化学发光微粒子检测系统自动完成并输出检测结果（详细见仪器使用说明书），具体流程步骤如下。

（1）第一次将甲型肝炎病毒IgG抗体检测试剂盒装机前，需要将微粒子试剂颠倒混匀，使运输过程中沉淀的微粒子重新悬浮。

（2）将试剂盒装载到全自动化学发光微粒子检测系统上。

（3）上载质控品和校准品。

（4）上载待检测样本。

（5）开始检测。

6. 结果判定　由软件计算 S/CO 值，并判定阴阳性结果。

7. 产品主要性能指标　外观、阴性参考品符合率、阳性参考品符合率、最低检出限、精密性、批间变异系数、校准品、质控品。

8. 产品方法的局限性

（1）检测结果仅供临床参考，不应作为临床诊治的唯一依据，对患者的临床管理应结合其症状、体征、病史、其他实验室检查（尤其是病原学检测）、治疗反应及流行病学等信息综合考虑。

（2）接受肝素治疗的患者，其样本可能会凝固不完全。样本中纤维蛋白的存在可能会导致检测结果错误，因此应在肝素治疗前采集样本。

（3）接受小鼠单克隆抗体制剂诊断或治疗的患者，其样本中可能含有人抗小鼠抗体（HAMA）。使用含有小鼠单克隆抗体的试剂盒检测此类样本时，检测值可能会假性升高或降低。需要根据临床症状及其他检测方法判断。

9. 实验室要求　应配备该检测试剂实验所需要的全自动化学发光微粒子检测仪。由于待检样本为人血清、血浆成分，按《微生物和生物医学实验室生物安全通用准则》相关规定执行。

10. 试剂相关国内外标准及标准物质进展 目前国内没有该产品的国家标准物质，世界卫生组织相关标准物质尚未进入使用阶段。中国食品药品检定研究院相关标准物质正在研制中。

参考文献

[1] 龚震宇，杨小平.WHO关于甲型病毒性肝炎病毒的意见书.疾病监测，2013，28（5）：416-420.

[2] 朱兆奎，张曦，滕峥，等.SYBR Green Ⅰ实时PCR检测甲肝病毒方法的建立与初步应用.中国卫生检验杂志，2007，17（7）：1183-1185.

[3] 李金明.临床酶免疫测定技术.北京：人民军医出版社，2006.

[4] 高云朝.光激化学发光技术研究进展与应用.中华检验医学杂志，2009，（4）：474-476.

起草人：于洋（中国食品药品检定研究院）

复核人：严诗云（广东省医疗器械质量监督检验所）

第二节　乙型肝炎病毒免疫检测试剂

一、概述

（一）病原体概述

乙型肝炎病毒（HBV）为乙型肝炎的病原体。归类于嗜肝病毒科，为部分双链环状DNA病毒。HBV在电子显微镜下可呈3种形态的颗粒结构：直径约42nm的大球形颗粒、直径约22nm的小球形颗粒以及管型颗粒。大球形颗粒（Dane颗粒）为完整的病毒颗粒，由包膜和核衣壳组成，包膜含乙肝表面抗原（HBsAg）糖蛋白和细胞脂肪，核心颗粒内含核心蛋白（HBcAg）环状双股HBV-DNA和HBV-DNA多聚酶，是病毒的完整形态，有感染性。小球形颗粒以及管型颗粒均由与病毒包膜相同的脂蛋白组成，前者主要由HBsAg形成中空颗粒，不含DNA和DNA多聚酶，不具有传染性；后者是小球形颗粒串联聚合而成，成分与小球形颗粒相同。

由于HBV复制过程中HBV DNA聚合酶缺乏校正功能，导致HBV容易发生突变。根据基因序列差异的多少，将HBV划分为A~H 8种基因型。

HBV基因组长约3.2kb。HBV基因组共有4个开放读码框架（ORF），分别编码S蛋白、E蛋白、Core蛋白、X蛋白及Pol蛋白。其中，S蛋白分布于病毒表面，即乙肝表面抗原（HBsAg）；Core蛋白为核衣壳蛋白，即乙肝病毒核心抗原（HBcAg）；E蛋白为C蛋白的一部分，即E抗原HBeAg，在病毒复制过程中会释放到患者血液中；Pol蛋白为DNA聚合酶；X蛋白为HBxAg，是一种多功能的调节蛋白，具有广泛的反式激活功能，在胞内信号转导、病毒复制转录、细胞周期进程、细胞增殖与凋亡、蛋白降解以及肝细胞的遗传稳定性等方面有确切作用。

（二）疾病概述

HBV感染人类引起乙型肝炎（HB）。HBV的感染是全球性的公共卫生问题，随着医改疫苗的普及率逐年上升，感染率呈下降趋势，但HB目前仍为我国的重大传染性疾病。据全国病毒性肝炎血清流行病学调查，我国一般人群乙型肝炎病毒表面抗原（HBsAg）携带率为7.18%，约1.2亿人携带乙肝病毒（HBV）。

HBV感染可使肝特异性脂蛋白抗原暴露，并作为自身抗原诱导机体产生自身抗体，通过直接和间接作用损伤肝细胞。HB潜伏期长，一般在45~160天之间，平均120天。病毒持续感染并在肝细胞内复制，形成慢性感染。慢性HB，即既往有HB或HBsAg携带史或急性肝炎病程超过6个月，仍有肝炎症状、体征及肝功能异常者，常见症状为乏力、全身不适、食欲减退、肝区不适或疼痛、腹胀、低热，体征为面色晦暗、巩膜黄染、可有蜘蛛痣或肝掌、肝大、质地中等或充实感，有叩痛，脾大严重者，可有黄疸加深、腹腔积液、下肢水肿、出血倾向及肝性脑病。慢性乙型肝炎发展的结果即为乙型肝炎肝硬化、恶性肿瘤。

（三）诊断概述

目前乙肝诊断试剂即用于检测HBsAg、HBsAb、HBeAg、HBeAb、HBcAb，俗称“乙肝两对半”“乙肝五项”试剂，Pol蛋白及X蛋白目前尚无常规检测试剂。除以上五项外，HBsAg确认试剂、抗HBc-IgM、PreS1和PreS2、PreS1-Ab和PreS2-Ab等试剂也逐步应用于临床，作为HBV感染、复制或清除的指标。

HBV感染的检测最多的为基于病毒感染机体后产生的HBsAg、HBsAb、HBeAg、HBeAb、HBcAb、病毒核酸等标志物的检测。涉及的方法包括酶联免疫法、免疫层析法[包括：胶体金法（GICA）乳胶层析法等]、发光法（包括化学发光法、电化学发光法、时间分辨免疫荧光分析法、光激化学发光法等）核酸检测等等。

除乙型肝炎表面抗原诊断试剂（酶联免疫法）按药品管理实行签发外，其他HBV检测试剂根据现行《体外诊断试剂注册管理办法》，按医疗器械产品管理，归类于第三类高风险诊断试剂。

（四）注意事项

1.试验操作人员应接种过乙肝疫苗，有HBV抗体；自觉遵守生物安全条例。

2.使用试剂盒进行试验前，应仔细阅读试剂盒使用说明书，任何违反相关说明书的试验或操作行为，均可能得不到准确的检测结果。

3.根据卫生部2006年1月11日制定的《人间传染的病原微生物名录》，乙型肝炎病毒，微生物危害程度为第三类，抗体等免疫学检测应在生物等级BSL-2实验室进行。试验操作时应戴一次性无粉手套、口罩、防护服。操作后应彻底洗手。所有样本及使用后的试剂盒组分应视为潜在的传染性物质，废弃处理时，按照当地政府和国家有关规定进行。

二、乙型肝炎病毒表面抗原检测试剂

我国为一个病毒感染的中度流行地区，HBsAg为诊断HBV感染者筛查和诊断的常用血清学标志物之一。HBsAg的检测主要通过HBsAg诊断试剂盒进行。主要检测方法有酶联免疫法（ELISA）、化学发光免疫分析法（CLIA）、胶体金法（GICA）等。

1991年，中国食品药品检定研究院研制了首批HBsAg国家参考品，用于HBsAg诊断试剂盒的检测，2010年HBsAg国家参考品换代产品问世，其中最低检出限的单位由原来的ng/ml，改变为IU/ml，与WHO国际单位接轨，目前使用的HBsAg国家参考品编号为300003，HBsAg国家标准品编号为340021。HBsAg国家标准品用于HBsAg定量诊断试剂盒产品的线性及准确度检测。另外，有适用于胶体金法（GICA）的HBsAg快速诊断试剂国家参考品，编号为340004。

目前暂未查询到相关的国际、国内标准。HBsAg诊断试剂盒（酶联免疫法）收录于2000年版《中国生物制品规程》，从2005年开始，乙型肝炎病毒表面诊断试剂盒（酶联免疫法），收录入《中国药典》，2014年6月，乙型肝炎病毒表面抗原测定试剂盒（化学发光免疫分析法）中华人民共和国医药行业标准颁布，编号为YY/T 1247-2014。

（一）酶联免疫法

1. 试剂方法概述与进展 HBsAg检测试剂盒（酶联免疫法，ELISA）为最经典、应用最广、最多的方法，被广泛应用于临床、血清流行病学调查以及献血员的HBV血源筛查工作，是目前HBsAg筛查的常规方法。从20世纪90年代开始，我国把HBsAg诊断试剂盒（ELISA）纳入血筛试剂，按药品管理，实行批签发，也是“批批检”，并于1998年及2013年进行了HBsAg诊断试剂盒（ELISA）的全国专项抽样调查工作。据今年的统计数据，HBsAg诊断试剂“批签发”一共为15家企业，其中进口2家，国产试剂13家。

在售有国产及进口试剂盒。规格有48人份/盒、96人份/盒、480人份/盒。

2. 检测原理 系采用双抗体夹心法的原理来检测血清或血浆标本中的HBsAg。

先以乙型肝炎病毒表面抗体（抗-HBs）包被的聚苯乙烯微孔板，加入待检血清，37℃孵育，使阳性样品中的HBsAg抗原与微孔板上的抗体特异性结合，此为第一步反应；第二步加入HRP标记的抗体（HBsAb-HRP），再次孵育，使其在微孔板上形成抗体-抗原-抗体-HRP复合物，再通过洗板去掉未形成复合物的成分，最后加入显色底物TMB，HRP酶即可催化显色，而阴性标本由于缺乏抗原（HBsAg）而无法形成可以催化底物显色的复合物，因此可以通过显色来判断标本是否呈抗原（HBsAg）阳性。

3. 主要仪器 酶标仪、洗板机、37℃孵育箱等。

4. 样本要求

（1）采用待检测的样品为人血清或血浆样本，可使用常规用量的肝素、枸橼酸钠或者EDTA抗凝。

（2）样本采集时要注意避免出现严重溶血。血红蛋白中含有的血红素具有类似过氧化物的活性，因此，在以HRP为标记酶的ELISA测定中，如标本中血红蛋白浓度较高，则易在温育过程中吸附于固相，从而使随后加入的HRP底物反应显色。

（3）新鲜采集的样品时，要注意尽量避免细菌污染，一则细菌的生长所分泌的一些酶可能会对抗原抗体等蛋白产生分解作用；二则一些细菌的内源性酶如大肠杆菌的β-半乳糖苷酶本身会对用相应酶作标记的测定方法产生非特异性干扰。

（4）样本不能用叠氮钠防腐，以免抑制酶活性。

（5）采集的标本如果是以无菌操作分离，则可以在2~8℃下保存一周，如长时间保存，应在-15℃~-20℃保存，并避免样本反复冻融；标本的反复冻融所产生的机械剪切力将对标本中的蛋白等分子产生破坏作用，从而引起假阴性结果。

（6）高血脂、高胆红素及溶血样本抗凝会影响试验结果的准确性，建议不使用。

（7）标本在保存中如出现混浊或絮状物时，应离心沉淀后取上清液检测。

5. 实验操作　试验操作应根据试剂盒说明书并结合自己实验室的SOP进行。

一般基本步骤为：样品及试剂平衡至室温、加待检样品及对照置于37℃孵育、加酶标记物并置于37℃孵育、洗板、加显色底物并置于37℃孵育、加终止液终止显色反应、酶标仪读数。

有的试剂盒在加待检样品及对照置于37℃孵育后，有第一次洗板，加酶标记物并置于37℃孵育后，还有第二次洗板过程。因此，试验操作前应仔细阅读试剂盒产品使用说明书，并严格按照说明书使用。

6. 方法的局限性

（1）此方法仅使用于个体的血清或血浆样本检测，不适合于混合血清或血浆样本及其他液体样本。

（2）该方法仅作为定性检测HBsAg。

（3）试剂盒中的阴/阳性对照仅用于按照说明书步骤操作时，验证试剂盒中各组分是否有效。

（4）由于方法学的局限性，该实验结果仅作为判断疾病的一项依据，如需对患者进行确诊，建议使用其他手段予以确认。

7. 实验室要求　根据卫生部2006年1月11日制定的《人间传染的病原微生物名录》，乙型肝炎病毒微生物危害程度为第三类，抗体等免疫学检测应在生物等级BSL-2实验室进行。试验操作时应戴一次性无粉手套、口罩、防护服。操作后应彻底洗手。所有样本及使用后的试剂盒组分应视为潜在的传染性物质，废弃处理时，按照当地政府和国家有关规定进行。

（二）化学发光免疫分析法

1. 试剂方法原理概述与进展　化学发光免疫分析法（CLIA）检测试剂的主要优点是灵敏度高、线性范围宽、标记物的有效期长、无放射性危害、易于实现全自动化等。但不同的化学发光物质，其发光原理和发光性能不同，不同类型的化学发光免疫分析系统原理和方法各异，它们都有着方法、仪器、试剂三位一体的特定要求，故在研究和生产上的难度较大。近年来化学发光检测试剂在国内外倍受临床检验和生物医学工作者的关注。

化学发光免疫分析试剂主要分为以下四类。

（1）标记发光物质　采用吖啶酯衍生物标记抗体或抗原。吖啶酯衍生物标记抗原、抗体等大分子物质后，其发光效率并不受影响；同时由于其分子量小，标记后对抗原或抗体的活性影响极小；吖叮酯衍生物标记物作为示踪物质干扰因素少，性质稳定。吖啶酯衍生物的发光反应不需要酶催化，只需要过氧化氢和碱性条件，产生强度高、背景低、持续时间极短的闪光，易于实现自动化，但对检测仪器要求较高。

（2）标记酶催化化学发光　主要采用辣根过氧化物酶（HRP）和碱性磷酸酶（ALP）标记抗体或抗原。形成酶标记物，进行免疫分析。HRP催化鲁米诺-H_2O_2发光，ALP催化1，2-环二氧乙烷金刚烷衍生物发光。酶催化的化学发光具有放大作用，发光信号为产生持续时间较长的辉光，对实验操作和检测仪器的要求较低，易于实现半自动、自动化的化学发光免疫分析。

（3）标记三联吡啶钌产生电化学发光　此技术为Roche公司的专利技术。三联吡啶钌是一种水溶性的小分子化合物，具有极其稳定的性质，将其标记抗原或抗体后，对抗原或抗体的影响极小，该物质在阳性电极的作用下，与三丙胺形成正反馈增强发光反应，产生电化学发光信号为闪光，对发光信号检测仪的要求较高。

（4）光激化学发光（LiCA）技术　是以纳米级高分子微粒为基础的新一代化学发光技术，该项技术被广泛地应用于研究生物分子的相互作用。它具有快速、均相（免冲洗）高灵敏和操作简单的特点。使用的是一种均相免疫分析检测技术，包含发光微粒和感光微粒两种基础微粒。光激化学发光分析系统通用液为链霉亲和素包被的感光微粒，试剂盒中包含HBsAb包被的发光微粒及生物素标记的人HBsAg，在目标抗原存在的情况下，可形成夹心免疫复合物，即（发光微粒-HBsAb）-待检人HBsAg-（HBsAb-生物素）-（链霉亲和素-感光微粒）复合物，两种微粒被形成的复合物拉近，在激发光的激发下，发生微粒之间的单线态氧的能量转移，能级跃迁时产生高能级的红光。通过单光子计数器和数学拟合将光子数换算为相对光信号。当样本中不含待检分子时，两种微粒间无法形成上述复合物，从而无法将两种微粒连接到一起，两种微粒间的距离超出单线态氧传播范围，单线态氧迅速淬灭，检测时则无高能级红光信号产生。

以上化学发光免疫分析法的四种手段均已广泛应用于HBsAg的检验中，检测时采用相应的发光检测仪进行检测。化学发光免疫分析法试剂基本实现了在自动化平台上运行，大大减少了检测过程中人为因素的影响，提高了效率。可用于定量或定性检测。

由于不同类型的化学发光免疫分析系统原理和方法各异，它们都有着方法、仪器、试剂三位一体的特定要求，因此，试验操作应根据试剂盒说明书并结合自己实验室的SOP进行。

2. 检测原理　一般均采用两步法，定量测定人血清或血浆中的HBsAg。将样本与HBs抗体包被的顺磁微粒子混合，样本中HBsAg与HBs抗体包被的微粒子结合；冲洗后，加入吖啶酯标记的HBs抗体结合物，形成反应混合物；再次冲洗后，将预激发液和激发液加入到反应混合物中；测量产生的化学发光反应，以相对发光单位（RLU）表示。样本中的HBsAg含量与检测系统检测到的RLU值之间成正比。

3. 主要仪器　目前很多企业均利用本企业生产的全自动化学发光免疫分析仪进行检测。

4. 样本要求　人血清或血浆样本。不能使用热灭活样本；血清或血浆样本应不含纤维蛋白、红细胞或其他颗粒物质，若有，应先离心去除。

5. 实验操作　严格按各个企业的仪器说明书进行操作完成。

6. 方法的局限性

（1）接受小鼠单抗制剂诊断或治疗的患者，其样本中可能含有人抗小鼠抗体（HAMA），检测值可能会假性升高或降低，可能需要其他临床或诊断信息才能明确判断。

（2）HBsAg检测结果与临床症状不符时，需要通过附加试验来验证检测结果。

（3）检测结果用于诊断时，应当与患者病史和用于诊断急性或慢性感染的其他肝炎标志物结合使用。

（4）该系统可用于监测，不能用于血筛。

（三）时间分辨免疫荧光分析试剂

1. 试剂方法概述与进展　时间分辨免疫荧光分析技术（TRFIA）是20世纪80年代由芬兰Wallac公司建立，其标记物为三价Eu^{3+}、Sm^{3+}、Tb^{3+}、Dy^{3+}离子等镧系元素，以Eu^{3+}标记抗体或抗原应用最广。游离状态下 Eu^{3+} 的荧光信号很弱，一旦与合适的有机配体形成螯合物，Eu^{3+} 荧光得以显著增强。Eu^{3+} 螯合物经激发后从基态跃迁到激发态，其激发光波长约为 337nm，与荧光发射波长 613nm 之间有很大 Stoke′s 位移，而且发射峰很窄；激发所产生的荧光不仅强度高，半衰期也较长，比常见的有机荧光物质以及血清中各种荧光物质的荧光半衰期高出 5~6 个数量级。测量时，通过激发后的时间延迟，即通过时间分辨方式可获得 Eu^{3+} 的特异性荧光信号。这些特征都为 TRFIA 的信号采集和多标记技术的应用提供了有利条件。

时间分辨免疫荧光分析技术对 Eu^{3+} 的检测灵敏度极高（可达 10^{-14} mol/L），其原因除测量仪器外，最主要的是增强液（FES）的荧光增强作用。在荧光增强液的作用下，Eu^{3+} 从免疫复合物上完全解离，迅速与FES中的配体螯合并进入胶束的疏水内核（<5min），使 Eu^{3+} 荧光得以成千万倍地放大，这是TRFIA能实现超灵敏分析的主要原因。

目前最有效的荧光增强液（FES）主要由 β-二酮（β-NTA）协同试剂、非离子表面活性剂和缓冲试剂组成。一般认为 β-NTA 与TTA对 Eu^{3+} 的荧光增强效果较好。对于 Tb^{3+} 和 Dy^{3+} 等具有更高共振激发态能级的稀土离子，其荧光增强需采用PTA等三重激发态能量较高的配基。

荧光增强液（FES）中，TOPO（三正辛基氧化磷）协助饱和 Eu^{3+} 剩余的配位位点，并与 β-NTA 共同在 Eu^{3+} 周围形成较完整的疏水性屏蔽层，防止水分子对 Eu^{3+} 荧光的淬灭。同时，TOPO还能作为能量供体将能量传递给 β-NTA。表面活性剂Triton X-100在FES中形成胶束，使疏水的 β-二酮、协同试剂同处于胶束的疏水内核，增强 Eu^{3+} 螯合物的稳定性，进一步防止水分子对 Eu^{3+} 荧光的淬灭。高效的荧光增强和很低的荧光本底（~500cps）为TRFIA高灵敏分析提供了前提。

TRFIA技术的优越性在于消除本底荧光的干扰，提高方法学的稳定性，提高了信号检测的特异性和灵敏性。

2. 检测原理　系基于双抗体夹心免疫分析原理制备的固相微孔板式试剂。试剂盒采用一株抗-HBs包被反应板，加入定标品或待测样品，样品中的HBsAg与已包被的抗-HBs结合成抗体-抗原复合物，再加入铕标记的另一株抗-HBs，形成抗-HBs-HBsAg-抗-HBs-DTTA-Eu复合物。增强液将复合物上的 Eu^{3+} 解离到溶液中，当铕在增强液中从免疫复合物上解离后发出强的荧光，荧光强度与样品中的HBsAg浓度成正比，通过标准曲线得到样本中HBsAg的浓度。

3. 试剂组成　包括HBs抗体包被的微孔板、洗涤液、Eu^{3+} 标记物、荧光增强液、生物素试剂等。

4. 主要仪器　洗板机、时间分辨荧光检测仪、37℃孵育箱。

5. 实验操作　试验操作应根据试剂盒说明书并结合自己实验室的SOP进行，基本步骤与酶联免疫方法类似，结果检测时需要用时间分辨荧光检测仪读取荧光强度。

（四）胶体金法（GICA）

1. 试剂方法概述与进展　胶体金技术是20世纪90年代兴起的快速诊断技术，由于其快速、简便，无需仪器设备、价格低廉，广泛应用于体外诊断试剂中。

胶体金溶液是由氯金酸经还原制成的、直径为20~40nm的金颗粒胶体溶液，其中心是金原子颗粒，周围吸附了一层 $AuCl^{2-}$ 负离子，使得金颗粒带负电从而阻止金颗粒的凝集，形成稳定的胶体金溶液。胶体金颗粒与标记蛋白的结合主要依赖于肽链上的三种氨基酸：①赖氨酸带有较强的正电荷，通过静电吸附带负电荷的金颗粒；②色氨酸主要通过疏水相互作用与胶体金相联接；③半胱氨酸通过-SH与金表面以共用电子的形式形成共价键。HIV抗原和胶体金标记后，则需要在玻璃纤维膜或聚酯膜上干燥，制成胶体金垫(conjugate pad)。常见的免疫层析技术除包括胶体金、胶体硒、乳胶颗粒及纳米磁珠等，其中胶体硒和胶体金性质类似，而乳胶等颗粒主要通过疏水作用或化学交联和标记蛋白结合。硝酸纤维素(Nitrocellulose，NC)膜是胶体金类技术中另一个关键材料。

HBsAg免疫层析法试剂因其快速(一般5~30分钟完成)便捷、稳定性好(2~30℃保存，有效期一般可达18个月以上)成本低等特点，在国内外发展迅猛。我国目前研制生产HBsAg免疫层析法试剂的企业至少30个以上。但HBsAg快速诊断试剂灵敏度低于酶联免疫试剂，因此对其适应范围有明显的限制。该方法仅能定性检测HBsAg。

2. 检测原理 采用双抗体夹心法。试剂含有被事先固定于NC膜上测试区的抗HBsAg抗体和处理在金标垫上的抗HBsAg抗体。样本滴入试剂加样处，阳性样本中的HBsAg与胶体金标记的抗体结合形成复合物，在层析作用下复合物沿着NC膜向前移动，经过测试区时与包被的抗体结合形成双抗体夹心复合物，形成红色反应条带，其他金标移动到质控区与包被的抗体结合，形成红色条带。阴性样本则只形成质控区的红色条带，无论HBsAg是否存在于样本中，质控区内都会形成一条红色条带，昨晚判断层析过程是否正常的标准。

3. 试剂组成 试剂板、一次性塑料吸管、判读色卡。

4. 样本要求

(1)采用待检测的样品为人血清或血浆样本，可使用常规用量的肝素、枸橼酸钠或者EDTA抗凝。

(2)样本采集时要注意避免出现严重溶血。

(3)血清或血浆样本如没有及时测定，则可以在2~8℃下保存一周，如长时间保存，应在-15℃至-20℃保存，并避免样本反复冻融。

5. 实验操作

(1)实验前仔细阅读说明书；试剂盒使用前将试剂和样本平衡至室温。

(2)取出试剂板，在1小时内应尽快使用。

(3)将试剂置于干净平坦的台面上，用塑料吸管分辨垂直滴加2滴无气泡的血清或血浆样本到试剂板的每一个加样孔中。

(4)等待红色条带出现，测试结果在10分钟开始读取，20分钟后判断无效。

6. 方法的局限性 胶体金法(GICA)为肉眼观察的定性检测方法，人体内的一些物质的含量常于一定的范围变动，该方法仅能给出阴性或阳性结果判断，不能尽如人意；该方法为肉眼观察，灵敏度不能与仪器相比，因此，当血浆或血清中HBsAg含量较低时，胶体金法(GICA)不能准确判断，还需通过仪器准确测定。

三、乙型肝炎病毒表面抗原确认检测试剂

(一)试剂方法概述与进展

乙型肝炎为我国最常见的传染病之一，提高HBsAg实验诊断的准确性对乙肝患者和体检

人群都有及其重要的意义。可以避免误诊给患者造成不必要的心理负担和经济负担，减少医药资源的浪费。目前检测HBsAg多采用ELISA或CIA法，当其检测结果为弱阳性者，难以判断，且半自动操作受人为因素影响较多，常有假阳性出现，假阳性常表现出较低的S/CO值或浓度值。因此临床工作中对于S/CO值或浓度值低值的患者样本有必要进行进一步的实验确认。对ELISA或CIA法检测HBsAg低反应性的血清或血浆样本再用中华试验进行确认检测，能有效提高HBsAg低反应性血清或血浆样本检测的准确性，避免漏诊延误治疗时机。

HBsAg确认试剂用于检测经HBsAg检测试剂盒复测结果为HBsAg阳性时，确认血清或血浆中HBsAg的存在。该HBsAg确认检测试剂盒为2010年后发展起来的，目前仅有化学发光免疫分析法，且均为进口试剂，暂无国产试剂。

标准物质方面，暂无国际参考品及国家参考品。也暂无相关国际、国家标准。

（二）检测原理

HBsAg确认试剂系依据特异性抗体中和原理。多克隆抗HBsAg抗体与HBsAg的免疫决定簇结合，从而封闭掉对HBsAg试验所用抗体的结合位点。向HBsAg检测为阳性的样本中加入抑制抗体液，抑制抗体液中的抗-HBs多克隆抗体会抑制样本中的HBsAg与确认试剂中的抗-HBs的反应，如HBsAg确实存在于样本中时，检测结果会出现检测值的下降。

（三）样本要求

使用经HBsAg检测试剂盒复测结果为HBsAg阳性的血清或血浆样本，避免反复冻融。不建议采用溶血或溶脂的样本。

（四）实验操作

按试剂盒说明书进行。主要步骤如下。

1.样本的预处理　将样本中加入确认试剂（确认试剂中的抗-HBs多克隆抗体会抑制样本中的HBsAg反应）。

2.第一反应　由抗-HBs单克隆抗体耦合而成的抗体结合粒子和样本中所含的HBsAg形成抗原-抗体免疫复合物。

3.清洗抗体结合粒子。

4.第二反应　通过ALP标记的抗HBs单克隆抗体与来自样本结合在抗体结合粒子上的HBsAg结合，形成新的免疫复合物。

5.清洗抗体结合粒子。

6.酶反应　在粒子中加入底物液。

7.测光。

（五）方法的局限性

1.针对综合诊断，需考虑所有的因素，包括除确认试剂结果以外的其他检测结果和临床症状，在感染的早期阶段，样本中的HBsAg量可能低于检测限。

2.由于检测方法的不同和试剂的特异性，不同的分析方法可能不能互换使用。实验室向医生出示的报告结果必须包括用于HBsAg检测方法的特性。

3.HBV在复制过程中可能发生变异，在检测抗原表位区的突变可能会导致诊断分析中

HBV检测的失败。对于HBsAg确认试剂检测结果呈无反应性，但体征、症状和风险因素等表明为病毒性肝炎的患者的病例，建议检测其他HBV标志物或使用其他方法来对HBV感染进行诊断。

四、乙型肝炎病毒表面抗体检测试剂

（一）试剂方法概述与进展

HBsAb的存在对于预防HBV很重要，有研究表明，乙肝疫苗刺激免疫系统产生HBsAb，对于预防HBV感染有显著效果。HBsAb的检测可用于辅助诊断HBV感染并判断机体的免疫状态。在急性HBV感染后，HBsAb的出现和HBsAg的小时是疾病治愈的有效指标，在无症状个体检测到HBsAb可能提示既往感染过HBV。

HBsAb的检测主要通过HBsAb诊断试剂盒进行。HBsAb检测试剂从20世纪80年代开始发展起来，到目前为止已有酶联免疫法（ELISA）化学发光免疫分析法（CLIA）时间分辨法、胶体金法（GICA）等多种方法，几十家生产企业。可定性或定量检测。

（二）检测原理

HBsAb检测试剂盒无论是酶标法、化学发光免疫分析法、时间分辨法、胶体金法（GICA），均系用HBsAg包被在载体上，配以酶标记（或发光物质标记）HBsAg，应用双抗原夹心法原理检测人血清或血浆中的HBsAb。HBsAb检测试剂盒种类繁多，但检测方法相同，所使用包被和标记抗原存在差异，大部分含有HBsAg的ad及ay抗原决定簇，多使用人源提纯的天然抗原，也有使用基于重组抗原。

（三）产品主要性能指标

HBsAb检测试剂至少应满足相应的国家参考品的要求，包括阴性参考品符合率、阳性参考品符合率、最低检出限和精密性等项，应符合对应的国家参考品的各项质量要求。定量检测试剂还应满足相应的国家标准品对线性、准确度的要求，以及在企业规定的线性范围内的企业产品技术要求中对线性、准确度的相关要求。另外，胶体金法（GICA）的HBsAb检测试剂应该至少满足国家HBsAb快速诊断试剂国家参考品的相关要求。

实验室要求、样本要求、主要仪器、实验主要操作等均与HBsAg检测试剂盒的各项要求一致，上面已有描述，这里不再重复。

（四）注意事项

1. 对检测结果呈阳性的样本，需要进一步做复测和确证试验。
2. 大多HBsAb定量检测试剂盒当样本检测值超出试剂盒检测范围时，结果仅给出“低于检测值”或“高于检测值”时，需要进一步稀释后检测或用其他适合的试剂盒进行测定。
3. 样本受细菌污染或反复冻融可能影响测定结果。
4. 熟练的技术及严格按照说明书操作对获得可靠结果非常必要。
5. 操作时必须严格按照操作规程进行。

（五）试剂相关国内外标准及标准物质进展

标准物质方面，HBsAb有WHO国际标准品，也有可追溯到WHO国际标准品的国家参考品编号：300004）及国家标准品（编号：300015），HBsAb国家标准品主要用于HBsAb定量诊断试剂盒产品的线性及准确度检测。另外，还有适用于胶体金法（GICA）的HBsAb快速诊断试剂国家参考品（编号：340005）。

目前暂未查询到相关的国际、国内标准。2014年6月，乙型肝炎病毒表面抗体测定试剂盒（化学发光免疫分析法）中华人民共和国医药行业标准颁布，编号为YY/T 1248-2014。

五、乙型肝炎病毒e抗原检测试剂

（一）试剂方法概述与进展

HBeAg在血清中以可溶性蛋白的形式存在，也可与其他蛋白结合。HBeAg一般仅见于HBsAg阳性患者，血清HBeAg阳性说明传染性强，是乙肝复制活跃的血清学指标，也是急性乙肝发展为慢性的重要指标。

HBeAg由HBV前C区和C区基因共同编码，是HBV内核的结构蛋白。它自肝细胞分泌，最终进入血液循环。常见的乙肝急性感染中，HBeAg随着HBsAg和HBV DNA的出现，在血清或血浆中即可检测出来，随着临床症状的出现和日益加重，HBeAg、HBsAg和HBV DNA的量达到峰值，随后逐渐降低。HBeAg主要起到免疫调节作用，使病毒建立持续感染。且作为一种免疫耐受原，HBeAg还可以弱化宿主针对病毒感染肝细胞的免疫应答作用。

HBeAg的检测主要通过HBeAg诊断试剂盒进行。HBeAg检测试剂从20世纪90年代开始发展起来，到目前为止已有酶联免疫法（ELISA）化学发光免疫分析法（CLIA）时间分辨法、胶体金法（GICA）等多种方法，上百家生产企业。根据2018年11月在国家药品监督管理局查询到已经注册的涉及乙型肝炎病毒e抗原检测试剂盒（化学发光免疫分析法）的产品，共有31家企业，61个注册证号，其中，国产试剂（盒）产品23家企业，46个注册证号；进口产品8家企业，15个注册证号，另有多家企业的此类产品正在进行注册审评或研发中。可定性或定量检测。

（二）检测原理

目前的HBeAg检测试剂盒均系用抗-HBeAg单克隆抗体或多克隆抗体包被载体上，酶或发光底物标记抗-HBe多克隆抗体或单克隆抗体，应用双抗体夹心法原理检测人血清或血浆中的HBeAg。不同的是有的企业为一步法，有的为两步法。区别在于一步法HBeAg检测试剂将样本与标记的鼠抗HBe单克隆抗体及包被在固相上的鼠抗HBe单克隆抗体同时混合，共孵育，洗涤后直接显色测定。两步法HBeAg检测试剂首先将样本与包被在固相上的鼠抗HBe单克隆抗体混合，孵育，洗涤后再加入标记的鼠抗HBe单克隆抗体，经第二次洗涤后再显色。国产试剂一步法较为多见。

（三）产品主要性能指标

HBeAg检测试剂至少应满足相应的国家参考品的要求，包括阴性参考品符合率、阳性参考品符合率、最低检出限和精密性等项，应符合对应的国家参考品的各项质量要求。定量检测试剂还应满足相应的国家标准品对线性、准确度的要求，以及在企业规定的线性范围内的企业产品技术要求中对线性、准确度的相关要求。另外，胶体金法（GICA）的HBeAg检测试剂应该至少满足国家HBeAg快速诊断试剂国家参考品的相关要求。

实验室要求、样本要求、主要仪器、实验主要操作等均与HBsAg检测试剂盒的各项要求一致，上面已有描述，这里不再重复。

（四）方法的局限性

1.当HBeAg检测结果与临床症状不符，建议进行附加检测以确认结果。

2.试剂盒适合于对人血清或血浆样本进行检测，其他体液样本检测不适用。

3.大多HBsAg定量检测试剂盒当样本检测值超出试剂盒检测范围时，结果仅给出“低于检测值”或“高于检测值”等，需要进一步稀释后检测或用其他适合的试剂盒进行测定。

4.治疗中接受过鼠单克隆抗体制剂的患者样本中会含有人抗鼠抗体（HAMA），这些样本经利用鼠单克隆抗体的分析试剂盒检验时，所得结果会偏高或偏低，这些样本不能应用含鼠单克隆抗体的此类试剂盒进行分析测定。

5.人血清或血浆中的异嗜性抗体可与试剂中的免疫球蛋白发生反应，干扰体外免疫测定，经常与动物或动物血清产品接触的患者，其样本可能容易受到此干扰，并使检测结果出现异常值。需要其他信息用于诊断。

6.不能使用热灭活样本；不能使用验证溶血样本。

（五）试剂相关国内外标准及标准物质进展

标准物质方面，HBeAg有WHO国际标准品，也有可追溯到WHO国际标准品的国家参考品（编号：300005）及国家标准品（编号：340022），第一代HBeAg国家标准品于2018年问世，主要用于HBeAg定量诊断试剂盒产品的线性及准确度检测。另外，还有适用于胶体金法（GICA）的HBeAg快速诊断试剂国家参考品（编号：340001）。

目前暂未查询到相关的国际、国家标准。

六、乙型肝炎病毒e抗体检测试剂

（一）试剂方法概述与进展

HBeAb为HBeAg刺激人体免疫系统产生的特异性抗体。HBeAg阳性期为高病毒血症期，当HBeAb阳转时，病毒滴度下降；出现HBeAb时病毒被清除。在HBV慢性携带过程中，HBeAg消失HBeAb出现是病毒活跃复制向非活跃期的过渡标志，因此，HBeAb阳转是重要的判断HBV患者病情稳定、预后良好的重要血清学标志物。临床上HBeAb主要用于HBV感染的辅助诊断。

HBeAb的检测主要通过HBeAb诊断试剂盒进行。HBeAb检测试剂从20世纪90年代开始发展起来，同HBV其他项目如HBsAg、HBsAb、HBeAg等的检测试剂盒一样，到目前为止已有酶联免疫法（ELISA）化学发光免疫分析法（CLIA）时间分辨法、胶体金法（GICA）等多种方法，上百家生产企业。其中，HBeAb检测试剂盒（化学发光免疫分析法）可对HBeAb进行定量或定性检测。根据2018年11月在国家药监局网上查询数据，HbeAb测定试剂盒生产企业（化学发光免疫分析法）目前有注册证的国产企业有23家，进口有6家；注册证号国产有46个，进口为19个。

（二）检测原理

目前在售的HBeAb检测试剂盒包括酶联免疫法、化学发光免疫分析法、时间分辨法、胶体金法等均为抑制法原理检测人血清或血浆中的HBeAb。不同的是有的企业为一步法，有的为两步法。

一步法HBeAb检测试剂盒采用单克隆抗体包被固相，用酶或发光底物标记单克隆HBeAb，依次加入待测样本、一定量的HBeAg中和抗原，再加入标记抗体，若待测样本中含有HBeAb时，HBeAg被大量中和，使最终形成的抗体-抗原-标记抗体复合物减少，经洗涤后加入显色剂，反应液中颜色的深浅与待测样本中的HBeAb含量呈反比。两步法HBeAb检测试剂盒首先将样本、重组中和抗原与包被在固相上的鼠抗-HBe单克隆抗体混合，此时样本中的存在的HBeAb与重组中和抗原结合，未被结合的抗原与固相上的鼠抗-HBe单克隆抗体结合，洗涤后去除样本中HBeAb与中和中和抗原形成的免疫复合物，再加入酶或发光底物标记的鼠抗-HBe单克隆抗体，再次洗涤后再显色，反应液中颜色的深浅与待测样本中的HBeAb含量呈反比。

（三）产品主要性能指标

HBeAb检测试剂至少应满足相应的国家参考品的要求，包括阴性参考品符合率、阳性参考品符合率、最低检出限和精密性等项，应符合对应的国家参考品的各项质量要求。定量检测试剂还应满足相应的国家标准品对线性、准确度的要求，以及在企业规定的线性范围内的企业产品技术要求中对线性、准确度的相关要求。另外，胶体金法（GICA）的HBeAb检测试剂应该至少满足国家HBeAb快速诊断试剂国家参考品的相关要求。

实验室要求、样本要求、主要仪器、实验主要操作等均与HBsAg检测试剂盒的各项要求一致，上面已有描述，这里不再重复。

（四）方法的局限性

1.当HBeAb检测结果与临床症状不符时，建议进行附加试验以确认结果。

2.试剂盒适合于对人血清或血浆样本进行检测，其他体液样本检测不适用。

3.检测结果用于诊断时，应与患者病史和用于诊断急性或慢性感染的其他乙肝标志物结合使用，进行判断。

4.大多HBeAb定量检测试剂盒当样本检测值超出试剂盒检测范围时，结果仅给出“低于检测值”或“高于检测值”等，需要进一步稀释后检测或用其他适合的试剂盒进行测定。

5.治疗中接受过鼠单克隆抗体制剂的患者样本中会含有人抗鼠抗体（HAMA），这些样本经利用鼠单克隆抗体的分析试剂盒检验时，所得结果会偏高或偏低，这些样本不能应用含鼠单克隆抗体的此类试剂盒进行分析测定。

6.人血清或血浆中的异嗜性抗体可与试剂中的免疫球蛋白发生反应，干扰体外免疫测定，经常与动物或动物血清产品接触的患者，其样本可能容易受到此干扰，并使检测结果出现异常值。检测结果需要结合患者医疗史、临床症状及其他特征。

（五）试剂相关国内外标准及标准物质进展

标准物质方面，HBeAb有WHO国际标准品，也有可追溯到WHO国际标准品的国家参考品（编号：300006），第一代HBeAb国家标准品计划将于2019年问世，主要用于HBeAb定量诊断试剂盒产品的线性及准确度检测。另外，还有适用于胶体金法（GICA）的HBeAb快速诊断试剂国家参考品（编号：340002）。

目前暂未查询到相关的国际、国内标准。

七、乙型肝炎病毒核心抗体检测试剂

（一）试剂方法概述与进展

HBcAb为非保护性抗体，是反应HBV感染的重要标志。在HBV急性感染时出现，并可终身存在。HBcAb的检测主要用于早期HBV感染的辅助诊断。HBV慢性携带者即使HBsAg和病毒DNA均为阴性时仍可检测到HBcAb的存在。因此，HBcAb的检测可以筛查到HBV隐形感染患者，不进行HBcAb检查，可导致输血及器官移植时传染HBV。HBcAb中，HBcAb-IgM首先被检测到，且可持续到6个月的时间内均可检测到，为急性感染的特征；HBcAb-IgG则随后出现，为慢性或处于HBV感染的康复阶段。

HBcAb的检测主要通过HBcAb诊断试剂盒进行。HBcAb检测试剂从90年代开始发展起来，同HBV其他项目如HBsAg、HBsAb、HBeAg等的检测试剂盒一样，到目前为止已有酶联免疫法（ELISA）化学发光免疫分析法（CLIA）时间分辨法、胶体金法（GICA）等多种方法，上百家生产企业。其中，HBcAb检测试剂盒（化学发光免疫分析法）可对HBcAb进行定量或定性检测。

HBcAb检测试剂盒又分为HBcAb检测试剂盒（又称为乙肝核心总抗体检测试剂盒）HBcAb-IgM检测试剂盒、HBcAb-IgG检测试剂盒，但目前仍以HBcAb检测试剂盒为主流试剂盒。HBcAb-IgM检测试剂盒及HBcAb-IgG检测试剂盒均为定性产品，HBcAb检测试剂盒则可定量或定性检测。HBcAb检测试剂盒同时检测HBcAb-IgM和HBcAb-IgG的反应。

（二）检测原理

目前在售的HBcAb检测试剂盒一般采用竞争法、间接法及双抗原夹心法原理检测。

竞争法检测原理分为一步法、两步法。均为待测样本和标记抗体竞争与固相重组抗原结合，结合于固相的酶标抗体（或发光抗体）量与待测样本中HBcAb的量呈反比。

间接法检测原理，首先将样本与固相上的重组HBcAg混合，孵育，洗涤后加入标记的HBcAb（含HBcAb-IgM、HBcAb-IgG等抗体），再次洗涤后显色测定，显色浓度与样本中HBcAb浓度呈正比。

双抗原夹心法检测原理应用包被抗原和酶标记抗原的双抗原夹心法进行检测，该方法目前已应用较少。

（三）产品主要性能指标

HBcAb检测试剂至少应满足相应的国家参考品的要求，包括阴性参考品符合率、阳性参考品符合率、最低检出限和精密性等项，应符合对应的国家参考品的各项质量要求。定量检测试剂还应满足相应的国家标准品对线性、准确度的要求，以及在企业规定的线性范围内的企业产品技术要求中对线性、准确度的相关要求。另外，胶体金法（GICA）的HBcAb检测试剂应该至少满足国家HBcAb快速诊断试剂国家参考品的相关要求。

实验室要求、样本要求、主要仪器、实验主要操作等均与HBsAg检测试剂盒的各项要求一致，上面已有描述，这里不再重复。

（四）方法的局限性

1.HBcAb检测试剂盒仅限于检测人血清或血浆中HBcAb，检测结果不能确定所有患者样本包含HBV或潜在感染的献血样本。

2.试剂盒适合于对人血清或血浆样本进行检测，其他体液样本检测不适用。

3.不能使用存在明显微生物污染的样本。

4.人血清或血浆中的异嗜性抗体可与试剂中的免疫球蛋白发生反应，干扰体外免疫测定，经常与动物或动物血清产品接触的患者，其样本可能容易受到此干扰，并使检测结果出现异常值。检测结果需要结合患者医疗史、临床症状及其他特征。

（五）试剂相关国内外标准及标准物质进展

标准物质方面，HBcAb有WHO国际标准品，也有可追溯到WHO国际标准品的国家参考品（编号：300007），第一代HBcAb国家标准品计划将于2019年问世，主要用于HBcAb定量诊断试剂盒产品的线性及准确度检测。另外，还有适用于胶体金法（GICA）的HBcAb快速诊断试剂国家参考品（编号：340003）。HBcAb-IgM及HBcAb-IgG暂无WHO国际参考品，也无国家参考品。

目前暂未查询到相关的国际、国家标准。

八、乙型肝炎病毒核心相关抗原检测试剂

（一）试剂方法概述与进展

乙型肝炎病毒核心抗原（HBcAg）存在于Dane颗粒的核心部位，是一种核心蛋白，其外面被乙型肝炎表面抗原所包裹，一般情况下血清中不易检测到游离的HBcAg。HBcAg阳性，提示患者血清中有感染性的HBV存在，其含量较多，表示复制活跃，传染性强，预后较差。约有78%的阳性病例病情恶化。

HBcAg的检测为近年刚刚兴起的检测项目，主要通过HBcAg诊断试剂盒进行。包括HBcAg检测试剂盒及乙肝核心相关抗原（HBcrAg）检测试剂盒。HBcAg的检测目前仅有化学发光免疫分析法，未见其他检测方法，主要为进口试剂盒。

（二）检测原理

目前均为两步夹心免疫法原理。先将含表面活性剂的HBcAg样本处理液对待测样本进行预处理，以暴露HBcAg，并使共存的针对HBcAg的抗体失活；抗-HBcAg单克隆抗体（鼠）偶合而成的抗体结合粒子和待测样本中所含的HBcAg，共孵育，形成抗原-抗体免疫复合物；洗涤，除去抗体结合粒子；二次反应，碱性磷酸酶（ALP）标记的抗HBcAg单克隆抗体（鼠）与粒子上的抗原-抗体免疫复合物中的HBcAg结合，形成新的免疫复合物；再次洗涤抗体结合粒子；加底物液，测光。

（三）样市要求及适用仪器

1.尽可能适用新鲜样本。

2.避免样本的反复冻融，冻融次数不得超过6次。

3.样本应在放置于仪器上的3小时内进行测试。

4.避免适用热灭活样本。

5.样本中含有红细胞、纤维蛋白或其他不明的沉淀物或杂质时，可能会影响检测结果，需

离心或先除去上述物质后使用。

6.严格按HBcAg检测试剂盒使用说明书进行，按说明书中适用的仪器，不可混用。

(四)方法的局限性

1.综合诊断，需考虑所有的因素，包括除HBcAg检测试剂盒产品获得的结果以外的其他检测结果和临床症状。在HBV感染早期阶段，样本中的HBcAg含量较低，可能会出现低于检测限的情况。

2.在HBV感染早期或者药物治疗的影响，样本中的HBcAg含量较低，低于检测范围，而从体征、症状等表明为HBV患者，建议检测其他HBV标志物或使用其他方法对HBV感染进行诊断。

(五)试剂相关国内外标准及标准物质进展

HBcAg目前暂无WHO国际参考品，也无国家参考品。

暂未查询到相关的国际、国内标准。

九、乙型肝炎病毒前S1检测试剂

(一)试剂方法概述与进展

HBV外膜蛋白由S蛋白、前S1蛋白和前S2蛋白三种蛋白构成。前S1蛋白(PreS1-Ag)由HBV前S1基因编码，主要存在于完整的Dane颗粒、管型颗粒表面，在HBV感染者血清中一般与HBsAg共同表达。PreS1-Ag可与肝细胞表面受体特异性结合，是病毒侵入肝细胞的关键蛋白。同时，PreS1-Ag位于HBV表面，具有高度的免疫性，介导宿主的免疫应答，在病毒与肝细胞结合、调节HBV DNA合成、转化病毒与细胞基因表达活性、调节机体免疫、导致疾患等方面起重要作用，并在病毒装配、复制和刺激机体产生免疫反应等方面起有十分重要的作用。近年来的研究表明，PreS1-Ag是HBV存在和复制的又一新标志，并且PreS1-Ag的检测结果与HBV DNA的检测结果非常相近，同时印证了PreS1-Ag参与HBV的组装、复制和对肝细胞侵袭及与HBV颗粒体内存在有关。PreS1-Ag也是乙肝患者疗效评估和预后判断的指标。

PreS1-Ag的检测主要通过PreS1-Ag检测试剂盒进行。PreS1-Ag检测试剂近几年开始发展起来，同HBV其他项目如HBsAg、HBsAb、HBeAg等的检测试剂盒一样，到目前为止已有酶联免疫法(ELISA)化学发光免疫分析法(CLIA)时间分辨法、胶体金法(GICA)等多种方法，但以酶联免疫法(ELISA)化学发光免疫分析法(CLIA)较为多见。

(二)检测原理

目前PreS1-Ag检测原理均为双抗体夹心法。先将样本、分析缓冲液及包被鼠抗PreS1-Ag单克隆抗体的磁微粒混合，孵育，使样本中的HBV PreS1-Ag与鼠抗PreS1-Ag单克隆抗体结合形成免疫复合物；洗涤，加入吖啶酯标记的抗HBsAg多克隆抗体；再次洗涤，加入底物液，测光，发光信号值与样本中HBV PreS1-Ag的含量呈正相关。

(三)产品主要性能指标及主要实验操作

目前无统一的产品性能指标，企业自行设置阴性参考品符合率、阳性参考品符合率、最低检出限和精密性等项。

主要实验操作严格按PreS1-Ag测定试剂盒说明书进行，化学发光免疫分析法还应参照适合的仪器说明书进行，不可混用。

（四）方法的局限性

PreS1-Ag检测试剂盒的检测结果仅供临床参考，不能单独作为确诊或排除病例的依据。为达到诊断目的，此检测结果应与临床检查、病史及其他检查结果结合使用。

（五）试剂相关国内外标准及标准物质进展

PreS1-Ag检测试剂盒目前暂无WHO国际参考品，也无国家参考品。

暂未查询到相关的国际、国内标准。

十、乙型肝炎病毒前 S2 检测试剂

（一）试剂方法概述与进展

HBV外膜蛋白由S蛋白、前S1蛋白和前S2蛋白（PreS2-Ag）三种蛋白构成。PreS2-Ag是HBV复制的指标之一，在急性期患者血清中PreS2-Ag与HBeAg同时存在。有研究认为PreS2-Ag的消失可预示HBeAg将阴转。连续的PreS2-Ag观察，有助于急、慢性乙肝患者预后的判断。

PreS2-Ag的检测主要通过PreS2-Ag检测试剂盒进行。PreS2-Ag检测试剂近几年开始发展起来，同HBV其他项目如HBsAg、HBsAb、HBeAg等的检测试剂盒一样，到目前为止已有酶联免疫法（ELISA）化学发光免疫分析法（CLIA）时间分辨法、胶体金法（GICA）等多种方法，但以酶联免疫法（ELISA）化学发光免疫分析法（CLIA）较为多见。

（二）检测原理

PreS2-Ag的检测原理同PreS1-Ag的检测原理一样，目前均为双抗体夹心法。用单克隆PreS2抗体包被微孔反应板，待测血清中PreS2与之反应，再加入HRP标记抗HBs形成夹心，最后加底物显色。发光信号值与样本中HBV PreS2-Ag的含量呈正相关。

（三）产品主要性能指标及主要实验操作

目前无统一的产品性能指标，企业自行设置阴性参考品符合率、阳性参考品符合率、最低检出限和精密性等项。

主要实验操作严格按PreS2-Ag测定试剂盒说明书进行，化学发光免疫分析法还应参照适合的仪器说明书进行，不可混用。

（四）方法的局限性

与PreS1-Ag检测试剂盒的方法局限性相同。

特别需要注意的是不能用蒸馏水或生理盐水作为稀释液。

（五）试剂相关国内外标准及标准物质进展

PreS1-Ag检测试剂盒目前暂无WHO国际参考品，也无国家参考品。

暂未查询到相关的国际、国内标准。

起草人：李克坚（中国食品药品检定研究院）

复核人：严诗云（广东省医疗器械质量监督检验所）

第三节　丙型肝炎病毒免疫检测试剂

一、概述

（一）病原学概述

1989年美国科学家迈克尔·侯顿（Michael Houghton）和他的同事们利用分子生物学方法，克隆出了丙肝病毒，并命名本病及其病毒为丙型肝炎（Hepatitis C）和丙型肝炎病毒（HCV）。HCV属于黄病毒科，其基因组为单股正链RNA，由约9.6×10^3个核苷酸组成。基因组在5′非编码区含有一个开放读框（ORF），其基因组排列顺序为5′-C-E1-E2-p7-NS2-NS3-NS4-NS5-3′。由于丙型肝炎病毒具有高度变异性，到目前为止，丙型肝炎病毒体外不能大量培养，国内外研制HCV抗原检测试剂或HCV抗体检测试剂生产中，主要原料所包被或标记的抗原均用基因工程表达或多肽合成方法获得。

（二）疾病概述

丙型肝炎呈全球性流行，不同性别、年龄、种族人群均对HCV易感。据世界卫生组织统计，全球HCV感染率约为2.8%，约1.85亿人感染HCV，每年因HCV感染导致的死亡病例约35万例。丙型肝炎慢性化率为55%~85%，丙型肝炎慢性化机制还尚未阐明，肝硬化和肝细胞癌是慢性丙型肝炎患者的主要死因。2017年10月27日，世界卫生组织国际癌症研究机构公布的致癌物清单初步整理参考，丙型肝炎病毒（慢性感染）在一类致癌物清单中。

（三）防治概述

目前，尚无有效的预防性丙型肝炎疫苗可供使用。HCV主要经血液传播，丙型肝炎的预防主要采取以下措施。①经输血和血制品、单采血浆还输血细胞传播。严格执行《中华人民共和国献血法》，推行无偿献血，通过检测血清抗HCV、ALT和HCV RNA，严格筛选献血员。我国自1993年对献血员筛查抗HCV，2015年开始对抗 HCV阴性献血员筛查HCV RNA，经输血和血制品传播已很少发生。②经破损的皮肤和黏膜传播。这是目前最主要的传播方式。推行安全注射和标准预防，严格执行《医院感染控制规范》和《消毒技术规范》；建议HCV感染者使用安全套，预防性接触传播；对高危人群，根据2014年7月由国家卫计委颁布的中华人民共和国卫生行业标准《丙型病毒性肝炎筛查及管理》，对丙型肝炎高危人群进行筛查及管理。为规范丙型肝炎的预防、诊断和抗病毒治疗，中华医学会肝病学分会和感染病学分会根据丙型肝炎病毒感染的特点，国内外最新的循证医学证据和药物的可及性，于2015年10月25日发布了中国《丙型肝炎防治指南》（2015年更新版）。

（四）试剂方法进展与概述

1989年美国学者Choo等人获得丙型肝炎病毒克隆表达后C-100-3作为包被抗原，研制出第一代丙型肝炎病毒抗体检测试剂盒。1993年中国科学家首次成功研制出丙型肝炎病毒抗体检测试剂，酶联免疫法（ELISA）的丙型肝炎病毒抗体检测试剂经历了从第一代发展到第三代的发展过程，当前，国产HCV抗体检测试剂（ELISA）在灵敏性、特异性、重复性和稳定性等方面都达到或优于国外同种试剂质量水平。为防控HCV血源传播，1995年中国对5种血筛试剂上市前进行批批检（批签发检定），规定ELISA方法为我国血液筛查抗-HCV检测的法定方法，现执行《中华人民共和国药典》2015年版三部标准。近年来，随着生物技术的快速发展，利用酶联免疫双抗原夹心法、胶体金法、微粒子化学发光免疫分析法、时间分辨荧光免疫分析法和电化学发光免疫分析法等检测HCV抗原或抗体的诊断试剂广泛应用于临床筛查。

二、检测技术与方法

（一）丙型肝炎病毒抗原检测试剂盒

应用于丙型肝炎病毒抗原的检测方法主要包括酶联免疫法和化学发光法两种，适用于HCV早期感染诊断，在缺乏HCV RNA检测条件时，可考虑进行HCV核心抗原检测，可用于丙肝治疗的辅助监测。

1. 检验原理 采用酶联免疫法由基因重组表达的丙型肝炎病毒核心区抗原（HCV-cAg）免疫制备的抗丙型肝炎病毒核心单克隆抗体包被微孔板、辣根过氧化物酶标记抗体、阳性及阴性对照等组成，应用双抗体夹心酶联免疫吸附法（ELISA）检测人血清或血浆样本中丙型肝炎病毒核心抗原。采用双抗体夹心法化学发光免疫分析原理进行检测。由基因重组表达的丙型肝炎病毒核心区抗原（HCV-cAg）免疫制备的抗 HCV-cAg 单克隆抗体包被酶标板，将样品稀释液及人血清或血浆样本依次加入包被板板孔内反应，未结合的样本通过洗涤除去，然后加入 HRP 标记的抗 HCV-cAg 单克隆抗体，如样本中含有 HCV-cAg，则会形成“包被抗体 - 抗原 - 酶标二抗”复合物，充分洗涤后加入化学发光底物液，使用化学发光免疫分析仪测定样本的化学发光强度（RLU），根据计算值判定结果。

2. 试剂组成 抗 HCV-C 抗原单克隆抗体包被酶联板、阳性质控品、阴性质控品、样品稀释液或生物素试剂、酶结合物、底物液或激发液、洗涤液和终止液等。

3. 主要仪器 酶标仪或化学发光检测仪、培养箱等。

4. 样本要求

（1）采集静脉血样本必须在无菌条件下操作，并避免样品溶血。

（2）如果血清和血浆样品收集后7天内检测，样品须放在2~8℃保存；大于7天必须-20℃以下冷冻保存。

（3）常规抗凝剂不影响实验结果，但应注意不适合的抗凝剂比例可能会对试验产生影响。

（4）溶血、黏稠及高脂标本不适于本试剂。含特殊物质的标本可能会导致检测结果不稳定，在检测前须清除。

5. 检验方法 严格按试剂盒使用说明书。

6. 结果判定 阴性质控品和阳性质控品应在试剂盒设定正常范围内，计算临界值（cut-off），当样品 OD 值≥ cut-off 值为 HCV 抗体反应阳性，样品 OD 值＜ cut-off 值为 HCV 抗体反应阴性。

7. 产品性能指标 可检出 HCV 抗原。

8. 检验方法的局限性 本品仅用于检测血清或血浆中游离 HCV-cAg，只用于体外检测。

9. 注意事项

（1）不同批号试剂不可混合使用。

（2）必须严格控制温育反应板的温度和时间。

（3）结果判定以仪器测定为准，不能肉眼观察。

（二）丙型肝炎病毒抗体诊断试剂盒

1. 酶联免疫法 应用于丙型肝炎病毒抗体检测的酶联免疫法包括间接酶联免疫法和双抗原夹心酶联免疫法，适用于献血员血液筛查和临床 HCV 抗体检测。

（1）检验原理 采用间接酶联免疫法检测血清或血浆样本中丙肝病毒抗体，是在微孔条上预包被基因重组HCV结构和非结构区抗原，可与样品中抗HCV抗体反应，再加入辣根过氧化物酶（HRP）标记的兔抗人IgG抗体与之结合，用底物（四甲基联苯胺或邻苯二胺）作用显色，终止液终止反应后，通过酶标仪检测吸光度（OD值）从而判断样品中HCV抗体的存在与否。

采用双抗原夹心酶联免疫法检测血清或血浆样本中丙肝病毒抗体，在微孔条上包被基因重组HCV结构和非结构区抗原，加生物素化HCV抗原和待测样本后，形成“包被抗原-抗体-生物素抗原”结构的免疫复合物，并结合在固相载体上。再加入酶标记物（HRP标记的亲和素），形成“包被抗原-抗体-生物素抗原-酶标记物”结构的免疫复合物，用底物作用显色，终止液终止反应后，通过酶标仪检测吸光度（OD值）从而判断样品中HCV抗体的存在与否。

（2）试剂组成 包括包被HCV抗原微孔板、样本稀释液或生物素试剂、酶标记物、阴性对照、阳性对照、浓缩洗涤液、显色剂、终止液等。

（3）主要仪器 酶标仪、洗板机、培养箱等。

（4）样本要求 同丙型肝炎病毒抗原检测试剂（酶联免疫法）对样本的要求。

（5）检验方法 严格按试剂盒使用说明书。

（6）结果判定 阴性对照和阳性对照应在试剂盒设定正常范围内，计算临界值（cut-off），当样品OD值≥cut-off值为HCV抗体反应阳性，样品OD值<cut-off值为HCV抗体反应阴性。

（7）产品性能指标 符合现执行《中华人民共和国药典》2015年版三部标准中《丙型肝炎病毒抗体诊断试剂盒（酶联免疫法）》要求，包含的两种方法目前均按国家药品管理。

（8）检验方法的局限性 ①本产品只用于人血清和血浆样本的测试。②本产品测试结果仅供临床参考，不应作为临床诊断的唯一依据，还应结合患者的症状、体征、病史、其他病原学检测等综合考虑。③测试结果为阴性的样本并不能排除病毒感染的可能。

（9）注意事项 ①试剂盒从冷藏环境中取出时应置室温平衡15~30分钟后方可使用，未用完的微孔条用自封袋密封保存。②加样应使用加液器加，并经常校对加液器的准确性。③使用洗板机洗涤时各孔均需加满洗液，防止孔内有游离酶不能洗净，且应设定30~60秒浸泡时间。④操作应按说明书严格进行，不同批次试剂不得混用，封板膜为一次性用品不能重复使用。

2. 胶体金法 丙型肝炎病毒抗体检测试剂（胶体金法），适用于现场初筛 HCV 抗体检测。

（1）检验原理 本试剂采用胶体金免疫层析技术，定性检测人血清或血浆中的丙型肝炎病毒抗体，以硝酸纤维膜为载体预包被金标抗人IgG抗体，在硝酸纤维素膜上检测线和对照线处分别包被HCV重组抗原和人IgG抗体。检测阳性样本时，血清样本中HCV-Ab与胶体金标记抗人IgG抗体结合形成复合物，由于层析作用复合物沿纸条向前移动，经过检测线时与预包被的抗原结合形成“Au-anti-lgG Ab-HCV Ab-HCV Ag”夹心物，从而在检测区出现一条紫红色条带；反之，检测区不出现紫红色条带。

（2）试剂组成　HCV胶体金试纸条/试卡、样本稀释液、塑料滴管。

（3）样本要求　同丙型肝炎病毒抗原检测试剂（酶联免疫法）对样本的要求。

（4）检验方法　测试条/测试卡：①将待测标本从储存条件下取出，平衡至室温并编号；②将胶体金试纸条/测试卡从包装盒中取出，打开铝箔包装袋，平置于台面上；③用塑料滴管加1滴（10~50 μl）样本血清或血浆，加到试纸条指示箭头下端的加样处或测试卡上的S孔；④随即滴加2滴样本稀释液（约100 μl）；⑤加样后，阳性标本可在15分钟内检出，建议15分钟后在最终观察并记录实验结果。

（5）结果判断　阳性：试纸条/试卡在检测区和对照区位置出现两条紫红色条带。阴性：试纸条/试卡只在对照线位置出现一条紫红色条带。失效：对照区（C）未出现紫红色条带，表明不正确的操作过程或试剂盒已变质损坏。

（6）产品性能指标　符合《丙型肝炎病毒抗体诊断试剂（胶体金法）制造检定规程》要求，该种方法目前按国家医疗器械管理。

（7）检验方法的局限性　本法为初筛。任何测定阳性结果都须用其他方法进一步确认。

（8）注意事项　①本试纸条/试卡仅用于体外诊断试验检测人血清或血浆，其他体液和样品可能得不到准确的结果。②试剂从包装中取出后，应尽快进行实验，避免放置于空气中过长时间，导致受潮。③试剂可在室温下保存，谨防受潮。低温下保存的试纸条应平衡至室温方可使用。

3. 化学发光法　应用于化学发光免疫技术检测丙型肝炎病毒抗体，按发光剂不同分为发光酶免疫测定（CLEIA）化学发光免疫测定技术（CLIA）电化学发光免疫测定技术（ECLIA）。按分离方法不同分为微粒子化学发光免疫测定和磁颗粒化学发光免疫测定。多种检测方法均适用于临床HCV抗体检测和丙型肝炎病毒感染的辅助诊断。

（1）检验原理　化学发光免疫技术检测丙型肝炎病毒抗体，利用化学、生物或电发光系统作为抗原抗体反应的指示系统，借以定性检测抗原或抗体的方法，发光物质可直接作为抗原-抗体的标记物，也可以游离形式用于催化剂（酶）和辅助剂标记的抗原或抗体的发光反应中，洗涤去除未结合的物质后加入激发液和预激发液，然后测量产生的化学发光信号，来判断样品中是否含有HCV抗体。

（2）主要试剂　主要试剂组成包括包被HCV抗原的微粒子或微磁颗粒、酶标记物或生物素试剂、质控品、校准品、洗液、激发液、预激发液等。

（3）主要仪器　与检测试剂配套使用的化学发光仪。

（4）样本要求　同丙型肝炎病毒抗原检测试剂（酶联免疫法）对样本的要求。检验方法根据试剂盒说明书并结合自己实验室的SOP进行操作并进行结果判定。基本步骤为：将检测试剂中的磁微粒试剂悬浮后装载到检测仪器中，翻转磁微粒至磁微粒完全悬浮，按操作手册加样后按下运行键，系统开始执行检测程序，需先按说明书要求进行校准和质控，符合试剂检测要求后再开始检测样品至结果显示。按说明书进行结果分析。

（5）结果判断　按照试剂盒说明书的要求判定结果，首先判定校准品或质控品检测值在有效性规定范围内，电化学发光免疫分析仪的数据分析系统可自动给出检测结果。

（6）产品性能指标　符合《丙型肝炎病毒抗体检测试剂（化学发光免疫分析法）行业标准》即将实施的要求，该种方法目前按国家医疗器械管理。

（7）检验方法的局限性　①为定性检测试剂，不得作为定量试剂使用。②用于人血清或血浆样品的检测，不能用于其他体液的检测。③阳性结果需要与其他方法进行确认，并结合临床信息进行分析。④阴性结果仅表示样品中HCV抗体没有达到试剂盒的最低检出要求，并不能排除HCV感染的可能。

（8）注意事项　在使用新批号试剂或质控值超出规定的范围时，需重新进行校准。

（9）试剂相关国内外标准及标准物质进展　查询国内外文献资料，暂无HCV抗原检测试剂和HCV抗体检测试剂的定量或定性国际标准和标准物质。现行国家标准有《中华人民共和国药典》2015年版三部标准中《丙型肝炎病毒抗体诊断试剂盒（酶联免疫法）》；丙型肝炎病毒（HCV）抗体检测试剂盒（胶体金法），标准编号：YY/T 1215-2013；《丙型肝炎病毒抗体检测试剂（化学发光免疫分析法）行业标准》即将实施；现执行上述方法检测仪标准包括：全自动发光免疫分析仪（标准编号：YY/T 1155-2009）、半自动化学发光免疫分析仪（标准编号：YY/T 1174-2010）、全自动时间分辨荧光免疫分析仪（标准编号：YY/T 1533-2017）等。

1994年，我国首次研制并建立了丙型肝炎病毒抗体ELISA诊断试剂质控参考品，随着生物技术的快速发展，HCV抗体检测试剂已接近或达到国际发达国家同类产品的质量水平，与之相伴的HCV抗体国家质控参考品也随之不断完善，对抗HCV酶联免疫诊断试剂的质量控制起到了重要的作用。现行国家标准物质方面，丙型肝炎病毒核心抗原检测试剂国家参考品（编号：300023，批号：300023-201601）；丙型肝炎病毒抗体快速检测试剂国家参考品（编号：300013，批号：300013-201602）；丙型肝炎病毒抗体国家参考品（编号：300010，批号：300010-201509）。国家标准物质的查阅目录、使用说明见中国食品药品检定研究院官网。

（10）国内外注册技术审查原则　查询国内外文献资料，可参考国家药品监督管理局发布的医疗器械注册技术审查指导原则：酶联免疫法检测试剂注册技术审查指导原则、发光免疫类检测试剂注册技术审查指导原则和金标类检测试剂注册技术审查指导原则等。

参考文献

［1］金容玉，周诚，苏涛，等.丙型肝炎病毒抗体ELISA诊断试剂质控参考品的建立［J］.中国生物制品学杂志，1994，7（1）：18-22.

［2］谷金莲，于洋，梁争论.第6套丙型肝炎病毒抗体诊断试剂国家参考品的研制［J］.中国生物制品学杂志，2016，29（7）：720-724.

［3］于洋，谷金莲，梁争论.丙型肝炎病毒抗体酶标诊断试剂及国家质控参考品的关系［J］.中国药事，2014，28（6）：629-632.

起草人：谷金莲（中国食品药品检定研究院）

复核人：严诗云（广东省医疗器械质量监督检验所）

第四节　丁型肝炎病毒免疫检测试剂

一、概述

丁型肝炎病毒（HDV）是一种缺陷病毒，1977年被意大利学者Rizzetto等首次发现，于1984年被正式命名。HDV的复制和传播取决于乙型肝炎病毒（HBV）的存在，它依赖于在被感染的细胞中存在HBV来完成复制周期，因此HDV特异性的感染乙肝患者。我国是HBV感染的高发国家，HDV感染可以威胁到许多HBV感染者，使其病情进一步加重。目前，在临床实践中，还没有直接和特异性靶向HDV的药物。获批的抗HBV药物中也没有有效阻断HDV感染的药物。

（一）病原体概述

HDV通过 HBsAg 外壳感染肝细胞，是一种全世界范围内的人类病原体。它的基因组是单链负股RNA，长约1.7Kb，呈环状，是目前已知的最小的动物病毒的基因组。许多丁肝病毒株已经被分离并测序，根据序列之间的关系，HDV可分为3个基因型，分别为Ⅰ、Ⅱ、Ⅲ型。

（二）疾病概述

由于HDV的复制传播依赖于HBV，因此HBsAg携带者是HDV的主要传染源。HDV与HBV感染人体可分为共同感染和重叠感染。与单一的HBV感染相比，HDV感染常可导致HBV感染者的症状加重与病情恶化：肝硬化的速度加快，引发急性重型肝炎以及肝癌的发生。在2017年10月，世界卫生组织国际癌症研究机构公布的致癌物清单中丁型肝炎病毒被列入在3类致癌物（对人体致癌性尚未归类的物质或混合物）清单中。

（三）诊断概述

由于HDV的特殊结构，HDV感染引起的临床症状与HBV感染引起的临床症状无法区分，只能更多地依赖于实验室诊断。目前，实验室诊断HDV感染的主要方法为：检测HDV的血清标志物，包括丁型肝炎病毒抗原（HDV Ag）和丁型肝炎病毒抗体（HDV Ab），以及检测血清中的HDV RNA。

人体感染HDV后，会产生特异性的抗体。HDV IgM抗体出现在急性HDV感染的早期并且在HDV重叠感染及慢性感染中会长期高滴度的存在，因此丁肝IgM 抗体的检测是HDV 感染的早期诊断以及HDV慢性感染的指标，同时对HDV IgM的持续监测也是鉴别HDV与HBV共同感染和重叠感染的关键指标。丁肝IgG抗体是诊断HDV感染的重要血清标志物，在HDV慢性感染中持续阳性，检测HDV IgG 抗体可作为诊断HDV 感染的依据。丁肝抗原HDVAg在HDV感染的急性期血清中一过性地出现，是HDV感染的重要指标。PCR方法检测血清中的HDVRNA是反应HDV 在体内复制的金标准，HDV RNA与HDVAg平行被检测，是判断HDV在体内感染的标志。

（四）试剂方法概述与进展

检测HDV的诊断试剂方法主要有检测血清学指标的酶联免疫法、化学发光法以及检测HDVRNA的聚合酶链反应方法。在我国，截止2018年9月，已获得批准文号的国内外HDV检测试剂以酶联免疫方法为主，并以检测HDVIgM、IgG抗体为主。

酶联免疫法：是指在酶标板上包被特定的抗原（和/或抗体）后，利用直接或间接的方法与待测样品中的相关抗体（和/或抗原）反应，形成的抗原抗体复合物再与相应的酶标记的抗体（和/或抗原）进一步的反应，经过酶催化的底物发生显色反应，由形成的颜色强弱来判断样本中相应的抗体（和/或抗原）的存在根据酶标仪记录的吸光值来定性的分析样品中被检物质的含量。

发光免疫类检测试剂是根据特异性抗原抗体反应等生物学原理，利用发光信号的强弱对样本中相应的抗原或抗体进行定性或定量的检测。主要包括化学发光（酶促、非酶促）电化学发光和时间分辨等方法。化学发光法是近年来发展比较迅速的检测方法，相对于酶联免疫法由于采用了化学发光强度与免疫反应相结合，用化学发光相关的物质来标记抗原抗体，相比酶联免疫法，可以定性或定量的检测被检物质，具有更高的灵敏度和更宽的线性范围。HDV的PCR方法用于检测样品中的HDV RNA。病毒载量是病毒复制的可靠标记，但是由于HDV特殊的结构及其高度的遗传变异性，对其引物和探针的设计提出很高的要求。目前国内尚没有获批的用于检测HDVRNA的诊断试剂。

二、丁型肝炎病毒抗原检测试剂（酶联免疫法）

血清或血浆丁肝抗原的检测可作为丁肝病毒感染的早期诊断以及判断活动性感染的指标之一。HDVAg检测的临床意义：①是早期诊断指标；②因HDVAg与HDV RNA密切相关，因此是反应HDV感染者传染性的重要指标；③可作为抗病毒药物治疗的评价指标。

丁型肝炎病毒抗原检测试剂盒（酶联免疫法）由纯化的人抗-HDV包被的微孔板和酶标记抗-HDV以及其他试剂配套组成，定性检测人血清或血浆样本中的丁型肝炎病毒抗原，用于HDV感染的辅助诊断。

（一）检测原理

试剂盒采用双抗体夹心法原理检测人血清或血浆样品中丁型肝炎病毒抗原（HDVAg）。微孔中预包被的人抗-HDV抗体，加入待检样品，样品中的HDVAg可被结合，未结合的其他部分将被洗涤去除，加入酶标记的抗-HDV，被结合的HDVAg与酶标记的抗HDV特异性的结合，洗涤去除未结合部分，最后用底物显色。通过酶标仪检测吸光度（A值）从而判定样品中的HDV-Ag的存在与否。

（二）试剂组成

酶标板、酶标试剂、洗液、显色剂、终止液。

（三）主要仪器

酶标仪、洗板机。

（四）样本要求

人的血清或血浆。置-20℃或-20℃以下保存，避免反复冻融。纤维蛋白可能引起假阳性反应，应进行充分的沉淀。

（五）实验操作

根据试剂盒说明书并结合自己实验室的SOP进行操作并进行结果判定。

1. 平衡　从冷藏环境中取出试剂盒平衡至室温，未用完的微孔板条须密封保存。

2. 配液　按说明书要求配制洗液。

3. 编号　将微孔板条固定在微孔板上，按顺序编号，每板设空白对照、阴性对照、阳性对照。

4. 加样　用加样器在酶标板孔中加入待检样品（空白对照孔不加）阴性对照、阳性对照，随后每孔加入裂解液，加盖封板膜，振荡混匀。

5. 温育　置37℃温育，温育时间按说明书操作。

6. 洗板　将封板膜揭掉，吸干孔内液体，每孔加入已配好的洗液，按说明书要求洗板。

7. 加酶　在孔中加入酶结合物（空白孔除外），加盖封板膜，振荡混匀。

8. 温育　置37℃温育，温育时间按说明书操作。

9. 洗板　将封板膜揭掉，吸干孔内液体，每孔加入已配好的洗液，按说明书要求洗板。

10. 显色　每孔（包括空白对照孔）依次加入显色剂A、B，加盖封板膜，轻拍混匀，置37℃显色，显色时间按说明书操作。

11. 终止　每孔加入终止液，振荡混匀，置37℃，反应时间按说明书操作。

12. 测定　用酶标仪测定各孔OD值。可选用单波长450nm（需用空白对照孔调零），或选用双波长450nm/630nm。

（六）结果判定

1.每板均需单独计算和分析结果。

2.根据阴性对照的吸光值，计算cut-off值，再根据cut-off值对被检测样本定性分析。

（七）产品质量控制

1.设立空白孔（只加显色剂和终止液）吸光值的质量控制，对于实验的有效性进行判断。

2.设立阴、阳性对照吸光值的质量控制，对于实验的有效性进行判断。

同时满足以上条件，试验结果有效。

（八）产品主要性能指标

1.暂无HDVAg诊断试剂盒国家标准物质。

2.各企业需建立至少包括阴性参考品、阳性参考品、灵敏度（最低检出量）参考品、精密性参考品在内的质控盘。以保证产品的安全性、有效性及质量可控。其质量应不低于已批准的同类产品的质量。

3.企业质控品的基质应与待检样品的基质基本一致，如待检样品为血清/血浆，质控品的基质也应为血清、血浆。

4.产品性能指标可依据各企业质控盘制定。

5.关键项目可描述如下。

（1）外观　液体组分应澄清透明；试剂（盒）各组分应齐全、完整，液体组分无渗漏。

（2）阳性参考品符合率　检测阳性样本，结果均为阳性。

（3）阴性参考品符合率　检测阴性样本，结果应均为阴性。

（4）灵敏度（最低检出量）　检测灵敏度（最低检出量）样本，结果应符合相应要求。

（5）精密性　检测精密性样本10次，结果应均为阳性，且符合相应试剂精密性要求。

（九）方法的局限性

1.如果被检样本中HDVAg滴度过低，则不能被检出，所以阴性结果并不能排除HDV感染的可能性。

2.任何阳性结果均需要与临床信息联系来判定。

3.只能作为定性检测。

4.仅用于人血清或血浆样品的检测。

三、丁型肝炎病毒抗体检测试剂（酶联免疫法）

血清或血浆中的丁肝抗体（包括IgM抗体和IgG抗体）的检测可作为丁肝病毒感染的指标之一。丁肝抗体检测的临床意义；①HDV IgM是HDV感染早期诊断指标；②持续存在的高滴度的血清抗体是HDV慢性感染的指标。

丁型肝炎病毒抗体检测试剂盒用于定性的检测人血清或血浆样本中的丁型肝炎病毒肝抗体，用于HDV感染的辅助诊断。

（一）检测原理

HDV IgM检测多采用捕获法，将抗人IgM抗体，预包被在固相载体上，经与样品中的HDV IgM 抗体反应，充分洗涤后加入标记的丁型肝炎病毒抗原，加底物液进行显色，通过检测OD值，来判断样品中是否含有HDV IgM。

HDV IgG检测多采用竞争抑制法，在包被有抗HDV的反应板中加入纯化的HDVAg，与待检样品中的抗-HDV和酶标的抗HDV形成竞争抑制，加底物液显色，通过检测OD值，来判断样品中是否含有HDV IgG。

（二）试剂组成

酶标板、酶标试剂、洗液、显色剂、终止液。

（三）主要仪器

酶联免疫法检测试剂主要仪器：洗板机、酶标仪。

（四）样本要求

人的血清或血浆。置-20℃或-20℃以下保存，避免反复冻融。纤维蛋白可能引起假阳性反应，应进行充分的沉淀。

（五）实验操作

根据试剂盒说明书并结合自己实验室的SOP进行操作。

1. 平衡 从冷藏环境中取出试剂盒平衡至室温，未用完的微孔板条须密封保存。

2. 配液 按说明书要求配制洗液。

3. 编号 将微孔板条固定在微孔板上，按顺序编号，每板设空白对照、阴性对照、阳性对照。

4. 加样 用加样器在酶标板孔中加入待检样品（空白对照孔不加）阴性对照、阳性对照，加盖封板膜，振荡混匀。

5. 温育 置37℃温育，温育时间按说明书操作。

6. 洗板 将封板膜揭掉，吸干孔内液体，每孔加入已配好的洗液，按说明书要求洗板。

7. 加酶 在孔中加入酶结合物（空白孔除外），加盖封板膜，振荡混匀。

8. 温育 置37℃温育，温育时间按说明书操作。

9. 洗板 将封板膜揭掉，吸干孔内液体，每孔加入已配好的洗液，按说明书要求洗板。

10. 显色 每孔（包括空白对照孔）依次加入显色剂A、B，加盖封板膜，轻拍混匀，置37℃显色，显色时间按说明书操作。

11. 终止 每孔加入终止液，振荡混匀，置37℃，反应时间按说明书操作。

12. 测定 用酶标仪测定各孔OD值。可选用单波长450nm（需用空白对照孔调零），或选用双波长450nm/630nm。

（六）产品质量控制

1.设立空白孔（只加显色剂和终止液）吸光值的质量标准。

2.设立阴、阳性对照吸光值的质量标准。

同时满足以上条件，试验结果有效。

（七）结果判定

1.每板均需单独计算和分析结果。

2.根据阴性对照吸光值计算cut-off值，再根据cut-off值对被检测样本定性分析。

（八）产品主要性能指标

1.暂无HDV-Ab诊断试剂盒（酶联免疫法）国家标准物质。

2.各企业需建立至少包括阴性参考品、阳性参考品、灵敏度（最低检出量）参考品、精密性参考品在内的质控盘。以保证产品的安全性、有效性及质量可控。其质量应不低于已批准的同类产品的质量。

3.企业质控品的基质应与待检样品的基质基本一致，如待检样品为血清/血浆，质控品的基质也应为血清、血浆。

4.产品性能指标可依据各企业质控盘制定。

5.关键项目可描述如下。

（1）外观 液体组分应澄清透明；试剂（盒）各组分应齐全、完整，液体组分无渗漏。

（2）阳性参考品符合率 检测阳性样本，结果均为阳性。

（3）阴性参考品符合率 检测阴性样本，结果应均为阴性。

（4）灵敏度（最低检出量） 检测灵敏度（最低检出量）样本，结果应符合相应要求。

（5）精密性 检测精密性样本10次，结果应均为阳性，且符合相应试剂精密性要求。

（九）方法的局限性

1.如果被检样本中HDVAb滴度过低，则不能被检出，所以阴性结果并不能排除HDV感染的可能性。

2.任何阳性结果均需要与临床信息联系来判定。

3.只能作为定性检测。

4.仅用于人血清或血浆样品的检测。

四、丁型肝炎病毒抗体检测试剂（化学发光磁微粒免疫检测法）

（一）预期用途

定性的检测人血清或血浆样本中的丁型肝炎病毒IgM、IgG抗体，用于HDV感染的辅助诊断。

（二）检测原理

HDV IgM检测采用捕获法：包被在磁微粒上的鼠抗人IgM（μ链）抗体，经与样品中的HDV IgM抗体结合，充分洗涤后加入标记的HDVAg，洗涤去除为结合的物质后加入激发液和预激发液，然后测量产生的化学发光信号，来判断样品中是否含有HDV IgM。

HDV IgG检测采用间接法：包被在磁微粒上的HDV抗原，经与样品中的HDV IgG抗体结合，充分洗涤后加入标记的HDV IgG，洗涤去除未结合的物质后加入激发液和预激发液，然后测量产生的化学发光信号，来判断样品中是否含有HDV IgG。

（三）主要试剂

HDV IgM试剂：鼠抗人IgM（μ链）抗体包被的磁微粒、HDV IgM抗体检测反应稀释液、重组HDV Ag标记的吖啶酯、洗液、激发液、预激发液。

HDV IgG 试剂：重组HDV 抗原标记的磁微粒、HDV IgG抗体检测反应稀释液、鼠抗人IgG抗体标记的吖啶酯、洗液、激发液、预激发液。

（四）主要仪器

与检测试剂配套使用的化学发光仪。

（五）样本要求

1.样品为人的血清或血浆。置-20℃或-20℃以下保存，避免反复冻融。

2.样品应当用以批准的采集技术进行采集，不能使用抗凝剂比例不恰当的血浆样品。

3.不能使用任何热处理过的样品。

4.样本中如有肉眼可见的颗粒物质、纤维等应离心后使用，注意避免吸取到脂质层。悬浮可能引起假阳性反应，应进行充分的沉淀。

（六）实验操作

试剂盒的样品检测及结果输出过程由配套的化学发光系统自动完成。检测时须使用配套的质控品和校准品，请根据试剂盒使用说明书并结合自己实验室的SOP进行操作并进行结果判定。

检测基本操作步骤如下。

1.从冷藏环境中取出试剂盒平衡至室温。

2.将检测试剂中的磁微粒试剂悬浮后装载到检测仪器中，翻转磁微粒至磁微粒完全悬浮。

3.按操作手册加样后按下运行键，系统开始执行检测程序。

4.需先按说明书要求进行校准和质控，符合试剂检测要求后再开始检测样品至结果显示。

5.按说明书进行结果分析。

（七）产品质量控制

1.按试剂盒说明书要求进行校准，校准通过，才可以进行质控品和样品的检测。

2.检测试剂盒质控品，质控值在质控品规定范围内。

同时满足以上要求，实验数据有效。在使用新批号试剂或质控值超出规定的范围时，需重新进行校准。

（八）产品性能指标

1.暂无HDV抗体检测试剂（化学发光法）国家标准物质。

2.产品性能指标参见上部分“丁型肝炎病毒抗体检测试剂（酶联免疫法）”相关内容。

（九）方法的局限性

1.为定性检测试剂，不得作为定量试剂使用。

2.用于人血清或血浆样品的检测，不能用于其他体液的检测。

3.阳性结果需要与其他方法进行确认，并结果临床信息进行分析。

4.阴性结果仅表示样品中HDV抗体没有达到试剂盒的最低检出要求，并不能排除HDV感染的可能。

五、试剂相关国内外标准物质进展

WHO于2013建立了一个以核酸扩增技术为基础检测HDV RNA的国际标准。在国内，目前没有用于HDV检测试剂盒质量控制及评价的国家标准物质。

参考文献

卢学新，伊瑶，毕胜利.丁型肝炎的分子生物学特征及研究进展［J］.中华实验和临床病毒学杂志，2013，27（3）：236-238.

起草人：辜文洁（中国食品药品检定研究院）
复核人：严诗云（广东省医疗器械质量监督检验所）

第五节　戊型肝炎病毒免疫检测试剂

戊型病毒性肝炎（Hepatitis E，以下简称“HE”）是由戊型肝炎病毒（HEV）感染导致的急性传染病。据世界卫生组织（WHO）评估，HEV感染已成为全球急性病毒性肝炎的首要病因，在一些发展中国家约一半的急性病毒性肝炎病例与HEV感染有关。在我国，HE属于乙类法定传染病之一，曾引起累积病例逾十万人的大规模爆发流行，近年来散发病例持续上升，小规模食源性爆发时有发生。HEV主要经过消化道传播，并能经过输血传播。HEV为直径27~34 nm的二十面体无包膜病毒，基因组为7.2kb全长线性单股正链RNA，编码三个开放阅读框（ORF1、ORF2和ORF3）。ORF1编码参与病毒基因组复制的功能域，主要编码病毒复制和加工相关的非结构蛋白。ORF2编码病毒衣壳蛋白，是HEV的主要免疫优势抗原，其抗体具有保护性。ORF3编码的蛋白质参与宿主细胞内信号调节与包膜病毒的组装和病毒出胞。人相关的HEV主要分为

4个基因型。HEV基因1、2型和3、4型在地域分布及流行情况和宿主嗜性均有较大的差异。基因1、2型HEV通常由水污染等在热带和亚热带引起大规模爆发，且只能感染人和非人灵长类动物，而基因3、4型HEV在全球分布较广，除了能感染人之外，还能感染猪、鹿、骆驼等多种哺乳动物。

戊型肝炎为自限性疾病，通常表现为急性黄疸型肝炎，临床症状与甲型肝炎相似，患者一般有恶心、发热的流感样前驱症状，并伴随黄疸、小便赤黄、厌食、肝肿大等症状，少数患者会出现腹部疼痛、呕吐及高烧等症状。急性戊肝患者常伴有典型的生化指标变化，如血清中胆红素含量及丙氨酸氨基转移酶（ALT）的升高等。在接受器官移植患者、白血病患者或艾滋病患者等免疫抑制等人群中，大约60%的HEV感染发生慢性化，导致进行性肝损伤，约15%的患者可发展为肝纤维化。

戊肝的病原学诊断主要通过检测HEV相关生物标志物进行，主要包括：HEV RNA、HEV抗原、抗HEV IgM、抗HEV IgG。通常认为人体标本中检出HEV RNA是戊肝诊断的“金标准”；抗HEV IgM能指示戊肝近期感染，是目前使用最为广泛的戊肝诊断指标；抗HEV IgG一般作为戊肝既往感染指标，患者血清IgG抗体滴度的四倍或以上升高或IgG抗体亲和力低也能指示戊肝近期感染。此外，HEV抗原的检出也能指示戊肝近期感染。

一、戊型肝炎病毒检测方法及原理

（一）戊型肝炎病毒RNA检测（RT-PCR法）

采用磁珠法等提取血浆、血清或粪便样品中的病毒核酸；分别选取戊型肝炎病毒基因组的高度保守位点为扩增靶序列，设计特异性引物及荧光探针。通过实时荧光PCR技术，对样品中HEV RNA进行定性检测。试剂盒设置非竞争性内标，与样本平行处理、监测实验全过程，可有效避免由检测操作过程造成的假阴性。

传统的RT-PCR检测方法操作相对繁琐，依赖于昂贵仪器设备，并且耗时较长。近年来，有研究者将环介导等温扩增技术（LAMP）应用于快速检测HEV RNA。LAMP法利用6条引物严格地识别HEV基因序列ORF2区段上的8个独立区域，具有高特异性，灵敏度可比传统方法提高100倍，并且该方法反应快速，在恒温63℃条件下45分钟即可完成扩增。LAMP法具有简单快速、易操作，不依赖于PCR仪等昂贵仪器设备的特点，使其不局限于实验室研究，在野外和一些资源匮乏地区具有更大的优势。

此外，也有转录介导的扩增技术（TMA）进行HEV RNA检测。该方法利用RNA聚合酶和逆转录酶在42℃恒温条件下进行扩增，生成产物为RNA。该方法每经过一次扩增的循环可产生模板的10^2~10^3个拷贝转录本，反应15 ~30分钟后可将模板扩增约10^{10}倍，其在人类白细胞抗原的等位基因分型、细菌和病毒的快速检测中均具有重要的作用。目前市场上已经有商品化的基于TMA技术的试剂盒（Procleix HEV assay，CE marked）及全自动化系统可用于献血员HEV筛查。国内尚无此类方法学产品获得批准上市。

（二）酶联免疫法

1.HEV抗原检测（双抗夹心酶联免疫吸附实验） 使用夹心法酶联免疫吸附试验原理。微孔条上包被的HEV特异性抗体，可捕获样品中的戊型肝炎病毒抗原，加入HRP标记的

HEV 特异性抗体后，将形成“包被抗体 – 抗原 – 酶标抗体”复合物。加入显色剂，复合物上连接的 HRP 使显色剂生成蓝色产物，终止后变为黄色。通过酶标仪检测吸光度（A 值）从而判断样品中 HEV 病毒抗原的存在与否。当待检样品中无 HEV 病毒抗原存在时，不显色。

2. 抗戊型肝炎病毒 IgM 抗体检测（抗体捕获法酶联免疫吸附实验） 捕获法酶联免疫吸附试验原理是，在微孔条上预包被抗 – 人 IgM（抗 μ 链），加入待测标本进行温育，标本中的 IgM 抗体被捕获，形成复合物，洗板除去不与抗 – 人 IgM 结合的物质，加入酶标试剂进行第二次温育。当样本中存在 HEV IgM 抗体时，将形成“包被抗 – 人 IgM+HEV IgM 抗体 + 酶标抗原”复合物，再次洗板后加入显色剂 TMB，复合物上连接的 HRP 催化显色剂反应，生成蓝色产物，终止反应后，变成黄色。若样本中无 HEV IgM 抗体时，不显色。

间接法原理是，将高度纯化的重组HEV-ORF2（基因型1和基因型3）病毒抗原固定在微孔板的孔中。将稀释的血清或血浆样品在孔中温育，其中抗体与病原体抗原特异性结合。然后冲洗未结合的抗体，将与辣根过氧化物酶偶联的抗人免疫球蛋白抗体（IgM）在孔中温育。然后冲洗掉未结合的抗体。通过过氧化物酶催化的显色反应检测特异性结合的抗体。在发生抗原-抗体反应的情况下，显色底物的颜色强度与结合的HEV IgM抗体的量成比例。可以使用光度计测量显色强度，以确定样品中抗HEV IgM抗体的浓度。

3. 抗戊型肝炎病毒 IgG 抗体检测（酶联免疫吸附法） 使用间接法酶联免疫吸附试验原理。微孔条上预包被的基因重组 HEV 抗原，可与样品中的抗 HEV 抗体结合，洗板后进行二次温育。当样品中存在 HEV IgG 抗体时，将形成“包被抗原 – 抗体 – 酶标抗体”复合物。加入显色剂，复合物上连接的 HRP 使显色剂生成蓝色产物，终止后变为黄色。当待检样品中无 HEV IgG 存在时，不显色。

（三）化学发光法（抗戊型肝炎病毒IgG抗体检测）

利用空白化学发光板上预包被的重组HEV抗原，可与样品中的抗HEV抗体结合，洗板后加入交联HRP的抗人IgG抗体。当样品中存在HEV IgG抗体时，HRP IgG将与HEV IgG结合形成复合物。加入显色剂，复合物上连接的HRP催化显色剂发光，并通过化学发光免疫分析仪进行判读。若待检样品中无HEV IgG存在则不发光。

（四）胶体金法

1. 抗戊型肝炎病毒 IgM 抗体检测 利用胶体金免疫层析作用原理，在纤维素膜上的检测线位置包被基因工程重组 HEV Ag，在质控线包被羊抗鼠 IgG 抗体，在金标垫上固定胶体金标记的鼠抗人 IgM 单抗（μ 链）。检测阳性样本时，样品中的 HEV IgM 抗体可与金标垫上的胶体金鼠抗人 IgM 单抗（μ 链）结合形成复合物，并在层析作用下沿膜移动。经过检测线时与包被的戊肝抗原结合，形成夹心复合物而凝聚显色，游离的金标记鼠抗人 IgM 单抗则在质控线处与包被的羊抗鼠 IgG 抗体结合而显色，阴性样本则只在质控线处显色。

2. 抗戊型肝炎病毒 IgG 抗体检测 利用戊型肝炎病毒重组抗原和羊抗鼠 IgG 多克隆抗体分别固相于硝酸纤维膜，以胶体金标记抗人 IgG 单克隆抗体及其他试剂，采用纳米胶体金技术，应用高度特异性的抗体抗原反应及免疫层析分析技术原理制备而成。检测时，若为阳性，样本中的 HEV IgG 抗体与胶体金标记抗人 IgG 单抗结合形成复合物，该复合物在层析过程中又与检测区（T）包被的戊型肝炎重组抗原结合形成红色沉淀色带。当样本中不含 HEV IgG 抗体时，胶体金标记的抗人 IgG 单抗无法与检测区（T）包被的戊型肝炎重组抗原结合，检测区（T）不显色。无论 HEV IgG 抗体是否存在于样本中，质控区（C）都会形成一条红色条带。质控区（C）的显色是判定是否有足够样本，层析过程是否正常的标准，同时也作为该试剂的内控标准。

（五）不同方法检测的优点和局限性比较

对于戊型肝炎病毒的检测，不同的方法具有不同的优点和局限性（见表3-4-1）。在使用过程中，应结合实际的检测条件，采用适宜的检测方法，并结合临床症状进行综合判定。

表3-4-1　不同检测方法的优点和局限性比较

	优点	局限性
核酸检测	HEV RNA 检测是戊肝诊断的“金标准”。急性戊肝患者在发病早期多伴随病毒血症和粪便排毒。以逆转录－聚合酶链反应（RT-PCR）为基础的核酸检测目前比较常用，可以很好地检测出血清和粪便中的 HEV RNA。主要包括传统的巢式 PCR 和实时荧光定量 PCR，后者具有更简单便捷的操作流程和更高的灵敏度	仅用于血浆或粪便样本中 HEV RNA 的定性检测。不合理的样品采集、转运、储存及处理过程均有可能导致错误的检测结果。临床实验室应严格按照《临床基因扩增实验室工作规范》配备设备及操作人员，应严格按照说明书要求进行操作
酶联免疫法（抗原检测）	HEV 抗原在 HEV 现症感染中可出现在患者的外周血、粪便和尿液中，可以作为急性戊型肝炎的诊断依据之一。与 HEV RNA 的检测结果有较好的互补性，可成为急性戊型肝炎诊断的重要辅助工具	HEV 感染后病毒血症持续时间很短，取样时间及 HEV Ag 含量过低均可能影响样本的检测。检测的阳性结果必须结合临床信息进行分析，不能作为定量方法使用
酶联免疫法（抗体检测）	戊型肝炎病毒 IgM 抗体（HEV IgM）主要存在于戊肝急性感染期，在急性期后 HEV IgM 抗体一般会较快消退。应用酶联免疫法原理（ELISA）定性检测人血清或血浆中戊型肝炎病毒 IgM 抗体（HEV IgM），可作为临床诊断中戊型肝炎病毒感染的辅助诊断	抗 HEV IgM 作为近期感染指标，在黄疸之后 3~4 天急性戊型肝炎患者血清中可以被检测到。但是，其通常具有 5 个月的拖尾期，在反应 HEV 现症感染上存在不足，因此不能作为现症感染的单一指标使用。检测的阳性结果必须结合临床信息进行分析，不能作为定量方法使用，仅能用于血清和血浆样品的检测。间接法检测受到包被抗原纯度的影响较大。抗 HEV IgM 存在 EBV、CMV 等假阳性

续表

	优点	局限性
胶体金法	胶体金法能够定性检测待测样品中可能存在的戊型肝炎 IgM 抗体，用于戊型肝炎感染的临床辅助诊断。本方法具有操作简便、快速、试剂便于保存以及减少职业暴露等优点	本试剂是定性检测，不能用于定量测定抗体含量。本试剂仅用于个人血清 / 血浆样品的检测。对测得的阳性结果需要进一步确证。当标本中 HEV IgM 含量极高时，质控线条带可能会有所减弱。通量较低，灵敏度较差
化学发光法	化学发光检测方法具有灵敏度高、稳定性好和特异性强等特点	检测的阴性阳性结果必须结合临床信息进行分析。抗 HEV IgG 抗体在抗 HEV IgM 之后出现并能够持续存在数年到数十年，只能作为既往感染指标

二、戊型肝炎病毒 RNA 检测（RT-PCR 法）

1. 引言　HEV RNA 检测是戊肝诊断的“金标准”。急性戊肝患者在发病早期多伴随病毒血症和粪便排毒。以逆转录 - 聚合酶链反应（RT-PCR）为基础的核酸检测目前比较常用，可以很好地检测出血清和粪便中的 HEV RNA。RT-PCR 是基于 HEV 基因的保守区段设计引物进行扩增并检测扩增产物的方法，主要包括传统的巢式 PCR 和实时荧光定量 PCR，后者具有更简单便捷的操作流程和更高的灵敏度。

2. 主要试剂　RNA 提取试剂（特异性结合核酸的磁珠、裂解液、洗涤液、洗脱缓冲液），PCR 扩增试剂（DNA 聚合酶、逆转录酶、dNTP、缓冲液），HEV 基因特异性引物和探针。

3. 主要仪器

（1）核酸提取仪　WanTag 全自动核酸提取仪、GenMag 核酸提取纯化仪或其他适合的核酸提取仪。

（2）荧光定量 PCR 仪　Aglient Mx300P、BIO-RAD CFX96、ABI7500、Roche 480 或其他适合的荧光定量检测仪。

4. 样本要求

（1）适用样本类型　待测样本为血浆、血清或粪便。

（2）粪便样本采集　用采样棉签拭取粪便或腹泻物放入采样管中，旋紧管盖并密封，以防干燥。

粪便样本预处理：在离心管上标记样本编号后，每管中加入 0.1~0.2g 粪便，0.1ml 三氯甲烷，拧紧离心管，充分震荡混匀。然后在 4℃条件下，10000r/min 离心 20 分钟，取上清用作核酸提取。

（3）血浆、血清样本采集　抽取受检者静脉血，注入含有 EDTA 或枸橼酸钠抗凝剂的采血管内，立即轻轻颠倒混匀，1600g 离心 20 分钟分离血浆。

（4）样品保存和运送　经上述处理后的待测血清、血浆或粪便样本可立即用于检测，或 -15℃以下保存（不超过 3 个月），长期保存应置于 -60℃以下。应避免反复冻融。标本运送采用冰壶加冰或泡沫箱加冰密封运输。

（5）已知干扰物　已知肝素已知PCR扩增反应，严禁用肝素抗凝剂。

5. 实验操作　根据试剂盒说明书结合自己实验室的 SOP 进行操作，基本步骤为：待测样品 RNA 的提取纯化，实时荧光定量 PCR 扩增与荧光信号的采集，数据的分析判读。

6. 结果判定

按表3-4-2进行检测结果判定。

表3-4-2　HEV检测结果判定

检测项目	FAM Ct	VIC 或 HEX Ct	结果判定
HEV 检测	No Ct	≤ 35	HEV RNA 阴性
	≤ 35	≤ 35	HEV RNA 阳性
	＞ 35	≤ 35	建议复检，复检结果 Ct ＜ 40 判为阳性，否则为阴性
	/	＞ 35 或 No Ct	实验无效，重新测定

7. 产品质量控制

（1）阴性对照、阳性对照应符合表3-4-3标准。

表3-4-3　HEV检验标准

检测项目	阴性对照 Ct	阳性对照 Ct
HEV（FAM）	No Ct	≤ 35
内标（HEX）	≤ 35	/

（2）以上条件需同时满足，否则实验无效。

8. 方法的局限性

（1）仅用于血浆或粪便样本中HEV RNA的定性检测。

（2）不合理的样品采集、转运、储存及处理过程均有可能导致错误的检测结果。

（3）临床实验室应严格按照《临床基因扩增实验室工作规范》配备设备及操作人员，应严格按照说明书要求进行操作。

三、戊型肝炎病毒抗原检测

1. 引言　HEV 抗原在 HEV 现症感染中可出现在患者的外周血、粪便和尿液中，可以作为急性戊型肝炎的诊断依据之一。随着基于 ELISA 的高敏感 HEV 抗原检测方法的建立，HEV 抗原诊断试剂的灵敏度相比之前有了大幅度提高，与 HEV RNA 的检测结果有较好的互补性，可成为急性戊型肝炎诊断的重要辅助工具。

2. 主要试剂　HEV-Ag96 孔酶标板、酶标试剂、样品稀释液、浓缩洗涤液。

3. 主要仪器　温箱、洗板机、含波长 450nm 的酶标仪。

4. 样本要求

（1）样本为血清、血浆。

（2）不能检测含悬浮纤维蛋白或聚集物、重度溶血的样品。

（3）样品中应该无微生物，无菌分离的样品可在2~8℃储存1周，长期储存应低温冻存，避免反复冻融。

5. 实验操作　根据试剂盒说明书结合自己实验室的SOP进行操作，基本如下。

（1）加样　分别在相应孔中加入待检测样品，轻轻震荡混匀。

（2）温育　用封板膜封板后37℃孵育。

（3）加酶　每孔加入酶标抗体，轻轻震荡混匀。

（4）温育　用封板膜封板后37℃孵育。

（5）洗板　洗板机洗板5次，最后一次尽量扣干。

（6）显色　每孔加入显色剂，震荡混匀，37℃避光显色15分钟。

（7）测定　每孔加入终止液。设定酶标仪波长于405nm处，测定各孔吸光度。

6. 结果判定　结果有效性判断：每次实验必须根据检测产品说明书设置一定数量的阴性或阳性对照，其检测结果必须符合要求，否则检测结果无效。

临界值（cut-off值）的计算：按照产品说明书的要求计算相应实验的临界值。

阳性结果判定：根据检测产品说明，高于临界值者判定为HEV抗原阳性，低于临界值判定为阴性。

7. 产品质量控制　建立包括阳性参考品、阴性参考品、重复性参考品在内的质控盘，并经过测定确认。

8. 方法的局限性　HEV作为消化道传播病毒，感染后病毒血症持续时间很短，取样时间及HEV-Ag含量过低均可能影响样本的检测。检测的阳性结果必须结合临床信息进行分析，不能作为定量方法使用。

四、抗戊型肝炎病毒IgM抗体检测

（一）酶联免疫吸附实验（抗体捕获法）

1. 引言　戊型肝炎病毒IgM抗体（HEV IgM）主要存在于戊肝急性感染期，在急性期后HEV IgM抗体一般会较快消退。应用酶联免疫法原理（ELISA）定性检测人血清或血浆中戊型肝炎病毒IgM抗体（HEV IgM），可作为临床诊断中戊型肝炎病毒感染的辅助诊断。目前，使用的方法主要有抗体捕获法和间接法两种方法。

2. 主要试剂　酶标板，包被有抗-人IgM；酶标试剂，辣根过氧化物酶标记的HEV Ag；样品稀释液，缓冲液为PBS；阳性对照，含HEV-IgM阳性对照原料；阴性对照，含HEV IgM阴性血清；浓缩洗涤液，含不低于2.5%的表面活性剂；显色剂A液；显色剂B液；终止液，含浓度不高于2mol/L的硫酸；封板膜不能重复使用，不同批次酶标板、酶标试剂和阴阳性对照不可混用。

3. 主要仪器　加样器、温箱、洗板机、含波长450nm的酶标仪。

4. 样本要求

（1）本检测使用人血清或血浆样品，含有EDTA、柠檬酸钠或肝素等抗凝剂的样品可用于本实验。

（2）不能检测含悬浮纤维蛋白或聚集物、重度溶血的样品。

（3）样品中应无微生物，无菌分离的样品，可在2~8℃储存1周，长期储存应低温冻存，避免反复冻融。

（4）使用前请将样品室温平衡30分钟以上，冷冻样品实验前需混匀。

5. 实验操作

（1）平衡　将试剂盒各组分取出，平衡30分钟以上至室温（18~25℃），未使用的微孔板条与干燥剂一起用自封袋密封保存于2~8℃中。

（2）配液　浓缩洗涤液配制前充分摇匀（如有晶体应充分溶解），浓缩洗涤液用蒸馏水或去离子水20倍稀释后使用。

（3）编号　将样品对应微孔板按序编号，每板设阴性对照3孔、阳性对照2孔、空白对照1孔和室内质控1孔。

（4）稀释　每孔加入100 μl样品稀释液，空白孔除外。

（5）加样　分别用加样器在对照孔中加入阴性对照、阳性对照、室内质控品各100 μl于相应孔中，其余孔中分别对应编号加入10 μl待测样本血清。

（6）温育　用封板膜封板后，置37℃温育30分钟。

（7）洗板　小心揭掉封板膜，使用洗板机充分洗涤5遍，最后一次尽量扣干（每次应该保持30~60秒的浸泡时间）。

（8）加酶　每孔中加入100 μl酶标试剂，空白孔除外。

（9）温育　用封板膜封板后，置37℃温育30分钟。

（10）洗板　小心揭掉封板膜，使用洗板机充分洗涤5遍，最后一次尽量扣干（每次应该保持30~60秒的浸泡时间）。

（11）显色　每孔加入50 μl显色剂A液后再加入50 μl显色剂B液，置37℃避光显色15分钟。

（12）终止　每孔加50 μl终止液。

（13）测定　加入终止液10分钟内测定结果。读取结果时，应该擦干酶标板的底部，且各孔内不能有气泡。不要触碰孔底部的外壁，指印或划痕都可能影响孔板的读值。酶标仪设定至双波长450/630nm处，测定各孔吸光度（A）值并记录检测结果。

6. 结果判定

（1）结果有效性判断　每次实验必须根据检测产品说明书设置一定数量的阴性或阳性对照，其检测结果必须符合要求，否则检测结果无效。

（2）临界值（cut-off值）的计算　按照产品说明书的要求计算相应实验的临界值。

（3）阳性结果判定　根据检测产品说明，高于临界值者判定为HEV抗原阳性，低于临界值判定为阴性。

7. 产品质量控制　建立包括阳性参考品、阴性参考品、重复性参考品在内的质控盘，并经过测定确认。

8. 方法的局限性　抗 HEV IgM 作为近期感染指标，在黄疸之后 3~4 天急性戊型肝炎患者血清中可以被检测到。但是，其通常具有 5 个月的拖尾期，在反应 HEV 现症感染上存在不足，因此不能作为现症感染的单一指标使用。检测的阳性结果必须结合临床信息进行分析，不能作为定量方法使用，仅能用于血清和血浆样品的检测。间接法检测受到包被抗原纯度的影响较大。

抗 HEV IgM 存在 EBV、CMV 等假阳性。

（二）胶体金法

1. 引言　目前主要采用 ELISA 法检测血清中的戊型肝炎病毒抗体。胶体金法能够定性检测待测样品中可能存在的戊型肝炎 IgM 抗体，用于戊型肝炎感染的临床辅助诊断。本方法存在操作简便、快速、试剂便于保存以及减少职业暴露等优点。

2. 主要试剂　检测卡（条）：1 人份（卡）或 1 人份（条），检测线包被 HEV Ag、质控线包被羊抗鼠 IgG 抗体、金标垫上固定胶体金标记的鼠抗人 IgM 单抗（μ 链）。样本稀释液：1 瓶，PBS 缓冲液。

3. 主要仪器　加样器。

4. 样本要求　血清标本按常规方法由静脉采集。血浆样本可采用肝素、柠檬酸钠、EDTA 进行处理。5 天内测定的标本可放置 4℃保存。标本放置在 –20℃至少可保存 3 个月。标本避免溶血或反复冻融。混浊或有沉淀的标本应离心或过滤澄清后再检测。

5. 实验操作　从铝箔袋中取出检测卡或条，放在水平工作台面上平置并做好样本标记。用微量移液器取 10μl 血清或血浆样本，直接加入到卡型产品加样孔（S）中或条型产品加样端，再加入两滴样本稀释液。15~20 分钟观察结果，20 分钟后的结果无效。

6. 结果判定　加样完毕室温放置 15 分钟。阴性：只出现一条红色线。阳性：出现两条红色线。无效：无质控线出现或检测线与质控线均不出现，表明实验无效，应重复检测。

7. 产品质量控制　建立包括阳性参考品、阴性参考品、重复性参考品在内的质控盘，并经过测定确认。

8. 方法的局限性

（1）本试剂是定性检测，不能用于定量测定抗体含量。

（2）本试剂用于个人血清或血浆样品的检测，请勿用于唾液、尿液或其他体液的检测。

（3）本试剂盒仅供筛查HEV IgM用，对测得的阳性结果需要进一步确证。

（4）当标本中HEV IgM含量极高时，质控线条带可能会有所减弱。

（5）通量较低，灵敏度较差。

五、抗戊型肝炎病毒 IgG 抗体检测

（一）酶联免疫吸附法

1. 主要试剂　HEV IgG 96 孔酶标板、酶标试剂、样品稀释液、浓缩洗涤液、阴性对照、阳性对照。

2. 主要仪器　加样器、温箱、洗板机、含波长 450nm 的酶标仪。

3. 样本要求

（1）样本为人血清或血浆。含有EDTA、柠檬酸钠或肝素等抗凝剂的样品可用于本实验。

（2）不能检测含悬浮纤维蛋白或聚集物、重度溶血的样品。

（3）样品中应无微生物，可在2~8℃储存1周，长期储存应低温冻存，避免反复冻融。

（4）使用前请将样品室温平衡30分钟以上，冷冻样品实验前需混匀。

4. 实验操作　根据试剂盒说明书结合自己实验室的 SOP 进行操作，基本步骤如下。

（1）配液　将浓缩洗涤液用蒸馏水或去离子水20倍稀释后使用。

（2）编号　将样品对应微孔板按序编号，每板设阴性对照3孔、阳性对照2孔、空白对照1孔和空白对照1孔。

（3）稀释　每孔加入100 μl样品稀释液，空白孔除外。

（4）加样　分别用加样器在对照孔中加入阴性对照、阳性对照各10 μl于相应孔中（空白对照孔除外），其余孔中分别对应编号加入10 μl待测样本血清。

（5）温育　用封板膜封板后，置37℃温育30分钟。

（6）洗板　小心揭掉封板膜，使用洗板机充分洗涤5遍，最后一次尽量扣干（每次应该保持30~60秒的浸泡时间）。

（7）加酶　每孔中加入100 μl酶标试剂，空白孔除外。

（8）温育　用封板膜封板后，置37℃温育30分钟。

（9）洗板　小心揭掉封板膜，使用洗板机充分洗涤5遍，最后一次尽量扣干（每次应该保持30~60秒的浸泡时间）。

（10）显色　每孔加入50 μl显色剂A液后再加入50 μl显色剂B液，置37℃避光显色15分钟。

（11）终止　每孔加50 μl终止液。

（12）测定　加入终止液10分钟内测定结果。读取结果时，应该擦干酶标板的底部，且各孔内不能有气泡。不要触碰孔底部的外壁，指印或划痕都可能影响孔板的读值。酶标仪设定至双波长450/630nm处，测定各孔吸光度（A）值并记录检测结果。

5. 结果判定

（1）结果有效性判断　每次实验必须根据检测产品说明书设置一定数量的阴性或阳性对照，其检测结果必须符合要求，否则检测结果无效。

（2）临界值（cut-off值）的计算　按照产品说明书的要求计算相应实验的临界值。

（3）阳性判定　样品A值≥临界值者为HEV IgG抗体反应阳性。

（4）阴性判定　样品A值＜临界值者为HEV IgG抗体反应阴性。

6. 产品质量控制　此项目有国家参考品，检定时符合国家参考品标准。

7. 方法的局限性　IgG检测结果阴性并不排除戊型肝炎病毒感染的可能性。非急性戊肝感染或感染初期IgG抗体未产生或滴度很低；免疫功能受损或接受免疫抑制治疗的患者，其血清学抗体含量水平有限及ELISA反应原理的限制都可能造成以上结果。

（二）化学发光法

相比酶联免疫吸附为基础的HEV IgG试剂盒，化学发光检测方法具有灵敏度高、稳定性好和特异性强等特点，被越来越多地应用于实验室诊断。

1. 主要试剂　HEV IgG酶标板，样品稀释液，阴性对照，阳性对照，酶标物，浓缩洗涤液，A、B底物发光液。

2. 主要仪器　加样器、温箱、振荡仪、化学发光免疫分析仪。

3. 样本要求

（1）样本为人血清或血浆，不能检测含悬浮纤维蛋白或聚集物、重度溶血的样品。

（2）检测时应尽量使用新鲜样本，长期保存需冷冻于−20℃，样本不能反复冻融。

4. 实验操作

根据试剂盒说明书结合自己实验室的SOP进行操作，基本步骤如下。

（1）每孔加入100 μl样品稀释液。在对照孔中加入阴性对照、阳性对照各10 μl于相应孔中，其余孔中分别对应编号加入10 μl待测样本血清。

（2）用封板膜封板后，37℃振荡温育30分钟。

（3）加入稀释好的工作洗液350 μl/孔，浸泡30秒以上，洗涤5遍，最后一次尽量扣干。

（4）每孔中加入酶标物100 μl，37℃振荡温育30分钟。

（5）加入稀释好的工作洗液350 μl/孔，浸泡30秒以上，洗涤5遍，最后一次尽量扣干。

（6）加入A、B底物发光液各50 μ l/孔，振荡20秒，化学发光免疫分析仪检测结果。

5. 结果判定

（1）结果有效性判断　每次实验必须根据检测产品说明书设置一定数量的阴性对照和阳性对照，且对照的检测结果必须符合要求，否则检测结果无效。

（2）临界值的计算　按照产品说明书的要求计算相应实验的临界值。

（3）阳性结果判定　根据检测产品说明，高于临界值者判定为HEV IgG抗体反应阳性，低于临界值判定为HEV IgG抗体反应阴性。

6. 产品质量控制　用国家参考品检定时符合国家标准。利用中国食品药品检定研究院制定的戊型肝炎病毒 IgG 抗体国家参考品（批号 300014-20130601），对试剂盒的质量进行控制和评价。

7. 方法的局限性

（1）本试剂检测的阴性、阳性结果必须结合临床信息进行分析。

（2）抗HEV IgG抗体在抗HEV IgM之后出现并能够持续存在数年到数十年，只能作为既往感染指标。

（三）胶体金法

本试剂盒利用免疫层析原理定性监测人血清、血浆或全血样本中是否含有戊型肝炎病毒IgG抗体，从而辅助临床诊断人体是否受到戊型肝炎病毒感染。

1. 检验原理　利用戊型肝炎病毒重组抗原和羊抗鼠IgG多克隆抗体分别固相于硝酸纤维膜，以胶体金标记抗人 IgG 单克隆抗体及其他试剂，采用纳米胶体金技术，应用高度特异性的抗体抗原反应及免疫层析分析技术原理制备而成。检测时，若为阳性，样本中的 HEV IgG 抗体与胶体金标记抗人 IgG 单抗结合形成复合物，该复合物在层析过程中又与检测区（T）包被的戊型肝炎重组抗原结合形成红色沉淀色带。当样本中不含 HEV IgG 抗体时，胶体金标记的抗人 IgG 单抗无法与检测区（T）包被的戊型肝炎重组抗原结合，检测区（T）不显色。无论 HEV IgG 抗体是否存在于样本中，质控区（C）都会形成一条红色条带。质控区（C）的显色是判定是否有足够样本，层析过程是否正常的标准，同时也作为该试剂的内控标准。

2. 主要试剂　本试剂盒主要包含试剂盒稀释液。试剂由样品垫、结合释放垫、硝酸纤维膜、吸收垫、塑料板组成。其中结合释放垫为胶体金标记的抗人 IgG 单抗；硝酸纤维膜上依次包被戊型肝炎病毒重组抗原作为检测线（T 线），包被羊抗鼠 IgG 抗体作为质控线（C 线）。

3. 主要仪器　加样器。

4. 样本要求

（1）可用于检测血清、血浆和全血样本。

（2）全血样本　可指尖采血或静脉采血获得，全血样本应尽量使用新鲜样本，如全血样本不能及时检测，可在2~8℃保存，但不得超过48小时。

（3）血清或血浆样本　静脉采血，尽快分离血清或血浆以避免溶血。检测时应尽量使用新鲜样本，如样本不能及时检测，可在2~8℃保存48小时。长期保存需冷冻于-20℃，忌反复冻融。

（4）避免使用溶血、高血脂、高胆红素样本。

（5）常规抗凝剂（EDTA、肝素、枸橼酸钠）不影响实验结果。

5. 实验操作

（1）待测样本、检测试剂及其他检测用材料等均平衡至室温后，沿铝塑袋切口部位撕开，取出试纸条或检测卡，尽快使用，切勿长时间放置。

（2）将试纸条或检测卡置于干净平坦的台面上，用加样管吸取5μl样本（到标示线处），加于试纸条或检测卡的加样处，随即滴加2滴稀释液（约80μl）。

（3）等待红色条带出现，15~20分钟判读检测结果，20分钟后无效（图3-4-1、图3-4-2）。

注意：从原包装中取出的产品，应在1小时内尽快使用，特别是在室温高于30℃或在高度潮湿的环境中。

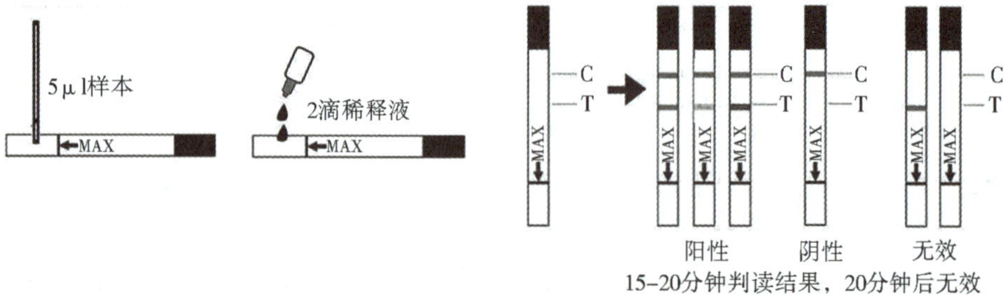

图3-4-1　条形产品检测示意图

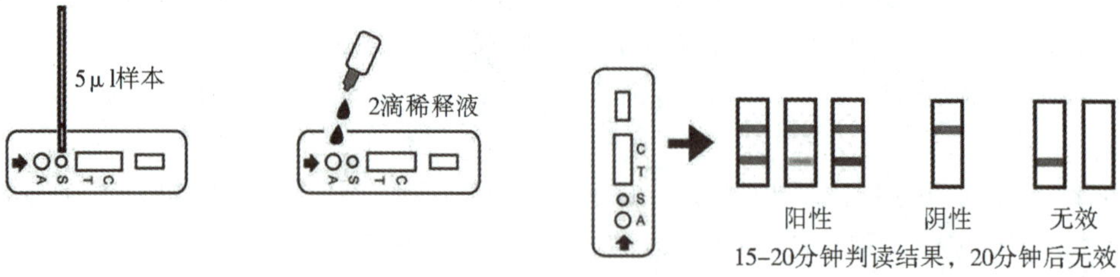

图3-4-2　卡型产品检测示意图

6. 结果判定

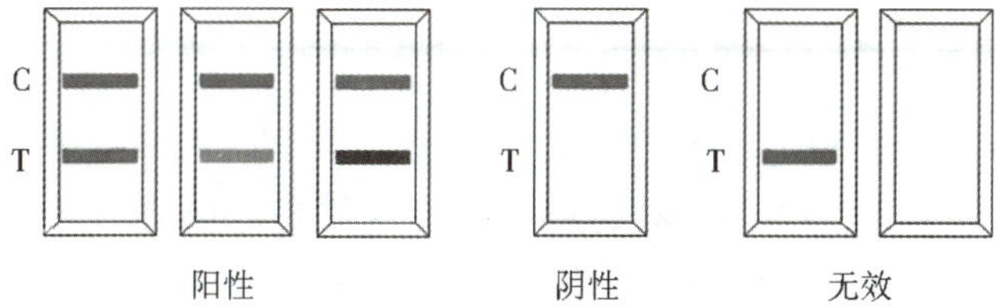

图3-4-3 结果判定示意图

阳性（+）：出现两条条带，一条位于检测区（T），另一条位于质控区（C）。

阴性（-）：仅在质控区（C）出现一条条带，检测区（T）无条带出现。

无效：质控区（C）未出现条带，表明不正确操作过程或试剂盒失效。在此情况下应再次仔细阅读说明书，并用新的试剂盒重新检测（图3-4-3）。如仍存在问题，应立即停止使用该批号产品，并与当地供货商联系。

注意：检测不同样本时，检测区（T）处的条带可呈现颜色深浅的现象。但是在规定时间内，不论该色带颜色深浅，即使只有非常弱的色带也应判定为阳性结果。

7. 产品质量控制

（1）应对试剂的最低检出量、阴性参考品符合率、阳性参考品符合率、重复性和稳定性均做考核。

（2）与临床甲肝、乙肝、丙肝、梅毒、艾滋、类风湿因子阳性样本无交叉反应。

（3）常规抗凝剂（EDTA、肝素、枸橼酸钠）不影响检测结果。

（4）HOOK效应 试验表明，对于临床可见的最高浓度特异性IgG抗体进行检测，结果不出现阴性。

8. 方法的局限性

（1）本产品检测结果仅供临床参考，不应作为临床诊治的唯一依据，对患者的临床管理应结合其症状、体征、病史、其他实验室检查（尤其是病原学检测）、治疗反应及流行病学等信息综合考虑。

（2）本试剂盒是一种定性筛选HEV IgG抗体存在的试剂，不能确定样本中的HEV IgG抗体具体含量。

（3）受检测灵敏度所限，阴性结果可能由于抗体浓度低于产品分析灵敏度所致，阴性结果不一定代表未检出抗体，应采取检测灵敏度更高的方法进行确认。

六、国内外相关技术方法对比

（一）国内外相关标准

1. 国内标准 为规范戊型肝炎病例的诊断和报告工作，国家卫生与计划委员会与2009年6月废止了1997年发布的《戊型病毒性肝炎诊断标准及处理原则（GB-17011-1997）》，同时发布为《戊型病毒性肝炎诊断标准及处理原则（GB-301-2008）》。该标准规定了戊型病毒性肝炎的诊断依据、诊断原则、诊断和鉴别诊断。此外，在规范性附录中详细说明了戊型肝炎病毒检测的相关方法及判断标准。2009年7月，中国医师学会感染科医师分会组织国内相关专家，参考国内外最新研究成果，遵照循证医学的原则，制定了《戊型病毒性肝炎诊疗规范》。该规范对于 HEV 诊断的实验室检测方法进行了详尽的叙述。

2. 国外标准 2018 年欧洲肝脏研究学会（EASL）发布了戊型肝炎病毒感染临床实践指南（CPGs），这些 CPGs 由 EASL 理事会邀请的专家小组进行编写，同时这些建议也得到了 EASL 理事会的批准。该指南在对戊型肝病毒及其导致的肝炎临床表现、肝外损伤、流行病学等方面进行阐述的基础上，详细说明了戊型肝炎的实验室诊断方法及相关指标的临床意义，绘制了详尽的戊型肝炎诊断标准流程。

（二）国内外相关标准物质

1. 国内标准物质 标准物质是指用于物理和化学测试及生物方法试验，具有确定特性量值，用于校准设备、评价测量方法等的材料或物质。

（1）戊型肝炎病毒IgG抗体国家参考品 依据世界卫生组织提供的标准品（U/ml为浓度单位），中国食品药品检定研究院组织多家单位参与以U/ml为单位的戊型肝炎病毒IgG抗体国家参考品协作标定。建立了戊型肝炎病毒IgG抗体国家参考品（批号300014-20130601），用于戊型肝炎病毒IgG 抗体诊断试剂盒（酶联免疫法、化学发光法、时间分辨法）的质量控制及评价。

该标准品由30份阴性参考品、10份阳性参考品、1份灵敏度参考品和1份精密性参考品组成。要求阴性参考品符合率（-/-）≥29/30，阳性参考品符合率（+/+）≥9/10，最低检出量≤3U/ml，C.V≤15%（n=10）。

（2）戊型肝炎病毒IgM抗体国家参考品 原批号戊型肝炎病毒IgM抗体国家参考品中不含灵敏度参考品，为建立新的国家参考品，中国食品药品检定研究院组织多家单位协作标定戊型肝炎病毒IgM抗体灵敏度参考品协作标定。协作标定分2阶段进行。第1阶段：以1份戊型肝炎病毒IgM抗体强阳性血浆进行倍比稀释，初步建立新的戊型肝炎病毒IgM抗体灵敏度国家参考品。第2阶段：以多个不同的常规使用戊型肝炎病毒IgM抗体检测试剂对新的参考品进行测试，制定不同方法戊型肝炎病毒IgM抗体诊断试剂盒灵敏度质量标准。

该标准品由20份阴性参考品、12份阳性参考品、1份灵敏度参考品和1份精密性参考品组成。要求阴性参考品符合率（-/-）≥20/20，阳性参考品符合率（+/+）≥12/12，最低检出量≥1：8（稀释度），C.V≤15%（n=10）。用于戊型肝炎病毒IgM抗体诊断试剂盒（酶联免疫法、化学发光法等）的质量控制及评价。

2. 国际标准物质

（1）英国国家生物制品检定所（NIBSC）是WHO的一个国际标准品供应中心实验室，核心工作是制备、保存和分发WHO用于检测全球生物制品质量的标准品，其生产并提供戊型肝炎IgG抗体检测的血清标准品。2002年由世界卫生组织生物标准化专家委员会提出并建立了抗戊型肝炎病毒IgG抗体检测血清标准品，产品目录号为95/584，经过了五个国家7个独立实验室的检测评估。该标准品由NIBSC生产并提供，该标准品是由急性戊型肝炎患者五个时间点血清构成的冻干制剂，每个安瓿瓶内含物质量为33.57mg（50Units），使用前需要0.5ml无菌蒸馏水溶解。该标准品已经广泛应用于戊型肝炎病毒感染的检测，以及戊型肝炎疫苗接种后的免疫效果评估。

（2）2009年，在瑞士日内瓦召开的第60届WHO生物制品标准化专家委员会（ECBS）会议提议HEV RNA标准品亟需制定，随后WHO向全球10个国家共20个实验室发放了HEV样品，用于评估不同实验室的RNA检测水平和确定制定核酸标准品适合的样品。2011年WHO以基因型3a型毒株制定了HEV RNA检测的国际标准品，由德国联邦疫苗及血清研究所（Paul-Ehrlich-Institute，germany），货号6329/10。由于HEV基因型的多样性和全球的戊肝疾病负担，WHO制定了HEV RNA的标准盘。标准盘由11份来源于血清和粪便的HEV阳性样品组成，并进一步由混合的人血清稀释而制成，包含了HEV四种基因型和主要的基因亚型，货号8578/13，也由德国联邦疫苗及血清研究所生产。

七、相关注册指南进展

2011年11月，国家食品药品监督管理总局发布了临床化学体外诊断试剂（盒）（GB/T 26124-2011）相关标准。本标准由北京医疗器械检验所起草，内容包括术语定义、分类命名、要求、试验方法、标签和使用说明、包装、运输和贮存。本标准适用于基于分光光度计原理的体外诊断试剂（盒）。对检测试剂（盒）的预期用途、分析灵敏度、线性范围、测量精密度（重复性、批间差）准确度、稳定性均做出了规定，其中要求线性相关系数$r \geq 0.990$。

2014年10月，为了规范体外诊断试剂的注册与备案管理，保证体外诊断试剂的安全、有效，根据《医疗器械监督管理条例》，国家食品药品监督管理总局公布施行了《体外诊断试剂注册管理办法》。该办法详述了体外诊断试剂产品研制的内容包括主要原材料的选择、制备，产品生产工艺的确定，产品技术要求的拟定，产品稳定性研究，阳性判断值或参考区间确定，产品分析性能评估，临床评价等相关工作。

起草人：蓝海云（中国食品药品检定研究院）
复核人：严诗云（广东省医疗器械质量监督检验所）

第六节　肠道病毒免疫检测试剂

一、概述

肠道病毒属于小RNA病毒科肠道病毒属，可分为A、B、C、D四个种群，主要包括脊髓灰质炎病毒、柯萨奇病毒A组、柯萨奇病毒B组、埃可病毒以及新型肠道病毒等。

肠道病毒具有某些相同的理化生物特征，在电镜下病毒颗粒呈二十面体立体对称的球形结构，直径约20~30nm，无包膜和突起。病毒核酸为单股正链RNA。

人类是肠道病毒的唯一自然宿主，健康带病者和轻型散发病例是流行间歇和流行期的主要传染源。肠道病毒主要经过粪-口途径传播，偶然也通过呼吸道飞沫传播。肠道病毒感染能引起人类多种疾病，包括脊髓灰质炎、甲型肝炎、手足口病、心肌炎、病毒性脑炎、脑膜炎、急性出血性结膜炎、肺水肿和肺出血等，甚至死亡。其中有20多种肠道病毒导致手足口病，最主要的为EV71和CA16。

对于肠道病毒引起的疾病尚无特效的治疗药物，主要采用对症治疗，大部分患者可以恢复。目前对于疾病的预防主要有脊髓灰质炎和肠道病毒71型两种疫苗，脊髓灰质炎疫苗预防效果甚佳，但是对其他肠道病毒感染尚缺少特异的控制方法。

二、检测方法

肠道病毒实验室检测主要依赖于检测病原、抗体和核酸，目前肠道病毒检测主要为定性检测。肠道病毒检测方法有病毒分离、抗原检测、血清学检测、PCR检测等。

（一）病毒分离

肠道病毒可以存在于粪、血液、脑脊液、脊髓、眼结膜分泌物以及咽、脑、心、肝和皮肤或黏膜的病变部位。通过细胞培养分离肠道病毒是实验室诊断的金标准，常用的分离病原体标本有上呼吸道标本（咽拭子）、胃肠道标本（肛拭子）、粪便、脑膜炎的脑脊液、HFMD的疱内渗出液等。用咽拭子、肛拭子、直肠拭子、疱疹液或组织液等标本，经青霉素和链霉素处理后接种于单层易感细胞，待出现典型的CPE后，收集细胞并进行病毒分离。

（二）抗原检测

目前，快速抗原检测方法用于多种肠道病毒的诊断，基于细胞培养的接种离心，结合间接免疫荧光方法快速检测病毒抗原。

（三）血清学检测

血清学检测是肠道病毒诊断的常规方法，主要包括酶联免疫吸附试验和中和抗体检测。通过比较检测患者急性期血清与恢复期血清的中和抗体滴度，是目前常用诊断肠道病毒感染的血清学方法，恢复期肠道病毒特异性中和抗体较急性期中和抗体达4倍及以上，即可确诊。应用ELISA法测定血清中的特异性抗体是病原检测的一种重要方法。

（四）PCR检测

PCR作为一种分子生物学检测技术，具有操作简单、快速、灵敏度和特异度高等特点，已被广泛地用于肠道病毒的诊断。随着现代核酸技术的发展，建立在基因水平上的核酸扩增技术-PCR及相关技术，在病毒核酸的临床检测中得到广泛应用，成为实验室检测的主要方法。近年来，RT-PCR和实时荧光PCR技术已经广泛应用于诊断肠道病毒感染。实时荧光PCR技术不仅实现PCR从定性到定量的飞跃，而且与常规PCR相比，它具有特异性强、不需要PCR产物后处理，有效解决PCR污染问题、自动化程度高等特点，已成为目前肠道病毒核酸检测最重要的方法。

三、实时荧光 PCR 检测

实时荧光PCR技术，可用于定性检测咽拭子、肛拭子或粪便样本中的肠道病毒RNA，主要用于对肠道病毒感染引起的疾病的辅助诊断，以便于临床医生结合患者的其他检查结果进行更加准确的疾病判断和科学的患者管理。

（一）检验原理

依据RT-PCR和TaqMan探针实时荧光PCR技术，在病毒基因组保守区设计肠道病毒特异性引物和探针，5′端非编码区保守区设计肠道病毒通用型特异性引物和探针，探针分别标记FAM荧光素等，内标探针标记VIC荧光素，配以逆转录酶、热启动Taq DNA聚合酶等成分，病毒RNA先经逆转录形成cDNA，然后进行PCR扩增，阳性对照、阴性对照和待测样本同步进行实验，从而检测咽拭子、肛拭子或粪便样本中是否存在肠道病毒RNA。

（二）样本要求

1. 适用标本类型 咽拭子、肛拭子或粪便；采集样本后应尽快对拭子进行处理。

2. 标本保存和运输 样本可立即用于检测；如不立即检测，标本在4℃保存不超过12小时，-20℃保存不超过3个月，-70℃可长期保存，反复冻融不超过5次。

（三）主要仪器

全自动荧光PCR检测仪（如ABI Prism 7500、ABI Prism 7300、LightCycler2.0、SLAN48P等）。

（四）检测方法

1.核酸提取（在样本处理区进行）阳性对照和阴性对照与待测样本同步进行核酸RNA提取。

2. PCR试剂准备（在试剂准备区进行）按PCR反应缓冲液、引物探针混合液、酶系配置反应体系，将反应体系按20 μl/管分装至PCR反应管中，将装有PCR反应液的反应管移至样本处理区。

3.加样（在样本处理区进行）分别取已处理好的样本、阴性对照、阳性对照分别加到装有反应液的PCR反应管中，移至扩增检测区。

4.荧光定量PCR扩增（在扩增检测区进行）将PCR反应管放入荧光PCR扩增仪中，设定循环参数，肠道病毒和内标荧光信号分别选择合适检测通道进行PCR扩增。

（五）结果判定

实验结束后，根据相关仪器的软件进行分析，记录仪器自动分析计算出的样本Ct值。

（六）质量控制

1. 阴性质控品 样本检测通道无扩增曲线；内标检测通道有扩增曲线。

2. 阳性质控品 样本检测通道有扩增曲线，且Ct值≤38；内标检测通道有或无扩增曲线。

3.以上要求需在同一次实验中同时满足，否则，本次实验无效，需重新进行。

（七）检验方法的局限性

1.本试剂检测结果应结合患者临床症状及其他相关医学检查结果进行综合分析，不得单独作为患者管理的依据。

2.不合理的样本采集、转运及处理以及不当的实验操作和实验环境均有可能导致假阴性或假阳性结果。

3.不同病程不同阶段样本的阳性率不一致。

4.取标本期间，接种减毒活疫苗的患者可能会导致检测试剂检测结果呈阳性。

(八)产品性能指标

1. 阴性参考品符合率 检测阴性样本，结果应均为阴性。

2. 阳性参考品符合率 检测阳性样本，结果应均为阳性。

3. 最低检出限 不高于 1.0×10^3copies/ml。

4. 精密度 重复检测10次，批内Ct值的变异系数（CV批内）≤ 5%。

5. 批间精密度 重复检测30次，批间Ct值的变异系数（CV批间）≤ 10%。

6. 交叉反应 对与感染部位相同或感染症状相似的其他病原体检测结果均为阴性，无交叉反应。

7. 干扰实验 本产品经验证，粪便样本中可能存在的内源性干扰物质对检测结果均无明显影响。

(九)注意事项

1.仅用于体外检测，实验前请仔细阅读说明书。

2.为了避免样本中任何潜在的生物危险，检测样本应视为具有传染性物质，避免接触到皮肤和黏膜；样本的处理应在可防止气雾外流的生物安全柜中操作，样本制备区所用过的试管、吸头需打入盛有消毒剂的容器，并与废弃物一起灭菌后方可丢弃；样本操作和处理均需符合相关法规要求，包括原卫生部发布的《微生物生物医学实验室生物安全通用准则》和《医疗废物管理条例》。

3.产物处理 PCR结束之后，产物容易引起污染，应由当天不再参与实验的人员将所有反应管放入生物安全垃圾处理袋或其他容器中确认完全封闭后方可丢弃。

4.全程应避免RNA酶污染，实验过程中穿工作服，佩戴一次性手套和口罩。在洁净消毒、紫外光杀菌的化学通风橱或生物安全柜完成操作，避免有害物质进入呼吸道。

5.使用经高压灭菌的一次性离心管和吸头或购买无DNA酶、RNA酶的离心管和吸头。

6. PCR检测试剂使用前要完全解冻，8000r/min离心数秒后使用，但应避免反复冻融。

7.如果在样本处理中没有控制好交叉污染，可能出现假阳性。

8.实验室管理应严格按照PCR基因扩增实验室的管理规范，实验人员必须进行专业培训，实验过程严格分区进行（试剂准备区、样本制备区、扩增检测区），所用消耗品应灭菌后一次性使用，实验操作的每个阶段使用专用的仪器和设备，各区各阶段用品不能交叉使用。

9.实验完毕用10%次氯酸或75%酒精处理工作台和移液器，然后用紫外线灯照射20~30分钟。

10.完成样本核酸提取后，建议马上进行下一步实验，否则请保存于-20℃待用（24小时内）。

11.须对每次实验进行质量控制。

(十)试剂相关国内外标准物质进展

截止2018年11月，查询国内外文献资料，暂无肠道病毒检测试剂的国际标准物质。在我国目前仅有EV71核酸检测试剂国家参考品正在供应中，其他肠道病毒国家标准物质正在研制暂无获批。

参考文献

卫海燕，许玉玲，黄学勇，等.肠道病毒分子分型研究进展.中国病毒病杂志，2012，1:(2).

起草人：郝晓甜（中国食品药品检定研究院）
复核人：严诗云（广东省医疗器械质量监督检验所）

第七节 弓形虫抗体检测试剂

一、概述

（一）病原体概述

刚地弓形虫（Toxoplasmagondii Nicolle & Manceaux，1908）属于球虫纲（Class Coccidea）艾美目（Eimeriida）艾美科（Eimeriidae）。1908年由法国学者Nicolle及Manceaux在刚地梳趾鼠（Ctenodactylusgondii）单核细胞内发现，因其速殖子（tachyzoite）在细胞外时呈弓形，因而命名为刚地弓形虫。它是广泛寄生于人和动物的原虫，其终宿主为猫科动物，能引起人兽共患的弓形虫病（Toxoplasmosis）。弓形虫目前在世界上只有一种，即刚地弓形虫（T.gondii）。

弓形虫主要有5个不同形态的发育阶段：滋养体又称速殖子包囊又称组织囊囊内有缓殖子裂殖体配子体和卵囊组成。其中滋养体、包囊和卵囊与弓形虫病的传播及致病有关。滋养体为在中间宿主有核细胞内进行分裂增殖阶段，分为速殖子和缓殖子。速殖子呈新月形，速殖子增殖至一定数目时，胞膜破裂，速殖子释出，随血液侵入到其他有核细胞。缓殖子形态与速殖子形态相似。缓殖子存在于包囊内，囊壁坚韧而富有弹性，囊内含有数个至数百上千个缓殖子，包囊可长期在组织内生存，在一定条件下，缓殖子侵入新的细胞。裂殖体在终宿主猫科动物小肠绒毛上皮细胞内发育增殖，成熟的裂殖体内含有4~29个裂殖子，裂殖子游离到另一个肠上皮细胞内发育成配子母细胞，进而发育成雌雄配子体，雌雄配子体受精结合发育成合子，而后发育成卵囊，随猫粪排出。受感染的猫每天可排出1000万个卵囊，可持续10~20天，在适宜温、湿环境中经2~4天发育成具有感染性的成熟卵囊，所以及时清理宠物猫的粪便十分重要。猫粪中的卵囊或动物奶、肉中的包囊或假包囊被中间宿主如人、猪、牛、羊或鼠吞食后，在肠内逸出孢子、缓殖子和速殖子，经肠壁进入血液或淋巴，继而进入单核或巨核细胞系统寄生，并扩散至全身各器官和组织，如脑、心、肝、肺和肌肉等细胞内，进行无性繁殖，形成含有数十个速殖子的假包囊，假包囊破裂，速殖子逸出，如此反复增值。人体逐渐产生免疫力，使原虫繁殖减慢，囊壁形成，称为包囊。包囊在人体内可存在数月、数年，甚至终生。在机体免疫功能低下或缺陷时，包囊破裂，缓殖子逸出，进入血液或其他新的组织细胞内继续发育繁殖。假包囊和包囊是在中间宿主之间或中间宿主与终宿主之间相互传播的重要阶段。

（二）疾病概述

弓形虫病分布遍及全球，动物和人的感染均极普遍。人体多呈阴性感染，但在免疫功能低下时可引起中枢神经系统损伤和全身播散性感染，是医学上重要的机会致病原虫。孕妇感染弓形虫会影响胎儿发育，导致流产、早产或先天畸形；对于免疫抑制或免疫缺陷的患者（如器官移植或艾滋病患者）弓形虫更是一个主要的机会性致病因素，免疫功能低下者如接受免疫抑制治疗者、肿瘤、器官移植和艾滋病等患者易感染弓形虫病，且多呈显性感染。

（三）诊断概述

中华医学会妇产科学会2011年将ToRCH筛查列为孕前三个月首选备查项目。在怀孕的早期进行血清弓形虫抗体检查，如果为阴性（即没有感染过），告诉孕妇特别注意预防感染，并定期复查；一旦发现孕妇出现急性感染（血清检查IgM抗体阳性）即给予螺旋霉素治疗，同时对胎儿进行羊膜穿刺和超声检查。如果证明胎儿发生感染，孕妇则采用磺胺加乙胺嘧啶治疗；要是发现胎儿有明显异常，父母可考虑终止妊娠。如果IgG抗体阳性，表示既往的感染。现在我国有很多医院已在开展对孕妇普遍进行弓形虫抗体检查。在2015年发布的推荐性卫生行业标准《弓形虫病的诊断》（WS/T 486-2015）中，弓形虫病诊断主要有弓形虫抗体检测、弓形虫循环抗原检测、弓形虫核酸检测、病理切片染色镜检、动物接种几种方法。目前体外诊断主要以弓形虫抗体检测为主要方法。

（四）试剂方法概述与进展

检测抗体所用抗原主要有速殖子可溶性抗原（胞质抗原）和胞膜抗原。前者的抗体出现较早、而后者的抗体出现较晚。同时采用多种方法检测可起互补作用而提高检出率。目前弓形虫抗体检测试剂主要酶联免疫法、化学发光法、时间分辨化学发光法等。

（五）实验室要求

弓形虫抗体检测试剂为第三类体外诊断试剂，需在生物等级BSL-2实验室进行，非感染性材料的实验在生物等级BSL-1的实验室进行。处理试剂和样本时需穿戴一次性无粉手套，操作后应彻底洗手。所有样本及使用后的试剂盒应视为潜在的传染性物质，废弃处理时，按照当地政府和国家有关规定进行。

（六）试剂相关国内外标准及标准物质进展

截止2018年8月，已有弓形虫IgG抗体检测试剂行业标准。标准物质方面，目前WHO有弓形虫IgG抗体国际标准品International Standard Anti-ToxoplasmaIgG （01/600）。在国内，中国食品药品检定研究院已建立弓形虫IgG抗体检测试剂国家参考品。对此类试剂的性能起到较为全面的质量控制。

二、弓形虫抗体检测试剂（酶联免疫法）

（一）检验原理

是利用抗原或抗体的固相及抗原或抗体的酶标记，加入酶反应的底物后，底物被酶催化成为有色产物，产物的量与标本中受检物质的量直接相关，由此进行定性或者定量分析。

（二）主要试剂

酶标板、酶标试剂、底物液、显色液、洗涤液、样本稀释液、终止液、阴性对照、阳性对照。

（三）主要仪器

酶标仪。

（四）样本要求

为血浆或血清。

（五）实验操作

根据试剂盒说明书结合自己实验室的SOP进行操作。

（六）结果判定

（1）阴性　小于cut-off值为阴性。

（2）阳性　一般大于等于cut-off值为阳性。

（3）灰区　有些试剂会设置灰区，在灰区范围内的样品需要重新检测。

（4）无效　不符合质控要求，表明试验失败或试剂无效，需重新检测。

（七）产品主要性能指标

1.外观　外包装应整洁无污染。检测试剂应无破损、完整。试剂盒组成应齐全。

2.需建立包括阳性参考品、阴性参考品、检测限参考品和精密度参考品在内的质控品。

（1）阳性参考品符合率　检测弓形虫抗体阳性国家参考品或企业参考品，结果均为阳性。

（2）阴性参考品符合率　检测弓形虫抗体阴性国家参考品或企业参考品，结果应均为阴性。

（3）最低检出限　检测最低检测限的弓形虫国家参考品或企业参考品，结果应符合相应要求。

（4）精密度　检测精密度样本10次，结果应均为阳性，且CV值应符合精密度国家参考品或企业参考品要求。

三、弓形虫抗体检测试剂（磁微粒化学发光法）

（一）检验原理

采用间接法原理定量检测人血清或血浆中弓形虫IgG抗体的含量。用TOX抗原标记磁微粒，酶标记抗人IgG抗体制备酶结合物，通过免疫反应形成抗原－抗体－酶标二抗复合物，该复合物催化发光底物发出光子，发光强度与TOX IgG抗体的含量成正比。可以定量检测。

（二）主要试剂

免疫磁微粒（标记有TOX抗原）、酶结合物、系列校准品、样本稀释液、发光底物液A、浓缩洗涤液、阴性对照、阳性对照。

（三）主要仪器

化学发光检测仪。

（四）样本要求

为血浆或血清。

（五）实验操作

根据试剂盒说明书结合自己实验室的SOP进行操作。

（六）结果判定

（1）阴性　小于cut-off值为阴性。

（2）阳性　一般大于等于cut-off值为阳性。

（3）灰区　有些试剂会设置灰区，在灰区范围内的样品需要重新检测。

（4）无效　不符合质控要求，表明试验失败或试剂无效，需重新检测。

（七）产品主要性能指标

1.外观外包装应整洁无污染。检测试剂应无破损、完整。试剂盒组成应齐全。

2.需建立包括阳性参考品、阴性参考品、检测限参考品和精密度参考品在内的质控品。

（1）阳性参考品符合率　检测弓形虫抗体阳性国家参考品或企业参考品，结果均为阳性。

（2）阴性参考品符合率　检测弓形虫抗体阴性国家参考品或企业参考品，结果应均为阴性。

（3）最低检出限　检测最低检测限的弓形虫国家参考品或企业参考品，结果应符合相应要求。

（4）精密度　检测精密度样本10次，结果应均为阳性，且CV值应符合精密度国家参考品或企业参考品要求。

（5）准确度（相对偏差）（定量检测试剂适用）测定WHO国际标准品或国家参考品或企业参考品，其相对偏差在±20.0%范围内。

（6）检测范围　（定量检测试剂适用）在线性范围内，相关系数（r）不低于0.9800。

四、弓形虫抗体检测试剂（时光分辨免疫荧光法）

（一）检验原理

以铕标记鼠抗人IgG作为示踪物，以TOX重组抗原包被于微孔板。免疫反应中，校准品、对照品或样本中的TOX IgG与TOX抗原相结合，在微孔板的表面形成TOX Ag-TOX IgG复合物，经洗涤除去未结合的IgG抗体；再加入铕标记抗体，在微孔板的表面形成TOX Ag-TOX IgG-鼠抗人IgG- Eu^{3+}复合物，经洗涤除去未结合的铕标记抗体；加入荧光增强液将复合物中的Eu^{3+}解离到溶液中，并与增强液中的有效成分形成高荧光强度的螯合物，其荧光强度与校准品、对照品或样本中的弓形虫IgG的含量成正比。

（二）主要试剂

微孔内表面上包被有TOX重组抗原、铕标记物、增强液、系列校准品、样本稀释液、阴性对照、阳性对照。

（三）主要仪器

时间分辨荧光免疫分析仪。

（四）样本要求

为血浆或血清。

（五）实验操作

根据试剂盒说明书结合自己实验室的SOP进行操作。

（六）结果判定

（1）阴性　小于cut-off值为阴性。

（2）阳性　一般大于等于cut-off值为阳性。

（3）灰区　有些试剂会设置灰区，在灰区范围内的样品需要重新检测。

（4）无效　不符合质控要求，表明试验失败或试剂无效，需重新检测。

（七）产品主要性能指标

1.外观外包装应整洁无污染。检测试剂应无破损、完整。试剂盒组成应齐全。

2.需建立包括阳性参考品、阴性参考品、检测限参考品和精密度参考品在内的质控品。

（1）阳性参考品符合率　检测弓形虫抗体阳性国家参考品或企业参考品，结果均为阳性。

（2）阴性参考品符合率　检测弓形虫抗体阴性国家参考品或企业参考品，结果应均为阴性。

（3）最低检出限　检测最低检测限的弓形虫国家参考品或企业参考品，结果应符合相应要求。

（4）精密度　检测精密度样本10次，结果应均为阳性，且CV值应符合精密度国家参考品或企业参考品要求。

（5）准确度（相对偏差）　测定WHO国际标准品或国家参考品或企业参考品，其相对偏差在±20.0%范围内。

（6）检测范围　在线性范围内，相关系数（r）不低于0.9800。

参考文献

［1］高兴政.医学寄生虫学.2版.北京：北京大学医学出版社，2011.

［2］陈兴保.现代寄生虫病学.北京：人民军医出版社，2002.

起草人：张瑾（中国食品药品检定研究院）

复核人：严诗云（广东省医疗器械质量监督检验所）

第八节　风疹病毒抗体检测试剂

一、概述

ToRCH是一组具有致畸作用的病原微生物的缩写名，由Nabmias于1971年首先提出。ToRCH由多种引起宫内感染的微生物和病毒的英文名称首字母组成，其中To代表刚地弓形体，R代表风疹病毒，C代表巨细胞病毒，H代表单纯疱疹Ⅰ型和Ⅱ型病毒，这一组病原体所引起的感染称之为ToRCH感染。妊娠期妇女发生宫内ToRCH感染后，可致胎儿先天畸形、死胎、早产、流产、智力发育异常等病症。

（一）病原学概述

风疹病毒是ToRCH感染的原因之一，为单链RNA病毒，属披膜病毒科风疹病毒属。风疹病毒直径为60~70nm，有一个20面体的核衣壳，内含单股RNA。病毒核心外有一层脂蛋白包膜包绕，包膜含有E1和E2两种多肽。风疹是由风疹病毒感染引起的一种病毒性发疹传染病，风疹引起的临床症状较轻，在多数情况下极少引起并发症或症状不明显。症状一般较轻微，以发热、不适、持续3~5天的斑丘疹为特征，此外，也可能出现鼻炎和结膜炎，常伴有淋巴结肿大。感染风疹病毒后可产生终身免疫。若无保护性免疫球蛋白，风疹病毒原发性产前感染将引起严重的后果。在怀孕期间感染的孕妇，病毒可通过胎盘传染胎儿，从而引起高风险性胚胎损害。先天性风疹会引发胎儿的严重缺陷，并影响后期的发育，如白内障、耳聋、肝脾肿大、精神运动性阻抑、心脏病和精神性疾病等。胎儿和新生儿的病理性后果与病毒的致畸性以及感染发生时所处的妊娠时间相关。首次感染风疹病毒，体液免疫应答首先合成特异性抗风疹病毒IgM抗体，在出疹后2周达到高血清水平，并在体内持续1~2个月。特异性IgG抗体一般在出疹几天后产生，约晚于IgM产生后一周，IgG抗体会在出现症状后6~10周内快速升高达到平稳状态，随后逐渐降低至一定水平，并持续终生。完全无症状的再次感染通常会伴随IgG水平的适当升高。

（二）检测技术与方法概述

风疹病毒感染检测方法主要包括病毒分离、病原学检测、血清学检测等。

1. 病毒分离　实验室可由咽拭子等样本中分离得到风疹病毒。但由于该方法比较耗时，不宜作为常规检测方法使用。

2. 病原学检测　可使用RT-PCR或实时荧光定量RT-PCR方法检测咽拭子等样本中风疹病毒核酸。

3. 血清学检测　风疹病毒感染的血清学检测是指使用酶联免疫、化学发光、流式荧光、免疫荧光、免疫印迹及胶体金等不同技术检测风疹病毒特异性IgG和IgM抗体的方法，操作简单，是目前风疹病毒感染诊断的主流方法。

二、检测技术与方法

风疹病毒抗体检测试剂是指一类利用免疫学方法，如酶免疫技术和化学发光免疫分析技术等，对人体血清或血浆样本中的风疹病毒特异性抗体进行体外定性、半定量和定量检测的试剂。结合临床表现和其他实验室指标，可用于风疹病毒感染辅助诊断及免疫状态的评估。目前在临床上使用的风疹病毒抗体检测方法包括酶联免疫法、化学发光法、流式荧光法、免疫荧光法、免疫印迹法及胶体金法等，其中以酶联免疫法、化学发光法为主。

（一）酶联免疫法

1. 基本原理　是将抗原或抗体吸附在固相载体表面，使抗原抗体反应在固相载体表面进行。加入酶反应的底物后，底物被酶催化成为有色产物，产物的量与标本中的受检物质的量直接相关，由此进行定性或者定量分析。包括间接法、双抗体夹心法、竞争法、捕获法等。

2. 技术方法 将血清或血浆待测样本经试剂稀释液进行稀释后，加入微孔板中，常温或37℃等条件下进行孵育，洗板后加入酶标反应液进行反应，再次洗板后加入底物，经显色、终止后可使用酶标仪进行检测。

3. 技术特点及适用性 与化学发光法相比，酶联免疫法成本低、操作方便、灵敏度相对较低，适合风疹病毒感染的初期定性诊断与筛查检测。

（二）化学发光法

1. 基本原理 化学发光法原理为反应体系中的某些物质分子，如反应物、中间体或者荧光物质吸收了反应释放的能量而由基态跃迁到激发态，当中间体由激发态回到基态时会释放等能级的光子，对光子进行测定而实现定量分析。根据其标记物差异可分为直接化学发光免疫分析法、化学发光酶免疫分析法、时间分辨免疫荧光法和电化学发光免疫分析法；根据包被抗原的固相载体的不同，又可分为板式化学发光免疫法和微粒子化学发光免疫法。

2. 技术方法 加入待测样本后，待测抗体在固相载体上形成“标记抗原－待测抗体－包被抗原”结构的免疫复合物，冲洗后加入不同的发光底物液、荧光增强液或电信号，然后测定发光值或荧光强度，样本中风疹病毒抗体量值和发光值或荧光强度在一定范围内成正比关系。

3. 技术特点及适用性 化学发光使用成本高，但其可以自动化大通量检测、灵敏度较高。

三、操作要点及注意事项

本部分以酶联免疫法与化学发光法为例进行介绍。

（一）酶联免疫法

1. 主要试剂 酶标板、样本稀释液、浓缩洗涤液、酶标试剂、显色液、终止液、阴性阳性对照等。

2. 主要仪器 温箱、洗板机、含波长450nm的酶标仪等。

3. 样本要求 可使用EDTA、柠檬酸钠或肝素等抗凝的人血清或血浆样品。一般情况下，应尽量避免使用存在溶血、高血脂、黄疸等血清或血浆样品；试剂不能检测明显含悬浮纤维蛋白或聚集物的样品；样品中应无微生物，一般可在2~8℃储存1周，超过此期限一般应－20℃以下冻存，避免多次反复冻融；使用前应将样品室温平衡30分钟以上，冷冻样品实验前需混匀。

4. 实验操作 根据试剂说明书结合自己实验室的SOP进行操作。基本步骤为：首先对样本进行稀释，稀释后加入酶标反应板，室温或37℃温育后洗涤干净；加入酶标试剂后温育并洗涤干净；加入显色剂避光显色并加入终止液终止；最后使用酶标仪进行单波长或双波长检测。

定性检测时，一般待测样品吸光度值高于试剂盒临界值为风疹病毒抗体阳性，不高于临界值为阴性（或为临界结果），如试剂盒规定了临界结果需重复检测进行确认；定量检测时，需按照试剂盒说明书规定对风疹病毒抗体浓度进行计算。

5. 产品性能指标 本类试剂盒产品性能一般至少需满足以下要求。

（1）试剂外观应符合产品技术要求的规定。

（2）阴性符合率 应符合国家参考品或企业参考品相应要求。

（3）阳性符合率　应符合国家参考品或企业参考品相应要求。

（4）检测限　使用WHO国际标准品（WHO International Standard Anti Rubella Immunoglobulin，Human，NIBSC code：RUBI-1-94）、国家参考品或经标化的企业参考品进行检测，风疹病毒IgG抗体检测试剂盒要求10IU/ml浓度水平应为阳性，风疹病毒IgM抗体检测试剂盒应符合相应要求。

（5）重复性　重复检测10次，检测结果的变异系数应满足国家参考品或企业参考品相应要求。

（6）准确度（适用于定量检测试剂盒）　使用WHO国际标准品（WHO International Standard Anti Rubella Immunoglobulin，Human，NIBSC code：RUBI-1-94）、国家参考品或经标化的企业参考品进行检测，应符合相应产品技术要求的规定。

（7）线性（适用于定量检测试剂盒）　在试剂盒线性范围内，使用WHO国际标准品（WHO International Standard Anti Rubella Immunoglobulin，Human，NIBSC code：RUBI-1-94）、国家参考品或经标化的企业参考品进行检测，要求线性相关系数r应不低于0.9800，或符合相应产品技术要求的规定。

6. 方法局限性

（1）检测结果必须结合临床信息进行分析，不能作为临床诊断的唯一依据。

（2）检测结果阴性并不排除存在风疹病毒抗体的可能。免疫功能受损或接受免疫抑制治疗的患者，其血清学抗体含量水平有限，及方法学的限制，都可能造成假阴性结果。

（3）患者样品中高浓度的免疫复合物或其他免疫球蛋白的聚集，可能出现由非特异性吸附引起的假阳性。

（4）本试剂仅用于人血清或血浆样品的检测。

7. 实验室要求　血清、血浆等非感染性材料可在生物等级BSL-1的实验室进行。所有样本及使用后的试剂盒应视为潜在的传染性物质，废弃处理时，按照当地政府和国家有关生物安全规定进行。

（二）化学发光法

1. 主要试剂　微粒混悬液、结合物、稀释液、质控品、校准品等。

2. 主要仪器　全自动化学发光检测仪。

3. 样本要求　可使用EDTA、柠檬酸钠或肝素等抗凝的人血清或血浆样品。一般情况下，应尽量避免使用存在溶血、高血脂、黄疸等血清或血浆样品；试剂不能检测明显含悬浮纤维蛋白或聚集物的样品；样品中应无微生物，一般可在2~8℃储存1周，超过此期限一般应-20℃以下冻存，避免多次反复冻融；使用前应将样品室温平衡30分钟以上，冷冻样品实验前需混匀。

4. 实验操作　根据试剂说明书结合自己实验室的SOP进行操作，本方法一般为全自动操作。

定性检测时，一般待测样品发光值高于试剂盒临界值为风疹病毒抗体阳性，不高于临界值为阴性（或为临界结果），如试剂盒规定了临界结果需重复检测进行确认；定量检测时，需按照试剂盒说明书规定对风疹病毒抗体浓度进行计算。

5. 产品性能指标　本类试剂盒产品性能一般至少需满足以下要求。

（1）试剂外观应符合产品技术要求的规定。

（2）阴性符合率　应符合国家参考品或企业参考品相应要求。

（3）阳性符合率　应符合国家参考品或企业参考品相应要求。

（4）检测限　使用WHO国际标准品（WHO International Standard Anti Rubella Immunoglobulin，Human，NIBSC code：RUBI-1-94）、国家参考品或经标化的企业参考品进行检测，风疹病毒IgG抗体检测试剂盒要求10IU/ml浓度水平应为阳性，风疹病毒IgM抗体检测试剂盒应符合相应要求。

（5）重复性　重复检测10次，检测结果的变异系数应满足国家参考品或企业参考品相应要求。

（6）准确度（适用于定量检测试剂盒）　使用WHO国际标准品（WHO International Standard Anti Rubella Immunoglobulin，Human，NIBSC code：RUBI-1-94）、国家参考品或经标化的企业参考品进行检测，应符合相应产品技术要求的规定。

（7）线性（适用于定量检测试剂盒）　在试剂盒线性范围内，使用WHO国际标准品（WHO International Standard Anti Rubella Immunoglobulin，Human，NIBSC code：RUBI-1-94）、国家参考品或经标化的企业参考品进行检测，要求线性相关系数r应不低于0.9800，或符合相应产品技术要求的规定。

6. 方法局限性

（1）检测结果必须结合临床信息进行分析，不能作为临床诊断的唯一依据。

（2）检测结果阴性并不排除存在风疹病毒抗体的可能。免疫功能受损或接受免疫抑制治疗的患者，其血清学抗体含量水平有限，及方法学的限制，都可能造成假阴性结果。

（3）患者样品中高浓度的免疫复合物或其他免疫球蛋白的聚集，可能出现由非特异性吸附引起的假阳性。

（4）本试剂仅用于人血清或血浆样品的检测。

7. 实验室要求　血清、血浆等非感染性材料可在生物等级BSL-1的实验室进行。所有样本及使用后的试剂盒应视为潜在的传染性物质，废弃处理时，按照当地政府和国家有关生物安全规定进行。

四、国内外相关技术方法对比

（一）相关标准

此类检测试剂相关标准有YY/T 1235-2014《风疹病毒IgG/IgM抗体检测试剂（盒）》，发布日期2014年6月17日，实施日期2015年7月1日；以及YY/T 1183-2010《酶联免疫吸附法检测试剂（盒）》，发布时间2010年12月27日，实施时间2012年6月1日。

（二）相关指南及指导原则

2016年6月30日，由妇产科相关专家组发布了《TORCH感染筛查、诊断与干预原则和工作流程专家共识》；我国已发布的审查原则有《弓形虫、风疹病毒、巨细胞病毒、单纯疱疹病毒抗体及IgG抗体亲和力检测试剂技术审查指导原则》，发布日期2014年3月13日。

（三）标准物质情况

WHO于2008年3月4日发布了国际标准品：WHO International Standard Anti Rubella Immunoglobulin，Human，NIBSC code：RUBI-1-94；中国食品药品检定研究院已发布的现行有

效的参考品为风疹病毒IgG抗体参考品（现批号360005-201702）和风疹病毒IgM抗体参考品（现批号360006-201702）。

参考文献

章锦曼，阮强，张宁，等.TORCH感染筛查、诊断与干预原则和工作流程专家共识.中国实用妇科与产科杂志，2016，32（6）：535-540.

起草人：周海卫（中国食品药品检定研究院）
复核人：刘倩瑜（广东省医疗器械质量监督检验所）

第九节 人类免疫缺陷病毒免疫检测试剂

一、概述

人类免疫缺陷病毒（HIV）俗称艾滋病病毒，是获得性免疫缺陷综合征（AIDS，俗称艾滋病）的病原体，归类于逆转录病毒科慢病毒属，为单链正链RNA病毒，基因组大小约9.8Kb。HIV作为逆转录病毒，由于其逆转录酶的保真性较低，因此，容易产生较高的突变和重组频率，使得病毒基因组具有高度的遗传变异。根据血清学反应和核酸序列，HIV一般分为两个型，即HIV-1和HIV-2型。根据基因型序列同源性，HIV-1型分为三个组，即M组（major）、O组（outlier）和N组（new或non-M、non-O），全球HIV感染者大多为M组HIV-1病毒株感染。M组HIV-1病毒株又包含A、B、C、D、F、G、H、J、K共9个亚型以及至少21种流行性重组型（CRF），流行性重组型的产生一般认为是由于机体受双重或多重HIV-1病毒株感染后导致的病毒基因组重组而形成的亚型内或亚型间的重组体。HIV-2型仅在少数几个非洲国家流行，其临床症状轻于HIV-1感染者，其感染者平均寿命也较HIV-1型感染者长。

HIV病毒以人体免疫系统中最重要的$CD4^{+}$T淋巴细胞作为主要攻击目标，大量破坏该细胞，使人体丧失免疫功能。早期的HIV感染者并没有明显的临床症状，经过一定的潜伏期（HIV在人体内的潜伏期平均为8~9年）后才会发展成艾滋病患者。艾滋病患者初期的症状如同普通感冒、流感样，可有全身疲劳无力、食欲减退、发热等，随着病情的加重，症状日见增多，如带状疱疹、口腔霉菌感染、肺结核，特殊病原微生物引起的肠炎、肺炎、脑炎，念珠菌、肺孢子虫等多种病原体引起的严重感染等，甚至出现罕见的疾病（如肺孢子虫肺炎、弓形体病、非典型性分枝杆菌与真菌感染等），后期常常发生恶性肿瘤，并发生长期消耗，以至全身衰竭而死亡。

目前HIV感染的检测一般基于病毒感染机体后产生的p24抗原、HIV抗体、病毒核酸等标志物。商业化的免疫学检测试剂都是基于检测p24抗原和HIV抗体两种标志物。对于人类免疫缺陷病毒抗体检测试剂，涉及的方法学包括酶联免疫法、免疫层析法（包括：胶体金法、胶体硒法、乳胶层析法）、免疫印迹法、发光法（包括化学发光法、电化学发光法、酶联荧光法、时间分辨免疫荧光分析法）。

（一）HIV抗体检测试剂

根据试剂所用抗原的来源以及检测试剂的类型，采用酶联免疫法的HIV抗体检测试剂可分为4个发展阶段，分别对应称之为第一代试剂、第二代试剂、第三代试剂和第四代试剂。

第一代试剂问世于1985年，采用间接法原理，使用经T淋巴细胞培养的HIV病毒的裂解产物作为包被抗原。此类抗原通常含有宿主细胞成分的污染而较易产生假阳性。其污染成分最常见的是淋巴细胞的主要组织相容性区域来源的蛋白片段，因此，怀孕期间暴露于胚胎白细胞或由于输血而与外源HLA接触的个体在产生抗HLA抗体后，其血液样品有时会检测为假阳性。为减少非特异性，通常不得不降低包被的抗原浓度，另外，杂蛋白的存在会与抗原竞争包被位点，因此第一代试剂的灵敏度也受到了一定的限制。

第二代试剂使用基因工程重组和（或）人工合成肽作为包被抗原，一般选择免疫优势区的片段，通过基因重组的方法，通常易于在培养基中生产大量同源性抗原，表达产物为单一目的基因而非多样性抗原混合，从而提高了试剂的灵敏度，而且在标准化条件下生产的抗原其纯度更高，使试剂的特异性和重复性均相应提高。与第一代试剂相同，第二代试剂仍使用间接法原理，只能检测样品中的IgG抗体，大大限制了试剂对HIV感染窗口期的检测能力。

第三代试剂使用合成多肽或重组HIV抗原，应用双抗原夹心法原理检测HIV抗体。即先以抗原包被聚苯乙烯板，再加入待检血清、酶标记的抗原，从而可同时检测所有类型抗体，提高了试剂的敏感性，同时特异性也得到了提高。另外，由于第三代试剂能检出IgM抗体，因此可以起到缩短窗口期的作用，有报道称，与第二代产品相比，第三代HIV抗体试剂检出窗口期的时间平均可提前5天。

第四代试剂为HIV-1抗原和HIV抗体联合检测试剂，最早由Biomerieux公司（HIV DUO）和Boehringer Mannheim公司（HIV Combi）在1998年推出可同时检测HIV-1 p24抗原和抗HIV抗体的第四代ELISA试剂。第四代试剂的包被物为HIV抗原和抗HIV-1 p24抗体，标记物为酶标记的抗原和抗体，从而能同时检测出血清中的HIV-1抗原和HIV抗体，进一步缩短了检测的窗口期，进一步提高了输血的安全性。有研究表明，HIV Combi试剂对HIV感染的检出时间比第三代试剂提前了2~25天，平均4.7天。以第三代Abbott试剂为零点，检测10份系列参比血清，结果显示第四代试剂可以提早检出4天，这意味着在现有参比血清的基础上，如果窗口期是22天，第四代试剂将其缩短为18天，相应地使输血的残余危险度进一步降低。以残余危险度的降低来评价第四代试剂对血源安全性的作用表明，第四代试剂用于大规模献血员筛查可以提高输血安全性。目前在临床和血液筛查中使用的主流试剂仍为第三代双抗原夹心法试剂，但随着第四代试剂的不断成熟和完善，将逐步作为主流试剂用于血液筛查。

（二）人类免疫缺陷病毒抗原检测试剂

此类试剂，检测对象是HIV病毒的p24核心蛋白。病毒复制过程中，一个成熟的病毒粒子可以产生具有1500拷贝的p24抗原，它是病毒复制过程中所产生的含量最多的蛋白质，并且可以存在较长的时间，这些特性有助于其作为靶蛋白质用于HIV的抗原检测。检测p24抗原是直接检测病毒的组分蛋白，因此具有高度的特异性，可以最直接反映病毒的感染。HIV-1不同病毒分离株之间其p24蛋白变异很小，而且是人类免疫缺陷病毒感染机体后最早出现的标志物，因此，检测p24抗原，不仅可检测不同的HIV变异株，而且可检测到抗体阳转前的HIV感染窗口期。检测结果可用于监测HIV病毒感染的自然史、预测疾病预后、监测抗艾滋病病毒药物治疗的效果、诊断围产期艾滋病病毒感染、提供更早更准确的诊断以及用于献血者筛查。目前商业化的人类免疫缺陷病毒抗原检测试剂主要包括生物梅里埃和罗氏诊断两家单位的产品，所采用的方法学分别为酶联荧光法和电化学发光法。此两种试剂同时提供p24抗原中和试剂，以对检测结果为阳性的样品进行确认。

二、检测技术与方法

（一）酶联免疫法HIV抗体检测试剂

HIV第三代酶联免疫法试剂采用双抗原夹心法的原理来检测血清或血浆标本中的HIV抗体。阳性样品中的HIV抗体在第一步反应的时候与微孔板上的抗原特异性结合，通过洗板去掉未结合的非特异性成分和多余的抗体；第二步加入HRP标记的HIV抗原，可以在微孔板上形成抗原-抗体-抗原-HRP复合物，再通过洗板去掉未形成复合物的成分，最后加入显色底物，HRP酶即可催化显色，而阴性标本由于缺乏HIV抗体而无法形成可以催化底物显色的复合物，因此可以通过显色来判断标本是否呈HIV抗体阳性。

HIV第四代酶联免疫法试剂采用双抗原夹心法的原理来检测血清或血浆标本中的HIV抗体，同时采用双抗体夹心法的原理来检测血清或血浆标本中的p24抗原。阳性样品中的HIV抗体在第一步反应的时候与微孔板上的抗原特异性结合，而样品中的p24抗原则与微孔板上的p24抗体以及样品稀释液中的生物素标记的p24抗体特异性结合，通过洗板去掉未结合的非特异性成分和多余的抗体和p24抗原；第二步加入HRP标记的HIV抗原和亲和素，可以在微孔板上形成抗原-抗体-抗原-HRP复合物，再通过洗板去掉未形成复合物的成分，最后加入显色底物，HRP酶即可催化显色，而阴性标本由于缺乏HIV抗体和p24抗原，因此无法形成可以催化底物显色的复合物，因此可以通过显色来判断标本是否呈HIV抗体或p24抗原阳性。

在整个试剂中，最关键的在于获得灵敏度高、特异性好的HIV重组抗原，不同厂家试剂在抗原的选择上虽然包含的区段大致相同，但具体的抗原仍然有差别，这也是不同试剂对某些标本检测会出现阴阳不同结果的主要原因。

（二）化学发光HIV抗体检测试剂（CLIA）

化学发光检测试剂的主要优点是灵敏度高、线性范围宽、标记物的有效期长、无放射性危害、易于实现全自动化等。但不同的化学发光物质，其发光原理和发光性能不同，不同类型的化学发光免疫分析系统原理和方法各异，它们都有着方法、仪器、试剂三位一体的特定要求，故在研究和生产上的难度较大。近年来化学发光检测试剂在国内外倍受临床检验和生物医学工作者的关注。

化学发光免疫分析试剂主要分为以下三类。

1. 标记发光物质 采用吖啶酯衍生物标记抗体或抗原。吖啶酯衍生物标记抗原、抗体等大分子物质后，其发光效率并不受影响；同时由于其分子量小，标记后对抗原或抗体的活性影响极小；吖叮酯衍生物标记物作为示踪物质干扰因素少，性质稳定。吖啶酯衍生物的发光反应不需要酶催化，只需要过氧化氢和碱性条件，产生强度高、背景低、持续时间极短的闪光，易于实现自动化，但对检测仪器要求较高。

2. 酶催化发光剂 主要采用HRP和碱性磷酸酶，使用适当的方法将辣根过氧化物酶（HRP）或碱性磷酸酶（ALP）与抗原或抗体偶联，形成酶标记物，进行免疫分析。前者催化鲁米诺-H_2O_2发光，后者催化1，2-环二氧乙烷金刚烷衍生物发光。酶催化的化学发光具有放大作用，具有较好的灵敏度，产生持续时间较长的辉光，对实验操作和检测仪器的要求较低，易于实现半自动、自动化的化学发光免疫分析。

3. 电化学发光　将三联吡啶钌标记抗体或抗原，经电激发钌而发光。三联吡啶钌是一种水溶性的小分子化合物，具有极其稳定的性质，将其标记抗原或抗体后，对抗原或抗体的影响极小，该物质在阳性电极的作用下，与三丙胺形成正反馈增强发光反应，因而该反应灵敏度很高。

上述三种化学发光免疫分析的特点比较见表3-4-4。

表3-4-4　三种化学发光免疫分析技术的比较

	吖啶酯	酶促法	电化学法
标记物	吖啶酯衍生物	Apase.HRP	三联吡啶钌
发光特征	闪光	辉光	闪光
灵敏度	高	高	高
自动化	高	较高	高
实用性	不便普及	可普及	不便普及
仪器价格	高	低	高
通用标记物	否	可	否
稳定性	高	较高	高
快速	快	较快	快

目前，国内已有HIV抗体化学发光免疫检测试剂、HIV抗原抗体化学发光免疫检测试剂上市，大部分以HRP酶作为标记物，以抗原抗体免疫反应为基础，利用高灵敏的化学发光底物液为示踪物的固相吸附测定方法。所有的制备以及检测与以上的酶联免疫方法类似，不同之处是需要制备化学发光底物液，包括A液和B液，A液主要成分为5-氨基-2，3-二氢-1，4-二氮杂萘二酮（phthalazinedione），通常称作“鲁米诺”，另外还包括一些发光增强剂，B液主要为过氧化物溶液。在使用前根据一定比例混合，化学发光底物液应澄清透明无沉淀或絮状物。A和B液混合后不稳定，必须在使用前即时配制。在检测时采用相应的发光检测仪进行检测。部分试剂采用碱性磷酸酶、吖啶酯衍生物作为标记物。化学发光法试剂基本实现了在自动化平台上运行，大大减少了检测过程中人为因素的影响。

（三）时间分辨免疫荧光分析法HIV抗体检测试剂

时间分辨免疫荧光分析技术（TRFIA）是20世纪80年代由芬兰Wallac公司建立，其标记物为三价Eu^{3+}、Sm^{3+}、Tb^{3+}、Dy^{3+}离子等镧系元素，以Eu^{3+}标记抗体或抗原应用最广。游离状态下Eu^{3+}的荧光信号很弱，一旦与合适的有机配体形成螯合物，Eu^{3+}荧光得以显著增强。Eu^{3+}螯合物经激发后从基态跃迁到激发态，其激发光波长约337nm，与荧光发射波长613nm之间有很大Stoke′s位移，而且发射峰很窄；激发所产生的荧光不仅强度高，半衰期也较长，比常见的有机荧光物质以及血清中各种荧光物质的荧光半衰期高出5~6个数量级。测量时，通过激发后的时间延迟，即通过时间分辨方式可获得Eu^{3+}的特异性荧光信号。这些特征都为TRFIA的信号采集和多标记技术的应用提供了有利条件。

时间分辨免疫荧光分析技术对Eu^{3+}的检测灵敏度极高（可达10^{-14}mol/L），其原因除测量仪器外，最主要的是增强液（FES）的荧光增强作用。在荧光增强液的作用下，Eu^{3+}从免疫复合物上完全解离，迅速与FES中的配体螯合并进入胶束的疏水内核（<5分钟），使Eu^{3+}荧光得以成千万倍地放大，这是TRFIA能实现超灵敏分析的主要原因。

目前最有效的荧光增强液（FES）主要由β-二酮（β-NTA）协同试剂、非离子表面活性剂和缓冲试剂组成。一般认为β-NTA与TTA对Eu^{3+}的荧光增强效果较好。对于Tb^{3+}和Dy^{3+}等具有更高共振激发态能级的稀土离子，其荧光增强需采用PTA等三重激发态能量较高的配基。

荧光增强液（FES）中，TOPO（三正辛基氧化磷）协助饱和Eu^{3+}剩余的配位位点，并与β-NTA共同在Eu^{3+}周围形成较完整的疏水性屏蔽层，防止水分子对Eu^{3+}荧光的淬灭。同时，TOPO还能作为能量供体将能量传递给β-NTA。表面活性剂Triton X-100在FES中形成胶束，使疏水的β-二酮、协同试剂同处于胶束的疏水内核，增强Eu^{3+}螯合物的稳定性，进一步防止水分子对Eu^{3+}荧光的淬灭。高效的荧光增强和很低的荧光本底为TRFIA高灵敏分析提供了前提。

采用时间分辨免疫荧光分析法（TRIFMA）的HIV抗体检测试剂、HIV抗原抗体试剂均研制成功，为基于夹心免疫分析法原理制备的固相微孔板式试剂，其方法学原理与第三代、第四代酶联免疫法HIV抗体试剂基本一致：在微孔内包被HIV抗原，以Eu^{3+}标记另一HIV抗原（和/或p24抗体）；标本加入后通过免疫反应，标本中的抗-HIV抗体与包被的HIV抗原形成固相HIV抗原—抗HIV抗体复合物（和/或p24抗体—p24抗原复合物）；洗涤微孔后，加入Eu^{3+}标记的HIV抗原（和/或Eu^{3+}标记的p24抗体），在微孔内表面形成固相HIV抗原—抗HIV抗体—HIV抗原-Eu^{3+}复合物（和/或p24抗体—p24抗原复合物—p24抗体复合物）；洗涤除去游离的Eu^{3+}标记HIV抗原（和/或Eu^{3+}标记的p24抗体）后，加入荧光增强液，增强液将固相表面复合物上的Eu^{3+}解离至溶液中，Eu^{3+}与增强液中的组分形成荧光络合物，其荧光强度与血清中的抗-HIV抗体（和/或p24抗原）浓度成正相关。

（四）免疫层析法HIV抗体检测试剂

免疫层析法HIV抗体检测试剂一般采用胶体金技术，该技术是20世纪90年代兴起的快速诊断技术，目前在HIV抗体的快速检测中也得到了应用。胶体金溶液是由氯金酸经还原制成的、直径为20~40nm的金颗粒胶体溶液，其中心是金原子颗粒，周围吸附了一层$AuCl^{2-}$负离子离子，使得金颗粒带负电从而阻止金颗粒的凝集，形成稳定的胶体金溶液。胶体金颗粒与标记蛋白的结合主要依赖于肽链上的三种氨基酸：①赖氨酸带有较强的正电荷，通过静电吸附带负电荷的金颗粒；②色氨酸主要通过疏水相互作用与胶体金相联接；③半胱氨酸通过-SH与金表面以共用电子的形式形成共价键。HIV抗原和胶体金标记后，则需要在玻璃纤维膜或聚酯膜上干燥，制成胶体金垫（conjugate pad）。常见的免疫层析技术除包括胶体金、胶体硒、乳胶颗粒及纳米磁珠等，其中胶体硒和胶体金性质类似，而乳胶等颗粒主要通过疏水作用或化学交联和标记蛋白结合。

硝酸纤维素（Nitrocellulose，NC）膜是胶体金类技术中另一个关键材料。这种多孔的膜上能包被上大分子物质，HIV抗原通过专用的喷膜仪包被在NC膜上后，能牢固结合在膜上，并且有抗原活性。NC膜的孔径在4~12μm之间，经表面活性剂处理后，具有很好的亲水性，若从一端加入血清等溶液，能在数十秒内将液体在毛细作用下层析到另一端，NC膜的这种特性是胶体金诊断试剂形成的基础。

胶体金类类试剂组成部分还包括样品垫、吸样样垫和支撑物（PVC板）等。结构示意图见

图3-4-4。

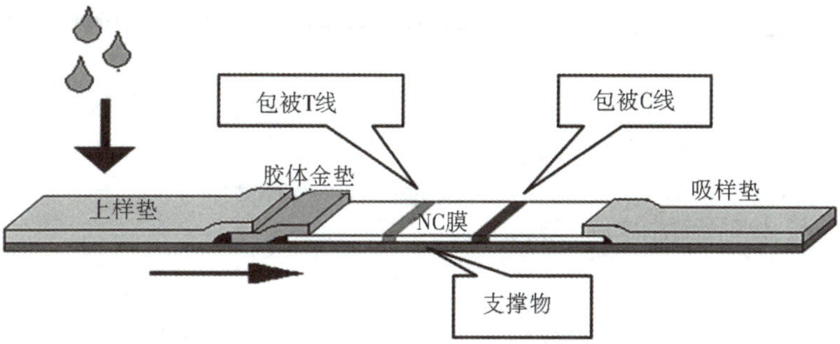

图3-4-4　HIV胶体金类快速诊断试剂结构图

检测时，将样本滴加至上样垫，样本扩散到干燥胶体金垫上，溶解胶体金标记物，若样本中含有HIV抗体，样本中的HIV抗体即与标记于胶体金上的HIV抗原反应形成复合物，并在NC膜上层析，当层析到包被抗原处时，膜上的HIV抗原会和复合物再次发生抗原抗体反应，使复合物聚集在包被线上，当聚集到一定数量时，即形成肉眼可见的聚集线（T线）。若样本中不含有抗HIV抗体，则不能形成复合物，亦不能被包被线上抗原捕获，无法形成可见的T线。硝酸纤维膜同时还包被有质控线（C线），作为试剂的内控标准，阳性和阴性样本检测时均会出现，是试验检测是否有效的标志。典型的HIV抗体检测结果见图3-4-5。

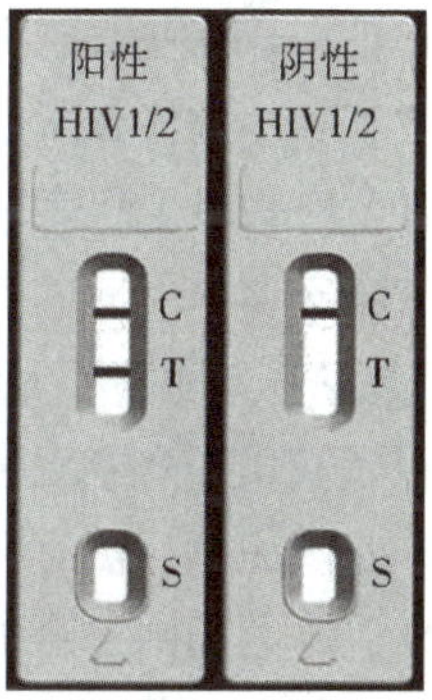

图3-4-5　HIV胶体金试剂检测结果示意图

HIV抗体免疫层析法试剂因其快速（一般5~30分钟完成）便捷、稳定性好（2~30℃保存，有效期一般可达18个月以上）成本低等特点，在国内外发展迅猛。我国目前研制生产HIV抗体免疫层析法试剂的企业至少30个以上。但HIV快速诊断试剂灵敏度低于酶联免疫试剂，因此对其适应范围有明显的限制。

随着科学技术的发展，部分HIV免疫层析法试剂出现了一些新的特点。①三线包被技术：可将HIV-1和HIV-2抗原在NC膜上分开包被，从而可区分HIV-1或HIV-2的感染，给流行病学调查和快速反应提供更多信息。②随着临床检测对于早期感染检测的需求，目前已经研制成功HIV抗原抗体胶体金试剂和HIV抗原抗体胶体硒试剂，采用三线包被技术，三线分别为p24抗原T线、HIV抗体T线和质控C线，可同时检测HIV抗体和p24抗原，一定程度上可满足对早期感染的检测需求。③口腔渗出液和尿液快速诊断试剂：绝大多数试剂的检测样本为血清、血浆或全血，需要采血，为有创（伤）方法，而口腔渗出液或尿液的检测为无创方法，进一步方便了检测，但目前这种检测方法灵敏度较血液检测低，造成实际使用中漏检率偏高，美国FDA也不推荐用于临床诊断使用。对于口腔渗出液快速诊断试剂，需采用特殊的装置（如OraSure、OmniSAL、Oracol、Salivette、OraScreen、Orapette等），获取口腔黏膜渗出液（Oral mucosal transudate，OMT）或齿龈缝隙液（Gingival crevicular fluid，GCF）；这些装置的共同特点是针对富集OMT/GCF的特定口腔部位（齿龈、齿龈与颊黏膜间、舌下等），将类似牙刷状的采集棒静置于该处一定时间或反复摩擦，以达到充分吸收这些部位唾液的目的。然后再将采集棒置于配套的密闭容器中，内含缓冲液，可短期保存标本，防止病原体或其抗体被破坏，同时抑制其活性。对于尿液快速诊断试剂，因尿液标本中的抗体较稳定，一般室温可保存55天、2~8℃可保存一年，因此可在正常条件下邮寄或运输而不降解；但是应该考虑的是尿液中存在的各种离子、pH等对检测结果的影响。

（五）免疫印迹（Western Blot，WB）HIV抗体检测试剂

免疫印迹法HIV抗体检测试剂早期被称之为HIV抗体确认试剂，新版《艾滋病检测规范》中则称之为补充检测试剂。

大部分免疫印迹法HIV抗体检测试剂都提供含有HIV病毒抗原的膜条，检测人员只需将待测样品和膜条一起置于特定的加样槽中进行孵育即可，接下来的步骤类似于ELISA试验。商业化的试剂盒提供的膜条都是生产线条件下制造的，能保证其均一性，有效地降低WB试验的变异性，有利于试验的标准化。

商业化免疫印迹法HIV抗体检测试剂，一般采用全病毒裂解的抗原（一般为gp160、gp120、p66、p55、p51、gp41、p31、p24、p17和p15）经SDS电泳后，转膜至硝酸纤维膜（或PVDF膜）上；而HIV抗体重组免疫印迹法试剂则采用的是重组表达的HIV抗原（一般为p55、p24、p66、p31、gp120、gp41、gp105和gp36），二者的其余生产工艺基本一致。与HIV抗体免疫印迹法试剂相比，HIV抗体重组免疫印迹法试剂检测时的信噪比高，本底较清晰，无潜在假阳性干扰，且可通过调整条膜上HIV抗原量，克服了WB实验中使用病毒裂解蛋白而可能产生的固相载体上某些重要抗原量不足的缺点。同时，应该注意，由于病毒株在所合成抗原决定簇部位发生突变可能导致HIV抗体假阴性结果；另一个缺点是由于合成抗原不能糖基化，其立体构象与天然抗原分子有一定差异，在一定程度上可能影响了模拟真实HIV抗原检测抗体的能力。

1. 检测原理 将每一膜条放至单独孵育槽中。用封闭液（通常为5%的脱脂牛奶）将膜条浸湿并孵育一段时间，封闭膜条上未结合蛋白的位点，防止样品中的抗体与其结合，避免非特异性反应影响结果判定。封闭结束后，用洗脱液洗去膜条上的封闭液，加入待测样品，该过程中应注意避免相邻孵育槽之间样品的交叉污染。然后将孵育槽置于摇床上轻微的振摇孵育，按操作说明书设定孵育温度及时间，孵育过程中HIV特异性抗体与膜条上相应抗原相结合，用洗脱液洗去未结合抗体。然后向孵育槽中加入酶结合物（一般为碱性磷酸酶标记的抗人IgG抗体）孵育一段时间，此过程中酶结合物与结合在膜条上的抗-HIV抗体相结合，用洗脱液洗去未结合的酶结合物。最后向孵育槽中加入显色底物，在特异性抗体结合位置出现相应条带，根据出现条带的条数及位置，参照试剂盒说明书及相应标准，判断待测样品为阳性、阴性或不确定。

2. 结果判定 免疫印迹法HIV抗体检测试剂和重组免疫印迹法HIV抗体检测试剂的生产企业根据对一系列临床样品的检测，设定样品结果的判断标准，不同企业生产的试剂可能有不

同的判断标准。同时，不同的国际组织对 HIV 免疫反应的理解不完全一致，或者是对反应条带的解释不完全一致，不同国际组织建立了不同的阳性结果的判定标准（表 3-4-5）。对阴性的判断标准基本上是一致的，即反应膜上无任何反应条带出现则判为阴性反应，但包括 WHO 在内的两个国际组织建议在反应膜上仅有微弱的 p17 条带时，也可报告为阴性。

表3-4-5 HIV抗体阳性判定标准

组织机构	判定标准
德国 Paul Ehrlich 研究院	至少 2 条带，其中一条是 env
法国全国输血中心	二条 env（2）带和 gag 或 pol 带
澳大利亚国家参比实验室（NRL）1987	一条 env 带和任何三个 gag 和 pol 带
泛美卫生组织	至少 2 条带，必须含有 p24/p31，必须含有 1 条 env
美国 CDC	gp41，gp160/gp120，p24 中的任意 2 条带
美国 FDA	必须含有 p24 和 p31，以及 gp41，gp160/gp120 中的任意 1 条带
美国红十字会	gag，pol，env 各含有 1 条
WHO	必须含有 2 条 env
中国	有 2 条 env 或者 1 条 env 加 1 条 p24

美国CDC的判定标准目前被许多国家所采用。但应该注意的是在不同的国家和地区流行的是不同类型的HIV毒株。因此确认监测的标准必须与该地区流行的毒株以及该毒株的生物学特性相对应。

免疫印迹法HIV抗体检测试剂的检测结果，主要包括“确认为阳性”，报告为HIV感染者；“确认为阴性”者则为非HIV感染者；对有条带出现但又不满足阳性判定标准的，则判为“不确定”者。对不确定者，则应随访3个月后再检测其抗体，若符合阳性者则判为HIV感染者，若HIV抗体反应条带无进展者，再随访3个月，若符合阳性者则判为HIV感染者，若HIV抗体反应条带无进展者，则可报告为阴性。不确定病例的增加将明显增加工作量，而且也会增加被测者的心理负担。因此一个好的确认试剂则应该尽可能判断为阴性或阳性，减少不确定者的检出。不同试剂之间，不同地区之间，不同人群之间以及不同检测策略之间其不确定样品出现的比例是不同的。有研究显示，不同试剂所检测出的不确定样品的比例在7%~25.6%之间；在HIV低危人群、高危人群以及患有其他疾病者中不确定样品的检出比例分别为9.8%、33.2%和36.7%，HIV感染的危险性以及临床疾患，尤其自身免疫系统疾病影响其检测结果。在不确定样品中出现的条带并不是随机的，p24条带是经常出现的，有报道显示其在不确定样品中的比例可高达91.6%。相对而言，在不确定样品中出现抗gp120/gp160的比例相对较低。

（六）人类免疫缺陷病毒抗原检测试剂

虽然各厂家HIV p24抗原检测试剂的原理有所不同，但都是应用酶联免疫吸附试验（ELISA）技术加以改进用于检测抗原。通常一个针对p24抗原的单克隆抗体吸附在固相载体上，当加入的待检样品中含有p24抗原时，会和吸附在固相载体上的抗体相结合，经过洗涤后，加入生物素标记的高滴度检测抗体。孵育后加入链亲和素连接的酶（链亲和素过氧化物酶），反应一段时间后，亲和素-生物素系统可以作为一个放大器产生额外的信号，从而可以检测到待测样品中少量的抗原。最后是发光显色反应，不同的方法学试剂显色发光原理不同。发光值与待测样品中的HIV-1 p24抗原含量呈一定比例。

三、操作要点及注意事项

（一）免疫层析法HIV抗体检测试剂

1. 操作要点 免疫层析法HIV抗体检测试剂检测原理基本相同，检测程序类似，其基本操作和要求如下。

（1）取出试纸卡或试纸条，平衡到室温。

（2）打开包装袋，将试纸卡（条）放在平面上，在加样孔（端）加入相应量的血清、血浆或全血；按不同试剂的要求加入或不加样本稀释液。

（3）按照试剂的说明书，在规定的时间内判定检测结果的阴、阳性。绝大多数HIV抗体免疫层析法试剂的判读时间为加样后30分钟内，在未到规定的时间若出现阳性反应线，可以直接判定为阳性结果，因为反应线一旦出现，不会消失。阴性结果需要到规定的时间才能判定。

（4）结果判定

1）阳性（+） 出现两条红色条带。分别位于检测区（T）和质控区（C），表明HIV抗体阳性。对于三线的诊断试剂需注意区分HIV-1或HIV-2阳性。

2）阴性（-） 仅质控区（C）出现一条红色条带，表明HIV抗体阴性。

3）无效 质控区（C）未出现红色条带，表明不正确的操作过程或试剂已变质损坏。在此情况下，应再次仔细阅读说明书，并用新的试剂重新测试。如果问题仍然存在，应立即停止使用此批号产品，并与试剂生产商联系。

2. 注意事项

（1）免疫层析法HIV抗体检测试剂是HIV的初筛试剂，不能用于HIV感染的确诊，目前HIV感染的确诊一般采用免疫印迹法试剂方法，而且免疫层析法HIV抗体检测试剂的检测灵敏度低于酶联免疫法HIV抗体检测试剂，因此应明确限制该类试剂的使用范围。

（2）虽然试剂本身不具有任何传染性，但被检对象可能感染HIV病毒，具有传染性，所以需按艾滋病实验室检测规范进行操作。

（3）免疫层析法HIV抗体检测试剂一般为室温保存（温度应低于30℃）。若无特殊说明，检测时的环境温度为室温（一般为15~30℃），检测前要平衡至室温后再开袋使用，高温或低温都可能影响检测的灵敏度和特异性。

（4）胶体金类诊断试剂对湿度敏感，因此检测时打开包装袋后，应在1小时内进行检测，以防试剂吸收水分后失效。

（5）一定要在规定时间内判定结果，超出规定时间再判定结果无效。由于肉眼判定可能存在一定的主观性，对弱阳性反应该由两人以上共同判定结果，或重复测试。

（二）其他方法学的HIV抗体检测试剂

1. 操作要点 对于采用酶联免疫法、化学发光法、时间分辨免疫荧光分析法、免疫印迹法等方法学的HIV抗体检测试剂的试验操作，均应根据试剂盒说明书并结合自己实验室的SOP进行，基本操作步骤为：样品及试剂平衡至室温、加待检样品后第一次孵育、第一次洗涤、加酶标记物（或发光标记物、Eu^{3+} 标记物等）后第二次孵育、第二次洗涤、显色反应、读数或结果判读。目前采用酶联免疫法、化学发光法和免疫印迹法等的 HIV 抗体检测试剂均实现了自动化/半自动化操作。

2. 注意事项

（1）检测时应注意的基本事项　根据中华人民共和国卫生部2006年1月11日制定的《人间传染的病原微生物名录》，人类免疫缺陷病毒，微生物危害程度为第三类，抗体等免疫学检测应在生物等级BSL-2实验室进行。试验操作时应戴一次性无粉手套、口罩、防护服。操作后应彻底洗手。所有样本及使用后的试剂盒组分应视为潜在的传染性物质，废弃处理时，按照当地政府和国家有关规定进行。

1）检测时，一般需设置三个阴性对照和适宜数量的阳性对照，用于判断每次试验成立与否；同时还应计算每次试验的cut-off值。目前不同厂家生产的酶联免疫法的HIV抗体检测试剂，cut-off值计算方法各不相同，并且每次实验的cut-off值也各不相同，因此一般采用S/CO来判断标本的结果，其中S为Sample（样本）或Specimen（标本）的简写，表示的是标本测定的吸光度值，CO为cut-off值的简写，当S或CO值大于或等于1时，标本的测定为阳性反应，小于1时为阴性反应。

2）对于阴性反应者可以直接发出阴性报告，而“阳性反应者”必须进行重新双孔复试，复试结果一孔或两孔为阳性者需要进行进一步的确认检测，双孔为阴性可以出阴性结果报告。对具体的要求以及程序，各检测实验室都必须严格按照《全国艾滋病检测技术规范》的规定执行。

（2）对待检测的样品（人血清或血浆）的处理和保存方面应注意的事项

1）样品采集时要注意避免出现严重溶血。血红蛋白中含有的血红素具有类似过氧化物的活性，因此，在以HRP为标记酶联免疫法、化学发光法、免疫印迹法等HIV抗体试剂的检测过程中，如样品中血红蛋白浓度较高，则在温育过程中血红蛋白易吸附于固相，从而使随后加入的HRP底物反应显色。

2）使用血清或血浆采血管采集样品后应立即混匀，以便促凝剂或抗凝剂和全血充分反应。分离时应充分离心，3000r/min至少6分钟以上，以防止新鲜采集的样品中纤维蛋白凝集或抗凝不均匀，导致样品加样后的温育过程中吸附在微孔壁产生非特异性反应。

3）采集的标本如果是以无菌操作分离，则可以在2~8℃下保存一周，如为有菌操作，则建议冰冻保存。样本的长时间保存，应在-70℃以下。

4）冰冻保存的血清标本须注意避免因停电等造成的反复冻融。标本的反复冻融所产生的机械剪切力将对标本中的蛋白等分子产生破坏作用，从而引起假阴性结果。此外，冻融标本的混匀亦应注意，不要进行剧烈振荡，反复颠倒混匀即可。

5）要注意尽量避免细菌污染，一则细菌的生长所分泌的一些酶可能会对抗原抗体等蛋白产生分解作用；二则一些细菌的内源性酶如大肠杆菌的 β-半乳糖苷酶本身会对用相应酶作标记的测定方法产生非特异性干扰。标本在保存中如出现细菌污染所致的浑浊或絮状物时，应离心沉淀后取上清液检测。

（三）人类免疫缺陷病毒抗原检测试剂

1. 操作要点　待测样品一般为血清或血浆［可选用的抗凝剂包括 EDTA（乙二胺四乙酸）或 ACD（枸橼酸钠）］。

基本操作步骤为：样品及试剂平衡至室温、加待检样品后第一次孵育、第一次洗涤、加标记物（或发光标记物等）后第二次孵育、第二次洗涤、显色反应、读数/结果判读。商业化的HIV p24抗原检测试剂均实现了自动化/半自动化操作，如生物梅里埃p24抗原检测试剂在VIDAS平台运行（为半自动平台），罗氏p24抗原检测试剂则在其一系列的全自动电化学发光分析仪平台均可运行。

2. 注意事项

（1）检测时应注意的基本事项　参见"（二）其他方法学的HIV抗体检测试剂"中的"注意事项"。

（2）对待检测的样品（人血清或血浆）的处理和保存方面应注意的事项　参见"（二）其他方法学的HIV抗体检测试剂"中的"注意事项"。

四、国内外相关技术方法对比

目前，暂未查询到相关的国际、国家标准。中国食品药品检定研究院制定了人类免疫缺陷病毒抗原抗体联合检测试剂盒（发光类）和HIV抗体确认试剂的行业标准，分别为《人类免疫缺陷病毒抗原抗体联合检测试剂盒（发光类）：YY/T 1526-2017》和《人类免疫缺陷病毒（1+2型）抗体检测试剂（盒）（免疫印迹法）：YY/T 1514-2017》。

标准物质方面，WHO当前已经研制出HIV-1 p24标准品，为单只冻干样品，其HIV-1 p24含量为1000 IU/ml。针对不同方法学的HIV免疫学检测试剂，我国均建立了相应的国家参考品，包括人类免疫缺陷病毒抗体国家参考品（代码：220009）和HIV-1 p24抗原国家参考品（代码：220015）、人类免疫缺陷病毒抗体快速试剂国家参考品（代码：220013）、人类免疫缺陷病毒抗体确认试剂国家参考品（代码：220016）、人类免疫缺陷病毒抗体口腔黏膜渗出液快速试剂国家参考品（代码：220019）、人类免疫缺陷病毒抗体尿液快速试剂国家参考品（代码：220020）等。每种国家参考品均制定了相应的质量要求，一般包括阴性参考品符合率、阳性参考品符合率、最低检出限和精密性等。

目前，暂未查询到相关的国际标准。我国已经制定了HIV抗体诊断试剂盒（酶联免疫法），收录入《中国药典》，HIV抗原抗体诊断试剂盒（酶联免疫法）目前正在制定中，计划收录入《中国药典（2020年版）》。

针对HIV诊断试剂，原国家食品药品监督管理总局发布了《人类免疫缺陷病毒检测试剂临床研究注册技术审查指导原则》。

起草人：许四宏（中国食品药品检定研究院）
复核人：刘倩瑜（广东省医疗器械质量监督检验所）

第十节　梅毒血清学检测试剂

一、概述

（一）病原学概述

梅毒螺旋体（Treponema pallidum，Tp）是梅毒的病原体，因其透明，不易着色，故又称苍白螺旋体。梅毒螺旋体细长，5~15 μm × 0.1~0.2 μm，形似细密的弹簧，螺旋弯曲规则，平均8~14个，两端尖直。电镜下显示梅毒螺旋体结构复杂，从外向内分为：外膜（主要由蛋白质、糖及类脂组成）轴丝（主要由蛋白质组成）圆柱形菌体（包括细胞壁、细胞膜及胞浆内容物），一般染料不易着色。TP的毒力因子主要为膜蛋白和几种溶菌酶，它们的编码基因是TP重复基因家族里的12个基因，其中至少9个基因表达的蛋白认为是主要的免疫原。在这些蛋白中，分子质量为15kDa（TpN15）、17 kDa（TpN17）、37 kDa（TpN37）、45 kDa（TmpA）、和47 kDa（TpN47）的5种蛋白具有诊断价值。梅毒螺旋体有生活发育周期，分为颗粒期、球形体期及螺旋体期，平均约30小时增殖一代，发育周期与所致疾病周期、隐伏发作及慢性病程有关。1981年，Fieldsteel等采用棉尾兔单层上皮细胞，在微氧条件下培养成功，在人工培养基上尚不能培养。梅素螺旋体对温度、干燥均特别敏感，离体干燥1~2小时死亡，41℃中1小时死亡，对化学消毒剂敏感，1%~2%苯酚中数分钟死亡，对青霉素、四环素、砷剂等敏感。

（二）疾病及诊断概述

梅毒是一个威胁全球人类健康的性传播疾病，据世界卫生组织统计，全球每年有近两千万的梅毒新发感染者。人是梅毒的唯一传染源，由于感染方式不同可分先天性梅毒和后天性梅毒。前者是患梅毒的孕妇经胎盘传染给胎儿的；后者是出生后感染的，其中95%是由性交直接感染，少数通过输血等间接途径感染。先天性梅毒又称胎传梅毒。梅毒螺旋体经胎盘进入胎儿血液循环，引起胎儿全身感染，螺旋体在胎儿内脏（肝、脾、肺及肾上腺）及组织中大量繁殖，造成流产或死胎，如胎儿不死则称为梅毒儿，会出皮肤梅毒瘤、骨膜炎、锯齿形牙、神经性耳聋等症状，系统性的梅毒也增加了其他病原体感染的机会，如人类免疫缺陷病毒。后天获得性梅毒表现复杂，依其传染过程可分为三期。一期梅毒：梅毒螺旋体侵入皮肤黏膜约3周后，在侵入局部出现无痛性硬结及溃疡，称硬性下疳。局部组织镜检可见淋巴细胞及巨噬细胞浸润。下疳多发生于外生殖器，其溃疡渗出物含有大量梅毒螺旋体，传染性极强。下疳常可自然愈合，2~3个月无症状的隐伏期后进入第二期。二期梅毒：此期的主要表现为全身皮肤黏膜出现梅毒疹，全身淋巴结肿大，有时亦累及骨、关节、眼及其他器官。在梅毒疹及淋巴结中有大量螺旋体。不经治疗症状一般可在3周~3个月后自然消退而痊愈；部分病例经隐伏3~12个月后可再发作。二期梅毒因治疗不当，经过5年或更久的反复发作，而进入三期。三期梅毒：主要表现为皮肤黏膜的溃疡性损害或内脏器官的肉芽肿样病变（梅毒瘤），严重者在经过10~15年后引起心血管及中枢神经系统损害，导致动脉瘤、脊髓痨及全身麻痹等，此期的病灶中螺旋体很少，不易检出。一、二期梅毒又统称为早期梅毒。

世界卫生组织建议各国要积极开展梅毒血源筛查项目，以控制梅毒的传播。我国也于1998年10月1日起实施中华人民共和国献血法，梅毒被纳入到血源筛查中，要求在临床输血、血站采供血以及血制品的生产中都要进行梅毒血清学检测。美国疾病预防控制中心在2015年发布性传播疾病诊断和治疗指南——梅毒的诊断和治疗指南中建议梅毒的诊断方法主要有三方面：螺旋体检查、血清学检查和脑脊液检查。2018年批复的梅毒诊断（WS273-2018）行业标准中主要从流行病学史、临床表现和实验室检查三个方面对各期梅毒诊断依据进行了明确，其中实验室检查主要包括暗视野显微镜检查、镀银染色检查或核酸扩增试验、非梅毒螺旋体血清学试验和梅毒螺旋体血清学试验。目前认为梅毒血清学检测是最方便快捷的诊断方法。

梅毒诊断试剂主要用于梅毒血清学检测，主要分为梅毒螺旋体抗体诊断试剂和非梅毒螺旋体抗体诊断试剂，前者主要对梅毒螺旋体抗体进行检测，后者是对梅毒螺旋体感染人体后，人体对被损害的宿主细胞以及梅毒螺旋体细胞表面所释放的类脂物质作出免疫应答（产生的抗体称为反应素）。目前在国内注册上市的梅毒螺旋体抗体诊断试剂不仅方法学种类多样，包括酶联免疫法（ELISA）试剂、发光免疫法（CLIA）试剂、免疫层析法试剂、明胶或血球凝集法（TPPA/TPHA）试剂、荧光抗体吸收法（FTA-ABS）试剂和免疫印迹法（WB）试剂等，而且每一种试剂都包括了众多的国内外试剂，由原国家食品药品监督管理局（CFDA）官方网站发布的数据可知，已获得CFDA注册证的梅梅毒螺旋体抗体诊断试剂有近100个，这部分试剂大都使用天然或重组的TP外膜蛋白的一种或多种混合，有的试剂还通过基因表达方式将几种蛋白进行嵌合表达。而检测非特异性抗体的试剂目前仅有国产的5家试剂，主要有梅毒甲苯胺红不加热血清诊断试剂（TRUST试剂）和梅毒快速血浆反应素诊断试剂（RPR试剂），均是基于用心磷脂、卵磷脂及胆固醇作为抗原的絮状凝集试验。

二、检测技术与方法

（一）基本原理及方法详解

1. 梅毒螺旋体抗体诊断试剂（酶联免疫法） 梅毒螺旋体抗体诊断试剂（酶联免疫法）是法定用于梅毒血源筛查的试剂，对其按生物制品实行批签发管理，系用梅毒螺旋体抗原包被的微孔板和酶标记抗原及其他制剂制成，应用双抗原夹心酶联免疫法原理检测人血清或血浆中的梅毒螺旋体抗体。

2. 梅毒螺旋体抗体诊断试剂（化学发光法） 梅毒螺旋体抗体诊断试剂（化学发光法）按照医疗器械批准上市，主要用于临床筛查，此类试剂大都采用双抗原夹心法，少部分为间接法。根据其标记物的不同可分为三大类：直接化学发光免疫分析法，化学发光酶免疫分析法、时间分辨免疫荧光法和电化学发光免疫分析法；根据包被抗原的固相载体的不同，又可分为板式化学发光免疫法和微粒子化学发光免疫法。采用双抗原夹心法的试剂以纯化的重组抗原包被微孔板或磁性微粒子，当加入待测样本后，待测抗体与包被抗原结合在固相载体上，形成“待测抗体-包被抗原”结构的免疫复合物，冲洗后，再加入不同标记方式的标记抗原，形成“标记抗原-待测抗体-包被抗原”结构的免疫复合物，冲洗后加入不同的发光底物液、荧光增强液或电信号，然后测定发光值或荧光强度，样本中梅毒螺旋体抗体量值和发光值或荧光强度在一定范围内成正比关系。

采用间接法的试剂以纯化的重组抗原包被磁性微粒子，当加入待测样本后，待测抗体与包被抗原结合在固相载体上，形成“待测抗体-包被抗原”结构的免疫复合物，冲洗后，再加入不同标记方式的抗人IgG和IgM抗体结合物，形成反应混合物，冲洗后加入不同的发光底物液，然后测定发光值，样本中梅毒螺旋体抗体量值和发光值在一定范围内成正比关系。

3. 梅毒螺旋体抗体诊断试剂（免疫层析法）　梅毒螺旋体抗体免疫层析法检测试剂，是使用包括胶体金、胶体硒和乳胶颗粒等显色微粒与梅毒螺旋体抗体形成抗原抗体复合物进而显色的一种快速检测试剂。本试剂主要采用免疫层析与双抗原夹心技术，样本中的梅毒螺旋体抗体在反应区与标记着显色微粒的梅毒螺旋体重组抗原结合，形成抗原抗体免疫复合物，并随着样品层析至测试区，被已预包被在测试区的梅毒螺旋体重组抗原捕捉，形成免疫夹心复合体色带，在一定范围内，色带颜色的深浅与样本中的梅毒螺旋体抗体含量呈正比关系。质控线预包被的是对一抗的动物类型抗抗体，因此试剂正常工作时，一定会有显色条带，因此是对整个试剂的内质控。

4. 梅毒螺旋体抗体诊断试剂（凝集法）　梅毒螺旋体抗体诊断试剂（凝集法）系将天然梅毒螺旋体菌体裂解抗原偶联到明胶颗粒或动物红细胞上，然后与梅毒螺旋体抗体形成抗原抗体复合物进而出现肉眼可见的凝集反应的一种诊断试剂，由于所用抗原的天然性，目前国内多将此类试剂用于梅毒的确证实验中。

5. 梅毒螺旋体抗体诊断试剂（荧光抗体吸收法）　梅毒螺旋体抗体诊断试剂（荧光抗体吸收法）系用完整形态的梅毒螺旋体与待测梅毒螺旋体抗体结合后，通过荧光显微镜观察来判断结果的一种诊断试剂。此类试剂是将完整形态的梅毒螺旋体Nichol株作为抗原，加上经吸收剂（用梅毒螺旋体Reiter株制备而成）处理过的患者血清形成抗原抗体复合物，再加异硫氰酸荧光素标记的抗人免疫球蛋白，与血清梅毒螺旋体抗体结合。在荧光显微镜下，螺旋体显示苹果绿色的荧光，即为阳性反应。

6. 梅毒螺旋体抗体诊断试剂（免疫印迹法）　此类试剂是将梅毒螺旋体的精致菌体成分电泳分离到检测膜条上或将重组表达的TP外膜蛋白喷印到检测膜条上，然后加入稀释后的血清进行孵育，洗涤后，加入酶标记抗人IgG或IgM抗体进行孵育，洗涤后加入显色底物，孵育一定时间后终止反应，最后据各抗原条带的显色对样本中是否含有IgG或IgM抗体进行判断。

7. 非梅毒螺旋体抗体诊断试剂　此类试剂采用纯化的心磷脂、卵磷脂及胆固醇配制的抗原重悬于含甲苯胺红或炭黑的特制溶液中制成，当待测样本中存在反应素时，反应素与心磷脂形成抗原抗体反应，卵磷脂可加强心磷脂的抗原性，胆固醇可增强抗原的敏感性。心磷脂、卵磷脂遇水形成胶体溶液，胆固醇遇水形成结晶，当抗原与抗体（反应素）混合发生反应时，后者即黏附胶体微粒的周围，形成疏水性薄膜，由于摇动、碰撞，使颗粒与颗粒互相黏附而形成肉眼可见的粉红色或黑色颗粒凝集和沉淀，即为阳性反应。如遇到非梅毒血清，因体液中的白蛋白多于球蛋白，而白蛋白对胶体颗粒有保护作用，形成亲水性薄膜，即使同样摇动、碰撞，由于抗原颗粒周围没有黏附免疫球蛋白的作用，不能形成较大颗粒，无肉眼可见的凝集和沉淀，因此为阴性反应。

（二）各检测方法的特点及适用性

梅毒血清学检测方法有很多种，各检测方法各有优缺点，其比较结果详见表3-4-6。

表3-4-6　各检测方法不同点比较

方法学	适用性	特点
酶联免疫法	此类产品是法定用于梅毒血源筛查的试剂，在我国实行批签发	目前此类试剂均为双抗原夹心法，试剂灵敏度较高，但手工操作繁杂
化学发光法	此类产品按医疗器械管理，用于临床诊断	此类试剂大部分为双抗原夹心法，少部分为间接法，操作自动化高，适合用于大样本的检测，但需要大型仪器
免疫层析法	此类产品按医疗器械管理，用于临床快速诊断	目前此类试剂均为双抗原夹心法，操作简便，快速，但灵敏度偏低
凝集法	此类产品按医疗器械管理，多用于梅毒初筛阳性样本的确证	特异性强、灵敏度高，但由于是用全菌株抗原，其技术操作复杂，费用昂贵，也还面临着抗原污染等问题
荧光抗体吸收法	此类产品按医疗器械管理，多用于可疑梅毒样本的确证	特异性强，但操作复杂，人工判读误差以及高昂的价格
免疫印迹法	此类产品按医疗器械管理，多用于可疑梅毒样本的确证	特异性强，但操作复杂，人工判读误差以及高昂的价格
非梅毒螺旋体抗体诊断试剂	此类试剂是最早用于梅毒血源筛查的试剂，也按生物制品实行批签发管理	可作为疗效观察、判愈、复发或再感染的指针以及结合梅毒特异性抗体检测鉴别梅毒现症感染和既往感染，但存假阳性和假阴性反应

三、操作要点及注意事项

（一）梅毒螺旋体抗体诊断试剂（酶联免疫法）

1. 主要试剂　包被板，酶标记物、阴性对照、阳性对照、浓缩洗液、底物缓冲液、底物液、终止液、样本稀释液等。

2. 主要仪器　酶标仪、洗板机。

3. 样本要求　血清或血浆，短期（1周）内进行检测的血清或血浆样本可与2~8℃存放，如需长期保存，应置于-20℃，避免反复冻融，避免交叉污染。

4. 实验操作　根据试剂盒说明书结合自己实验室的SOP进行操作，基本步骤为：将试剂和待测样本放置室温进行平衡后加样，孵育一定时间后，洗涤拍干加入酶标记物，再孵育一定时间后，洗涤拍干加入底物进行显色，再孵育一定时间后加入终止液终止反应，最后在酶标仪上读值判断。

5. 结果判定　依据试剂盒说明书进行质量控制，计算cut-off值。

（1）阴性　样本A值 < cut-off值为梅毒螺旋体抗体检测阴性。

（2）阳性　样本A值≥cut-off值为梅毒螺旋体抗体检测阳性，初次试验阳性者应重新取样进行双孔复测，如果复试中任何一孔为阳性则样本应视为梅毒螺旋体抗体复试阳性。

6. 产品主要性能指标　用国家参考品检定时应符合国家标准。用经国家参考品标化的企业参考品进行检定时，应符合各企业的标准。

7. 方法的局限性

（1）本产品只用于个体血清或血浆样本的测试。

（2）测试结果为阴性的样本并不能排除梅毒感染的可能。

（3）本产品检测结果仅供临床参考，不应作为临床诊治的唯一依据，对患者的临床管理应结合其症状、体征、病史、其他实验室检查（尤其是病原学检测）、治疗反应及流行病学等信息综合考虑。

（4）由于梅毒患者终身体内TP抗体阳性，所以此方法试剂并不能区分是活动性梅毒或是不再有临床表现的治愈性梅毒。

8. 实验室要求　根据卫生部2006年1月11日制定的《人间传染的病原微生物名录》，梅毒螺旋体属于螺旋体属，微生物危害程度为第三类，大量活菌操作，包括菌株培养和样本检测均需在生物等级BSL-2实验室进行，非感染性材料的实验在生物等级BSL-1的实验室进行。

处理试剂和样本时需穿戴一次性无粉手套，操作后应彻底洗手。所有样本及使用后的试剂盒应视为潜在的传染性物质，废弃处理时，按照当地政府和国家有关规定进行。

（二）梅毒螺旋体抗体诊断试剂（化学发光法）

1. 主要试剂　微粒子、结合物、质控品等。

2. 主要仪器

（1）全自动操作　全自动化学发光免疫分析系统、全自动时间分辨荧光分析系统。

（2）半自动操作　洗板机，化学发光分析仪、时间分辨荧光分析仪。

3. 样本要求　同酶联免疫法试剂。

4. 实验操作　根据试剂盒说明书结合自己实验室的SOP进行操作，全自动操作按照全自动化学发光免疫分析系统的操作手册进行，半自动操作基本步骤为：将试剂和待测样本放置室温进行平衡后加样，孵育一定时间后，洗涤拍干加入标记物，再孵育一定时间后，洗涤拍干加入发光底物进行显色，最后在化学发光免疫分析仪上上读值判断。

5. 结果判定　依据试剂盒说明书进行质量控制，计算cut-off值。

S/CO值=样本发光信号值或荧光强度/临界值。

（1）阴性　样本S/CO < 1.0为梅毒螺旋体抗体检测阴性。

（2）阳性　样本S/CO ≥ 1.0为梅毒螺旋体抗体检测阳性，初次试验阳性者应重新取样进行两次复测，如果复试中任何一次为阳性则样本应视为梅毒螺旋体抗体复试阳性。

6. 产品主要性能指标　用国家参考品检定时应符合国家标准。用经国家参考品标化的企业参考品进行检定时，应符合各企业的标准。

7. 方法的局限性

（1）本产品只用于个体血清或血浆样本的测试。

（2）测试结果为阴性的样本并不能排除梅毒感染的可能。

（3）本产品检测结果仅供临床参考，不应作为临床诊治的唯一依据，对患者的临床管理应结合其症状、体征、病史、其他实验室检查（尤其是病原学检测）、治疗反应及流行病学等信息综合考虑。

（4）由于梅毒患者终身体内TP抗体阳性，所以此方法试剂并不能区分是活动性梅毒或是不再有临床表现的治愈性梅毒。

8. 实验室要求 同酶联免疫法试剂。

（三）梅毒螺旋体抗体诊断试剂（免疫层析法）

1. 主要试剂 免疫层析卡条、缓冲液。

2. 主要仪器 大部分只需肉眼判断，不需要仪器判读。

3. 样本要求 同酶联免疫法试剂。

4. 实验操作 根据试剂盒说明书结合自己实验室的SOP进行操作，基本步骤为将处理好的样本滴加入免疫层析卡条中，一定时间内进行结果判读。超过说明书规定的检测时间判读无效。

5. 结果判定

（1）阴性 仅出现一条质控条带，无检测条带，样本中无梅毒螺旋体抗体。

（2）阳性 质控条带和检测条带均出现有效条带，样本中存在梅毒螺旋体抗体。

（3）无效 在质控条带未出现，表明试验失败或试剂无效，需重新检测。

6. 产品主要性能指标 用国家参考品检定时应符合国家标准。用经国家参考品标化的企业参考品进行检定时，应符合各企业的标准。

7. 方法的局限性

（1）本产品只用于个体血清、血浆或全血样本的测试。

（2）测试结果为阴性的样本并不能排除梅毒感染的可能。

（3）本产品检测结果仅供临床参考，不应作为临床诊治的唯一依据，对患者的临床管理应结合其症状、体征、病史、其他实验室检查（尤其是病原学检测）、治疗反应及流行病学等信息综合考虑。

（4）由于梅毒患者终身体内TP抗体阳性，所以此方法试剂并不能区分是活动性梅毒或是不再有临床表现的治愈性梅毒。

8. 实验室要求 同酶联免疫法试剂。

（四）梅毒螺旋体抗体诊断试剂（凝集法）

1. 主要试剂 致敏颗粒，未致敏颗粒、血清稀释液、阳性对照血清、U型微量反应板等。

2. 主要仪器 手工操作一般不需要仪器。

3. 样本要求 血清或血浆，短期（1周）内进行检测的血清或血浆样本可与2~8℃存放，如需长期保存，应置于-20℃，避免反复冻融，避免交叉污染，避免样本中出现红细胞等有形成分。

4. 实验操作 根据试剂盒说明书结合自己实验室的SOP进行操作，基本步骤为：将试剂和待测样本放置室温进行平衡后对样本进行系列稀释，然后在特定稀释度的孔中加入未致敏颗粒和致敏颗粒，混匀后静置于室温环境中，一定时间后判读结果，对于阳性反应的样本可以继续进行效价测定，判定抗体效价。如未致敏颗粒出现凝集反应，应将血清进行吸收处理后再进行试验，或改用其他试验方法。

5. 结果判定

（1）先对反应图像进行判定

阳性：颗粒光滑覆盖整个孔底，有时边缘有折叠为（++++）；颗粒光滑覆盖大部分孔底为（+++）；颗粒光滑集聚覆盖孔底，周围有一颗粒环为（++）；颗粒光滑集聚覆盖孔底，周围有一明显颗粒环为（+）。

可疑：颗粒沉集孔底，中央形成一小点为（±）。

阴性：颗粒紧密沉积于孔底中央为（-）。

（2）结果报告

1）阳性报告　定性试验，血清在1∶80以上稀释度与致敏颗粒发生凝集反应（+或更强），与未致敏颗粒（第3孔）不发生凝集反应。

2）阴性报告　血清与致敏颗粒和未致敏颗粒均不发生凝集反应。

3）保留　血清与未致敏颗粒（第3孔）不发生凝集反应，且致敏粒子（最终稀释倍数1∶80）的反应图像判定为可疑（±）时，此样本需要结合临床症状综合判断。

6. 产品主要性能指标

（1）特异性试验　检测企业参考品，阳性标准样品的抗体效价相对标准值在±1管以内，阴性标准品在1∶80（最终稀释倍数）下不会显示凝集图像。

（2）灵敏度试验　试剂盒中带有的阳性对照血清按规定进行试验时，抗体效价相对于标准值（最终稀释倍数1∶320）在±1管以内。

（3）重复性试验　对同一样本（最终稀释倍数1∶160以上）重复进行5次测定，各抗体效价最大频数在±1管以内。

7. 方法的局限性

（1）测试结果为阴性的样本并不能排除梅毒感染的可能。

（2）本产品检测结果仅供临床参考，不应作为临床诊治的唯一依据，对患者的临床管理应结合其症状、体征、病史、其他实验室检查（尤其是病原学检测）、治疗反应及流行病学等信息综合考虑。

（3）人工判读时要考虑判读误差。

（4）由于梅毒患者终身体内TP抗体阳性，所以此方法试剂并不能区分是活动性梅毒或是不再有临床表现的治愈性梅毒。

8. 实验室要求　同酶联免疫法试剂。

（五）梅毒螺旋体抗体诊断试剂（荧光抗体吸收法）

1. 主要试剂　梅毒螺旋体抗原玻片、吸收剂、荧光抗体、血清稀释板等。

2. 主要仪器　荧光显微镜。

3. 样本要求　血清或血浆，短期（1周）内进行检测的血清或血浆样本可与2~8℃存放，如需长期保存，应置于-20℃，避免反复冻融，避免交叉污染。

4. 实验操作　根据试剂盒说明书结合自己实验室的SOP进行操作，基本步骤为：将试剂和待测样本放置室温进行平衡后用吸附剂对样本进行处理后，加入到加样板反应区，孵育一定时间后冲洗载片，然后加入荧光抗体，孵育一定时间后冲洗载片，用盖玻片将载片封固置于荧光显微镜下观察。

5. 结果判定 与不同阳性强度的对照血清相比，荧光显微镜下梅毒螺旋体的荧光强度等于或强于 1+ 对照血清，判断和报告为阳性结果；无荧光判断为阴性结果；有微弱荧光但弱于 1+ 对照血清判断为临界反应，需重复试验或用其他梅毒螺旋体血清学试验证实。

6. 产品主要性能指标

（1）抗原 采用梅毒螺旋体细菌涂片为基质检测抗梅毒螺旋体抗体。

（2）检测范围 检测系统的起始稀释度为1∶10。也可以10作为稀释因子进一步稀释，如1∶100，1∶1000等，没有检测上限。

（3）批内差异 用同一批号至少10个产品来验证批内差异。检测时，特异性荧光强度的差异不得超过 ±1个强度等级。批内重复性从而得到保证。

（4）批间差异 用至少10个不同批号的产品来验证批间差异。检测时，特异性荧光强度的差异不得超过 ±1个强度等级。批间重复性从而得到保证。

（5）交叉反应 用本检测系统检测抗布氏疏螺旋体抗体阳性血清和抗溃蚀密螺旋体抗体阳性血清，应无交叉反应。其他的如雅司螺旋体，品他密螺旋体，或疏螺旋体感染可以导致假阳性结果。

（6）干扰 应考虑血红蛋白、甘油三酯、胆红素等因素对检测结果干扰作用。

（7）灵敏度与特异性 检测若干例梅毒血清学确诊的患者样本以及健康献血者的血清样本（TPHA检测阴性），评价特异性和灵敏度。

7. 方法的局限性

（1）测试结果为阴性的样本并不能排除梅毒感染的可能。

（2）本产品检测结果仅供临床参考，不应作为临床诊治的唯一依据，对患者的临床管理应结合其症状、体征、病史、其他实验室检查（尤其是病原学检测）、治疗反应及流行病学等信息综合考虑。

（3）人工判读时要考虑判读误差。

（4）由于梅毒患者终身体内TP抗体阳性，所以此方法试剂并不能区分是活动性梅毒或是不再有临床表现的治愈性梅毒。

8. 实验室要求 同酶联免疫法试剂。

（六）梅毒螺旋体抗体诊断试剂（免疫印迹法）

1. 主要试剂 缓冲液、酶结合物、底物、免疫印迹检测膜条、温育反应槽等。

2. 主要仪器 摇床。

3. 样本要求 血清或血浆，短期（1 周）内进行检测的血清或血浆样本可与 2~8℃存放，如需长期保存，应置于 –20℃，避免反复冻融，避免交叉污染。

4. 实验操作 根据试剂盒说明书结合自己实验室的 SOP 进行操作，基本步骤为：将试剂和待测样本放置室温进行平衡后对样本进行一定倍数稀释，然后将稀释后样本加入置有检测膜的温育槽中孵育一定时间后冲洗膜条，再加入酶结合物，孵育一定时间后冲洗膜条，最后加入底物孵育一定时间后加入蒸馏水终止反应，根据各抗原条带的显色情况判读结果。

5. 结果判定 在规定时间内判读结果。观察质控条带，判断试验有效性，如没有出现质控条带，说明试验无效，需重复试验。

根据测试区显色条带出现情况，报告阳性或阴性结果。

6. 产品主要性能指标

（1）检测范围　免疫印迹法是定性检测方法，不提供检测范围。

（2）批间和批内差异　通过比较特征性样本在不同时间内多次检测结果的差异来研究批间差异和批内差异。批内差异是用同一批号产品对特征性样本进行检测所得的差异。批间差异是用不同批号产品对特征性样本进行检测所得的差异。每一次实验，抗原带着色的深浅都应基本一致。

（3）干扰　应考虑血红蛋白、甘油三酯、胆红素等因素对检测结果干扰作用。

（4）交叉反应　本检测系统使用了高品质的抗原基质（抗原及其来源），因而该免疫印迹膜条具有很高的特异性。检测免疫印迹法的交叉反应是没有必要的，因为该检测系统可以直接区分特异性与非特异性抗原。

（5）特异性与灵敏度　检测若干例梅毒血清学确诊的患者样本以及健康献血者的血清样本（TPHA 检测阴性），评价特异性和灵敏度。

7. 方法的局限性

（1）测试结果为阴性的样本并不能排除梅毒感染的可能。

（2）本产品检测结果仅供临床参考，不应作为临床诊治的唯一依据，对患者的临床管理应结合其症状、体征、病史、其他实验室检查（尤其是病原学检测）、治疗反应及流行病学等信息综合考虑。

（3）人工判读时要考虑判读误差。

（4）由于梅毒患者终身体内TP抗体阳性，所以此方法试剂并不能区分是活动性梅毒或是不再有临床表现的治愈性梅毒。

8. 实验室要求　同酶联免疫法试剂。

（七）非梅毒螺旋体抗体诊断试剂

1. 主要试剂　TRUST/RPR 试剂、反应纸卡、阴性对照、阳性对照、专用滴管等。

2. 主要仪器　旋转仪。

3. 样本要求　血清或血浆，短期（1 周）内进行检测的血清或血浆样本可与 2~8℃存放，如需长期保存，应置于 -20℃，避免反复冻融，避免交叉污染。

4. 实验操作　根据试剂盒说明书结合自己实验室的 SOP 进行操作，基本步骤为：将试剂和待测样本放置室温进行平衡后将样本均匀涂于反应纸卡的圆圈内，然后用专用滴管垂直滴加一滴 TRUST/RPR 试剂，然后将卡片置水平旋转器室温旋转 8 分钟，（100 ± 5）r/min，旋转结束后在 3 分钟内判读结果。对于阳性样本可以用生理盐水做 2 倍系列稀释后检测后测定效价。

5. 结果判定

（1）+++~++++　大或中等大小的絮状物，液体清亮。

（2）++　小到中等大小的絮状物，液体较清亮。

（3）+　小的絮状物，均匀分布，液体混浊。

（4）-　仅见抗原颗粒集于中央一点或均匀分散。

结果报告：出现+~++++强度的凝集反应报告阳性，未产生凝集反应报告阴性。

6. 产品主要性能指标 用国家参考品检定时应符合国家标准。用经国家参考品标化的企业参考品进行检定时，应符合各企业的标准。

7. 方法的局限性

（1）虽然此类试剂的检测原理基本相同，但因采用的抗原原料和生产工艺的不同，各种方法和试剂之间可能存在一定范围敏感性和特异性的系统性差异。任何2种方法的定性和半定量结果，相互之间不可直接比较。当采用梅毒非特异性抗体作筛查用途时，应选择敏感性高的方法或试剂。

（2）假阳性反映 ①个别品牌真空采血管中含有添加剂成分，可干扰检测结果引起假阳性反应。②与梅毒感染无关的其他因素，如急性和慢性疾病，自然组织损伤等，梅毒非特异性抗体试验也呈阳性反应。常见的疾病因素有系统性红斑狼疮，麻风病、疟疾、传染性单核细胞增多症，病毒性肝炎、肿瘤、其他螺旋体疾病等可引起假阳性反应。常见的生理性因素有孕妇、老年人群可发生假阳性反应。

（3）假阴性反应 ①感染梅毒螺旋体后，机体免疫应答需要一定过程，抗类脂质的抗体浓度尚处于实验方法的检测限之下，称为窗口期，可发生假阴性反应。②少数早期梅毒和神经梅毒以及部分晚期梅毒，可发生定性试验假阴性反应。

（4）前带现象 部分早期梅毒（1%~2%二期梅毒、0.5%~1%一期梅毒）的样品可出现前带现象。

（5）血清固定 部分晚期潜伏梅毒、少数其他病程的样品可发生血清固定现象。

（6）血浆样品 血浆中的抗体浓度显著高于血清，同一患者血清与血浆的检测结果不可直接比较。

8. 实验室要求 同酶联免疫法试剂。

四、国内外相关技术方法对比

（一）国内外标准、注册技术审查指导原则比较

1. 梅毒螺旋体抗体诊断试剂（酶联免疫法） 梅毒螺旋体抗体诊断试剂（酶联免疫法）是法定用于血源筛查的试剂，对其按生物制品实行批签发管理，目前，中国药典对梅毒螺旋体抗体诊断试剂（酶联免疫法）的制造和检定规程进行了详细描述。目前，查询国内外文献资料，暂无针对梅毒螺旋体抗体诊断试剂（酶联免疫法）的注册技术审查原则。但对于该种使用酶联免疫法的体外诊断试剂，可参考原国家食品药品监督管理总局医疗器械技术审评中心发布的酶联免疫法检测试剂注册技术审查指导原则（2013 年第 3 号）。

2. 梅毒螺旋体抗体诊断试剂（化学发光法） 2018 年批复的梅毒诊断（WS273-2018）行业标准中附录 A 部分对梅毒螺旋体化学发光免疫试验进行了规范。目前，查询国内外文献资料，暂无针对梅毒螺旋体抗体诊断试剂（化学发光免疫法）的注册技术审查原则。但对于该种发光免疫类的体外诊断试剂，可参考国家食品药品监督管理总局医疗器械技术审评中心发布的发光免疫类检测试剂注册技术审查指导原则（2013 年第 3 号）。

3. 梅毒螺旋体抗体诊断试剂（免疫层析法）　2018 年批复的梅毒诊断（WS273-2018）行业标准中附录 A 部分对梅毒螺旋体快速检测试验进行了规范。目前，查询国内外文献资料，暂无针对该梅毒螺旋体抗体免疫层析法试剂的注册技术审查原则。但对于该种使用免疫层析法的体外诊断试剂，可参考原国家食品药品监督管理总局发布的医疗器械注册技术审查指导原则：金标类检测试剂注册技术审查指导原则（2013 年第 3 号）。

4. 非梅毒螺旋体抗体诊断试剂　梅毒甲苯胺红不加热血清诊断试剂和梅毒快速血浆反应素试剂是法定用于血源筛查的试剂，对其按生物制品实行批签发管理，目前，中国药典三部：IV 体外诊断类对梅毒甲苯胺红不加热血清诊断试剂和梅毒快速血浆反应素试剂的制造和检定规程进行了详细描述。2016 年由中华人民共和国卫生和计划生育委员会发布实施的梅毒非特异性抗体检测操作指南（WS/T 491-2016）对梅毒非特异性抗体的检测方法、试验操作步骤、结果描述与表示、质量控制等进行了规范。

（二）标准物质进展

1. 梅毒螺旋体抗体诊断试剂（酶联免疫法）　标准物质方面，WHO 在 2014 年发布的 WHO International Standard1st IS for human syphilitic plasma IgG and IgM （NIBSC code： 05/132）以及 WHO International Standard1st IS for human syphilitic plasma IgG（NIBSC code： 05/122）可以作为此类试剂的阳性对照使用，在国内，中国食品药品检定研究院于 2018 年对此类试剂国家参考品进行了换批，换批后的参考品仅适用于对梅毒螺旋体抗体诊断试剂（酶联免疫法）进行质量控制（批号 240013-201802）。

2. 梅毒螺旋体抗体诊断试剂（化学发光法）　标准物质方面，中国食品药品检定研究院于 2018 年对类试剂的质量进行了重新评估，研制了仅适用于梅毒螺旋体抗体诊断试剂（化学发光免疫法）质量控制的参考品（批号 370036-201801）。

3. 梅毒螺旋体抗体诊断试剂（免疫层析法）　标准物质方面，中国食品药品检定研究院于 2018 年研制了梅毒螺旋体快速试剂国家参考品（批号 370035-201801），以加强此类试剂的质量控制。

4. 梅毒螺旋体抗体诊断试剂（凝集法）　标准物质方面，WHO 在 2014 年发布的 WHO International Standard1st IS for human syphilitic plasma IgG and IgM （NIBSC code： 05/132）以及 WHO International Standard1st IS for human syphilitic plasma IgG（NIBSC code： 05/122）可以用于此类试剂的溯源标定。

5. 梅毒螺旋体抗体诊断试剂（荧光抗体吸收法）　标准物质方面，WHO 在 2014 年发布的 WHO International Standard1st IS for human syphilitic plasma IgG and IgM （NIBSC code： 05/132）以及 WHO International Standard1st IS for human syphilitic plasma IgG（NIBSC code： 05/122）可以作为此类试剂的阳性对照使用。

6. 非梅毒螺旋体抗体诊断试剂　标准物质方面，WHO 在 2014 年发布的 WHO International Standard1st IS for human syphilitic plasma IgG and IgM （NIBSC code： 05/132）可以作为此类试剂的溯源标定使用，在国内，中国食品药品检定研究院于 2018 年对此参考品进行了重新研制，新研制的参考品（批号：370041-201801）将用于效价检测的三支样本溯源到国际标准品，要求最终效价测定不得高于0.75IU/ml，更能直观地对梅毒非特异性抗体诊断试剂进行质量控制和评价。

参考文献

[1] 尹跃平，徐文严.重组梅毒螺旋体抗原的研究进展.国外医学·皮肤性病学分册，1999，25（6）：352-355.

[2] 王千秋，张国成.性传播疾病临床诊断指南.上海：上海科学技术出版社，2007.

[3] 尹跃平.性传播疾病实验室诊断指南.上海：上海科学技术出版社，2007.

起草人：夏德菊（中国食品药品检定研究院）

复核人：刘倩瑜（广东省医疗器械质量监督检验所）

第十一节　甲型/乙型流感病毒抗原检测试剂

一、概述

流行性感冒（流感）是一种由流行性感冒病毒感染引起的呼吸道传染性疾病，发病迅速，传染性强，容易诱发其他严重的并发症。流感病毒主要经空气飞沫传播，常引起发热、乏力、肌肉酸痛以及轻到中度的呼吸道症状，重者可致肺炎、心肌炎和心衰。流行性感冒病毒简称流感病毒，属正黏病毒科，流感病毒属，是引起流行性感冒的病原体。

（一）病原学概述

流感病毒是有包膜的单股负链RNA病毒。其病毒颗粒的结构大致分为三层，最外层为病毒包膜，包膜上镶嵌着三种膜蛋白突起，分别为血凝素（HA）神经氨酸酶（NA）和基质蛋白2（M2）；中间层为基质蛋白1（M1），是流感病毒的主要结构蛋白；核心层即核衣壳，是由核蛋白（NP）和RNA聚合酶复合体（PB1、PB2及PA）以及病毒的8个RNA片断结合而成。丙型流感病毒与甲型和乙型流感病毒不同，它只有血凝素和神经氨酸酶两种膜蛋白，其基因也只有7个RNA片断。流感病毒按照其核蛋白（NP）和基质蛋白（M）的抗原性特征，可以分为甲（A）、乙（B）、和丙（C）三个类型。其中根据病毒颗粒表面血凝素（HA）和神经氨酸酶（NA）蛋白抗原性的差别，甲型流感病毒又可以进一步分为不同的亚型。根据流感病毒感染的对象，还可以将病毒分为人流感病毒、猪流感病毒、马流感病毒以及禽流感病毒等类群。甲型流感病毒致病性最强，在世界上流行最广，宿主广泛，可感染人、猪、马、水貂、海洋哺乳动物及多种鸟类。由于编码HA和NA的核苷酸序列容易发生突变，致使HA和NA的抗原表位发生改变，这种抗原性的转变使人群原有的特异性免疫力失效，故甲型流感病毒常引起较大规模甚至世界性的流感流行。乙型流感对人的危害程度比不上甲型，但重症的乙型流感也能造成死亡。乙型流感病毒根据抗原性和基因特征的不同可分为Yamagata系和Victoria系。

（二）检测技术与方法概述

流感病毒感染诊断方法主要包括病毒分离鉴定、血清学检测、抗原检测、核酸检测等。

1. 病毒分离鉴定　病毒分离鉴定是流感实验室诊断中最常用、高度敏感、最准确的方法之一，所分离到的病毒可长期保存，并进行抗原性、基因特性分析。

2. 血清学检测　可通过检测患者血清中流感病毒 IgM 或 IgG 抗体进行诊断，常见方法包括免疫荧光、血凝抑制、酶联免疫及化学发光等。

3. 病毒核酸检测　一般通过 RT-PCR 扩增后检测流感病毒核酸，能检测出非常低水平的流感病毒的核酸，不管病毒是否具有活性均可进行测定。常用方法学包括实时荧光定量 RT-PCR、恒温扩增、熔解曲线、芯片法、核酸扩增及测序等。

4. 抗原检测　可检测流感病毒的 NP 抗原或 M 抗原等，用于流感样病例鼻、咽拭子或含漱液标本的快速检测。流感病毒抗原检测经过不断发展，目前已有免疫荧光、流式细胞法、酶联免疫、胶体金等多种技术。

以上诊断方法中，作为金标准的病毒培养方法操作时间长，同时需要专门的实验室以及有经验的操作人员，难以满足临床的需要；血清学检测难以应用于病毒感染的急性期，多作为回溯性的研究以及流行病学调查，对于早期诊断及早期治疗所起作用有限；流感病毒核酸检测技术因其具备较高的灵敏度，并可进行详细亚型分析，随着不断与快速检测技术相结合，并发展为多种呼吸道病原体联合检测，目前正得到越来越广泛的应用，但其成本较高，且常需要特定的实验室。尽管存在灵敏度低等不足，抗原检测技术仍因其使用方便、可以快速得到结果、并可用于床旁检测以及费用低廉等特点，在临床得以大量使用。

二、检测技术与方法

流感病毒抗原检测是指利用胶体金法、免疫荧光法等基于抗原抗体反应原理，以特定的流感病毒抗原为检测目标，直接对人鼻咽拭子、呼吸道洗液、抽吸液或其他呼吸道分泌物样本中的流感病毒进行体外定性检测的方法。临床常用的病毒抗原检测方法主要有两类：直接荧光抗体检测和免疫胶体金层析方法。

直接荧光抗体检测方法是应用荧光色素标记抗体分子后，再与标本中特异性抗原结合，用荧光显微镜观察细胞中的病毒抗原及其存在的位置。免疫胶体金层析技术操作简便，无须任何专用仪器；检测结果直观，方便基层单位和现场快速使用。荧光检测因需要荧光显微镜进行观察，限制了其临床应用。目前临床使用最广泛的是免疫胶体金层析方法。

（一）直接荧光抗体检测

1. 基本原理　应用荧光色素标记甲型流感及乙型流感抗体分子后，再与标本中特异性抗原结合，用荧光显微镜观察细胞中的病毒抗原及其存在的位置，以判定是否存在流感病毒感染及感染型别。

2. 技术方法　检测时前首先将样本进行预处理以获得样本中的脱落细胞，再与试剂盒中经标记的荧光试剂反应，反应后的细胞经过洗涤，置于载玻片上，通过荧光显微镜观察结果。如待检样本中含有甲型和（或）乙型病毒抗原，其对应的荧光试剂中的抗体会与之反应形成复合物，该复合物在荧光显微镜下被激发出荧光，如未含有病毒，其不发生显色反应。

3. 技术特点及适用性　相对于病毒分离及核酸检测技术，荧光检测操作简单、检测结果直观，但因需要荧光显微镜进行观察。

（二）免疫胶体金层析技术

1. 基本原理 利用胶体金技术结合双抗体夹心法原理检测甲型和乙型流感病毒抗原。试剂的硝酸纤维膜上于检测线分别预包被甲流抗体和乙流抗体，金垫上附着胶体金标记的抗体。检测时，如果样品内含有甲流和（或）和乙流抗原，将形成“包被流感抗体—抗原—金标记抗体”复合物，并可在相应检测线位置凝集形成一条或两条红色线，可判为阳性。反之，判为阴性。硝酸纤维素膜对照线上包被二抗，与标记的流感抗体金结合，在对照线位置形成一条红色线，作为实验有效的依据。

2. 技术方法 待测样本经试剂盒样本处理液进行预处理（或不经处理直接加样）后，将其加入检测卡或条中，在试剂盒规定时间内观察结果。

3. 技术特点及适用性 免疫胶体金层析技术操作简便，成本低廉，无须任何专用仪器；检测结果直观，方便基层单位和现场快速使用。

三、操作要点及注意事项

本部分以免疫胶体金层析技术为例进行介绍。

（一）试剂组成

检测卡或条、样本处理液或提取液、样本抽提管或吸管、拭子（可选）。

（二）主要仪器

大部分试剂只需肉眼判断，不需要仪器判读。少数需要显色（如荧光）测定仪。

（三）样本要求

本试剂适用样品为人鼻咽拭子、呼吸道洗液、抽吸液或其他呼吸道分泌物样本。样品应使用相应试剂验证过的拭子、采样管、样本保存液等采样器材，并按照试剂盒规定条件进行保存，应避免反复冻融。

（四）实验操作

根据试剂说明书结合自己实验室的SOP进行操作。基本步骤为：对样本进行处理（或不经处理），将处理好的样本滴加入检测卡或条中，一定时间内进行结果判读。超过说明书规定的检测时间判读无效。

注：如检验用参考品与临床样本不同，如使用培养后病毒液作为参考品时，为保证不同产品的检测灵敏度具备可比性，应明确检验加样量并加以说明。

（五）产品性能指标

本类试剂盒产品性能一般至少需满足以下要求。

1.外观应符合相应要求。

2.膜条宽度应不小于2.5mm。

3.液体移行速度应不低于10mm/min。

4.需使用甲或乙型流感病毒抗原检测试剂国家参考品或企业参考品进行检测，应符合以下要求。

（1）阴性符合率　阴性符合率应为100%。

（2）阳性符合率 国家参考品或企业参考品应为相应流感病毒型别阳性。

（3）最低检出限 应符合国家参考品或企业参考品相应要求。国家参考品（编号370013）分别针对甲型H1N1（2009）、季节性H1N1、甲型H3N2、乙型Yamagata系和乙型Victoria系等五种流感病毒型别/系建立了最低检出限质量标准，要求此类试剂盒均应满足；如使用企业参考品，应不低于上述国家参考品质量标准。

（4）重复性 重复检测10次，反应结果应一致，显色度均一无差别。

（六）方法局限性

1.本试剂不能作为定量试剂使用。

2.本试剂不能区分亚型，不适用于其他病毒的检测。

3.本试剂适用于临床辅助诊断，不作为临床诊断的唯一依据。对患者的临床管理应结合其症状或体征、病史、其他实验室检查及治疗反应等情况综合考虑。

4.受抗原类检测试剂方法学的限制，其最低检测限（分析灵敏度）普遍较核酸类试剂低，故实验人员应对阴性结果给予更多的关注，需结合其他检测结果综合判断，建议对有疑问的阴性结果采用核酸检测或病毒分离培养鉴定方法进行复核。

（七）实验室要求

检测相关的毒株培养和样本检测均需在生物等级BSL-2实验室进行，非感染性材料可在生物等级BSL-1的实验室进行。所有样本及使用后的试剂盒应视为潜在的传染性物质，废弃处理时，按照当地政府和国家有关生物安全规定进行。

四、国内外相关技术方法对比

（一）相关标准

目前，此类检测试剂相关标准有YY/T 1443-2016《甲型流感病毒抗原检测试剂盒（免疫层析法）》，发布日期2016年1月1日，实施日期2017年1月1日。

（二）相关指南及指导原则

WHO发布了Manual for the laboratory diagnosis and virological surveillance of influenza（2011），我国也发布了多个版本的《全国流感监测技术指南》，目前已更新至2017年版。指导原则方面，美国FDA于2008年发布了《Guidance for Industry and FDA Staff—Establishing the Performance Characteristics of In Vitro Diagnostic Devices for the Detection or Detection and Differentiation of Influenza Viruses》；我国也于2011年发布了《流行性感冒病抗原检测试剂注册申报资料指导原则》。

（三）标准物质情况

标准物质方面，目前国际上无此类标准物质，NIBSC（英国国家生物制品检定所）、ATCC（美国模式菌种收集中心）有多个型别的流感病毒毒株可供购买；中国食品药品检定研究院已于2015年发布了甲型或乙型流感病毒抗原检测试剂国家参考品（批号370013-201501）、甲型流感病毒抗原检测试剂国家参考品（批号370003-201501）和乙型流感病毒抗原检测试剂国家参考品（批号370004-201501），可供此类产品检验使用。

起草人：周海卫（中国食品药品检定研究院）
复核人：刘倩瑜（广东省医疗器械质量监督检验所）

第十二节 结核分枝杆菌抗体检测试剂

一、概述

（一）病原体概述

结核分枝杆菌为细长略带弯曲的杆菌，大小为（1~4）μm×0.4μm。牛分枝杆菌则比较粗短。分枝杆菌属的细菌细胞壁脂质含量较高，约占干重的60%，特别是有大量分枝菌酸（mycolic acid）包围在肽聚糖层的外面，可影响染料的穿入。分枝杆菌一般用齐尼（Ziehl-Neelsen）抗酸染色法。

（二）疾病及其诊断

结核病是由结核分枝杆菌引起的慢性传染病，病菌可以在人体内生存很久，可侵及许多脏器，以肺部受累形成肺结核最为常见。此外，淋巴结、泌尿系统、生殖系统、骨骼、皮肤、胃肠道，甚至中枢神经系统等都可以被结核菌所侵犯。人体感染结核菌后不一定立即发病，当抵抗力降低或细胞介导的变态反应增强时，才可能引起临床发病。表现为低热、消瘦、乏力等全身症状与咳嗽、咯血等呼吸系统表现。估计世界人口中1/3感染结核分枝杆菌。据WHO报道，每年约有800万新病例发生，至少有300万人死于该病。结核病在我国是一个严重的公共卫生问题，是需防控的人类重大传染病之一。据WHO报告，中国目前仍是结核病高负担国家（七个国家占到结核病新发病例的64%，印度在数量上居首，随后是印度尼西亚、中国、菲律宾、巴基斯坦、尼日利亚和南非）。同时，结核病的耐药问题也非常严重。耐多药结核病负担大都出现在3个国家——印度、中国和俄罗斯联邦，这些国家共占到全球病例数的近一半。2016年，约有6.2%的耐多药结核病为广泛耐药结核病，发生广泛耐药结核病的患者面临无药可用。中国承诺为WHO的全球2030年终结结核病行动做出有力行动。

除了根据患者的症状体征，结核病的临床诊断主要依靠影像学、病理学和实验室检测，实验室检测的主要手段有细菌学检查、免疫学检查和分子生物学检查。痰涂片检查及分枝杆菌分离培养是细菌学检查常用的两种方法。结核分枝杆菌抗体（结核抗体）检测和结核菌素皮肤试验（如PPD）、干扰素释放试验（IGRA），均是新修订的卫生标准《肺结核诊断》（WS288-2017）用于肺结核诊断的免疫学检查的一种。在最适条件下（适当时机、人群及抗原），用酶联免疫（ELISA）技术检测肺结核患者血清中的结核抗体，尤其对儿童结核、肺外结核及痰涂片阴性的结核病有重要诊断价值。但是结核分枝杆菌抗原多而复杂，在宿主体内表达的数量、种类或时机可能随患者的个体免疫背景和病程而异，表现出不同的抗原抗体谱。

二、检测技术与方法

经不完全统计，我国国家药品监管部门批准上市的结核抗体检测试剂约有20家产品，其基于的方法学主要分为免疫层析法（主要是胶体金法）和酶联免疫法（板法）蛋白芯片法（包括固相基片的芯片和免疫渗滤法芯片）。其中，免疫层析法约10家，酶联免疫法8家（均为间接法），固相基片蛋白芯片法2家。不同方法学的试剂的性能必然存在差异。免疫层析法试剂在检测限和可重复性（精密度）上均不及酶联免疫法和芯片法，其所需的上样量也大大多于间接法的酶联免疫试剂和芯片试剂。但是免疫层析法的操作简便，测试过程快速，成本低廉，对操作人员、环境设备的要求很低。这些是该方法的优势。此外，即使是同一个方法学，包被抗原的差异也是造成不同厂家产品的差异的原因之一。总之，不同方法学、包被抗原、生产工艺等造成结核抗体检测试剂的性能差异很大。WHO在2008年的一项评估发现，与痰培养的结果比较，19种商品化试剂产品（无我国产品）的灵敏度为1%~60%，特异度为5%~99%，不同试剂间可比性很差。因此总体上不推荐结核抗体检测作为快速诊断方法在临床应用。这也说明该类试剂亟待进行性能提高和质量标准化。

结核抗体检测试剂是基于多种免疫学方法的试剂，即利用制备的结核分枝杆菌抗原，基于抗原-抗体特异性反应的原理，对体液中的结核分枝杆菌抗体进行检测的试剂盒。结核抗体检测可以用于结核病的辅助诊断。胶体金免疫层析法的检验原理：采用免疫层析与双抗夹心技术，稀释后或未稀释的样本中的目的结核抗体在反应区（或样品垫）与标记着显色微粒的抗人免疫球蛋白一抗结合，形成抗原抗体免疫复合物，并随着样品层析至测试区，被已预包被在测试区特异性的二抗抗体（抗结核抗体的抗体）捕捉，形成免疫夹心复合体色带。质控线预包被的是针对一抗的抗体，试剂正常工作时，一定会有显色条带，从而达到对试剂的内质控。显色微粒可以是肉眼可见的胶体金、乳胶颗粒。酶联免疫法的检验原理：采用间接法原理检测结核分枝杆菌IgG抗体（TB-IgG），采结核分枝杆菌特异性抗原包被酶标板，待检样本中的TB-IgG与包被抗原反应，再与酶标记鼠抗人IgG抗体结合形成抗原-抗体-酶标抗体复合物。加底物显色，在酶标仪上比色后根据吸光值判定有无TB-IgG抗体的存在。芯片法的检验原理：结核抗原以特定微阵列的形式包被在芯片基片或微孔板内，基片上或板孔中加入结核病患者或者健康人群的待测血清样本温育反应，反应后洗涤，再加入酶标抗体工作液继续温育反应，反应结束后洗涤，最后加入发光液。若样本中含有一种或多种针对上述几种抗原的抗体，其特异性相对应的抗原点会产生发光信号。发光信号随待测抗体浓度的增加而上升。用生物芯片阅读仪精确地对微孔板内微阵列发光信号进行采集和图像处理，配合数据分析软件，获得待测样本中结核分枝杆菌各相关抗体的有无。

三、操作要点及注意事项

（一）主要试剂

酶联免疫法：蒸馏水或纯化水，吸水纸（用于拍板）。

芯片法：芯片卡夹。

（二）主要仪器

胶体金免疫层析法：仅需肉眼判读阴阳性，若要精确判读则需比色卡；在计算移行速度的时候一般需要秒表；测量膜条宽度一般需要游标卡尺。

酶联免疫法：酶标仪，至少有450nm，而620或630nm是可选的检测波长（通常作为参比波长）。洗板机和恒温保存箱（培养箱）。

芯片法：芯片洗涤，芯片读取需要生物芯片阅读仪。

（三）样本类型

一般为血清或者血浆，少数试剂为胸水和脑脊液等。含有EDTA、柠檬酸钠、肝素钠等抗凝剂时，不影响实验结果；胆红素、血红蛋白、脂肪或蛋白含量较高的血样本通常不会影响实验结果，但不能检测含过多的悬浮纤维蛋白或聚集物，重度溶血的样品。

（四）实验操作

根据试剂盒说明书结合自己实验室的SOP进行操作。

胶体金一般为：对样本进行稀释或不稀释处理，将处理好的样本滴加入免疫层析卡条中，在规定时间内进行结果判读。超过说明书规定的检测时间判读无效。

酶联免疫法一般为：将样本稀释液加入酶标板孔中，然后加入样本，经过孵育、洗板、酶结合、洗板、显色和终止步骤，在规定时间内使用酶标仪进行结果判读。

芯片法与酶联免疫法相似，区别是样本加入到芯片基片或孔中，读数需要使用芯片阅读仪。

注：酶联免疫法和芯片法试剂需要2~8℃保存，因此使用前需要充分复温到室温后方可使用。

（五）结果判定

（1）阴性　仅出现一条质控条带，无检测条带，样本中无结核抗体或结核抗体低于试剂检测限。

（2）阳性　质控条带和检测条带均出现有效条带，样本中存在高于检测限的结核抗体。

（3）无效　在质控条带未出现，表明试验失败或试剂无效，需重新检测。

（六）产品主要性能指标

1. 胶体金免疫层析法

（1）外观外包装应整洁无污染。检测试剂应无破损、完整、无毛刺，材料附着牢固。试剂盒组成应齐全，应包括前期处理样本的液体组分及检测条（卡）等。

（2）膜条宽度应不小于2.5mm。

（3）液体移行速度液体移行速度应不低于10mm/min。

（4）检测企业阳性参考品（质控品）或国家参考品，应符合相应要求，具体如下。

阳性参考品符合率：检测阳性参考品，结果应符合相应要求。

阴性参考品符合率：检测阴性参考品，结果应符合相应要求。

最低检测限：检测最低检测限参考品，结果应符合相应要求。

重复性：检测重复性样本10次，结果应均为阳性，且显色一致。

2. 酶联免疫法

（1）外观外包装应整洁无污染。检测试剂应无破损、完整组成应齐全，液体试剂组分应澄清，无沉淀或絮状物。

（2）检测企业阳性参考品（质控品）或国家参考品，应符合相应要求，具体如下。

阴性参考品N1~N10：阴性参考品符合率应为10/10；

阳性参考品P1~P10：阳性参考品符合率应为9/10；

最低检出限参考品S1~S5：S1、S2应均为阳性，S3~S5可为阳性或阴性；

精密度参考品R：平行检测10次，结果应均为阳性，且检测结果（吸光值）的变异系数（CV值）应≤15%。

3. 芯片法

（1）外观外包装应整洁无污染。检测试剂应无破损、完整组成应齐全，液体试剂组分应澄清，无沉淀或絮状物。阵列中设有阳性质控探针和阴性质控探针。阳性质控探针和阴性质控探针不少于5个点重复；特异性抗原探针不少于3个点重复。样品点形状规则，无明显拖尾。

（2）检测企业阳性参考品（质控品）或国家参考品，应符合相应要求，具体如下。

阴性参考品N1~N10：阴性参考品符合率应为10/10；

阳性参考品P1~P10：阳性参考品符合率应为9/10；

最低检出限参考品S1~S5：S1、S2应均为阳性，S3~S5可为阳性或阴性。

精密度参考品R：平行检测10次，结果应均为阳性，且检测结果（各点阵的发光值）的变异系数（CV值）应≤15%。

（七）实验室要求

文献显示，结核抗体阳性的血液样本中含有具有感染性的结核菌的概率非常低。在某些情况下使用非常灵敏的方法富集大量血液后可以检测到结核菌核酸片段或抗原片段。因此，一般认为结核抗体检测可以作为非感染性材料操作，在生物等级BSL-1的实验室进行。但应注意个人防护，可戴一次性口罩，处理试剂和样本时需穿戴一次性无粉手套，操作后应彻底洗手。所有样本及使用后的试剂盒应视为潜在的传染性物质，废弃物处理时，按照当地政府和国家有关规定进行。

四、国内外相关技术方法对比

（一）试剂相关国内外标准及标准物质进展

中国食品药品检定研究院研制了结核抗体检测试剂盒用国家参考品，批准文件的编号为国生参字（2008）0026号，适用于胶体金法、酶标法等以血清为检测样本的结核分枝杆菌抗体诊断试剂盒的质量控制。该套参考品用尽后，2018年中国食品药品检定研究院对参考品设置进行了修改，重新发布了新的参考品。

（二）国内外注册技术审查指导原则

截止2018年8月，查询国内外文献资料，暂无针对该结核抗体检测试剂的注册技术审查原则。但对于该种使用免疫层析法或酶联免疫法的体外诊断试剂，可参考原国家食品药品监督管理总局发布的医疗器械注册技术审查指导原则：《金标类检测试剂注册技术审查指导原则》或《酶联免疫法检测试剂注册技术审查指导原则》。

起草人：石大伟（中国食品药品检定研究院）

复核人：刘倩瑜（广东省医疗器械质量监督检验所）

第十三节　EB病毒抗体检测试剂

一、概述

EB病毒（Epstein-Barr virus，EBV）首次由Epsteil和Barr于1964年在非洲儿童Burkjtt淋巴瘤细胞培养液中分离培养获得，故得以命名。

（一）病原学概述

EB病毒核心为双链线状DNA，基因组全长约172kb。EB病毒与单纯疱疹病毒1型（HSV-1）和2型（HSV-2）、巨细胞病毒（CMV）、水痘-带状疱疹病毒（VZV）及近年发现的人类疱疹病毒6、7、8型同属人类疱疹病毒科，电镜下EB病毒形态与其他疱疹病毒相似，均呈球形，直径150~180nm，其核衣壳由162个壳粒排列成二十面体对称状，最外层为脂蛋白膜。

EB病毒主要感染人类口咽部的上皮细胞和B淋巴细胞，主要通过唾液、飞沫传播，也可经输血传播。EB病毒首先在口咽部上皮细胞内增殖，然后感染B淋巴细胞，这些细胞大量进入血液循环而造成全身性感染。EB病毒有两种感染形式，即潜伏性感染和增殖性感染，大多EB病毒感染人体后多处于潜伏性感染状态，潜伏性感染的EB病毒以环状DNA形式游离在胞浆中，也可整合于染色体内，当机体免疫功能低下时，潜伏的EB病毒活化形成增殖性感染。由EB病毒感染引起或与EB病毒感染有关的疾病主要有传染性单核细胞增多症、非洲儿童淋巴瘤（即Burkitt淋巴瘤）及鼻咽癌等。EB病毒在人群中广泛感染，根据血清学调查，我国3~5岁儿童EB病毒VCA-IgG抗体阳性率达90%以上，幼儿感染后多数无明显症状，或引起轻症咽炎和上呼吸道感染。青年期发生原发感染，约有50%出现传染性单核细胞增多症。EB病毒感染还与Burkitt淋巴瘤、鼻咽癌（Nasopharyngeal Carcilloma，NPC）等恶性肿瘤相关。鼻咽癌是一种头颈部的恶性肿瘤，多发于东南亚国家，尤其是中国南部、新加坡和马来西亚等国家，其中中国南部（广西、广东、福建一带）发病率最高，年发病率为25~30/10万。该肿瘤多发生于鼻咽黏膜，恶性程度较高，早期即可出现颈部淋巴结转移。其典型症状主要有鼻塞、鼻出血、吸涕带血、颈部肿块、耳鸣及头痛复视等相关颅神经侵犯症状。自1966年从NPC患者血液中检测到EB病毒抗体，及1969年由NPC活检组织培养出的类淋巴母细胞中分离到EB病毒以来，大量研究结果已证实EB病毒是NPC的重要诱发因子，而众多对临床鼻咽癌患者的血清学调查均证实大多数患者血清中含有多种抗EB病毒抗体。

（二）检测技术与方法概述

EB病毒感染的诊断技术与方法主要包括病毒分离、病原学检测、血清学检测等。

1. 病毒分离　实验室可由唾液、咽漱液、外周血细胞及肿瘤组织中分离得到EB病毒，其中咽漱液病毒的分离率最高。但由于该方法比较耗时，并且需要特殊的组织培养条件，所以不宜作为常规检测方法使用。

2. 病原学检测　病变组织检测EB病毒的相关蛋白（如病毒核蛋白EBNA）及EB病毒核

酸检测也是EB病毒相关疾病诊断的一种方法。检测EBNA等病毒蛋白一般采用免疫荧光法，若使用特异性单克隆抗体则一般采用间接免疫荧光法。另外，利用核酸杂交和PCR方法可以在病变组织内检测病毒基因组核酸。PCR方法以其敏感性高、特异性强及在短时间内可以得到结果等特点使其在EB病毒感染相关疾病的诊断中越来越重要。

3. 血清学检测　EB病毒感染的血清学检测是指使用酶联免疫吸附、化学发光、免疫印迹及胶体金等不同技术检测各种特异性抗体的方法，其特点是操作简单，能够检测多种抗体，是目前EB病毒感染诊断的主流方法。其常用的血清学标志物有抗病毒衣壳抗原（VCA）抗体、抗早期细胞内抗原（EA）抗体、抗EB病毒核抗原（EBNA）抗体、抗EB病毒编码的Z蛋白（ZEBRA）抗体及抗EB病毒编码的Rta蛋白抗体等。

IgG型抗EB病毒VCA抗体是EB病毒感染的标志。EB病毒感染早期的特征是VCA IgG抗体的滴度至少升高二倍，同时抗EBNA1（EB病毒核抗原1）抗体阴性。VCA IgM抗体的产生，并结合有VCA IgG抗体滴度增加，以及嗜异性抗体和EA抗体的出现可有效提示急性EB病毒感染。而EBNA抗体一般在EB病毒感染晚期才会被检测到。抗EA抗体只在疾病的急性期短暂出现，该抗体在传染性单核细胞增多症患者中的阳性发生率为70%~80%。高滴度的抗EA抗体提示慢性感染或感染后复发。从血清学上很难区分EB病毒原发感染和感染后复发，如果只检出抗EA抗体，抗VCA和抗EBNA抗体为阴性，则可肯定是原发性感染；但如果同时存在抗EBNA抗体，则为感染后复发。

鼻咽癌是一种高发于我国南部地区尤其是珠江三角洲流域的头颈部恶性肿瘤。目前EB病毒抗体检测作为鼻咽癌的辅助诊断指标，在提高鼻咽癌的诊断率及早期发现率方面，已经发挥了重要作用，并广泛为国内外医疗机构所使用。EB病毒抗体尤其是病毒特异性IgA的检测已逐步成为流行病学筛查及临床诊断鼻咽癌的主要手段之一。抗病毒衣壳抗原（VCA）IgA即VCA IgA是其中最早被发展且应用较广泛的血清学标志物，该抗原也是EB病毒诸多表达抗原中鼻咽癌诊断敏感性最高的抗原，迄今仍然是鼻咽癌诊断的重要标准。有报道显示，在鼻咽癌患者中VCA IgA阳性率达96.5%，而对照组非鼻咽癌患者的血清中VCA IgA的检出率只有4%。而对成功治疗后的患者跟踪检测发现抗VCA IgA水平显著下降。提示抗VCA IgA的水平可作为鼻咽癌高危人群和观察治疗预后的指标。其他已被研究证实与鼻咽癌密切相关的IgA抗体还包括抗核心抗原（EBNA）抗体和抗早期抗原（EA）抗体。

二、检测技术与方法

EB病毒抗体的检测方法主要包括酶联免疫法、化学发光法、免疫印迹法、免疫荧光法及胶体金法等。其中酶联免疫法和化学发光法灵敏度高、特异性好，检测简单快速，并能够实现全自动化检测，是目前临床检测EB病毒抗体的主流方法。

（一）酶联免疫法

1. 基本原理　是将抗原或抗体吸附在固相载体表面，使抗原抗体反应在固相载体表面进行。加入酶反应的底物后，底物被酶催化成为有色产物，产物的量与标本中的受检物质的量直接相关，由此进行定性或者定量分析。包括间接法、双抗体夹心法、竞争法、捕获法等。

2. 技术方法　将血清或血浆待测样本经试剂稀释液进行稀释后，加入微孔板中，常温或37℃等条件下进行孵育，洗板后加入酶标反应液进行反应，再次洗板后加入底物，经显色、终止后可使用酶标仪进行检测。

3. 技术特点及适用性 与化学发光法相比，酶联免疫法成本低、操作方便、灵敏度相对较低，适合EB病毒感染的初期定性诊断与筛查检测。

（二）化学发光法

1. 基本原理 化学发光法原理为反应体系中的某些物质分子，如反应物、中间体或者荧光物质吸收了反应释放的能量而由基态跃迁到激发态，当中间体由激发态回到基态时会释放等能级的光子，对光子进行测定而实现定量分析。根据其标记物差异可分为直接化学发光免疫分析法、化学发光酶免疫分析法、时间分辨免疫荧光法和电化学发光免疫分析法；根据包被抗原的固相载体的不同，又可分为板式化学发光免疫法和微粒子化学发光免疫法。

2. 技术方法 加入待测样本后，待测抗体在固相载体上形成“标记抗原－待测抗体－包被抗原”结构的免疫复合物，冲洗后加入不同的发光底物液、荧光增强液或电信号，然后测定发光值或荧光强度，样本中EB病毒抗体量值和发光值或荧光强度在一定范围内成正比关系。

3. 技术特点及适用性 化学发光使用成本高，但其可以自动化大通量检测、灵敏度较高。

除酶联免疫法和化学发光法以外，胶体金法操作简单快速，对实验室及实验仪器要求较低，但因其灵敏度较低限制了其临床应用。免疫印迹法检测能够明确EB病毒抗体谱，但检测程序复杂、耗时较长，目前临床应用不多。免疫荧光法与免疫印迹法类似，其多采用感染EB病毒的细胞裂解物进行检测，但同样检测程序复杂，目前临床应用不多。

三、操作要点及注意事项

本部分以酶联免疫法与化学发光法为例进行介绍。

（一）酶联免疫法

1. 主要试剂 酶标板、样本稀释液、浓缩洗涤液、酶标试剂、显色液、终止液、阴性阳性对照等。

2. 主要仪器 温箱、洗板机、含波长450nm的酶标仪等。

3. 样本要求 可使用EDTA、柠檬酸钠或肝素等抗凝的人血清或血浆样品。一般情况下，应尽量避免使用存在溶血、高血脂、黄疸等血清或血浆样品；试剂不能检测明显含悬浮纤维蛋白或聚集物的样品；样品中应无微生物，可在2~8℃储存1周，超过此期限一般应－20℃以下冻存，避免多次反复冻融；使用前应将样品室温平衡30分钟以上，冷冻样品实验前需混匀。

4. 实验操作 根据试剂说明书结合自己实验室的SOP进行操作。基本步骤为：首先对样本进行稀释，稀释后加入酶标反应板，室温或37℃温育后洗涤干净；加入酶标试剂后温育并洗涤干净；加入显色剂避光显色并加入终止液终止；最后使用酶标仪进行单波长或双波长检测。

定性检测时，一般待测样品吸光度值高于试剂盒临界值为EB病毒抗体阳性，不高于临界值为阴性（或为临界结果），如试剂盒规定了临界结果需重复检测进行确认；定量检测时，需按照试剂盒说明书规定对EB病毒抗体浓度进行计算。

5. 产品性能指标 本类试剂盒产品性能一般至少需满足以下要求。

（1）试剂外观应 符合产品技术要求的规定。

（2）阴性符合率 应符合国家参考品或企业参考品相应要求。

（3）阳性符合率　应符合国家参考品或企业参考品相应要求。

（4）检测限　应符合国家参考品或企业参考品相应要求。

（5）重复性　重复检测10次，检测结果的变异系数应满足国家参考品或企业参考品相应要求。

（6）准确度（适用于定量检测试剂盒）　使用企业参考品进行检测，应符合相应产品技术要求的规定。

（7）线性（适用于定量检测试剂盒）　使用企业参考品进行检测，要求线性相关系数r应不低于0.9800，或符合相应产品技术要求的规定。

6. 方法局限性

（1）检测结果必须结合临床信息进行分析，不能作为临床诊断的唯一依据。

（2）检测结果阴性并不排除存在EB病毒抗体的可能。免疫功能受损或接受免疫抑制治疗的患者，其血清学抗体含量水平有限，及ELISA方法学的限制，都可能造成假阴性结果。

（3）患者样品中高浓度的免疫复合物或其他免疫球蛋白的聚集，可能出现由非特异性吸附引起的假阳性。

（4）本试剂仅用于人血清或血浆样品的检测。

7. 实验室要求　血清、血浆等非感染性材料可在生物等级 BSL-1 的实验室进行。所有样本及使用后的试剂盒应视为潜在的传染性物质，废弃物处理时，按照当地政府和国家有关生物安全规定进行。

（二）化学发光法

1. 主要试剂　微粒混悬液、结合物、稀释液、质控品、校准品等。

2. 主要仪器　全自动化学发光检测仪。

3. 样本要求　可使用 EDTA、柠檬酸钠或肝素等抗凝的人血清或血浆样品。一般情况下，应尽量避免使用存在溶血、高血脂、黄疸等血清或血浆样品；试剂不能检测明显含悬浮纤维蛋白或聚集物的样品；样品中应无微生物，一般可在 2~8℃储存 1 周，超过此期限一般应 -20℃以下冻存，避免多次反复冻融；使用前应将样品室温平衡30分钟以上，冷冻样品实验前需混匀。

4. 实验操作　根据试剂说明书结合自己实验室的SOP进行操作，本方法一般为全自动操作。

定性检测时，一般待测样品发光值高于试剂盒临界值为EB病毒抗体阳性，不高于临界值为阴性（或为临界结果），如试剂盒规定了临界结果需重复检测进行确认；定量检测时，需按照试剂盒说明书规定对EB病毒抗体浓度进行计算。

5. 产品性能指标　本类试剂盒产品性能一般至少需满足以下要求。

（1）试剂外观　应符合产品技术要求的规定。

（2）阴性符合率　应符合国家参考品或企业参考品相应要求。

（3）阳性符合率　应符合国家参考品或企业参考品相应要求。

（4）检测限　应符合国家参考品或企业参考品相应要求。

（5）重复性　重复检测10次，检测结果的变异系数应满足国家参考品或企业参考品相应要求。

（6）准确度（适用于定量检测试剂盒）　使用企业参考品进行检测，应符合相应产品技术要求的规定。

（7）线性（适用于定量检测试剂盒）　使用企业参考品进行检测，要求线性相关系数r应不低于0.9800，或符合相应产品技术要求的规定。

6. 方法局限性

（1）检测结果必须结合临床信息进行分析，不能作为临床诊断的唯一依据。

（2）检测结果阴性并不排除存在EB病毒抗体的可能。免疫功能受损或接受免疫抑制治疗的患者，其血清学抗体含量水平有限，及方法学的限制，都可能造成假阴性结果。

（3）患者样品中高浓度的免疫复合物或其他免疫球蛋白的聚集，可能出现由非特异性吸附引起的假阳性。

（4）本试剂仅用于人血清或血浆样品的检测。

7. 实验室要求 血清、血浆等非感染性材料可在生物等级BSL-1的实验室进行。所有样本及使用后的试剂盒应视为潜在的传染性物质，废弃物处理时，按照当地政府和国家有关生物安全规定进行。

四、国内外相关技术方法对比

（一）相关标准

此类检测试剂相关标准有YY/T 1517-2017《EB病毒衣壳抗原（VCA）IgA抗体检测试剂盒》，发布日期2017年5月2日，实施日期2018年4月1日；以及YY/T 1183-2010《酶联免疫吸附法检测试剂（盒）》，发布时间2010年12月27日，实施时间2012年6月1日。

（二）相关指南及指导原则

全国儿童EB病毒感染协作组联合中华实验和临床病毒学杂志编辑委员会于2018年发布了《EB病毒感染实验室诊断及临床应用专家共识》。

（三）标准物质情况

中国食品药品检定研究院已于2014年发布了EB病毒衣壳抗原IgA抗体国家参考品，现行批号370002-201401。

参考文献

[1] 戚东桂，刘荣.Epstein-Barr病毒相关疾病的研究现状.国际免疫学杂志，2006，29（4）：252-256.

[2] 全国儿童EB病毒感染协作组，中华实验和临床病毒学杂志编辑委员会.EB病毒感染实验室诊断及临床应用专家共识.中华实验和临床病毒学杂志，2018，32（2）：2-8.

起草人：周海卫（中国食品药品检定研究院）

复核人：刘倩瑜（广东省医疗器械质量监督检验所）

第十四节 B族链球菌抗原检测试剂

一、概述

B族链球菌（Group B Streptococcus，GBS），又名B群链球菌或无乳链球菌（S.agalactiae），

是β溶血性需氧型革兰阳性球菌的一种。根据其细胞壁特异性的荚膜多糖（GPS），将GBS分为不同血清型：Ⅰa、Ⅰb、Ⅰc、Ⅱ、Ⅲ、Ⅳ、Ⅴ、Ⅵ、Ⅶ、Ⅷ和Ⅸ，其中Ⅰa、Ⅰb、Ⅱ、Ⅲ为主要致病血清型，而Ⅲ型因含脂磷壁酸和神经氨酸酶最多，毒力最强。据文献统计，发达国家GBS感染以Ⅲ型为主，占60%以上；发展中国家以Ⅰb、Ⅰc及Ⅱ型感染为主，占74%。

GBS能引起孕妇生殖道感染、早发型新生儿感染和晚发型新生儿感染。早发感染可发生于婴儿出生后6天内，主要表现为败血症、肺炎和脑膜炎。病情危重，常在1~2日内死亡，病死率可达50%以上。晚发性感染可在婴儿出生6天以后至三月龄，主要表现为化脓性脑膜炎，常伴有败血症，病死率为2%~6%，但预后较差，并发症较多。50%脑膜炎存活儿存在不同程度的后遗症，包括听力丧失、脑积水和语言发育迟缓等。

美国疾病预防控制中心在2010年11月19日发布的围产期GBS疾病预防指南《Prevention of Perinatalgroup B Streptococcal DiseaseRevisedguidelines from CDC，2010》建议对所有孕妇于妊娠35~37周进行GBS筛查，结果阳性者进行预防性抗生素治疗。目前在我国，一般对胎膜早破和早产儿的围产期女性的进行GBS感染的检测，来防治该病原体引起的围生期女性泌尿生殖道感染、新生儿期重症肺炎、败血症和脑膜炎。

二、检测技术与方法

GBS抗原检测有微生物培养CAMP法，也是GBS鉴定的金标准方法，但该方法耗时耗力且准确率不高。最近出现的新方法如荧光原位杂交、脉冲式凝胶电泳、飞行质谱鉴定检测在准确率以及检测速度方面都有不同程度的提高。在临床使用试剂方面，免疫层析法与核酸扩增法是现阶段使用最为广泛的两种检测GBS的方法。

GBS抗原免疫层析法检测试剂，是使用包括胶体金、乳胶颗粒和免疫荧光微球等显色微粒与GBS抗原形成抗原抗体复合物进而显色的一种快速检测试剂。

检验原理分为两步。第一步使用化学抽提液对GBS进行裂解的，使GBS细胞壁多糖充分释放。第二步采用免疫层析与双抗夹心技术，裂解后的GBS多糖在反应区与标记着显色微粒的特异性“一抗”结合，形成抗原抗体免疫复合物，并随着样品层析至测试区，被已预包被在测试区“二抗”——抗GBS抗体捕捉，形成免疫夹心复合体色带，在一定范围内，色带颜色的深浅与含菌量呈正比关系。质控线预包被的是对“一抗”的动物类型抗抗体，因此试剂正常工作时，一定会有显色条带，因此是对整个试剂的内质控。其显色微粒可以是肉眼可见的胶体金、乳胶颗粒，也可以是通过仪器检测到，但肉眼不可见的荧光微球。

三、操作要点及注意事项

（一）主要试剂

免疫层析卡条、化学抽提液。

（二）主要仪器

大部分只需肉眼判断，不需要仪器判读。但也有部分试剂需配套显色测定仪，例如荧光免疫层析试剂或某些需要对显色程度进行测定的试剂。

（三）样本要求

为阴道宫颈拭子或其他部位沾有病菌的拭子，有的试剂也可检测经培养的细菌菌落。样本采集后应尽快处理，以免影响检测结果。

（四）实验操作

根据试剂盒说明书结合自己实验室的要求进行操作，基本步骤为：对样本进行裂解处理，裂解一定时间后，将处理好的样本滴加入免疫层析卡条中，一定时间内进行结果判读。超过说明书规定的检测时间判读无效。

（五）结果判定

1. 阴性 仅出现一条质控条带，无检测条带，样本中无B族链球菌或B族链球菌低于试剂检测限。

2. 阳性 质控条带和检测条带均出现有效条带，样本中存在高于检测限的B族链球菌，提示为B族链球菌感染。

3. 无效 在质控条带未出现，表明试验失败或试剂无效，需重新检测。

（六）产品主要性能指标

1. 包装外观应整洁无污染。检测试剂应无破损、完整、无毛刺，材料附着牢固。试剂盒组成应齐全，应包括前期处理样本的液体组分及检测条（卡）等。

2. 膜条宽度应不小于2.5mm。

3. 液体移行速度应不低于10mm/min。

4. 需建立包括阳性参考品、阴性参考品、检测限参考品和重复性参考品在内的参考品，其GBS需经过不同实验方法或培养法金标准进行确认。阳性参考品符合率：检测含有B族链球菌抗原的阳性样本，结果均为阳性。阴性参考品符合率：检测不含有B族链球菌抗原的阴性样本，结果应均为阴性。最低检测限：检测最低检测限的B族链球菌抗原样本，结果应符合相应要求。重复性：检测重复性样本10次，结果应均为阳性，且符合相应试剂重复性要求。

（七）方法的局限性

1. 试剂要求在开封一定时间内进行实验，否则无效。

2. 取样手法和部位对检测结果具有很大影响。

3. 免疫层析试剂在检测灵敏度上有一定的限制，阴性结果不能排除GBS的感染，还需培养或者其他实验方法确认。

（八）实验室要求

根据原卫生部2006年1月11日制定的《人间传染的病原微生物名录》，B族链球菌属于链球菌属，微生物危害程度为第三类，大量活菌操作，包括菌株培养和样本检测均需在生物等级BSL-2实验室进行，非感染性材料的实验在生物等级BSL-1的实验室进行。处理试剂和样本时需穿戴一次性无粉手套，操作后应彻底洗手。所有样本及使用后的试剂盒应视为潜在的传染性物质，废弃物处理时，按照当地政府和国家有关规定进行。

四、国内外相关技术方法对比

（一）国内外标准、注册技术审查指导原则比较

目前，查询国内外文献资料，暂无GBS抗原检测试剂的国际、国家标准、行业标准及针对该GBS抗原免疫层析法试剂的注册技术审查原则。但对于该种使用免疫层析法的体外诊断试剂，可参考国家药品监督管理局医疗器械技术审评中心发布的医疗器械注册技术审查指导原则：大便隐血（FOB）检测试剂盒（胶体金免疫层析法）注册技术审查指导原则（2016年修订版）和人绒毛膜促性腺激素检测试剂（胶体金免疫层析法）注册技术审查指导原则（2016年修订版）。

（二）标准物质进展

目前，在美国模式培养物集存库（American type culture collection，ATCC）中，有很多鉴定明确的标准菌株以及全球不同地域的临床分离株，但仍然是单个菌株，无相应试剂的整套参考品。在国内，中国食品药品检定研究院正在研制该试剂的国家参考品，涵盖超过10种GBS血清型别，尤其包含Ⅰa、Ⅰb、Ⅱ、Ⅲ、Ⅳ、Ⅴ等与临床致病力密切相关的GBS标准菌株。预计能对此类试剂的性能起到较为全面的质量控制。

起草人：沈舒（中国食品药品检定研究院）
复核人：刘倩瑜（广东省医疗器械质量监督检验所）

第十五节　水痘－带状疱疹病毒抗体检测试剂

一、概述

水痘带状疱疹病毒（VZV）是一种高传染性DNA病毒，属于α疱疹病毒亚科的一员，是8种可感染人类的疱疹病毒之一。其基因组和DNA序列与单纯疱疹病毒1型（HSV-1）及单纯疱疹病毒2型（HSV-2）极为相近。VZV为椭圆形颗粒，直径150~200nm，病毒核衣壳是由162个壳微粒组成的对称20面体，壳外有一层或多层的含脂蛋白的包膜。包膜上的糖蛋白至少有8种，糖蛋白的结构和分子量都已清楚。国际疱疹病毒会议（1993年）将水痘-带状疱疹病毒的糖蛋白统一按单纯疱疹病毒糖蛋白命名。病毒糖蛋白gE、gB、gC均能诱导机体产生中和抗体。gE的分子量最大，在病毒包膜上含量最高，是病毒主要抗原，也是制备病毒亚单位疫苗和DNA疫苗的主要候选抗原。病毒含有2个主要蛋白酶，即DNA聚合酶与胸腺嘧啶激酶（TK）。前者是DNA合成所必需，为疱疹病毒属共有，后者仅存在于人类单纯疱疹病毒（HSV）和VZV中。

VZV感染后主要引起水痘和带状疱疹两种疾病。病原体（VZV）可以通过喷嚏、咳嗽飞沫等经呼吸道传播，或直接接触传播，具有很强的传染性。VZV初次感染儿童后主要引起水痘，一般以皮肤和黏膜出现疱疹为主，症状较轻，具有自限性。但在成人的感染中，有少量残存的病毒会终身潜伏于神经节的神经细胞中，再次激活会引起带状疱疹和各种不同的神经并发症，如脑膜炎和脊髓炎。在免疫功能不足或无免疫力的新生儿中，水痘是一种严重的、涉及多器官的致死性感染。

二、检测技术和方法

血清中抗VZV抗体的检测方法主要有膜抗原免疫荧光抗体检测试验（FAMA）、VZV IgG抗体检测试剂盒（酶联免疫法）、间接荧光法等。FAMA是被公认为能够反映VZV免疫状态的最可靠的试验，具有很好的敏感性和特异性，能较好地反映体内的保护性抗体水平，可作为一种金标准方法。但FAMA存在一定的局限性（操作繁琐、通量低、耗时长），在结果的判定存在主观性。ELISA简便易行，可自动化操作、时间短、通量大，适用于大规模筛选样本。目前，国内外已有多个厂家生产VZV IgG抗体检测试剂盒（酶联免疫法），其大都基于全病毒包被的抗原，仅有少数采用纯化的病毒糖蛋白包被抗原。

（一）膜抗原免疫荧光抗体检测试验（FAMA）

膜抗原荧光抗体法（FAMA）以VZV感染细胞为抗原，荧光标记的抗人IgG为二抗，检测人血清中抗VZV特异性IgG抗体，所形成的抗原抗体复合物主要位于感染细胞表面，荧光显微镜下观察可见独特的膜性环状荧光。FAMA法被示为VZV血清学诊断的首选方法，只要是FAMA检测阴性者，就表明该个体是VZV易感者，只要是FAMA检测阳性者就表明该个体具有免疫力。此外，当FAMA法检测到血清抗体滴度阳转时，就表明周围有水痘发生。FAMA法灵敏度高、特异性好，未发现与其他疱疹病毒产生交叉反应，被称为是抗VZV IgG抗体检测的“金标准”，常被用于评价其他检测方法的优劣，尤其在检测接种水痘疫苗后机体产生的抗VZV IgG抗体水平时，灵敏度更是其他方法所不能比拟。但该方法也存在诸多缺点：对实验要求高，并且其结果判断受主观影响大，要求实验人员具有一定的经验。

（二）酶联免疫法（ELISA）

酶联免疫法由于其操作简便、自动化程度高，适用于大量血清的筛查，是目前最常用的检测VZV抗体的一种方法。大多数商业化试剂盒采用间接法检测。通过在微孔板上包被全病毒抗原，检测样本中的VZV抗体。但基于全病毒抗原的检测方法，除检测针对糖蛋白的中和抗体外，也能检测针对其他蛋白的结合抗体，可能会影响用于监测免疫状态的灵敏度。目前，有的实验室建立了gpELISA方法。在微孔板上包被特定的糖蛋白抗原，以期检测针对VZV的中和性抗体。此外，有的试剂盒基于竞争法检测VZV中和抗体。在微孔条上包被VZV特异抗体-VZV抗原的复合物，样品中水痘-带状疱疹病毒中和抗体（VZV-NAb）与HRP标记的特异中和抗体（HRP-NAb）竞争结合包被的抗原。若样品中不存在VZV-NAb，则形成“包被抗原·酶标抗体”复合物，复合物上连接的HRP使显色剂显色形成蓝色产物，终止后变为黄色，通过酶标仪检测吸光度（A值）。若样品中存在VZV-NAb，则与包被抗原结合，形成“包被抗原-样品抗体”复合物，抑制特异性HRP-NAb与包被抗原的结合，吸光度A值下降。根据酶标仪检测吸光度（A值），判定样本中VZV-NAb的存在与否。

三、操作要点及注意事项

（一）主要试剂

水痘疱疹病毒IgG抗体检测试剂盒（酶联免疫法）、水痘疱疹病毒IgM抗体检测试剂盒（酶联免疫法）。

（二）主要仪器

孵育箱、洗板机、酶标仪。

（三）样本要求

1.本试剂使用人血清或血浆样品。

2.常见的干扰因素如溶血、高血脂、黄疸均不会使试剂出现假阳性。不能检测含悬浮纤维蛋白或聚集物的样品。

3.按照说明书进行样品的储存、冻存和运输，应尽量避免反复冻融。

4.使用前请将样品室温平衡30分钟以上，冷冻样品实验前需混匀。

（四）实验操作

膜抗原免疫荧光抗体检测试验（FAMA）需参照各实验室的标准操作规程进行操作。以下将以酶联免疫法为例，简单介绍实验操作过程。

1.用蒸馏水或去离子水配置洗涤液。

2.稀释样品（有的试剂可直接加入样品）

3. 加样　分别在相应孔中加入待测样品或阴、阳性对照，轻轻振荡混匀。

4. 温育　用封板膜封板后，置37℃温育规定的时间。

5. 洗板　小心揭掉封板膜，用洗板机洗涤，参照说明书。

6. 加酶　每孔加入酶标试剂，空白孔除外。

7. 温育　用封板膜封板后，置37℃温育规定的时间。

8. 洗板　同步骤5。

9. 显色　每孔加入显色剂液，轻轻振荡混匀，37℃避光显色规定的时间。

10. 测定　每孔加终止液，轻轻振荡混匀，在规定的时间内测定结果。根据说明书要求，设定酶标仪波长进行检测。

（五）结果判定

根据产品说明书，对结果直接进行判读。

1. 结果判读　通过在软件中设置各参数，对结果进行判读。

2. 阳性判定　样品A值≥临界值（cut-off）者为阳性。

3. 阴性判定　样品A值<临界值（cut-off）者为阴性。

注：竞争法ELISA的结果判定与之相反，具体参照说明书进行判定。

（六）产品主要性能指标

1. 阴性参考品符合率　检测国家阴性参考品或经标化的企业阴性参考品，要求其阴性参考品符合率符合相应要求。

2. 阳性参考品符合率　检测国家阳性参考品或经标化的企业阳性参考品，要求其阳性参考品符合率符合相应要求。

3. 重复性　检测国家重复性参考品或经标化的企业重复性参考品，平行检测10次，应均为阳性且其OD值的变异系数（CV值）不高于15.0%。

第三篇　临床免疫检测试剂

4. 最低检测限 检测国家最低检测限参考品或经标化的企业最低检测限参考品，要求检测限浓度应不高于127mIU/ml或符合相应要求。

(七)方法的局限性

试剂要求在开封一定时间内进行实验，否则无效。

(八)实验室要求

根据卫生部2006年1月11日制定的《人间传染的病原微生物名录》，水痘带状疱疹病毒属于疱疹病毒科，微生物危害程度为第三类，大量活病毒操作，包括病毒培养和样本检测均需在生物等级BSL-2实验室进行，非感染性材料的实验在生物等级BSL-1的实验室进行。处理试剂和样本时需穿戴一次性无粉手套，操作后应彻底洗手。所有样本及使用后的试剂盒应视为潜在的传染性物质，废弃处理时，按照当地政府和国家有关规定进行。

四、国内外相关技术方法比较

截止2018年8月，查询国内外文献资料，暂无水痘抗体检测试剂的国际、国家标准和行业标准。标准物质方面，WHO的第一代水痘免疫球蛋白WHO 国际标准品(NIBSC，编号：W1044)，可用于抗体量值的溯源。在国内，中国食品药品检定研究院已研制该试剂的国家参考品，主要适用于水痘带状疱疹病毒IgG抗体定性检测试剂盒(酶联免疫法)性能要求的评价。

参考文献

田亚宾，周海卫，刘东来.水痘带状疱疹病毒IgG抗体检测试剂国家参考品的研制[J].中国生物制品学杂志，2017，30(4)：408-411.

起草人：田亚宾(中国食品药品检定研究院)

复核人：刘倩瑜(广东省医疗器械质量监督检验所)

第五章
自身抗体检测试剂

自身抗体是机体B淋巴细胞成熟分化为浆细胞后产生的针对自身成分的抗体总称，是自身免疫应答和自身免疫性疾病的重要特征。自身抗体检测包括抗线粒体抗体、抗核抗体、抗双链DNA抗体、抗环瓜氨酸肽抗体、类风湿因子、抗透明带抗体、抗精子抗体等。大部分自身免疫疾病都有其特定的自身抗体，检测患者相应的自身抗体，可用于对应的自身免疫疾病的辅助诊断、指导用药和疾病机制的研究。

第一节　类风湿因子检测试剂

一、概述

类风湿因子（RF）是一种抗人或动物IgG分子Fc片段抗原决定簇的抗体，是以变性IgG为靶抗原的自身抗体，主要存在于类风湿关节炎（RA）患者的血清和关节炎中。RF具有IgM、IgG、IgA、IgD、IgE 5种类型，常规检测的RF以IgM型为主。

目前检测类风湿因子的方法有酶联免疫吸附法（ELISA）、胶乳凝集法（LAT）、免疫比浊法（ITA）、放射免疫法（RIA）、斑点-免疫结合法（DIBA）等。

二、检测技术与方法

（一）基本原理及方法详解

1. 胶乳凝集法（LAT）　LAT法测定RF是一种主要发生于RA患者体内的抗人变性血清中IgG包被于聚苯乙烯乳胶颗粒上，当待测样本中的测定类风湿因子与致敏胶乳相遇时，立即会发生可见的凝集现象。

2. 酶联免疫吸附法（ELISA）　将变性IgG包被聚苯乙烯反应板微孔，待测样本中的RF与变性IgG结合，再与随后加入的酶标记变性IgG形成抗原-RF-酶标记抗原“夹心”免疫复合物，加入酶底物后即可显色，根据显色程度可判定样本的总RF的量。

3. 免疫比浊法（ITA）　待测样本中的RF与试剂中变性IgG结合，形成免疫复合物，引起溶液的浊度变化。采用透射比浊或散射比浊法，通过比较标准曲线即可检测出标本中RF的浓度。

（二）各检测方法的特点

RF的检测方法有很多种，目前国内普遍应用的方法包括酶联免疫吸附法、胶乳凝集法、免疫比浊法等。各检测方法不尽相同，各有优缺点，其比较结果见表3-5-1。

表3-5-1　各检测方法不同点比较

方法学	单位	优点	缺点
乳胶凝集法	/	操作简单，观察结果迅速，不需要特殊设备，适合基层医院开展	灵敏度低、特异性差，受用限制，只能检测 IgM 类，主观因素影响大
酶联免疫吸附法	U/ml 或 /	敏感性高	存在手工操作、环境、设备等因素影响大
免疫比浊法	U/ml	准确性高、操作自动化、敏感性显著优于乳胶凝集法、快速、精密度高	需要特殊设备，成本相对较高

三、操作要点及注意事项

临床检测类风湿因子常见的方法如下。

（一）酶联免疫吸附法（ELISA法）

1. 试剂组成　包被变性 IgG 的微孔板、酶标记的抗原、酶底物溶液、阴性对照、阳性对照、标本稀释液和浓缩洗涤液等。

2. 设备环境　酶标仪、洗板机、培养箱等。

3. 操作　按试剂盒使用说明书或实验室制定的 SOP 进行操作，主要操作过程如下。

加标准品或样品→温育→洗涤→加酶标记的抗体→温育→洗涤→显色→终止反应→酶标仪设定相关参数判读结果。

4. 结果判定　按照试剂盒说明书的要求判定结果，首先判定阴性对照、阳性对照、校准物和（或）质控物检测值是否符合要求。

（1）定性检测　显色程度低于临界值为阴性，若高于临界值则为阳性。

（2）定量检测　根据校准品反应孔的吸光度值，绘制吸光度-浓度标准曲线，通过标准曲线计算样本的值。

5. 注意事项及干扰因素

（1）确保实验室环境、设备等符合检验要求。

（2）正确使用加样器，避免刮擦包被板底部。加样过程中避免液体外溅，血清残留在反应孔壁上，确保加样准确。加样器吸头要确保干净，避免污染，加样次序要与说明书一致，否则可导致结果错误，实验重复性差。

（3）手工洗板加洗液时冲击力不要太大，洗涤次数不要超过说明书推荐的洗涤次数，洗液在反应孔内滞留的时间不宜太长。不要使洗液在孔间窜流，造成孔间污染，导致假阴性或假阳性。

（4）确保各项加样量一致，必要时统一使用加样器加样，避免滴瓶不易控制导致加样量不准，从而影响结果。

（二）免疫比浊法

1. 试剂组成　常见为完整包装试剂盒，包括变性 IgG，标本稀释液等。

2. 设备环境　生化分析仪、特定蛋白仪、免疫浊度分析仪等。

3. 操作　按试剂盒使用说明书或实验室制定的SOP进行操作，主要操作过程如下。

开机平衡维护仪器，确保仪器状态可用→装载试剂→定标→质控→测试样本→读数。

4. 结果判定　仪器的数据分析系统可自动给出检测结果，应根据校准物和质控物的数据判定结果的有效性。

5. 注意事项及干扰因素

（1）检测前，确保样本、定标液、质控液等平衡至室温，考虑到可能的蒸发效应，上机的样本、定标液和质控液应在2小时内进行测定分析。

（2）测试前确保样品杯中样本量满足检测需要，且无气泡，避免吸样不准造成结果判定错误。

（3）若在短时间内无法完成测定，可将样本冷藏在2~8℃环境下，必要时应放在-20℃下冷冻保存。

（4）试剂要求开封后在一定时间内使用，具体可查看各对应试剂盒的说明书。

（三）乳胶凝集法

1. 试剂组成　致敏RF乳胶颗粒、阴性对照、阳性对照等。

2. 设备环境　目测方法无须设备。

3. 操作　按试剂盒使用说明书或实验室制定的SOP进行操作，主要操作过程如下。

平衡试剂及样本至室温，做好前期准备工作→加入1滴待测样本或阴性对照或阳性对照和1滴乳胶RF试剂→立即混匀→按照说明书判断方法进行结果判定。

4. 结果判定　肉眼可见凝集为阳性，无凝集为阴性。阳性反应应将样本进行倍比稀释测定滴度，与阳性和阴性对照参比，做出阳性或阴性的判断。

5. 注意事项及干扰因素

（1）样本应新鲜，若在短时间内无法完成测定，可将样本冷藏在2~8℃环境下，必要时应放在-20℃下冷冻保存。

（2）测试前试剂应摇匀，无肉眼可见的絮状物。

（3）滴加样本、试剂等应保证液滴大小一致。

（4）试剂要求开封后在一定时间内使用并按说明书储存条件保存，具体可查看各对应试剂盒的说明书。

第三篇　临床免疫检测试剂

参考文献

[1] 丛玉隆，李文美，梁国威等.临床检验装备大全第4卷即时即地检验.北京：科学出版社，2016.

[2] 张晓东，孟巧芬.类风湿因子定量及分型检测的临床比较.中国医药导报，2010，7（8）：58.

[3] 王超，王莉，李明，等.两种不同检测系统类风湿因子结果比对分析.国际检验医学杂志，2017，38（A02）：77-79.

[4] 徐胜前，高松，张锐，等.免疫比浊法和乳胶凝集法检测类风湿因子的比较.中华风湿

病学杂志，2001，5（3）：201-202.

［5］蒋明，寇中琛，闫春丽，等.斑点-免疫结合法检测三种类风湿因子及其临床意义.中华内科杂志，1992，31（12）：767-768.

［6］颜向军，谢海涛.两种测定类风湿因子方法的比较.南华大学学报·医学版，2007，35（2）：216-218.

［7］王春丽.两种方法检测类风湿因子对类风湿性关节炎的诊断价值.中国医药指南，2012，10（18）：159-160.

［8］尚红，王毓三，申子瑜.全国临床检验操作规程（4版）.北京：人民卫生出版社，2015.

［9］郑慧妮，骆军.酶联免疫试验与免疫比浊法检测类风湿因子的结果比较分析.医学信息，2015，（11）：97-99.

［10］张剑，解洁，张铁翼.不同方法测定类风湿因子的临床应用价值.吉林医学，2008，29（17）：1448-1449.

起草人：刘倩瑜　吴静标（广东省医疗器械质量监督检验所）

复核人：夏德菊（中国食品药品检定研究院）

第二节　抗环瓜氨酸肽抗体检测试剂

一、概述

抗环瓜氨酸肽（CCP）抗体是环状聚丝蛋白的核心抗原多肽衍生物。抗CCP抗体是由类风湿关节炎（RA）患者的B淋巴细胞分泌的一种特异性较高的自身抗体，2009年美国风湿病协会和欧洲抗风湿病联盟提出，将抗CCP抗体纳入RA的新的诊断标准中。抗CCP抗体主要为IgG抗体，还存在IgM和IgA型抗体，其中以IgG 1亚型为主，IgG 1亚型约占抗CCP抗体的1/4，IgG 2亚型和IgG 3亚型较为少见。

目前检测抗CCP抗体的方法有酶联免疫吸附法（ELISA）发光酶免疫测定技术（CLEIA）电化学发光免疫测定技术（ECLI）时间分辨荧光免疫分析法（TRFIA）斑点免疫印迹法（DIBA）胶体金免疫层析法（GICA）等。

二、检测技术与方法

（一）基本原理及方法详解

1.酶联免疫吸附法　ELISA 法利用人工合成的环瓜氨酸肽抗原包被 ELISA 板，待测样本中的抗 CCP 抗体与固相抗原发生抗原-抗体反应，然后加入酶标记的抗免疫球蛋白抗体，该抗体与已和固相抗原反应的抗体再特异性结合，加入底物，酶催化生成显色产物，显色深浅与样本中抗 CCP 抗体的浓度成正比。

2.化学发光免疫分析法　化学发光免疫分析法主要是依据化学检测体系中待测物浓度与体系的化学发光强度在一定条件下呈线性定量关系的原理，利用仪器对体系化学发光强度的检测，而确定待测物含量的一种痕量分析方法。其中包括发光酶免疫测定技术（CLEIA）和电化学发光免疫测定技术（ECLI）。CLEIA 法将碱性磷酸酶、辣根过氧化物酶等标记的抗原与样本中的抗体结合，加入发光剂，根据发光体系的发光强度进行抗 CCP 抗体的测定。ECLIA 法是用三联吡啶钌标记抗原，通过抗原抗体反应和磁珠分离，检测电极上三联吡啶钌发光强度，以此定量检测抗体。

3. 斑点免疫印迹法　DIBA 法是利用硝酸纤维素膜或乙酸纤维素膜作为固相支持物、进行抗原抗体反应的免疫学检测方法。

4. 胶体金法 / 免疫层析法　GICA 法是将胶体金标记技术、免疫检测技术和层析分析技术等相结合的固相免疫检测技术，其主要原理是将胶体金作为抗原示踪标记物，对检测样本中抗体的性质、含量进行分析。

（二）各检测方法的特点

抗CCP抗体的检测方法有很多种，目前国内普遍应用的方法包括酶联免疫吸附法、化学发光免疫分析法、时间分辨荧光免疫分析法、斑点免疫印迹法、胶体金免疫层析法等。各检测方法不尽相同，各有优缺点，其比较结果见表3-5-2。

表3-5-2　各检测方法不同点比较

方法学	单位	优点	缺点
酶联免疫吸附法	U/ml 或 /	灵敏度较高、试剂成本较低	不适合单样本零散样本检测，重复性欠佳，检测线性范围窄
化学发光免疫分析法	U/ml	灵敏度高、重复性、特异性好，检测范围宽，试剂稳定无毒害无污染，操作简便，耗时短	需要特殊设备，成本相对较高
时间分辨荧光免疫分析法	U/ml	灵敏度高、重复性、特异性好，检测范围宽，标记物存放时间长、无放射性污染，试剂盒稳定	需要特殊设备，耗时相对较长、成本相对较高
斑点免疫印迹法	U/ml 或 /	特异度略高于酶联免疫吸附法	灵敏度低、稳定性和重复性难以控制，检测时间较长
胶体金法 / 免疫层析法	U/ml 或 /	灵敏度和特异度均高于酶联免疫吸附法，操作简单	易受温度、湿度、加样量等影响

三、操作要点及注意事项

临床检测抗CCP抗体常见的方法如下。

（一）酶联免疫吸附法（ELISA法）

1. 试剂组成　包被 CCP 的微孔板、酶标记的二抗、酶底物溶液、阴性对照、阳性对照、标本稀释液和浓缩洗涤液等。

2. 设备环境　酶标仪、洗板机、培养箱等。

3. 操作　按试剂盒使用说明书或实验室制定的 SOP 进行操作，主要操作过程如下。

加标准品或样品→温育→洗涤→加酶标记的抗体→温育→洗涤→显色→终止反应→酶标仪

设定相关参数判读结果。

4. 结果判定 按照试剂盒说明书的要求判定结果，首先判定阴性对照、阳性对照、校准物和（或）质控物检测值是否符合要求。

（1）定性检测 根据说明书结果判定要求分析样本的结果。

（2）定量检测 根据校准品反应孔的吸光度值，绘制吸光度–浓度标准曲线，通过标准曲线计算样本的值。

5. 注意事项及干扰因素

（1）确保实验室环境、设备等符合检验要求。

（2）正确使用加样器，避免刮擦包被板底部。加样过程中避免液体外溅，血清残留在反应孔壁上，确保加样准确。加样器吸头要确保干净，避免污染，加样次序要与说明书一致，否则可导致结果错误，实验重复性差。

（3）手工洗板加洗液时冲击力不要太大，洗涤次数不要超过说明书推荐的洗涤次数，洗液在反应孔内滞留的时间不宜太长。不要使洗液在孔间窜流，造成孔间污染，导致假阴性或假阳性。

（4）确保各项加样量一致，必要时统一使用加样器加样，避免滴瓶不易控制导致加样量不准，从而影响结果。

（二）化学发光免疫分析法

1. 试剂组成 常见为完整包装试剂盒，包括生物素化的抗体、酶标记的抗体、链酶亲和素包被的磁珠微粒、校准物、样本稀释液、发光剂、缓冲液等。

2. 设备环境 电化学发光免疫分析仪等。

3. 操作 按试剂盒使用说明书或实验室制定的SOP进行操作，主要操作过程如下。

开机平衡维护仪器，确保仪器状态可用→装载试剂→定标→质控→测试样本→读数。

4. 结果判定 仪器的数据分析系统可自动给出检测结果，应根据校准物和质控物的数据判定结果的有效性。

5. 注意事项及干扰因素

（1）检测前，确保样本、定标液、质控液等平衡至室温，考虑到可能的蒸发效应，上机的样本、定标液和质控液应在2小时内进行测定分析。

（2）测试前确保样品杯中样本量满足检测需要，且无气泡，避免吸样不准造成结果判定错误。

（3）若在短时间内无法完成测定，可将样本冷藏在2~8℃环境下，必要时应放在–20℃下冷冻保存。

（4）可能会受溶血、脂血、脂质等干扰，具体应查看对应试剂盒的说明书，从而对结果进行综合判定。

（5）试剂要求开封后在一定时间内使用，具体可查看各对应试剂盒的说明书。

（三）胶体金法/免疫层析法

1. 试剂组成 试剂卡。

2. 设备环境 胶体金法目测看结果，无须设备；免疫层析法使用免疫层析仪或其他配套读数仪。

3. 操作 按试剂盒使用说明书或实验室制定的SOP进行操作，主要操作过程如下。

（1）胶体金法　平衡试剂卡及样本至室温，做好前期准备工作→将试剂卡置于干净平坦的台面上，按说明书要求加样→按照说明书判断方法进行结果判定。

（2）免疫层析法　平衡试剂卡及样本至室温，做好前期准备工作　将试剂卡置于干净平坦的台面上，按说明书要求加样→配套仪器读数，可选择“标准检测”或“即时检测”，按照仪器说明书进行操作。

4. 结果判定

（1）胶体金法

阳性：质控线及检测线都显色。

阴性：质控线显色，检测线未显色。

无效反应：质控线及检测线均未显色，或质控线未显色、检测线显色。

（2）免疫层析法　仪器的数据分析系统可自动给出检测结果。

5. 注意事项及干扰因素

（1）样本应尽快检测，若在短时间内无法完成测定，可将样本冷藏在2~8℃环境下，必要时应放在-20℃下冷冻保存，切忌反复冻融。

（2）试剂卡拆封后1小时内尽快使用。

（3）滴加样本应保证液滴尽可能无气泡，大小一致，确保加样量。

（4）应在说明书规定时间内判读结果，超过时间判读结果无效。

参考文献

[1] 从玉隆，李文美，梁国威，等.临床检验装备大全.第4卷即时即地检验.北京：科学出版社，2016.

[2] 赵瀛，黄斐，宋斌斌，等.抗环瓜氨酸肽抗体检测新进展.中国临床医学，2014，(5)：620-623.

[3] 尚红，王毓三，申子瑜.全国临床检验操作规程.4版.北京：人民卫生出版社，2015.

[4] 付琳，裘宇容.抗环瓜氨酸肽抗体检测方法的研究进展.广东医学，2012，33(12)：1850-1853.

[5] 杜满兴，王伟佳，黄秋虹.2种检测方法在类风湿关节炎抗环瓜氨酸肽抗体检测中临床价值比较.国际检验医学杂志，2015，36(11)：1523-1524.

起草人：刘倩瑜（广东省医疗器械质量监督检验所）

复核人：夏德菊（中国食品药品检定研究院）

第三节　抗核抗体检测试剂

一、概述

抗核抗体（ANA）是出现于自身免疫性疾病患者血清中的一组自身抗体的总称，是指抗真核细胞所有抗原成分（包括核酸、核蛋白、细胞骨架及胞质成分等）的自身抗体，也就是所谓的ANA谱。ANA主要为IgG，也包括IgM、IgA、IgD和IgE。ANA的检测在自身免疫性疾病的临床诊断、鉴别诊断、病情评估、治疗检测等具有较大的意义，常将抗核抗体的检测作为自身免疫性疾病的重要初筛试验。

目前检测抗核抗体的方法有酶联免疫吸附法（ELISA）、间接免疫荧光法（IIF）、免疫印迹试验（LIA）、放射免疫法（RIA）、芯片法、胶体金法、斑点免疫法等。

二、检测技术与方法

（一）基本原理及方法详解

1. 酶联免疫吸附法（ELISA） 待测样本中ANA与固相抗原特异性结合形成抗原-ANA复合物，洗去未结合物，然后加入人酶标记的抗人免疫球蛋白抗体，该抗体与已和固相抗原结合的抗原-抗体复合物上的抗体分子再特异性结合，洗涤去除过量的未结合酶标二抗，加入底物，酶催化生成显色产物，显色深浅与样本中ANA浓度成正比。

2. 间接免疫荧光法（IIF） 待测样本中的ANA与底物片的相应抗原发生抗原-抗体特异性反应，用缓冲液洗去未结合物，然后滴加荧光素标记的抗人免疫球蛋白抗体，荧光二抗与底物细胞已结合的抗原-抗体复合物上的抗体分子再特异性结合，形成抗原-抗体-荧光二抗的免疫复合物，冲洗除去未结合的荧光二抗后，将底物片置于荧光显微镜下观察。

3. 斑点免疫法 在印迹有核抗原的印迹膜上加入样本，样本中的多种抗核抗体被相应核抗原捕获，洗去印迹膜上未结合的抗体，加入碱性磷酸酶标记的抗人IgG抗体，温育后洗去印迹膜上未结合的标记抗体，加入碱性磷酸酶的底物，从而印迹点产生颜色反应。

（二）各检测方法的特点

ANA的检测方法有很多种，目前国内普遍应用的方法包括酶联免疫吸附法、间接免疫荧光法、芯片法、胶体金法、斑点印迹法等。各检测方法不尽相同，各有优缺点，其比较结果见表3-5-3。

表3-5-3 各检测方法优缺点比较

方法学	优点	缺点
间接免疫荧光法	应用广泛，便于初筛	无法仅凭荧光核型作出判断，对实验人员和设备要求高
酶联免疫吸附法	灵敏度比间接免疫荧光法高，操作简单、费用低廉、可自动化	存在手工操作，无法了解自身抗体的细胞内定位和分布
芯片法	高通量、高速度、高质量、自动化、操作简便、快速可靠	成本高
胶体金法/斑点印迹法	操作方便快捷、反应快速、特异性高、不需要任何设备	只能定性检测

三、操作要点及注意事项

临床检测抗核抗体常见的方法如下。

（一）酶联免疫吸附法（ELISA法）

1. 试剂组成　包被ANA相关抗原的微孔板、酶标记二抗、酶底物溶液、阴性对照、阳性对照、标本稀释液和浓缩洗涤液等。

2. 设备环境　酶标仪、洗板机、培养箱等。

3. 操作　按试剂盒使用说明书或实验室制定的SOP进行操作，主要操作过程如下。

加标准品或样品→温育→洗涤→加酶标记的抗体→温育→洗涤→显色→终止反应→酶标仪设定相关参数判读结果。

4. 结果判定　按照试剂盒说明书的要求判定结果，首先判定阴性对照、阳性对照、校准物或（和）质控物检测值是否符合要求。

（1）定性检测　根据说明书结果判定要求分析样本的结果。

（2）定量检测　根据校准品反应孔的吸光度值，绘制吸光度-浓度标准曲线，通过标准曲线计算样本的值。

5. 注意事项及干扰因素

（1）确保实验室环境、设备等符合检验要求。

（2）正确使用加样器，避免刮擦包被板底部。加样过程中避免液体外溅，血清残留在反应孔壁上，确保加样准确。加样器吸头要确保干净，避免污染，加样次序要与说明书一致，否则可导致结果错误，实验重复性差。

（3）手工洗板加洗液时冲击力不要太大，洗涤次数不要超过说明书推荐的洗涤次数，洗液在反应孔内滞留的时间不宜太长。不要使洗液在孔间窜流，造成孔间污染，导致假阴性或假阳性。

（4）确保各项加样量一致，必要时统一使用加样器加样，避免滴瓶不易控制导致加样量不准，从而影响结果。

（二）间接免疫荧光法

1. 试剂组成　细胞片、荧光素标记的抗人IgG、阳性和阴性对照、PBS吐温缓冲液和封片介质等配套试剂。

2. 设备环境　显微镜。

3. 操作　按试剂盒使用说明书或实验室制定的SOP进行操作，主要操作过程如下。

样本稀释→加载样本→温育反应→洗涤→加荧光二抗→温育反应→洗涤→封片→显微镜观察结果。

4. 结果判定

（1）阴性　荧光显微镜下观察细胞片，仅见模糊、暗泼的非特异性荧光。

（2）可疑　荧光显微镜下细胞片产生一定强度的荧光，但无法辨别荧光模型。

（3）阳性　荧光显微镜下可见明亮、清晰的细胞荧光着色，并可于HEp-2细胞底物片中辨别荧光模型。

5. 注意事项及干扰因素

（1）试剂要先经复温平衡，直接使用会降低反应温度，底物片凝集水珠会影响反应结果。

（2）加样量要准确，操作过程中不能直接接触生物薄片。

（3）样本要新鲜，若在短时间内无法完成测定，可将样本冷藏在2~8℃环境下，必要时应放在-20℃下冷冻保存。

（三）斑点免疫法

1. 试剂组成 完整试剂盒包装，包括碱性磷酸酶的底物、印迹膜等。

2. 设备环境 目测方法无须设备。

3. 操作 按试剂盒使用说明书或实验室制定的SOP进行操作，主要操作过程如下。

衡试剂及样本至室温，做好前期准备工作→按照说明书要求顺序加入对应试剂盒样本→静置按说明书要求判读结果。

4. 结果判定

（1）阴性 反应孔中只显示清晰的质控线。

（2）失效 反应孔中未显现质控线。

（3）阳性 反应孔中显现清晰地质控线和圆斑。

5. 注意事项及干扰因素

（1）样本应新鲜，若在短时间内无法完成测定，可将样本冷藏在2~8℃环境下，必要时应放在-20℃下冷冻保存。

（2）溶血、高脂血等血清样本在检测时会使背景偏深或因渗透速度慢而延长检测时间，可能会影响结果判断，可进行稀释后检测。

参考文献

［1］丛玉隆，李文美，梁国威，等.临床检验装备大全.第4卷即时即地检验.北京：科学出版社，2016.

［2］尚红，王毓三，申子瑜.全国临床检验操作规程.4版.北京：人民卫生出版社，2015.

［3］杨潇，吕燕娜.免疫荧光法在结直肠肿瘤自身抗核抗体检测中的临床价值.标记免疫分析与临床，2017，24（4）：425-427.

［4］吴秀风，陈惠娟，曾勇彬，等.三种抗核抗体检测方法的比较.中国卫生标准管理，2016，7（18）：151-152.

［5］吴炜霖，林德伟，陈曲波，等.抗核抗体间接免疫荧光法检测试剂的比对分析.海南医学，2017，28（21）：3503-3505.

［6］马作新，廉娜，郑立.3种检测方法在诊断自身免疫性疾病中的价值.国际检验医学杂志，2010，（6）：540-541，543.

［7］陈建芸，石玉玲，李林海，等.蛋白芯片法在抗核抗体检测中的临床应用.生物技术通讯，2013，24（4）：546-548.

［8］黄芳，陈静宏，王春玲，等.间接免疫荧光法与蛋白印迹法检测抗核抗体的比较研究.现代检验医学杂志，2013，（4）：48-51.

[9] 陈向华，王建吉，耿学丽，等.抗核抗体和抗核抗体谱联合检测诊断自身免疫性疾病的临床价值.河北医学，2017，23（8）：1278-1281.

起草人：刘倩瑜（广东省医疗器械质量监督检验所）
复核人：夏德菊（中国食品药品检定研究院）

第四节　抗双链 DNA 抗体检测试剂

一、概述

抗双链DNA抗体（anti-dsDNA），又称抗天然DNA抗体，是系统性红斑狼疮（SLE）的血清学标志物，95%以上活动性SLE患者血清中存在抗双链DNA抗体，且抗体水平随疾病的活动性增加而升高。抗dsDNA抗体主要出现于SLE患者的血清中，对SLE患者的组织器官损伤有致病作用。

目前检测抗双链DNA抗体的方法有间接免疫荧光法（IIF）、酶联免疫吸附法（ELISA）、免疫印迹法、免疫金斑点渗滤法（DIGFA）、放射免疫分析法等。

二、检测技术与方法

（一）基本原理及方法详解

1. 间接免疫荧光法　以绿蝇短膜虫虫体为包被基质，待测样本中的抗 dsDNA 抗体与之发生抗原 - 抗体反应，洗涤去除未结合物，再滴加荧光素标记的抗免疫球蛋白抗体，该荧光标记抗体与结合物发生特异性反应，冲洗去除未结合的荧光二抗后，将底物片置荧光显微镜下观察。

2. 酶联免疫吸附法　采用纯化 dsDNA 抗原包被 ELISA 板孔，待测样本中的抗 dsDNA 抗体与 DNA 抗原发生抗原 - 抗体反应，洗涤去除非特异性结合物，然后加入酶标记的抗免疫球蛋白抗体，该抗体与已和固相抗原反应的抗体再特异性结合，洗涤去除未结合的酶标二抗后，加入底物，酶催化生成显色产物，显色深浅与样本中抗 dsDNA 抗体的浓度成正比。

3. 免疫印迹法　将经亲和层析提纯的双链 DNA（dsDNA）等抗原线性包被于硝酸纤维素膜上并经封闭处理，与待检血清中的自身抗体反应后，加入酶标记的抗人 IgG，再加入底物显色。置于结果判定模板中，并与标志对齐，对结果进行判读。

（二）各检测方法的特点

抗双链DNA抗体的检测方法有很多种，目前国内普遍应用的方法包括间接免疫荧光法（IIF）、酶联免疫吸附法（ELISA）、免疫印迹法、免疫金斑点渗滤法（DIGFA）等。各检测方法不尽相同，各有优缺点，其比较结果见表3-5-4。

表3-5-4 各检测方法不同点比较

方法学	优点	缺点
间接免疫荧光法	特异性高、直观	对检测人员、设备要求较高
酶联免疫吸附法	简易、安全、可做定量分析、重复性相对较好，灵敏度高，易于自动化	可能存在手工操作，全自动成本高
免疫金斑点渗滤法	操作简单、快速、结果容易判读，成本低	只做定性检测
免疫印迹法	结果容易判读	敏感性受限，特异性较差

三、操作要点及注意事项

临床检测抗双链DNA抗体常见的方法如下。

（一）酶联免疫吸附法（ELISA法）

1. 试剂组成 包被dsDNA的微孔板、酶标记的二抗、酶底物溶液、阴性对照、阳性对照、标本稀释液和浓缩洗涤液等。

2. 设备环境 酶标仪、洗板机、培养箱等。

3. 操作 按试剂盒使用说明书或实验室制定的SOP进行操作，主要操作过程如下。

加标准品或样品→温育→洗涤→加酶标记的抗体→温育→洗涤→显色→终止反应→酶标仪设定相关参数判读结果。

4. 结果判定 按照试剂盒说明书的要求判定结果，首先判定阴性对照、阳性对照、校准物和（或）质控物检测值是否符合要求。

（1）定性检测 根据说明书结果判定要求分析样本的结果。

（2）定量检测 根据校准品反应孔的吸光度值，绘制吸光度-浓度标准曲线，通过标准曲线计算样本的值。

5. 注意事项及干扰因素

（1）确保实验室环境、设备等符合检验要求。

（2）正确使用加样器，避免刮擦包被板底部。加样过程中避免液体外溅，血清残留在反应孔壁上，确保加样准确。加样器吸头要确保干净，避免污染，加样次序要与说明书一致，否则可导致结果错误，实验重复性差。

（3）手工洗板加洗液时冲击力不要太大，洗涤次数不要超过说明书推荐的洗涤次数，洗液在反应孔内滞留的时间不宜太长。不要使洗液在孔间窜流，造成孔间污染，导致假阴性或假阳性。

（4）确保各项加样量一致，必要时统一使用加样器加样，避免滴瓶不易控制导致加样量不准，从而影响结果。

（二）间接免疫荧光法

1. 试剂组成 标本稀释液、冲洗缓冲液、绿蝇短膜虫底物片、荧光标记抗人IgG抗体、缓冲甘油，阳性和阴性质控品。

2. 设备环境 荧光显微镜。

3. 操作　按试剂盒使用说明书或实验室制定的SOP进行操作，主要操作过程如下。

样本稀释→加载样本→温育反应→洗涤→加荧光二抗→温育反应→洗涤→封片→显微镜观察结果。

4. 结果判定

（1）阴性　荧光显微镜下观察底物片，绿蝇短膜虫的动基体未见荧光。

（2）可疑　荧光显微镜下绿蝇短膜虫的动基体仅见模糊、暗淡的微弱荧光。

（3）阳性　荧光显微镜下绿蝇短膜虫的动基体可见明亮、清晰的亮绿色荧光。

5. 注意事项及干扰因素

（1）试剂要先经复温平衡，直接使用会降低反应温度，底物片凝集水珠会影响反应结果。

（2）加样量要准确，操作过程中不能直接接触生物薄片。

（3）样本要新鲜，若在短时间内无法完成测定，可将样本冷藏在2~8℃环境下，必要时应放在-20℃下冷冻保存。

（三）免疫金斑点渗滤法

1. 试剂组成　完整试剂盒包装，包括渗滤装置、洗涤液、金标液等。

2. 设备环境　目测方法无须设备。

3. 操作　按试剂盒使用说明书或实验室制定的SOP进行操作，主要操作过程如下。

平衡试剂及样本至室温，做好前期准备工作→滴加样本稀释液→通过渗滤装置滴加样本，等样本完全渗滤后除去渗滤装置→加入金标液→金标液渗干后加入洗涤液→渗干后根据说明书判定观察结果。

4. 结果判定

（1）阴性　反应孔中只显示清晰的质控线。

（2）失效　反应孔中未显现质控线。

（3）阳性　反应孔中显现清晰地质控线和圆斑。

5. 注意事项及干扰因素

（1）样本应新鲜，若在短时间内无法完成测定，可将样本冷藏在2~8℃环境下，必要时应放在-20℃下冷冻保存。

（2）溶血、高脂血等血清样本在检测时会使显色偏深或因渗透速度慢而延长检测时间，可能会影响结果判断，可进行稀释后检测。

参考文献

［1］丛玉隆，李文美，梁国威，等.临床检验装备大全.第4卷即时即地检验.北京：科学出版社，2016.

［2］谭太昌，王婷，张航烽，等.抗双链DNA抗体检测策略研究.成都医学院学报，2014，9（2）：128-133.

［3］尚红，王毓三，申子瑜.全国临床检验操作规程.4版.北京：人民卫生出版社，2015.

［4］李淑兰.两种抗双链DNA抗体检测方法的比较.检验医学与临床，2011，8（22）：2789-2790.

[5] 田野，张云聪，冯珍如，等.抗双链DNA抗体水平和抗体亲和力与SLE患者疾病状态的关系以及对两种方法检测能力的影响.检验医学与临床，2018，15（2）：151-153.

[6] 周厚清.三种抗双链DNA抗体检测法诊断价值比较.中国医学检验杂志，2011，12（4）：151-152.

[7] 王杰，朱世钧，殷文金，等.四种抗双链DNA抗体检测方法的评价.临床检验杂志，1996，14（3）：139.

[8] 郑慧妮，骆军.酶联免疫试验与免疫比浊法检测类风湿因子的结果比较分析.医学信息，2015，（11）：97-99.

[9] 马兰，贾萍.3种抗双链DNA抗体检测对系统性红斑狼疮的诊断价值.医疗装备，2016，29（23）：121-122.

起草人：刘倩瑜（广东省医疗器械质量监督检验所）
复核人：夏德菊（中国食品药品检定研究院）

第五节　抗线粒体抗体检测试剂

一、概述

抗线粒体抗体（AMA）是针对线粒体两层生物膜蛋白的抗体。多种组织（肝、肾、胃、心脏）细胞内都含有线粒体膜蛋白，但抗线粒体抗体常在原发性胆汁性肝硬化患者中特征性出现。线粒体抗体可分为九种亚型，分别是针对内膜的anti-M1、anti-M2、anti-M7和针对外膜的anti-M3、anti-M4、anti-M5、anti-M6、anti-M8、anti-M9，其中anti-M2对原发性胆汁性肝硬化特异性非常高。除此以外，AMA还和系统性硬化病、干燥综合征、癫痫、系统性红斑狼疮疾病相关。

目前检测抗线粒体抗体的方法有间接免疫荧光法（IIF）、酶联免疫吸附法（ELISA）、免疫印迹法、胶体金免疫层析法等。

二、检测技术与方法

（一）基本原理及方法详解

1. 间接免疫荧光法　常以大鼠或猴的肝、Hep-2细胞或大鼠肾作为反应基质，待测样本中的AMA和反应基质中的线粒体成分相结合，通过荧光素标记抗体，该荧光标记抗体与结合物发生特异性反应，冲洗去除未结合的荧光二抗后，将底物片置荧光显微镜下观察。

2. 酶联免疫吸附法　将纯化的线粒体抗原在包被ELISA微板孔上，待测样本中的AMA与抗原结合，加入酶标记的抗免疫球蛋白抗体和酶底物显色，显色深浅与样本中AMA的浓度成正比。

3. 胶体金免疫层析法　该方法以硝酸纤维素膜为层析膜，其上搭接结合垫、样本垫、吸水垫，最后固定于支撑垫上。将抗原和质控物包被于层析膜上，结合垫包被有标记的抗体，样本中的AMA与结合垫的标记抗体结合移动至检测区，与层析膜上的抗原特异性结合，从而形成肉眼可见的条带。

（二）各检测方法的特点

AMA的检测方法有很多种，目前国内普遍应用的方法包括间接免疫荧光法、酶联免疫吸附法、免疫印迹法、胶体金免疫层析法等。各检测方法不尽相同，各有优缺点，其比较结果详表3-5-5。

表3-5-5　各检测方法不同点比较

方法学	优点	缺点
间接免疫荧光法	操作简单、直观	自动化程度低、对检测人员、设备要求较高
酶联免疫吸附法	简易、安全、可做定量分析、重复性相对较好，灵敏度高，易于自动化	可能存在手工操作，全自动成本高
胶体金免疫层析法	操作简单、快速、结果容易判读，成本低	只做定性检测
免疫印迹法	结果容易判读	敏感性受限，特异性较差

三、操作要点及注意事项

临床检测抗双链DNA抗体常见的方法如下。

（一）酶联免疫吸附法（ELISA法）

1. 试剂组成　包被线粒体抗原的微孔板、酶标记的二抗、酶底物溶液、阴性对照、阳性对照、标本稀释液和浓缩洗涤液等。

2. 设备环境　酶标仪、洗板机、培养箱等。

3. 操作　按试剂盒使用说明书或实验室制定的SOP进行操作，主要操作过程如下。

加标准品或样品→温育→洗涤→加酶标记的抗体→温育→洗涤→显色→终止反应→酶标仪设定相关参数判读结果。

4. 结果判定　按照试剂盒说明书的要求判定结果，首先判定阴性对照、阳性对照、校准物和（或）质控物检测值是否符合要求。

（1）定性检测　根据说明书结果判定要求分析样本的结果。

（2）定量检测　根据校准品反应孔的吸光度值，绘制吸光度-浓度标准曲线，通过标准曲线计算样本的值。

5. 注意事项及干扰因素

（1）确保实验室环境、设备等符合检验要求。

（2）正确使用加样器，避免刮擦包被板底部。加样过程中避免液体外溅，血清残留在反应孔壁上，确保加样准确。加样器吸头要确保干净，避免污染，加样次序要与说明书一致，否则可导致结果错误，实验重复性差。

（3）手工洗板加洗液时冲击力不要太大，洗涤次数不要超过说明书推荐的洗涤次数，洗液在反应孔内滞留的时间不宜太长。不要使洗液在孔间窜流，造成孔问污染，导致假阴性或假阳性。

（4）确保各项加样量一致，必要时统一使用加样器加样，避免滴瓶不易控制导致加样量不准，从而影响结果。

（二）间接免疫荧光法

1. 试剂组成 稀释液、缓冲液、组织或细胞膜片、阳性和阴性质控品等。

2. 设备环境 荧光显微镜。

3. 操作 按试剂盒使用说明书或实验室制定的SOP进行操作，主要操作过程如下。

样本稀释→加载样本→温育反应→洗涤→加荧光二抗→温育反应→洗涤→封片→显微镜观察结果。

4. 结果判定 根据说明书相关要求进行结果判定。

5. 注意事项及干扰因素

（1）试剂要先经复温平衡，直接使用会降低反应温度，底物片凝集水珠会影响反应结果。

（2）加样量要准确，操作过程中不能直接接触生物薄片。

（3）样本要新鲜，若在短时间内无法完成测定，可将样本冷藏在2~8℃环境下，必要时应放在-20℃下冷冻保存。

（三）胶体金免疫层析法

1. 试剂组成 试剂卡。

2. 设备环境 免疫层析法使用免疫层析仪或其他配套读数仪。

3. 操作 按试剂盒使用说明书或实验室制定的SOP进行操作，主要操作过程如下。

平衡试剂卡及样本至室温，做好前期准备工作→将试剂卡置于干净平坦的台面上，按说明书要求加样→配套仪器读数，可选择“标准检测”或“即时检测”，按照仪器说明书进行操作。

4. 结果判定 仪器的数据分析系统可自动给出检测结果。

5. 注意事项及干扰因素

（1）样本应尽快检测，若在短时间内无法完成测定，可将样本冷藏在2~8℃环境下，必要时应放在-20℃下冷冻保存，切忌反复冻融。

（2）试剂卡拆封后1小时内尽快使用。

（3）滴加样本应保证液滴尽可能无气泡，大小一致，确保加样量。

（4）应在说明书规定时间内判读结果，超过时间判读结果无效。

参考文献

[1] 朱赟，王美美.抗线粒体抗体与相关临床疾病.临床内科杂志，2007，24（5）：355-357.

[2] 刘然，陆伦根.抗线粒体抗体对原发性胆汁性肝硬化诊断价值研究进展.实用肝脏病杂志，2014，17（2）：218-221.

[3] 刘人伟.现代实验诊断学检验与临床.2版.北京：化学工业出版社，2009.

[4] 尚红，王毓三，申子瑜.全国临床检验操作规程.4版.北京：人民卫生出版社，2015.

[5] 丛玉隆，李文美，梁国威，等.临床检验装备大全.第4卷即时即地检验.北京：科学出版社，2016.

[6] 王艳，刘晓辉，张学智，等.间接免疫荧光法和酶联免疫吸附法检测抗线粒体抗体的分析与比较.中日友好医院学报，2015，29（3）：154-157.

起草人：刘倩瑜、黄燕虹（广东省医疗器械质量监督检验所）
复核人：夏德菊（中国食品药品检定研究院）

第六节　抗甲状腺球蛋白抗体与抗甲状腺过氧化物酶抗体检测试剂

一、概述

抗甲状腺球蛋白抗体（A-TG）和抗甲状腺过氧化物酶抗体（A-TPO）是甲状腺自身抗体，是自身免疫性甲状腺疾病的重要标志。甲状腺过氧化物酶（TPO）是一种血红素为辅基的膜结合糖蛋白分子，主要位于甲状腺滤泡上皮顶端细胞膜上，是甲状腺素形成过程中重要的催化剂，具有特殊的免疫学特性。A-TPO是一种免疫性抗体，该抗体与靶细胞结合，通过介导补体或调理作用促进细胞溶解、吞噬，且由于抑制性T细胞功能特异性缺陷，辅助性T细胞功能相对增强，诱导抗体依赖、细胞介导的细胞毒作用，所以检测该抗体有利于对患者甲状腺功能进行评价。A-TG分IgG1、IgG2、IgG3、IgG4 4个亚类，以IgG1和IgG4占优势，但以IgG2功能活性最高。TGAb的靶抗原是甲状腺球蛋白，甲状腺球蛋白是甲状腺组织的主要蛋白成分，占总蛋白70%~80%。部分健康人血清中的抗甲状腺球蛋白抗体为针对甲状腺球蛋白自然表位的多克隆抗体，而AITD患者体内的抗体为针对甲状腺球蛋白某一个特殊表位的特异性抗体。

目前检测抗甲状腺球蛋白抗体和抗甲状腺过氧化物酶抗体的方法有酶联免疫吸附法（ELISA法）、放射免疫分析法（RIA法）、时间分辨免疫分析法（TrFIA法）、微粒子酶免疫发光法（MEIA法）、化学发光免疫分析法（CLIA法）、电化学发光免疫分析法（ECLIA法）等。

二、检测技术与方法

（一）基本原理及方法详解

1. 酶联免疫吸附法（ELISA法）　ELISA法是以TG天然抗原或TPO抗原包被酶标板，与人血清A-TG或A-TPO特异结合，再依次加入二抗、酶底物溶液、显色剂即可产生颜色反应，呈色程度用酶标仪检测。

2. 放射免疫分析法（RIA法）　RIA法是以放射性核素为标记物的标记免疫分析法，根据抗原抗体特异性结合的原理，以放射性同位素标记抗原或抗体，根据射线的多少定性或定量测定待检标本中抗体或抗原的量。

3. 化学发光法　常见包括化学发光免疫分析法（CLIA法）、电化学发光免疫分析法、微粒子酶免疫发光法。

CLIA法是利用化学或生物发光系统作为抗原抗体反应的指示系统，借以定量检测抗原或抗体的方法，发光物质可直接作为抗原抗体的标记物，也可以游离形式用于催化剂（酶）和辅助剂标记的抗原或抗体的发光反应中。

ECLIA法是CLIA法其中一种，是指应用电化学发光技术，以三联吡啶钌分子为标记物，利用链酶亲和素-生物素包被的磁性微粒吸附，待测样本中A-TG或A-TPO越多，与生物素化甲状腺过氧化物酶结合的就越多，磁性微粒捕获的三联吡啶钌标记的抗甲状腺过氧化物酶抗体与生物素化的甲状腺过氧化物酶结合物就越少。洗去未结合物，在类似液相状态反应，光的强度与待测物抗甲状腺过氧化物酶抗体的浓度成反比。

MEIA法是指以磁性微粒子为载体，发光底物为4-甲基睾酮。包被在微粒子上的甲状腺过氧化物酶与抗甲状腺过氧化物酶抗体反应形成抗原抗体复合物，在加AKP标记的抗人IgG，形成微粒子-抗原-待测抗体-酶标记抗抗体复合物，再经纤维珠分离后，加入底物4-甲基睾酮，酶标记的AKP将4-甲基睾酮分解，在360nm激发光的照射下，发出448nm的荧光，经荧光仪读数记录，放大，根据标准曲线，计算其待测物含量。

（二）各检测方法的特点

临床检测抗甲状腺过氧化物酶抗体常用酶联免疫吸附法、放射免疫分析法、微粒子酶免疫发光法、化学发光免疫分析法、电化学发光免疫分析法，目前已获得注册证的产品多以化学发光免疫分析法、酶联免疫吸附法居多。各检测方法不尽相同，各有优缺点，其比较结果见表3-5-6。

表3-5-6　各检测方法不同点比较

方法学	单位	优点	缺点
放射免疫法	%	一般采用多克隆抗体结合	具有放射性污染、标记物半衰期短，特异性较差、存在对环境污染和健康危害，容易出现假阳性
酶联免疫吸附法	U/ml	特异性较好	手动操作较多，人为因素较大
放射免疫法	%	一般采用多克隆抗体结合	具有放射性污染、标记物半衰期短，特异性较差、存在对环境污染和健康危害，容易出现假阳性
酶联免疫吸附法	U/ml	特异性较好	手动操作较多，人为因素较大
化学发光免疫分析法	U/ml	一般采用当克隆抗体竞争结合，较之于放射免疫法特异性更强，检出率更高，检测范围更宽，速度快，安全性更高	仪器、试剂、耗材较昂贵
电化学发光免疫分析法	U/ml	灵敏度、特异性比一般化学发光免疫分析法更高，样本处理简单、试剂稳定，线性范围宽	仪器、试剂、耗材较昂贵，检测费用较高
微粒子酶免疫发光法	U/ml	简单、检测速度快、灵敏度高、自动化程度高具有很好地重复性	仪器、试剂、耗材较昂贵，不利于临床推广

三、操作要点及注意事项

临床检测抗甲状腺球蛋白抗体和抗甲状腺过氧化物酶抗体方法较多，以目前获得注册证的产品较多的两种方法做详细阐述。

（一）酶联免疫吸附法（ELISA法）

1. 试剂组成 包被抗原的微孔板、酶标记的抗体、酶底物溶液、阴性对照、阳性对照、浓缩洗涤液、显色剂等。

2. 设备环境 酶标仪、洗板机、培养箱等。

3. 操作 按试剂盒使用说明书或实验室制定的SOP进行操作，主要操作过程如下。

加标准品或样品→温育→洗涤→加酶标记的抗体→温育→洗涤→显色→终止反应→酶标仪设定相关参数判读结果。

4. 结果判定 按照试剂盒说明书的要求判定结果，首先判定阴性对照、阳性对照、校准物或（和）质控物检测值是否符合要求。

（1）定性检测 根据说明书结果判定要求分析样本的结果。

（2）定量检测 根据校准品反应孔的吸光度值，绘制吸光度-浓度标准曲线，通过标准曲线计算样本的值。

5. 注意事项及干扰因素

（1）确保实验室环境、设备等符合检验要求。

（2）正确使用加样器，避免刮擦包被板底部。加样过程中避免液体外溅，血清残留在反应孔壁上，确保加样准确。加样器吸头要确保干净，避免污染，加样次序要与说明书一致，否则可导致结果错误，实验重复性差。

（3）手工洗板加洗液时冲击力不要太大，洗涤次数不要超过说明书推荐的洗涤次数，洗液在反应孔内滞留的时间不宜太长。不要使洗液在孔间窜流，造成孔间污染，导致假阴性或假阳性。

（4）确保各项加样量一致，必要时统一使用加样器加样，避免滴瓶不易控制导致加样量不准，从而影响结果。

（二）电化学发光免疫分析法（ECLIA法）

1. 试剂组成 常见为完整包装试剂盒，包括三联吡啶钌标记的A-TG、A-TPO、生物素化的TG或TPO、链酶亲和素包被的磁珠微粒、缓冲液等。

2. 设备环境 电化学发光免疫分析仪

3. 操作 按试剂盒使用说明书或实验室制定的SOP进行操作，主要操作过程如下。

开机平衡维护仪器，确保仪器状态可用→装载试剂→定标→质控→测试样本→读数。

4. 结果判定 电化学发光免疫分析仪的数据分析系统可自动给出检测结果，应根据校准物和质控物的数据判定结果的有效性。

5. 注意事项及干扰因素

（1）检测前，确保样本、定标液、质控液等平衡至室温，考虑到可能的蒸发效应，上机的样本、定标液和质控液应在2小时内进行测定分析。

（2）测试前确保样品杯中样本量满足检测需要，且无气泡，避免吸样不准造成结果判定错误。

（3）若在短时间内无法完成测定，可将样本冷藏在2~8℃环境下，必要时应放在-20℃下冷冻保存。

（4）可能会受溶血、脂血、生物素、类风湿因子等干扰，具体应查看对应试剂盒的说明书，从而对结果进行综合判定。

（5）试剂要求开封后在一定时间内使用，具体可查看各对应试剂盒的说明书。

（三）性能指标

目前国内相关现行有效的行业标准为YY/T 1458-2016《抗甲状腺过氧化物酶抗体定量检测试剂（盒）（化学发光免疫分析法）》，行业标准中规定的产品主要性能指标如下。

1、外观 应根据产品的包装特定规定适当的外观要求，一般应有试剂盒各组分组成、性状，内、外包装、标签等的要求。

（1）试剂盒组分应齐全，内外包装均应完整，标签清晰。

（2）液体试剂无渗漏，冻干组分呈疏松体，复溶后液体均匀（无肉眼可见颗粒、无沉淀）。

2、溯源性 应根据GB/T 21415-2008及有关规定提供所用TPO校准品的来源、赋值过程以及测量不确定度等内容。

3、准确度 准确度应符合如下要求之一。

（1）相对偏差 用可用于评价常规方法的有证参考物质（CRM）或其他公认的参考物质作为样本进行检测，其测量结果的相对偏差应不超过±10%。

（2）比对试验 Anti-TPO试剂（盒）与指定的分析系统进行比对试验：①相关系数（r）应不小于0.950，斜率应在［0.9，1.1］内。②样本浓度小于等于30IU/ml时，绝对偏差应不超过±6IU/ml；样本浓度大于30IU/ml时，相对偏差应不大于20%。符合上述要求的样本数量不少于总样本数的90%。

4. 检出限 生产企业应提供Anti-TPO试剂（盒）的检出限，不高于12IU/ml。

5. 线性 生产企业应提供Anti-TPO试剂（盒）的线性区间，线性区间应不窄于［12，400］IU/ml，在生产企业给定的线性区间内，相关系数（r）应不低于0.9900。

6. 重复性 分别用浓度在（30±6）IU/ml和（200±40）IU/ml的样本各重复检测10次，其变异系数（CV）应不大于10%（仪器自动操作法）或不大于15%（手工操作法）。

7. 批间差 用3个批号试剂盒分别检测浓度为（30±6）IU/ml和（200±40）IU/ml的样本，3个批号试剂盒之间的批间变异系数（CV）应不大于15%

8. 稳定性

（1）总则 可对效期稳定性和热稳定性进行验证。

（2）效期稳定性 生产企业应规定试剂（盒）的有效期。取效期末的试剂盒检测其准确度、检出限、线性和重复性，应符合对应的要求。

（3）取有效期内的试剂盒在37℃条件下放置一定时间，检测其准确度、检出限、线性和重复性，应符合对应的要求。

四、国内外相关技术方法对比

（一）国内外标准、注册技术审查指导原则比较

目前，国内相关现行有效的行业标准为YY/T 1458-2016《抗甲状腺过氧化物酶抗体定量检测试剂（盒）（化学发光免疫分析法）》，行业标准具体情况见表3-5-7。

表3-5-7　抗甲状腺过氧化物酶抗体相关试剂行业标准

标准编号	标准名称	发布日期	实施日期	实施情况	强制/推荐执行	归口单位
YY/T 1458-2016	抗甲状腺过氧化物酶抗体定量检测试剂（盒）（化学发光免疫分析法）	2016-01-26	2017-01-01	现行有效	推荐执行	全国医用临床检验实验室和体外诊断系统标准化技术委员会（SAC/TC 136）

（二）标准物质进展

目前现有检测相关的国际标准物质、国家标准物质如表3-5-8所示。

表3-5-8　抗甲状腺球蛋白抗体和抗甲状腺过氧化物酶抗体相关标准物质

品名	标准物质号	规格	用途	保存条件	发布单位
Anti-thyroid Microsome Serum，Human	NIBSC66/387	/	/	/	英国国家生物标准与检定所
抗甲状腺过氧化物酶抗体	150557	支	标准品，免疫测定用	-20℃，避光	中国食品药品检定研究院
Anti-Thyroglobulin Serum，Human	NIBSC65/093	/	/	/	英国国家生物标准与检定所
抗甲状腺球蛋白抗体	150556	支	标准品，免疫测定用	-20℃，避光	中国食品药品检定研究院

参考文献

[1] 张淑艳，杨永昌，刘杰．不同化学发光检测系统测定抗甲状腺过氧化物酶抗体的比较研究．标记免疫分析与临床，2017，24（5）：581-583．

[2] 徐一尘．过氧化物酶抗体诊断自身免疫甲状腺疾病临床价值的探讨．医学检验，2011，18（24）：86-87．

[3] 尚红，王毓三，申子瑜．全国临床检验操作规程．4版．北京：人民卫生出版社，2015．

[4] 程英，黄雯，张万胜，等．甲状腺自身抗体的研究现状．检验医学与临床，2010，7（15）：1643-1644．

[5] 孟保福.全自动电化学发光免疫法检测甲状腺功能5项指标的临床应用及评价.国际检验医学杂志，2008，29(6)：542-544.

[6] 杨署梅，丛辉，王惠民，等.EP10-T2用于TPO-Ab检测的方法学评价.现代检验医学杂志，2006，21(5)：14-15.

[7] 于水江，王华新.抗甲状腺过氧化物酶抗体研究进展.河北医药，2012，34(20)：3137-3138.

[8] 崔明淑，朱承暾.酶免分析法检测甲状腺双抗体在临床中的应用.医学检验，2010，17(32)：66-69.

[9] 宋爱羚，郭芝生，孙梅励，等.化学发光免疫法与RIA法测定人血清抗TgAb和抗TpoAb结果的比较.标记免疫分析与临床，2003，10(4)：229-231.

[10] 周静，蒋志建，孙奇真，等.放射免疫分析法与自动化学发光免疫分析法对甲状腺抗体检测结果的比较.安徽预防医学杂志，2018，24(1)：71-73.

[11] 薛声能，雷娟，杨桂芳，等.RIA与CLIA测定人抗TpoAb和抗TgAb结果比较.中国热带医学，2007，7(11)：1977-1978.

起草人：刘倩瑜　吴静标（广东省医疗器械质量监督检验所）

复核人：夏德菊（中国食品药品检定研究院）

第七节　抗精子抗体检测试剂

一、概述

抗精子抗体（AsAb）是免疫性不育的重要原因之一，产生AsAb的原因包括生殖道损伤、生殖道炎症、生殖道机械性梗阻、性传播疾病的病原体附在精子上作为抗原等，任何原因的血-睾丸、血-附睾屏障破坏，精子抗原进入血循环，都会刺激免疫系统的反应，产生抗精子抗体，临床上主要有IgG和IgA两种类型，IgG是循环抗体，IgA是局部抗体，检测ASAB对免疫性不育诊断有重要意义。

目前检测ASAB的方法有化学发光法（CLIA）、胶体金法、酶联免疫吸附法（ELISA法）、混合抗球蛋白反应试验（MAR）直接法、乳胶法、间接免疫荧光法等等。

二、检测技术与方法

（一）基本原理及方法详解

1. 化学发光法（CLIA）　AsAb采用间接法原理的酶促化学发光免疫分析方法。预先将纯化的相应抗原物质结合固定在微孔板的内表面底部，加入待测样本后，样本中相应的抗体与微孔板内表面的抗原特异性结合，洗涤去除残留物质后，形成的免疫复合物与随后加入的辣根过氧化物酶（HRP）标记的抗人单克隆抗体相结合，这样在微孔板内表面形成了抗原－特异性抗体－酶标记二抗的免疫复合物，再次洗涤后加入发光底物，测定相对发光强度，与同时测定的阴性对照品相比较，确定样本中是否存在相应抗体。

2. 胶体金法　胶体金法是一种可通过肉眼观察到显色结果的方法，常用检测技术有斑点免疫金渗滤法、胶体金免疫层析法。基本原理是将特异性的抗原以条带状固定在膜上，胶体金标记试剂抗人 IgG 吸附在结合垫上，当加入待测样本后溶解结合垫上的胶体金标记试剂，若样本中含有 AsAb 抗体则相互反应形成结合物，当移动至固定的抗原区域时，待测物与金标试剂的结合物又与之发生特异性结合而被截留，聚集在检测带上，形成肉眼可见的红色斑点。

3. 酶联免疫吸附法（ELISA 法）　ELISA 法是目前国内检测抗精子抗体最为普遍的方法。基本原理是将待测样本加入已包被抗原的反应孔内孵育，若标本中含有 AsAb，则该抗体与微孔内抗原形成抗原抗体复合物，加入辣根过氧化物酶标记的鼠抗人 IgG 抗体，经孵育后，酶标记物连接至抗原抗体复合物上，在 TMB 底物参与反应的情况下，产生显色反应，通过酶标仪检测吸光度（A 值）从而判定样品中的 AsAb 的存在与否。

4. 混合抗球蛋白反应试验（MAR）直接法　MAR 法为 WHO 推荐的检测抗精子抗体方法，是以经典 Coombs 试验为理论基础，基本步骤为：将敏化的羊红细胞（sRBC）和液化的新鲜精子相混合，然后加入抗人 IgG 抗体混合，如果精子表面有抗体，sRBC 就会与活动精子相互黏附产生凝聚反应，若无明显的混合凝聚发生即为阴性。

5. 乳胶法　乳胶法是以乳胶颗粒作为载体的一种检测方法。与胶体金法的区别在于标记物不同，颗粒大小不同。

6. 间接免疫荧光法　间接免疫荧光法的基本原理是将正常人精子充分洗涤后，包被于载玻片上，依次加入待测样本和异硫氰酸荧光素标记，得到抗人 IgG、IgA、IgM 多价或单价抗体，反应后洗涤，置于荧光显微镜下观察。

（二）各检测方法的特点

目前国内产品多以胶体金法、酶联免疫吸附法检测为主。各检测方法不尽相同，各有优缺点，其比较结果见表3-5-9。

表3-5-9　各检测方法不同点比较

方法学	优点	缺点
化学发光法	快速，重复性好，线性范围宽，稳定性好	选择性差，会对一个系列的化合物做出反应，对环境依赖性强
胶体金法	方便快捷，稳定性强，不需要特殊设备和试剂，结果直观，可用于现场检验	敏感性低
酶联免疫吸附法	设备易携带、费用低、灵敏度高、选择性强，可用于现场检验	待测的抗体包括游离抗体，假阴性和假阳性较高，对精子表面抗原缺乏特异性检测，操作过程繁琐
混合抗球蛋白反应试验	使用新鲜的精液，简单快速，检测时间短，准确率高，无须特殊仪器，结果直观	游离的 IgG 及 FcrR 可能存在干扰
乳胶法	操作简单，不需要特殊仪器，结果肉眼判断，检测时间短，价格低廉，可用于现场检验	敏感性低
间接免疫荧光法	快速，特异性强，敏感性高	程序复杂，非特异性染色技术不成熟

三、操作要点及注意事项

酶联免疫吸附法应用广泛，混合抗球蛋白反应试验为WHO推荐的检测抗精子抗体方法，下面以这两种方法为例做阐述。

（一）酶联免疫吸附法（ELISA法）

1. 仪器设备 酶标仪、洗板机、培养箱、加样器等。

2. 试验操作 取出试剂，平衡至室温→加标准品或样品→温育→洗涤→加酶标记的抗体→温育→洗涤→显色→终止反应→酶标仪设定相关参数判读结果，详细操作过程见对应产品使用说明书。

3. 结果判定 按照试剂盒说明书的要求判定结果，首先判定阴性对照、阳性对照、校准物或（和）质控物检测值是否符合要求。

（1）定性检测 显色程度低于临界值为阴性，若高于临界值则为阳性。

（2）定量检测 根据校准品反应孔的吸光度值，绘制吸光度-浓度标准曲线，通过标准曲线计算样本的值。

4. 注意事项及干扰因素

（1）结果易受加样、反应温度、反应时间等诸多因素的影响，应严格控制温育时间和温度，精准加样且加样过程迅速完成，避免第一个孔与最后一个孔时间间隔太长。

（2）储存及温育过程中，应避免强光直接照射。所有试剂瓶盖须盖紧以防止蒸发和污染。

（3）使用一次性吸嘴或枪头，避免微生物污染及交叉污染。

（4）洗板应充分，手动拍板时应确保所有孔内均无洗涤缓冲液残留，避免产生泡沫。

（二）混合抗球蛋白反应试验（MAR）直接法

1. 仪器设备 显微镜、载玻片、加样器。

2. 试验操作 取液化后新鲜精液于载玻片上→加敏化 sRBC →混合均匀后置室温 15 秒→加入羊抗人 IgG 血清→混合均匀后加盖玻片→ 3 分钟后在高倍显微镜或相差显微镜观察→ 10 分钟后再观察一次，详细操作过程见对应产品使用说明书。

3. 结果判定 当精液中无抗精子抗体存在时，精子可自由游动，而敏化 sRBC 凝聚成团，说明试剂本身是可靠的；当精液中存在抗精子抗体时，敏化 sRBC 会成团附着在精子表面，计数 200 条以上活动精子，记录附着敏化 sRBC 的活动精子百分率，尾尖结合的不记录。

4. 注意事项及干扰因素

（1）本方法使用的是新鲜的精液，试验时要注意精液的有效性，时间最长不宜超过 1 小时。

（2）精液应收集完全，液化完全后再进行检测。

（3）敏化sRBC在每次使用前需混匀，但要避免颠倒，防止血球粘在瓶盖上干枯。

参考文献

[1] 陈可，蔡敏，包华琼，等. 抗精子抗体直接法和间接法检测比较研究. 四川医学，2007，28（8）：839-840.

[2] 文任乾，唐运革. 抗精子抗体检测的临床重要性. 国际生殖健康/计划生育杂志，2012，

31（5）：369-372.

［3］高微.抗精子抗体的测定方法及临床意义.家庭心理医生，2015，11（3）：110-111.

［4］姜跃炜，奚经巧，叶瑾，等.抗精子抗体增敏化学发光免疫分析方法在不孕症的临床应用.中国优生与遗传杂志，2010，（2）：108-109.

［5］李相新，李凯，杨运霞，等.斑点免疫金渗滤技术检测抗精子抗体的实验研究.中华男科学杂质，2015，21（8）：760-762.

［6］秦瑛键，王艳.酶联免疫法检测血清抗精子抗体的进展研究.中国性科学，2014，（6）：32-34.

起草人：柯杰驰　刘倩瑜（广东省医疗器械质量监督检验所）
复核人：夏德菊（中国食品药品检定研究院）

第八节　抗子宫内膜抗体检测试剂

一、概述

免疫学因素是导致不孕不育的关键之一，而抗子宫内膜抗体（EmAb）是众多免疫因素中的重点。EmAb是一种特异性的自身抗体，主要存在于子宫内膜中。子宫内膜是胚胎着床及发育的重要场所，内膜的功能直接影响孕妇的妊娠情况。EmAb可通过使补体激活来导致子宫内膜发生免疫病理性损伤，致使孕妇的子宫内膜出现严重的分泌不足，严重影响胎儿及胎盘的正常生长发育，甚至发生流产。

目前检测EmAb的方法主要有化学发光法免疫分析法（CLIA）胶体金法、酶联免疫吸附法（ELISA法）等。

二、检测技术与方法

（一）基本原理及方法详解

1. 化学发光法免疫分析法（CLIA）　CLIA法根据其标记物的不同可分为3大类，即直接化学发光免疫分析法、化学发光酶免疫分析法、电化学发光免疫分析法。其基本原理是先通过免疫反应系统将标记物标记在抗原或抗体上，经过特异性免疫反应后形成抗原-抗体-抗体复合物，然后对标记物进行检测。再由化学发光系统，经催化剂的催化和氧化剂的氧化，形成一个激发态的中间体，当激发态回到稳定基态时会发射光子，利用仪器读取发光信号进而定量检测待测物含量。

2. 胶体金法　胶体金法是一种可通过肉眼观察到显色结果的方法，基本原理是血清中的EMAb与固定在反应板上的子宫内膜抗原反应形成复合物，再与胶体金标记的抗人IgG单抗相互结合，形成肉眼可见的红色斑点。

3. 酶联免疫吸附法（ELISA法）　ELISA法是目前国内检测EmAb最为普遍的方法。基本原理是：利用包被在微孔板内表面上的高纯度子宫内膜抗原结合待测样本中的EmAb。经温浴、洗涤后加入酶标二抗，再温浴、洗涤，最后加入酶反应底物TMB显色后特异性检测待测样本中EmAb。

（二）各检测方法的特点

目前国内产品多以胶体金法、酶联免疫吸附法检测为主。各检测方法不尽相同，各有优缺点，其比较结果见表3-5-10。

表3-5-10 各检测方法不同点比较

方法学	优点	缺点
化学发光法免疫分析法	灵敏度高，重复性好，特异性高，线性范围宽，稳定性好	封闭系统，选择性差
胶体金法	方便快捷，不需要特殊设备和试剂，结果直观，符合率较高，特异性好，可用于现场检验	敏感性较低
酶联免疫吸附法	设备易携带、费用低、灵敏度好，特异性高，重复性好，可用于现场检验	操作过程繁琐，费时

三、操作要点及注意事项

酶联免疫吸附法是应用最广泛的检测EmAb方法，胶体金法在国内EmAb检测试剂盒中也占很大部分比例，下面以这两种方法为例做阐述。

（一）酶联免疫吸附法（ELISA法）

1. 仪器设备 酶标仪、洗板机、培养箱、加样器等。

2. 试验操作 取出试剂，平衡至室温→加标准品或样品→温育→洗涤→加酶标记的抗体→温育→洗涤→显色→终止反应→酶标仪设定相关参数判读结果。具体操作详见试剂盒使用说明书。

3. 结果判定 按照试剂盒说明书的要求判定结果，首先判定阴性对照、阳性对照、校准物或（和）质控物检测值是否符合要求。

（1）定性检测 显色程度低于临界值为阴性，若高于临界值则为阳性。

（2）定量检测 根据校准品反应孔的吸光度值，绘制吸光度-浓度标准曲线，通过标准曲线计算样本的值。

4. 注意事项及干扰因素

（1）结果易受加样、反应温度、反应时间等诸多因素的影响，应严格控制温育时间和温度，精准加样且加样过程迅速完成，避免第一个孔与最后一个孔时间间隔太长。

（2）储存及温育过程中，应避免强光直接照射。所有试剂瓶盖须盖紧以防止蒸发和污染。

（3）使用一次性吸嘴或枪头，避免微生物污染及交叉污染。

（4）洗板应充分，手动拍板时应确保所有孔内均无洗涤缓冲液残留，避免产生泡沫。

（二）胶体金法

1. 仪器设备 加样器、计时器。

2. 试验操作 将待测样本和试剂盒恢复至室温→取出反应板，于加样孔中滴加待测样本→

若样本需要稀释，则滴加试剂盒配套稀释液，具体稀释比例详见试剂盒使用说明书→静止，在试剂盒规定时间内观察反应板显色情况。具体操作详见试剂盒使用说明书。

3. 结果判定

（1）阳性　质控线及检测线都显色。

（2）阴性　质控线显色，检测线未显色。

（3）无效反应　质控线及检测线均未显色，或质控线未显色检测线显色。

4. 注意事项及干扰因素

（1）反应板不宜在空气中暴露过长时间。

（2）若试剂盒配套标准比色卡，颜色判断易因人而异。

（3）应在规定的时间内对反应板进行观察。

参考文献

[1] 王建林，张萍，罗伟，等.不孕不育女性抗精子抗体及抗子宫内膜抗体检测的调查研究.贵州医药，2017，41（2）：141-142.

[2] 朱晓芳，张海燕，何丽，等.抗心磷脂抗体及抗子宫内膜抗体与复发性流产的关系探讨.重庆医学，2018，47（2）：249-251.

[3] 夏邦世，沈忠海，谢琼燕.血清抗子宫内膜抗体测定辅助诊断子宫内膜异位症.生殖医学杂志，2002，11（6）：360-361.

[4] 夏福臻，代洪飞，钱纯亘，等.抗子宫内膜抗体化学发光免疫检测试剂盒及其制备方法：CN201610503834.3.2016-10-26.

[5] 许国强，杜耀武，马远方，等.斑点金免疫渗滤法检测不孕症患者血清抗子宫内膜抗体.郑州大学学报（医学版），2002，37（4）：452-454.

[6] 徐学新，胡松，于璐，等.免疫胶体金检测不孕症患者血清EMAb.现代检验医学杂志，2003，18（6）：30-31.

[7] 李相新，李凯，杨运霞，等.免疫胶体金渗透技术检测抗子宫内膜抗体的性能评估.医学检验与临床，2015，（4）：54-55.

起草人：柯杰驰（广东省医疗器械质量监督检验所）

复核人：夏德菊（中国食品药品检定研究院）

第九节　抗透明带抗体检测试剂

一、概述

透明带（zona pellucida，ZP）是一层包绕着卵母细胞及着床前孕卵的非细胞性明胶样酸性糖蛋白膜，其作用主要是保护卵子，在诱发精子顶体反应、精卵识别、结合、穿透和阻止多精子入卵的过程中起着重要作用。抗透明带抗体（AzpAb）导致不孕的机制有以下几种：①AzpAb与ZP上的精子受体结合，阻止精卵结合；②AzpAb能使ZP结构加固，即使精卵结合，受精卵被包裹在坚固的ZP内，不能“脱壳”着床；③可在补体的作用下直接产生细胞毒作用，破坏透明带，进而破坏卵细胞等多方面的因素。

目前检测AzpAb的方法主要有化学发光法免疫分析法（CLIA）胶体金法、酶联免疫吸附法（ELISA法）等。

二、检测技术与方法

（一）基本原理及方法详解

1. 化学发光法免疫分析法（CLIA） CLIA法根据其标记物的不同可分为3大类：直接化学发光免疫分析法、化学发光酶免疫分析法、电化学发光免疫分析法。其基本原理是先通过免疫反应系统将标记物标记在抗原或抗体上，经过特异性免疫反应后形成抗原－抗体－抗体复合物，然后对标记物进行检测。再由化学发光系统，经催化剂的催化和氧化剂的氧化，形成一个激发态的中间体，当激发态回到稳定基态时会发射光子，利用仪器读取发光信号进而定量检测待测物含量。

2. 胶体金法 胶体金法是一种可通过肉眼观察到显色结果的方法，常用检测技术有斑点免疫金渗滤法。基本原理是以硝酸纤维素膜为载体，以纯化的人卵透明带蛋白hu2p3$^{22-176}$和hu2p3b$^{177-348}$肽段蛋白为抗原，用胶体金标记羊抗人IgG，利用微孔滤膜的可滤过性，使抗原抗体反应和洗涤在一特殊的渗滤装置上以液体渗滤过膜的方式迅速完成。

3. 酶联免疫吸附法（ELISA法） ELISA法基本原理是：先将抗原（子宫内膜抗原）包被到反应板微孔上，加入待测样本与抗原反应结合，用辣根过氧化物酶标记的葡萄球菌A蛋白标记，最后用底物TMB-H202染色产生有色物质，通过酶标仪测定各孔的OD值。

（二）各检测方法的特点

目前国内产品多以化学发光免疫分析法、胶体金法、酶联免疫吸附法检测为主。各检测方法不尽相同，各有优缺点，其比较结果见表3-5-11。

表3-5-11 各检测方法不同点比较

方法学	优点	缺点
化学发光免疫分析法	重复性好，线性范围宽，稳定性好	封闭系统，环境依赖性强
胶体金法	速度快，符合率高，稳定性强，不需要特殊设备和试剂，结果直观，可用于现场检验	敏感性低
酶联免疫吸附法	灵敏度高、可用于现场检验	特异性较差，操作过程繁琐，费时

三、操作要点及注意事项

（一）酶联免疫吸附法（ELISA法）

1. 仪器设备 酶标仪、洗板机、培养箱、加样器等。

2. 试验操作 取出试剂，平衡至室温→加标准品或样品→温育→洗涤→加酶标记的抗体

→温育→洗涤→显色→终止反应→酶标仪设定相关参数判读结果。具体操作详见试剂盒使用说明书。

3. 结果判定　按照试剂盒说明书的要求判定结果，首先判定阴性对照、阳性对照、校准物和（或）质控物检测值是否符合要求。

（1）定性检测　显色程度低于临界值为阴性，若高于临界值则为阳性。

（2）定量检测　根据校准品反应孔的吸光度值，绘制吸光度-浓度标准曲线，通过标准曲线计算样本的值。

4. 注意事项及干扰因素

（1）结果易受加样、反应温度、反应时间等诸多因素的影响，应严格控制温育时间和温度，精准加样且加样过程迅速完成，避免第一个孔与最后一个孔时间间隔太长。

（2）储存及温育过程中，应避免强光直接照射。所有试剂瓶盖须盖紧以防止蒸发和污染。

（3）使用一次性吸嘴或枪头，避免微生物污染及交叉污染。

（4）洗板应充分，手动拍板时应确保所有孔内均无洗涤缓冲液残留，避免产生泡沫。

（二）胶体金法

1. 仪器设备　加样器、计时器。

2. 试验操作　将待测样本和试剂盒恢复至室温→取出反应板，于加样孔中滴加待测样本→若样本需要稀释，则滴加试剂盒配套稀释液，具体稀释比例详见试剂盒使用说明书→静置，在试剂盒规定时间内观察反应板显色情况。具体操作详见试剂盒使用说明书。

3. 结果判定

（1）阳性　质控线及检测线都显色。

（2）阴性　质控线显色，检测线未显色。

（3）无效反应　质控线及检测线均未显色，或质控线未显色检测线显色。

4. 注意事项及干扰因素

（1）反应板不宜在空气中暴露过场时间。

（2）若试剂盒配套标准比色卡，颜色判断易因人而异。

（3）应在规定的时间内对反应板进行观察。

参考文献

［1］常兴隆，赵惠萍，田葱，等.抗透明带抗体与免疫性不孕症相关性研究.现代中西医结合杂志，2011，20（8）：969-970.

［2］熊怀民.免疫胶体金检测不孕症患者血清ZPAb.放射免疫学杂质，2004，17（5）：408-409.

［3］谢琪璇，肖銮娟，张春雪，等.不同人群血清中抗透明带抗体的检测.现代免疫学，2004，24（1）：41-42.

起草人：柯杰驰（广东省医疗器械质量监督检验所）

复核人：夏德菊（中国食品药品检定研究院）

第十节　抗卵巢抗体检测试剂

一、概述

抗卵巢抗体（anti-ovarian antibodies，AoAb）是由感染、手术、药物、自身免疫疾病等原因引起的一种靶抗原在卵巢颗粒细胞、卵母细胞、黄体细胞和间质细胞内的自身多靶位多克隆抗体，能够引起卵巢的病理损伤、功能衰竭，经期不规律，进而导致不孕发生，因此抗卵巢抗体的检测已作为不孕不育患者的重要检测项目，对免疫性不孕的诊断具有重要意义。

目前检测AoAb的方法主要有酶联免疫吸附法、胶体金法、化学发光法等。

二、检测技术与方法

（一）基本原理及方法详解

1. 酶联免疫吸附法（ELISA 法）　ELISA 法是目前国内检测 AoAb 最为普遍的方法。用纯化的卵巢细胞抗原包被微孔板，待测血清中的 AoAb 与之结合，并与随后加入的酶标记抗人IgG、IgA 或 IgM 抗体反应，再加入酶底物溶液呈色，呈色强度与被检样品中的 AoAb 水平成正比。

2. 胶体金法　胶体金法是一种可通过肉眼观察到的显色结果的方法，常用检测技术有斑点免疫金渗滤法、胶体金免疫层析法。斑点免疫金渗滤法是斑点反应板上固相卵巢抗原与血清中的抗卵巢抗体形成复合物，胶体金标记的抗人 IgG 单抗再与复合物结合，形成肉眼可见的斑点。胶体金免疫层析法是将卵巢细胞的抗原或抗体以条带状固定在膜上，胶体金标记试剂吸附在结合垫上，当加入待测样本后血清中的抗卵巢抗体溶解结合垫上的胶体金标记试剂并相互反应，当移动至固定的抗原或抗体的区域时，待测物与金标试剂的结合物又与之发生特异性结合而被截留，聚集在检测带上。

（二）各检测方法的特点

目前国内产品多以酶联免疫吸附法、胶体金法检测为主。各检测方法不尽相同，各有优缺点，其比较结果见表3-5-12。

表3-5-12　各检测方法不同点比较

方法学	优点	缺点
酶联免疫吸附法	灵敏度高、选择性强	特异性较差，反应温度及反应时间影响大
胶体金法	方便快捷，稳定性好，特异性强，不需要特殊设备和试剂，结果直观，可用于现场检验	敏感性低

三、操作要点及注意事项

（一）酶联免疫吸附法

1. 仪器设备　酶标仪、洗板机、培养箱、加样器等。

2. 试验操作　取出试剂，平衡至室温→加标准品或样品→温育→洗涤→加酶标记的抗体→温育→洗涤→显色→终止反应→酶标仪设定相关参数判读结果，详细操作过程见对应产品使用说明书。

3. 结果判定　按照试剂盒说明书的要求判定结果，首先判定阴性对照、阳性对照、校准物和（或）质控物检测值是否符合要求。

（1）定性检测　显色程度低于临界值为阴性，若高于临界值则为阳性。

（2）定量检测　根据校准品反应孔的吸光度值，绘制吸光度–浓度标准曲线，通过标准曲线计算样本的值。

4. 注意事项及干扰因素

（1）结果易受加样、反应温度、反应时间等诸多因素的影响，应严格控制温育时间和温度，精准加样且加样过程迅速完成，避免第一个孔与最后一个孔时间间隔太长。

（2）储存及温育过程中，应避免强光直接照射。所有试剂瓶盖须盖紧以防止蒸发和污染。

（3）使用一次性吸嘴或枪头，避免微生物污染及交叉污染。

（4）洗板应充分，手动拍板时应确保所有孔内均无洗涤缓冲液残留，避免产生泡沫。

（二）胶体金法

1. 仪器设备　加样器、计时器。

2. 试验操作　将待测样本和试剂盒恢复至室温→取出反应板，于加样孔中滴加待测样本→若样本需要稀释，则滴加试剂盒配套稀释液，具体稀释比例详见试剂盒使用说明书→静止，在试剂盒规定时间内观察反应板显色情况。具体操作详见试剂盒使用说明书。

3. 结果判定

（1）阳性　质控线及检测线都显色。

（2）阴性　质控线显色，检测线未显色。

（3）无效反应　质控线及检测线均未显色，或质控线未显色检测线显色。

4. 注意事项及干扰因素

（1）反应板不宜在空气中暴露过场时间。

（2）若试剂盒配套标准比色卡，颜色判断易因人而异。

（3）应在规定的时间内对反应板进行观察。

参考文献

[1] 李凯，李相新，文海军，等.免疫胶体金渗透技术检测抗卵巢抗体的试验研究.国际检验医学杂志，2016，37（11）：1528–1529.

[2] 林建华，严隽鸿，林其德，等.酶联法和免疫印迹法检测血抗卵巢抗体的比较.上海免疫学杂质，1998，18（3）：166–167.

起草人：柯杰驰（广东省医疗器械质量监督检验所）
复核人：夏德菊（中国食品药品检定研究院）

第十一节　抗肾小球基底膜抗体检测试剂

一、概述

抗肾小球基底膜(anti-glomerular basement me-mbrane，GBM)病是指循环中的抗GBM抗体在肾脏和(或)肺脏中沉积所引起的一组极少见的自身免疫性疾病。其特点是外周血中可检测到抗GBM抗体和(或)肾活检GBM上见到IgG呈线样沉积。主要表现为抗GBM抗体阳性、肺出血和(或)急进性肾炎综合征。病理主要为新月体性肾炎，亦可表现为轻度局灶增生性肾小球肾炎，伴或不伴新月体形成。

目前检测抗肾小球基底膜抗体的方法有酶联免疫吸附法、放射免疫分析法、间接免疫荧光法、化学发光免疫分析法、免疫印迹法等等。

二、检测技术与方法

(一)基本原理及方法详解

1. 酶联免疫吸附法(ELISA法)　ELISA 法是将可溶性 GBM 抗原包被酶标板，加入稀释的被检或正常血清孵育，再加入 HRP(辣根过氧化物)标记的羊抗人 IgG 孵育。加入待测样本与酶标抗原抗体反应并用显色剂染色产生有色物质，通过洗涤将抗原抗体复合物与其他杂质分离以达到检测的目的，最终加底物终止反应。生成物与待测样本的量成正比关系。

2. 放射免疫分析法(RIA法)　RIA 法是以放射性核素为标记物的标记免疫分析法，根据 GBM 抗原抗体特异性结合的原理，以放射性同位素标记抗原或抗体，根据射线的多少定性或定量测定待检标本中抗体或抗原的量。

3. 间接免疫荧光法(IIF法)　IIF 法是待测样本中的抗 GBM 抗体与之发生抗原-抗体反应，洗涤去除未结合物，再滴加荧光素标记的抗免疫球蛋白抗体，该荧光标记抗体与结合物发生特异性反应，冲洗去除未结合的荧光二抗后，将底物片置荧光显微镜下观察。

4. 化学发光免疫分析法(CLIA法)　CLIA 法主要是依据化学检测体系中待测物浓度与体系的化学发光强度在一定条件下呈线性定量关系的原理，利用仪器对体系化学发光强度的检测，而确定待测物含量的一种痕量分析方法。通过与样本中的 GBM 抗体结合，加入发光剂，根据发光体系的发光强度进行抗 GBM 抗体的测定，以此定量检测抗体。

5. 免疫印迹法(Western blotanalysis)　应用免疫印迹法鉴定抗 GBM 抗体是可溶性 GBM 抗原在非还原条件下进行十二烷基磺酸钠聚丙烯酰胺凝胶电泳(SDS-PAGE)，电泳结束后以将凝胶上的蛋白转移至固相载体(例如硝酸纤维素膜)上，固相载体以非共价键形式吸附蛋白质，且能保持电泳分离的多肽类型及其生物学活性不变。以固相载体上的蛋白质或多肽作为抗原，与对应的抗体起免疫反应，再与酶或同位素标记的第二抗体起反应，经过底物显色或放射自显影以检测电泳分离的特异性目的基因表达的蛋白成分。

(二)各检测方法的特点

临床检测抗肾小球基底膜抗体常用酶联免疫吸附法、放射免疫分析法、间接免疫荧光法、化学发光免疫分析法、免疫印迹法，目前已获得注册证的产品多以酶联免疫吸附法、化学发光免疫分析法居多。各检测方法不尽相同，各有优缺点，其比较结果见表3-5-13。

表3-5-13　各检测方法不同点比较

方法学	单位	优点	缺点
放射免疫法	%	灵敏度及特异性较好	具有放射性污染、标记物半衰期短，特异性较差、存在对环境污染和健康危害，容易出现假阳性
酶联免疫吸附法	U/ml	灵敏度及特异性较好 方法简便，结果稳定，可靠	手动操作较多，人为因素较大
间接免疫荧光	U/ml	较之于放射免疫法特异性更强	灵敏度较低，仪器较昂贵
化学发光免疫分析法	U/ml	一般采用单克隆抗体竞争结合，较之于放射免疫法特异性更强，检出率更高，检测范围更宽，速度快，安全性更高	仪器、试剂、耗材较昂贵
免疫印迹法	U/ml	分析容量大、敏感度高、特异性强	人为因素较大、存在健康危害

三、操作要点及注意事项

临床检测抗肾小球基底膜抗体方法较多，下面以这两种方法为例做阐述。

（一）酶联免疫吸附法（ELISA法）

1. 试剂组成　包被抗原的微孔板、酶标记的抗体、酶底物溶液、阴性对照、阳性对照、浓缩洗涤液、显色剂等。

2. 设备环境　酶标仪、洗板机、培养箱等。

3. 操作　按试剂盒使用说明书或实验室制定的SOP进行操作，主要操作过程如下。

加标准品或样品→温育→洗涤→加酶标记的抗体→温育→洗涤→显色→终止反应→酶标仪设定相关参数判读结果。

4. 结果判定　按照试剂盒说明书的要求判定结果，首先判定阴性对照、阳性对照、校准物和（或）质控物检测值是否符合要求。

（1）定性检测　显色程度低于临界值为阴性，若高于临界值则为阳性。

（2）定量检测　根据校准品反应孔的吸光度值，绘制吸光度-浓度标准曲线，通过标准曲线计算样本的值。

5. 注意事项及干扰因素

（1）确保实验室环境、设备等符合检验要求。

（2）正确使用加样器，避免刮擦包被板底部。加样过程中避免液体外溅，血清残留在反应孔壁上，确保加样准确。加样器吸头要确保干净，避免污染，加样次序要与说明书一致，否则可导致结果错误，实验重复性差。

（3）手工洗板加洗液时冲击力不要太大，洗涤次数不要超过说明书推荐的洗涤次数，洗液在反应孔内滞留的时间不宜太长。不要使洗液在孔间窜流，造成孔间污染，导致假阴性或假阳性。

（4）确保各项加样量一致，必要时统一使用加样器加样，避免滴瓶不易控制导致加样量不准，从而影响结果。

（二）免疫印迹法（Western blotanalysis）

1. 试剂组成 SDS-PAGE试剂、匀浆缓冲液、转膜缓冲液、0.01M PBS（pH7.4）膜染色液、显色液等。

2. 设备环境 电泳转膜仪器（一套）。

3. 操作 按试剂盒使用说明书或实验室制定的SOP进行操作，主要操作过程如下。

蛋白质样品获得→电泳→转移→免疫反应。

4. 结果判定 按照试剂盒说明书的要求判定结果。

5. 注意事项及干扰因素

（1）一抗、二抗的稀释度、作用时间和温度对不同的蛋白要经过预实验确定最佳条件。

（2）显色液必须新鲜配制使用，最后加入H_2O_2。

（3）DAB有致癌的潜在可能，操作时要小心仔细。

参考文献

［1］徐睿，王刚.2例抗肾小球基底膜病患者的护理.现代临床护理，2017，16（1）：26-29.

［2］瞿昭，赵明辉.抗肾小球基底膜抗体的亲和力与肾脏病理表现密切相关.中华医学杂志，2005，85（13）：903-907.

［3］司宇君，季红，魏岚，等.42例肾小球肾炎抗gBM抗体检测及临床意义.中国实验诊断学，2014，18（5）：845-846.

［4］尚红，王毓三，申子瑜.全国临床检验操作规程.4版.北京：人民卫生出版社，2015.

［5］刘娜，赵明辉，章友康，等.急进性肾炎中抗肾小球基底膜抗体的检测及其临床意义，中华肾脏病杂志，1998，14（5）：292-295.

［6］刘娜，赵明辉，章友康，等.急进性肾小球肾炎中抗肾小球基底膜抗体的检测及其临床意义.中华内科杂志，1998，37（3）：184-185.

起草人：黄燕虹（广东省医疗器械质量监督检验所）

复核人：夏德菊（中国食品药品检定研究院）

第六章
肿瘤标志物测定试剂

一、概述

肿瘤标志物又称肿瘤标记物，是指特征性存在于恶性肿瘤细胞或由恶性肿瘤细胞异常产生的物质，或是宿主对肿瘤的刺激反应而产生的物质，并能反映肿瘤发生、发展，监测肿瘤对治疗反应的一类物质。肿瘤标志物存在于肿瘤患者的组织、体液和排泄物中，能够用免疫学、生物学及化学的方法检测到。肿瘤标志物包括蛋白质、核酸、代谢小分子等功能生物分子，可以客观地、特异性地反映肿瘤的发生和发展进程，其精准和高灵敏的定量检测对于临床诊断、治疗过程和预后评价具有重要意义。

二、检测技术与方法

（一）基本原理

1. 酶联免疫法　加入酶反应的底物后，底物被酶催化成为有色产物，产物的量与标本中受检物质的量直接相关，由此进行定性或定量分析。

2. 化学发光免疫分析　化学发光免疫分析是将具有高灵敏度的化学发光测定技术与高特异性的免疫反应相结合，由此进行定性或定量分析。

3. 时间分辨荧光免疫分析　时间分辨荧光分析法也叫时间分辨荧光免疫分析是以具有独特荧光特性的镧系元素及其螯合剂作为示踪物，建立的一种新型的非放射性微量分析技术。

（二）方法详解

1.酶联免疫法的基础是抗原或抗体的固相化及抗原或抗体的酶标记。在测定时，受检标本与固相载体表面的抗原或抗体起反应。用洗涤的方法使固相载体上形成的抗原抗体复合物与液体中的其他物质分开。再加入酶标记的抗原或抗体，也通过反应而结合在固相载体上。此时固相上的酶量与标本中受检物质的量呈一定的比例。加入酶反应的底物后，底物被酶催化成为有色产物，产物的量与标本中受检物质的量直接相关，可根据呈色的深浅进行定性或定量分析。

2.化学发光免疫分析包含两个部分，即免疫反应系统和化学发光分析系统。化学发光分析系统是利用化学发光物质经催化剂的催化和氧化剂的氧化，形成一个激发态的中间体，当这种激发态中间体回到稳定的基态时，同时发射出光子（hM），利用发光信号测量仪器测量光量子产额。免疫反应系统是将发光物质（在反应剂激发下生成激发态中间体）直接标记在抗原（化学发光免疫分析）或抗体（免疫化学发光分析）上，或酶作用于发光底物。

3.时间分辨荧光免疫分析其主要特点是所用示踪物采用镧系元素（如铕的三价离子 Eu^{3+}）

或其螯合物对抗体或抗原进行标记，代替传统使用的放射性核素、酶、大分子荧光底物和发光底物，时间分辨荧光计特定的延迟时间，待血清、容器、样品管和其他成分的短半衰期荧光衰变后再测量样本浓度，这时就只存在Eu^{3+}标记物的特异性荧光，即通过时间分辨，能够完全消除各种非特异性荧光物质的干扰，最大限度地提高了荧光信号测量的特异性和检测方法的灵敏度。加上镧系荧光的发射光波峰窄，进一步降低了本底。加之标记物体积很小（为原子标记），标记后不会影响被标记物的空间立体结构，这既保证了被检测物质的稳定性（尤其对蛋白质的影响更小），又可实现多位点标记。

（三）各检测方法的特点及适用性

1.在临床检验中，酶联免疫法分为夹心法、间接法、竞争法。夹心法适用于检验各种蛋白质等二价或二价以上的大分子抗原或抗体，但不适用于测定半抗原或抗体及小分子单价抗原或抗体，因其不能形成两位点夹心。间接法是检测抗体的常用方法，其关键在于抗原的纯度。当抗原材料中的干扰物质不易除去或不易得到足够的纯化抗原时，可用竞争法检测特异性抗体，小分子抗原或半抗原因缺乏可作夹心法的两个以上的位点，可以采用竞争法测抗原，小分子激素、药物等多用此法。

2.化学发光免疫分析法按化学反应类型可以分为酶促化学发光和非酶促化学发光，按发光持续时间分类可以分为闪光和辉光。化学发光法已经广泛应用于肿瘤标志物的检测。它的优点在于安全、稳定、测量快速、灵敏度高、线性范围宽、自动化程度高、减少了人为的误差。

3.标记物的稳定性好，可长期保存，无环境污染等优点，可以对标记物进行多次激发，通过对每次激发的荧光信号累加后取平均值的办法，就可大大提高检测的准确度；多位点标记技术使检测更灵敏，一个试剂盒能够同时检测出2种或2种以上的项目。此外，TRFIA还有操作方法简便，标记物制备容易等优点。TRFIA技术按其待测物的不同，可分为双位点夹心法和竞争法两种；双位点夹心法只限于蛋白质、酶和蛋白类激素、病原微生物抗原或抗体等大分子化合物的检测。竞争法主要用于小分子半抗原类化合物的测定。两者共同的测量原理是Eu^{3+}示踪物的时间分辨荧光测量，不同之点是免疫反应模式。标记离子螯合物产生的荧光强度高，寿命长，有利于消除样品及环境中荧光物质对检测结果的影响。每一秒钟检测样品1000次，结果取平均值，有利于提高检测的准确性。

第一节 甲胎蛋白（AFP）测定试剂

一、概述

甲胎蛋白（AFP）是一种高分子量糖蛋白，分子量约（65~70）kDa，其物理化学特性和氨基酸组成类似于血清白蛋白，但抗原性不同。AFP主要由胎儿卵黄囊和胎儿肝脏产生，极少量由胎儿胃肠产生，胎儿出生后约两周甲胎蛋白从血液中消失，因此成人血清中含量极少。

二、操作要点及注意事项

（一）主要试剂

磁性微球、发光标记物、缓冲液、AFP校准品、质控品、样本稀释液。

（二）主要仪器

化学发光测定仪、化学发光免疫分析仪、酶标仪。

（三）主要性能指标和测试方法

1. 准确度　应符合以下要求之一。

（1）用参考物质作为样本进行检测，其测量结果的相对偏差应在 ± 10% 范围内。

（2）将已知浓度的甲胎蛋白（AFP）加入到血液基质或其他体液成分中，其回收率应在（85%~115%）范围内。

2. 最低检测限　应不大于 1.5 IU/ml（可换算成相应的 ng/ml 单位）。

3. 线性　线性范围至少不窄于 5~300 IU/ml，在生产企业所规定的线性范围内，试剂盒的相关系数 r 应≥ 0.99。

4. 重复性　用浓度分别为（10 ± 2）IU/ml 和（100 ± 20） IU/ml 的样本各重复检测 10 次，其变异系数（CV）应不大于 10%（仪器自动操作法）或不大于 15%（手工操作法）。

5. 批间差　用 3 个批号试剂盒检测同一份样本，则 3 个批号试剂盒之间的批间变异系数（CV）应不大于 15.0%。

6. 稳定性　可选用以下方法进行验证。

（1）效期稳定性　生产企业应规定产品的有效期。取到效期后的样品检测准确度、最低检测限、线性和重复性，应符合1~4的要求。

（2）热稳定性试验　检测准确度、最低检测限、线性和重复性，应符合1~4的要求。

注1：热稳定性试验不能用于推导产品有效期，除非是采用基于大量的稳定性研究数据建立的推导公式。

注2：根据产品特性可选择（1），（2）方法的任意组合，但所选用方法宜能验证产品的稳定性，以保证在效期内产品能符合标准要求。

（四）影响因素

1. 测试准备　检查仪器内反应耗材是否充足，废物收集容器是否需要清空。装载试剂前，避免试剂产生泡沫。

2. 定标　按照厂家推荐的定标方法及定标频率进行定标。

3. 质量控制　质量控制可以使用本试剂盒配套质控品或专用的商业质控，按照厂家推荐的质控方法进行质控。质控结果必须在期望的范围内，如果质控结果超出质控范围，需重新定标并重新测试质控品。若重新定标后的质控结果依然超出质控范围，可选用新的未开封质控品重新测试。当质控结果超出质控范围时，不能报告样本结果。其他质控品的性能在使用前应预先评估，并建立合适的质控范围。

4. 分析程序　将样本装载到仪器中，在仪器用户软件中编辑样本信息及测试项目，然后点击“开始”按钮，仪器按分析程序进行试验。试验参数均包含在试剂盒的全自动试剂芯片标签中，若试剂盒的全自动试剂芯片标签无法读取，请联系所在地区的技术服务工程师。

5. 计算和结果　检测中，用定标的检测信号调整整个储存的主曲线到工作曲线，仪器借助工作曲线以及样本中分析物的检测信号，即相对光强度（RLU）分析测定仪会自动计算每个样本中的被分析物浓度，单位是 IU/ml。

（五）其他注意事项

1. 以下情况可能会影响试验结果 未按照定标要求做定标；未严格按照适用仪器使用说明书操作；试剂盒未按储存要求储存，例如冰箱温度失控。温度过高或者冷冻结冰状态都可能会影响测试；样本的采集、准备、保存或运输不规范；质量控制不在预期范围内。

2. 局限性 本试剂盒的检测结果仅供临床参考，对患者的临床诊治应结合其症状、体征、病史、其他实验室检查及治疗反应等情况综合考虑。由于方法学或抗体特异性等原因，使用不同生产商的试剂对同一份样本进行肿瘤标记物检测可能会得到不同的检测结果，因此，在肿瘤监测过程中，用不同试剂检测所得结果不应直接相互比较，以免造成错误的医学解释；建议实验室在发给临床医生的检测报告注明所用试剂特征。系列监测中如果改变试剂类型，则应进行额外的连续性检测并与原有试剂结果进行平行比较以重新确定基线值。任何检测方法都不能完全保证材料中不含有病原体，所有来源于人体的材料均应视为具有潜在的传染性材料，处理时应当特别小心。对所有样本和反应废弃物都应视为传染源对待。本试剂仅供体外诊断用，不同批号试剂盒内试剂请勿混用。超过失效日期请停止使用。

3. 安全提示 禁止在实验室内饮食、吸烟或化妆。禁止用嘴吸取溶液。实验中，请使用防护服（如实验室工作服）护目镜和一次性手套，防止直接接触潜在感染的材料。每次实验结束后，彻底清洗双手。应避免试剂外溅和挥发，任何外溅试剂都应当作潜在性污染物，用 5% 的次氯酸钠清洗。所有样本，生物试剂及实验物品都应被视为有潜在传染性，应按当地正在执行的法规、对实验室有管理权限机构的规定和国家的法规进行处理。

三、国内外相关技术方法对比

（一）相关国内外标准

YY/T 1175-2010 肿瘤标志物定量测定试剂盒（盒）化学发光免疫分析法；YY/T 1162-2009 甲胎蛋白（AFP）定量测定试剂（盒）（化学发光免疫分析法）。

（二）标准物质

1. 甲胎蛋白免疫测定用国家标准品（Alpha Fetoprotein，AFP）

（1）批号 150542-201703。

（2）特性量值 溯源至AFP国际标准品（NIBSC AFP），经协作标定，每支安瓿内含AFP 930 IU。

（3）贮藏 长期保存应置于-20℃以下，避免反复冻融。复溶后如需多次使用可分装小瓶，密封，-20℃保存。

2.WHO 甲胎蛋白国际标准物质

WHO International Standard Alphafoetoprotein Human，100，000 IU.NIBSC code：AFP.

WHO国际标准物质，人源，100000IU，NIBSCcode：AFP

根据试剂及仪器等不同，在使用标准物质前须进行适应性研究。

（三）国内外注册技术审查原则

肿瘤标志物类定量检测试剂注册申报资料指导原则（食药监办械函［2011］116号）。

第二节　癌胚抗原（CEA）测定试剂

一、概述

癌胚抗原是一种高分子量糖蛋白，分子量约为175~200 kDa，具有了高度的异质性。CEA是由戈尔德和弗里德曼于1965年在结肠癌患者和内胚层（胃肠道）的上皮肿瘤中首次发现。由于不同纯化方法造成其碳水化合物含量（50%~60%）不同，是一组非均质的分子，可溶于高氯酸，而且不同肿瘤来源的CEA含蛋白质和糖的组成比例也不同。

二、操作要点及注意事项

（一）主要试剂

磁性微球、发光标记物、缓冲液、AFP校准品、质控品、样本稀释液。

（二）主要仪器

化学发光测定仪、化学发光免疫分析仪、酶标仪。

（三）主要性能指标和测试方法

1. 准确度　应符合如下要求之一。

（1）用参考物质作为样本进行检测，其测量结果的相对偏差应在 ± 10%范围内。

（2）将已知浓度的癌胚抗原（CEA）加入到血液基质或其他体液成分中，其回收率应在（85%~115%）范围内。

2. 最低检测限　应不大于 0.5 ng/ml。

3. 线性　线性范围上限应不低于 100 ng/ml，下限应不高于参考值的下限，在生产企业所规定的线性范围内，相关系数 r 应≥ 0.99。

4. 重复性　用（10 ± 2）ng/ml 和（100 ± 20）ng/ml 的样本各重复检测 10 次，其变异系数（CV）应不大于 10%（仪器自动操作法）或不大于 15%（手工操作法）。

5. 批间差　用 3 个批号试剂盒检测同一份样本，则 3 个批号试剂盒之间的批间变异系数（CV）应不大于 15.0%。

6. 稳定性　可选用以下方法进行验证。

（1）效期稳定性　生产企业应规定产品的有效期。取到效期后的样品检测准确度、最低检测限、线性和重复性，应符合1~4的要求。

（2）热稳定性试验　检测准确度、最低检测限、线性和重复性，应符合1~4的要求。

注1：热稳定性试验不能用于推导产品有效期，除非是采用基于大量的稳定性研究数据建立的推导公式。

注2：根据产品特性可选择（1），（2）方法的任意组合，但所选用方法宜能验证产品的稳定性，以保证在效期内产品能符合标准要求。

（四）影响因素

见第三篇第六章第一节。

三、国内外相关技术方法对比

（一）相关国内外标准

YY/T 1175-2010 肿瘤标志物定量测定试剂盒（盒）化学发光免疫分析法；YY/T 1160-2009 癌胚抗原（CEA）定量测定试剂（盒）（化学发光免疫分析法）。

（二）标准物质

1.癌胚抗原（CEA）免疫测定用国家标准品

批号：150541-0210。

特性量值：320 ng/支。

贮藏：-20℃，避光保存。

2.WHO Reference Reagent Carcinoembryonic Antigen（CEA），Human.1st International Reference Preparation NIBSC code：73/601。

WHO参考物质癌胚抗原（CEA），人源，第一批次，NIBSC代码：73/601。

根据试剂及仪器等不同，在使用标准物质前须进行适应性研究。

（三）国内外注册技术审查原则

肿瘤标志物类定量检测试剂注册申报资料指导原则（食药监办械函［2011］116号）。

第三节　糖类抗原 19-9（CA19-9）测定试剂

一、概述

糖类抗原19-9（CA19-9）为唾液酸化的乳糖系岩藻五糖，分子量大于5000 kDa。CA19-9测定水平增高常见于胰腺癌、肝癌、胃癌和结肠癌患者中，因此CA19-9水平定量测定对于疾病的追踪及监测治疗具有非常重要意义。大部分胰腺癌患者血清CA19-9水平明显增高，CA19-9在由内胚层细胞分化而来的多种上皮细胞类恶性肿瘤患者血清中含量会增高，对消化道肿瘤诊断有较高的临床应用价值。

二、操作要点及注意事项

（一）主要试剂

磁性微球、发光标记物、缓冲液、AFP校准品、质控品、样本稀释液。

（二）主要仪器

化学发光测定仪、化学发光免疫分析仪、酶标仪。

（三）主要性能指标和测试方法

1. 准确度　应符合如下要求之一。

（1）用参考物质作为样本进行检测，其测量结果的相对偏差应在 ± 10%范围内。

（2）回收率应在（85%~115%）范围内。

注：如果CA19-9具有国际参考物质或者国家标准品，则按（1）进行检测；如果没有国际

参考物质或者国家标准品，则按（2）进行检测。

2. 最低检测限　最低检测限应不大于 2.0 U/ml。

3. 线性　线性范围上限应不低于参考值的 5 倍，下限应不高于参考值的 1/5。在生产企业所规定的线性范围内，相关系数 r 应不低于 0.9900。

4. 重复性　分别用浓度为（40 ± 8）U/ml 和（150 ± 30）U/ml 的样本各重复检测 10 次，其变异系数（CV）应不大于 10%（仪器自动操作法）或不大于 15%（手工操作法）。

5. 批间差　用 3 个批号试剂盒分别检测浓度为（40 ± 8）U/ml 和（150 ± 30）U/ml 的样本，则 3 个批号试剂盒之间的批间变异系数（CV）应不大于 15%。

6. 稳定性　可选用以下方法进行验证。

（1）效期稳定性　生产企业应规定试剂（盒）的有效期。取失效期的试剂盒检测其准确度、最低检测限、线性和重复性，应符合1~4的要求。

（2）热稳定性试验　取有效期内的试剂盒在37℃放置3天，检测其准确度、最低检测限、线性和重复性，应符合1~4的要求。

注1：热稳定性试验不能用于推导产品有效期，除非是采用基于大量的稳定性研究数据建立的推导公式。

注2：根据产品特性可选择（1），（2）方法的任意组合，但所选用方法宜能验证产品的稳定性，以保证在效期内产品能符合标准要求。

（四）影响因素

见第三篇第六章第一节。

三、国内外相关技术方法对比

（一）相关国内外标准

YY/T 1175–2010 肿瘤标志物定量测定试剂盒（盒）化学发光免疫分析法；YY/T 1178–2010 糖类抗原CA19–9定量测定试剂（盒）化学发光免疫分析法。

（二）国内外注册技术审查原则

肿瘤标志物类定量检测试剂注册申报资料指导原则（食药监办械函［2011］116号）。

第四节　糖类抗原 125（CA125）测定试剂

一、概述

糖类抗原125（CA125）为高分子量糖蛋白，主要含半乳糖、N–乙酰氨基葡萄糖和N–乙酰氨基半乳糖链，蛋白部分富含丝氨酸；外形呈环形结构，其核心为2［Calbetal–→3（GLC–NACbetal–→6）GalNAC］；血清和体液中的CA125分别与分子量约为500 kDa和300 kDa的糖蛋白结合，而具有CA125免疫活性的最小亚基为50 kDa。

二、操作要点及注意事项

（一）主要试剂

磁性微球、发光标记物、缓冲液、AFP校准品、质控品、样本稀释液。

（二）主要仪器

化学发光测定仪、化学发光免疫分析仪、酶标仪。

（三）主要性能指标和测试方法

1. 准确度 应符合如下要求之一。

（1）用参考物质作为样本进行检测，其测量结果的相对偏差应在 ± 10% 范围内。

（2）用已知浓度的肿瘤相关抗原CA125加入到正常血清中，其回收率应在（85%~115%）范围内。

2. 最低检测限 最低检测限应不大于参考值的 1/15。

3. 线性 线性范围上限不应低于参考值的 10 倍，下限应低于参考值的 1/10。在生产企业所规定的线性范围内，试剂（盒）的相关系数 r 应≥ 0.99。

4. 重复性 用（30 ± 6）U/ml 和（500 ± 100）U/ml 的样本各重复检测 10 次，其变异系数（CV）应不大于 10%（仪器自动操作法）或不大于 15%（手工操作法）。

5. 批间差 用 3 个批号试剂盒检测同一份样本，则 3 个批号试剂盒之间的批间变异系数（CV）应不大于 15%。

6. 稳定性 可选用以下方法进行验证。

（1）效期稳定性 生产企业应规定产品的有效期。取到效期后的样品检测其准确度、最低检测限、线性、重复性，应符合1~4的要求。

（2）热稳定性试验 检测准确度、最低检测限、线性、重复性，应符合1~4的要求。

注1：热稳定性试验不能用于推导产品有效期，除非是采用基于大量的稳定性研究数据建立的推导公式。

注2：根据产品特性可选择（1），（2）方法的任意组合，但所选用方法宜能验证产品的稳定性，以保证在效期内产品能符合标准要求。

（四）影响因素

见第三篇第六章第一节。

三、国内外相关技术方法对比

（一）相关国内外标准

YY/T 1175-2010 肿瘤标志物定量测定试剂盒（盒）化学发光免疫分析法；YY/T 1161-2009 肿瘤相关抗原CA125定量测定试剂（盒）（化学发光免疫分析法）。

（二）国内外注册技术审查原则

肿瘤标志物类定量检测试剂注册申报资料指导原则（食药监办械函［2011］116号）。

第五节 神经元特异性烯醇化酶（NSE）测定试剂

一、概述

神经元特异性烯醇化酶（NSE）是在神经组织中发现的高酸蛋白，具有烯醇化酶活性，且存在组织特异性，仅存在于神经组织中。自然界中存在五种烯醇化酶同工酶（分别是aa，ββ，γγ，aβ，aγ），它们均是胞浆二聚体酶，由a，β，γ三种亚基组成，均需二价镁离子作为辅酶因子。脑组织中存在αα，αγ，γγ三种烯醇化酶同工酶，NSE为γγ型。NSE在脑组织细胞的活性最高，外周神经和神经分泌组织的活性水平居中，最低值见于非神经组织、血清和脊髓液。

二、操作要点及注意事项

（一）主要试剂

磁性微球、发光标记物、缓冲液、AFP校准品、质控品、样本稀释液。

（二）主要仪器

化学发光测定仪、化学发光免疫分析仪、酶标仪。

（三）主要性能指标和测试方法

1. 空白限 空白限应不高于0.50 μg/L。

2. 线性 在企业给定的线性区间内，相关系数（r）应不低于0.9900。

注：线性区间的下限不高于0.50 μg/L，线性区间的上限不低于200.00 μg/L。

3. 准确度 准确度应符合如下要求之一。

（1）用参考物质作为样本进行检测，其测量结果的相对偏差应在±15%范围内。

（2）回收率应在90.0%~110%范围内。

注：如果NSE具有国际参考物质或国家标准品，则按照（1）进行检测；如果没有国际参考物质活国家标准品，则按照（2）进行检测。

4. 批内精密度 在试剂盒的线性区间内，设置2~3个不同浓度的质控品，手工操作的试剂盒批内精密度应不高于10%，全自动操作的试剂盒批内精密度应不高于8%。

5. 批间精密度 在试剂盒的线性区间内，设置2~3个不同浓度的质控品，用3个批号的试剂盒分别检测，则3个批号试剂盒的批间精密度应不高于15%。

6 特异性 测定浓度为500 μg/L的非特异性神经元烯醇化酶和浓度为100 μg/L的细胞角蛋白19片段样本，其测定结果应不高于0.50 μg/L。

7. 质控品的测定值 配备定值质控品的试剂盒，其测定结果应在试剂盒规定的范围内。

8. 稳定性

（1）效期末稳定性 将试剂盒在规定的条件下保存至有效期末，检验结果应符合1、2、3、4、7的规定。

（2）热稳定性 将试剂盒在37℃条件下放置一定时间，检验结果应符合1、2、3、4、7的规定。

（3）冻干试剂复溶后稳定性　试剂盒中冻干组分按照规定的条件复溶后，在4℃条件下放置一定时间，检验结果应符合1、2、3、4、7的规定。

注1：一般地，效期为1年时选择不超过有效期1个月的产品，效期为半年时选择不超过有效期半个月的产品，以此类推。但如果超过规定时间，产品符合要求时也可以接受。

注2：热稳定性不能用于推导产品有效期，除非是采用基于大量的稳定性研究数据建立的推导公式。

注3：根据产品特性可选择以上方法（1）、（2）之一进行验证，但所选用方法宜能验证产品的稳定性，以保证在效期内产品能符合标准要求。

注4：若试剂盒内含冻干品等组分，且声明复溶后放置一定时间后稳定，需进行（3）的验证。

（四）影响因素

见第三篇第六章第一节。

三、国内外相关技术方法对比

（一）相关国内外标准

YY/T 1175-2010 肿瘤标志物定量测定试剂盒（盒）化学发光免疫分析法；YY/T 1262-2015 神经元特异性烯醇化酶定量标记免疫分析试剂盒。

（二）国内外注册技术审查原则

肿瘤标志物类定量检测试剂注册申报资料指导原则（食药监办械函［2011］116号）。

第六节　细胞角蛋白19片段（CYFRA21-1）测定试剂

一、概述

细胞角蛋白是结构蛋白，是细胞体的中间丝构成亚基，根据其分子量和等电点不同可分为20种不同类型。完整结构的细胞角蛋白溶解性较低，但血清中可溶性片段可以被检测，其中CYFRA21-1在肺癌诊断中有很大价值，是非小细胞肺癌的重要标志物。CYFRA21-1是一种相对分子量40 kDa、等电点5.2的酸性蛋白，主要分布在单层和假复层上皮细胞。

二、操作要点及注意事项

（一）主要试剂

磁性微球、发光标记物、缓冲液、AFP校准品、质控品、样本稀释液。

（二）主要仪器

化学发光测定仪、化学发光免疫分析仪、酶标仪。

（三）主要性能指标和测试方法

1. 准确度　准确度应符合如下要求之一。

（1）用参考物质作为样本进行检测，其测量结果的相对偏差应在规定范围内。

（2）回收率应在规定范围内。

注：如果CYFRA21-1具有国际参考物质或国家标准品，则按照（1）进行检测；如果没有国际参考物质活国家标准品，则按照（2）进行检测。

2. 最低检测限　最低检测限应符合相应规定的要求。

3. 线性　在生产企业所规定的线性范围内，相关系数 r 应符合相应规定的要求。

4. 重复性　用至少两个浓度水平的样本各重复检测 10 次，仪器自动操作法或手工操作法的变异系数（CV）应分别符合相应规定的要求。

5. 批间差　用 3 个批号试剂盒检测同一份样本，则 3 个批号试剂盒之间的批间变异系数（CV）应符合相应规定的要求。

6. 稳定性　可选用以下方法进行验证。

（1）效期稳定性　生产企业应规定试剂（盒）的有效期。取失效期的试剂盒检测其准确度、最低检测限、线性和重复性，应符合1~4的要求。

（2）热稳定性试验　取有效期内的试剂盒根据生产企业所声称的热稳定性条件，检测其准确度、最低检测限、线性和重复性，应符合1~4的要求。

注1：热稳定性试验不能用于推导产品有效期，除非是采用基于大量的稳定性研究数据建立的推导公式。

注2：根据产品特性可选择（1），（2）方法的任意组合，但所选用方法宜能验证产品的稳定性，以保证在效期内产品能符合标准要求。

（四）影响因素

见第三篇第六章第一节。

三、国内外相关技术方法对比

（一）相关国内外标准

YY/T 1175-2010 肿瘤标志物定量测定试剂盒（盒）化学发光免疫分析法。

（二）国内外注册技术审查原则

肿瘤标志物类定量检测试剂注册申报资料指导原则（食药监办械函［2011］116号）。

第七节　胃泌素释放肽前体（proGRP）测定试剂

一、概述

胃泌素释放肽（gastrin-releasing peptide，GRP）是一种重要的调节分子，和人体许多生理功能、病理状态有关。GRP为哺乳动物的蛙皮素类似物，存在于正常人脑、胃肠的神经纤维及胎儿肺的神经内分泌组织。人类GRP基因编码产物为148个氨基酸的胃泌素释放肽前体的母体（preproGRP），由信号肽、GRP1-27和C-末端GRP31-125组成，接着preproGRP转化成Pro-GRP1-125，通过内源性蛋白分解和酰胺化生成成熟的GRP1-27、GRP18-27和C-末端延伸肽，C-末端延伸肽继续生成含有C-末端ProGRP分子。研究发现，小细胞肺癌（SCLC）患者的肿瘤细胞能合成和释放GRP，GRP通过自分泌或细胞间的相互作用参与肿瘤的生长、转移过程，因此检测GRP可反映SCLC的发生、发展，但GRP在血清中不稳定（半衰期约为2分钟）而难以检测到。有研究证实SCLC患者的肿瘤细胞产生的GRP与ProGRP呈正相关，因此，一般检测血清中的胃泌素释放肽前体（ProGRP）。

二、操作要点及注意事项

（一）主要试剂

磁性微球、发光标记物、缓冲液、AFP校准品、质控品、样本稀释液。

（二）主要仪器

化学发光测定仪、化学发光免疫分析仪、酶标仪。

（三）主要性能指标和测试方法

1. 准确度 准确度应符合如下要求之一。

（1）用参考物质作为样本进行检测，其测量结果的相对偏差应在规定范围内。

（2）回收率应在规定范围内。

注：如果proGRP具有国际参考物质或国家标准品，则按照（1）进行检测；如果没有国际参考物质或国家标准品，则按照（2）进行检测。

2. 最低检测限 最低检测限应符合相应规定的要求。

3. 线性 在生产企业所规定的线性范围内，相关系数r应符合相应规定的要求。

4. 重复性 用至少两个浓度水平的样本各重复检测10次，仪器自动操作法或手工操作法的变异系数（CV）应分别符合相应规定的要求。

5. 批间差 用3个批号试剂盒检测同一份样本，则3个批号试剂盒之间的批间变异系数（CV）应符合相应规定的要求。

6. 稳定性 可选用以下方法进行验证。

（1）效期稳定性 生产企业应规定试剂（盒）的有效期。取失效期的试剂盒检测其准确度、最低检测限、线性和重复性，应符合1~4的要求。

（2）热稳定性试验 取有效期内的试剂盒根据生产企业所声称的热稳定性条件，检测其准确度、最低检测限、线性和重复性，应符合1~4的要求。

注1：热稳定性试验不能用于推导产品有效期，除非是采用基于大量的稳定性研究数据建立的推导公式。

注2：根据产品特性可选择（1），（2）方法的任意组合，但所选用方法宜能验证产品的稳定性，以保证在效期内产品能符合标准要求。

（四）影响因素

见第三篇第六章第一节。

三、国内外相关技术方法对比

（一）相关国内外标准

YY/T 1175-2010 肿瘤标志物定量测定试剂盒（盒）化学发光免疫分析法。

（二）国内外注册技术审查原则

肿瘤标志物类定量检测试剂注册申报资料指导原则（食药监办械函［2011］116号）。

第八节　总前列腺特异抗原（tPSA）测定试剂

一、概述

前列腺特异性抗原（PSA）是一种由前列腺上皮细胞分泌的单链糖蛋白，分子量约为34 kDa，是一种丝氨酸蛋白酶，在精子囊胞分裂和精液的液化中具有独特的作用。PSA在血清中以三种形式存在：第一种形式为被蛋白酶抑制剂 α2-巨球蛋白（AMG）所包裹，缺乏免疫性，使得 PSA 在血清中不能被检测到，第二种形式与 α1-抗糜蛋白酶（ACT）相结合，第三种以自由分子形式，称为游离PSA（fPSA）。tPSA的测定目前广泛应用于前列腺癌患者的检查和治疗，被认为是前列腺癌血清诊断学上的首选。测定血清中tPSA的含量，对前列腺癌的诊断和判定患者疗效、预后，以及判定某种转移癌是否来源于前列腺具有重要的临床价值。

二、操作要点及注意事项

（一）主要试剂

磁性微球、发光标记物、缓冲液、AFP校准品、质控品、样本稀释液。

（二）主要仪器

化学发光测定仪、化学发光免疫分析仪、酶标仪。

（三）主要性能指标和测试方法

1. 准确度　应符合如下要求之一。

（1）用参考物质作为样本进行检测，其测量结果的相对偏差应在 ± 10%范围内。

（2）将已知浓度的总前列腺特异性抗原（t-PSA）加入到血液基质或其他体液成分中，其回收率应在85%~115%范围内。

2. 最低检测限　应不大于 0.1 ng/ml。

3. 线性　线性范围的上限和下限的倍数（跨度）至少不低于 2 个数量级，下限应低于参考区间的下限。在生产企业所规定的线性范围内，试剂盒相关系数 r 应≥ 0.99。

4. 重复性　分别用浓度为（4 ± 0.8）ng/ml 和（30 ± 6）ng/ml 的样本各重复检测 10 次，其变异系数（CV）应不大于 10%（仪器自动操作法）或不大于 15%（手工操作法）。

5. 批间差 用三个批号试剂盒检测一份浓度在（30±6）ng/ml范围内的样本，则三个批号试剂盒之间的批间变异系数（CV）应不大于15%。

6. 稳定性 可选用以下方法进行验证。

（1）效期稳定性 生产企业应规定产品的有效期。取到有效期后的试剂盒检测其准确度、最低检测限、线性和重复性，应符合1~4的要求。

（2）热稳定性试验 检测准确度、最低检测限、线性和重复性，应符合1~4的要求。

注1：热稳定性试验不能用于推导产品有效期，除非是采用基于大量的稳定性研究数据建立的推导公式。

注2：根据产品特性可选择（1），（2）方法的任意组合，但所选用方法宜能验证产品的稳定性，以保证在效期内产品能符合标准要求。

（四）影响因素

见第三篇第六章第一节。

三、国内外相关技术方法对比

（一）相关国内外标准

YY/T 1175-2010 肿瘤标志物定量测定试剂盒（盒）化学发光免疫分析法；YY/T 1163-2009 总前列腺特异性抗原（t-PSA）定量测定试剂（盒）（化学发光免疫分析法）。

（二）标准物质

1. 前列腺特异性抗原免疫测定用国家标准品（Prostate Specific Antigen，PSA）

批号：150543-201505。

特性量值：经协作标定，每支安瓿内含tPSA为95ng；fPSA为1.5ng。

贮藏：长期保存应置于-20℃以下，避免反复冻融。复溶后如需多次使用可分装小瓶。密封，-20℃保存。

2.WHO International Standard Prostate Specific Antigen （90：10） NIBSC code：96/670.

WHO国际标准物质前列腺特异性抗原（90：10）NIBSC编码：96/670。

根据试剂及仪器等不同，在使用标准物质前须进行适应性研究。

（三）国内外注册技术审查原则

肿瘤标志物类定量检测试剂注册申报资料指导原则（食药监办械函［2011］116号）。

第九节 游离前列腺特异抗原（fPSA）测定试剂

一、概述

目前许多研究发现fPSA %（fPSA和tPSA的比值）在前列腺癌患者中较其他良性病变或正常对照低。已证实fPSA/tPSA可提高tPSA值在4.0~10.0 ng/ml的“灰区”内的患者的检测灵敏度和特异性。因此，可通过测定f/tPSA的比例来区别良性和恶性疾病。

二、操作要点及注意事项

（一）主要试剂

磁性微球、发光标记物、缓冲液、AFP校准品、质控品、样本稀释液。

（二）主要仪器

化学发光测定仪、化学发光免疫分析仪、酶标仪。

（三）主要性能指标和测试方法

1. 线性　在0.5~10μg/L区间内，用双对数或其他适当的数字模型拟合，剂量－反应曲线线性相关系数（r）应不低于0.9900。

注：线性区间的下限不高于0.5μg/L，线性区间的上限不低于10μg/L。

2. 最低检测限　应不高于0.20μg/L。

3. 准确度　试剂盒内校准品与相应浓度的游离前列腺特异性抗原国家（或国际）标准品同时进行分析测定，用双对数或其他适当的数字模型拟合，要求两条剂量－反应曲线不显著偏离平行；以游离前列腺特异性抗原国家（或国际）标准品为对照品，试剂盒内校准品的实测值与标示值的效价比应在0.900~1.100之间。对于没有配备系列校准品的试剂盒，可在试剂盒规定的测量范围内检测游离前列腺特异性抗原国家（或国际）标准品，其实测值与理论值之比，应在0.85~1.15之间。

4. 分析内精密度　手工操作试剂盒质控品测定结果的变异系数（CV）应不大于15%，全自动免疫分析系统试剂盒质控品测定结果的变异系数（CV）应不大于8%。

5. 批间精密度　在多个不同批次的产品之间，质控品测定结果的变异系（CV）应不大于20.0%。

6. 质控品测定值　配备定值质控品的试剂盒，其测定结果应在试剂盒规定的区间内。

7. 特异性　以游离前列腺特异性抗原国家（或国际）标准品为对照品，前列腺特异性抗原国家（或国际）标准品在本试剂盒测定结果应符合其标示的配比内容。

8. 稳定性

（1）效期末稳定性　将试剂盒在规定的条件下保存至有效期末，检验结果应符合1、2、3、4、6的规定。

（2）热稳定性　将试剂盒在37℃条件下放置一定时间（通常是3天~7天），检验结果应符合1、2、3、4、6的规定。

注1：热稳定性不能用于推导产品有效期，除非是采用基于大量的稳定性研究数据建立的推导公式。

注2：根据产品特性可选择以上方法之一进行验证，但所选用方法宜能验证产品的稳定性，以保证在效期内产品能符合标准要求。

（3）冻干试剂复溶后稳定性　试剂盒中冻干组分按照规定的条件复溶后，在4℃条件下放置7天，检验结果应符合1、2、3、4、6的规定。

注：试剂盒说明书中另有规定者除外。

（四）影响因素

见第三篇第六章第一节。

三、国内外相关技术方法对比

（一）相关国内外标准

YY/T 1175-2010 肿瘤标志物定量测定试剂盒（盒）化学发光免疫分析法；YY/T 1163-2009 总前列腺特异性抗原（t-PSA）定量测定试剂（盒）（化学发光免疫分析法）。

（二）标准物质

游离前列腺特异抗原免疫测定用国家标准品

批号：150544-200702。

特性量值：经协作标定，每支安瓿内含170ng/支。

贮藏：长期保存应置于-20℃以下，避免反复冻融。复溶后如需多次使用可分装小瓶。密封，-20℃保存。

（三）国内外注册技术审查原则

肿瘤标志物类定量检测试剂注册申报资料指导原则（食药监办械函［2011］116号）。

第十节　人绒毛膜促性腺激素（HCG）测定试剂

一、概述

人绒毛膜促性腺激素是一种唾液糖蛋白，分子量约37kDa。由二个大小不等的亚单位α和β组成。其α亚单位与垂体激素TSH，LH，FSH的α亚单位几乎相同。人绒毛膜促性腺激素由胎盘的合体细胞滋养层产生，怀孕时在母体血清中可立即检测到。

人绒毛膜促性腺激素负责维持卵巢黄体的功能。正常怀孕情况下，人绒毛膜促性腺激素水平在两天内以两倍的速率迅速升高。人绒毛膜促性腺激素值病理性降低表明不正常怀孕（如宫外孕）。

二、操作要点及注意事项

（一）主要试剂

磁性微球、发光标记物、缓冲液、AFP校准品、质控品、样本稀释液。

（二）主要仪器

化学发光测定仪、化学发光免疫分析仪、酶标仪。

（三）主要性能指标和测试方法

1. 最低检测限　应不高于2.5 IU/L。

2. 准确度　试剂盒内校准品与相应浓度的国家标准品同时进行分析测定，用双对数或其他适当的数学母性拟合，要求两条剂量－反应曲线不显著偏离平行；以HCG国家标准品为对照品，试剂盒内校准品的实测值与标示值的效价比应在0.900~1.100之间。

3. 线性　[5.0，500] IU/L区间内，用双对数或其他适当的数学模型拟合，剂量－反应曲线线性相关系数（r）应不低于0.9900。

注：酶联免疫分析试剂盒剂量上限应不低于200 IU/L。

4. 精密度

（1）分析内精密度　手工操作试剂盒质控品测定结果的变异系数（CV）应不大于15.0%，全自动免疫分析系统试剂盒质控品测定结果的变异系数（CV）应不大于8.0%。

（2）分析间精密度　在多次独立分析之间，质控品测定结果的变异系数（CV）应不大于20.0%。

注：仅限于手工操作的试剂盒。

（3）批间精密度　在多个不同批次产品之间，质控品测定结果的变异系数（CV）应不大于20.0%。

5. 质控品测定值　同一套质控品的测定结果应在本试剂盒规定范围内。

6. 特异性

（1）与促卵泡生成素（FSH）　浓度不低于200 IU/L的FSH，在本试剂盒上的测定结果应不高于本试剂盒的最低检出量水平。

（2）与促黄体生成素（LH）　浓度不低于200 IU/L的LH，在本试剂盒上的测定结果应不高于5.0 IU/L。

（3）与促甲状腺素（TSH）　浓度不低于200 IU/L的TSH，在本试剂盒上的测定结果应不高于本试剂盒的最低检出量水平。

7. 稳定性

（1）效期末稳定性　试剂盒在规定的条件下保存至有效期末，检验结果应符合1、2、3、4（1）、4（2）、5的规定。

（2）热稳定性　将试剂盒在37℃条件下放置一定时间（通常是3~7天），检验结果应符合1、2、3、4（1）、4（2）、5的规定。

注1：热稳定性不能用于推导产品有效期，除非是采用基于大量的稳定性研究数据建立的推导公式。

注2：根据产品特性可选择以上方法之一进行验证，但所选用方法宜能验证产品的稳定性，以保证在效期内产品能符合标准要求。

（四）影响因素

见第三篇第六章第一节。

三、国内外相关技术方法对比

（一）相关国内外标准

YY/T 1175-2010 肿瘤标志物定量测定试剂盒（盒）化学发光免疫分析法；YY/T 1214-2013

人绒毛膜促性腺激素定量标记免疫分析试剂盒。

（二）标准物质

1. 人绒毛膜促性腺激素免疫测定用国家标准品

批号：150555-201303，

特性量值：14.8IU/支安瓿。

贮藏：-20℃避光保存。

2. WHO International Standard 5th WHO IS Chorionicgonadotrophin NIBSC code：07/364.

WHO国际标准物质人绒毛膜促性腺激素，第5批次，NIBSC编码：07/364。

根据试剂及仪器等不同，在使用标准物质前须进行适应性研究。

（三）国内外注册技术审查原则

肿瘤标志物类定量检测试剂注册申报资料指导原则（食药监办械函［2011］116号）。

第十一节 β-人绒毛膜促性腺激素（β-HCG）测定试剂

一、概述

人绒毛膜促性腺激素是母血中最早可测到的胎盘激素，它含有二个肽链：α链和β链。a链有种族特异性，β链决定HCG与受体的相互作用及引起的生物效应。应用HCGβ链羧基端所特有的AA顺序段制备的抗体，可用来准确测定血中Free-β-HCG水平，且可排除与所有垂体糖蛋白激素的交叉反应，灵敏度又高，尤其是不受血浆中高浓度LH、FSH、TSH的干扰。临床上，Free-β-HCG的定量精确测定可以用来进行早孕诊断、绒癌、葡萄胎、宫外孕的诊断。尤其是宫外孕的早期确诊，Free-β-HCG的测定就更有意义。

二、操作要点及注意事项

（一）主要试剂

磁性微球、发光标记物、缓冲液、AFP校准品、质控品、样本稀释液。

（二）主要仪器

化学发光测定仪、化学发光免疫分析仪、酶标仪。

（三）主要性能指标和测试方法

1. 空白限 应不高于1.25 ng/ml。

2. 线性 在试剂盒规定的线性区间内，用双对数或其他适当的数学模型拟合，剂量-反应曲线线性相关系数（r）应不低于0.9900。

注：线性区间的下限不高于2.5 ng/ml，线性区间的上限不低于190 ng/ml。

3. 准确度 准确度应符合如下要求之一。

（1）试剂盒内校准品与相应浓度的人绒毛膜促性腺激素β亚单位国家（或国际）标准品同时进行分析测定，用双对数或其他适当的数字模型拟合，要求两条剂量-反应曲线不显著偏离平行；以人绒毛膜促性腺激素β亚单位国家（或国际）标准品为对照品，试剂盒内校准品的实测值与标示值的效价比应在0.900~1.100之间。

（2）对于没有配备系列校准品的试剂盒，可在试剂盒规定的线性区间内检测人绒毛膜促性腺激素β亚单位国家（或国际）标准品，其测量结果的相对偏差应不高于±10.0%。

4. 批内精密度　在试剂盒线性区间内，设置2~3个不同浓度的质控品，手工操作试剂盒质控品测定结果的变异系数（CV）应不高于10.0%，全自动操作试剂盒测定结果的变异系数（CV）应不高于8.0%。

5. 批间精密度　在多个不同批次的产品之间，在试剂盒的线性区间内，设置2~3个不同浓度的质控品，测定结果的变异系（CV）应不高于15.0%。

6. 特异性　测定浓度为200 μIU/ml的促甲状腺素（TSH）浓度为200 mIU/ml的促卵泡生成素（FSH）浓度为200 mIU/ml的促黄体生成素（LH）样本，其测定结果均应不高于1.25ng/ml，测定浓度为1000 mIU/ml的人绒毛膜促性腺激素（HCG），其测定结果应不高于2.50ng/ml。

7. 质控品测定值　配备定值质控品的试剂盒，其测定结果应在试剂盒规定的区间内。

8. 稳定性

（1）效期末稳定性　试剂盒在规定的条件下保存至有效期末，检验结果应符合1、2、3、4、7的规定。

（2）热稳定性　将试剂盒在37℃条件下放置一定时间，检验结果应符合1、2、3、4、7的规定。

（3）冻干试剂复溶后稳定性　试剂盒中冻干组分按照规定的条件复溶后，在4℃条件下放置一定时间，检验结果应符合1、2、3、4、7的规定。

注1：一般地，效期为1年时选择不超过有效期1个月的产品，效期为半年时选择不超过有效期半个月的产品，以此类推。但如果超过规定时间，产品符合要求时也可以接受。

注2：热稳定性不能用于推导产品有效期，除非是采用基于大量的稳定性研究数据建立的推导公式。

注3：根据产品特性可选择（1）、（2）之一进行验证，但所选用方法宜能验证产品的稳定性，以保证在效期内产品能符合标准要求。

注4：若试剂盒内含冻干品等组分，且声明复溶后放置一定时间后稳定，需进行上述（3）的验证。

（四）影响因素

见第三篇第六章第一节。

三、国内外相关技术方法对比

（一）相关国内外标准

YY/T 1175-2010 肿瘤标志物定量测定试剂盒（盒）化学发光免疫分析法；YY/T 1257-2015 游离人绒毛膜促性腺激素β亚单位定量标记免疫分析试剂盒。

（二）标准物质

1. 人绒毛膜促性腺激素β亚单位免疫测定用国家标准品（hCG-β）

批号：150535-201002。

特性量值：溯源至hCG-β国际标准品（NIBSC 75/551），经协作标定，每支安瓿内hCG-β免疫活性为240ng（1 ng=1mIU）。

贮藏：长期保存应置于-20℃以下，避免反复冻融。复溶后如需多次使用可分装小瓶。密封，-20℃保存。

2.International Ref.Preparation IRP Chorionicgonadotrophin Beta Subunit， Human，For Immunoassay.NIBSC code： 75/551.

国际参考物质IRP绒毛膜促性腺激素β亚单位，人源，用于免疫分析。NIBSC代码：75/551。

根据试剂及仪器等不同，在使用标准物质前须进行适应性研究。

（三）国内外注册技术审查原则

肿瘤标志物类定量检测试剂注册申报资料指导原则（食药监办械函［2011］116号）。

第十二节　β_2微球蛋白（β_2MG）测定试剂

一、概述

β_2-MG是一种由100个氨基酸组成的单链多肽，分子量11800。β_2-MG是人体白细胞抗原的一个β轻链，为体内所有正常有核细胞能合成的一种低分子蛋白质，正常人β_2-MG合成和从细胞膜上释放，体液中含量甚微且相当恒定。β_2-MG因分子量小，可从肾小球滤过，在近端肾小管被重吸收，并完全分解，因而在尿液中含量甚微。了解肾小球滤过率（GFR）：β_2-MG在人体内合成较稳定，其代谢仅依赖与肾脏，血清中β_2-MG的含量相当恒定，其与GFR有极好的相关性。

二、操作要点及注意事项

（一）主要试剂

磁性微球、发光标记物、缓冲液、AFP校准品、质控品、样本稀释液。

（二）主要仪器

化学发光测定仪、化学发光免疫分析仪、酶标仪。

（三）主要性能指标和测试方法

1. 准确度　准确度应符合如下要求之一。

（1）相对偏差　用可用于评价常规方法的公认的参考物质作为样本进行检测，其测量结果的相对偏差应不超过±10%。

（2）比对试验　β_2-微球蛋白试剂（盒）与指定的分析系统进行比对试验。

相关系数(r)：应不小于0.950，斜率应在［0.9，1.1］内。

免疫比浊法试剂：样本浓度小于等于1 mg/L时，绝对偏差应不超过 ± 0.2 mg/L；样本测量值大于1 mg/L时，相对偏差应不大于20%，符合上述要求的样本数量占总样本数量的90%以上。

定量标记免疫分析法试剂：样本测量值小于等于0.5 mg/L时，绝对偏差应不超过 ± 0.1 mg/L；样本测量值大于0.5 mg/L时，相对偏差应不大于20%，符合上述要求的样本数量占总样本数的90%以上。

2. 检出限　生产企业应提供 $β_2$– 微球蛋白试剂（盒）的检出限，不高于线性区间的下限。

3. 线性　生产企业应提供 $β_2$– 微球蛋白试剂（盒）的线性区间，免疫比浊法试剂线性区间应不窄于［0.5，8.00］mg/L，定量标记免疫分析法试剂线性区间应不窄于［0.05，4.00］mg/L。在生产企业给定的线性区间内，相关系数（r）应不低于 0.9900。

4. 重复性　分别用高、中、低 3 个浓度的样本，各重复检测 10 次，其变异系数（CV）应不大于 10%（仪器自动操作法）或不大于 15%（手工操作法）。

5. 批间差　用 3 个批号试剂盒分别检测高、中、低 3 个浓度的样本，3 个批号试剂盒之间的批间变异系数（CV）应不大于 15%。

6. 稳定性

(1)总则　可对效期稳定性和热稳定新进行验证。

(2)效期稳定性　生产企业应规定试剂(盒)的有效期。取效期末的试剂盒检测其准确度、检出限、线性和重复性，应符合1~4的要求。

(3)热稳定性　取有效期内的试剂盒在37℃条件下放置一定时间，检测其准确度、检出限、线性和重复性，应符合1~4的要求。

注1：热稳定性不能用于推导产品有效期，除非是采用基于大量的稳定性研究数据建立的推导公式。

注2：一般地，效期为1年时选择不超过1个月的产品，效期为半年时选择不超过半个月的产品，以此类推。但如果超过规定时间，产品符合要求时也可以接受。

注3：根据产品特性可选择(2)、(3)方法的任意组合，但所选用方法宜能验证产品的稳定性，以保证在效期内产品能符合标准要求。

(四)影响因素

见第三篇第六章第一节。

三、国内外相关技术方法对比

(一)相关国内外标准

YY/T 1175–2010 肿瘤标志物定量测定试剂盒(盒)化学发光免疫分析法；YY/T 1442–2016 β2–微球蛋白定量检测试剂(盒)。

(二)标准物质

WHO International Standard The 1st International Standard for Beta2 Microglobulin.NIBSC code:

B2M

WHO国际标准物质 β_2微球蛋白，第一批次，NBSC代码：B2M。

根据试剂及仪器等不同，在使用标准物质前须进行适应性研究。

（三）国内外注册技术审查原则

肿瘤标志物类定量检测试剂注册申报资料指导原则（食药监办械函［2011］116号）。

第十三节　鳞状上皮细胞癌抗原（SCC）测定试剂

一、概述

鳞状细胞癌相关抗原是肿瘤相关抗原TA-4的亚型，是一种糖蛋白。这种抗原广泛存在于正常（含量极微）及恶性病变的妇女上皮细胞以及不同器官鳞状上皮细胞癌患者的血清中。血清中至少有四种形式的SCCA：游离SCCA1，游离SCCA2，以及与相对应的丝氨酸蛋白酶结合的复合物。本试剂盒测定的SCCA指SCCA1和SCCA2，即SCCA总抗原。

二、操作要点及注意事项

（一）主要试剂

磁性微球、发光标记物、缓冲液、AFP校准品、质控品、样本稀释液。

（二）主要仪器

化学发光测定仪、化学发光免疫分析仪、酶标仪。

（三）主要性能指标和测试方法

1. 准确度　准确度应符合如下要求之一。

（1）用参考物质作为样本进行检测，其测量结果的相对偏差应在规定范围内。

（2）回收率应在规定范围内。

注：如果SCCA具有国际参考物质或国家标准品，则按照（1）进行检测；如果没有国际参考物质活国家标准品，则按照（2）进行检测。

2. 最低检测限　最低检测限应符合相应规定的要求。

3. 线性　在生产企业所规定的线性范围内，相关系数 r 应符合相应规定的要求。

4. 重复性　用至少两个浓度水平的样本各重复检测 10 次，仪器自动操作法或手工操作法的变异系数（CV）应分别符合相应规定的要求。

5. 批间差　用 3 个批号试剂盒检测同一份样本，则 3 个批号试剂盒之间的批间变异系数（CV）应符合相应规定的要求。

6. 稳定性　可选用以下方法进行验证。

（1）效期稳定性　生产企业应规定试剂（盒）的有效期。取失效期的试剂盒检测其准确度、最低检测限、线性和重复性，应符合1~4的要求。

（2）热稳定性试验　取有效期内的试剂盒根据生产企业所声称的热稳定性条件，检测其准确度、最低检测限、线性和重复性，应符合1~4的要求。

注1：热稳定性试验不能用于推导产品有效期，除非是采用基于大量的稳定性研究数据建立的推导公式。

注2：根据产品特性可选择（1）、（2）方法的任意组合，但所选用方法宜能验证产品的稳定性，以保证在效期内产品能符合标准要求。

（四）影响因素

见第三篇第六章第一节。

三、国内外相关技术方法对比

（一）相关国内外标准

YY/T 1175-2010 肿瘤标志物定量测定试剂盒（盒）化学发光免疫分析法。

（二）国内外注册技术审查原则

肿瘤标志物类定量检测试剂注册申报资料指导原则（食药监办械函［2011］116号）。

第十四节　人附睾蛋白4（HE4）测定试剂

一、概述

人附睾蛋白4（HE4）属于乳清酸性4-二硫化中心（WFDC）蛋白家族，具有疑似胰蛋白酶抑制剂的特性。此家族中的其他蛋白还包括SLPI，Elafin和PS20（WFDC1）。HE4基因编码一段长度为124个氨基酸的蛋白，分子量约为13 kDa；在其成熟的糖基化形式时，此蛋白分子量大概为20 kDa~25 kDa，并且包括含有两个WFDC结构域的一条单链。

二、操作要点及注意事项

（一）主要试剂

磁性微球、发光标记物、缓冲液、AFP校准品、质控品、样本稀释液。

（二）主要仪器

化学发光测定仪、化学发光免疫分析仪、酶标仪。

（三）主要性能指标和测试方法

1. 准确度　准确度应符合如下要求之一。

（1）用参考物质作为样本进行检测，其测量结果的相对偏差应在规定范围内。

（2）回收率应在规定范围内。

注：如果HE4具有国际参考物质或国家标准品，则按照（1）进行检测；如果没有国际参考物质活国家标准品，则按照（2）进行检测。

2. 最低检测限　最低检测限应符合相应规定的要求。

3. 线性　在生产企业所规定的线性范围内，相关系数 r 应符合相应规定的要求。

4. 重复性　用至少两个浓度水平的样本各重复检测 10 次，仪器自动操作法或手工操作法的变异系数（CV）应分别符合相应规定的要求。

5. 批间差 用3个批号试剂盒检测同一份样本，则3个批号试剂盒之间的批间变异系数（CV）应符合相应规定的要求。

6. 稳定性 可选用以下方法进行验证。

（1）效期稳定性 生产企业应规定试剂（盒）的有效期。取失效期的试剂盒检测其准确度、最低检测限、线性和重复性，应符合1~4的要求。

（2）热稳定性试验 取有效期内的试剂盒根据生产企业所声称的热稳定性条件，检测其准确度、最低检测限、线性和重复性，应符合1~4的要求。

注1：热稳定性试验不能用于推导产品有效期，除非是采用基于大量的稳定性研究数据建立的推导公式。

注2：根据产品特性可选择（1），（2）方法的任意组合，但所选用方法宜能验证产品的稳定性，以保证在效期内产品能符合标准要求。

（四）影响因素

见第三篇第六章第一节。

三、国内外相关技术方法对比

（一）相关国内外标准

YY/T 1175-2010 肿瘤标志物定量测定试剂盒（盒）化学发光免疫分析法。

（二）国内外注册技术审查原则

肿瘤标志物类定量检测试剂注册申报资料指导原则（食药监办械函［2011］116号）。

第十五节 铁蛋白测定试剂

一、概述

铁蛋白（Ferritin）是一种高分子铁贮藏蛋白（分子量约450kDa），它能以氢氧化三铁或磷酸盐的形式结合不定量的铁（最高可达4500个铁离子/分子），铁的含量约占总分子量的25%。铁蛋白主要存在于网状内皮细胞的胞质或肝细胞中，少部分存在于骨髓红细胞的前体中。它贮存的铁为生理活性形式，因而提供了一种测量体内可供合成血红蛋白的铁的量的方法。在各种恶性肿瘤特别是在何杰金（Hodgkin）或非何杰金（Non- Hodgkin）淋巴瘤、急性或慢性血友病，以及乳房癌、支气管癌中也发现铁蛋白水平的升高。

二、操作要点及注意事项

（一）主要试剂

磁性微球、发光标记物、缓冲液、AFP校准品、质控品、样本稀释液。

（二）主要仪器

化学发光测定仪、化学发光免疫分析仪、酶标仪。

（三）主要性能指标和测试方法

1. 准确度　准确度应符合如下要求之一。

（1）相对偏差　用可用于评价常规方法的公认的参考物质作为样本进行检测，其测量结果的相对偏差应不超过 ± 10%。

（2）比对试验　Ferr-试剂（盒）与指定的分析系统进行比对试验。

相关系数（r）：应不小于0.950，斜率应在［0.9，1.1］内。

样本测量：样本测量值小于等于30ng/ml时，绝对偏差应不超过 ± 6ng/ml；样本测量值大于30ng/ml时，相对偏差应不大于20%，符合上述要求的样本数量占总样本数的90%以上。

2. 检测限　生产企业应提供Ferr-试剂（盒）的检出限，并且：①检出限应不高于10.0ng/mL（免疫比浊法）且低于参考区间下限；②检出限应不高于5.0ng/mL（定量标记免疫分析法）且低于参考区间下限。

3. 线性　生产企业应提供Ferr-试剂盒的线性区间，线性区间应不窄于［10，500］ng/mL。在生产企业所规定的线性区间内，相关系数（r）应不低于0.9900。

4. 重复性　分别用浓度为（40 ± 10）ng/ml 和（400 ± 80）ng/ml 的样本各重复检测 10 次，其变异系数（CV）不大于 10%（仪器自动操作法）或 15%（手工操作法）。

5. 批间差　用 3 个批号试剂盒分别检测（40 ± 10）ng/ml 和（400 ± 80）ng/ml，3 个批号试剂盒之间的批间变异系数（CV）应不大于 15%。

6. 稳定性

（1）总则　可对效期稳定性和热稳定新进行验证。

（2）效期稳定性　生产企业应规定试剂（盒）的有效期。取效期末的试剂盒检测其准确度、检出限、线性和重复性，应符合1~4的要求。

（3）热稳定性　取有效期内的试剂盒在37℃条件下放置一定时间，检测其准确度、检出限、线性和重复性，应符合1~4的要求。

注1：热稳定性不能用于推导产品有效期，除非是采用基于大量的稳定性研究数据建立的推导公式。

注2：一般地，效期为1年时选择不超过有效期1个月的产品，效期为半年时选择不超过有效期半个月的产品，以此类推。但如果超过规定时间，产品符合要求时也可以接受。

注3：根据产品特性可选择（1）、（3）方法的任意组合，但所选用方法宜能验证产品的稳定性，以保证在效期内产品能符合标准要求。

（四）影响因素

见第三篇第六章第一节。

三、国内外相关技术方法对比

（一）相关国内外标准

YY/T 1175-2010 肿瘤标志物定量测定试剂盒（盒）化学发光免疫分析法；YY/T 1456-2016 铁蛋白定量检测试剂（盒）。

（二）标准物质

1. 铁蛋白免疫测定用国家标准品

批号：150540-201602。

特性量值：溯源至铁蛋白国际标准品（NIBSC 94/572），经协作标定，每支安瓿内铁蛋白免疫活性为790ng。

贮藏：长期保存应置于-20℃以下，避免反复冻融。复溶后如需多次使用可分装小瓶。密封，-20℃保存。

2.WHO International Standard Ferritin，human，recombinan NIBSC code：94/572.

WHO国际标准物质铁蛋白，人源，重组，NIBSC代码：94/572。

根据试剂及仪器等不同，在使用标准物质前须进行适应性研究。

（三）国内外注册技术审查原则

肿瘤标志物类定量检测试剂注册申报资料指导原则（食药监办械函［2011］116号）。

第十六节　胃蛋白酶原（PG）Ⅰ/Ⅱ测定试剂

一、概述

PGⅠ主要由胃底腺的主细胞和颈黏液细胞分泌。当胃部有病理变化时，如胃炎、疾病均会影响PG进入血液。由幽门螺杆菌（Hp）感染到萎缩性胃炎的发展过程中，伴随着胃蛋白酶原的变化，所以该指标与胃炎、Hp感染、胃溃疡、胃出血、胃癌等有关。PG在血清中的变化可反映胃黏膜的功能变化，如感染、炎症、溃疡、出血、萎缩等。血清PGⅠ浓度的升高原因：胃溃疡、十二指肠溃疡、糜烂性胃炎、胃癌等密切相关。血清PGⅠ浓度的降低原因：萎缩性胃炎等。许多胃病患者，其血清PG Ⅰ浓度有超出正常值范围上限的也有超出正常值范围下限的，所以我们认为PG Ⅰ应是反映胃黏膜的功能变化的一种指标。临床检验中常通过对PGⅠ、PGⅠ/PGⅡ比值变化来进行诊断。在大部分病理情况下，PGⅠ/PGⅡ比值降低。

二、操作要点及注意事项

（一）主要试剂

磁性微球、发光标记物、缓冲液、AFP校准品、质控品、样本稀释液。

（二）主要仪器

化学发光测定仪、化学发光免疫分析仪、酶标仪。

（三）主要性能指标和测试方法

1. 检出限

PGⅠ检出限应不高于2.5ng/ml；

PGⅡ检出限应不高于1.4ng/ml。

2. 线性　在企业给定的线性区间内（PG Ⅰ下限不高于3ng/ml，上限不低于200ng/ml；

PG Ⅱ下限不高于1.5ng/ml，上限不低于100ng/ml），相关系数（r）应不低于0.9900。

3. 准确度　准确度应符合如下要求之一。

（1）在试剂盒规定的线性区间内，检测胃蛋白酶原Ⅰ/Ⅱ国家（或国际）标准品，测定结果的相对偏差应在±15.0%范围内。

（2）回收率应在85.0%~115.0%范围内。

4. 精密度

（1）批内精密度　在试剂盒的剂量-反应曲线范围内，设置2~3个不同浓度的质控品，手工操作试剂盒测定结果的变异系数（CV）应不高于10.0%，全自动操作试剂盒测定结果的变异系数（CV）应不高于8.0%。

（2）批间精密度　在3个不同批次产品之间，在试剂盒的剂量-反应曲线范围内，设置2~3个不同浓度的质控品，测定结果的变异系数（CV）应不高于15.0%。

5. 特异性

PG Ⅰ测定浓度不低于200ng/ml PG Ⅱ样本，其测定结果应不高于1.0ng/ml。

PG Ⅱ测定浓度不低于100ng/ml PG Ⅰ样本，其测定结果应不高于0.5ng/ml。

6. 稳定性　可对效期稳定性和热稳定性进行验证

（1）效期稳定性　试剂盒在规定的条件下保存至有效期末，取到效期后一定时间内的产品，检验结果应符合4、5项的规定。

（2）热稳定性　试剂盒在37℃条件下放置一定时间，检验结果应符合4、5项的要求。

注1：一般地，效期为1年时选择不超过1个月的产品，效期为半年时选择不超过半个月的产品，以此类推。但如果超过规定时间，产品符合要求时也可以接受；

注2：热稳定性不能用于推导产品有效期，除非是采用基于大量的稳定性研究数据建立的推导公式；

注3：根据产品特性可选择以上方法的任意组合，但所选用方法应能验证产品的稳定性，以保证在效期内产品性能符合标准要求。

（四）影响因素

见第三篇第六章第一节。

三、国内外相关技术方法对比

（一）相关国内外标准

YY/T 1175-2010 肿瘤标志物定量测定试剂盒（盒）化学发光免疫分析法。

（二）国内外注册技术审查原则

肿瘤标志物类定量检测试剂注册申报资料指导原则（食药监办械函［2011］116号）。

起草人：孙楠（中国食品药品检定研究院）

复核人：康娟（北京市医疗器械检验所）

第七章
免疫组化检测试剂

第一节 表皮生长因子受体（EGFR）基因突变检测试剂

一、概述

表皮生长因子（EGF）最早于1962年由Stanley Cohen在小鼠的颌下腺中发现，此后多种生物体的表皮生长因子受体（EGFR）被相继发现，EGFR主要存在于胃肠道、肾、真皮组织、血管上皮组织细胞膜上，是由1186个氨基酸残基组成的糖蛋白，基因定位于人第7号染色体的短臂，含有28个外显子。EGFR由细胞外域、细胞内域、跨膜区三个部分组成，细胞内域是EGFR基因最重要的部分，含有很多络氨酸残基，通过磷酸化及细胞信号转导通路可在多数上皮细胞肿瘤中过度表达，也是最早发现于人类B癌基因家族编码跨膜的糖蛋白之一，其在肿瘤的发生、发展、活化过程中发挥重要作用。新发现EGFR的胞外域与EGF相应配体结合后通过二聚化或异聚化过程参与肿瘤的形成，实现自身磷酸化的同时激活主要酪氨酸残基，并进一步激活与细胞增殖、凋亡有关的通路，从而参与并调节细胞的生长、分化与增殖，另一方面，EGFR为肿瘤的生长提供了丰富的供血。

EGF是一种能够促进细胞有丝分裂的因子，能与EGFR相应受体结合后促进细胞的增殖、分化，特别是肿瘤细胞的增殖，进而引起细胞恶性转化，因此EGFR基因有特异性调节体内肿瘤生物信息转导的作用，当EGFR基因发生突变，会影响其特异性调节体内肿瘤生物信息转导的作用。测量EGFR的突变扩增对于肿瘤的诊断和个体化用药有参考意义。这里主要对荧光原位杂交法进行分析。

二、检测技术与方法

荧光原位杂交法是一项在体外直接观察细胞中特定核酸的技术。荧光原位杂交（FISH）的原理是采用DNA探针标记特殊的核苷酸分子，然后将探针直接杂交到染色体上，通过荧光素分子偶联的抗体与探针的特异性结合来检测DNA序列，可进行定性、定位、相对定量分析。FISH具有安全、快速、灵敏度高、探针可长期保存、能同时显示多种颜色等优点，具有良好的稳定性和可重复性。

测试用的试剂盒提供EGFR基因位点探针和染色体着丝粒区段同源探针，杂交完成后单个细胞内相应区段的数量可以被清晰的显示，杂交分以下几个步骤，首先先将固定的组织切片预处理，然后DNA变形为单链，再与探针杂交，杂交完成后经过一系列洗涤，将多余的探针洗去，在用复染剂染色，最后用荧光显微镜在合适的滤镜下观察荧光信号。

三、操作要点及注意事项

（一）荧光原位杂交法

1. 试剂组成　EGFR杂交液（内含核酸探针、复染剂）。

2. 设备环境　防脱载玻片、恒温箱、恒温水浴锅、平板加热器、荧光显微镜等

3. 操作及结果判断　操作按试剂盒使用说明书或实验室制定的SOP进行操作，主要操作过程如下。

玻片预处理→加入样本消化并脱水晾干固定→样品和探针同时变性后杂交处理（避光操作）杂交后洗涤干燥→复染剂染色→对照说明书观察结果。

4. 结果判定　按照试剂盒说明书的要求判定结果，首先判定内对照：确定75%以上的细胞显示双信号，认为实验成功。外对照：每次实验同时做质控品，质控片为阳性和阴性样本片，可选商品化的对照片或选择已知的对照样品进行制片。对照结果正确的情况下，再按说明书判读清晰的区域内信号点的比例。

5. 注意事项及干扰因素

（1）确保实验室环境、设备等符合检验要求。

（2）消化时间需要通过预实验进行确定，可以制备同批样本片，以固定时间为间隔，如5分钟，分别定消化时间5分钟、10分钟、15分钟，消化完后通过物镜观察组织消化状态进行选择。

（3）对于临床样本，如果杂交信号不明显，该次试验被认为无法判断结果，如果分析用的细胞数目不足，该次试验被认为信息不足无法判断。

（4）标本从取材到固定时间不超过1小时，固定时间以6~48小时为宜。

（5）为避免样本中的潜在生物危险，检测样本应视为具有传染性物质，避免接触皮肤和黏膜，样本的处理建议在通风柜中操作，实验过程穿工作服，带一次性手套，使用自卸管移液器。

（6）复染液组分存在皮肤致敏组分，操作过程注意请勿与皮肤及黏膜接触。

（7）荧光在光照下易猝灭，含荧光试剂的操作步骤均应避光。高倍镜长时间观察结果会发生荧光衰减，观察计数时切勿长时间照同一视野，以防止荧光猝灭。

（三）性能指标

1. 外观　试剂盒外观应符合生产企业规定的正常外观要求，组分齐全。

2. 荧光原位杂交探针灵敏度　检测参考片位点，染色体显示的荧光信号符合生产企业的规定。

3. 荧光原位杂交探针特异性　无交叉杂交现象。

4. 荧光原位杂交探针准确度（阴阳性符合率）　符合率符合生产企业的规定。

四、国内外相关技术方法对比

（一）国内外标准、注册技术审查指导原则比较

目前，查询国内外文献资料，暂无EGFR基因突变探针试剂/检测试剂盒的国际标准，目前国内相关的行业标准为YY/T 1591-2017《人类EGFR基因突变检测试剂盒》，但是该标准不适用于荧光原位杂交法。暂无EGFR荧光原位杂交法相关的注册技术审查指导原则。行业标准具体

情况见表3-7-1。

表3-7-1 EGFR相关试剂行业标准

标准编号	标准名称	发布日期	实施日期	实施情况	强制/推荐执行	归口单位
YY/T 1591-2017	人类EGFR基因突变检测试剂盒	2017-12-05	2018-12-01	即将实施	推荐执行	全国医用临床检验实验室和体外诊断系统标准化技术委员会（SAC/TC 136）

起草人：曹春玲 吴静标（广东省医疗器械质量监督检验所）
复核人：夏德菊（中国食品药品检定研究院）

第二节 CD20抗体检测试剂

一、概述

CD20是一种人白细胞分化抗原，表达于除浆细胞外的发育分化各阶段的B细胞表面，被公认为是B细胞的表面标志。最近研究发现，除了B细胞，在机体中存在一群CD3 T细胞也表达CD20分子，这群细胞与传统的CD3 T细胞有着相似而又独特的生物学特征，并在风湿性关节炎、多发性硬化及卵巢癌等多个疾病中发挥重要作用。CD3 CD20 T细胞被发现在胸腺、骨髓、脑脊液、关节液、次级淋巴器官以及脑和肝组织中均有分布。多个关于白血病和淋巴瘤的研究显示恶变的CD3 T细胞可表达CD20，并指出这群细胞很可能来自正常CD3 CD20 T细胞本身的瘤变而非CD20分子在CD3 T细胞的异常表达；此外，取经免疫缺损病毒（SIV）感染的猴淋巴结检测显示T细胞表达CD20的水平也明显增加，提示T细胞在活化过程中可能诱导CD20的表达上调。

CD20分子是由T细胞表达，可间接反应CD3 CD20 T细胞的生物学特性及其在相关疾病中的功能，有助于我们进一步认识和理解这群细胞介导的免疫应答。这里主要对免疫荧光组织化学法进行分析。

二、检测技术与方法

应用免疫学基本原理——抗原抗体反应，即抗原与抗体特异性结合的原理，通过化学反应使标记抗体的显色剂（荧光素、酶、金属离子、同位素）显色来确定组织细胞内抗原（多肽和蛋白质），对其进行定位、定性及相对定量的研究，称为免疫组织化学技术（immunohistochemistry）或免疫细胞化学技术（immunocytochemistry）。抗体和抗原之间的结合具有高度的特异性，免疫组织化学正是利用了这一原理。先将组织或细胞中的某种化学物质提取出来，以此作为抗原或半抗原，通过免疫动物后获得特异性的抗体，再以此抗体去探测组织或细胞中的同类的抗原物质。由于抗原与抗体的复合物是无色的，因此还必须借助于组织化学的方法将抗原抗体结合的部位显示出来，以其达到对组织或细胞中的未知抗原进行定性、定位或定量的研究。免疫组织化学方法具有特异性强、灵敏度高、定位准确的特点。

常用免疫组织化学方法的原理如下。

1. 免疫荧光细胞化学技术　将已知抗体标上荧光素，以此作为探针检查细胞或组织内的相应抗原，在荧光显微镜下观察。当抗原抗体复合物中的荧光素受激发光的照射后会发出一定波长的荧光，从而可以确定组织中的抗原定位或定量。

2. 免疫酶细胞化学技术　是目前免疫组织化学研究中最常用的技术。基本原理是先以酶标记的抗体与组织或细胞作用，然后加入酶的底物，生成有色的不溶性产物或具有一定电子密度的颗粒，通过光镜或电镜，对细胞或组织内的相应抗原进行定位或定性研究。

3. 免疫胶体金技术　就是用胶体金标记一抗、二抗或其他的能特异性的结合免疫球蛋白的分子（如葡萄球菌 A 蛋白）等作为探针对组织或细胞内的抗原进行定性、定位或定量研究。由于胶体金的电子密度高，多用于免疫电镜的单标记或多标记的定位研究。

三、操作要点及注意事项

（一）酶免疫组化

1. 试剂组成　抗 CD20 单克隆抗体、二抗试剂Ⅰ（免疫球蛋白）二抗试剂Ⅱ（显色标记物）色原、色原底物缓冲液、质控片。

2. 设备环境　防脱载玻片、恒温箱、恒温水浴锅、平板加热器、普通光学显微镜等。

3. 操作　按试剂盒使用说明书或实验室制定的 SOP 进行操作，主要操作过程如下。

切片，烤片，脱蜡水化，抗原修复后洗封→加入抗CD20单克隆抗体反应后洗涤→加入二抗试剂Ⅰ（免疫球蛋白）反应后洗涤→加入二抗试剂Ⅱ（显色标记物）反应后洗涤→加入新配置的显色剂→洗涤终止染色，复染，返蓝→脱水、透明、封片检测。

4. 结果判定　按照试剂盒说明书的要求判定结果，首先判定阳性对照：每次检测与样本同时做质控片，可选商品化的对照片或选择已知的对照样品进行制片。同阳性对照的方法同步做阴性对照，在加入抗 CD20 单克隆抗体步骤时用 PBS 代替。阴性阳性对照结果正确的情况下，再按说明书判读。

5. 注意事项及干扰因素

（1）确保实验室环境、设备等符合检验要求。

（2）每次对试验进行质量控制。

（3）方法有局限性，如组织有明显挤压现象不适合该方法，如组织从切除到进入固定液的时间过长、组织固定时间不足、组织固定液非实验室确定的有效固定液、样本存储时间超过规定都不适用该方法。

（4）标本从取材到固定时间不超过1小时，固定时间以6~48小时为宜。

（5）为避免样本中的潜在生物危险，检测样本应视为具有传染性物质，避免接触皮肤和黏膜，样本的处理建议在通风柜中操作，实验过程穿工作服，带一次性手套，使用自卸管移液器。

（6）色原组分存在皮肤致敏组分，操作过程注意请勿与皮肤及黏膜接触。

（7）有毒有害试剂处理需按照相应规定程序进行。

（二）免疫荧光细胞化学

1. 试剂组成 抗 CD20 单克隆抗体、一抗试剂、二抗试剂（荧光素标记物）色原、色原底物缓冲液、质控片。

2. 设备环境 防脱载玻片、恒温箱、恒温水浴锅、平板加热器、荧光光学显微镜等。

3. 操作 按试剂盒使用说明书或实验室制定的 SOP 进行操作，主要操作过程如下。

切片，固定，血清封闭→加入-抗试剂抗后孵育→加入二抗试剂后孵育→复染→封片，切片清洗，拍照观察

4. 结果判定 按照试剂盒说明书的要求判定结果，首先判定阳性对照：每次检测与样本同时做质控片，可选商品化的对照片或选择已知的对照样品进行制片。同阳性对照的方法同步做阴性对照，在加入抗 CD20 单克隆抗体步骤时用 PBS 代替。阴阳性对照结果正确的情况下，再按说明书判读。

5. 注意事项及干扰因素

（1）确保实验室环境、设备等符合检验要求。

（2）每次对试验进行质量控制。

（3）荧光在光照下易猝灭，含荧光试剂的操作步骤均应避光。长时间观察结果会发生荧光衰减，有条件的话最好立即拍照，若不能及时拍照，也要封好片和用指甲油封固，保持避光和湿度。

（4）标本从取材到固定时间不超过 1 小时，固定时间以 6~48 小时为宜。

（5）为避免样本中的潜在生物危险，检测样本应视为具有传染性物质，避免接触皮肤和黏膜，样本的处理建议在通风柜中操作，实验过程穿工作服，带一次性手套，使用自卸管移液器。

（6）色原组分存在皮肤致敏组分，操作过程注意请勿与皮肤及黏膜接触。

（7）有毒有害试剂处理需按照相应规定程序进行。

（三）性能指标

1. 外观 试剂盒外观应符合生产企业规定的正常外观要求，组分齐全。

2. 荧光原位杂交探针灵敏度 检测参考片位点，染色体显示的荧光信号符合生产企业的规定。

3. 荧光原位杂交探针特异性 无交叉杂交现象。

4. 荧光原位杂交探针准确度（阴阳性符合率） 符合率符合生产企业的规定。

5. 质控片符合性 检测结果 B 细胞膜染色为阳性，其余细胞无染色。

6. 批内重复性 同一批号对同一组织来源的组织片，结果符合符合生产企业的规定。

7. 批间重复性 不同批号对同一组织来源的组织片，结果符合符合生产企业的规定。

起草人：曹春玲（广东省医疗器械质量监督检验所）
复核人：夏德菊（中国食品药品检定研究院）

第三节　AML1/ETO融合基因检测试剂

一、概述

AML1是一种核蛋白，能够与从胞浆进入胞核的核结合因子β亚基形成异二聚体—AML1/CBFβ，已知AML1/CBFβ是一种的关键转录调控复合物，编码AML1的基因位于21号染色体长臂22区。在个体器官发育过程中，AML1在造血干细胞、主动脉-性腺-中肾区域的内皮细胞、软骨形成中心、嗅觉和味觉黏膜神经节细胞中均有较高的表达，而在器官形成后，AML1主要在造血干细胞中表达。野生型ETO是一种核磷酸蛋白，编码ETO基因位于8号染色体长臂22区，主要在大脑和$CD34^+$造血前体细胞中表达，是一种转录调控因子。特异性AML1一ETO（eight—twenty one）融合基因是由t（8；21）（q22；q22）染色体易位所导致，一般在急性髓系白血病（acute myeloid leukemia，AML）发生。急性髓系白血病中AML1/ETO融合蛋白被认为是一种预后良好的细胞，但若伴有其他分子学异常，如KIT/AML1-ETO9a剪接变体等更易致白血病生成，且影响预后，AML1/ETO能抑制GATA-1乙酰化，从而抑制红系分化。

AML1/ETO是一种诱导白细胞病发生的因子，其检测对患者的辅助诊断有参考作用。这里主要对荧光原位杂交法进行分析。

二、检测技术与方法

荧光原位杂交法是一项在体外直接观察细胞中特定核酸的技术。荧光原位杂交（FISH）的原理是采用DNA探针标记特殊的核苷酸分子，然后将探针直接杂交到染色体上，通过荧光素分子偶联的抗体与探针的特异性结合来检测DNA序列，可进行定性、定位、相对定量分析。FISH具有安全、快速、灵敏度高、探针可长期保存、能同时显示多种颜色等优点，具有良好的稳定性和可重复性。

测试用的试剂盒提供基因位点AML1探针、ETO探针，杂交完成后单个细胞内相应区段的数量可以被清晰的显示，杂交分以下几个步骤，首先先将样本预处理，然后DNA变形为单链，再与探针杂交，杂交完成后经过一系列洗涤，将多余的探针洗去，在用复染剂染色，最后用荧光显微镜在合适的滤镜下观察荧光信号。

三、操作要点及注意事项

（一）荧光原位杂交法

1. 试剂组成　杂交液（AML1探针、ETO探针）复染剂。

2. 设备环境　离心机、移液器、计时器、恒温水浴锅、平板加热器、荧光显微镜等。

3. 操作　按试剂盒使用说明书或实验室制定的SOP进行操作，主要操作过程如下。

样本处理→制片（将处理后的样本滴加在载玻片上控制细胞密度）→玻片预处理（快速处理法或消化处理法）→样品和探针同时变形杂交（避光处理）→杂交后洗涤剂复染（避光处理）→结果分析。

4. 结果判定 按照试剂盒说明书的要求判定结果，首先第一次使用该试剂盒时，应该按照说明书的方法对计算阴性阈值：取 5 例以上空白样本的计数平均加 3 倍标准差的方法，以阴性阈值为阴阳性判断限。此外，每次检测均需要做质量控制：每次同步样本做阴性质控片，并使用实验室建立的阈值进行结果判断。

5. 注意事项及干扰因素

（1）确保实验室环境、设备等符合检验要求，实验涉及的温度控制非常关键，确认温度准确。

（2）玻片处理步骤中，如果样本难处理，如细胞厚、杂质多、信号弱等，可选择消化处理方法来处理。

（3）对于临床样本，如果杂交信号不明显，该次试验被认为无法判断结果，如果分析用的细胞数目不足，该次试验被认为信息不足无法判断。

（4）标本收集后2小时内处理，样本运输建议4~8℃。

（5）为避免样本中的潜在生物危险，检测样本应视为具有传染性物质，避免接触皮肤和黏膜，样本的处理建议在通风柜中操作，实验过程穿工作服，带一次性手套，使用自卸管移液器。

（6）复染液组分存在皮肤致敏组分，操作过程注意请勿与皮肤及黏膜接触。

（7）荧光在光照下易猝灭，含荧光试剂的操作步骤均应避光。高倍镜长时间观察结果会发生荧光衰减，观察计数时切勿长时间照同一视野，以防止荧光猝灭。

（8）有毒有害试剂需按照规定程序进行处理。

（二）性能指标

1. 外观 试剂盒外观应符合生产企业规定的正常外观要求，组分齐全。

2. 荧光原位杂交探针灵敏度 检测参考片位点，染色体显示的荧光信号符合生产企业的规定。

3. 荧光原位杂交探针特异性 无交叉杂交现象。

4. 荧光原位杂交探针准确度（阴、阳性符合率） 符合率符合生产企业的规定。

5. 质控片符合性 检测结果 B 细胞膜染色为阳性，其余细胞无染色。

6. 批内重复性 同一批号对同一组织来源的组织片，结果符合符合生产企业的规定。

7. 批间重复性 不同批号对同一组织来源的组织片，结果符合符合生产企业的规定。

起草人：曹春玲（广东省医疗器械质量监督检验所）
复核人：夏德菊（中国食品药品检定研究院）

第四篇
微生物检测试剂

第一章 微生物检验实验室基础条件

微生物学实验室是对细菌、支原体等微生物等进行分离、培养、鉴定等检测工作的特殊场所，其设计和管理应在风险评估的基础上，确定实验室生物安全水平，确保工作人员在安全的条件下开展工作，遵循安全、舒适、高效的原则，符合以下基本要求：①至少符合生物安全2级（BSL2）标准；②尽可能减少病原生物对实验室内部以及外部环境的污染；③有足够空间放置仪器设备，工作人员能够安全地从事质量工作和质量控制活动。

一、设施和环境

设施和环境应与所检测病原生物的危害程度相适应。

（一）布局

微生物学实验室若为独立单元，其空间划分为：实验区、非实验区。实验区必须为安全运行、清洁、维护提供足够的空间，有足够的储存空间摆放随时使用的物品。非实验区应当提供长期使用物品的储存间、存放外衣和私人物品的设施、工作人员进食和休息的场所。若为非独立单元，可与其他实验室共享非实验区。

（二）设施

1. 温度、湿度、通风 保证实验室内稳定的温度和湿度，并满足所使用仪器、试剂的需要。保持良好的自然通风，必要时配备通风设备。

2. 照明 避免阳光直射。灯光能够分区控制，以便根据需要调节光线。

3. 水槽 安装足够的水槽供染色、废物处理和洗手等所用。洗手水槽应独立设立，不可与处理标本用的水槽混用，水龙头应自动感应或以脚 / 肘控制，并备洗手液，若使用肥皂洗手，应保持肥皂干燥，避免污染。实验室门口最好安装洗手水槽，以供工作人员离开时洗手。

4. 工作台 工作台面大小、高度适宜，材料应光滑、致密，易清洁、易消毒、抗污染、耐用。放置重型设备的工作台足够牢固，减少震动。

5. 安全装备 配备个人防护装备，如护目镜、防护服、手套、口罩、帽子，以及必要的消防、防盗等安全设施。

二、设备和试剂

包括仪器、参考物质、质控菌株、消耗品、试剂和分析系统。

（一）配备

1. 显微镜 显微镜是观察病原生物体形态的基本设备。

一般的光学显微镜可满足常规要求。显微镜的目镜常用10×、15×，接物镜有10×、20×、40×和100×（油镜）。细菌检验最常使用油镜。观察细菌运动性最好使用暗视野。其他种类显微镜根据需要配备，如荧光显微镜检测分枝杆菌；病毒培养需要倒置显微镜。

2. 接种器具　接种方法可分为手工法和自动化仪器法。

自动化微生物接种仪可自动完成标本接种、贴标签，传送至培养部位等。手工接种根据标本性状、试验目的选择吸管、移液器、接种环、接种针等接种器具。

接种环直径一般为2~4mm，可依需要自定。传统接种环用白金制成，故称白金耳。白金丝易于传热、散热，冷却快，且经久耐用，不生锈，因其昂贵，现多以合金代替。一次性接种环使用方便，被越来越多实验室采用。

3. 火焰灯　用于接种器具、容器口等灭菌及消毒。火焰柱分为外焰和内焰。由于接触空气，氧气充分，温度高，消毒、灭菌时应使用外焰。常用煤气灯、酒精灯。煤气灯可调节火焰大小，温度高于酒精灯。市售电加热器加热面柱形设计阻挡污染物质外溅，电热丝加热，没有明火，可在生物安全柜中使用。

4. 温箱　数量和类型满足检验需要。细菌、病毒培养实验室应配备二氧化碳培养箱。普通细菌培养温度为35℃ ±1℃，真菌25~30℃，深部感染真菌37℃生长良好。弯曲菌43℃。培养箱内保持一定湿度。

5. 冰箱和冷藏柜　应配备4℃、-20℃冰箱储存培养基、诊断血清、药敏纸片、菌种等。必要时，配备 -70℃超低温冰箱、液氮罐保存菌株、细胞系等。

6. 生物安全柜　为负压过滤排风柜，用于防止操作者和环境暴露于实验过程中产生的生物气溶胶。接收、处理具有生物危害或潜在生物危害的标本、培养物时，应根据所需保护的对象，选择生物安全柜类型。

7. 试剂　储藏与检测能力相适应的染液、试剂培养基、菌种，用于病原体分离、培养、鉴定，以及质量控制。

8. 其他　压力灭菌器用于物品灭菌、废弃标本及培养物消毒。

开展厌氧菌培养的实验室应配备厌氧培养设备/环境。常用厌氧箱、厌氧罐、厌氧袋。厌氧箱可以处理大量标本，接种、分离培养和鉴定均在箱内进行。保证全部操作步骤处于无氧状态，缺点是日常维持无氧状态，费用高。厌氧罐用塑料或金属制成，成本低，只能提供培养时的无氧环境。厌氧袋为一次性使用。

（二）性能与使用

设备和试剂应在其性能符合检验要求的前提下使用，定期进行维护、检定、校准等。

1. 生物安全柜、压力灭菌器、卡尺、温湿度计　生物安全柜的高效过滤器、气流、负压等参数，压力灭菌器的压力表，以及卡尺、温度计、湿度计的准确性，应定期验证、检定或校准，建议每年一次。生物安全柜位置移动、更换过滤器和内部部件维修后亦应检测性能。压力灭菌器使用中应监测灭菌效果，灭菌包外贴化学指示胶带、内置化学指示卡，定期进行生物监测。

2. 温度依赖设备　冰箱、培养箱、水浴箱、加热块等设备所使用温度计应定期检定或与已检定温度计比对。每日记录温度以及二氧化碳培养箱内 CO_2 浓度。

3. 定量检测用的接种环、移液器、微量滴定管或自动分配器　定期核查其在使用区间内的准确性和重复性。

4. 显微镜、离心机 应定期维护。细菌检验最常使用油镜，应注意保护。使用完毕，先用含少量二甲苯的擦镜纸，再用洁净擦镜纸擦拭油镜，勿沾留二甲苯。

5. 试剂 无论购买还是自制试剂，使用前都要进行性能验证，并标注或能追溯以下信息：名称、浓度或滴度、存放条件、失效期。若试剂启封，改变了有效期和储存条件，宜记录新的有效期。试剂的储存条件应遵循生产商的建议，并在标明的有效期内使用。培养基标签应包含生产日期（批号）保质期（或失效期），适用时包括配方、质量控制、贮存条件等信息。药物敏感性试验所用标准菌株种类和数量应与检测能力相适应，有证据表明标准菌株性能满足要求。

6. 其他 超净工作台需定期进行无菌试验。厌氧培养设备 / 环境每次均以亚甲蓝指示剂或铜绿假单胞菌作为指示系统，确认其厌氧环境并记录结果。检测相关设备的性能验证应遵循生产商的建议。

三、 菌种获取与保存

微生物实验室很多试验依赖标准菌株进行评价，如培养基质量检测，药敏试剂的质量的确认，鉴定试剂盒准确性的评价等。因此实验室要有程序获取保存标准菌株。

遵照国家法令和规定，如中华人民共和国国务院发布的《病原微生物实验室生物安全管理条例》等，严格管理菌种，保证有效、安全使用。

质控菌株包括标准菌株、经证实的其他来源菌株。标准菌株主要来自美国典型微生物菌种保藏中心（ATCC）和英国国家典型菌种保藏中心（NCTC）。质控菌株的基本特性是：①形态、生理、生化及血清学特性典型且相当稳定，如对所测试药物抑菌圈直径或MIC值明确、稳定；②对测试项目反应敏感，如选择流感嗜血杆菌或脑膜炎奈瑟菌评估巧克力平板的分离能力。

（一）原理

菌种保藏有多种方法，其原理大多大同小异，主要是运用一些方式尽量降低生物体内的代谢，达到延长生命，减少变异的目的。通常采用的方法为低温、缺氧、干燥。

（二）方法

菌种保存的关键是使微生物较长时间存活且保持性状稳定。

1. 直接保存法 操作方便，但易发生变异，常用于短期保存。转种时需检查菌株特性。营养要求不高的细菌，可采用半固体保存，一般2~3个月转种。

特殊培养要求的细菌，根据其特性选择保存方法，如流感嗜血杆菌、淋病奈瑟菌可接种巧克力琼脂斜面。流感嗜血杆菌接种后，密封4℃保存，每两周转种；淋病奈瑟菌每天或隔天转种，不宜4℃保存。

2. 快速冷冻法 大部分细菌可保存6~12个月或更长时间。方法：刮取新鲜菌落接种于含小牛血清或脱纤维绵羊血培养基制成浓菌悬液，放入无菌玻璃珠后倾倒瓶中液体，置-30℃以下保存。使用时，无菌镊取玻璃珠于增菌培养基培养。商业化产品按说明书操作。

3. 冷冻干燥法 适用于长期保存菌种。避免频繁传代而造成菌种污染、变异和死亡。此法需冷冻干燥设备，操作较费时。

菌种保存注意事项：①避免使用含可发酵糖的培养基保存菌种；②避免直接自选择性培养

基、药钠试验平板挑取菌落保存；③容器应密封、安全，防止培养基干枯；④淋病奈瑟菌和脑膜炎奈瑟菌等对温度敏感的细菌，不可将培养基直接置于冰箱短期保存，可用快速冷冻法长期保存。

（三）使用与管理

菌种应有专人保管，详细记录名称、编号、保存日期、传代等，不得擅自处理或带出实验室，如确需带离实验室，应做好详细记录。

参考文献

尚红，王毓三，申子瑜.全国临床检验操作规程.4版.北京：人民卫生出版社，2015.

起草人：毕春雷（北京市医疗器械检验所）
复核人：严诗云（广东省医疗器械质量监督检验所）

第二章 微生物学检验技术

微生物学检验技术用于微生物相关产品检验，常用检验技术包括形态学检验，菌种复苏与传代、分离培养操作、指定麦氏浊度菌悬液配制等。

第一节 细菌的形态学检验技术

一、显微镜检查

细菌体积微小，肉眼不可见，必须借助显微镜的放大。常用的显微镜有如下几种。

（一）普通光学显微镜

用自然光或灯光为光源，其波长约为0.4 μm，显微镜分辨力为波长的一半，即0.2 μm，而肉眼所能见最小形象为0.2mm。使用显微镜油镜放大倍率为1000倍，可以用于细菌、真菌等微生物观察。

（二）暗视野显微镜

装有暗视野集光器的显微镜，光线只能从周围边缘斜射出来，由反光镜反射的光线不能直接进入镜筒，故背景是暗的，而斜射到菌体的光线，由于散射作用而发生亮光，反射到接物镜内。于是在黑暗背景下，呈现分量菌体。本法用于检查不染色活菌。

（三）荧光显微镜

用紫外光激发荧光素染色的细菌使之产生可见光。在荧光显微镜下，可在黑暗背景下看到呈现出荧光的细菌。由于紫外光波长更短，分辨力进一步提高。

（四）相差显微镜

光波穿过标本中密度不同部位时，引起光相的差异。相差显微镜利用相差板的光栅作用，改变直射光的光相和振幅，将光相的差异转换成光的强度差。使得细胞中不同结构部位有鲜明对比。用于检查活细菌形态和某些内部结构。

（五）电子显微镜

电子流波长极短，约0.005nm，波长与扩大倍数成反比，故电子显微镜放大倍数可大几十万倍或更高。分辨力可达到1nm。可用于观察细菌超微结构，也可以观察病毒。扫描电镜用电子流对物体表面进行扫描，可以构建物体三维立体形象。

二、不染色标本

细菌标本不经染色直接镜检，可观察生活状态下细菌的形态和运动情况。常用方法有悬滴法、压滴法和毛细管法。

三、染色标本

细菌带负电荷，易被亚甲蓝、碱性复红、沙黄、结晶紫等带正电荷的碱性染料着色染色方法分为单染法和复染法。

单染法使用一种染料，方法简单，用于形态观察，但难鉴别病原体。

复染法亦称鉴别染色法，使用两种或两种以上染料有助于鉴别病原体。常用复染法有革兰染色，抗酸染色。

特殊染色法，用以鉴别细胞结构，如荚膜染色、芽孢染色、鞭毛染色、异染颗粒染色。

此外还有负染色法和荧光染色法。

第二节　菌种复苏与传代

菌种保藏中心获取的标准菌株使用前需要复苏、复壮或传代。不同菌种保藏中心或不同菌株的标准菌株提供形式有所不同，按照使用说明书推荐的方法操作。

一、菌种冻干粉复苏

1.把冻干菌种管、灭菌滴管、灭菌双碟、灭菌盐水、镊子、营养肉汤培养基、营养琼脂斜面、移入生物安全柜。

2.先用砂轮将冻干菌种安瓿瓶颈部锉出锉痕，再将冻干菌种管用75%酒精擦洗消毒，稍干，用75%酒精棉擦净，放在灭菌双碟内，待干。点燃酒精灯，将菌种管的封口一端在火焰上灼烧红热，用灭菌滴管吸取无菌盐水，滴在灼热的菌种管封口一端，使其骤冷炸裂。

3.用灭菌镊子，在火焰旁，将炸裂的管口打开，放入灭菌双碟内。另取一只灭菌滴管，在火焰旁吸取营养肉汤少许，加至菌种管底部。将冻干菌搅动促使其溶解，随即吸取管内菌液，分别接种至营养琼脂斜面及普通肉汤内，并将滴管及接种管投入消毒液内，将已接种的营养琼脂斜面及营养肉汤放培养箱进行培养。

二、菌种斜面传代培养

1.培养基应新鲜配制，标签上注明菌种名及菌种编号，至冰箱取出的菌种斜面应在室温下放置约30分钟，待温度平衡后在移入生物安全柜。

2.点燃酒精灯，用左手握住菌种斜面，将管口靠近火焰旁，右手拿接种棒后端，将接种环烧红30秒，随后将全部接种棒金属棒金属部分在火焰上烧灼，往返通过3次。左手将管口在火焰上旋转烧灼，右手无名指，小指及掌部夹住瓶塞，

将接种环深入管内先在近壁的琼脂斜面上靠一下，稍冷却再移至菌苔上，刮去少量菌苔，随即取出接种环，并将菌种管口移至火焰旁。

3.塞上瓶塞，左手将菌种管放下，取营养琼脂斜面一支，照上述操作打开瓶塞，将接种环深入管内至琼脂斜面的底部，由底向上，将接种环轻贴斜面的表面曲折移动，使细菌划在斜面的表面上。

4.取出接种棒，在火焰旁将培养基管棉塞堵上，然后将接种过细菌的接种棒在火焰上烧灼灭菌。

5.接种的菌种琼脂斜面在适宜的条件下培养。供测试用。

6.保存培养物管自培养箱取出后放入冰箱（2~8℃）保存，一般2个月转种一次。

7.菌株传代次数不得超过5代（从菌种保存中心获得的冷冻干燥菌种为第0代）。

第三节 分离培养技术

一、培养技术

（一）培养基选择

根据目标细菌生长需要和试验要求，选择适当培养基。可选用商品成品培养基或半成品培养基配置。使用前需对其质量进行确认。保存于适宜的环境下，在效期内使用。

（二）培养条件

细菌培养一般在35~37℃培养箱培养。厌氧菌接种后可采用厌氧袋、厌氧罐等，置于适当条件下培养。嗜血杆菌属细菌、淋病奈瑟菌、肺炎链球菌等苛养菌应在二氧化碳培养箱于5%CO_2条件下培养。

二、接种技术

（一）常用方法

1. 划线法 将标本或培养物接种于平板或斜面固体培养基表面，是最常用的接种方法。

（1）分区划线法 接种环挑取标本或培养物，在平板1/4区域划线，即第一区，接种环灭菌冷却后接触第一区边缘，延续、连续地在另1/4区域划线，即第二区，以同样方式进行第三区、第四区划线，通过分区划线，以培养后形成单菌落。

（2）厚涂法 配制指定麦氏浊度的菌悬液，用无菌拭子蘸取菌悬液，紧贴试管内壁在液体上方旋转拭子数次，除去多余的液体，在平板上划十字后，在三个方向上一次密集涂划，最后在琼脂平板的边缘涂抹一圈，防止有流动的菌悬液，并使菌液涂布于整块平板的每个角落 。常用于扩散法药敏试验。

（3）斜面划线 接种环蘸取纯培养菌落，以连续蛇形或直线自底端向上划线于斜面培养基。常用于单个菌落纯培养、菌种保存或细菌某些特性观察。

2. 悬浮法 用接种环或接种针挑取少许纯菌悬液于液体培养基。当接种巯基乙酸盐肉汤培养基分离需氧菌、厌氧菌时候，将吸取了标本的无菌吸管伸入试管底部，由底向上轻缓地边移动边接种。标本接种、结果观察时候应轻柔，以便保持试管底部的厌氧环境。

3. 穿刺法 接种针挑取少许纯培养细菌，自半固体培养管表面中心垂直刺入培养基高度的

1/2 到 2/3，再沿着穿刺线拔出。用于接种动力试验培养基。

4. 穿刺划线法　接种针挑取少许纯培养细菌，先穿刺刺入斜面培养基底部，再呈蛇形自斜面底部向上划线接种。

5. 倾注平板法　将一定量菌悬液加入无菌平皿，倒入约 45℃灭菌培养基，混匀，点冷却凝固后，倒置培养。根据培养后菌落计数和稀释倍数计算原始样本菌量。常用液体标本菌落计数等。

第四节　0.5 麦氏硫酸钡浊度标准

为了标准化接种密度，使用硫酸钡浊度标准［0.5麦氏（McFarland）标准］。

程序步骤如下。

1. 通过加 0.5ml 0.048 mol/L $BaCl_2$（1.175 % $BaCl_2 \times 2H_2O$）到99.5ml 0.18 mol/L H_2SO_4（体积分数1 %）中制备此浊度标准。

2. 用分光光度计用1cm光径和匹配的比色杯测定浊度标准吸光度来验证其光密度正确性。0.5麦氏标准在 625 nm吸光度宜在 0.08~0.13。

3. 分装4~6ml 到用于生长或稀释肉汤培养接种物的相同规格螺口管中。

4. 密封这些管子并室温下暗处储存。

5. 临用前在机械涡旋混合器上强力摇匀此浊度标准。

6. 制备后3个月替换或检查其光密度。

参考文献

尚红，王毓三，申子瑜．全国临床检验操作规程．4版．北京：人民卫生出版社，2015.

起草人：毕春雷（北京市医疗器械检验所）

复核人：严诗云（广东省医疗器械质量监督检验所）

第三章 抗微生物敏感性试验试剂

第一节　概　述

一、药敏试验概念

药物敏感试验简称药敏试验（或耐药试验）。旨在了解病原微生物对各种抗生素的敏感（或耐受）程度，以指导临床合理选用抗生素药物的微生物学试验。

一种抗生素如果以很小的剂量便可抑制、杀灭致病菌，则称该种致病菌对该抗生素“敏感”。反之，则称为“不敏感”或“耐药”。为了解致病菌对哪种抗菌素敏感，以合理用药，减少盲目性，往往应进行药敏试验。

目前常用的药敏试验方法有：纸片琼脂扩散法（K-B法）稀释法（包括琼脂和肉汤稀释法），抗生素浓度梯度法（E-test法）和自动化仪器等。检测细菌耐药性的方法包括耐甲氧西林金黄色葡萄球菌（MRSA）的检测、耐万古霉素肠球菌（VER）的检测、耐青霉素肺炎链球菌（PRP）的检测、超广谱 β-内酰胺酶（ESBL）的检测和 β-内酰胺酶的检测。

药物敏感试验大多基于手工操作，也有商品化、自动化产品。

二、相关标准

药敏试验是微生物实验室基础性试验，很多机构都发布相关标准，且有定期的更新和解释。主要有美国临床和实验室标准协会（Clinical and Laboratory Standards Institute，CLSI）、欧洲抗菌药物敏感性检测委员会（European Committee on Antimicrobial Susceptibility Testing，EUCAST）、国家卫生健康委员会、全国医用临床检验实验室和体外诊断系统标准化技术委员会（SAC/TC136）等。

1.国家卫生健康委员会发布相关卫生标准举例如下：

WS/T 248-2005　厌氧菌的抗微生物药敏感试验方法

WS/T231-2002　用于纸片扩散法抗生素敏感试验的脱水Mueller-Hinton琼脂的检验规程

WS/T125-1999　纸片法抗菌药物敏感试验标准

WS/T 411-2013　抗丝状真菌药物敏感性试验肉汤稀释法

WST 421-2013　抗酵母样真菌药物敏感性试验 肉汤稀释法

2.全国医用临床检验实验室和体外诊断系统标准化技术委员会发布相关医药行业标准举例如下。

YY/T0688.1-2008 / ISO 20776-1：2006　临床实验室检测和体外诊断系统——感染病原体

敏感性试验与抗菌剂敏感性试验设备的性能评价 第1部分：抗菌剂对感染性疾病相关的快速生长需氧菌的体外活性检测的参考方法

YY/T0688.2-2010 / ISO 20776-2：2007 临床实验室检测和体外诊断系统L1感染病原体敏感性试验与抗菌剂敏感性试验设备的性能评价L1第2部分：抗菌剂敏感性试验设备的性能评价

YY/T 1191-2011 抗菌剂药敏纸片

YY/T0665-2008 MH琼脂培养基

YY/T1186-2010 MH肉汤培养基

3.美国临床和实验室标准协会发布标准举例如下。

M100 Performance Standards for Antimicrobial Susceptibility Testing

M02 Performance Standards for Antimicrobial Disk Susceptibility Tests

M07 Methods for Dilution Antimicrobial Susceptibility Tests for Bacteria Thatgrow Aerobically

M11 Methods for Antimicrobial Susceptibility Testing of Anaerobic Bacteria

M23 Development of In Vitro Susceptibility Testing Criteria and Quality Control Parameters

M24 Susceptibility Testing of Mycobacteria, Nocardiae, and Other Aerobic Actinomycetes

M26 Methods for Determining Bactericidal Activity of Antimicrobial Agents,

M27 Reference Method for Broth Dilution Antifungal Susceptibility Testing of Yeasts, 4th Edition

M38 Reference Method for Broth Dilution Antifungal Susceptibility Testing of Filamentous Fungi, 3rd Edition

M43 Methods for Antimicrobial Susceptibility Testing for Human Mycoplasmas,

M44 Method for Antifungal Disk Diffusion Susceptibility Testing of Yeasts, 2nd Edition

M45 Methods for Antimicrobial Dilution and Disk Susceptibility Testing of Infrequently Isolated or Fastidious Bacteria

M51 Method for Antifungal Disk Diffusion Susceptibility Testing of Nondermatophyte Filamentous Fungi

M60 Performance Standards for Antifungal Susceptibility Testing of Yeasts, 1st Edition

M61 Performance Standards for Antifungal Susceptibility Testing of Filamentous Fungi

4.欧洲抗菌药物敏感性检测委员会（EUCAST）对MICs和抑菌圈直径的折点表格解释、专家规则、培养基制备、纸片扩散法等给出很多标准和指导文件，举例如下。

European Committee on Antimicrobial Susceptibility Testing.（2003），Determination ofminimum inhibitory concentrations（MICs）of antibacterial agents by broth microdilution, EUCAST Discussion Document E.Def 5.1.

European Committee on Antimicrobial Susceptibility Testing（2000），Determination ofminimum inhibitory concentrations（MICs）of antibacterial agents by agar dilution, EUCAST Definitive Document E.Def 3.1

European Committee on Antimicrobial Susceptibility Testing.（2007），EUCAST Definitive Document EDef 7.1: Method for the determination of broth dilution MICs of antifungal agents for fermentative yeasts

Antifungal Susceptibility Testing (AFST) of the ESCMID European Committee on Antimicrobial Susceptibility Testing (EUCAST) EUCAST Definitive Document E.DEF 7.2: Method for the determination of broth dilutionminimum inhibitory concentrations of antifungal agents for yeasts

European Committee on Antimicrobial Susceptibility Testing, Clinical breakpoints and epidemiological cut-off values

第二节　纸片扩散法抗菌药物敏感性试验试剂

一、纸片扩散法（K-B 法）药敏试验

（一）基本原理

将含有定量抗菌药物的纸片贴在已经接种待检菌的琼脂平板上，纸片中的药物在琼脂中扩散，随着扩散距离的增加，抗菌药物的浓度呈对数减少，从而在纸片的周围形成递减的浓度梯度，在纸片周围抑菌浓度范围内待检菌的生长被抑制，从而产生透明的抑菌圈。抑菌圈的大小反映待检菌对测定药物的敏感程度，并与该药物对待检菌的最低抑菌浓度（MIC）呈负相关。

（二）相关标准

YY/T 1191-2011 抗菌剂药敏纸片。

1. 标准要求

（1）外观　外观应满足如下要求。

1）药敏纸片包装完整，无破损；外观应整洁，文字符号标识清晰。

2）药敏纸片呈圆形，边缘无缺口，表面平整，无裂痕。

3）药敏纸片的两面均有抗菌剂的名称缩写和表示抗菌剂含量的数字。

（2）纸片直径　药敏纸片的直径应为：6.3 mm ± 0.3 mm。

（3）抑菌环直径　用质控菌株进行纸片扩散法试验，95%的结果（抑菌环直径）应符合该质控菌株可接受范围。

（4）批内重复性　用同一批号药敏纸片对同一质控菌株进行抑菌能力试验重复检测10次，抑菌环最大抑菌环与最小抑菌环直径之差不大于3 mm。

（5）批间重复性　用3个不同批号的药敏纸片，对同一质控菌株进行抑菌能力试验，每个批号各重复检测10次，同一平板上抑菌环最大抑菌环与最小抑菌环直径之差的平均数不大于4 mm。

（6）稳定性　到失效期的药敏纸片，进行抑菌环直径检测，95%的结果（抑菌环直径）应符合该质控菌株可接受范围。

（三）操作方法

1. 非苛养菌

（1）琼脂培养基　Mueller-Hinton琼脂。

（2）试验程序

1）将适量的标准菌株在二次传代提纯培养后24小时内，用生理盐水或肉汤配制成0.5 McFarland浓度的菌悬液。

2）用一个无菌棉拭子浸到菌悬液中，去除过量菌液后在琼脂板的整个琼脂表面涂布三次，每次涂布把琼脂板旋转60°，以获得均匀的接种，最后沿琼脂板圆周涂抹一次。

3）涂布均匀后，可打开盖子3~5分钟，但不要超过15分钟，让表面多余水分被琼脂吸收；

4）打开恢复到室温的含有药敏纸片的包装，把药敏纸片贴到琼脂板上，轻压一下，使药敏纸片完全贴附于琼脂表面。不论是单独放置还是用分配装置放置，药敏纸片应分布均匀，药敏纸片中心到中心间距不少于24mm，中心距平皿边缘不少于15mm。在150mm琼脂板上放置不超过12个药敏纸片，在90~100mm琼脂板上放置不超过5个药敏纸片。

5）15分钟内，将琼脂板有琼脂的一面向上，放置在培养箱中培养。

6）在35℃ ± 2℃培养16~18小时后，对琼脂板上完整的抑菌环直径进行测量。

2. 苛养菌

（1）流感嗜血杆菌和副流感嗜血杆菌　琼脂培养基：嗜血杆菌试验琼脂（HTM）。

按照前述（2）项方法接种细菌，在150mm琼脂板上放置不超过9个药敏纸片，在90~100mm琼脂板上放置不超过4个药敏纸片。

在35℃ ± 2℃含5%CO_2环境下培养16~18小时后，对琼脂板上完整的抑菌环直径进行测量，以肉眼观察没有明显生长区域为抑菌环边缘，忽略微小菌落的生长。

（2）淋病奈瑟菌　琼脂培养基：含1%规定添加物的GC琼脂。

按照前述（2）项方法接种细菌，在150mm琼脂板上放置不超过9个药敏纸片，在90~100mm琼脂板上放置不超过4个药敏纸片。

在36℃ ± 1℃含5%CO_2环境下培养20~24小时后，对琼脂板上完整的抑菌环直径进行测量。

（3）脑膜炎奈瑟菌　琼脂培养基：含5%脱纤维羊血Mueller-Hinton琼脂。

按照前述（2）项方法接种细菌，在150mm琼脂板上放置不超过5个药敏纸片，在90~100mm琼脂板上放置不超过2个药敏纸片。

在35℃ ± 2℃含5%CO_2环境下培养20~24小时后，对琼脂板上完整的抑菌环直径进行测量。

（4）肺炎链球菌和其他链球菌属　琼脂培养基：含5%脱纤维羊血Mueller-Hinton琼脂。

按照前述（2）项方法接种细菌，在150mm琼脂板上放置不超过9个药敏纸片，在90~100mm琼脂板上放置不超过4个药敏纸片。

在35℃ ± 2℃含5%CO_2环境下培养20~24小时后，对琼脂板上完整的抑菌环直径进行测量。

（三）注意事项

1. 接种平板　①调整好悬液的浊度后，用无菌棉签浸入悬液内，紧贴试管内壁在液体上方旋转拭子数次，除去棉签上多余的液体，但也应适度。涂布确保每次接种菌液均匀分布，最后在琼脂平板的边缘涂抹一圈，防止有流动的菌悬液，并使菌液涂布于整块平板的每个角落。②涂布菌液完成的平板，可在室温放置一会（3~5分钟），以便在放置含有药物的纸片前使琼脂吸收表面多余的水分，但放置时间不应超过15分钟。

2. 放置测试药敏纸片　根据测试菌的不同，按照预先设定的分组，将抗菌药物纸片贴于已接种细菌的琼脂表面，每个纸片必须压下以确保与琼脂表面完全接触无论是单独放置的纸片或有纸片分配设备纸片必须分布均匀，两纸片之间圆心的距离不少于24mm，纸片边缘距离琼脂边缘不少于15mm。一旦纸片与琼脂表面接触就不能再移动位置，若位置不佳可在琼脂的另一个位置重新放置一个纸片。

3. 孵育 延长时间培养：①测试苯唑西林、头孢西丁对葡萄球菌的敏感性时，孵育时间必须达到 24 小时，才能满足对结果判断的要求。②测试万古霉素对金黄色葡萄球菌及肠球菌属的敏感性，孵育时间必须达到 24 小时。

4. 抑菌环直径测量

（1）通用情况 测量抑菌环的直径（完全抑制区的直径），可以从平板的背面，利用反射光，用肉眼观测，读取最接近的毫米数（读取一个整数）。没有肉眼可见的明显的生长的部位即是抑菌环的边缘。一般情况下，在抑菌环边缘出现只能在放大镜下观察到的微小菌落，可以忽略不计。

（2）特殊情况 ①苯唑西林对葡萄球菌的抑菌环：抬起平皿，对向光源，利用透射光观察苯唑西林纸片周围的抑菌环中是否有任何细微的菌落生长，若是出现任何可以辨别的生长，均应判定苯唑西林耐药。②利奈唑胺对葡萄球菌的抑菌环：利用透射光，用游标卡尺读取抑菌环的数值。③复方新诺明的抑菌环：MH 平板中存在一定量叶酸抑制剂的拮抗剂，会导致测试菌轻微的生长，因此，在测量复方新诺明的抑菌环直径时应当忽略细微的生长情况（约20%），而将明显出现生长的地方作为抑菌环的边界进行测量。

二、纸片扩散法相关试剂

（一）常见商品化相关试剂

GC 琼脂药敏培养基；改良真菌药敏培养基；HTM药敏试验琼脂平板（HTM）；羊血M-H培养基；MH琼脂培养基；MH（Muller-Hinton）琼脂平板培养基；改良真菌药敏平板培养基；扩散法微生物抗生素敏感实验纸片；革兰阴性杆菌药敏试剂盒（扩散法）；革兰阳性球菌药敏试剂盒（扩散法）；阿米卡星药敏实验纸片（扩散法）；氨苄西林/舒巴坦药敏实验纸片（扩散法）；氨苄西林药敏实验纸片（扩散法）；氨曲南药敏实验纸片（扩散法）；苯唑西林药敏实验纸片（扩散法）；厄他培南药敏实验纸片（扩散法）；呋喃妥因药敏实验纸片（扩散法）；红霉素药敏实验纸片（扩散法）；环丙沙星药敏实验纸片（扩散法）；磺胺甲噁唑药敏实验纸片（扩散法）；磺胺甲噁唑/甲氧苄啶药敏实验纸片（扩散法）；克林霉素药敏实验纸片（扩散法）；利奈唑胺药敏实验纸片（扩散法）；磷霉素/氨丁三醇药敏实验纸片（扩散法）；氯霉素药敏实验纸片（扩散法）；美罗培能药敏实验纸片（扩散法）；米诺环素药敏实验纸片（扩散法）；诺氟沙星药敏实验纸片（扩散法）；哌拉西林/他唑巴坦药敏实验纸片（扩散法）；哌拉西林药敏实验纸片（扩散法）；青霉素药敏实验纸片（扩散法）；庆大霉素药敏实验纸片（扩散法）；四环素药敏实验纸片（扩散法）；替加环素药敏实验纸片（扩散法）；替考拉宁药敏实验纸片（扩散法）；头孢吡肟药敏实验纸片（扩散法）；头孢呋新钠药敏实验纸片（扩散法）；头孢哌酮/舒巴坦药敏实验纸片（扩散法）；头孢哌酮药敏实验纸片（扩散法）；头孢洛林药敏实验纸片（扩散法）；头孢曲松药敏实验纸片（扩散法）；头孢噻肟药敏实验纸片（扩散法）；头孢他啶药敏实验纸片（扩散法）；头孢西丁药敏实验纸片（扩散法）；头孢唑啉药敏实验纸片（扩散法）；万古霉素药敏实验纸片（扩散法）；亚胺培南药敏实验纸片（扩散法）；左氧氟沙星药敏实验纸片（扩散法）；以下以MH琼脂培养基为例，阐述其检测方法。

（二）相关标准

YY/T0665-2008 MH琼脂培养基。

（三）标准要求

1. 外观　应为均一的浅黄色粉末。

2. 装量　应不低于标示量。

3. pH　灭菌后，20~25℃时，该培养基的 pH 应为 7.4 ± 0.2。

4. 干燥失重　应不超过 6.0%。

5. 药敏试验　按照临床和实验室标准协会（CLSI）发布的抗微生物药物敏感性试验执行标准（第 15 版）要求，培养基接种质控菌应生长良好，抑菌圈应符合相应要求。

（四）试验方法

1. 质控菌株

大肠埃希菌（ATCC 25922）

铜绿假单胞菌（ATCC27853）

金黄色葡萄球菌（ATCC 29213）

培养基药敏试验所用的菌株传代次数不得超过5代（从菌种保存中心获得的冷冻干燥菌种为第0代），并采用适宜的菌种保藏技术，以保证试验菌株的生物学特性。

2. 试验方法

（1）无菌操作要求　培养基药敏试验应严格遵守无菌操作，防止微生物污染。

稀释液、培养基、实验器具等灭菌时，应采用验证合格的灭菌程序灭菌。

（2）菌种复苏　启开质控菌种，用0.9%无菌氯化钠溶液0.3ml制成菌悬液，加至营养琼脂斜面培养基中，置36℃ ± 1℃培养18~20小时。

（3）菌种传代　刮取上述复苏后的质控菌种的新鲜培养物，加至营养琼脂斜面培养基中，36℃ ± 1℃培养24小时。

（4）菌种增菌培养　刮取上述传代后的质控菌种的新鲜培养物，加至营养琼脂斜面培养基中，36℃ ± 1℃培养18~24小时。

（5）菌悬液制备　将上述增菌培养后的质控菌种的新鲜培养物用0.9%无菌氯化钠溶液制成均匀菌液，经比浊后制成每1ml含菌数约相当于100~1000CFU的菌悬液，作为工作菌液。

（6）培养基制备　将待检MH肉汤培养基，用蒸馏水或去离子水按照说明上标出的浓度配制成溶液，分装于试管中，每管9ml，121℃灭菌15分钟，冷却至室温后进行以下检测。

（7）培养基接种　检测时，除空白对照管外，每管接种1ml工作菌液，置36℃ ± 1℃培养18~24小时（如果必要可培养至72小时）。

（8）观察记录结果。

第三节 抗非苛养菌抗菌药物敏感性试验试剂

一、概述

非苛养菌主要包括肠杆菌科细菌、铜绿假单胞菌和其他非肠科杆菌、葡萄球菌属细菌、肠球菌属细菌等，相关主要产品有：肠道细菌药敏试剂；尿道肠细菌药敏试剂；非发酵革兰阴性菌药敏试剂；革兰阴性杆菌药敏试剂；非发酵类/弧菌科类细菌生化药敏检测试剂；非发酵菌药敏试剂；肠球菌药敏试剂；革兰阳性球菌药敏试剂；葡萄球菌药敏试剂；棒状杆菌药敏试剂；弧菌科细菌药敏试剂；解脲与人型支原体分离鉴定、药敏试剂；芽孢杆菌药敏试剂。

二、试验方法

以肠杆菌药敏试剂盒（比浊法）为例，描述此类试剂盒试验方法。

（一）预期用途

ATBg- CLSI（12）试条适用于肠杆菌科细菌抗生素药物敏感性试验。测试在半固体培养基中，于琼脂稀释法或肉汤稀释法类似的条件下进行（根据CLSI推荐方法）。

（二）检验原理

ATBg-CLSI（12）试条由16对测试杯组成。第一对测试杯不含任何抗生素，作为阳性生长对照。接下来的15对测试杯含有一种或两种浓度的抗生素（c 和C）。首先将要进行测试的细菌制成悬浮液，然后转移到生长培养基中并接种到试条上。孵育后，可用肉眼判读，也可用ATB仪器自动判读测试杯中是否有细菌生长。结果分为敏感、中介或耐药。

（三）检验方法

1. 试条的准备

（1）从包装中取出试条。

（2）在试条的长端记录菌株的编号。

2. 接种物的制备 使用 McFarland 标准比浊管，ATB Densitometer 或 DENSIMAT 配制浊度为 0.5 McFarland 的菌悬液（参阅用户手册）。本试验可以由以下两种方法完成。①先在肉汤传代培养基中孵育，直到获得所需浊度的肉汤。②或在装有 API 悬浮液或 API 0.85% 氯化钠悬浮液的安瓿（遵循“警告和注意事项”中的相关内容打开安瓿）中接种一个或多个菌落（使用 < 48 小时的菌落），配制适宜浊度的菌悬液。制备后的菌悬液应立即使用。注意：建议控制接种物的纯度，如不纯，需要传代培养以获得纯菌落。③用移液管，或取菌环转移 10 μl 菌悬液到 ATB 培养基的安瓿中。

3. 试验条的接种

（1）手工接种

1）用ATB电子加样枪混匀ATB培养基，避免气泡形成。

2）接种试验条，用ATB 电子加样枪在每个测试杯中加入135 μl ATB培养基（每1ml中约含 2×10^5 或每测试杯中含 3×10^4 微生物）。

第四篇 微生物检测试剂

（2）在试验条上盖上孵育盖。

（3）孵育18~24小时，在36℃ ± 2℃有氧条件下进行。

4. 注意

（1）一个或两个对照测试杯中没有细菌生长时测试无效，必须重测。

（2）判读c（－）C（+）显然没有意义（N）：必须用新的试条重做测试。

（3）肉眼判读时，只在测试杯边缘任何可见的微生物生长均应认为是阴性。

（4）在孵育后测试杯部分脱水的试条可能得出错误结果。

（5）对于甲氧苄氨嘧啶－磺胺（TSU）：其生长只要比对照杯弱，可判读为阴性。

（6）通过ATB专家系统使用头孢西丁32测试（CX32）能够更好的分辨产广谱β－内酰胺酶还是头孢菌素酶。该测试的结果，不应报告。

（7）对于沙门杆菌和志贺菌，第一代（CFT和CFZ）和第二代（CXM）头孢菌素（CXT），和氨基糖苷类抗生素可能会出现体外敏感临床治疗却无效的情况。

（8）对萘啶酸（NAL）耐药的沙门菌，如使用氟喹诺酮类药物治疗肠道外沙门菌，可能导致病患者临床治疗无效或延长治疗时间。

（9）萘啶酸（NAL）检测无法检出所有的氟喹诺酮耐药机制。因此，对于肠外沙门菌，可检测环丙沙星（CIP），左氧氟沙星（LVX）或氧氟沙星（OFL）的MIC值。

（10）预期结果的范围：由于不同的地区抗生素耐药情况不同，因此，预期的结果直接依赖于当地的微生物生态（物种/耐药机制）。

（四）质量控制

为确保上述操作的标准化，使用指定用于该试条的检测菌株进行质量控制（参阅说明书附件的质量控制表格）。

依照当地相应的规定进行质量控制是使用者的责任。

（五）检验方法的局限性

在不同的操作步骤之间间隔时间太长（从接种物的制备到试条的孵育）会影响结果。只能使用单一的微生物纯培养物，混合的或污染的培养物会影响结果。

第一次测试用于建立针对每一种抗生素的敏感性分类（S、I、R）的一致率。使用琼脂稀释法得到的MIC值结果作为参考，与ATBg- CLSI（12）试条得到的结果比较，进而评判这两种方法的敏感性分类的符合率。当这两种方法得到相同的分类结果时，分类一致。

（六）注意事项

1.不要使用超过有效期的试剂。

2.在使用前，请检查试条的包装是否完好无损。

3.不要使用被损坏的试条，如测试杯变形、干燥剂袋打开等。

4.所提供的实验数据是通过按本说明书指定的步骤操作而获得的，对步骤的任何改变都可能会影响结果。

5.药敏试验结果的解释和验证，应考虑病史、标本来源、菌落和显微形态，如有需要，需考虑补充检测和当地应用的建议。使用仪器自动阅读和专家系统功能以便于解释及确认。

第四节　抗苛养菌与厌氧菌抗菌药物敏感性试验试剂

一、概述

苛养菌是一大类对生长环境、营养要求较苛刻的细菌，在普通环境中不能或难以生长。体外培养需添加特殊因子或其他营养成分。常见苛养菌有嗜血杆菌属、鲍特菌属、肺炎链球菌、淋病奈瑟菌、脑膜炎奈瑟菌、卡他莫拉菌等。苛养菌主要指嗜血杆菌属细菌、淋病奈瑟菌、肺炎链球菌和其他链球菌等，相关主要产品有：嗜血杆菌和卡他莫拉菌药敏试剂；奈瑟菌/嗜血杆菌药敏试剂；厌氧菌药敏试剂；严格厌氧菌药敏试剂盒（比色法）；链球菌药敏试剂；肺炎链球菌药敏试剂；链球菌鉴定/药敏板；流感嗜血杆菌/肺炎链球菌药敏板；链球菌药敏接种培养液；链球菌和肺炎球菌药敏试剂盒（比浊法）；肺炎链球菌药敏卡片。

二、试验方法

以链球菌鉴定/药敏板为例，描述此类试剂盒试验方法。

（一）预期用途

该Phoenix SMIC/ID检测板通过利用选定的抗菌药物，用于大部分链球菌菌种的快速鉴定和药物敏感性检测。该检测板仅用Phoenix全自动微生物分析系统。

（二）程序原理

细菌鉴定原理：Phoenix鉴定部分由51个孔组成，采用传统生化、酶-底物生化呈色反应和荧光增强法相结合的原理。由一系列改良的发酵、氧化、水解等反应的产物与各类指示剂（酸碱指示剂、酶联指示剂、荧光指示剂反应），最后被实时仪器检测。

药敏试验原理 Phoenix药敏试验部分由85个孔组成，其中84孔包被有抗生素，1孔为生长对照。试验采用微量肉汤二倍稀释法，采用传统比浊法及呈色反应（指示剂随细菌生长过程的氧化还原反应而变色的反应）结合的双重检测。

（三）检测板

鉴定：鉴定部分由51个孔组成。

药物敏感性：该SMIC/ID检测板所含有的抗菌药物及其倍比稀释的浓度如表4-3-2所示。

Phoenix AST-S接种培养液和Phoenix AST-S药敏指示剂必须和该检测板一同使用。

（四）操作步骤

（1）将鉴定药敏板放在加样盘上，注：手持板条时，不要触及板条的正面；鉴定/药敏板启封后应在2小时内使用。

（2）标注试验编号。注：标记不要影响到ID/AST检测孔的判读；请勿使用带有荧光的标记笔。

（3）将肉汤试管放在加样盘上；鉴定管放在左边；药敏管放在右边。

（4）用鉴定管配制0.5MacF菌悬液。注：配好的菌液必须在60分钟内加样完成；请勿使用金属接种环加样。

（5）在药敏管中滴加1滴药敏指示剂。注：药敏指示剂加入过多或过少应丢弃另行配制；加过药敏指示剂的药敏管应在2小时内使用。

（6）从鉴定管中转移25 μl菌悬液至药敏管中，颠倒混匀，请勿振荡。

（7）将鉴定肉汤和药敏肉汤分别倒入鉴定/药敏板。注：鉴定/药敏板必须放在加样盘上，以防止产生气泡。

（8）用密封条将鉴定/药敏板封好。

（9）检查每一个反应孔是否充满菌液。注：加样完成后鉴定/药敏板必须在30分钟内放入仪器中检测；在转移鉴定/药敏板时候，请用鉴定/药敏板转移容器，确保鉴定/药敏板保持直立状态。

（五）注意事项

遵守业已建立的用于防范整个程序中微生物危险的预防措施。在处理被样本或微生物所污染所有的物品中，应遵照“标准预防措施”和机构指导方针。在丢弃前，通过高压灭菌法对样本容器和其他接种材料进行灭菌。

（六）质量控制

鉴定：见表4-3-1的预期结果。

药物敏感性：见表4-3-2中的预期结果。

注：质量控制结果可能报告为小于或等于抗菌浓度的最低值，或者高于抗菌浓度的最高值。

表4-3-1　质控菌鉴定预期结果

测试微生物	预期结果
肺炎链球菌　ATCC™ 49619	肺炎链球菌
无乳链球菌　ATCC 13813	无乳链球菌

表4-3-2　药物敏感性预期结果

抗菌药物		浓度（μg/ml）	肺炎链球菌 ATCC 49619
阿莫西林	AMX	0.25~8	≤ 0.125
头孢吡肟	FEP	0.5~2	≤ 0.125
头孢噻肟	CTX	0.5~2	≤ 0.125
氯霉素	C	2~8	≤ 4
克林霉素	CC	0.03125~1	≤ 0.125
红霉素	E	0.0625~4	0.03125~0.125
左氧氟沙星	LVX	0.5~ 4	0.5~2
利奈唑烷	LZD	1~4	0.5~2
美洛培南	MEM	0.0625~2	0.0625~0.25
莫西沙星	MXF	0.25~2	≤ 0.25
青霉素	P	0.03125~8	0.25~1

续表

抗菌药物		浓度（μg/ml）	肺炎链球菌 ATCC 49619
替考拉宁	TEC	1~16	≤1
泰利霉素	TEL	0.0625~1	≤0.0625
四环素	TE	0.5~8	0.125~0.5
复方新诺明	SXT	0.5~2	0.125~1
万古霉素	VA	0.5~16	0.125~0.5

第五节　抗结核分枝杆菌药物敏感性试验试剂

一、概述

结核分枝杆菌是引起结核病的病原菌，专性需氧，最适温度为37℃，低于30℃不生长。结核分枝杆菌细胞壁的脂质含量较高，影响营养物质的吸收，故生长缓慢。结核分支杆菌药敏试验包括直接法和间接法，间接法最常用的方法有：绝对浓度法、比例法、液体培养法等。相关主要产品有：分枝杆菌药敏板；快生长分枝杆菌药敏板；分枝杆菌药敏板（荧光法）；分枝杆菌用联合药敏试剂盒（荧光法）；分枝杆菌用异烟肼药敏试剂盒（荧光法）；分枝杆菌用乙胺丁醇药敏试剂盒（荧光法）；分枝杆菌用链霉素药敏试剂盒（荧光法）；分枝杆菌用利福平药敏试剂盒（荧光法）；分枝杆菌用吡嗪酰胺药敏试剂盒（荧光法）；分枝杆菌用吡嗪酰胺药敏试剂盒（综合气体检测法）；结核分枝杆菌药敏培养基；分枝杆菌药敏检测试剂盒（培养法）；分枝杆菌用用吡嗪酰胺药敏培养基（培养法）；结核分枝杆菌快速鉴定和药敏检测试剂盒（培养法）；分枝杆菌用吡嗪酰胺药敏试剂；分枝杆菌用异烟肼药敏试剂；分枝杆菌用乙胺丁醇药敏试剂；分枝杆菌用链霉素药敏试剂；分枝杆菌用利福平药敏试剂。

二、试验方法

以分枝杆菌药敏试剂盒为例，描述此类试剂盒试验方法。

（一）分枝杆菌药敏试剂盒

主要抗生素：利福平，异烟肼，乙胺丁醇。

配套使用分枝杆菌培养瓶和分枝杆菌生长添加剂。

每次检测需要6个分枝杆菌培养瓶。

质控（对照瓶）。

利福平一个稀释度——1μg/ml。

乙胺丁醇两个稀释度——5μg/ml，8μg/ml。

异烟肼两个稀释度——0.1μg/ml，0.4μg/ml。

（二）麦氏浊度的菌悬液准备

（1）McFarland等效细胞悬液–使用无菌接种环刮下在适当的分枝杆菌琼脂培养基（如

Middlebrook 7H10、Middlebrook 7H11或Lowenstein-Jensen）上生长的分离株，并将其接种在含有约9~10ml无菌蒸馏水或去离子水以及玻璃珠的试管中。将试管盖盖，涡旋并静置15分钟。吸出约5ml的上层液，将其置于无菌试管中，并使用无菌蒸馏水或去离子水将其调节为No.1 McFarland等效溶液（约3.0×10^7CFU/ml）。使用无菌蒸馏水或去离子水将调节后的样品进行1∶10的稀释。最终接种的微生物的稀释比例为1∶10。

（2）VersaTREK Myco原种瓶－使用琼脂或液体来源（在Middlebrook 7H9中生长）的试验分离株制备No.1 McFarland等效溶液。无菌条件下，将该0.5ml稀释液注入到添加1.0ml VersaTREK MycogS的VersaTREK Myco培养瓶中。将无菌VersaTREK连接器安装在培养瓶上，并在仪器中孵育培养瓶，直到观察到阳性信号（约10^6 CFU/ml）。一旦出现阳性信号，移除VersaTREK连接器并对培养瓶进行1~2分钟的涡旋。原种瓶接种物必须在出现阳性信号后的72小时之内使用。原种瓶的稀释比例为1∶10。

（三）抗生素药物准备

按照表4-3-3 稀释制备抗生素药物。

表4-3-3　抗生素药物稀释

分枝杆菌培养瓶中抗生素浓度	冻干粉瓶中的稀释加样量	稀释后浓度	再稀释	抗生素加入分枝杆菌培养瓶中的浓度
利福平 1μg/ml	25ml	30μg/ml	—	30μg/ml
异烟肼 0.4μg/ml	25ml	12μg/ml	—	12μg/ml
异烟肼 0.1μg/ml			5ml 异烟肼（12μg/ml）加15ml 水	3μg/ml
乙胺丁醇 8μg/ml	25ml	240μg/ml	—	240μg/ml
乙胺丁醇 5μg/ml			10ml 乙胺丁醇（240μg/ml）加 6ml 水	150μg/ml

（四）分枝杆菌药敏试验操作

按表4-3-4接种培养瓶。

表4-3-4　培养瓶接种

分枝杆菌培养瓶最终浓度	GS 添加量	已稀释的抗生素的加样量	1∶10 稀释样本的加样量
1μg/ml 利福平	1ml	0.5ml，30μg/ml 利福平	0.5ml
0.4μg/ml 异烟肼	1ml	0.5ml，12μg/ml 异烟肼	0.5ml
0.1μg/ml 异烟肼	1ml	0.5ml，3μg/ml 异烟肼	0.5ml
8μg/ml 乙胺丁醇	1ml	0.5ml，240μg/ml 乙胺丁醇	0.5ml
5μg/ml 乙胺丁醇	1ml	0.5ml，150μg/ml 乙胺丁醇	0.5ml
质控（对照瓶）	1ml	0.5ml 无菌蒸馏水或去离子水	0.5ml

（五）结果判读

1.对照瓶可用于上述三种抗生素对结核分枝杆菌的药敏试验。

2.记录阳性对照瓶的报告时间。3天< 阳性对照瓶（利福平、异烟肼、乙胺丁醇）报告时

间＜10天。

3.一旦质控报告阳性，检测瓶还需持续孵育3天。

4.药敏试验判断。

耐药：质控报告阳性后，±3天内生长。

敏感：质控报告阳性后，3天内无生长。

注：①3天后生长的不作为耐药结果。②测试瓶报告阳性的时间可以小于阳性对照瓶的生长时间。③为了以整数时间报告，如果时间≤XX.49，则不进位；如果时间≥XX.50，则进位。

第六节　抗真菌药物敏感性试验试剂

一、概述

检测抗真菌药物敏感性试验有纸片扩散法、液体稀释法、琼脂稀释法、浓度梯度稀释法。相关典型产品有：酵母样真菌药敏试剂；酵母样真菌鉴定药敏板（比浊法）；酵母样真菌药敏诊断试剂盒（比浊法）；酵母样真菌药敏试剂盒（微量肉汤稀释法）；微生物（真菌）鉴定及药敏分析系统测试板（比色/浊法）；酵母样真菌类细菌生化药敏检测卡及生化药敏培养液（微生物检验法）；真菌药敏试剂盒（培养法）；真菌药敏培养基（培养法）；改良真菌药敏培养基；真菌药敏试验琼脂平板（MHGMB）；真菌鉴定培养药敏试剂盒；真菌快速培养鉴定药敏试剂盒；酵母样真菌生化药敏试验卡。

二、相关标准

WS/T 411-2013 抗丝状真菌药物敏感性试验肉汤稀释法。

WST 421-2013 抗酵母样真菌药物敏感性试验 肉汤稀释法。

ISO 16256：2012 临床实验室检测和体外诊断系统 感染性疾病相关酵母样真菌抗菌剂的体外活性检测参考方法。

三、试验方法

以酵母样真菌药敏试剂为例，描述此类试剂盒试验方法。

（一）预期用途

本产品适用于念珠菌属、隐球菌属、曲霉菌属等真菌对抗菌药物（两性霉素B、伊曲康唑、泊沙康唑、5-氟胞嘧啶、卡泊芬净、氟康唑、伏立康唑、阿尼芬净、米卡芬净）的药敏试验，测定最低抑菌浓度（MIC），做辅助诊断用。

（二）检验原理

药敏试验是用于检测抗菌药物在体外对病原体有无抑制或杀灭作用的试验。不同种类的真菌对抗菌药物的敏感性不同，且同一种菌种中不同菌株的药敏结果也存在明显的差异。药敏试验结果对于临床合理使用抗菌药物有重要的参考价值。为测定微生物对某一抗菌药物的敏感性，通常使用MIC表示，MIC值越高说明该微生物对该抗菌药物的敏感性越低。

每块真菌药敏板包被有适当稀释浓度的抗菌药物和显色剂，通过目视或仪器判读无真菌生长的最低抗菌药物的浓度报告为MIC，并根据美国临床实验室标准化委员会（CLSI）和欧盟药敏试验标准（EUCAST）获得相应敏感（S）中介（I）剂量依赖性敏感（SDD）和耐药（R）的结果。

（三）检验方法

1. 材料　除试剂盒中提供的材料外，本产品需要用的试剂和仪器有：0.5 麦氏单位标准比浊管；移液器及加样头；生理盐水或无菌水；恒温培养箱；生物安全柜；无菌加样槽；微生物药敏培养监测仪。

2. 质控　为了确保检测的准确性和重复性，应该对本产品进行质控检测。质控菌株需选用保存10代之内且至少复苏转种2次的菌种，质控上板测试菌株应在传代培养后的24小时内使用，以保证菌株活性。质控菌株名称见表4-3-5，质控菌株的MIC应符合表4-3-6中的浓度范围。

表4-3-5　质控菌株名称

产品名称	菌株编号	菌株名称
真菌药敏试剂盒	ATCC 22019	近平滑念珠菌
	ATCC 6258	克柔念珠菌

表4-3-6　质控菌株MIC范围

抗菌药物	代码	质控菌株 MIC 范围（μg/ml）			
		ATCC 22019		ATCC 6258	
		24 小时	48 小时	24 小时	48 小时
两性霉素 B	AMB	0.25~2	0.5~4.0	0.5~2	1.0~4
伊曲康唑	ITR	0.06~0.5	0.06~0.5	0.12~1	0.25~1
泊沙康唑	POS	0.03~0.25	0.03~0.25	0.06~0.5	0.12~1
5-氟胞嘧啶	FCT	0.06~0.25	0.12~0.5	4~16	8~32
卡泊芬净	CAS	0.25~1	0.5~4	0.12~1	0.25~1
氟康唑	FLU	0.5~4	1.0~4.0	8~64	16~128
伏立康唑	VOR	0.016~0.12	0.03~0.25	0.06~0.5	0.12~1
阿尼芬净	ANI	0.25~2	0.5~2	0.03~0.12	0.03~0.12
米卡芬净	MIF	0.5~2	0.5~4	0.5~2	0.12~0.5

注：ATCC，American Type Culture Collection（美国菌种收藏中心）。

3. 板式试剂盒操作说明

（1）制备菌悬液

1）念珠菌属和隐球菌属　挑取数个直径约为1mm的单菌落悬浮于3~8ml的生理盐水或无菌水中，经比浊调节浊度至0.5麦氏单位（菌液密度约为1×10^6~5×10^6 CFU/ml）。将上述菌悬液1：2000稀释于真菌药敏培养液中并充分混匀（菌液密度约为5×10^2~2.5×10^3 CFU/ml）。

2）曲霉菌属　①轻轻沾取曲霉菌的分生孢子或包囊悬浮于0.01%~0.1%的吐温20溶液中，制备成菌悬液（必要时可用涡旋仪涡旋15秒，使孢子可均匀分布于溶液中；为获得足够的分生孢子或包囊，可能需要7天以上的培养时间）。②将制备的菌悬液在530nm波长下测试吸光度，并调节菌悬液吸光度至A_{530}=0.09~0.13（此时菌液密度约为0.2×10^6~2.5×10^6CFU/ml）。③将菌悬液1：50稀释于真菌药敏培养液中并充分混匀（菌液密度约为0.4×10^4~5×10^4CFU/ml）。

（2）加样　向真菌药敏板中加入前述制备的菌悬液（除阴性对照孔中加100μl真菌药敏培养液外，其他各孔中均加入100μl菌悬液）。

（3）培养　恒温培养箱35℃±2℃条件下培养20~24小时。

（4）结果判读　自培养箱中取出板条，肉眼观察真菌药敏板中各孔的颜色变化。当有真菌生长时孔位内颜色从蓝色（阴性）变为红色（阳性）。根据真菌生长量的不同变色反应强度并不一致，若孔内颜色为蓝色/蓝紫色/深紫色，表明该孔为阴性生长孔。若孔内颜色为粉色/淡粉色/红色/紫红色，表明该孔为阳性生长孔。

4. 盘式试剂盒操作说明

（1）制备菌悬液　挑取数个直径约为1mm的单菌落悬浮于3~8ml的生理盐水或无菌水中，经比浊调节浊度至0.5麦氏单位（菌液浓度约为1×10^6~5×10^6 CFU/ml）。将上述菌悬液1：2000稀释于真菌药敏培养液中并充分混匀（菌液浓度约为5×10^2~2.5×10^3 CFU/ml）。

（2）加样　向真菌药敏板中加入3ml前述制备的菌悬液。

（3）检测及结果判读　将完成加样的真菌药敏板板放入微生物药敏培养监测仪中，仪器将直接报告MIC及药物敏感性结果或按板式试剂盒结果判读方法进行手工判读。

（四）参考区间

MIC值的解释参考CLSI和EUCAST中的解释标准获得相应敏感（S）中介（I）剂量依赖性敏感（SDD）和耐药（R）的结果。（表4-3-7，表4-3-8）

表4-3-7　各类抗菌药物对念珠菌的判断折点

抗菌药物		MIC范围（μg/ml）			
		S	I	SDD	R
两性霉素 B[3]	白色念珠菌	≤1	–	–	>1
	光滑念珠菌	≤1	–	–	>1
	克柔念珠菌	≤1	–	–	>1
	近平滑念珠菌	≤1	–	–	>1
	热带念珠菌	≤1	–	–	>1
	高里念珠菌	≤1	–	–	>1
伊曲康唑[3]	白色念珠菌	≤0.06	–	–	>0.06
	光滑念珠菌	–	–	–	–
	克柔念珠菌	–	–	–	–
	近平滑念珠菌	≤0.12	–	–	>0.12
	热带念珠菌	≤0.12	–	–	>0.12
	高里念珠菌	–	–	–	–

续表

抗菌药物		MIC 范围（μg/ml）			
		S	I	SDD	R
泊沙康唑[3]	白色念珠菌	≤ 0.06	–	–	＞ 0.06
	光滑念珠菌	–	–	–	–
	克柔念珠菌	–	–	–	–
	近平滑念珠菌	≤ 0.06	–	–	＞ 0.06
	热带念珠菌	≤ 0.06	–	–	＞ 0.06
	高里念珠菌	–	–	–	–
5- 氟胞嘧啶[2]	念珠菌属	≤ 4	8~16	–	≥ 32
氟康唑[1]	白色念珠菌	≤ 2	–	4	≥ 8
	光滑念珠菌	–	–	≤ 32	≥ 64
	克柔念珠菌	–	–	–	–
	近平滑念珠菌	≤ 2	–	4	≥ 8
	热带念珠菌	≤ 2	–	4	≥ 8
卡泊芬净[1]	白色念珠菌	≤ 0.25	0.5	–	≥ 1
	光滑念珠菌	≤ 0.12	0.25	–	≥ 0.5
	热带念珠菌	≤ 0.25	0.5	–	≥ 1
	克柔念珠菌	≤ 0.25	0.5	–	≥ 1
	近平滑念珠菌	≤ 2	4	–	≥ 8
	高里念珠菌	≤ 2	4	–	≥ 8
伏立康唑[1]	白色念珠菌	≤ 0.12	–	0.25~0.5	≥ 1
	光滑念珠菌	–	–	–	–
	克柔念珠菌	≤ 0.5	–	1	≥ 2
	近平滑念珠菌	≤ 0.12	–	0.25~0.5	≥ 1
	热带念珠菌	≤ 0.12	–	0.25~0.5	≥ 1
阿尼芬净[1]	白色念珠菌	≤ 0.25	0.5	–	≥ 1
	光滑念珠菌	≤ 0.12	0.25	–	≥ 0.5
	热带念珠菌	≤ 0.25	0.5	–	≥ 1
	克柔念珠菌	≤ 0.25	0.5	–	≥ 1
	近平滑念珠菌	≤ 2	4	–	≥ 8
	高里念珠菌	≤ 2	4	–	≥ 8

续表

抗菌药物		MIC 范围（μg/ml）			
		S	I	SDD	R
米卡芬净[1]	白色念珠菌	≤ 0.25	0.5	–	≥ 1
	光滑念珠菌	≤ 0.06	0.12	–	≥ 0.25
	热带念珠菌	≤ 0.25	0.5	–	≥ 1
	克柔念珠菌	≤ 0.25	0.5	–	≥ 1
	近平滑念珠菌	≤ 2	4	–	≥ 8
	高里念珠菌	≤ 2	4	–	≥ 8

注：1数据来源于CLSI M27-S4（2012）。2数据来源于CLSI M27-A2（2002）。3数据来源于EUCAST Clinical breakpoints – fungi（v 7.0）。"–"表示此处无解释标准。

表4-3-8　各类抗菌药物对曲霉菌属的判断折点（μg/ml）

抗菌药物	菌种	S	I	R
两性霉素 B	烟曲霉	≤ 1	2	> 2
	黑曲霉	≤ 1	2	> 2
伊曲康唑	黄曲霉	≤ 1	2	> 2
	烟曲霉	≤ 1	2	> 2
	构巢曲霉	≤ 1	2	> 2
	土曲霉	≤ 1	2	> 2
泊沙康唑	烟曲霉	≤ 0.12	0.25	> 0.25
	土曲霉	≤ 0.12	0.25	> 0.25
伏立康唑	烟曲霉	≤ 1	2	> 2

注：数据来源于EUCAST Clinical breakpoints – fungi（v 7.0）。

曲霉菌对阿尼芬净、卡泊芬净、氟康唑、5-氟胞嘧啶和米卡芬净暂无MIC解释标准。由于微生物的地区差异性和耐药机制的变化性，建议各实验室参考最新版 CLSI 及 EUCAST 标准，并建立自己的参考值范围。

目前国际上暂无隐球菌的折点信息。关于结果阐述的更多信息请参考 CLSI M27，CLSI M38 和 EUCAST 标准。由于微生物的地区差异性和耐药机制的变化性，建议各实验室参考最新版 CLSI 及 EUCAST 标准，并建立自己的参考值范围。

（五）检验方法的局限性

1.如果对照孔没有完全呈阳性，需适当延长培养时间。

2.从真菌特性上来说，真菌药敏试验的灵敏度和重复性比细菌的灵敏度和重复性要更差。

3.对于以30℃培养出的曲霉菌，应在30℃ ± 1℃培养20~24小时的条件下进行药敏试验。

4. 24小时读取的试验结果较48小时读取的结果更可靠。

（六）注意事项

1.在操作之前请仔细阅读产品说明书，严格按照说明书要求进行检测。

2..本产品检测对象为病原微生物，要求实验室操作人员严格按照临床微生物实验室的工作要求进行检测以及做好个人防护。

3.使用药敏分析仪检测药敏结果的人员必须经过专业培训方可使用。

4.本产品为一次性使用产品，试剂操作整个过程中保证无菌操作并于使用完毕后经过高压灭菌后再根据国家有关规定处理。

5.加样前请先将试剂预温到室温，配制菌液时注意挑选单菌落以避免杂菌污染并于15分钟内完成加样操作。

6.为保持所有培养物的孵育温度相同，重叠放置的真菌药敏检测板不应超过4个。

7.本产品应在规定条件下贮存，保持真菌药敏板和真菌药敏培养液外包装完好，并在产品有效期内使用。

参考文献

尚红，王毓三，申子瑜.全国临床检验操作规程.4版.北京：人民卫生出版社，2015.

起草人：毕春雷(北京市医疗器械检验所)

复核人：严诗云(广东省医疗器械质量监督检验所)

第五篇
核酸和基因检测试剂

第一章 核酸和基因检验的理化基础和质量保证

第一节 核酸和基因检验的理化基础

核酸和基因检验是指利用分子生物学技术检测人体各种标本中的内源性或外源性的核酸和基因物质。通过不同的分子生物学技术的应用，可以检测核酸或基因的表达、序列和结构的变化。从而获得反映机体的致病因素、疾病状态、病情变化的信息。核酸和基因检验可以协助临床医生对疾病进行诊断、病情观察、预后判断、易感性评估等。

核酸（nucleic acids）是一种由核苷酸组成的生物大分子化合物，是遗传物质的基础，为生命的最基本物质之一。核酸具有作为遗传物质和调控分子的功能。可以储存和传递生物体的遗传信息和调控细胞内的多种生命活动。核酸中具有编码功能的序列即为基因（gene），基因就是核酸分子链上的功能片段。因此，核酸在生物体的遗传、生长发育、细胞变异及其他生命现象中都扮演着重要角色。与蛋白质、代谢产物等生物分子一样，核酸是临床检测的重要材料之一，用于疾病的诊断和治疗。核酸检测技术的基本原理即利用了核酸自身的理化性质，如核酸的紫外吸收特性、变性和杂交特性等，了解核酸的理化特性和基因的表达过程，是建立并使用核酸临床检测技术的基础。

一、核酸组成与分子结构

核酸是由核苷酸（nucleotide）单体共价连接从而组成的链状聚合物。每个核苷酸由1分子戊糖、1分子磷酸和1分子含氮碱基所组成。一个核苷酸的5′磷酸基团和相邻核苷酸的3′羟基基团通过磷酸二酯键结合在一起，多个核苷酸聚合在一起形成长链的核酸分子。将经磷酸二酯键聚合在一起的多个核苷酸所组成的核酸分子称为多核苷酸（polynucleotide）。核酸的一级结构是指4种核苷酸的排列顺序。核酸分为两类，分别是脱氧核糖核酸（DNA）和核糖核酸（RNA）。两者的区别主要体现在两点，其一为DNA中的戊糖为脱氧核糖（deoxyribose），RNA为核糖；其二为DNA的4种碱基分别是腺嘌呤（A）、鸟嘌呤（G）、胞嘧啶（C）和胸腺嘧啶（T），而RNA中没有胸腺嘧啶，而是尿嘧啶（U）。碱基的组成遵循查格夫法则（Chargaff′s rule），即所有DNA中腺嘌呤与胸腺嘧啶的摩尔含量相等（A=T），鸟嘌呤和胞嘧啶的摩尔含量相等（G=C），嘌呤的总含量与嘧啶的总含量相等（A+G=T+C）。

（一）脱氧核糖核酸（DNA）

DNA是绝大部分生物体的遗传物质，负责储存、复制和传递遗传信息，在遗传变异和生长发育等重大生命现象中起决定作用。1953年Watson和Crick提出DNA分子双螺旋结构模型，其结构要点如下。

（1）由两条相互平行、走向相反的多核苷酸链围绕同一中心轴构成右手双螺旋结构（B型DNA），螺旋的一侧为大沟，另一侧为小沟；两条链一条是5′→3′，另一条是3′→5′。

（2）脱氧核糖形成的长链骨架在外，碱基在内，相邻碱基对间距离为0.34nm，每周为3.4nm（10bp），直径为2nm（B型）。

（3）两条链之间由氢键相连。配对原则：A-T，G-C。由于G-C对有三个氢键，A-T对只有两个氢键，因此富含G-C对的DNA比富含A-T对的DNA更加稳定。碱基互补配对和双螺旋结构是20世纪科学发现中最重要的突破之一，也是核酸检测的重要化学基础。

（二）核糖核酸（RNA）

RNA的种类和生物功能较多，在蛋白质生物合成和基因表达调控中发挥重要作用。按是否编码蛋白质，RNA分为编码RNA和非编码RNA（ncRNA）。一般认为在细胞中，根据结构功能的不同，占主要三类分别为mRNA（信使RNA），tRNA（转运RNA）和rRNA（核糖体RNA）。编码RNA指信使核糖核酸（mRNA），携带从DNA转录来的遗传信息。非编码RNA除了tRNA［转运RNA，是mRNA上碱基序列（即遗传密码子）的识别者和氨基酸的转运者］和rRNA（核糖体RNA，是组成核糖体的组分，是蛋白质合成的工作场所）外，还有能够调控基因表达的微小核糖核酸（miRNA）、反义核糖核酸（antisense RNA），在细胞核内剪切mRNA的小核RNA（snRNA），以及催化某些生化反应的核酶等。这些RNA的共同特点是都从基因组上转录而来，但不翻译成蛋白质，在RNA水平上就能行使各自的生物学功能。在某些生物体中（如某些病毒）RNA（genome RNA）也可作为遗传物质负责储存、传递遗传信息。

RNA分子量明显较DNA小，一般含几十至几千个核苷酸，大多数以单链形式存在。RNA分子的某些区域可卷曲形成分子内碱基配对，形成局部双螺旋，即发夹结构。发夹结构是RNA分子中最普通的二级结构形式，二级结构进一步折叠形成三级结构，RNA只在形成三级结构时才具有生物活性。RNA分子在体外容易降解，临床检测时需十分注意。目前，根据RNA功能，可将其分为13个种类：信使RNA（mRNA）、转运RNA（tRNA）、核糖体RNA（rRNA）、核酶RNA（ribozyme）、基因组RNA（genome RNA）、指导RNA（guide RNA）、mRNA样非编码RNA、tmRNA、小胞质RNA、小核RNA（snRNA）、核仁小RNA（snoRNA）、端粒酶RNA、反义RNA（antisense RNA）。

（1）mRNA（信使RNA）——蛋白质合成的直接模板。

mRNA是合成蛋白质的模板，内容按照细胞核中的DNA所转录。mRNA的功能就是把DNA上的遗传信息精确无误地转录下来，然后再由mRNA的碱基顺序决定蛋白质的氨基酸顺序，完成基因表达过程中的遗传信息传递过程。mRNA功能是在蛋白分子合成过程中，作为"信使"分子，将基因组DNA的遗传信息（即碱基排列顺序）传递至核糖体，使核糖体能够以其碱基排列顺序掺入互补配对的tRNA分子，进而合成正确的肽链，实现遗传信息向蛋白质分子的转化。

（2）tRNA（转运RNA）——氨基酸的运载体。

tRNA是mRNA上碱基序列（即遗传密码子）的识别者和氨基酸的转运者。tRNA是分子最小的RNA，转移RNA把氨基酸搬运到核糖体上，tRNA能根据mRNA的遗传密码依次准确地将它携带的氨基酸掺入正在合成的肽链中，实现肽链的延伸。所有tRNA的3′端都有相同的三个碱基（CCA），该位点是tRNA负载氨基酸残基的靶位。

（3）rRNA（核糖体RNA）——核糖体的组成成分，蛋白质的合成场所。

rRNA是组成核糖体的组分，是蛋白质合成的工作场所。rRNA一般与核糖体蛋白质结合在一起，形成核糖体（ribosome），如果把rRNA从核糖体上除掉，核糖体的结构就会发生塌陷。rRNA是单链，它包含不等量的A与U、G与C，但是有广泛的双链区域。在双链区，碱基因氢键相连，表现为发夹式螺旋。rRNA在蛋白质合成中的功能尚未完全明了。

（4）核酶RNA（ribozyme）——具有催化作用的RNA即核酶RNA，可降解特异的RNA序列。

（5）基因组RNA（genome RNA）——是指一些病毒以RNA为遗传物质。

（6）指导RNA（guide RNA）——是指导RNA编辑的小RNA分子。

（7）mRNA样非编码RNA——其转录的方式同mRNA，但不翻译为蛋白质。已知这类RNA有20多种。

（8）tmRNA——是指本身即是tRAN有是mRNA，翻译时分别执行两种功能。

（9）小胞质RNA——是指存在于细胞质中的小RNA分子。

（10）小核RNA（snRNA）——是剪接体的组分。

（11）核仁小RNA（snoRNA）——参与rRNA的加工。

（12）端粒酶RNA——是真核生物端粒复制的模板。

（13）反义RNA（antisense RNA）——可与靶序列互补结合的RNA，可以直接阻止靶序列的功能，或通过改变靶序列的构象进而影响其功能。

二、核酸理化性质

（一）一般理化性质

1. 核酸的酸碱性质 无论DNA还是RNA，在其多核苷酸链内既有酸性的磷酸基又有碱性的含氮杂环碱，因此核酸和蛋白质一样，是两性电解质。因磷酸基酸性较强，核酸通常表现为酸性。在中性或碱性溶液中，核酸带负电荷，在外加电场作用下向阳极移动。利用核酸这一性质可通过电泳的方法将分子量大小不同的核酸分离。带负电荷的核酸可与金属离子成盐。当向核酸溶液中加入适当盐溶液后，带正电荷的金属离子即可将核酸的负离子中和，在有乙醇或异丙醇存在时核酸即可从溶液中沉淀析出。

2. 核酸的紫外吸收性 嘌呤和嘧啶具有共价双键，使核酸及其衍生物、核苷酸、碱基在240~290nm紫外波段有强烈吸收，因此核酸具有紫外吸收特性。核酸在260nm附近有最大的紫外吸收值，根据260nm处的紫外吸收光密度值（OD），可以计算出溶液中的DNA和RNA含量。具体计算标准如下：$1OD_{260}$=50 μg/ml dsDNA=37 μg/ml ssDNA=40 μg/ml RNA=30 μg/ml dNTP。

而由芳香族氨基酸参与组成的蛋白质最大吸收峰在280nm处，因此可以用OD_{260}/OD_{280}比值来判断核酸样品纯度。纯DNA OD_{260}/OD_{280}比值为1.8，纯RNA OD_{260}/OD_{280}比值为2.0，若样品中含有蛋白质杂质，OD_{260}/OD_{280}比值会显著降低。

3. 核酸的高分子性质 核酸是分子量很大的高分子化合物，因此核酸溶液黏性较大。高分子溶液的黏性与溶质分子的不对称性有关，分子越不对称黏性越大，其黏度也越大，不规则分子比球形分子溶液的黏度大，线性分子溶液的黏度更大。DNA分子的长度与直径之比可达10^7，因此即使极稀的DNA溶液也有较大的黏度。RNA溶液的黏度较DNA小。当核酸溶液受热或酸碱等因素作用下发生变性时，分子长度与直径比例减小，分子不对称性变小，溶液黏度下降。黏度可作为 DNA 变性的指标。

4. 可超速离心沉降　不同种类的核酸分子大小不同。核酸分子的大小表示方法有以下几种：千道尔顿（kD）、碱基数（bp）、千碱基数（kb）、离心沉降常数（s）。其中离心沉降常数是利用高分子的核酸分子大小不同，分子性状不同，在超速离心场的作用下的沉降行为也各不相同而测得。

5. 凝胶过滤　高分子的核酸还表现为特异的凝胶过滤（如葡聚糖凝胶）洗脱行为，洗脱时分子量大的向北洗脱出，分子量小的后被洗脱出。

（二）核酸的特殊性质

1. 核酸变性　核酸在理化因素作用下，双螺旋结构中碱基之间的氢键断裂，双链分开的过程称为变性（denaturation）。核酸变性并不涉及共价键的断裂，即多核苷酸骨架上 3′，5′-磷酸二酯键。引起变性的常见理化因素有加热、酸、碱、尿素和甲酰胺等，而热变性更具典型意义。在变性过程中，核酸的空间构象被破坏，理化性质也随之发生改变。由于双螺旋分子氢键断裂与内部的碱基暴露，其黏度会下降，沉降速度增加，浮力上升，A_{260} 值会大大增加。

A_{260} 值的增加与解链程度有一定比例关系，这种关系称为增色效应（hyperchromic effect）。如果缓慢加热DNA溶液，并在不同温度测定其 A_{260} 值，可得到“S”形DNA熔解曲线（melting curve）。从DNA熔解曲线可见DNA变性作用是在一个相当窄的温度内完成的。变性温度范围与核酸样品是否均一有关，分子种类和长度越单一，其变性范围越窄。

当 A_{260} 值开始上升前DNA是双螺旋结构，在上升区域分子中的部分碱基对开始断裂，其数值随温度的升高而增加，在初始部分尚有少量碱基对使两条链还结合在一起，这种状态一直维持到临界温度，此时DNA分子最后一个碱基对断开，两条互补链彻底分离。通常把加热变性时DNA溶液 A_{260} 升高达到最大值一半时的温度称为该DNA的解链温度/熔解温度（melting temperature，Tm），Tm是研究核酸变性很有用的参数。Tm一般在85～95℃之间，Tm值与DNA分子中GC含量成正比，与核酸分子长度成正比。

2. 核酸复性　与核酸变性过程对应的则是核酸的复性，核酸的复性指的是核酸分子从单链状态重新组和成双链。相互互补的 DNA 分子在适当条件下，两条分开的单链可以重新形成双螺旋 DNA，这个过程称为复性（renaturation）。经常使用的一个概念叫做退火（annealing），特指 DNA 经热变性后再缓慢冷却复性的这一过程。一般来说，核酸的变性过程只需要很短时间即可完成，而复性过程则需要相对较长时间。复性是非常复杂的过程，影响 DNA 复性速度的因素很多，如 DNA 浓度，DNA 分子大小，温度等。相对于变性过程的增色效应，核酸复性时 A260 值的下降，称为低色效应（hypochromic effect）。

3. 核酸杂交　并非只有变性后的 DNA 分子能进行退火过程，当任何两条核酸具有互补序列时，不同来源的核酸都可以参与复性退火过程，即可形成碱基配对，出现复性现象。而这个反应过程称为核酸分子杂交，形成的核酸分子称为杂交双链。两条单链之间的序列互补程度不同，其杂交能力也不同，因此可以通过检测两个待测核酸的杂交能力检测其核酸序列，这就是分子杂交检测技术的原理和物质基础。

三、基因及其表达

(一)概述

基因(gene)是编码有功能的蛋白质多肽链或合成RNA所必需的全部核酸序列，是核酸分子的功能单位，其具有遗传效应。一个基因通常包括编码区和非编码区。编码区具有蛋白质或RNA的编码序列，非编码区不直接参与蛋白质序列的编码，一般为保证转录和加工所必需的调控序列(一般指5′端、3′端非编码序列，在真核生物中还包括内含子区域)。原核生物和真核生物基因结构上存在较大差异，相比原核生物，真核生物的基因表达调控更加复杂，因此也具有很多原核生物基因不具备的结构。因为基因在疾病和遗传中的重要性，基因及其突变的检测、基因的转录、翻译产物水平的定性、定量测定一直是临床核酸检测的重点。

原核生物基因一般以操纵子形式存在，编码区能转录为相应的mRNA，进而指导蛋白质合成，通常是起始密码子到终止密码子之间的一段连续的序列。非编码区是编码区上游及下游的序列，包括启动子和转录终止信号等。

而大多数真核生物基为断裂基因，即基因的编码区在是被非编码序列所隔开，是不连续的。编码序列称为外显子(能编码蛋白质)，非编码序列称为内含子(不能编码蛋白质)。此外，真核生物基因还具有独特的侧翼序列(分别位于5′端和3′端)，这些侧翼序列直接参与着基因的表达调控，对基因的时空差异表达起重要调控作用。

(二)基因表达

基因表达遵循中心法则而进行。中心法则是指遗传信息通过从DNA传递给RNA，再从RNA传递给蛋白质，即完成遗传信息的转录和翻译的过程。也可以从DNA传递给DNA，即完成DNA的复制过程。这是所有具有细胞结构的生物所遵循的法则。在某些病毒中的RNA自我复制(如烟草花叶病毒等)和在某些病毒中能以RNA为模板逆转录成DNA的过程(某些致癌病毒)是对中心法则的补充。目前某些观点认为朊病毒是中心法则现时唯一例外，但更为主流的观点认为“朊病毒”本身仅仅是一种异常折叠的蛋白质，不适合用遗传信息的角度进行解读。

1. 基因的转录 转录（transcription）是指在RNA聚合酶催化下，以DNA双链中的模板链（模板链用于转录，编码链不用于转录）为模板，以四种核苷三磷酸为原料，合成RNA的过程，即遗传信息从DNA传递给RNA的过程。在双链DNA中与模板链（无义链）互补的另一条DNA链即编码链（有义链），它与转录产物（转录后的RNA，如mRNA）在序列上的差异仅在于T变为U，但也要注意RNA是由核糖核酸组成而非DNA的脱氧核糖核酸。相应的DNA上的转录区域被称为转录单位。在含多个基因的DNA双链中，每个基因的模板链并不总是在同一条链上，亦即一条链可作为某些基因的模板链，也可是另外一些基因的编码链。

在转录过程中，RNA链的合成方向是从5′ 端向3′ 端。当完成转录起始、延伸、终止等过程后，对真核生物的基因来说，原始转录产物还需进行转录后的加工，使无生物活性的原始转录产物转变成有生物功能的成熟RNA。而原核生物的原始转录产物一般不需后加工就能直接作为翻译蛋白质的模板。

转录后加工过程包括剪接、加帽及加尾等。剪接是转录出的前mRNA（pre-mRNA）去除内含子序列、将外显子顺序连接而成为成熟有功能的mRNA分子的过程。加帽是真核 mRNA 5′ 端核苷酸加上7-甲基鸟核苷三磷酸（m7GpppAGpNp）“帽子”的过程。帽结构的主要功能是增强mRNA的稳定性。而加尾则是指在真核mRNA的3′末端加上100~200个A组成Poly（A）尾巴的过程，mRNA Poly（A）尾有助mRNA从细胞核到细胞质转运，也可增强mRNA稳定性。mRNA的定性及定量检测（如ALK融合基因或HER2拷贝数的检测）是疾病诊断、治疗效果评价等的重要手段，同时在近年来随着研究的深入，除了对成熟mRNA进行检测，研究者们还发现前mRNA的异常剪接也具有重要的生物学意义，因此，对于mRNA的前体进行检测，对于肿瘤、遗传性疾病的辅助诊断也有着相当广阔的应用前景。

2. 翻译　成熟的mRNA作为模板，tRNA作为运载工具，在相关酶、辅助因子和能量的作用下将活化的氨基酸在核糖体（亦称核蛋白体）上装配为蛋白质多肽链的过程，称为翻译（translation）。在翻译的过程中，mRNA分子中每相邻的三个核苷酸编成一组（密码子），密码子代表着核酸序列与氨基酸之间的对应规律，指导mRNA对应的蛋白质序列的合成。

一般来说，基因只有翻译成为特定的蛋白质才能执行其生物功能（近年来也发现一些非编码RNA也可以直接执行特定的生物学功能）。以这一过程大致可分为3个阶段：①肽链的起始是核糖体小亚基和mRNA上的起始密码子AUG结合并形成起始复合物的过程；②肽链的延长是核糖体沿着mRNA从5′→3′移动依次读出密码子的过程；③肽链的终止是核糖体沿着mRNA移动，遇上UAA、UAG或UGA等终止信号，意味着多肽链合成的终止。严格来说，临床上mRNA的检测只能间接反映基因“功能”，而蛋白质的定量检测才最能反映相应基因功能，因为蛋白质才是基因功能的执行者，但对于RNA的检测可以更好的反映疾病发生的早期现象。

翻译后需进行加工，从核糖体上释放出来的多肽需要进一步加工修饰才能形成具有生物活性的蛋白质。翻译后的肽链加工包括肽链的剪切，更为普遍存在的是蛋白质中某些氨基酸的特定修饰，包括泛素化、磷酸化、乙酰化、糖基化等，是目前表现遗传与蛋白功能研究的热点。

3. 复制　DNA作为遗传信息的载体，一个重要的功能是进行自身序列的复制。在DNA合成进行时，以两条亲代DNA链中的每一条链为模板，在DNA聚合酶催化下，按照A与T、G与C碱基互补配对的原则合成子代DNA的过程称为DNA的复制（replication）。由于复制合成的子代DNA两条脱氧核糖核酸链中有一条来自亲代DNA，另一条是以前者为模板新合成的子代DNA链，所以DNA这种合成的方式又称为半保留复制（semiconservative replication）。下面以原核生物DNA复制过程予以简要说明。

（1）DNA双螺旋的解旋　DNA的复制首先需要双链DNA的解旋及解链。在DNA Topo异构酶和解链酶的作用下，DNA双螺旋结构被松弛解开，形成复制叉。复制叉的形成是一个由多种酶共同作用完成的复杂过程。

ssbDNA蛋白（single-strandedDNAbinding protein）是较牢固的结合在单链DNA上的蛋白质。原核生物ssbDNA蛋白与DNA结合时表现出协同效应：若第1个ssbDNA蛋白结合到DNA上去能力为1，第2个的结合能力可高达10^3；但真核生物细胞中的ssbDNA蛋白与单链DNA结合时不表现上述效应。ssbDNA蛋白的作用是保证解旋酶解开的单链在复制完成前能保持单链结构，它以四聚体的形式存在于复制叉处，待单链复制后才会脱离下来，进行重新循环。ssbDNA蛋白只保持单链的存在，并不直接参与解旋过程。解旋过程主要由DNA解链酶（DNA helicase）完成，解旋酶能通过水解ATP获得能量从而解开双链DNA。这种解链酶分解ATP的活性依赖于单链DNA

的存在。如果双链DNA中有单链末端或切口，则DNA解链酶可以首先结合在这一部分，然后逐步向双链方向移动，若DNA是完整的双链结构，则DNA解旋酶很难结合上去。复制时，大部分DNA解旋酶是沿滞后模板的5′→3′方向并随着复制叉的前进而移动，但也有例外，个别解旋酶（Rep蛋白）是沿着3′→5′方向移动的。推测Rep蛋白和特定DNA解链酶是分别在DNA的两条母链上协同作用以解开双链DNA。DNA在复制前不仅是双螺旋而且处于超螺旋状态，而超螺旋状态的存在是解链前的必须结构状态，参与解链的除解链酶外还有一些特定蛋白质，如大肠杆菌中的Dna蛋白等。一旦DNA局部双链解开，就必须有ssbDNA蛋白以稳定解开的单链，保证此局部不会重新恢复成双链。两条单链DNA复制的引发过程有所差异，但是不论是前导链还是后随链，都需要一段RNA引物用于开始子链DNA的合成。因此前导链与后随链的差别在于前者从复制起始点开始按5′→3′持续的合成下去，不会形成冈崎片段，而后者则随着复制叉的出现，不断合成长度约在2~3kb的冈崎片段。

（2）冈崎片段与半不连续复制　因DNA的两条链是反向平行的，故在复制叉附近解开的DNA链，一条是5′→3′方向，另一条是3′→5′方向，两个模板极性不同。所有已知DNA聚合酶合成方向均是5′→3′方向，不是3′→5′方向，因而无法解释DNA的两条链同时进行复制的问题。为解释DNA两条链各自模板合成子链等速复制现象，日本学者冈崎（Okazaki）等人提出了DNA的半连续复制模型。1968年冈崎用3H脱氧胸苷短时间标记大肠杆菌后提取DNA，变性后用超速离心方法得到了许多3H标记的，被后人称作冈崎片段的DNA。延长标记时间后，冈崎片段可转变为成熟DNA链，因此这些片段必然是复制过程中的中间产物。此外，另一个独立实验也证明了DNA复制过程中会首先合成较小的片段。在对DNA连接酶温度敏感突变株进行试验中观察到，在连接酶不起作用的温度下，细胞内会出现大量小DNA片段积累，这表明DNA复制过程中至少有一条链首先合成较短的片段，然后再由DNA连接酶作用形成大分子DNA。一般来说，原核生物的冈崎片段比真核生物的长。深入研究还证明，前导链的连续复制和滞后链的不连续复制在生物界具有普遍性，故称为DNA双螺旋的半不连续复制。

（3）复制的引发和终止　所有的DNA的复制都是从一个固定的起始点开始的，而DNA聚合酶只能延长已存在的DNA链，不能从头合成DNA链，那么新DNA的复制是如何形成的？经大量实验研究已经证明，DNA复制时，往往先由RNA聚合酶在DNA模板上合成一段RNA引物，再由聚合酶从RNA引物3′端开始合成新的DNA链。对于前导链来说，这一引发过程相对比较简单，只要有一段RNA引物，DNA聚合酶就能以此为起点，一直合成下去。对于后随链，引发过程则较为复杂，需要多种蛋白质和酶参与。后随链的引发过程由引发体来完成。引发体由6种蛋白质构成，预引体或引体前体把这6种蛋白质结合在一起，并和引发酶或引物过程酶进一步组装形成引发体。引发体似火车头一样在后随链分叉的方向前进，并在模板上断断续续的引发生成滞后链的引物RNA短链，再由DNA聚合酶Ⅲ作用合成DNA，直至遇到下一个引物或冈崎片段为止。RNA引物则由RNA酶H降解并由DNA聚合酶I将降解后出现的缺口补齐，再由DNA连接酶将每两个冈崎片段连在一起形成大分子DNA，从而形成完整的DNA链。

第二节　核酸和基因检验过程管理

核酸和基因检验的过程主要包括：标本的采集、运送、保存；核酸的提取、基因的扩增；实验结果的生物信息分析以及结果报告的解读等。过程管理可以分为分析前、分析中和分析后三个阶段，这三个阶段都应建立质量管理体系，对这一过程进行质量控制。检测实验室或企业应建立质量保证系统，同时建立完整的文件体系，该体系应该涵盖所有涉及影响核酸和基因检验的因素，以保证系统的有效运行。

一、分析前阶段

分析前阶段始于临床医生提出检验申请，止于分析检验程序的启动。分析前变异是指在样本分析之前，所有对患者及标本产生影响进而影响检验结果的因素。分析前误差（包括过失误差）占检验全部误差的50%~80%。分析前质量控制涉及多个部门，需要医生、患者、护士、检验和工勤人员的密切配合。由于临床核酸检测是一个非常敏感且相对复杂的技术，操作不当可导致检验结果的假阳性或假阴性，因此分析前阶段的样本正确采集、运送及保存对于获取正确的检验结果非常重要。临床基因扩增检验实验室需要对各种临床标本的收集按照检测要求建立标准操作程序（SOP），并培训临床标本采集与运送的相关人员。

（一）标本采集

1. 采集类型　临床核酸检验常采用的标本类型有血液、骨髓、咽拭子、尿液、粪便、痰液、生殖道标本等。需特别注意的是对于不同的病原微生物的基因扩增，有不同的适宜检测标本类型，如血液适用于 HBV、HCV 和 HIV 检测，痰液用于肺结核 TB 检测，泌尿生殖道拭子用于衣原体检测等。

2. 采集时机　当病原体感染机体后，特定的临床标本中，病原体含量能达到基因扩增的检出水平并不能覆盖整个感染过程，可能只是在感染或疾病发生发展过程中的某一个时间段。因此，在疾病发展过程中，过早或过晚采集标本都可能会造成假阴性结果，为了获取正确的信息，需要临床医生根据疾病的不同阶段采集不同的标本进行检测。如急性呼吸综合征冠状病毒（SARS-CoV）感染，其在感染发病后 3~4 天，即可以较高浓度出现于下或上呼吸道标本中，在第 10~13 天，在尿液和粪便中出现的浓度最高，而在血液中，则不但存在时间短，而且浓度低。又如 HBV、HCV 和 HIV 感染等，机体感染后，在特异抗原和抗体出现以前，血液循环中即可有较高浓度的病原体存在，而当抗体出现后，病原体的浓度在不同的患者不同的感染阶段有可能不一样，有的可能会低于特定 PCR 或 RT-PCR 方法测定下限，致使在特异抗体存在的情况下，病毒核酸检测为阴性。

3. 采集部位的准备　在采集标本之前，一般需要清洁消毒标本采集部位，以去掉污染的微生物或其他杂物，否则会导致基因扩增结果的假阳性。但过度清洁消毒有可能会去掉或破坏靶微生物。因此，标本采集部位的准备应由训练有素的人员进行。

4. 采集的器皿　原则上标本采集过程中所用的防腐剂、抗凝剂及相关试剂材料不应对核酸提取及扩增过程造成干扰。标本采集材料如棉签、拭子等均应为一次性使用。一般应使用 EDTA 或枸橼酸盐作为抗凝剂，肝素因其抑制 Taq 酶作用很强，且在核酸提取中很难去除，故应尽量避免使用。运输容器应为密闭的一次性无菌装置。标本运输中的保存液对其有稀释作用，因此应考虑稀释对测定的影响。目前已有厂商提供专门用于核酸检测标本采集的无核酸酶容器。

5. 采集量 对于PCR扩增检测，理论上说扩增反应管内只要有一个核酸分子，就能进行扩增，但在实际操作中不可能达到这么高的灵敏度。因此，为了尽可能检出存在的病原体，一般应尽可能多采集标本量，从而提高检测的敏感性。但基于临床实验室设备和操作可允许性，以及成本效益的考虑，标本量也不能太多。此外，标本量过大也会使得外源非相关DNA增多，有可能会影响扩增的特异性。由于不同临床实验室所用的试剂盒在核酸提取、上样量和扩增条件上不完全一致，其测定的灵敏度下限也有差异，因此，在进行定性检测时，使用不同试剂盒可能会出现不一致的结果。而对于定量测定来说，对标本的收集和运输要求更为精确。

6. 采集中的防污染 采集标本过程中要特别注意污染，防止混入操作者的头发、表皮细胞、痰液等。如对于RNA的检测，在使用玻璃器皿，必须经0.1% DEPC水处理后高压灭菌，以使可能存在的RNase失活。

7. 采集质量的初步评价 对于采集的标本可采取不同的方法进行质量评价。例如血清（浆）标本可观察标本是否溶血、脂血及其程度，并明确这种情况是否会对核酸的提取和基因扩增造成影响。对分泌物标本，则可从细胞组成，所需类型细胞的数量等方面进行评价，评价方法包括肉眼与显微镜观察等。泌尿生殖道分泌物标本如用于沙眼衣原体的扩增检测，则可镜下观察是否有上皮细胞存在，因该病原体生存在上皮细胞内，如果镜下没有一个上皮细胞或极少，则标本采集肯定不合格，应重新采集。同样，痰标本如果白细胞数量极少，则提示并未采到真正的痰液。

（二）标本运送

标本一经采集，则应尽可能快地送至检测实验室。对于靶核酸为DNA的标本，如是在无菌条件下采集，则可在室温下运送，建议采集后，在8小时之内送至实验室。对于靶核酸为RNA的标本，如果短时间内运送（如10分钟左右），则可室温下进行；如果时间较长，则应在加冰条件下运送。如果标本中加入了适当稳定剂（如异硫氰酸胍盐）的血清（浆）标本，则可在室温下运送或邮寄。所有临床标本在采集后送至实验室之前，均应暂放在2~8℃临时保存。此外，标本的运送还应充分考虑生物安全问题，应符合相应的生物安全要求。

（三）标本保存

标本一经送至临床实验室，原则上应立即进行检测。若不能立即检测，则需按照规定要求进行保存。所有临床标本在采集后送至实验室之前，均应暂放在2~8℃临时保存。临床体液标本如需长期保存，应置于-70℃以下。

对于检测靶核酸为DNA的标本，在2~8℃下最长可保存3天，也可以保存于-20℃中。若临床样本中提纯后的核酸DNA，可加入TE溶液在4℃长期保存。

对于检测靶核酸为RNA的标本，主要是防止RNA降解，特别是核酸酶作用。一旦采集送到实验室后，立即在-20℃以下冻存。为使临床标本中可能存在的核酸酶失活，还可加入离液剂，它可使RNA酶分子结构破坏。最常用的是异硫氰酸胍盐（GITC），使用终浓度为5mol/L，可使RNase不可逆失活。此外，如测定的靶核酸为血液循环中RNA，为避免室温放置过久而致RNA降解，最好不要使用血清标本，而应使用EDTA抗凝后血浆标本。

（四）个体化用药检测标本

个体化用药检测标本可采用血液标本或组织标本。

1. 血液标本　血液标本必须用 EDTA、枸橼酸盐（柠檬酸盐）抗凝的真空采集管采集血液标本 2ml 以上，抗凝剂严禁使用肝素。采集后应置于 2~8℃保存，24 小时内提取基因组 DNA 可获得最佳效果。提取基因组 DNA 测定样本浓度和 OD 值，符合 SOP 要求的浓度和纯度再送样检测。要求溶解后 DNA 样品总体积在 50μl 以上，紫外测定浓度在 50ng/μl 以上；且 OD_{260}/OD_{280} 比值 >1. 8 左右，并无明显不溶固形物，视为合格 DNA 样本。

2. 组织标本　检测样本包括新鲜肿瘤组织、石蜡包埋肿瘤组织块或切片等。

（1）新鲜肿瘤组织块　要求提供25mg左右（大于米粒大小即可）样本（手术或肠检样本），将样本放置于10%中性甲醛溶液中，常温运输。

（2）石蜡包埋肿瘤组织块　要求提供石蜡包埋组织1块，常温保存，运输。

（3）石蜡包埋肿瘤组织切片　为了提高基因组DNA 提取效率，推荐按如下要求准备送检样本：①切片厚度约10μm，切片数量（8~10 片）取决于肿瘤组织大小；②切片结束后，不必铺片和贴片处理，直接用干净的镊子将组织切片转移至于净离心管、小玻璃瓶（或其他密闭容器）；③每个离心管放5 张面积约 250mm^2（成人拇指盖大小）肿瘤组织（肿瘤组织占整体组织的 80%）切片；④如果肿瘤组织切片的面积较小，应适当增加切片数量（不超过10 张）；⑤送样时应提供两管待测样本，其中一管用于检测，另一管作为备用材料；⑥样本常温保存与运输。

若不能按上述操作提供样本，应提供10张标准未经染色的石蜡组织切片。

二、分析中阶段

分析中阶段是指患者标本到达实验室后，分析检测程序启动到获得检验结果为止的阶段。做好分析中质量控制，必须做到检验程序的标准化、规范化，建立文件化的检验程序体系。分析中质量控制主要包括以下环节。

（一）标本前处理

标本接收应按照实验室规定程序进行，如果不合格应该拒收。如果是新采集的标本，涉及标本的分离和保留；如果是冻存标本，需正确解冻。

1. 全血 / 骨髓　对于全血或是骨髓样本，若需分离出白细胞，需取全血或骨髓 1ml 至干燥玻璃管中，加入生理盐水 1ml 轻摇混匀；同时另取一支干燥玻璃管加入 500μl 淋巴细胞分离液；将用生理盐水稀释后的全血或骨髓用加样枪缓慢加入有淋巴细胞分离液的试管中，2000r/min 离心 5 分钟，离心后可以看到白细胞层，此时小心的吸取白细胞层，加入到一个新的1.5ml 离心管内，再加等量生理盐水，12000r/min 离心 5 分钟，即为制备好的白细胞样本，可作核酸提取用。

2. 血清 / 血浆　取一定体积量的血清或血浆备用。如提取核酸 DNA，需加入等量 DNA 浓缩液，用振荡器充分振荡混匀；12000r/min 离心 10 分钟；弃上清，留取沉淀备用。

3. 拭子　向置有来自鼻、咽喉部、生殖泌尿道分泌物等部位的棉拭子塑料管中，加入 1ml 灭菌生理盐水，充分振荡摇匀，挤干棉拭子；吸取全部液体转至 1.5ml 离心管中，12000r/min 离心 5 分钟；弃上清，留取沉淀备用。

4. 刮片 向装有疱疹、溃疡等部位刮片的玻璃管加入 1ml 灭菌生理盐水，充分振荡，尽可能将刮片细胞洗脱；吸取全部液体转至 1.5ml 离心管中，12000r/min 离心 5 分钟，弃上清，留取沉淀备用。

5. 脑脊液 混匀后取 1ml 移至 1.5ml 离心管中，12000rpm 离心 5 分钟；弃上清，沉淀加入 1ml 灭菌生理盐水，振荡摇匀，12000r/min 离心 5 分钟；弃上清，留沉淀备用。

6. 痰液 取适量痰液于无菌容器中，加入 4 倍体积 4% NaOH 溶液，室温放置 30 分钟液化；取液化后标本 1.0ml 至 1.5ml 离心管中，12000r/min 离心 5 分钟，弃上清，沉淀加灭菌生理盐水 1ml 混匀，12000r/min 离心 5 分钟。弃上清，在沉淀中再次加入生理盐水混匀并再次离心，弃上清，留沉淀备用。

7. 粪便 取适量粪便于无菌容器，加入 1ml 灭菌生理盐水，充分振荡摇匀，吸取全部液体转至 1.5ml 离心管中，12000r/min 离心 5 分钟；弃上清，留沉淀备用。

8. 尿液 / 乳汁 / 疱疹液 / 肺灌洗液 / 支气管灌洗液 取待测标本 1ml，12000r/min 离心 5 分钟，弃上清，留沉淀备用。

（二）核酸分离纯化

核酸分离纯化的总原则应尽量保证核酸一级结构的完整性即保证其序列的完整性，同时排除其他分子污染。核酸分离纯化后样品中其他生物大分子如蛋白质、脂类和多糖分子减少到最低水平；样品中无其他核酸类型的污染，如分离DNA 时，RNA应该尽量除去，反之亦然；样品中不应存在对DNA聚合酶有抑制作用的有机溶剂和过高浓度的金属离子。根据核酸分离后的应用，有些对DNA的完整性要求较高，如构建文库、脉冲场凝胶电泳等，有些则要求较低，如PCR、RFLP 等；对于DNA 纯度要求也一样，如果用于荧光定量PCR、RFLP、SNP 芯片分析等，其纯度要求较高，而如果用于一般PCR检测，则其纯度要求则较低。

一般来说核酸分离纯化需要4个步骤，即组织或细胞的破碎和裂解、核蛋白复合体的变性、核酸酶的灭活以及污染杂质的分离。外周血、骨髓和组织是人体基因检测的常用标本。在病原学检测中，主要以病原感染的原始部位分泌物、体液及拭子等作为常用标本。组织DNA、RNA提取原理与细胞中提取核酸原理完全相同，操作类似，其差异主要在于组织样本在进行抽提前需进行单细胞均质化处理。常用的方法有液氮研磨、超声裂解等物理方法，操作人员需注意在保证操作安全的前提下，尽可能地充分裂解细胞，以获得最大的抽提效率。

现已有不少商品化核酸提取试剂盒，但临床实验室在使用这些试剂盒前，必须评价其核酸提取纯度和效率。

下面介绍目前常用于DNA提取的酚氯仿法、离心柱法、磁珠法和用于RNA提取的异硫氰酸胍-苯酚法和硅膜柱提取法。

1. 酚氯仿法 利用去垢剂 SDS 裂解细胞，将核酸从细胞中释放出来，再使用蛋白酶 K 消化与核酸结合的蛋白质，使核酸完全游离。随后加入酚使蛋白质变性，离心后蛋白分子溶于有机相，DNA 则溶于水相。再加入氯仿和异戊醇加速有机相与水相分离，同时氯仿可去除残留酚，异戊醇可减少蛋白变性中产生的气泡。最后用乙醇沉淀核酸，且去除其他有机溶剂。在乙醇沉淀的同时加入醋酸钠，有助于减少分子间的排斥力，使 DNA 易于聚集沉淀。

下面以全血为例说明其实验操作。①将1.5ml红细胞裂解液加入到0.5ml全血中，混匀，室温孵育20分钟。3600r/min离心15分钟，弃上清。②加入180 μl TE（pH 8.0）、20 μl 10% SDS、5 μl 蛋白酶K（10mg/ml），混匀，37℃水浴消化过夜或50℃水浴消化4小时，期间多次振荡混匀。③加入等体积饱和酚溶液，轻轻转动直至混匀。5000r/min离心15分钟，吸取上层黏稠水相，用酚重复抽提一次，再加入等体积的氯仿：异戊醇（24：1），轻轻转动混匀，5000r/min离心15分钟，吸取上层黏稠水相，用氯仿：异戊醇（24：1）重复抽提一次。④加入1/5体积的3mol/L 醋酸钠（pH 5.2）及2倍体积预冷无水乙醇，慢慢摇动离心管，即有乳白色云絮状DNA出现。挑取DNA，加入0.2ml 70%乙醇，5000r/min离心5分钟，弃上清，重复一次。待残留乙醇挥发，加100 μl TE液溶解DNA，-20℃保存。

2. 离心柱法 蛋白酶K裂解细胞，使核酸释放出来。再利用高盐、低pH环境下，离心柱内带正电荷的硅基质膜与带负电荷的DNA可紧密结合的特点，通过系列洗涤，将未吸附的蛋白和杂质去除，随后采用低盐、高pH缓冲液将DNA从膜上洗脱下来，即可得到纯化的基因组DNA。

离心柱法提取DNA通常采用试剂盒，各厂家产品操作步骤略有差异，应严格按照所用试剂说明书操作，以下步骤仅供参考。①在200 μl 全血中加入20 μl 蛋白酶K（20mg/ml），全血不到200 μl则以PBS补足。如需要去除RNA，则加入4 μl RNase（100mg/ml）振荡混匀。②加入200 μl缓冲液，充分振荡混匀，56℃孵育10分钟。③加入无水水乙醇200 μl，充分振荡混匀。④将上述匀浆液转移至离心柱内，8000r/min离心1分钟，弃去流出液。⑤加入抑制物去除液500 μl，8000r/min离心1分钟，弃去流出液。⑥加入漂洗液500 μl，12000r/min离心3分钟，弃去流出液。⑦更换液体采集管，12000r/min离心1分钟，使离心柱内吸附膜彻底干燥。⑧将液体采集管更换为1.5ml离心管。向吸附膜中央滴加50~200 μl 洗脱缓冲液，室温下放置5分钟。8000r/min离心1分钟。离心管内即为DNA溶液，-20℃保存。

3. 磁珠法 磁珠表面包被的特殊功能基团具有可逆吸附DNA特性，当活化试剂对磁珠表面包覆的高分子进行化学修饰后，可使磁珠对DNA具有很强的亲和力，高效结合（吸附）DNA，并借助磁场快速分离；改变条件，磁珠即可释放DNA，达到快速分离纯化DNA的目的。

磁珠法提取DNA通常采用试剂盒，各品牌间操作步骤略有差异，请根据试剂说明书操作，以下步骤仅供参考（手动提取方法）。①在2ml离心管中先后加入20 μl 蛋白酶K（20mg/ml）、200 μl 全血、4 μl RNase（100mg/ml）以及150 μl 裂解液，充分混匀，室温放置30分钟。②加入15 μl磁珠悬液，280 μl缓冲液。将反应管放置于磁力装置配套的试管架上。③将试管架放在振荡器上，室温下1400r/min振荡3分钟。④将试管架放回磁力基座，约1分钟后，磁珠完全吸附，小心除去上清液。⑤将试管架取下，加入700 μl缓冲液，随后放在振荡器上，室温下1400r/min振荡1分钟。⑥重复步骤④、⑤，再重复步骤④。⑦将试管架取下，加入70 μl漂洗液，随后放在振荡器上，室温下1400r/min振荡1分钟。⑧重复步骤④和⑦，再重复步骤④。⑨加入700 μl蒸馏水（注意不要直接冲洗吸附在试管壁上的磁珠）。室温放置1分钟后，除去上清液。⑩重复步骤⑨。⑪将试管架从磁力基座上取下，加入100~200 μl洗脱液。随后放在振荡器上，室温下1400r/min振荡3分钟。⑫将试管架放回磁力基座，约1分钟后，磁珠完全吸附，将含有DNA的上清液转移至新的试管中，-20℃保存。

4. 异硫氰酸胍－苯酚法 异硫氰酸胍是强变性剂，可迅速破坏细胞结构，并使核糖体上的蛋白变性，释放核酸，且抑制细胞内核酸酶对核酸的降解，所释放的RNA在一定pH环境下可溶解于水相中，通过有机溶剂抽提沉淀便可获得纯净的RNA。Trizol试剂是目前最为常用的商品化异硫氰酸胍－苯酚抽提试剂，在使用Trizol试剂破碎并溶解细胞成分后，加入氯仿抽提，离心分离水相与有机相，通过异丙醇沉淀便可获得高纯度的RNA。

若仅需提取血液、骨髓液样本中有核细胞RNA时，则推荐使用Ficoll－Hypaque液预先进行有核细胞分离再抽提RNA。此时应保证每1ml Trizol所处理有核细胞数量为5×10^6～10×10^6个。

目前异硫氰酸胍－苯酚法有多种商品化试剂，不同试剂盒其成分配比存在一定差别，而导致操作中存在不同，主要步骤如下。①在2ml EP管中先后加入200μl抗凝全血/骨髓液、1ml Trizol试剂，吸打或涡旋振荡混匀后室温静置3分钟。②在上述EP管中加入0.2ml氯仿，盖上管盖在手中剧烈振荡15秒，室温静置5分钟后，40℃ 12000r/min离心15分钟。离心后样品分为三层：底层为粉色有机层、白色中间层及上层无机水相。吸取无机水相至新的EP管中。③向上一步所得水相中加入等体积的异丙醇，颠倒混匀后－20℃静置10分钟，40℃ 12000r/min离心15分钟，弃去上清。④使用1ml 75%乙醇洗涤RNA沉淀，7000r/min离心5分钟后弃去上清。⑤室温干燥RNA沉淀，加入25～200μl去RNase水，置55～60℃ 5分钟溶解。溶解后的RNA样本置于－80℃保存。

5. 硅膜柱提取法 当含有RNA的细胞破碎液通过硅胶膜时，硅胶膜便会通过物理（电荷、pH等）及化学（mRNA polyA尾部等）性状对其进行吸附，从而与其他成分分离。在低盐溶液洗脱下，RNA便可从硅胶膜上洗脱，从而完成抽提。

目前提供使用硅膜柱抽提RNA的试剂盒有多种，操作不尽相同。实际使用时应参考所用试剂盒的配套说明书操作。主要步骤如下：①在2ml EP管中先后加入200μl抗凝全血/骨髓液、600μl RLT缓冲液，吸打或剧烈振荡混匀，使溶液均质化。②向上述溶液中加入等体积的70%乙醇，充分吸打混匀。③将硅膜小柱装入2ml收集套管中，按每次700μl上样量将上述溶液加入硅膜小柱，盖上管盖8000r/min离心15秒，弃去收集管中液体，多次上样，以将所有溶液充分过柱。④向小柱中加入700μl RW1缓冲液，盖上管盖8000r/min离心15秒，弃去收集管中液体。⑤向小柱中加入500μl RPE缓冲液，盖上管盖8000r/min离心15秒，弃去收集管中液体。⑥将小柱装入1.5ml EP管中，向小柱内加入30～50μl去RNase水，盖上管盖8000r/min离心15秒，将EP管中收集液体再次加入小柱中，盖上管盖8000r/min离心15秒，收集洗脱液，置于－80℃保存。

（三）基因扩增

体外基因扩增检验技术一般采用三种策略：①目标基因扩增，是利用聚合酶链反应、转录依赖的扩增系统或替代系统扩增靶基因；②探针扩增，主要包括连接酶链反应、滚环扩增和网状分枝扩增，其检测的靶基因并未扩增，而是将与其配对的探针扩增而进行检测；③信号放大系统是利用复合探针或支链探针技术增强来自每个探针分子的信号来检测的技术。目前我国临床基因检验实验室最常用的荧光定量PCR（fluorescent quantitative PCR，FQ－PCR），是在PCR反应体系中加入标记有荧光基团的特异探针，利用荧光信号监测整个PCR过程，获得在线描述模板DNA扩增过程的动力学曲线，最后通过与已知拷贝数DNA比对来对标本中模板核酸进行定量分析的方法。具体基因扩增技术参见本篇第三章第二节。

（四）临床基因扩增检验实验室

临床基因扩增检验实验室的设施应该按照原卫生部办公厅印发的《医疗机构临床基因扩增

检验实验室管理办法》（卫办医政发〔2010〕194号）执行，特别是按照其附件《医疗机构临床基因扩增检验工作导则》进行实验室设计和制定实验室工作的基本原则。

1. 实验室设置要求　临床基因扩增检验实验室，特别是采用荧光定量PCR等目标基因扩增技术的实验室，尤其要注意避免实验室污染。污染的来源有二，一是通常的灰尘和细菌等；二是以前扩增产物的”遗留污染”。前者依靠日常的清洁工作即可做到，而要避免后者，除了对实验操作必须有严格要求外，实验室空间的规范化分区及严格的实验室管理也是必不可少的。表5-1-1为一个临床基因扩增检验实验室日常工作核查表的例子，各实验室可根据自己的实际情况制定相应的核查表，以确认每天的工作程序是否得到认真执行。

表5-1-1　临床基因扩增检验实验室日常工作核查表

工作项目	核查点
水浴箱、恒温加热器	□校准及记录温度
次氯酸钠溶液	□新鲜配制
生物安全柜	□先启动运行30分钟后在开始工作
室内质控： 弱阳性质控（定性） 低、中、高浓度质控（定量） 阴性质控：原样本 经过提取过程的空管 仅含有扩增反应混合液的管	□有 □有 □有 □有 □有
试验台面	□使用后用次氯酸钠溶液消毒，再用70%乙醇进行再次清洁 □紫外线照射
加样器、离心机	□使用后用次氯酸钠溶液消毒，再用70%乙醇进行再次清洁
实验室各区域	□循环单一工作流向 □紫外线照射

2. 实验室仪器设备　基因扩增检验实验室需要配置的仪器设备依所采用的具体产物分析技术的不同而异，扩增过程中涉及的仪器主要有核酸扩增仪、生物安全柜、微量高速离心机、混匀器、水浴箱或加热模块、微量加样器、冰箱、可移动紫外灯等，以及耗材如一次性手套、耐高压处理的微量离心管和加样器吸头（带滤芯）。各种仪器和使用的耗材均应建立质量标准和定期校准制度，否则会严重影响检验结果（表5-1-2）。

例如，为保证加样准确，加样器应使其保持有足够的准确度和精密度，并定期校准。核酸提取用微量离心管和带滤塞加样器吸头的质量，应事先质检。微量离心管的质检主要是检验其是否有PCR反应抑制物。带滤芯吸头则需观察其密封性。核酸扩增仪孔间温度的稳定性和均一性对扩增检测有直接影响，因此需定期检测扩增仪孔间温度的重复性和均一性。有两种方法，第一种是使用一种热电偶探针、微伏转换器和自动图示记录仪组成扩增加热模块孔内温度监测记录系统，当孔间温度变异超出1℃时，即可检测出来。具体做法是将装有TE缓冲液并加上液状石蜡的扩增反应管放置于扩增仪各孔中，热电偶探针透过扩增反应管盖插至缓冲液中，然后按程序进行常规PCR扩增，加热模块如为96孔，则至少要测定不同位置12个孔的孔内温度，在整个扩增过程中，可移动热电偶探针至上述不同孔中监测温度，但每一孔内温度监测至少要有一个扩增周期。热电偶探针监测系统可从一些扩增仪生产厂家购置，但注意它是与其生产的扩增仪孔相配套。第二种方法并非直接测定孔内温度，而是通过扩增功能来间接获知孔间的均一性。将已知浓度的阳性质控样本置于扩增仪各孔中按常规进行扩增检测，观察结果的一致性。若有某一个或几个孔结果有问题，则应确定这一个或几个孔是否会重复得到假阴性结果，如果是，则表明相应孔的热传导有损坏。

表 5-1-2　基因扩增检验仪器设备的质控

仪器设备	质控方法	频度	失控标准
扩增仪	仪器校准试验	当仪器移动时	试验失败
	热电偶监测温度	每月一次	靶温度或温度差异超出允许范围
	扩增功能检测	每4个月一次	待测孔未出现扩增，检测温度
	程序打印	每次测定时	打印程序错误
加样器	校准	每年2次	不符合要求
恒温器	温度检测	每次试验	不符合要求
生物安全柜	预防性维护及校准	每年2次	不符合要求
微量高速离心机	预防性维护及校准	每年2次	不符合要求

3. 实验室试剂　对进入临床基因扩增检验实验室的每一批试剂盒都要进行质检。还应对操作方法标准化以使其在条件变化不大时对测定结果的影响最小。定量测定的精密度是测定组成步骤的变异和的平方根，一般用标准差来表示，测量总变异S，其公式为：

$$S=(S_a^2+S_b^2+S_c^2+\cdots)^{1/2}$$

上式中S_a、S_b、S_c是步骤a、b、c等（例如试剂准备、标本采集、核酸提取、扩增和产物检测等）的标准差；改善测定精密度的措施必须首先着重在最不精密的步骤上，应对试剂准备、标本收集、核酸提取、测定方法和仪器操作写出SOP，但最重要的是在测定中必须严格按SOP操作，除非经实践证明正在使用的SOP中有不对之处时，才可对SOP按一定程序进行修改。

4. 实验室人员培训　按原卫生部《医疗机构临床基因扩增检验实验室管理办法》（卫办医政发〔2010〕194号）规定，医疗机构临床基因扩增检验实验室人员应当经省级以上卫生行政部门指定机构技术培训合格后，方可从事临床基因扩增检验工作。基因扩增技术与传统的检验技术和方法差异很大，实验室管理不当，操作不正规，极易造成假阳性或假阴性结果；另外，临床基因扩增检验的结果涉及病原微生物感染、个体化治疗及疾病预测等多个方面，需要通过非常专业的培训后方能进行相关的咨询。

三、分析后阶段

分析后阶段是指患者标本分析后检验结果的发出直至临床应用这一阶段。为使检验结果准确、真实、无误并转化为临床能直接采用的疾病诊疗信息而采取的措施和方法，称为分析后质量控制。分析后质量评估的内容主要有三个方面：①检验结果的审核与发放；②咨询服务及与临床沟通；③检验标本的保存及处理。

（一）检验结果的审核与发放

检验结果报告是临床实验室工作的最终产品，检验结果报告的正确与及时发出是分析后质量保证工作的核心。因此，必须严格审核发放检验报告单，以保证发出的检验结果“准确、及时、有效”。

建立异常结果的复核和复查制度。对检验结果的正确判断是这一工作的前提，判断检验结果正确与否的重要依据是室内质量控制是否合格。在基因扩增检验中，检验结果可能涉及个人隐私、生活等多个方面，应特别注意医学伦理。

（二）咨询服务及与临床沟通

临床基因扩增检验的项目越来越多，除了传统的病原微生物检测外，近年来开展的个体化治疗、个体识别和疾病预测等，需要非常专业地与医生和患者沟通，正确认识检验结果。

（三）检验标本的保存及处理

检验后标本储存的主要目的是为了必要的复查，当对检验结果存在质疑时，只有对原始标本进行复检，才能说明初次检验是否有误。而且，标本保存也有利于科研工作中进行回顾性调查。因此，要建立标本储存的规章制度，专人专管。保存的标本应按日期分别保存，到保存期后，标本、容器以及检验过程中接触标本的材料应按《医疗卫生机构医疗废物管理办法》和《医疗废物管理条例》的相关规定处理。

第三节　基因扩增检验实验室管理办法

为规范医疗机构临床基因扩增实验室的管理，确保质量和实验室生物安全，2002 年原卫生部发布了《临床基因扩增检验实验室管理暂行办法）（卫医发〔2002〕10 号），2010 年对此文件进行修订，并发布了《医疗机构临床基因扩增检验实验室管理办法》（卫办医政发〔2010〕194 号），其附件为《医疗机构临床基因扩增检验实验室工作导则》对临床核酸检验和基因扩增实验室的设计、工作流程及注意事项进行了阐述。

（一）实验室审核与设置

医疗机构设置基因扩增检验实验室时，应向本省卫生行政部门提出申请，按要求上交材料。由省级临床检验中心或省级卫生行政部门指定的其他机构进行技术审核，并经卫生行政部门批准后方可开展检测工作，所开展的检验项目需向卫生行政部门登记备案。

（二）实验室质量管理

从事临床基因扩增检验的实验室人员，应当经省级以上卫生行政部门指定的机构进行技术培训，合格后方可从事临床基因扩增检验工作。医疗机构的临床基因扩增实验室应当按照《医疗机构临床基因扩增检验工作导则》开展室内质控，并参加卫生部临床检验中心或指定机构组织的室间质量评价工作。

（三）实验室监督管理

省级以上卫生行政部门可以委托临床检验中心或者其他指定机构，对医疗机构临床基因扩增检验实验室进行现场检查和质量监测，对室间质量评价不合格的实验室提出警告，甚至暂停检测工作，并限期整改。

（四）医疗机构临床基因扩增检验实验室工作导则

《医疗机构临床基因扩增检验实验室工作导则》对临床基因扩增实验室的设计、工作原则和注意事项作了明确的说明。实验室设计主要考虑实验室分区原则、空气流向以及工作区域仪器设备配置，并关注工作流程、工作区域标记、物品管理、如何防止交叉污染等内容。开展临床基因扩增检验还应注意试剂的保存、防止标本制备过程中的交叉污染、产物污染等。

参考文献

[1] D′Abramo，M.，et al.，On the nature of DNA hyperchromic effect. J Phys Chem B，2013，117（29）：697-704.

[2] 马文丽.核酸分子杂交技术.北京：化学工业出版社,2007.

[3] 王毅.痴呆与朊病毒病. 天津：天津科学技术出版社，2016.

[4] 孙琪. 蛋白质翻译后修饰及其生物学功能研究进展. 中华老年心脑血管病杂志，2014，16（09）：989-991.

[5] 陆越.单分子动力学研究大肠杆菌单链结合蛋白与单链DNA的结合过程. 物理学报，2018，67（08）：244-252.

[6] Okazaki，R.，et al.，Mechanism of DNA replication possible discontinuity of DNA chain growth. Jpn J Med Sci Biol，1967，20（3）：255-60.

[7] 从玉隆.临床实验室分析前质量管理及对策. 中华检验医学杂志，2004（08）：7-11.

[8] 尚红，王毓三，申子瑜.全国临床检验操作规程.4版.北京：人民卫生出版社，2015.

起草人：贾峥（中国食品药品检定研究院）

复核人：姚燕丽（广东省医疗器械质量监督检验所）

第二章
核酸和基因检验自建方法

第一节　核酸检测样本的选择

一、概述

用于核酸和基因分子检测的临床样本种类较多，通常有血液、分泌物、尿液、粪便、其他体液（胸腹水、脑脊液和关节腔液体等）以及组织细胞等。选择何种样本应根据不同的分子诊断项目决定，否则会给临床分子诊断检测结果带来偏差。

二、核酸检测样本合理选择

合理地选择分子检测样本是分子诊断检测项目必须首先应该思考的问题，也是得到准确检测结果的必要保证，需要考虑的两个主要因素为：检测的分子标志物类型与分布以及所使用的实验检测技术方法。

（一）分子标志物类型与分布是样本选择的首要依据

1. 病原微生物感染核酸检测样本　若待测物是处于人体组织细胞以外又分布于全身，则通常以外周血液的血清或血浆作为样本，如肝炎和艾滋病病毒。若某一特定部位感染，则宜采取感染部位样本。

2. 肿瘤核酸检测样本　对血液恶性肿瘤，常取用患者的骨髓或外周血白细胞进行检测。实体肿瘤虽然其病变位于局部，但由于在肿瘤的生长过程中肿瘤细胞异常增殖的同时，也有大量的肿瘤细胞死亡，死亡肿瘤细胞内核酸释放入组织间液及血液。因此，肿瘤患者的外周血中存在较多肿瘤细胞相关靶分子，也常选择外周血作为肿瘤分子检测样本。

3. 遗传病或产前胎儿遗传缺陷核酸检测样本　遗传病常选择外周血细胞或循环核酸，产前胎儿遗传缺陷常选用羊水穿刺标本或母体外周血中胎儿核酸作为检测样本。

4. 移植配型及亲子鉴别核酸检测样本　一般选择外周血有核细胞作为分子检测样本；但在一些特殊情况下，也可采用皮肤、毛发、血迹和精液斑痕等样本。

5. 其他　一些特殊的临床分子诊断检测项目，被检测的分子标志物可能存在于被检测对象的组织细胞内。这就要求选择组织细胞作为检测样本，包括胸腹水等的脱落细胞。若要分子标志物来鉴别胸水脱落细胞的良、恶性，常选择胸水经 离心后的细胞作为被检测样本。

（二）检测采用的技术方法对样本选择的要求

用于临床核酸和基因检测技术常见的有基因扩增技术（实时荧光定量基因扩增检测技术，熔解曲线检测技术）、核酸杂交技术和测序技术等。这些技术分别用于不同分子标志物的检测，从而建立临床正在使用的各种分子诊断检测项目。在临床分子检测工作中，针对同一个分子标志物，按照不同分子诊断目的与要求，可选择不同的分子检测技术；而使用不同的检测技术，对样本的要求也不一样。

若采用基因扩增检测技术，由于抗凝剂肝素抑制DNA聚合酶活性，血液样本抗凝应该选择除肝素以外的其他抗凝剂，如EDTA等。

第二节　核酸检测实验室自建项目的建立和评价

一、概述

核酸检测实验室自建项目以分子技术为基础，属于实验室自建项目（LDT）的范畴。目前我国对自建核酸检测实验室的概念和范围尚没有统一的定义和界定。国外（以美国为例）核酸检测试验一般分为三类，食品和药品管理局（FDA）批准的项目、修改FDA批准的项目和实验室自建项目（laboratory devel- opedtest, LDT）。FDA批准的项目一般由公司将检测试剂做成试剂盒进行申报，经FDA验证后批准在临床实验室采用。核酸检测实验室是各个实验室自己建立，并自发在实验室和临床进行验证，遵循质量管理要求进行开展，目前在国外分子实验室开展的大多数项目属于此类。美国临床病理学会（ASCP）对此的定义为：实验室内部研发、验证和使用，以诊断为目的的体外诊断实验。

通常来说，企业核酸检测试验室的研发目标为：市场上没有的，针对某些疾病以预防和诊断为目的的核酸检测商品化检测试剂。许多具有重要临床意义的项目之所以未获得FDA批准，并非检测的临床意义不大，而是因为实验对象（即患者）相对局限，使得试剂厂家投入产出比过低，而不愿意使之商业化。我国卫生行政部门对采用PCR技术进行分子诊断的实验室实行严格的准入和定期核查。因此目前国内的分子诊断实验室给临床提供的主要是一些病原体核酸检测，如HBV、HCV、HIV等，只有很少数的实验室可进行一些遗传病相关基因和血液病融合基因的检测。进入21世纪后，随着分子诊断技术的突飞猛进，显著提高了临床诊断水平，极大地促进了个体化医疗的发展和进步，转化医学和个体化医学成为现代医学发展的新动力，这些新技术新科技与临床疾病的诊断相结合，让患者可以得到个性化的、可预测的、可预防的以及可参与的一体化医疗服务，特别是产前诊断、血液病和恶性肿瘤的个体化诊断和用药等方面，越来越依靠核酸检测实验室提供基因检测的信息。近几年FDA要求某些靶向药物在使用前需要增加基因检测来提高药物的安全性和有效性，而这些基因检测项目往往都属于企业自建核酸检测实验室检测的范畴。例如FDA批准治疗非小细胞肺癌的靶向药物吉非替尼上市，吉非替尼是一种酪氨酸激酶拮抗剂（EGFR- TKI），表皮生长因子受体（EGFR）突变的患者对吉非替尼治疗敏感，有效率在80%以上；无EGFR突变的患者则有效率均在10%以下，因此在使用吉非替尼前必须检测肿瘤组织EGFR基因状态。在我国对靶向药物的基因检测也有明确规定，如靶向药物西妥昔单抗对肿 瘤作用的靶分子是肿瘤细胞EGFR，而*K- ras*

基因突变可旁路激活细胞内信号传导，导致单抗 EGFR就失效，因此 2010 年 11 月我国原卫生部发布的第一个肿瘤相关的诊疗规范《结直肠癌诊疗规范》中明确规定：确诊为复发或转移性结直肠癌时，应进行相关基因状态检测，接受西妥昔单抗时推荐用于*K-ras*基因野生型的患者。

个体化医疗给很多疾病的诊断和治疗模式带来了革命性的转变，作为临床实验室，寻找新的诊断标志物，并把这些标志物快速转化应用于临床，满足临床诊断和治疗的需要，已经成为当前检验医学中最具活力和发展潜力的学科前沿。自建核酸实验室是实现这一目标的有力武器。

二、国外自建核酸检测实验室的情况

以美国的自建实验室项目（LDT）的开展现状和监管为例说明如下。

1. 美国对 LDT 有着较为明确的监管措施，并且与医保制度有关（图 5-2-1） 医学检验实验室自建检测方法指由医学检验实验室自行研发、验证和使用的检测方法，仅在研发实验室内部使用，不作为商品出售。从 20 世纪 90 年代末，FDA 已开始考虑如何适当地监管 LDT，虽然多年来遭到来自相关学术团体和专业人员、生物科技公司、甚至美国国会等的多方反对意见，FDA 仍于 2014 年 7 月发布了监管 LDT 的框架指南（草案）（Frame work for Regulatory Oversight of Laboratory Developed Tests），随后又 2015 年月发布了专门针对新一代测序技术（next-generation-sequencing，NGS）的监管草案。美国 FDA 按照体外诊断产品的危险和复杂程度，将其分为三类。Ⅰ类风险程度较低，由医疗保险和医疗补助服务中心(The Center for Medicare & Medicaid service，CMS）依据 CLIA 对临床实验室和科研实验室监管。Ⅱ类风险程度中等，按照 FDA 上市前通知 510（k）流程（premarket notification），对申报产品与指定的同等产品进行“等效性”比对。Ⅲ类风险程度最高，这类产品被裁定与市场上同类产品不具备“等效性”时，须通过上市前批准流程（premarket approval，PMA）批准。与 510（k）不同的是，PMA 需要通过一定规模的临床试验证实其安全性和有效性。由于最初 FDA 认为当时的 LDT 是简单和低风险的，将之归入Ⅰ类体外诊断产品范畴。（表 5-2-1、表 5-2-2）

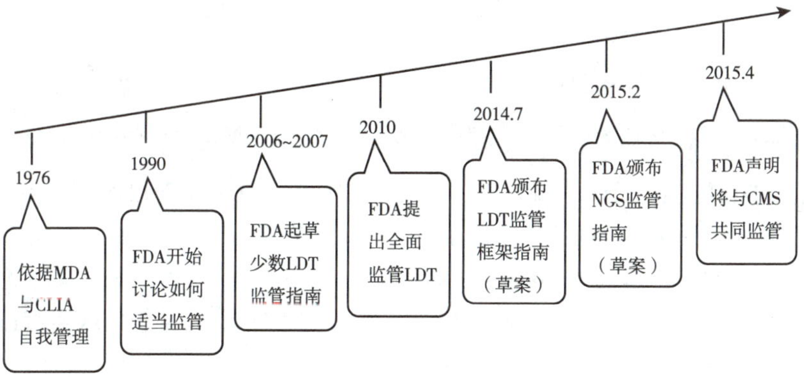

图 5-2-1　LDT 监管过程概要

表5-2-1 FDA对LDT分级与分期管理体现形式

分级	报告书	不良事件报告	上市前回顾调查	质量系统管理	注册表
法医学检查	不需要	不需要	不需要	不需要	不需要
CLIA 认证的 HLA 配型实验室	不需要	不需要	不需要	不需要	不需要
传统 LDT	6 个月内	6 个月内	不需要	不需要	完成报告
低风险 LDT	6 个月内	6 个月内	不需要	不需要	完成报告书
罕见病诊断 LDT	6 个月内	6 个月内	不需要	不需要	完成报告书
缺少 FDA 认证但临床需求的检测项目	6 个月内	6 个月内	不需要	不需要	完成报告书
高风险 LDT（用途通 FDA 批准的 IVD 或三类设备，或血液制品安全性检测）	6 个月内	6 个月内	新项目需要立即提交；已经上市项目需一年内提交	需要提交	需要提交
其他高风险 LDT	6 个月内	6 个月内	2~5 年内提交	需要提交	需要提交
中等风险 LDF	6 个月内	6 个月内	5~9 年内提交	需要 510（k）声明	需要 510（k）声明

表5-2-2 FDA的LDT监管指南最终版颁布后的推进计划

正式发布后	对所有新的高风险 LDT 进行上市前审查
6 个月	所有已上市的或新的 LDT 提交报告书和不良事件报告
1 年	对当前确定高风险的 LDT 进行上市前审查
2 年	FDA 公布仍其他高风险 LDT 的优先级列表
3 年	第一批高风险 LDT 的上市前审查
3~5 年	剩下高风险 LDT 列表
4 年	FDA 公布中等风险 LDT 列表
5~9 年	所有中等风险的 LDT 上市前审查，预计请第三方审查机构

近年来，LDTs问题在美国一直处于舆论的风口浪尖。FDA监管LD框架指南 草案引起了医学检验专业人士和医疗行业相关学术团体［ 包括美国医院协会（Ameircan HospitalAsociation，AHA）、美国医学会（Ameircan Medical A s sociation ， AMA ）和美国临床医学检验实验室协会（American ClinicalLaboratory As sociation，ACLA ）等 ］的激烈反对，关于FDA监管LDT的争议主要体现在如下几个方面：①质疑FDA监管LDT的法定资格：LDT 的监管权应仅限于美国医疗保险和医疗补助服务中心（CMS）；CMS 依据 CLIA 已对 LDT 进行了很好的监管；FDA 即使可行使监督权，也不是制定监管规则的法定人。②质疑FDA将临床医学检验实验室视为企业：LDT

应该被称为“医学检验实验室自建检测程序”（LDP），这更能准确的描述LDT的本质，LDT是一种医疗服务而并非医疗器械；FDA将已获批准的诊断产品使用中的重大修改也视为LDT，但并没有明确的对于“重大”界定标准。③阻碍具有重大价值的新项目开展，扼杀个体化医疗创新：只有个别资金雄厚的商业化医学检验实验室才有可能达到FDA上市前审批的要求，从而垄断该领域的检测项目，使得临床医生与患者失去了更多的选择机会，长远对于患者而言反而可能是有害的。④FDA监管模式对基因组检测（NGS等技术）适用性：一些罕见病的基因测试可能因为受众太少，难以达到临床性能验证要求而得不到批准；对于基因组检测的LDT临床应用和安全性评估因为耗时太长，无法按照FDA传统的监管模式在上市前完成；FDA没有超越CMS的分析全过程质量保证的监督方案；传统检测项目的结果一致性评价标准（能力验证试验）并不适用于NGS。

2. 欧盟和日本对 LDT 没有明确的监管措施，与医保关系不大（表 5-2-3） 在欧盟地区，IVD 上市由各成员国监管部门根据 IVD Drecitve（Council Drecitve 98/79/EC）要求审批。然而 LDT 没有在 IVD Drecitve 监管范围之内。这也就造成了在欧盟 LDT 不机构监管的局面，造成市场比较混乱。以日本为例，日本的医学检验实验室监管系统与美国有很大的不同，药品和医疗设备法（Pharmaceuticals and Medical Device Law）是管理 IVD 企业开发和生产试剂和设备，改善和确保医学检验实验室检测质量、合法性和安全性的唯一法律。目前日本大约有 40 个类似 LDT 的检测用于预测药物反应或诊断遗传性疾病并可以由医疗保险部门支付报销。最关键的问题是，并没有与医疗保险支付报销体系联系在一起的全面监督管理系统。

表5-2-3　美国、欧洲和日本对LDT监管对比

分类	美国	欧洲 / 日本
IVD	IVD 制造开发和生产，并获得 FDA 批准的试剂和设备	临床上使用的法规批准或注册的试剂和设备，有 IVD 企业开发和生产
AST	IVD 制造开发和生产，但没有获得 FDA 批准在原则商不能用于疾病的诊断，临床医学检验实验室对检验过程，结果的质量和有效性承担全部责任	没有明确的管理规范，许多科研试剂和临床医学检验实验室自建检测项目已用于临床检测
LDT	临床医学检验实验室自建的检验项目，没有 FDA 批准，在开发医学检验实验室中使用	

三、国内 LDT 的情况

我国卫生管理部门对于体外诊断试验的监管较国外更为严厉。2007年CFDA颁布了《体外诊断试剂注册管理办法（试行）》，根据产品风险程度的高低，将体外诊断试剂分为第一、二、三类，其中对第三类的监管最为严格，如基因检测、遗传性疾病诊断、药物靶点检测等，所使用的试剂和仪器归入第三类产品注册管理。随着检测技术和临床研究的进展，更多符合临床疾病需求的LDTs不断涌现并发展成熟，由于这些 LDTs 均未在2013版检测目录中，因此，多数有实力开展 LDTs 的医疗机构因相关法律问题而并未真正开展大规模的检测工作，彼时这些项目的检测多由医学独立实验室或第三方检测机构完成。对“萌芽”中的LDT试行过于严格、过度的监管，将可能极大的阻碍了医学检验实验室新方法和新技术的应用及发展。为此《中华检验医学杂志》于

2017年1月提出《实验室自建分子诊断项目基本要求专家共识》，提出了下列要求。

（一）实验室资质以及环境要求

1. 实验室资质 分子诊断实验室应通过卫生行政部门认可的临床基因扩增实验室审核验收，并在有效期内。

2. 实验室环境要求 要求达到国家相关基因扩增实验室要求。

（二）工作区域要求

原则上分为四个分隔开的工作区域：试剂贮存和准备区；标本制备区；扩增反应混合物配制和扩增区；扩增产物分析区。如使用全自动分析仪器，区域可适当合并。各工作区域必须有明确的标记，进入各工作区域必须严格按照单一方向进行，即：试剂贮存和准备区→标本制备区→扩增反应混合物配制和扩增区→扩增产物分析区。

（三）管理要求

1.开展LDMTs项目之前，应有相关临床科室的申请、医务机构的审批以及医院伦理委员会的同意。

2.应通过相关行政管理机构组织的同行专家委员会的评议，或经所在地省、自治区、直辖市人民政府相关行政部门审核同意。

3.通过初次评议的项目在试运行一年后，宜申请相关行政管理机构组织的同行专家委员会的再评议，通过再次评议的项目，正式运行。

4.通过再次评议的项目，宜接受每3年一次的复评审，用以监督该项目的运行情况。

5.停用项目的标准和措施：一旦造成医疗纠纷或进入司法程序，相关单位的LDMTs项目应立即停止使用，并进入紧急审核程序，通过相关行政管理机构组织的同行专家委员会的评议后，项目方可恢复检验。

6.实验室须建立相应的程序和管理制度。

（四）质量控制的基本要求

1.应不低于国家标准、行业标准、地方法规要求，如《医疗机构临床实验室管理方法》、《CNAS-CL36医学实验室质量和能力认可准则在分子诊断领域的应用说明》等。

2.开展LDMTs项目临床应用检测之前，应进行性能确认。

3.实验室自建分子诊断项目中，涉及的市售试剂耗材的质量保证，应不低于国家标准、行业标准和地方法规要求。

4.定性检测项目，每次实验应设置阴性、弱阳性和/或阳性质控物。如为基因突变、基因多态性或基因型检测，则应包括最能反映检测情况的突变或基因型样品，每批检测的质控至少应有一种基因突变或基因型，并建议在一定周期内涵盖所有的基因型。

5.定量检测项目，每次实验应设置高值、中值和低值质控物。

6.应参加通过认可的能力验证计划提供者提供的能力验证计划。

7.在没有能力验证提供的情况下，通过与其他实验室（如已获认可的实验室、使用相同检测方法的实验室、使用配套系统的实验室）比对的方式确定检验结果的可接受性时，应满足如下要求。

（1）规定比对实验室的选择原则。

（2）样品数量：至少5份，包括正常和异常水平或不同常见基因突变或基因型。频率：至少每年2次。

（3）判定标准：至少应有≥80%的结果符合要求。

（4）实验室使用两套及以上检测系统检测同一项目时，应有比对数据表明其检测结果的一致性，比对频次每年至少1次，样品数量不少于20份，浓度水平应覆盖测量区间，计算回归方程，系统误差应<±7.5%。应定期（至少每年1次，每次至少5份临床样品）进行检验人员的结果比对、考核并记录。使用不同生物参考区间的检测系统间不宜进行比对。

通过对国外LDT的发展及监管模式的演变进行探讨以及相应的监管措施的出台，开拓我国LDT发展与管理的思路，探索适合我国现状的科学管理模式。

四、LDT 的开发和建立

1. 明确开展 LDT 的预期目的　包括试验的适用人群、待测靶基因序列特征及选择依据，以及药物与待测突变位点可能存在的关系。听取临床医生的意见，了解他们使用该检测的目的、临床开单指征。

2. 选择实验方法和质控措施　需要事先确定标准方法（比对方法）、质控标本（阳性标本、阴性对照等）、内对照、临床标本类型、报告回报时间（TAT）和报告形式等。了解开展此项目对仪器和试 剂的需求和损耗、处理标本的时间等。

3. 进行试验性能评估　该步骤主要为了验证自建的项目在临床使用中的各项性能指标及其实际效果，以确保结果的可靠性。

4. 临床报告的撰写　LDT 的临床报告需要分子病理学医师、遗传学医师、检验医师等审核；需要和临床医师密切交流，让医师明确检测方法的局限性及临床意义；遗传学项目的检测，尤其是产前检测方面，要告知患者检测方法的局限性，并做到知情同意。

5. 常规检测前事宜　一旦上述验证、解释的步骤完成，就意味着该试验即将进入常规检测。此时需要考虑标准的操作过程包括：检测原理、实验目的、合适的标本类型、标本处理和储存要求、试剂和对照、仪器、分析步骤、结果解释、报告形式和参考范围、质控、合适的校准品等。同时也需要关注：生物安全内容的更新、标准操作规程的培训、员工操作培训、员工岗位职责的补充、仪器维护的日程更新（如有必要）、新仪器的性能验证（如有必要）；信息系统的项目更新；标本接收流程的更新；标本拒收标准的更新；临床医生的告知；能力验证计划等。

6. LDT 的监管和持续改进　由于 LDT 项目对实 验室的人员和质量控制等要求较高，而且一些项目并无室间质评和能力验证计划，需要卫生行政部门对开 展 LDT 的实验室定期检查，以保证 LDT 的质量。行业学会和各级临检中心需要共同制定监管框架和内容。尽管目前 LDT 在个体化医疗中正发挥着越来越重要的作用，但同时也变得越来越复杂和高风险。尚未严格验证的 LDT 可能将患者置于危险中，如漏诊、误诊、未能适当治疗。因此 LDT 在应用前应进行充 分的准备和风险评估。

总之，在个体医疗时代，LDT 是检验医学发展的一个机遇，我们应该以充足的准备和积极的态度，探讨逐步建立完善 LDT 质量控制体系和管理标准，搭建起科学研究与临床应用之间转化沟通的桥梁。

五、LDT 的方法评价

美国病理学家学会（CAP）规定对于 LDT 的验证试验，其观察的指标至少应包括 PARR + AS + AS，即：准确性（precision）、精确性（accuracy）、参考范围（reference range）和可报告范围（report able range）、分析敏感性（analytic sensitivity）和分析特异性（analytic specificity）。除此之外，如果条件允许的话还包括其他的重要评价指标（如标本稳定性、干扰物质、线性）。某些试验还需要进行临床验证（clinical validity），这主要指临床敏感性（clinical sensitivity）和特异性（clinical specificity）。

（一）准确性

1. 概念 准确性是指规定条件下所获得独立测量结果的接近程度，通常只能定量衡量测量结果的不一致性即不准确性。在分子检测过程中，准确性是评价该分子检测技术的重复性。在相同条件下，同一个标本或同一种类的靶核酸分子，在不同时间或由不同操作者用该分子检测技术反复检测所得结果的一致性。精密度实际是一个抽样分析误差。这种分析误差往往发生在检测技术常规操作过程中，如仪器之间的变异，加样器及人为误差等。虽然有些临床实验室已经使用自动化设备进行核酸提取、纯化及加样，在某种程度上减少了分析误差。但是在大多数情况下，自动化仪器设备仅是分子检测过程中多步骤的一个组成部分，几乎所有的分子检测技术包括商业化检测但仍离不开人工操作。所以，任何一项分子检测技术都不可能达到 100% 重复性。验证精密度的目的是了解其出现误差的可能性，并同时尽量把误差和变异控制到最低限度。

2. 验证方法 准确性常常是在常规检测条件下通过多次检测实验观察所得结果和数据的变异性。有许多因素可以影像到分子检测方法的准确性，如临床标本中不同浓度的待测靶分子、标本类型、取样与储存的条件。所以在进行试验设计时应尽可能包含这些影响因素，以反映临床诊断实验室的真实情况。因为要考虑安排不同的操作者，用不同批号的试剂以及不 同型号的仪器来进行多次的重复操作，一般建议验证一项分子检验方法的精密度大致需要 20 个工作日。临床标本中不同浓度的待测靶分子常会影响分子检测方法的精密度，尤其是待测靶分子含量低的标本，显示出的重复性不如高含量的标本重复性好。所以在选择待测标本用于验证实验时，多用高、中、低3个不同含量标本来进行。标本类型、取样与储存的条件尽量符合待测的临床标本。由于验证实验的过程长，为了避免标本处理过程 中带来的误差，在初次检测的同时，必须进行标本的小容量分装现并贮存在 -20℃或 -70℃条件下，以确保标本的稳定性。在验证分子检测方法的精密度时，对标本的数量没有明确的规定，应根据不同的标本来 源和临床检验目的来选择。有些取样困难或标本来源有限的阳性标本如脑脊液，标本数量应相应减少。如用血浆标本来检测巨细胞病毒（CMV），建议每天做一次试验，每次试验重复 2 个反应管。在缺乏阳性临床标本或标准参考物情况下，可在与待测标本基质相同的阴性标本中加入已知含量的人工复制的环状双链 DNA 靶分子（pDNA）或实验室培养 的病原体 DNA 来代替。

3. 结果分析和设置可允许变异标准 标准差（SD）和变异系数（CV）是常用表达分子检测方法精密度的统计学指标。定量统计分析方法常用的是方差分析法。验证实验所得的每个不同含量标本的所有结果，包括一次实验过程中多个重复反应管的结果、20 次不同的重复试验所得的结果、不同操作人员测定所得的结果、不同仪器和不同批号试剂所得的结果等，都需要进行综合统计分析。很多因素都可影响分子检测方法的精密度，如待测靶基因的选择、PCR 的设计与扩增条件等。目前尚没有统一的国际参考标准来确定什么样的准确性是可被临床诊断实验室所普遍接受。对于定性的分子检测技术而言，一般验证实验可接受的精密度为不能超过已知靶分子平均含量的 3 个标准差或者 15% 变异度，即靶分子浓度 x ± 3SD 或者 x ± 15% CV，但对于定量的分子检测技术仍存在争议。FDA 建议变异度不能超过 20%。近期参考文献用 x ± 0.5log 变异为定量分子检测技术所允许的变异范围。其根据是大于 ± 0.5log 的定量分子撞测结果往往与临床疾病的变化有一定的相关性。换句话来讲，如果诊断报告中某些动态分子检测的结果值变异在 ± 0.5log 以内，临床上不考虑这种结果是由于疾病本身变化引起的，并不会对该疾病的临床治疗有任何决定性的影响。当然，在临床诊断中，至今仍以临床判断为标准，实验室数据仅提供了一种参考。所以说，分子检验技术的实验室验证和它的临床验证是两个不同的概念。

（二）正确度

1. 概念　正确度是指大量测定的均值与真值的接近程度，表示测量结果中系统误差大小的程度。准确度是一次检测结果与真值的接近程度。从广义上解释，正确度是指新方法与老方法或者标准方法的符合性。然而，国际标准化组织（International Standard Organization，ISO）近期修正了这种广义的定义，认为正确度是指新方法的结果最接近的真实数据或真正的分析定量值。正确度和精密度概念不同。由于不同实验室建立分子检测技术时的校对方法不同，所以某些分子检测技术可能有较高的精密度，但并不一定有很高的正确度。研究发现，不同实验室用不同的分子检测方法（包括自我发展的方法和商业化的方法）检测标准参考物的结果分析显示，每个实验室所用的分子检测方法均有良好的精密度，但每个实验室之间所得结果正确度竟达到 4 个对数值差异。因此，尽管是相同病毒的分子定量检测，但结果却不能互认。造成这种情况的主要原因是缺乏一个国际化的参考标准来校正每个实验室研发的分子检测技术。目前，每个实验室多用自己建立的或商业化的阳性标准品来验证分子检测技术，因而造成了这种实验室之间检测结果正确度的差异。为建立统一的血液标本中 CMV 和小儿淋巴瘤病毒分子检测正确度国际标准，世界卫生组织（WHO）委托英国生物标准与质量控制国立研究院（NIBSC）研发国际化的参考标准品。第一个 CMV 国际参考标准品已于 2010 年底正式开始发行并使用。EBV 的国际参考标准品也于 2011 年建立并使用。对于这两项病毒的分子检测而言各个临床实验室所用的分子撞测方法可用相应的国际标准参考标准品对其正确度和其他分析特征进行验证，缩小不同分子检测技术在不同临床实验室之间应用时的误差，从而使结果更为准确可靠，并实现结果互认。国际参考标准品的优点已在 HIV、HBV 和 HCV 的临床分子诊断中体现出来，逐渐在国际诊断领域被承认。WHO 正在进一步推进更多的靶分子的国际参考标准品研发和推广，从而为临床分子检测技术提供验证参考依据。

2. 验证方法　验证分子检测方法正确度的基本方法有两种，一是对比法，二是参考物测定效率。所谓对比法，是用新发展的分子检测方法检测已知量的靶物质，并将其结果与过去的常规检测方法进行比较。对比法是用已知临床标本同步地、平行地进行新老方法的对比测定，然后计算出两种方法的符合率。如果老方法是一种临床上有连续性并被普遍接受的方法（所谓”金标准”），从理论上讲，它的测定结果就是真实的分析结果。如果老方法本身不是一种被普遍应用和接受的方法，新方法所测得的结果即使非常符合老方法的结果，其正确度也仅作为相对参考数据。所以，对比法的前提是已有至少 1 种可用来比较的同类检测方法。

（三）分析测量范围

1. 概念 对于定量检测项目而言，分析测量范围也称为线性检测范围。分子检测技术的分析测量范围是一个鉴别实时定量 PCR 效率的重要指标，指实时定量 PCR 所测定靶分子的浓度或量梯度的范围呈现出直线的区域。分析测量范围好，方法的直线区域大，那么该方法适用的靶分子检测范围就大。这个分析特征往往用于定量检测而非定性检测。

2. 验证方法 目前还没有一个标准化的方法来鉴别分析测量范围，最常用的方法是成倍或对数稀释参考物或已知阳性的靶核酸标本。核酸的梯度最少应由 5 个以上的测定梯度点来确定，最好选择由高浓度直至 0 或理论上 0 以下分子数或浓度，一般建议 7~ 11 个对数级稀释（$0\sim10^{11}$ 拷贝数）。在检测时，每个梯度最好用 3~5 个重复反应管。而在进行低浓度的靶分子稀释时，最好不用对数稀释而用成倍稀释，从而增加可测定梯度点的数量，以保证分析测量范围的精确性和获得最低浓度的检测限值（limit of detection, LoD）。理论上讲，分子检测方法的 LoD 为一个生物分子，即 1copy/PCR。分析测量范围的单位可用不同的方式来表示，如实时 PCR 的 Ct 值或其他定量单位、拷贝数或国际分子单位（IU） 或其他感染性单位等。分析验证实验所得数据时，常需要进行线性回归分析。将定量或等级数据用 x–y 坐标系统表示出来，线性反应的斜率（slope） 和回归系数的均方（r^2）是决定分析测量范围好与坏的两个重要指标。由于 PCR 反应的结果为对数倍增值其效率表示为 $E=10^{-1/slope}$ （slope 为斜率）。如果斜率为 – 3.3，其 PCR 效率则达到 100%；而如果斜率为 –3.9，则其效率是 80% ，分析测量范围梯度分析点越多，则 PCR 线性反应斜率接近 3.3 的可能性越大。所以选择合适量的梯度分析点，才能够对分子方法分析测量范围的验证实验进行正确的评价。此外，回归系数越接近于 1，说明稀释的梯度分析点越接近于直线，并证明梯度稀释 （x 轴）与测定方法本身（y 轴）的相关性非常好。当然，尽管增加稀释梯度分析点可以提高 PCR 线性反应斜率，但是，同时也增加了达到一个完美回归系数的难度。由于目前没有一个明确的参考标准，建议用至少 6 个对数稀释梯度的结果来做线性回归分析，如 $r^2 \geq 0.98$，而 slope 在 –3.6~–3.2，则该 PCR 检测技术被认为符合验证实验所达到的设计要求。在此基础上，可进一步完成其他指标的验证与核实。否则，就需要重新设计和改良该分子检测方法。

（四）分析灵敏度

1. 概念 检测系统或方法可检测的最低分析物浓度称为分析灵敏度 （analytic sensitivity） 或称检测限。在分子检测领域，分析敏感性是指用该项分子测试技术能够测到生物标本中待测靶核酸分子的最低含量。分析灵敏度常用检测低限（LoD）来表达。这种检测低限指能连续在同一个标本中测到靶核酸的可能性在统计学上统计结果需要大于 95%。但是，这种检测低限也仅表现为靶核酸在标本中的存在，而运用目前的技术和方法不一定能准确地测定其含量。LoD 多用于定性分子检测技术，而定量分子检测技术的分析灵敏性多用限量范围（LoQ） 来表示。与 LoD 不同，LoQ 表示一个能够检测出的靶物质在标本中的最高和最低的量。LoD 或者 LoQ 与分析敏感性为负相关，即 LoD 的数值越低则分析敏感性就越高。 对于某些分子检测方法来说，LoD 与 LoQ 相同。但由于 LoD 不需要考虑是否在线性范围内，所以 LoD 常常比 LoQ 还要低。LoQ 在分子检测方法中的表示单位常用单位体积或重量中某种靶核酸分子的浓度，如拷贝数 / 毫升和拷贝数 / 毫克核酸，或者国际单位（IU） /ml 和拷贝数 /mg 核酸。

2. 验证方法 有两种验证方法用于确定检测低限。①用统计学来计算最低检测量。最低检测限是在阳性检测信号与阴性背景之间的 1 个可鉴别点。由于这个最低检测限的信号与阴性背景之间差别甚小，容易造成误差，所以这种方法不常用于医学分子检测技术。②通过一系列稀释已知含量的靶病原体或分子来分析最低检测限。在同一个实验条件下并用同一个批号的制剂，重复测定高稀释度的标本，以获得可靠地有统计学意义的分析最低检测限验证实验一般需要几天时间。标本可用已知含量的细胞株（如一个 Namalwa 细胞含有 2 个 EBV DNA）、标准阳性产物、已知阳性参照物、被普遍认可的方法测定的样本及定量的临床标本。除了后者，所有已知量的阳性参考物均应加入到阴性临床标本基质中，然后再进行验证，这样可以模拟临床标本的条件。为了更进一步接近真实的临床诊断。参考文献多建议至少需要 5 个不同患者的临床标本，每个标本稀释后要重复 12 次。这样 60 个结果可以提供足够的资料进行统计学分析与处理。

（五）分析特异性

1. 概念 分析特异性（analytical specificity）是指该方法本身能够检测出特定待测核酸分子的能力。与其他相关的核酸分子的交叉反应和标本条件的变化，是否对待测分子的定量检测造成影响，需要通过验证试验来确定。分子检测方法分析特异性的高低取决于与其他不相关分子的交叉反应和方法本身的抗干扰物质（分子）的能力。分子测定方法的交叉反应多来源于其他相关或类似的核酸分子。干扰物质是指标本中其他非靶性复合物对待测的靶分子检测正确性的影响。生物样本中有各种复杂的大小分子复合物存在，并对核酸扩增过程造成干扰。在生物样本中，内源性干扰物质除去包括常见的血液中的血红素、胆红素、甘油三酯外，还有很多肉眼不能观察到的与疾病有关的代谢产物，如糖尿病、多发性骨髓瘤、胆汁淤积型肝炎，以及服用药物、特殊食物，血液透析，高静脉营养，酒精和滥用毒品等。外源性干扰物常见于采集和处理标本过程中的污染。例如：采样管含有的抗凝剂、防腐剂、稳定剂，手套上的滑石粉以及核酸分子提取纯化过程中残留的试剂。由于生物标本的多样性和复杂性，可能存在干扰物的量以及对 PCR 反应的抑制程度有很大的差别。分析特异性不同于诊断特异性。诊断的特异性是指在特定疾病的条件下，用指定的分析方法能够鉴别出的该疾病条件下阴性人群的百分数。一种分子检测技术的诊断特异性可以减低，但其方法的分析特异性可无改变。对于感染性疾病的分子测定方法，诊断特异性的降低多是由于感染或失活的核酸片段所致的假阳性反应。干扰物质或其他的分子结构类似的病原体依然是造成假阳性的原因。

2. 验证方法 分析特异性的验证是评价分子检测方法的交叉反应性和抗干扰的能力。评价分子检测方法的交叉反应性，首先要获得尽可能多的可能与特定待测靶分子发生交叉反应的分子核酸序列并加以析。最常用的互联网信息是美国国家生物技术中心的数据库（NCBI）。如果在所测的标本中存在某些结构和核酸序列相近的病原体或内源性生物分子，应对这些病原体和生物分子进行验证评价。例如，在建议人类 CMV 的实时定量 PCR 测定过程中，对疱疹病毒家族成员中的 EBV、HSV、ZVZ、HHV-6 等病毒应量行交叉反应试验。有一些感染 CMV 患者可同时感染人类腺病毒。因此，人类腺病毒也应被列入 CMV 实时定量 PCR 方法的分析特异性验证。方法是用新建立的 CMV 实时定量 PCR 的方法去测定含有已知上述多种病毒的临床标本，或在 CMV 阴性的血清标本中加入培养的干扰病毒或核酸分子。若均为阴性结果，则证明该法特异性较好，与其他病毒无交叉反应。评价干扰物质的影响，应当针对每一种不同的标本来具体设计。干扰物的作用是抑制正常 PCR 反应，使结果偏低，从而造成假阴性。最常见的验证方法之一是在验证实验的过程中加入一个已知的 PCR 反应对照。在测定过程中，如果 PCR 反应对照未发生扩增或扩增产物量低于预期值范围，即可证实有干扰抑制物在该标本中存在。

参考文献

[1] 中国医师协会检验医师分会分子诊断专家委员会. 实验室自建分子诊断项目基本要求专家共识. 中华检验医学杂志, 2016, 39 (12): 897-900.

[2] 潘柏申. 我国医学检验实验室自建检测方法发展与管理的期望. 中华检验医学杂志, 2016, 39 (1): 1-3.

[3] 刘维薇, 郑特, 徐科, 等. 国外实验室自建项目管理带给我们的启示. 中华临床实验室管理电子杂志, 2014, 2 (3): 1-4.

[4] 吕元, 肖艳群. 实验室自建项目的质量管理. 中华临床实验室管理电子杂志, 2016,4 (2): 65-68.

[5] Domiati-Saad R, Scheuermann R H. Nucleic acid testing for viral burden and viral genotyping. Clinica Chimica Acta, 2006, 363 (1): 197-205.

起草人：高飞（中国食品药品检定研究院）

复核人：姚燕丽（广东省医疗器械质量监督检验所）

第三章
聚合酶链反应和相关技术

第一节　PCR概述

聚合酶链反应(polymerase chain reaction，PCR)是一项革命性的分子生物学技术，该技术于Mullis等人在1985年发明，是一种对特定的DNA片段或RNA片段在体外进行快速扩增的方法。

(一)PCR技术原理

PCR的基本过程类似于DNA的体内复制，特异性依赖于与靶序列两端互补的寡核苷酸引物。整个过程由变性-退火-延伸3个基本反应步骤构成。①模板DNA的变性：模板DNA经加热至93℃左右一定时间后，使模板DNA双链或经PCR扩增形成的双链DNA解离，使之成为单链，以便它与引物结合，为下轮反应作准备。②模板DNA与引物的退火(复性)：模板DNA经加热变性成单链后，温度降至55℃左右，引物与模板DNA单链的互补序列配对结合。③引物的延伸：DNA模板——引物结合物在Taq DNA聚合酶的作用下，以dNTP为反应原料，靶序列为模板，按碱基配对与半保留复制原理，合成一条新的与模板DNA 链。每完成一个循环需2~4分钟，2~3小时就能将待扩目的基因扩增放大几百万倍。

(二)PCR扩增体系和条件

1. PCR扩增体系　一个完整PCR扩增体系主要由引物、酶、dNTPs、模板和Mg^{2+}等基本要素组成。

(1)引物　引物是PCR特异性反应的关键，PCR产物的特异性取决于引物与模板DNA互补的程度。理论上，只要知道任何一段模板DNA序列，就能按其设计互补的寡核苷酸链做引物，利用PCR就可将模板DNA在体外大量扩增。

设计引物应遵循以下原则。①引物长度：15~30bp，常用为20bp左右。②引物扩增跨度：以200~500bp为宜，特定条件下可扩增长至10kb的片段。③引物碱基：G+C含量以40%~60%为宜，G+C太少扩增效果不佳，G+C过多易出现非特异条带。ATGC最好随机分布，避免5个以上的嘌呤或嘧啶核苷酸的成串排列。④避免引物内部出现二级结构，避免两条引物间互补，特别是3′端的互补，否则会形成引物二聚体，产生非特异的扩增条带。⑤引物3′端的碱基，特别是最末及倒数第二个碱基，应严格要求配对，以避免因末端碱基不配对而导致PCR失败。⑥引物中有或能加上合适的酶切位点，被扩增的靶序列最好有适宜的酶切位点，这对酶切分析或分子克隆很有好处。⑦引物的特异性：引物应与核酸序列数据库的其他序列无明显同源性。引物量：每条引物的浓度0.1~1 μmol/L，以最低引物量产生所需要的结果为好，引物浓度偏高会引起错配和非特异性扩增，且可增加引物之间形成二聚体的机会。

（2）酶及其浓度　目前有两种Taq DNA聚合酶供应，一种是从栖热水生杆菌中提纯的天然酶，另一种为大肠菌合成的基因工程酶。催化一典型的PCR反应一般指总反应体积为100 μl时，需酶量为2.5U。浓度过高可引起非特异性扩增，浓度过低则合成产物量减少。

（3）dNTP的质量与浓度　dNTP的质量与浓度和PCR扩增效率有密切关系：dNTP干粉呈颗粒状，如保存不当易变性失去生物学活性。dNTP溶液呈酸性，使用时应配成高浓度后，以1mol/L NaOH或1mol/L Tris-HCL的缓冲液将其PH调节到7.0~7.5，小量分装，-20℃冰冻保存，多次冻融会使dNTP降解，尽量避免反复冻融。在PCR反应中，dNTP应为50~200 μmol/L，尤其是注意4种dNTP的浓度要相等（等摩尔配制），如其中任何一种浓度不同于其他几种时（偏高或偏低），就会引起错配。浓度过低又会降低PCR产物的产量。dNTP能与Mg^{2+}结合，使游离的Mg^{2+}浓度降低。

（4）模板　模板核酸的量与纯化程度是PCR成败与否的关键环节之一，传统的DNA纯化方法通常采用SDS和蛋白酶K来消化处理标本。SDS的主要功能为溶解细胞膜上的脂类与蛋白质，因而溶解膜蛋白而破坏细胞膜，并解离细胞中的核蛋白，SDS还能与蛋白质结合而沉淀；蛋白酶K能水解消化蛋白质，特别是与DNA结合的组蛋白，再用有机溶剂酚与氯仿抽提掉蛋白质和其他细胞组分，用乙醇或异丙醇沉淀核酸。提取的核酸即可作为模板用于PCR反应。一般临床检测标本，可采用快速简便的方法溶解细胞，裂解病原体，消化除去染色体的蛋白质使靶基因游离，直接用于PCR扩增。RNA模板提取一般采用异硫氰酸胍或蛋白酶K法，要防止RNase降解RNA。

（5）Mg^{2+}浓度　Mg^{2+}对PCR扩增的特异性和产量有显著的影响，在一般的PCR反应中，各种dNTP浓度为200 μmol/L时，Mg^{2+}浓度为1.5~2.0mmol/L为宜。Mg^{2+}浓度过高，反应特异性降低，出现非特异扩增，浓度过低会降低Taq DNA聚合酶的活性，使反应产物减少。

2. PCR扩增条件　PCR扩增条件涉及温度、时间和循环次数等参数。

（1）温度与时间的设置　基于PCR原理三步骤而设置变性-退火-延伸三个温度点。在标准反应中采用三温度点法，双链DNA在90~95℃变性，再迅速冷却至40~60℃，引物退火并结合到靶序列上，然后快速升温至70~75℃，在Taq DNA 聚合酶的作用下，使引物链沿模板延伸。对于较短靶基因（长度为100~300bp时）可采用二温度点法，除变性温度外、退火与延伸温度可合二为一，一般采用94℃变性，65℃左右退火与延伸（此温度Taq DNA酶仍有较高的催化活性）。

1）变性温度与时间　变性温度低，解链不完全是导致PCR失败的最主要原因。一般情况下，93~94℃下1分钟足以使模板DNA变性，若低于93℃则需延长时间，但温度不能过高，因为高温环境对酶的活性有影响。此步若不能使靶基因模板或PCR产物完全变性，就会导致PCR失败。

2）退火（复性）温度与时间　退火温度是影响PCR特异性的较重要因素。变性后温度快速冷却至40~60℃，可使引物和模板发生结合。由于模板DNA比引物复杂得多，引物和模板之间的碰撞结合机会远远高于模板互补链之间的碰撞。退火温度与时间，取决于引物的长度、碱基组成及其浓度，还有靶基序列的长度。对于20个核苷酸，G+C含量约50%的引物，55℃为选择最适退火温度的起点较为理想。引物的复性温度可通过以下公式帮助选择合适的温度：Tm值（解链温度）=4（G+C）+ 2（A+T），复性温度=Tm值－（5~10℃）。在Tm值允许范围内，选择较高的复性温度可大大减少引物和模板间的非特异性结合，提高PCR反应的特异性。复性时间一般为30~60秒，足以使引物与模板之间完全结合。

3）延伸温度与时间　PCR反应的延伸温度一般选择在70~75℃之间，常用温度为72℃，过高的延伸温度不利于引物和模板的结合。PCR延伸反应的时间，可根据待扩增片段的长度而定，一般1kb以内的DNA片段，延伸时间1分钟是足够的。3~4kb的靶序列需3~4分钟；扩增10kb需延伸至15分钟。延伸进间过长会导致非特异性扩增带的出现。对低浓度模板的扩增，延伸时间要稍长些。

（2）循环次数的设置　循环次数决定PCR扩增程度。PCR循环次数主要取决于模板DNA的浓度。一般的循环次数选在30~40次之间，循环次数越多，非特异性产物的量亦随之增多。

（三）PCR特点

1. 高特异性　PCR技术具有高度特异性，其扩增特异性与以下因素有关。

（1）引物的特异性　引物与模板DNA特异正确的结合是保证PCR特异性的首要条件与决定性因素。

（2）引物延伸时碱基配对的正确性　引物与模板的结合及引物链的延伸遵循碱基配对原则，如发生错配则影响扩增的特异性。

（3）Taq DNA聚合酶合成反应的忠实性　Taq DNA聚合酶合成反应的忠实性及其耐高温性，使得扩增循环中模板与引物的退火可在较高温度下进行，大大增加了引物与模板结合的特异性。

（4）靶基因的特异性与保守性　选择扩增特异性和保守性高的靶基因区域，扩增产物特异性程度就更高。

2. 高灵敏度　PCR产物的生成量是以指数方式增加的，能将皮克（$pg=10^{-12}g$）量级的起始待测模板扩增到微克（$\mu g=10^{-6}g$）水平。能从100万个细胞中检出一个靶细胞；在病毒的检测中，PCR的灵敏度可达3个RFU（空斑形成单位）；在细菌学中最小检出率为3个细菌。

3. 简便快速　整个PCR扩增在一个小小的离心管中完成，过程也只是简单的温度变化，应用耐高温的Taq DNA聚合酶，避免了DNA聚合酶的反复加入。整个扩增反应可在2~4小时完成。

临床检测及特定科研中，实时荧光PCR的应用，无需产物的分析过程，大大简化了PCR的测定操作。

4. 对标本的纯度要求低　不需要分离病毒或细菌及培养细胞，DNA粗制品及总RNA均可作为扩增模板。可直接用临床标本如血液、体腔液、洗嗽液、毛发、细胞、活组织等粗制的DNA扩增检测。

（四）应用PCR技术应注意的问题

1. 污染　PCR技术由于灵敏度高和操作步骤较多，可因为操作者未遵循严格的操作和清洁流程，核酸提取过程中标本间的交叉污染和扩增产物污染，而出现假阳性结果。

2. 抑制物　标本或核酸纯化过程中出现的扩增反应抑制物，比如核酸提取中可能用到的氯仿、苯酚、乙醇、二甲苯胺以及乳胶手套上的滑石粉；临床标本中存在的血红蛋白、乳铁蛋白、免疫球蛋白、尿素等，可通过抑制 Taq DNA 聚合酶活性或阻止聚合酶与靶 DNA 结合，而抑制 PCR 扩增，导致假阴性结果。又如肝素抗凝剂可抑制 Taq DNA 聚合酶，因此不宜使用肝素抗凝 PCR 检测的全血标本。

第二节　PCR 相关技术及其应用

（一）实时荧光PCR技术

实时PCR（real- time PCR）是检测PCR扩增周期每个时间点上扩增产物的量，通常是检测每个循环结束后的产物量，从而实现PCR扩增的动力学监测。使用实时荧光PCR仪实时检测荧光信号，根据荧光信号与扩增循环数之间的关系，扩增仪软件系统可自动计算得到实时扩增曲线，通常将3~15个循环之间的基线荧光信号均值标准差的10倍设置为阈值，高于阈值的荧光信号被认为是真实信号，用于定义样本阈值循环数（threshold cycle, Ct）。Ct是指荧光强度大于最小检测水平（即荧光阈值）时的PCR循环数。它是实时PCR的基本参数，也是获得准确且重现性好的数据基础。而实时PCR因其具有全封闭单管扩增、简便快速、重复性好、无扩增后处理步骤，而显著减少扩增产物污染，且易于自动化，非常适合于核酸分子的临床检测，在临床诊断中具有广泛应用。

1.PCR- 荧光探针法（TaqMan 技术）　以 TaqMan 荧光标记探针为基础的实时荧光 PCR 技术，在目前国内临床诊断中应用最为广泛。该技术主要利用 TaqMan 聚合酶的 5′→3′ 核酸外切酶活性，在 PCR 反应体系中加入同时标有荧光基团和淬灭基团的探针，而在 PCR 扩增中由于 Taq DNA 聚合酶具有 5′→3′ 外切酶活性，会把完整的探针切割开，使荧光基团和淬灭基团分离，从而产生荧光信号，随着 PCR 反应的进行 PCR 扩增产物不断累积，荧光信号强度也成比例增加，从而利用荧光强度变化实时监测 PCR 进程。针对不同基因的已知突变或缺失，设计特异性的引物和探针，对样本中相关基因的 DNA 进行扩增，然后应用 Ct 值法或 $2^{-\Delta Ct}$ 值法进行计算，对目的基因和内参基因同时进行分析，得知目的基因的缺失数目或突变位点，从而实现基因缺失或突变的快速检测。

2. 高分辨率熔解曲线法　高分辨率熔解曲线法（HRM）是基于核酸的物理性质，通过荧光染料监控核酸的熔解曲线变化进行分析的一种技术，它是在常规 PCR 基础上增加一种饱和染料，无需使用序列特异性探针。因扩增产物的序列、长度和碱基组成等决定了熔解曲线的变化，所以可通过熔解曲线的变化反映核酸性质的差异。目前熔解曲线法已经发展到使用特异性探针结合的探针熔解曲线分析法。在 PCR 体系中加入两端分别标记有荧光基团与淬灭基团的探针，而 SNP 位点或基因突变位点因不匹配会使双链 DNA 在升温过程中先解开，荧光染料从局部解链的 DNA 分子上释放，从荧光强度与时间曲线上就可以判断是否存在 SNP 或基因突变，而且不同 SNP 位点、杂合子与纯合子等都会影响熔解曲线峰形，因此 PCR 熔解曲线分析能有效区分不同SNP位点与不同基因型，从而广泛应用于遗传病检测、基因多态性检测、基因突变检测和病原体分型检测等临床诊断中。

（二）等位基因特异性PCR（ARMS-PCR法）

等位基因特异性PCR（allele specific PCR, ASP）也称扩增阻碍突变系统（amplification refractory mutation system,ARMS)，是Newton等于1989年首先建立用来检测已知单碱基突变的PCR技术，能在野生型DNA中检测出低水平的突变序列。ARMS 在分子遗传学研究和遗传疾病诊断中应用广泛，如肿瘤突变基因检测，耳聋基因检测等。

ARMS利用PCR引物的3′端末位碱基必须与其模板DNA互补才能有效扩增的原理，将已知的突变碱基设计在引物3′端末位，在进行扩增反应时，若3′端碱基对形成错配，PCR延伸反应就会因3′,5′-磷酸二酯键形成障碍而受阻，只有在引物3′端末位碱基与模板配对时，PCR反应才能连续进行。针对不同的已知突变设计特异引物，若得到特异PCR扩增产物，则表明在被测野生型DNA中含有该突变，若未出现特异扩增产物，则表示该突变不存在。尽管ARMS与传统PCR相似，但其灵敏度更高，可检测出样品中含量低至0.1%~1.0%的突变基因；同时该方法在设计上可以最大限度地缩短目标产物的长度，可以解决石蜡包埋组织标本提取的DNA大部分片段化而无法得到准确检测结果的难点；且该方法结合实时PCR平台实现闭管操作，操作简单，无需产物的后处理，能最大程度地避免扩增产物的污染。

（三）Gap-PCR法

缺口PCR（gap-PCR）原理是设计三个或两对引物，即在缺失区域外侧，靠近缺失位点的位置设计一对引物，另外一个或一对引物在缺失区域内。在缺失区域内的引物能够在杂合子和正常人中扩增出片段，在缺失纯合子中不能扩增。在缺失区域外侧的一对引物，因为缺失使相距甚远的两端DNA拉近，从而可扩增出特定的DNA片断。根据扩增片段大小此法能很好地区分正常杂合子和纯合子个体，通常用于检测基因的大片段缺失。目前，该方法主要应用于遗传病检测，如地中海贫血基因检测等。

（四）限制性内切酶多态性分析

限制性内切酶是存在于原核细胞中能特异的识别双链DNA分子中的特定序列并对其剪切的一类酶。DNA的碱基序列在不同种类的生物体中差异很大，在同种生物体的不同个体之间存在一定比例的差异，这种差异多由于各种基因突变引起。如果这些基因的突变发生在限制性内切酶的位点，或限制性内切酶位点之间所含的DNA重复序列数量发生变化，则用同一种限制性内切酶消化不同个体的基因组DNA时就会得到长度不同的限制性内切酶片段，这就是限制性片段长度多态性(restriction fragment length polymorphism, RFLP)。

RFLP 检测方法主要有两种，一种是RFLP酶切图，另一种是限制性酶切产物与探针杂交的放射自显影图。第一种方法是用基因组DNA直接经限制性内切酶消化，或将PCR产生的扩增片段用限制性内切酶消化后，与分子量标准物一起，进行琼脂糖凝胶电泳，在紫外灯下观察限制性酶切条带是否发生改变。第二种方法与DNA印迹杂交法联用，将限制性内切酶消化后的DNA产物在琼脂糖凝胶电泳后转膜，再与特异性的DNA 探针杂交，得到特异性的放射性自显影图。RFLP按孟德尔规律遗传，杂合性高、具有体细胞稳定性和种系稳定性，可作为染色体DNA上疾病基因座位的遗传标志，因此可被应用于遗传检测，如亚甲基四氢叶酸还原酶基因677C/T检测等。

（五）聚合酶链反应-单链构象多态性分析

聚合酶链反应-单链构象多态性分析(single strand conformation polymorphism analysis of polymerase chain reaction products, PCR-SSCP）是一种比较经典的基因突变检测方法，该方法通过PCR扩增特定靶序列，然后将扩增产物变性为单链，进行非变性聚丙烯酰胺凝胶电泳。在不含变性剂的中性聚丙烯酰胺凝胶中电泳时，DNA单链的迁移率除与DNA链的长短有关外，更主要的是取决于DNA单链所形成的构象。在非变性条件下，DNA单链可自身折叠形成具有一定空间结构的构象。这种构象由DNA单链碱基决定，其稳定性靠分子内局部顺序的相互作用（主要为氢键）来维持。相同长度的DNA单链其顺序不同，甚至单个碱基不同，所形成的构象不同，电泳迁移率也不同。PCR产物变性后，单链产物经中性聚丙烯酰胺凝胶电泳，靶DNA中含单碱基置换，或数个碱基插入或缺失等改变时，因迁移率变化会出现泳动变位，从而可将变异DNA与正常DNA区分开。

（六）PCR序列特异性引物分析法

遗传学上将某一个体同源染色体上对应位置的一对基因称为等位基因，当群体中位于同一位点的等位基因多于两种时，称为复等位基因复等位基因具有多态性。PCR序列特异性引物（sequence specific primer, SSP）分析法是使用能特异识别特定等位基因的引物通过PCR扩增检测序列多态性的方法，也称作等位基因特异性引物PCR法。

根据决定某等位基因的碱基性质，设计3′端第一个碱基分别与各等位基因的特异性碱基相匹配的序列特异性引物，在PCR反应过程中，只有引物3′端第一个碱基与决定特定等位基因的碱基互补时才能实现DNA片段的完全复制，根据PCR产物的有无进行等位基因分型；因此该方法被应用于HLA-B27基因分型、红细胞RhD基因分型以及细胞色素氧化酶P450 3A5基因分型等遗传检测。

（七）数字PCR

数字PCR（digital PCR）由Vogelstein和Kinzler在1999年提出，通过将一个样本分成几十到几万份，分配到不同的反应单元，每个单元至少包含一个拷贝的目标分子（DNA模板），在每个反应单元中分别对目标分子进行PCR扩增，扩增结束后对各个反应单元的荧光信号进行统计学分析。数字PCR一般包括两部分内容，即PCR扩增和荧光信号分析。在PCR扩增阶段，与传统技术不同，数字PCR一般需要将样品稀释到单分子水平，并平均分配到几十至几万个单元中进行反应。不同于qPCR对每个循环进行实时荧光测定的方法，数字PCR技术是在扩增结束后对每个反应单元的荧光信号进行采集。最后通过直接计数或泊松分布公式计算得到样品的原始浓度或含量，特别适用于拷贝数变异、突变检测、基因相对表达研究、二代测序结果验证、单细胞基因表达分析等。

（八）DNA测序技术

核酸是生物遗传信息的贮藏和传递者。DNA的碱基序列决定其表达与功能，其序列的改变意味着生物学含义的改变因此核酸序列分析是现代分子生物学中的一项重要技术，是分析基因结构、功能及其相互关系的前提，也是疾病分子诊断最为精确的判定技术。最早的测序是手工操作，所有步骤都是实验室中放射性核素标记下完成。现在，大多数实验室配备有测序用的寡核苷酸合成仪和自动测序仪，测序反应产物的读取应用荧光检测系统，序列数据可自动采集并传输到计算机中。DNA测序技术经过30多年的发展，已经历了三代，三代测序技术各有优势。

第一代测序技术虽然成本高，速度慢，但是对于少量序列来说，仍是最好的选择；第二代测序技术经过多年的发展已走向成熟并开始应用于临床诊断；第三代测序技术还在完善中，距离商业化尤其是临床应用还有很长的距离。

1. 第一代测序技术 1977 年 Sanger 等提出经典的双脱氧核苷酸末端终止测序法，而在双脱氧核苷末端终止法以及其基础上发展起来的各种 DNA 测序技术统称为第一代 DNA 测序技术。

（1）双脱氧核苷酸末端终止测序法 也称Sanger法，其基本原理是将2′,3′ – 双脱氧核苷酸（ddNTP）掺入到新合成的DNA 链中，由于掺入的ddNTP 缺乏3′ –OH ，因此不能与下一位核苷酸反应形成磷酸二酯键，使DNA 合成反应终止。测定时，将模板分为4 个反应管，模板在DNA 聚合酶、引物、四种dNTP 存在的条件下复制，其中一种dNTP 用放射性核素标记。反应一段时间后，每一管加入4 种ddNTP 中的一种，就可获得一系列在不同部位终止的、大小不同的DNA 片段。反应终止后，分4 个泳道进行PAGE与放射自显影后可见梯状电泳带，依次读取合成片段的碱基排列顺序。目前应用的荧光自动测序仪基本都是在Sanger 法基础上发展起来的。Sanger测序是最为经典的一代测序技术，仍是目前获取核酸序列最为常用的方法，而通过一代测序技术对PCR 产物进行分析也是临床上遗传检测、肿瘤突变基因检测、病原体检测的可靠选择。

（2）焦磷酸测序 不同于Sanger测序法所使用的合成后测序理念，Ronaghi分别于1996年与1998年提出了在固相与液相载体中通过边合成边测序的方法——焦磷酸测序。其基本原理是利用引物链延伸时所释放的焦磷酸基团激发荧光，通过峰值高低判断与其相匹配的碱基数量。由于使用了实时荧光监测的概念，焦磷酸测序实现了对特定位点碱基负荷比例的定量，因此在SNP位点检测、等位基因（突变）频率测定、细菌和病毒分型检测方面应用广泛。由于荧光报告原理不同，其对于序列变异的检测灵敏度从Sanger测序的20%提高到了5%。但由于该技术的仪器采购与单次检测成本较高，目前尚未得到大规模的临床使用。

2. 高通量测序技术 又称第二代测序技术，以能一次并行对几十万到几百万条 DNA 分子进行序列测定等为标志。人类基因组计划完成后，进入了后基因组时代，以 Sanger 法为基本原理的传统测序法已不能满足深度和重复测序等大规模基因组测序的需求，促使了第二代测序方法的产生，并在过去的十几年里迅速发展。第二代测序方法的思路是边合成边测序，这种方法具有很高的测序通量。目前常见且应用于临床的高通量测序平台主要有 Illumina Solexa、Life Ion Torrent 和 BGI DNA 联合探针锚定连接测序等，这些方法均通过 DNA 片段化构建 DNA 文库、文库与载体交联通过桥式 PCR 或乳液 PCR 进行扩增、在载体面上进行边合成边测序反应，使得第一代测序中最高基于 96 孔板的平行通量扩大至载体上百万级的平行反应，完成对海量数据的高通量检测。该技术可以对基因组、转录组等进行真正的组学检测，在指导疾病分子靶向治疗、绘制药物基因组图谱指导个体化用药、感染性疾病的病原微生物宏基因组鉴定及通过母体中胎儿 DNA 信息进行产前诊断等方面已经取得了喜人的成绩。然而，由于该技术需要对 DNA 进行片段化处理，测序反应读长较短，需要对数据进行大规模拼接，因此对分子诊断工作者掌握生物信息学知识提出了更高要求，以利于后期的测序数据分析。

（1）Solexa/Illumina测序系统 Solexa测序系统以边合成边测序作为基本设计理念，并使用桥式PCR和可逆性末端终结作为其核心技术。桥式PCR扩增是指当制备的单链DNA文库通过流动池时，与芯片表面的单链引物互补，一端被固定在芯片上，另一端随机和附近的另外一段引物互补，也被固定，形成“桥”。将桥型ssDNA扩增为桥型dsDNA，再将桥型dsDNA变性释放出互补单链，锚定到附近的固相表面再形成ssDNA。经过30轮扩增-变性循环，最终形成约1000拷贝的单克隆DNA簇，达到测序反应所需信号强度的模板量。随后扩增子被线性化，进行边合成边测序反应。在Sanger测序法的基础上，Solexa测序系统采用特异性荧光标记4种不同的dNTP，由于这些dNTP的3′-OH末端具有可化学切割的部分，每轮反应只能添加一个dNTP，其他没有被结合的dNTPs、DNA聚合酶以及荧光基团被移除，并开始新一轮的反应，根据捕捉的荧光信号并经过特定的计算机软件处理，从而获得待测DNA的序列信息。Illumina公司的Solexa测序平台在现今的第二代测序市场中占据主导地位，并在临床诊断中广泛应用。

（2）Ion Torrent/Life Technologies测序系统　Ion Torrent测序系统使用的依然是边合成边测序的理念，但其测序过程不再检测荧光素或生物素来源的光信号，而是通过检测dNTP结合时释放出的H^+来获取序列的碱基信息。Ion Torrent芯片是布满小孔的高密度半导体芯片，应用了互补型金属氧化半导体技术。每个小孔相当于一个测序反应池，内置pH敏感性晶体管。当dNTP结合到DNA链上时，释放的H^+导致反应体系中pH发生改变，通过晶体管传感器的电流发生相应的改变，传感器将化学信号转变成数字信息即完成一次检测，从而获得待测DNA的序列信息。Ion Torrent系统检测的优势在于使用未经修饰的天然dNTP且该测序系统无需CCD扫描、荧光激发等环节，大大缩短了运行时间，整体上测序可在2~3.5小时完成，因此Ion Torrent平台也成为第二代测序市场上的一个重要平台，并在临床检测中应用。

（3）Complete Genomics/BGI测序系统　美国Complete Genomics（CG）公司成立于2005年，DNA纳米球（DNB）芯片及组合探针锚定连接技术（cPAL）是CG公司独有的两种测序相关技术。我国华大基因（BGI）于2013年收购CG并将其测序平台应用于临床诊断中，成为第二代测序中的另一个重要平台。该测序系统采用高密度DNB技术，在芯片上嵌入DNA纳米球，然后用非连续、非连锁cPAL技术读取碱基序列。利用4种不同颜色标记的探针读取接头附近的碱基，每次最多读取10个连续碱基并且每次测序相互独立，即测序结果不受前一个碱基检测结果的影响。在测序时，加入的锚定序列与接头互补配对，然后DNA连接酶将4种不同颜色标记的探针杂交到模板的相应碱基上，通过对荧光基团的成像来判断碱基类型。获取图像后，全部的探针-锚定分子复合物被移除，新的探针-锚定分子复合物结合，完成检测，从而逐步获得待测DNA的序列信息。

3. 第三代测序技术　第三代测序技术的核心理念是以单分子为目标的边合成边测序。该技术的操作平台目前主要有Helicos公司的Heliscope、Pacific Biosciences公司的SMRT和Oxford Nanopore Technologies公司的纳米孔技术等。该技术进一步降低了成本，可对混杂的基因物质进行单分子检测，故对SNP、CNV的鉴定更具功效，但是目前其进入产品商业化并最终投入临床应用仍有很长的距离。

PCR相关技术比较见表5-3-1。

表 5-3-1 PCR相关技术比较

方法类别	方法名称	优 点	缺 点	适用性
测序法	Sanger 测序	操作简单，临床运用成熟，可以得到基因序列，测序片段长，对未知突变可以检测	时间长，容易发生污染，结果判读存在一定人为因素，无法检测低丰度突变（＜20%）	适用于常规检测、未知突变的筛查以及验证其他分型的结果。目前为基因突变检测的金标准
	焦磷酸测序	灵敏度（>5%）高于 Sanger 测序，可以呈现突变位点碱基比例	测序样本制备繁琐，测序片段低于 Sanger 测序	可用于基因突变位点检测和频率分析，SNP 分析，肿瘤甲基化研究，病原微生物的快速分离及鉴定等
	二代测序	高通量、灵敏度高（1% ~ 0.1%)	测序成本高、时间长	适用于多基因、大样本的检测
荧光 PCR 法	ARMS-PCR	操作最为简单，灵敏度高（1%），适于对肿瘤组织中突变比例较低的体细胞突变进行检测。有非常多商业化获证试剂盒	通量低，只试用于已知位点的突变检测	对小样本、低突变比例的体细胞突变进行检测
	HRM	成本低，灵敏度高，闭管操作，降低污染风险	需要特殊仪器设备，条件摸索过程较为困难	适合有该类机器的实验室开展各；可用于已知甲基化位点的检测
其他	限制性片段长度多态性	操作简单，无需特殊仪器	需要后续电泳，操作步骤比较繁琐，受实验条件影响大，容易出现假阴性	已经被其他方法取代
	聚合酶链反应－单链构象多态性分析	灵敏度高于 Sanger 测序，操作简单，无需特殊仪器	需要后续电泳，操作步骤比较繁琐，受实验条件影响大，容易出现假阴性	已经被其他方法取代
	数字 PCR	操作简单，超高的灵敏度，可进行绝对定量，试用于组织和血浆样本中 EGFR 基因检测	成本较高，需要数字 PCR 仪，通量低，无法检测未知突变	适用于极低丰度突变检测

参考文献

[1] 陈朝红, 刘志红. 肝素抗凝对全血DNA提取及PCR扩增效率的影响. 肾脏病与透析肾移植杂志,1997 (1).

[2] 赵焕英, 包金风. 实时荧光定量PCR 技术的原理及其应用研究进展. 中国组织化学与细胞化学杂志, 2007, 16 (4).

[3] 姜文灿, 岳素文, 江洪, 等. TaqMan探针法实时荧光定量PCR的应用和研究进展. 临床检验杂志(电子版), 2015, 4 (1).

[4] 陈玲. PCR熔解曲线法在原发性高血压患者中MTHFR677T基因多态性检测中的应用. 中国社区医师,2016,32 (20): 120-121.

[5] 张立,吴敏,侯志丽. 荧光PCR熔解曲线法快速检测耐多药结核菌的临床应用. 山东医药,2014,54 (36): 40-41.

[6] 陈兴, 肖奇志, 于雯, 等. 应用探针熔解曲线分析技术快速检测非缺失型 α-地中海贫血. 国际检验医学杂志, 2015 (14): 2009-2010.

[7] 尚红, 王毓三, 申子瑜. 全国临床检验操作规程. 4版. 北京: 人民卫生出版社, 2015: 880-892.

[8] 李金明. 高通量测序技术. 北京: 科学出版社, 2018: 15-20.

[9] Han B, Zong L, Li Q, et al. Newborn genetic screening for high risk deafness-associated mutations with a new Tetra-primer ARMS PCR kit. International Journal of Pediatric Otorhinolaryngology, 2013, 77 (9):1440-1445.

[10] Kho S L , Chua K H , George E , et al. A novel gap-PCR with high resolution melting analysis for the detection of α-thalassaemia Southeast Asian and Filipino β0-thalassaemia deletion. Sci Rep, 2015, 5 (1):13937.

[11] Srijinda S, Suwanasophon C, Visawapoka U, et al. RhC Phenotyping, Adsorption/Elution Test, and SSP-PCR: The Combined Test for D-Elute Phenotype Screening in Thai RhD-Negative Blood Donors. Isrn Hematology, 2015, 2012(12):358316.

[12] Kanagalshamanna R . Digital PCR: Principles and Applications. Methods in Molecular Biology, 2016, 1392:43.

起草人: 张文新(中国食品药品检定研究院)

复核人: 姚燕丽(广东省医疗器械质量监督检验所)

第四章
分子杂交技术

分子杂交（molecular hyhridization）指的是利用核酸变性和复性的性质，使具有一定同源序列的两条单链核酸（包括DNA-DNA，DNA-RNA，RNA-RNA）在一定条件下按照碱基互补配对原则发生特异性的结合，形成相对稳定的异质现链的过程。常用于检测、分离特定的核酸序列，评价单、双链核酸分子的同源性或其他特性。分子杂交技术是分子生物学和基因诊断领域最为常用的基本技术之一。

第一节　印记杂交技术

（一）概述

印迹杂交技术是分子生物学中用于检测DNA、RNA样品中特定基因序列的方法，其原理一般为将经凝胶（一般为琼脂糖凝胶或丙烯酰胺凝胶）电泳分离的DNA、RNA片段转移至滤膜（一般为硝酸纤维素膜或尼龙膜）上，随后通过探针杂交待测片段。其中，探针是指能与样本特异性结合的核酸片段。印迹杂交技术根据被转移的样品类型，包括Southern blot、Northern bolt。

（二）方法详解

1. Southern blot　Southern blot是分子生物学中用于检测DNA样品中是否含有特定序列的方法。其基本操作流程如下。

（1）样本处理　从每个样本中提取DNA，然后用特异性限制性内切酶将高分子量的DNA切割成较小的片段。

（2）电泳与变性　将DNA片段加载到琼脂糖凝胶或丙烯酰胺凝胶上，使DNA片段根据大小电泳分离，较小的片段比大的片段迁移得更快。在紫外光下用溴化乙锭（可以嵌入DNA或RNA碱基之间的一个三环平面基团，EB在紫外光下发荧光）使DNA片段可见。电泳后，将凝胶中的DNA进行脱嘌呤处理或置于碱性溶液中变性DNA。

（3）转膜　使用毛细管作用从高水势区域到低水势区域（通常是滤纸和纸巾）的缓冲液转移将DNA沿与凝胶平面垂直的方向移出并转移到膜上。然后将膜在真空或常规烘箱中在80℃下烘烤2小时（硝酸纤维素膜或尼龙膜）或暴露于紫外线辐射（尼龙膜）以将转移的DNA永久地附着到膜上。

（4）杂交　标记的DNA探针，一般由放射性或用荧光或生色染料标记分子来标记，为了确保探针与样品DNA结合的特异性，往往要先进行预杂交以封闭膜上所有能与探针DNA结合的所有位点。大多数常见的预杂交方法使用变性的鲑鱼精子DNA（该DNA与哺乳动物的同源性极低，不会与探针DNA杂交）或牛血清来减少非特异性结合。最后，调整合适的缓冲环境和温度，使靶DNA与探针杂交。

（5）结果检测　杂交后，将多余的探针从膜上洗掉，在放射性或荧光标记探针的情况下，通过X射线自显影技术在X射线胶片上显示杂交结果，最终对靶基因定量或定性。如果使用显色检测方法，则通过显影技术在膜上显示杂交的颜色。

2. Northern bolt　Northern bolt 用于检测样本中 RNA 进而研究基因表达情况，其基本原理与 Southern blot 类似：从样品中分离 RNA，通过电泳分离、转膜并通过 RNA 或 DNA 探针检测。

（三）临床应用

印迹杂交在临床中主要应用于单基因疾病的分子诊断中，但由于其操作步骤较为繁琐以及新的分子杂交技术的发展，其在临床上的应用逐渐被新的分子杂交技术替代。

第二节　斑点杂交或狭缝杂交技术

（一）概述

斑点杂交或狭缝杂交技术是一种无需事先电泳，便可以检测核酸混合物中某些RNA或DNA种类的技术。在该过程中，变性后的单链DNA或RNA与固相载体（一般为硝酸纤维素膜或尼龙膜）结合，并与标记的单链DNA或RNA探针一起孵育，单链核酸片段与目的核酸探针互补结合（杂交）。在随后的洗涤步骤中，除去未杂交的探针，保留杂交的探针，通过探针观察信号强度。在斑点印迹中，核酸以圆形被印迹到膜上，而在狭缝杂交技术中，核酸被印迹到矩形缝隙中。

在操作上来说，一般的斑点杂交或狭缝杂交仍较为繁琐，因此Saiki等研究者对其进行了改良，提出了一种斑点杂交技术即反向斑点杂交（reverse dot-blot, RDB），该技术较正向斑点杂交更加简便、敏感性更高、特异性更强，尤其是在基因分型、基因突变检测、病原体检测等方面有独特的优势。

一般斑点杂交是将DNA 靶片段固定于硝酸纤维素膜或尼龙膜上，标记的探针和DNA靶片段杂交显色。这种方法的每次杂交反应只能判断待测 DNA 是否含有某一种探针的同源序列，对于某些基因座位可能含有十几至几十个等位基因（如地中海贫血突变基因等）或一种病原体有多种基因型（如人乳头状瘤病毒HPV等），用一般斑点杂交方法非常繁琐。而反向斑点杂交技术是反其道而行，其是将多种特异性探针固相化，与扩增得到的核苷酸序列杂交，一次实验就可以判断某一基因座位的大部分或全部等位基因，因此基于这样的工作原理其更适用于基因分型、基因突变检测、病原体检测等从而在临床上得到广泛应用，许多企业也利用此方法学开发出相关的诊断试剂产品。

此外，常规的杂交技术均有一个显著的缺点，杂交的过程较长，灵敏度不高。为解决此问题又进一步发展了导流杂交技术，导流杂交技术在原理上也是利用反向杂交原理，但其通过膜条两面气压差，使目标片段可以定向移动，与探针碰撞结合的几率和效率极大的提高。一方面有效的缩短了杂交过程，节省大量时间；另一方面提高探针检测的灵敏度和特异性。

（二）检测技术与方法

1. 基本原理　目前相关的诊断试剂产品多采用反向杂交的方法进行检测，其将预先标记好的多种特异性探针固化在固相载体，扩增得到的核酸片段变性后根据碱基互补原则与相应的探针特异性结合，然后洗涤去除未结合的核酸片段，再经相应的显色反应就能显出杂交信号，从而分析检测结果。

2. 方法详解　反向杂交检测的操作流程大致包括样本处理、变性、杂交、显色。在检测所用到的主要试剂有探针、杂交液、清洗缓冲液、显色反应液等，而不同厂家试剂盒依据各自的产品设计其工作液组成会略有不同。

（三）操作要点及注意事项

1. 主要仪器　使用的仪器包括但不限于 PCR 仪，杂交仪，恒温水浴锅等。

2. 样本要求　依据各诊断试剂产品说明书中的样本要求进行样本采集。

3. 实验操作　根据试剂盒说明书结合自己实验室的 SOP 进行操作，基本步骤为样本的处理（如样本 DNA 的提取，在处理样本时应对阴阳性对照品同时进行处理以进行质控分析）、杂交相关试剂准备、PCR 扩增、杂交、显色及结果分析。

4. 结果判定　针对结果的判读依据厂家说明书确定的判定原则进行，判定原则应有相应的依据，并经过临床标本的验证。

5. 产品性能指标　斑点杂交或狭缝杂交诊断试剂产品的关键性能指标通常应包括准确性、特异性、检测限和重复性等。企业内部需建立包括阳性参考品、阴性参考品、特异性参考品、检测限参考品和重复性参考品在内的企业参考品盘。在参考品设置上，阳性参考品应包含试剂（盒）设计范围内可检测的所有目标基因片段；阴性参考品应包含一定数量不含被测基因的样本；特异性参考品应包含一定数量与目标基因密切相关、试剂盒设计范围外的基因型或基因突变样本；检测限参考品应规定并提供试剂（盒）设计范围内可检测的所有目标基因片段的检测限；具体的指标要求可参考 YY/T 1303-2015《核酸扩增反向点杂交试剂（盒）》，若企业开发的目标产品已发布行业标准，可同时参考其相关产品的行业标准，如地中海贫血基因检测芯片可参考行业标准 YY/T 1527-2017《α/β-地中海贫血基因分型检测试剂盒》，HPV 分型检测芯片可参考行业标准 YY/T 1226-2014《人乳头瘤病毒核酸（分型）检测试剂（盒）》。

此外，在对斑点杂交或狭缝杂交诊断试剂产品的准确性、特异性、检测限和重复性等关键性能指标进行评价时，若该产品已有业内公认的国际参考品或国家参考品，建议使用相关的国际参考品或国家参考品进行验证，如地中海贫血基因检测芯片可使用地中海贫血核酸检测国家参考品（编号：360014）、耳聋基因检测芯片可使用耳聋基因突变检测国家参考品（编号：360013）、HPV 分型检测芯片可使用人乳头瘤病毒全基因组分型参考品（编号：360003）。

6. 方法的局限性　检测过程中涉及的位点或目的基因大都是突变热点或明确的基因，检测结果仅是设计位点的检测，无法涵盖产品未设计的或未知的位点。

第三节　荧光原位杂交技术

（一）概述

荧光原位杂交（FISH）是 20 世纪 80 年代末在放射性原位杂交技术基础上发展起来的一种非放射性标记分子杂交技术，其将细胞遗传学和DNA技术相结合，是一门新兴的分子细胞遗传学技术。目前FISH已经广泛应用于不同领域，如产前诊断、肿瘤遗传学和基因组进化研究等。通过荧光标记探针与细胞中靶标的结合，FISH技术可在体外直接观察细胞中的特定核酸。目前荧光探针大致可以分为三类：①重复序列探针，与靶片段结合紧密，荧光强度好；②全染色体或染色体区域特异性探针；③特异性基因探针，由一个或多个克隆序列组成。而随着FISH技术的不断进步和改良，探针制备和荧光素标记技术日趋简单化，简化了过去间接法的繁琐标记检测流程，目前较常用的是直接标记法，即将荧光素直接与探针核苷酸或磷酸戊糖骨架共价结合，或利用缺口平移法标记法将荧光素核苷三磷酸掺入。由于FISH技术不需要从组织或细胞中提取核酸，因此对于组织中含量较低的DNA 或RNA 分子具有较高的灵敏度和特异性，同时可保持组织与细胞的形态完整性并定位。

目前应用于临床检测的FISH探针已有接近于一百种，囊括乳腺癌、膀胱癌、肺癌、宫颈癌、前列腺癌、甲状腺癌、神经母细胞癌、软组织肉瘤、白血病、多发性骨髓瘤、淋巴瘤和产前诊断等。FISH探针主要有以下四大作用。①指导用药：检测靶向药物的特定基因状态，根据基因异常情况决定是否用药。②辅助诊断：当肿瘤处于低级别时，形态学观察敏感度较差，需要借助更灵敏的技术来辅助诊断。③鉴别诊断：某些肿瘤或病变，形态学及常见的免疫组化指标表现相似，难以诊断，可通过基因水平上的异常进行鉴别。④判断预后：肿瘤发生及进展的相关基因突变或染色体异常往往多样，不同类型的基因或染色体异常，提示着预后不同。

（1）FISH在指导用药中的应用　众所周知乳腺癌是目前全球范围内最常见的女性恶性肿瘤，在西方国家其发病率和病死率居肿瘤之首，全球乳腺癌发病率自20世纪70年代末开始一直呈上升趋势。对于制定实施预防控制乳腺癌的策略至关重要。HER-2是一种原癌基因，属于Her/erbB家族，位于染色体17q12，编码分子量185kD的跨膜糖蛋白，是一种具有酪氨酸激酶活性的跨膜生长因子受体，该受体蛋白通过同源二聚体或异源二聚体的方式偶联，活化胞内段酪氨酸激酶，从而激活下游信号传导通路；该信号传导通路参与肿瘤细胞的增殖、分化、抗凋亡，促进肿瘤的发生发展。在20%~30%的乳腺癌患者中出现HER-2蛋白表达和基因扩增，此类患者具有浸润性强、进展快速、复发风险高和预后差等临床特点。1998年美国FDA批准将一种重组DNA衍生的人源化单克隆抗体曲妥珠单抗用于HER-2阳性的转移性乳腺癌患者一线联合化疗及接受过一个或多个化疗方案晚期乳腺癌单药治疗，使该类型乳腺癌患者得到了显著的生存获益。近年来，基于HER-2分子的新靶向药物，如T-DM1、帕妥珠单抗、拉妥珠单抗、来那替尼也逐渐被用于临床。HER-2分子是乳腺癌预后较差的独立预测因子，在靶向HER-2的药物问世以前，HER-2阳性患者的生存期仅为阴性患者的一半，这些新药为乳腺癌患者提供了新的治疗手段。正确检测和评定HER-2蛋白表达和基因扩增状态对乳腺癌的临床治疗和预后判断至关重要。FISH检测是目前公认的HER2基因状态检测的金标准，是个体化治疗的重要参考指标。

（2）FISH在辅助诊断和鉴别诊断中的应用　染色体疾病是导致新生儿缺陷最多见的一类遗传性疾病，主要包括染色体数目和结构异常。其中胎儿染色体数目异常可导致胎儿流产、死胎或者死产，存活患儿多出现生长发育迟缓、智力落后、多发畸形及性发育异常等。常见的染色体数目异常引起的出生缺陷包括21-三体综合征（唐氏综合征）、18-三体综合征（爱德华综合征）和13-三体综合征（Patau综合征）以及性染色体（X/Y）的异常。相比于染色体显带技术的分辨率，FISH技术作为常规遗传学的辅助方法拥有高灵敏性、特异性和快速的优点。

（3）FISH在判断预后中的应用　对血液肿瘤特别是慢性粒细胞白血病、急性淋巴细胞白血病、多发性骨髓瘤和骨髓增生性白血病，FISH已在其判断预后、指导治疗及评估病程等临床应用方面得到了广泛运用。研究发现，BCR/ABL融合基因是一种抗细胞凋亡的基因，具有高度酪氨酸激酶活性，激活多种信号传导途径，使细胞过度增殖而使细胞调控发生紊乱；其出现于90%以上慢性髓性白血病、30%成人急性淋巴性白血病、2%～10%儿童急性淋巴性白血病以及少数急性髓性白血病患者中。因此，BCR/ABL融合基因是白血病预后判断的可靠指标；而FISH方法检测BCR/ABL1融合基因具极高的灵敏度和检测隐匿型易位和复杂易位的能力。

（二）检测技术与方法

1. 基本原理　荧光原位杂交基本原理与传统核酸分子杂交技术相同，不同之处是FISH可以确定与探针互补的核酸序列在细胞内的空间位置。具体来说，将特定的核酸片段标记上染料形成荧光探针，而根据碱基互补配对的原则，该探针与待检样本中的目标片段在一定条件下特异性结合（杂交），形成双链核酸。借助荧光显微镜，在合适的激发光照射下，观察并记录形成杂交双链的类型和数量以进行相关的检测和分析。

2. 方法详解　荧光原位杂交检测的操作流程大致包括杂交前准备工作（包括样品固定、取材、玻璃片和组织处理）、杂交、杂交后处理和显示。在检测所用到的主要试剂有荧光探针、蛋白酶液、清洗缓冲液、DAPI复染剂/原位杂交蓝染染色液等，而不同厂家试剂盒依据各自的产品设计其工作液组成会略有不同。

（三）操作要点及注意事项

1. 主要仪器　使用的仪器包括但不限于荧光显微系统、原位杂交仪、恒温水浴锅等。

2. 样本要求　依据不同产品的检测需求，FISH检测的样本可包括石蜡样本、尿液样本、血液样本、羊水及宫颈癌脱落细胞等，可根据产品要求依据相应的操作规范对相应样本进行采集。

3. 实验操作　根据试剂盒说明书结合自己实验室的SOP进行操作，基本步骤为样本的处理（包括样本的固定、消化、变性，在处理时应对阴阳性质控片同时进行处理以进行质控分析）、玻片和组织切片的杂交前处理、杂交、杂交后清洗、复染显色和结果观察分析。

4. 结果判定　在进行结果分析时，应注意以下事项。

（1）相关荧光和DAPI需用合适滤块观察。

（2）需评估样本片的适用性　一方面样本片荧光强度应明亮、清晰易分辨且易进行判读；另一方面样本片背景需未见干扰判读的杂质荧光及视野的朦胧感。

（3）选择合适的视野区　使用低倍镜观察杂交区细胞分布情况。要求细胞核边界完整，核无重叠、染色均匀；跳过信号弱及没有特定信号或高背景的核计数；需要主观辨别的核不计数。

（4）按照适当的方式进行计数　使用100×物镜，调整焦距，从选择区域的左上角开始分析，从左到右扫视，观察多个视野。根据显微镜观察结果进行判定，结果判定应参考荧光原位杂交试剂盒相应的参考区间，参考区间的建立通常应经过大量临床标本的验证。

5. 产品性能指标　荧光原位杂交诊断试剂产品的关键性能指标通常应包括探针敏感性、

探针特异性、探针有效性判断等，探针有效性的判断应包含阳性符合率和阴性符合率，具体的指标要求可参考行业标准 YY/T 1459–2016《人类基因原位杂交检测试剂盒》、行业标准 YY/T 1261–2015《HER2 基因检测试剂盒（荧光原位杂交法）》。荧光原位杂交诊断试剂产品暂无相关的国际参考品或国家参考品，企业需建立包括阳性参考片和阴性参考片在内的企业参考品盘。

6. 方法的局限性 临床操作人员对荧光信号的判定和不符合说明书要求的操作也可能会影响结果判定。检出结果仅供临床参考，不能单独作为确诊或治疗的依据。

第四节 基因芯片技术

（一）概述

生物芯片技术是20世纪90年代初随人类基因组计划而出现的一项高新技术，因其具有与计算机芯片类似的微型化、高通量和处理大量生物信息的特点而得名，同时因其具有高通量、高度并行性、高灵敏度等优点而得到了广泛的研究和应用。而经30过多年的发展，生物芯片技术已逐步发展为实验室中的常规技术，也显示出良好的市场应用前景。

基因芯片（gene chip），又称核酸芯片、DNA芯片（DNA chip）、DNA 微阵列（DNA microarray），是一种将PCR扩增和核酸杂交结合在一起发展起来的灵敏、特异和高通量的检测技术。从探针类型来说，目前的基因芯片主要有两类：①寡核苷酸芯片；②cDNA芯片。基因芯片是生物芯片中最早发展而且研究最深入的一类芯片技术，目前已广泛地应用到各个研究领域，例如cDNA表达谱芯片广泛用于分析全转录子组，而寡核苷酸芯片主要用于检测DNA序列变异。近几年，基因芯片在个体化医疗方面的应用潜力逐渐显现，尤其在分子诊断领域，如感染性疾病诊断、遗传性疾病诊断、肿瘤疾病诊断等方面已经显示出巨大的应用发展潜力。在市场上许多企业也基于此方法学开发出相关的诊断试剂产品应用于临床检测中，例如针对遗传性疾病诊断有耳聋基因检测、地中海贫血基因检测芯片等，针对感染类病原体检测有结核分枝杆菌耐药基因检测、HPV分型检测芯片等，针对肿瘤疾病诊断有美国FDA批准的乳腺癌检测基因芯片等。这些已在临床上应用的基因芯片产品多为相对密度较低的低密度基因芯片产品，随着技术的发展，许多企业已在研发将高密度基因芯片应用于临床诊断中，这些高密度芯片每平方厘米会含有数千甚至数万个探针，为核酸序列的分析提供了一种高度并行的方式方法，而由于这种高密度基因芯片探针所具备的极高信息量，相信其可在基因的突变检测、多态性分析以及染色体非整倍体检测等临床应用中得到广泛研究和使用。

（二）检测技术与方法

1. 基本原理 基因芯片的基本原理是DNA的碱基配对和互补原理，将核酸片段作为识别分子，按预先设置的有序排列固定于特定的固相支持载体的表面形成微点阵，利用杂交技术，将微点阵上的核酸探针与待测生物样品中标记的靶分子杂交，以实现多到数万个分子之间的杂交反应，通过特殊的检测系统如激光共聚焦扫描或电荷偶联摄影像机（CCD）对杂交信号的强度进行快速、并行、高效地检测，从而对检测样品中多个基因的表达状况或者特定基因分子的存在实现高通量、大规模的分析。

2. 方法详解 完整的基因芯片检测过程主要包括基因芯片的制备、样品的制备、芯片杂交和芯片杂交信号的检测及分析。对于基因芯片诊断试剂产品，其组成基本可分成两个部分，一部分是芯片，另一部分检测用工作液。如果有配套的检测仪器，还应对仪器及处理软件的应用加以说明。芯片生产的基本过程主要包括探针的获取，纯化，点样，固定。工作液通常包括扩增用试剂如 PCR 引物混合液，酶混合液，阴阳性对照品等，杂交用试剂如杂交液，结合缓冲液，磁珠悬液、洗脱液等，而不同厂家试剂盒依据各自的产品设计其工作液组成会略有不同。

（三）操作要点及注意事项

1. 主要仪器　使用的仪器包括但不限于 PCR 仪器，芯片杂交仪，医用洗干仪，微阵列芯片扫描仪等。

2. 样本要求　样本是人全血时，其适用抗凝剂为 EDTA 或枸橼酸钠等，不得以肝素抗凝；被检者服药情况、饮食及健康状态不影响样本采集和结果检测。

样本是人滤纸干血斑时，其采集应符合采血常规和管理规范；而对新生儿来说，采血人员必须经过专项技术培训后方可上岗。

样本为细菌或病毒时，采取及保存适合相应微生物操作及生物安全规范。

3. 实验操作　根据试剂盒说明书结合自己实验室的 SOP 进行操作，基本步骤如下。①PCR 扩增体系配制：PCR 扩增体系配制时需加上阴阳性对照用以质控实验。②样本制备和加模板。③上机扩增。④杂交。⑤洗涤。⑥扫描及判读。

4. 结果判定　结果判读主要依据各试剂盒开发时制定的 cut-off 值，且应明确 cut-off 值的确定依据。通常，当探针的检测信号值大于或等于该探针的 cut-off 值时，判断该探针为阳性；当探针 的检测信号值小于该探针的 cut-off 值时，判断该探针为阴性。数据判读方式可以采取人工或者软件判读，如果是软件判读，应明确软件判断的科学依据（包括生物学原理、数据获取原理和判断实验是否成立的依据）并加以说明。

5. 产品性能指标　基因芯片诊断试剂产品的关键性能指标通常应包括准确性、特异性、检测限和重复性等，企业开发的基因芯片诊断试剂产品如已发布行业标准，具体的性能指标要求可参考其相关产品的行业标准，如地中海贫血基因检测芯片可参考行业标准 YY/T 1527-2017《α/β-地中海贫血基因分型检测试剂盒》，HPV 分型检测芯片可参考行业标准 YY/T 1226-2014《人乳头瘤病毒核酸（分型）检测试剂（盒）》。

在对基因芯片诊断试剂产品的准确性、特异性、检测限和重复性等关键性能指标进行评价时，若该产品已有业内公认的国际参考品或国家参考品，建议使用相关的国际参考品或国家参考品进行验证，如地中海贫血基因检测芯片可使用地中海贫血核酸检测国家参考品（编号：360014）、耳聋基因检测芯片可使用耳聋基因突变检测国家参考品（编号：360013）、HPV 分型检测芯片可使用人乳头瘤病毒全基因组分型参考品（编号：360003）。同时，企业内部需建立包括阳性参考品、阴性参考品、检测限参考品和重复性参考品在内的企业参考品盘。

6. 方法的局限性　芯片检测过程中涉及的位点或目的基因大都是突变热点或明确的基因，检测结果仅是设计位点的检测，无法涵盖产品未设计的或未知的位点。

参考文献

[1] 尚红，王毓三，申子瑜. 全国临床检验操作规程. 4版. 北京：人民卫生出版社，2015：896-897.

［2］邢婉丽，程京. 生物芯片技术. 北京：清华大学出版社，2004.

［3］马宁，杨晓，彭薇，等. 遗传性耳聋基因芯片在新生儿耳聋基因筛查中的应用. 中国计划生育学杂志，2017，25（9）：618-620.

［4］李倩倩，陈文丽，苗艳，等. 遗传性耳聋基因芯片检测在孕妇携带者筛查中的应用. 中国优生与遗传杂志，2018（6）.

［5］付月，刘文君. 地中海贫血实验室诊断研究进展. 中国实验血液学杂志，2018，26（2）：631-636.

［6］何建. DNA微阵列芯片法检测耐药结核分枝杆菌的价值探讨. 传染病信息，2018（1）.

［7］汪圣强，杭莉虹，钱盼盼，等. 寡核苷酸微阵列芯片在人乳头瘤病毒基因分型检测中的应用评估. 分子诊断与治疗杂志，2009，1（4）：227-229.

［8］柯峰，吴健民，姚见儿，等. 悬浮阵列技术检测循环肿瘤细胞基因预测乳腺癌术后复发. 中华医学杂志，2007，87（32）：2257-2261.

［9］Harbeck N, Gluz O. Neoadjuvant therapy for triple negative and HER2-positive early breast cancer. The Breast, 2017, 34: S99-S103.

［10］Holbro T, Civenni G, Hynes NE. The ErbB receptors and their role in cancer progression. Exp Cell Res 2003; 284: 99-110.

［11］Wolff AC，Hammond ME,Schwatz JN，et al. American Society of Clinical Oncology/College of American Pathologists Guideline. Recommendations for Human Epidermal Growth Factor Receptor 2 Testing in Breast Cancer. Journal of clinical oncology 2007，25（1）:118-145.

［12］Dewald G W,Wyatt W A,Juneau A L, et al.Highly sensitive fluorescence in situ hybridization method to detect double BCR/ABL fusion and monitor response to therapy in chronic myeloid leukemia. Blood,1998，91（9）:3357-3365.

［13］Bentz M, Cabot G, Moos M, et al. Detection of chimeric BCR-ABL genes on bone marrow samples and blood smears in chronic myeloid and acute lymphoblastic leukemia by in situ hybridization. Blood，1994，83（7）: 1922-1928.

起草人：张文新（中国食品药品检定研究院）
复核人：姚燕丽（广东省医疗器械质量监督检验所）

第五章
病原微生物核酸检测试剂

第一节　乙型肝炎病毒核酸检测试剂

一、乙型肝炎病毒 DNA 检测试剂

（一）概述

乙肝五项检测并不能作为判断病毒是否复制的指标，而DNA检测通过扩增病毒核酸，对体内低水平的HBV病毒敏感，是判断病毒复制的常用手段。DNA是乙肝病毒感染最直接、特异性强和灵敏性高的指标，HBV-DNA阳性，提示HBV复制和有传染性，HBV-DNA越高表示病毒复制越多，传染性越强。乙肝病毒的持续复制是乙肝致病的根本原因，HBV的治疗主要是进行抗病毒治疗，根本目的是抑制病毒复制，促使乙型肝炎病毒DNA的转阴。

DNA检测对确诊HBV和评估HBV治疗效果也具有十分重要的作用，可了解机体内病毒的数量、复制水平、传染性、药物治疗效果、制定治疗策略等并作为评估指标，也是唯一能帮助确诊隐匿性HBV感染和隐匿性慢性HBV的实验室检测指标。

HBV DNA的提取，多采用磁珠法，也有膜柱法、二氧化硅法。磁珠法为当前国际上最先进的核酸提取法。在磁珠法中又以带磁珠直接扩增检测为主流该方法因磁珠不需要洗脱，磁珠上结合的核酸全进入PCR扩增，避免洗脱步骤的核酸损失；且带磁珠扩增不需要洗脱步骤通常的温度要求，避免了加热带来阳性模板的气溶胶污染。

（二）检测技术与方法

1. 检测原理　HBV DNA 的检测多为 PCR- 荧光探针法。提取血清或血浆样本中的 HBV DNA，利用针对 HBV 核酸保守区设计的一对特异性引物、一条特异性探针，配以 PCR 反应液，在 PCR 仪上，进行 HBV DNA 的扩增反应，可实现对人血清、血浆样本中的 HBV DNA 的定量或定性检测，目前实时荧光定量 PCR 居多。

2. 主要试剂　一般包括核酸提取试剂包、核酸扩增检测试剂包。

3. 主要仪器　针对不同的检测试剂，各企业应用不同的检测平台，因此所需的仪器存在一定的差异。总的而言，一般包括核酸提取仪、核酸扩增 / 检测仪。一般采用实时荧光 PCR 法的试剂，均需使用荧光 PCR 仪。如 ABI7500 荧光定量 PCR 仪，SLAN-96P 荧光定量 PCR 仪、Roche Light Cycler480 等。 罗氏分子诊断另有集提取、扩增、检测为一体的 cobas 6800 System/ cobas 8800 System 全自动 PCR 分析系统。

4. 样本要求　待测样品一般为血浆、血清，可选用的抗凝剂包括 EDTA（乙二胺四乙酸）

或 ACD（枸橼酸钠）。

待测样本可立即用于检测，或-20℃保存，长期保存建议置-70℃以下，应避免反复冻融。

5. 实验室要求 HBV 核酸检测应在合适的实验室中进行，应制定严格的管理制度和建立与实验和实验室管理相关的标准操作指导书；试验人员人员应接种过乙肝疫苗，有 HBV 抗体，同时必须充分了解各项规定并严格遵照执行。核酸定量检测要严格满足分子生物学和 PCR 扩增实验室的要求。

HBV核酸检测实验室设计及实验室的基本工作原则应参照《医疗机构临床基因扩增检验实验室管理办法》附件中“医疗机构临床基因扩增检验实验室工作导则”的要求进行。HBV检测实验室原则上应分为三个独立工作区：试剂准备区、样品处理区、扩增产物分析区，并设在不同房间。严格要求三区的空气流向：从试剂准备区到样品处理区，然后到扩增产物分析区，不能逆向流动。

实验室的安全工作制度或安全标准操作程序，所有操作符合《实验室生物安全通用要求》（GB 19489-2008）。

6. 实验操作 试验操作人员应接种过乙肝疫苗，有 HBV 抗体；自觉遵守生物安全条例。

试验操作应根据试剂盒说明书并结合自己实验室的SOP进行，大部分的HBV试剂采用自动化或半自动化平台。

（1）核酸提取 检测前仅需要将待测样品置于样品处理管，将核酸提取试剂置于系统规定的位置，启动程序后，系统自动完成核酸提取。

（2）加模板 对于自动化平台，系统自动完成扩增检测用的反应体系的配制并加入扩增检测管；对于半自动化平台，则需要试验操作人员配制反应液，并加模板于扩增检测管。

（3）扩增检测 对于自动化平台，系统自动完成扩增检测并报告检测结果；国产试剂一般采用半自动化平台，扩增检测结束后，上需要试验操作人员设置基线、手工分析检测结果。

7. 产品主要性能指标 目前的 HBV DNA 测定试剂，一般灵敏度较高（最低检出限低于 10 IU/ml）。在我国销售的试剂盒要求应满足相应的国家参考品各项质量的要求。HBV DNA 参考品中，乙型肝炎病毒 DNA 阴性参考品、阳性参考品直接作为样本使用。灵敏度参考品及精密度参考品需使用 HBV DNA 检测均为阴性的人血浆或血清稀释后作为样本使用。检测时应满足如下要求（表 5-5-1）。

表5-5-1 HBV DNA测定试剂性能要求

项目名称	要求
阴性参考品符合率	阴性参考品符合率（-/-）为 8/8
阳性参考品符合率	阳性参考品符合率（+/+）为 9/9
最低检出量	≤ 30IU/ml
精密性	C.V ≤ 5%（n=10）

其中，精密度应按企业产品检测范围特性，检测高、低二个浓度；定量产品还应用国家 HBV DNA标准品进行检测，在企业产品规定的线性范围内，至少满足实测浓度与理论浓度线性

相关系数r不低于0.98，且每个浓度点（从高到低不少于6个浓度梯度）准确度的对数值应不大于±0.5。

8. 检测方法的局限性

（1）检测结果仅供临床参考，对患者的临床诊治应结合其症状/体征、病史、其他实验室检测及治疗反应等情况综合考虑。

（2）不合理的样本采集、转运及处理，以及不当的试验操作和试验环节均有可能导致假阴性或假阳性结果。

（3）阴性结果仅说明样本低于产品最低检出限，不能完全排除感染的可能性。

（三）操作要点及注意事项

目前一般产品最低检出限均能检出浓度低于10IU/ml病毒载量。定量产品线性能达到0.99，产品线性范围内实测浓度与理论浓度的准确度对数值能达到±0.5。

（四）国内外相关技术方法对比

已有几十家企业产品获批上市，也有国内外多家企业产品在研制中。目前暂未查询到相关的国际、国家标准。2017年国家颁布体外诊断试剂核酸检测通用标准，但对HBV DNA检测体外诊断试剂并未见专项标准出台。

相关国家参考品有2016年换代的乙型肝炎病毒核酸国家参考品（编号：300009）；2016年新研制的乙型肝炎病毒核酸国家标准品（编号：300022）。对于HBV DNA定性产品使用HBV国家参考品进行检验，应满足国家参考品的基本要求；对于HBV DNA定量产品还应在满足国家参考品的基本要求的基础上满足国家标准品对线性、准确度的要求。

二、乙型肝炎病毒RNA检测试剂

（一）概述

乙型肝炎病毒核糖核酸（HBV RNA）存在于慢性HBV感染者的血清/血浆中，有研究表明，HBV患者血清/血浆中的HBV RNA为未经逆转录的前基因组RNA，并存在于成熟的病毒颗粒核衣壳内，被称之为“HBV RNA病毒样颗粒”。

HBV RNA检测可判断目前患者病毒复制程度，同时对用药前后的疗效的判断有重要作用，也是重要的用药指征之一，尤其是抗病毒治疗。HBV RNA检测为近几年发展起来的HBV检测手段。

到目前为止，国内外已有多家机构进行HBV RNA检测产品的研制，多为实时荧光探针RT-PCR法，也有RNA捕获探针法。RNA捕获探针法需要与其配套的设备相结合使用，通过特定的磁珠-RNA富集技术，提取病原体RNA模板，再通过特异性核酸恒温扩增技术和同步荧光检测技术相结合的SAT技术，特异性的检测样本中的HBV RNA。

国内检测HBV RNA的市场刚刚起步。产品有定性及定量检测试剂两种。

（二）检测技术与方法

1. 检测原理　PCR荧光探针法的HBV RNA检测试剂盒系通过逆转录HBV核酸中的pgRNA，利用对HBV pgRNA高度保守区序列设计的一组特异性引物与荧光探针，配以PCR反应液，在荧光定量PCR仪上，荧光一步法逆转录，然后进行PCR检测技术，通过荧光信号的变化实现HBV pgRNA的定量检测。

2. 主要试剂 一般包括核酸提取试剂包、核酸扩增检测试剂包。

3. 主要仪器 目前主要为ABI 7500荧光定量PCR仪，SLAN-96P荧光定量PCR仪、Roche Light Cycler 480等。

4. 样本要求 待测样品一般为血浆/血清，可选用的抗凝剂包括EDTA（乙二胺四乙酸）或ACD（枸橼酸钠）。

待测样本可立即用于检测，或-20℃保存，长期保存建议放置-70℃以下，应避免反复冻融。

5. 实验室要求 与HBV DNA检测试剂盒实验室要求基本一致。

6. 产品主要性能指标 由于暂无相关国际、国家标准及相关标准物质，HBV RNA检测试剂盒目前各企业使用自行研制的企业标准物质，制定相关产品技术要求。有定性及定量检测试剂。

主要性能指标包括阴性参考品符合率、阳性参考品符合率、最低检出限（一般不低于50copies/ml）、精密度、特异性等等。

（三）操作要点及注意事项

与HBV DNA检测试剂盒实验操作基本一致。

试验操作人员应接种过乙肝疫苗，有HBV抗体；自觉遵守生物安全条例。

试验操作应根据试剂盒说明书并结合自己实验室的SOP进行。

大致步骤为：①在试剂准备区进行试剂准备；②在样本处理区进行样本的处理，包括按产品说明书推荐的核酸提取或纯化试剂提取核酸，并进行DNA消化；③在扩增区进行PCR扩增检测并分析。

（四）国内外相关技术方法对比

目前暂无HBV RNA国际参考品，也未查询到国际相关标准。中国食品药品检定研究院相关标准物质正在研制中，计划于2020年问世。企业相关产品的检定目前使用自行研制的企业参考品进行，企业标准物质有来源于患者血清/血浆，也有通过HBV假病毒研制制备而成。

三、乙型肝炎病毒核酸基因分型检测试剂

（一）概述

由于HBV复制过程中HBV DNA聚合酶缺乏校正功能，导致HBV容易发生突变。根据基因序列差异的多少，将HBV划分为A~I共9种基因型，其中A、B、C及F，4种因型还可以划分为不同的亚型。HBV基因型呈一定的地理区域性分布，欧洲国家主要流行A、D基因型，B、C基因型主要分布在东南亚一带，F基因型主要分布在美洲地区，泰国以B、C、D基因型为主。G和H基因型为新发现的基因型，G主要在法国、美国和德国。我国以B、C基因型为主，另有少量的D、A基因型，西藏自治区、新疆维吾尔自治区以D基因型为主。上海的研究表明：A基因占1.4%，B基因占17.2%，C基因型占81.4%。

HBV基因型对于探讨HBV的传播途径,HBV携带者的流动形式以及变异株在不同人群中的流行情况都有很重要的意义。HBV基因型之间结构和功能的差异均可影响慢性HBV感染者在临床诊治过程中出现的基因变异、病情预后以及对抗病毒治疗的反应性。

检测HBV基因分型最直接、最准确的方法为基因测序。其他的检测试剂盒多为PCR-荧光探针法，也有基因芯片法和PCR反向杂交法。目前的产品中，PCR反向杂交法主要检测HBV的B、C、D型，可检测出的型别较少；基因芯片法捕获的探针较多，能检测多个位点的基因突变，但需要荧光扫描仪等昂贵设备，仅有少数几个实验室开展；故仍以PCR-荧光探针法占主导地位。PCR-荧光探针法使用较为方便，费用较低，可根据型别反应管和通用型反应管检测Ct值的差值，对临床样本中的HBV型别的病毒比例行列进行分析判断。

该基因分型产品在国内外均有上市销售，可检测A~H共8种型别的HBV。大多为定性检测。

（二）检测技术与方法

1. 检测原理　PCR-荧光探针法以HBV基因组中型特异性碱基（即各型别在同一位置上各自相对于其他型别而异的碱基）的聚集区为靶区域，在此区域内设计特异引物及探针扩增，以区分不同的型别。特异引物和探针，配以热启动DNA聚合酶等成分组成的核酸扩增试剂，使用荧光PCR仪进行扩增，并检测荧光信号，实现对未知样本的型别检测。另外，和其他PCR-荧光探针法试剂盒一样，试剂盒内带有内标物质，用于对核酸提取过程及PCR扩增过程的监控，减少假阴性结果的出现。

2. 主要试剂　一般包括核酸提取试剂包、核酸扩增检测试剂包。

3. 主要仪器　针对不同的检测试剂，各企业应用不同的检测平台，因此所需的仪器存在一定的差异。总的而言，一般包括核酸提取仪、核酸扩增/检测仪。一般采用实时荧光PCR法的试剂，均需使用荧光PCR仪。如ABI 7500荧光定量PCR仪，SLAN-96P荧光定量PCR仪、Roche Light Cycler 480等。

4. 样本要求

（1）明确为HBV核酸阳性的患者血清或血浆样本。

（2）血浆或血清样本，可选用的抗凝剂包括EDTA（乙二胺四乙酸）或ACD（枸橼酸钠）。

（3）待测样本可立即用于检测，或-20℃保存，长期保存建议放置-70℃以下，应避免反复冻融。

5. 实验室要求　与HBV DNA检测试剂盒实验室要求基本一致。

6. 产品主要性能指标　由于暂无相关国际、国家标准及相关标准物质，HBV核酸基因分型检测试剂盒目前各企业使用自行研制的企业标准物质，制定相关产品技术要求。

大多为定性检测试剂产品。主要性能指标包括阴性参考品符合率、阳性参考品符合率、最低检出限（一般不低于50copies/ml）、精密度、特异性等。

7. 方法的局限性

（1）剂盒以HBV基因上的特定DNA片段为检测靶标，如试剂盒引物与探针结合区出现基因突变，导致检测结果异常，将影响检测结果的判定。

（2）剂盒仅用于明确为HBV核酸阳性的患者血清或血浆样本。

（3）剂盒仅用于试剂盒产品说明书预期用途所包含的已知基因型的检测，不适合于其他基因型及未知基因型的检测。即当试剂盒检测结果为阴性时，不能排除被检测患者带HBV的有其他基因位点。

一般基因分型试剂盒可以同时检测多种型别，但当检测结果为多型别时，不能区分是混合感染型还是重组型。

（三）操作要点及注意事项

与HBV DNA检测试剂盒实验操作基本一致。

试验操作人员应接种过乙肝疫苗，有HBV抗体；自觉遵守生物安全条例。

试验操作应根据试剂盒说明书并结合自己实验室的SOP进行。

大致步骤为：①在试剂准备区进行试剂准备；②在样本处理区进行样本的处理，包括按产品说明书推荐的核酸提取或纯化试剂提取核酸，并进行DNA消化；③在扩增区进行PCR扩增检测并分析。

（四）国内外相关技术方法对比

目前未查询到国际、国家相关标准。有HBV 基因分型国际参考品，中国食品药品检定研究院相关标准物质正在研制中，计划于2020年问世。企业相关产品的检定目前使用自行研制的企业参考品进行，企业标准物质大多来源于患者血清或血浆，也有通过HBV假病毒研制制备而成。

四、乙型肝炎病毒核酸基因分型耐药检测试剂

（一）概述

HBV感染持续的原因通常是机体对病毒抗原的免疫应答低下,常见于病毒变异后的免疫逃逸，病毒可通过该机制逃避机体的特异性免疫应答使感染转为慢性。HBV有高变异性的原因在于病毒有反转录复制过程，RNA聚合酶和反转录酶缺乏校正功能，易发生错误。HBV在感染过程中由于人体免疫压力和抗HBV药物的影响易诱发变异，HBV变异后，造成病毒不易清除并引起耐药，降低抗病毒治疗的疗效。

目前治疗乙型肝炎感染的药物主要有核苷类似物和干扰素两类。随着核苷类药物的广泛应用，HBV耐药性问题日趋严重，对其耐药性检测在乙型肝炎的治疗中有着举足轻重的作用。HBV重要位点的基因突变可导致核苷类似物抗病毒药物的耐药发生，已发现的HBV耐药变异位点主要集中在P基因的Pol/RT区域。目前实验室诊断方法有测序法、实时荧光定量PCR技术、反向系列探针杂交法、基因芯片检测技术等。实时荧光定量PCR技术及反向系列探针杂交法前面章节已有阐述，不再重复。这里主要介绍比较典型的基因芯片检测技术。如微阵列芯片法。

现有的HBV DNA基因分型耐药检测试剂均为定性检测。

（二）检测技术与方法

1. 检测原理 阵列芯片法该测定原理系基于我国人群乙肝流行病学调查确证的HBV/B型、HBV/C型和HBV/D型特有的序列特征及乙型肝炎病毒用药相关基因突变热点，运用独特的多重不对称基因特异性PCR技术进行扩增反应，由于引物末端标记有标签序列及荧光

分子，被扩增出来的 DNA 分子均为带有标签序列和荧光分子的单链 DNA 片段。将标记有标签序列和荧光分子的单链 DNA 片段与芯片上的标签序列探针在一定的条件下进行杂交反应，根据碱基互补配对原则，序列匹配的 PCR 扩增产物与探针形成稳定的二级结构。用微阵列芯片扫描仪来检测芯片上的荧光信号形成图像，然后通过扫描仪配套驱动软件对图像进行数据分析，根据探针在芯片上的特定排布位置，从而给出样品的分型及耐药相关位点信息。

2. 主要试剂　核酸提取试剂、核酸扩增检测试剂、基因芯片等。

3. 主要仪器　对不同的检测试剂，各企业应用不同的检测平台，因此所需的仪器存在一定的差异。总的而言，一般包括核酸提取仪、核酸扩增 / 检测仪、芯片扫描仪，芯片扫描仪如微阵列芯片扫描仪 LuxScan 10K/B。

4. 样本要求

（1）明确为HBV核酸阳性的患者血清或血浆样本。

（2）提取的乙型肝炎病毒DNA，检测前需先确定样本的核酸浓度，被检基因组DNA需在产品的检测范围之内才能进行分型和耐药检测，高浓度的样品需稀释后使用。

（3）待检测血清样本在2~8℃保存不超过24小时，-20℃保存不超过1年，-70℃以下可长期保存，建议使用新鲜血清。基因组DNA待检标本在2~8℃储存不超过一周，在-20℃储存不超过1年，在-70℃可长期储存。

5. 检测方法的局限性

（1）目前大多试剂盒仅对中国境内常见的乙型肝炎病毒HBV/B型、HBV/C型和HBV/D型进行检测，其他型别不在检测范围内。

（2）目前大多试剂盒可对几个常见的乙肝病毒耐药突变型进行检测，但是并未涵盖与耐药相关的全部突变位点（如180M、181T、181V、204I、204V、236T基因位点突变，引起拉米夫定、替比夫定、阿德福韦、替诺福韦等耐药）。因此，当试剂盒检测结果为未检测到突变时，并不能排除被检测样品带有与耐药相关的其他突变位点。当被检样品在试剂盒检测位点附近出现罕见未知突变时，可能导致该位点无检测信号。

（三）操作要点及注意事项

实验操作大致实验步骤为：①按核酸提取试剂盒提取DNA；②PCR扩增；③杂交，准备芯片、配制杂交反应混合物、加样并开始杂交反应、芯片的洗涤与干燥；④芯片扫描，并按扫描仪配套驱动软件进行信号读取及判断。

（四）国内外相关技术方法对比

目前未查询到国际、国家相关标准。WHO有HBV 基因分型国际参考品，但暂无分型耐药标准物质。中国食品药品检定研究院相关标准物质正在研制中。企业相关产品的检定目前使用自行研制的企业参考品进行，企业标准物质大多来源于患者血清或血浆，也有通过HBV假病毒研制制备而成。

起草人：李克坚（中国食品药品检定研究院）
复核人：刘倩瑜（广东省医疗器械质量监督检验所）

第二节 丙型肝炎病毒核酸检测试剂（荧光PCR法）

一、概述

丙型肝炎是由丙型肝炎病毒（HCV）感染引起的一种疾病，是导致慢性病毒性肝炎、肝硬化、肝细胞癌的主要病因之一。HCV属于黄病毒科，大小为30~60mm，有包膜。HCV基因组为一单股正链RNA，长度约9.5kb，由9个基因区组成，自5′端开始，依次为5′端非编码区，核心衣壳白区（C区），包膜蛋白-1区（E1），包膜蛋白-2区/非结构蛋白-1区（E2/NS1），NS2区，NS3区，NS4区，NS5区和3′端非编码区。5′端非编码区核苷酸保守性强，在各株病毒间很少变异，可用于诊断。其中E1，E2/NS1区易发生变异，致包膜蛋白的抗原性变异而不被原有的抗包膜抗体所识别，病毒得以持续存在。这可能是HCV引起的丙型肝炎易发展为慢性肝炎的原因之一。HCV病毒分为6个基因型，不同地区的HCV基因型也有所不同，目前我国流行的主要HCV基因型别为1b、2a、3a、3b及6a，罕见HCV 4型、5型感染，1a、2b也仅散见报道。较常见的混合感染为1b/2a。HCV RNA阳性是判断HCV感染的证据，反映病毒复制与传染性的直接指标。经过干扰素等抗病毒药物的治疗，患者的HCV滴度会明显下降。因此，HCV RNA定量检测是一种很有价值的检测方法，可与其他血清学标志物联用，用于对HCV感染者的疗效监测。

丙型肝炎临床表现多为慢性肝炎症状，逐渐转化为肝硬化、肝癌。

迄今为止尚无特异性丙型肝炎病毒疫苗，预防主要以切断传播途径为主，如血液制品原料血浆及临床用血供血者筛查等。

二、检测技术与方法

丙型肝炎病毒感染检测主要包括核酸检测、核心抗原检测和抗体检测，包括PCR方法、酶联免疫法、化学发光（微粒子）法、胶体金法等，本节重点讲述丙型肝炎病毒核酸检测试剂（荧光PCR法）。丙型肝炎病毒核酸检测试剂（荧光PCR法）利用Taqman探针实时PCR技术，针对丙型肝炎病毒基因组5′UTR保守区，设计出特异性引物和探针，配以全封闭PCR体系，对血清或血浆样本中的HCV RNA进行定量检测。使用全程非竞争性内标，可以监测核酸提取和扩增检测的全过程，同时避免假阴性发生。扩增体系采用UNG-dUTP防污染措施，利用UNG将反应管中可能存在的扩增产物污染充分降解，以排除由此引起的假阳性检测结果。检测探针与内标探针均带有荧光报告基团和淬灭基团，通过标记不同颜色的荧光基团来区分，在不同的波长区独立检测。采用工作标准品法定量。扩增曲线指数增长时的PCR循环数（Ct）与起始模板浓度（C）的对数（LogC）呈线性关系，通过对已知浓度的系列工作标准品的检测，仪器自动拟合出关于Ct与LogC的标准曲线及方程，待测样本根据检测Ct值，由软件自动获得其起始浓度。

（一）试剂主要成分

扩增试剂（缓冲液、引物、探针酶等）、阳性定量参考品、质控品（阴性、弱阳性、强阳性）、内标液等。

（二）主要仪器

核酸提取仪、PCR扩增仪、离心机等。

（三）样本要求

1. 适用样本类型　血清或血浆样本。

2. 样本采集

（1）血清样本采集　使用一次性的无菌采血管在受检者手臂弯曲处抽取静脉血2~3ml，室温放置不超过4小时，待样本自行析出血清，或者直接室温10200~15200r/min离心5~10分钟分离出血清，转移至1.5ml灭菌离心管中备用。

（2）血浆样本采集　使用一次性的无菌采血管在受检者手臂弯曲处抽取静脉血2~3ml，注入含有EDTA或枸橼酸钠抗凝剂的无菌收集管或者使用一次性加入含有EDTA或枸橼酸钠抗凝剂的无菌采血管在受检者手臂弯曲处抽取静脉血2~3ml，立即轻轻颠倒混匀5~10次，使抗凝剂与静脉血充分混匀，室温放置不超过4小时，待样本自行析出血浆，1500r/min离心5分钟分离出血浆，转移到1.5ml灭菌离心管中备用。

注：①血清以新鲜采集为好，采血6小时内必须分离、收集血清；②肝素可能会抑制PCR反应，本试剂盒不适用于肝素抗凝的血浆检测。

（四）样本保存和运输

经上述处理后的样本立即用于检测，或者短期保存（3个月内）在-15℃以下，长期保存请务必置于-70℃以下。样本尽量避免反复冻融。样本运输请采用不易碎的容器（如泡沫箱）加冰密封进行运输。冷冻样本检测前在室温平衡至融化，再进行核酸提取。样本应视作潜在传染源，在使用、保存及运输过程中避免外漏。

三、操作要点及注意事项

请使用本品前认真阅读产品使用说明书，并严格按照说明书使用。

1. 样本处理和核酸提取（样本处理区）　可以使用经验证后的核酸提取仪或纯化试剂提取样本核酸，具体操作步骤请按照试剂盒说明书指引进行。HCV 内标液、HCV 阳性定量参考品、HCV 阳性质控品以及 HCV 阴性质控品参与提取过程，用于对环境进行监控和提取的监控。以下为手动提取 RNA 步骤。将待检测样本、HCV 阳性定量参考品、HCV 阴性质控品、HCV 强阳性质控品、HCV 弱阳性质控品进行同步处理。

（1）向干净的离心管中加入蛋白酶K溶液、纳米磁珠、HCV内标溶液及Carrier RNA。（注意：提取特殊样本时蛋白酶K溶液用量加倍）

（2）向离心管中加入病毒裂解液工作液。

（3）向离心管中加入样本（样本需平衡至室温）。盖上管盖，涡旋振荡混匀。

（4）在50℃孵育。简短离心以收集附着在管壁及管盖的液体。

（5）将离心管放置于磁力架上静置，待磁珠完全吸附时小心去除液体。

（6）将离心管从磁力架上取下，加入洗涤液（使用前请先检查是否已加入无水乙醇），涡旋混匀。

（7）将离心管放置于磁力架上静置，待磁珠完全吸附时小心去除液体。

（8）将离心管从磁力架上取下，加入洗涤液（使用前请先检查是否已加入无水乙醇），涡旋混匀。

（9）将离心管放置于磁力架上静置，待磁珠完全吸附时小心去除液体。

（10）重复步骤（8）~（9），离心后液体尽量去除干净。

（11）离心管于磁力架上，室温晾干。（注意：乙醇残留会抑制后续的酶反应，所以晾干时要确保乙醇挥发干净。但也不要干燥太长时间，以免难以洗脱核酸）

（12）将离心管从磁力架上取下，加入无RNA酶水，涡旋混匀，室温孵育后短暂离心。

（13）将离心管放置于磁力架上静置，待磁珠完全吸附时小心将核酸溶液转移至新的离心管中，并于适当条件保存。（注意：在操作中如发现管壁或管盖上有液体可以短时离心将其甩至管底）

2. 试剂准备（试剂准备区）

（1）取出试剂盒中核酸扩增试剂，室温放置，待其充分溶解后混匀并瞬时离心。HCV反应液混合震荡混匀并瞬时离心。

（2）根据待测样本、HCV阴性质控品、HCV弱阳性质控品、HCV强阳性质控品、HCV阳性定量参考品的数量，按每个测试所需HCV反应液混合液的比例加入灭菌的离心管中，配制成PCR-mix，混匀并瞬时离心后按每测试所需体积分装或者储存在-20℃备用（此步骤在冰上操作，PCR-mix在2~8℃储存时间不超过6小时，同时避免反复冻融）。

（3）加样（样本处理区） 用带滤芯枪头分别取上述提取好的待测样本、HCV阴性质控品、HCV弱阳性质控品、HCV强阳性质控品、HCV阳性定量参考品加入对应的PCR反应管中，盖紧管盖，震荡混匀，离心数秒后移至扩增区。

3.PCR扩增（扩增区） 请参照各仪器使用说明书进行设置。

（1）选择FAM通道检测丙型肝炎病毒（HCV）RNA。

（2）选择VIC通道检测丙型肝炎病毒（HCV）内标。

（3）参比荧光：选择ROX。设置Sample Volume。

（4）按实验所需阶段、温度、时间、循环数设置扩增程序。

4. 结果判定 反应结束后自动保存结果，根据分析后图像调节Baseline的Start值、Stop值以及Threshold值（点击Analyze自动获得分析结果，在Report界面察看结果，记录未知样本数值）。HCV阴性质控品、HCV阳性质控品、HCV弱阳性质控品、HCV阳性定量参考品等上述样本扩增结果需在一次实验中同时满足试剂质量要求，否则本次定值无效，需重新进行检测。

5. 产品性能指标 对HCV核酸国家参考品的检测结果均需符合相关要求。主要包括阴性参考品符合率、阳性参考品符合率、最低检出限、准确度、线性、精密性等。如企业产品技术要求高于国家参考品，可适当增加检验项目。

6. 方法的局限性

（1）检测结果仅供临床参考，不得作为临床诊治的唯一依据，对患者的临床诊治应结合其症状/体征、病史、其他实验室检查及治疗反应等情况综合考虑。

（2）样本检测结果和样本采集、转运、储存及处理程序有关，其中任何失误都将会导致假阴性结果。

（3）检测仅限于说明书规定的样本类型、适用机型及检测方法。

（4）HCV病毒基因型多，变异快，本检测方法对HCV各基因型的灵敏度可能存在差异。

（5）HCV RNA的定量取决于样本中存在的病毒颗粒数，这会受到样本收集方法，病人因素（如年龄，是否存在症状）和／或感染阶段等因素的影响。

（6）扩增产物的污染和核酸提取中样本间的交叉污染，很容易出现假阳性结果，因此PCR临床应用必须要有严格的实验室分区、实验室管理和质量控制措施。

（7）临床实验室应严格按照《临床基因扩增实验室工作规范》配备设备及操作人员，应严格按照说明书要求进行操作。

7. 实验室要求　应配备病毒核酸扩增检测实验所需要仪器设备，如核酸提取仪、离心机、核酸扩增仪等，并根据需要进行分区（主要包括样本提取区、配液区、扩增区）。由于待检测样本含有人源的血清、血浆成分，需按潜在传染源处理。实验室检测的生物安全性，按《微生物和生物医学实验室生物安全通用准则》相关规定执行。

四、国内外相关技术方法对比

中国食品药品检定研究院于20世纪90年代研制了丙型肝炎病毒核酸国家参考品，对此类试剂的质量起到一定的控制作用。该套国家参考品包括10份阴性参考品、10份阳性参考品及一份最低检出限参考品。阴性参考品符合率（-/-）为10/10，阳性参考品符合率（+/+）为10/10，精密性C.V≤15%（n=10），最低检出限≤50IU/ml，r值≥0.95。准确度：① 10^6IU/ml：5.0×10^5~4.0×10^6IU/ml；② 10^5IU/ml：5.0×10^4~4.0×10^5IU/ml；③ 10^4IU/ml：5.0×10^3~4.0×10^4 IU/ml；④ 10^3IU/ml：5.0×10^2~4.0×10^3IU/ml；⑤ 10^2IU/ml：5.0×10~4.0×10^2IU/ml。

世界卫生组织第5代丙肝病毒核酸标准品已经使用，定量值为100000IU/ml，基因型为1a型。

起草人：于洋（中国食品药品检定研究院）

复核人：刘倩瑜（广东省医疗器械质量监督检验所）

第三节　艾滋病病毒核酸检测试剂

一、概述

艾滋病病毒核酸检测试剂一般包括核酸定性检测试剂和核酸定量检测试剂（即病毒载量试剂）。HIV感染后，艾滋病病毒载量的变化与疾病的进程有密切的相关性，HIV病毒载量的检测可以预测疾病发生、发展以及预后，因此HIV病毒载量的检测可以监控疾病的发展过程，并为制定相应的治疗方案和策略提供依据；而且病毒载量较高的孕妇造成母婴传播的危险性较大，可根据病毒载量确定孕妇是否需服用抗病毒药物来减少HIV的母婴传播。抗HIV病毒药物的作用主要是抑制病毒的复制，降低病毒载量，通常治疗前后病毒载量降低0.5 lg以上被认为临床有效。因此，病毒载量的检测对疾病的监控、预防母婴传播以及观察抗病毒药物的疗效都具有重要的意义。

当前使用的抗病毒药物主要包括逆转录酶抑制剂（包括核苷类逆转录酶抑制剂和非核苷

类逆转录酶抑制剂）和蛋白酶抑制剂。尽管抗病毒治疗的效果显著，但是，该治疗方法也存在多种缺点，如服药后副作用大，患者依从性差等。对患者而言，如果不严格遵守规定的治疗程序，患者血液中药物的浓度就会降低，对HIV-1病毒的压力将减少，耐药性病毒株出现的机会随之大大增加。由于耐药性突变而导致的治疗失败，已经成为影响抗病毒治疗效果的主要原因。几乎所有的抗病毒药物均能产生耐药性，而且几乎所有基因型的HIV-1病毒均有耐药性产生。更为严重的是，HIV-1耐药性病毒株的传播呈上升趋势，如1995~1998年，加拿大新感染者中携带耐药性病毒株的比例约为5.5%，而1999~2000年迅速上升至18.5%，2001年甚至达27.6%。Metzner等2005年报道，运用实时荧光PCR法，利用L90M、K103N和M184V三个突变特异寡核苷酸探针，分析49份急性阳转样品病毒分离株，发现10份样品存在L90M、K103N和M184V突变，其中5份由于耐药性病毒株代表较少的突变准种（quasi-species），当运用直接测序法分析时，这些样品均没有检测到耐药性突变的存在。因此，研究者认为，目前的耐药性流行率数据在一定程度上可能被低估。为了使更多的患者从抗病毒治疗中获利，就必须进行常规耐药性分析和监测，同时进一步规范抗病毒药物的治疗方案，切实保证抗病毒治疗方案的实施，从而尽量避免、减少或者延缓抗病毒药物耐药性的出现，这是当前抗病毒治疗所面临的一项迫切的任务，也是控制HIV-1耐药性传播进而控制艾滋病疫情所面临的一项紧迫的任务。

二、检测技术与方法

（一）人类免疫缺陷病毒核酸测定试剂

目前，HIV-1病毒载量试剂应用的主要方法学包括：实时荧光PCR法、分枝DNA法（bDNA）、NASBA实时分子信标法等，涉及有代表性的试剂包括COBAS AmpliPrep/COBAS TaqMan HIV-1 test（RealTime PCR）、Abbott RealTime HIV-1 asay（RealTime PCR）、Versant HIV-1 RNA 3.0 Assay（Branched DNA, bDNA）和NucliSens HIV-1 EasyQ（EasyQ）等。我国目前也多家企业研制的HIV-1核酸实时荧光定量试剂已获国家批准。随着科学技术的不断发展，先进的科学技术（核酸提取技术、核酸扩增检测技术等）不断应用到HIV-1病毒载量试剂的研发中，大大提高了自动化检测程度，减少了繁琐的操作步骤，因此，各种与核酸检测有关的新技术在HIV-1病毒载量试剂中得到了很好的体现，使HIV-1病毒载量的检测更简便、检测结果更准确和客观。

1. 实时荧光定量 RT-PCR 一般采用 TaqMan 技术，其基本原理是：利用 Taq 酶所具有天然的 5′→3′ 核酸外切酶活性，能够裂解双链 DNA 5′ -端核苷酸，释放出单个或寡核苷酸，裂解的最佳底物是置换了的具有叉样结构的单链 DNA，水解作用发生于结合了置换部位的磷酸三酯键处。基于 Taq 酶的这种活性，设计可与 PCR 产物杂交的寡核苷酸探针（该探针的 5′ -端标记荧光报告基团，3′ -端标记荧光淬灭基团）。在两者距离很近且在同一寡核苷酸探针上时，3′ -端的荧光淬灭基团能够吸收 5′ -端的荧光报告基团的荧光，从而检测不到 5′ -端荧光报告基团发出的荧光。但当溶液中有 PCR 产物（模板）时，该探针与模板退火，即产生了适合于核酸外切酶活性的底物，从而激活 Taq 酶 5′ -端外切酶活性，将探针酶 5′ -端连接的荧光报告基团从探针上切割下来，破坏了荧光报告基团和淬灭基团之间的 FRET，从而发出荧光，切割的荧光报告基团数与PCR产物的数量成比例，因此，根据PCR反应液的荧光强度即可计算出初始模板的数量。其主要不足是：①采用荧光淬灭及双末端标记技术，因此淬灭难以彻底，本底较高；②采用酶外切活性，因此定量时受酶性能影响；③探针标记成本较高，不便普及应用。

罗氏COBAS AmpliPrep/COBAS TaqMan HIV-1 Test（CAP/CTM HIV-1）为实时荧光定量RT-PCR类试剂的代表性产品，其采用全自动样本前处理系统（COBAS AmpliPrep）提取核酸，采用TaqMan实时荧光RT- PCR技术对核酸进行扩增，结合内标作为定量参比，对人血浆中的HIV-1 RNA进行定量检测。

该产品的基本原理：核酸提取采用磁珠法，在COBAS AmpliPrep仪上自动完成。待测样品中加入已知拷贝数的定量标准（称为内控标准，或内标）和玻璃磁珠，经裂解后释放出HIV-1 RNA和内标RNA结合到玻璃磁珠上，洗涤后，在特定温度下用洗脱液把RNA从磁珠上洗脱下来。含有磁珠和RNA的洗脱液加入到扩增反应液中，然后转移到COBAS TaqMan 96或COBAS TaqMan 48分析仪，自动进行反转录和扩增、检测。该系统检测区域为HIV-1 gag基因高度保守区域，优化的引物对M群中各亚型的HIV-1 RNA以及定量标准RNA具有等同的扩增效率。采用具有逆转录和热稳定的DNA聚合酶Z05进行逆转录和扩增，该酶同时具有5′→3′外切酶活性，在有Mn^{2+}存在时，能够在适宜的反应液中进行逆转录和扩增，及水解荧光标记探针以对累积的扩增子实时检测，原理同上述“实时荧光定量RT-PCR”。随PCR产物的成倍累积，荧光探针也成倍被水解，荧光信号强度的增加将进入指数增长期。COBAS TaqMan 96 或COBAS TaqMan 48分析仪在每一PCR循环对二条探针因水解而产生不同波长荧光的强度进行实时检测，数据传输至软件储存，供扩增完成后进行分析计算。该产品目前已经更新至2.0版本，对HIV-1 RNA的检测，优化采用双引物双探针，确保对HIV-1不同基因型的检测能力。

该产品对HIV-1 RNA定量的基本原理：在扩增初期因累积的荧光强度低于仪器的检测下限，此时的荧光值为检测基线。随PCR循环数增加荧光强度的累积超出检测下限时，荧光信号进入指数增长期，荧光信号超出指定的阈值所对应的循环数称作Ct（threshold cycle）值。Ct值与初始的靶DNA的数量有关，反应体系中靶DNA越多，荧光信号进入指数增长期越早，Ct值就越小，反之Ct值就越大，靶DNA数增加2倍，Ct值约减小1，增加10倍，约减小3.3。由于加入到每个样品中的HIV-1定量标准RNA数量是恒定的，因而其Ct值应相似，根据所对应的Ct值，可计算出样品中HIV-1 RNA的量。被检样品和HIV-1定量标准始终在同一条件下通过整个检测过程，所以如在样品处理中使核酸丢失、反转录或扩增效率不足、或可能存在的抑制因子等因素，对靶核酸和定量标准的影响同等，根据定量标准Ct值的变化，分析软件对样品的检测结果进行校正，使结果更加准确。

2. 分枝DNA法（bDNA） bDNA是一种核酸探针信号放大检测技术，为西门子公司专有技术，与PCR技术相比，bDNA技术不涉及靶序列的扩增，而是将直接结合到靶序列上的非同位素标记探针信号放大，这种信号放大是具备线性的，避免了污染问题。bDNA技术可以定量，通过使用Bayer System Q340 bDNA Analyzer设备，直接定量检测1型人类免疫缺陷病毒（HIV-1）感染的患者血浆中HIV-1 RNA的含量，适合实验室常规使用。其反应的基本原理包括：捕获病毒基因组、信号放大以及信号检测。

捕获病毒基因组：首先，采用高速离心法富集血浆中的HIV-1病毒，病毒裂解后释放出的HIV-1 RNA首先会被一些称作“捕获探针”的DNA探针所结合并连接在微孔板上，捕获探针是一组人工合成的寡核苷酸序列，探针的一端序列包括有17个单独的捕获区，分别可与HIV-1病毒基因组pol区的不同区域结合，另一端标记有生物素，可与预先包被在微量反应板上的亲和素基团特异结合。在与捕获探针结合的同时，另外一组被称作“靶定探针”的寡核苷酸序列也完成与病毒基因组的定向结合，靶定探针也是一组人工合成的寡核苷酸序列，其一端序列特异，有80多个单独的序列，与HIV-1病毒基因组pol区的不同区域互补，另一端序列相同，与后续结合的预放大探针序列互补，在结合到病毒基因组上后，靶定探针的另一端游离出来，可以与随后添加的预防大探针相结合。

信号放大：预放大探针和放大探针是两组实现信号放大的寡核苷酸，预放大探针在放大探针之前加入，结合在靶定探针的游离端上，预放大探针本身的另一端具有与多拷贝的放大探针互补的序列，可以结合多拷贝的放大探针，放大探针上具有与多拷贝标记探针的结合位点，放大探针结合到预放大探针上以后，形成类似树枝状的支链DNA复合体。

检测：多拷贝的碱性磷酸酶（AP）标记的探针与支链DNA复合体杂交，随后与添加进的化学发光底物共同孵育，所产生的光强度与样品中HIV-1 RNA的量成正比，以相对光强度单位（RLUs）表示的量值被分析系统记录下来，试剂盒中含有已知浓度的被β-丙内酯处理的无感染性HIV-1病毒作为标准品，根据标准品的光吸收值绘制标准曲线，样品中HIV-1 RNA的量可对照标准曲线求得。

3. NASBA 实时分子信标法 采用 NASBA 实时分子信标法的试剂为生物梅里埃公司的专利产品，对 HIV-1 核酸进行检测的试剂为 NucliSens EasyQ HIV-1（easyQ），该试剂采用 NASBA 技术进行扩增，同时采用分子信标进行实时检测，其反应的基本原理包括：核酸提取、等温扩增 / 分子信标实时检测。

提取核酸：含硫氰酸胍和Triton X-100的裂解缓冲液裂解已经添加内标的待测样品中细胞成分和病毒颗粒，释放出核酸并灭活样品中的RNases和DNases；在高盐条件下，裂解缓冲液中的核酸吸附于磁性硅颗粒；经洗涤后，将固相硅上的核酸洗脱下用于核酸的扩增和检测。

等温扩增：该系统针对野生型HIV-1 RNA序列和人工合成内标RNA序列设计了特异性扩增引物。内标和野毒株只有一小段核苷酸序列有差别，因此其扩增动力学相同。洗脱物中的所有野生型HIV-1 RNA与内标物RNA一起扩增，其他核酸序列则没有扩增。NASBA扩增的重复过程包含引物退火、含T7启动子的DNA双链形成、T7-RNA聚合酶介导的野生型和内标RNA靶序列反义链的转录（扩增子）。DNA中间产物是通过引物1与RNA模板的结合后产生。该引物含有T7 RNA 聚合酶启动子位点，并在AMV-RT（鸟肉瘤病毒逆转录酶）作用下延伸形成RNA-DNA 杂交链。RNase H酶降解杂交链中的RNA，使引物2可以结合到剩下的DNA链上，并在AMV-RT作用下延伸形成双链DNA的中间产物。双链DNA中间产物含有T7-RNA聚合酶启动子，所以进而转录。形成的RNA转录产物是样本中初始RNA的反义链，它作为模板继续开始新的扩增过程。由于从RNA靶序列不断产生更多的RNA拷贝并进入扩增过程，因此起始的扩增是扩增子的指数增长阶段，一直到引物耗尽。引物耗尽后，RNA扩增子仅从双链DNA的转录增加数量，此阶段扩增子的线性增长阶段，该反应阶段也是确定转录产物量的阶段。

分子信标实时检测：采用靶特异的分子信标对特异产物进行检测，分子信标的DNA寡核苷酸片断包含一段可特异结合靶RNA的序列，信标5′-端连接荧光基团，3′-端连接淬灭基团。当RNA互补链不存在时，分子信标维持内部发夹结构，使淬灭基团处于非常接近荧光基团的位置，荧光信号被淬灭。当分子信标与互补靶序列结合，发夹打开释放荧光信号，表明存在靶序列。NucliSens EasyQ HIV-1使用两个不同的分子信标，一个是针对野生型HIV-1 RNA的扩增子，另一个针对内标RNA的扩增子，各使用不同荧光染料（野生型使用6-FAM，内标使用6-ROX），从而实现靶序列和内标RNA两个扩增过程的各自跟踪。荧光信号的动力学分析可以显示野生型和内标RNA的转录速率，因此可以计算出原样本中HIV-1 RNA含量。由于采用实时扩增检测，可以快速得到反应结果，扩增检测步骤在2小时内完成，单一批次最多可完成48份标本。灵敏度动力学范围达到6个数量级，检测范围50~3000000 IU/ml。内置标准物由核酸提取至扩增检测全程监控，确保结果准确可靠。该系统采用独立、封闭反应试管防止污染，消除扩增后操作步骤，排除交叉污染因素。

（二）人类免疫缺陷病毒耐药性检测试剂

目前对于HIV-1耐药性检测，主要分为两类：基因型分析和表型分析。与基因型分析方法相比，表型分析的试验周期比较长，试验费用较高（一般为基因型检测费用的2倍），需要在特殊的生物安全三级实验室（BSL-3）完成。基因型分析和表型分析对病毒载量均有一定的要求，一般HIV-1病毒载量低于500~1000 cp/ml的样品，不需要进行耐药性检测。

基因型分析方法主要是分析与耐药性相关的氨基酸突变，该方法可以在基因型突变产生后尚没有引起表型改变时就较早发现耐药性突变。代表性的试剂为Celera ViroSeq™ HIV-1 Genotyping System，目前已经在我国获批上市，该试剂对HIV-1 pol基因的耐药性突变序列进行鉴定分析，扩增产物为一条完整的1.8kb片段，覆盖全部蛋白酶基因以及前2/3的逆转录酶基因（1-335aa）。测序时，采用7条引物，结合ABI PRISM®测序仪进行测序，测序片段约1.5kb，最后运用ViroSeq™ HIV-1 Genotyping System软件对突变和药物（蛋白酶和逆转录酶）耐药性之间的关系进行分析，出具患者临床耐药报告。其原理如下。

病毒RNA提取：采用异丙醇沉淀法，标准方法要求待测样品的病毒载量高于2000cp/ml。取待测样品（0.5ml）经21000~25000g离心1小时（4℃）以浓缩病毒颗粒，去除上清，然后加裂解液裂解病毒，分别加异丙醇及70%乙醇经离心沉淀病毒RNA。对病毒载量为500~750 cp/ml的样品，可采用0.5~1ml样品进行浓缩，以提高试剂的灵敏度。

RT-PCR扩增及产物纯化定量：运用一条特异性引物完成逆转录反应，逆转录酶为MuLV逆转录酶。PCR扩增蛋白酶和逆转录酶基因，扩增时采用高度特异性和高效的Taq酶（AmpliTaq Gold®），同时采用UNG酶（AmpErase® UNG）防止污染。该方法采用单轮40个循环的PCR扩增，相对于其他套式PCR两轮扩增方法，尽可能地减少了PCR引入突变的可能。PCR产物采用Microcon 100凝胶柱进行纯化回收，按照试剂盒提供的分子量标准对PCR产物进行半定量检测并按照操作规程进行稀释，用于测序反应。

测序反应及产物纯化：运用7条测序引物（引物A、B、C、D、F、G和H）对纯化后的PCR产物进行测序，测序反应所用染料为BigDye® Ver1.1，每条测序引物只进行一个测序反应。测序反应的产物经异丙醇或乙醇/醋酸钠沉淀纯化后，用上样缓冲液Hi-Di甲酰胺溶解准备测序。

电泳测序：测序在ABI PRISM® 3100（或3700）全自动测序仪上进行，该系统应用技术先进的全自动毛细管电泳技术。7条引物对全序列进行双向覆盖，确保测序结果的准确，其中A和D引物位置相同，确保样本亚型造成一条引物测序不成功时另外一条引物仍然可用。ABI PRISM® 全自动测序系统提供多重通量选择，满足不同实验的需求。

第五篇　核酸和基因检测试剂

序列分析和结果解释：运用ViroSeq™ HIV-1 Genotyping System软件对测序获得的基因序列进行拼接和编辑；获得一条完整的序列覆盖整个蛋白酶基因和部分逆转录酶基因（1~335aa）；通过软件内嵌的耐药数据库分析样本与蛋白酶类和逆转录酶类抑制剂相关的耐药性突变，生成患者对各种蛋白酶和逆转录酶抑制剂的临床耐药性表型报告。其结果输出包括编辑后完整的基因序列，全面的临床报告和结果解释，以及xml格式文件可用于整合进入实验室信息系统。

三、操作要点及注意事项

（一）人类免疫缺陷病毒核酸测定试剂

1. 操作要点　待测样品一般为血浆，可选用的抗凝剂包括EDTA（乙二胺四乙酸）或ACD（枸橼酸钠）。部分进口试剂可检测干血斑样品。

试验操作应根据试剂盒说明书并结合自己实验室的SOP进行，大部分的HIV-1病毒载量试剂采用自动化或半自动化平台，但不同的单位生产的HIV-1病毒载量试剂应用的仪器存在一定的差异，总的而言，一般包括核酸提取仪、核酸扩增/检测仪。一般采用实时荧光PCR法的试剂，均需使用荧光PCR仪。

（1）核酸提取　检测前仅需要将待测样品置于样品处理管，将核酸提取试剂置于系统规定的位置，启动程序后，系统自动完成核酸提取。

（2）加模板　对于自动化平台，系统自动完成扩增检测用的反应体系的配制并加入扩增检测管；对于半自动化平台，则需要试验操作人员配制反应液，并加模板于扩增检测管。

（3）扩增检测　对于自动化平台，系统自动完成扩增检测并报告检测结果；国产试剂一般采用半自动化平台，扩增检测结束后，上需要试验操作人员设置基线、手工分析检测结果。

2. 注意事项

（1）HIV核酸检测应在合适的实验室中进行，应制定严格的管理制度和建立与实验和实验室管理相关的标准操作指导书，实验人员必须充分了解各项规定并严格遵照执行。核酸定量检测要严格满足分子生物学和PCR扩增实验室的要求。

（2）HIV核酸检测实验室设计及实验室的基本工作原则应参照《医疗机构临床基因扩增检验实验室管理办法》附件中“医疗机构临床基因扩增检验实验室工作导则”和《HIV-1病毒载量测定及质量保证指南》的要求进行。HIV-1病毒载量检测实验室原则上应分为三个独立工作区：试剂准备区、样品处理区、扩增产物分析区，并设在不同房间。严格要求三区的空气流向：从试剂准备区到样品处理区，然后到扩增产物分析区，不能逆向流动。

（3）实验室的安全工作制度或安全标准操作程序，所有操作符合《实验室生物安全通用要求》（GB19489-2008）。

（二）人类免疫缺陷病毒耐药性检测试剂

1. 操作要点　HIV-1耐药性检测的样品一般为血浆，可选用的抗凝剂包括EDTA（乙二胺四乙酸）或ACD（枸橼酸钠）。

检测时，应根据试剂盒说明书制定相应的SOP并严格按照SOP进行操作。一般包括以下步骤。

（1）核酸提取　可采用异丙醇沉淀法或者商业化的试剂盒提取病毒核酸。采用异丙醇沉淀法，标准方法要求先采用低温超速离心机浓缩样品中的病毒颗粒，然后裂解病毒，经沉淀、洗涤后，得到纯化的病毒RNA核酸，作为RT-PCR的模板。对病毒载量为500~750 cp/ml的样品，可采用0.5~1ml样品进行浓缩，以提高试剂的灵敏度。

（2）RT-PCR扩增及产物纯化定量　常规的方法逆转录获得cDNA后，再以此为模板进行PCR扩增HIV-1蛋白酶和逆转录酶基因。PCR扩增可采用高保真Taq酶，同时可添加UNG酶防止污染。相对于采用套式PCR两轮扩增方法，采用单轮40个循环扩增PCR扩增时，能尽可能减少PCR引入突变的可能以及套式PCR引起的非正常优势扩增。PCR产物可采用胶回收，或直接采用Microcon 100凝胶柱进行回收，回收后的PCR产物应按照DNA分子量标准对其进行半定量检测。

（3）测序及序列分析　依据PCR产物的定量结果，使用适宜量的PCR产物进行测序反应，为了获取准确的测序结果，一般会选择多条引物进行测序反应。测序反应的产物可经异丙醇或乙醇/醋酸钠进行沉淀纯化，随后用上样缓冲液Hi-Di甲酰胺溶解后，在ABI PRISM® 3100（或3700）全自动测序仪上进行测序。对获取的测序结果，采用商业化的软件进行拼接和编辑，随后利用在线的蛋白酶和逆转录酶耐药性突变数据库或商业化的蛋白酶和逆转录酶耐药性突变软件（如ViroSeq™ HIV-1 Genotyping System软件），分析样本与蛋白酶类和逆转录酶类抑制剂相关的耐药性突变，生成患者对各种蛋白酶和逆转录酶抑制剂的临床耐药性表型报告。

2. 注意事项

（1）HIV耐药性检测应在合适的实验室中进行，应制定严格的管理制度和建立与实验和实验室管理相关的标准操作指导书，实验人员必须充分了解各项规定并严格遵照执行。要严格满足分子生物学和PCR扩增实验室的要求。

（2）HIV耐药性检测，属于核酸检测的一种，其实验室设计及实验室的基本工作原则应参照《医疗机构临床基因扩增检验实验室管理办法》附件中“医疗机构临床基因扩增检验实验室工作导则”的要求进行。人类免疫缺陷病毒耐药性检测实验室原则上应分为三个独立工作区：试剂准备区、样品处理区、扩增产物分析区，并设在不同房间。严格要求三区的空气流向：从试剂准备区到样品处理区，然后到扩增产物分析区，不能逆向流动。

（3）实验室的安全工作制度或安全标准操作程序，所有操作符合《实验室生物安全通用要求》（GB19489-2008）。

四、国内外相关技术方法对比

目前的HIV-1病毒载量试剂，一般灵敏度较高（大多低于50IU/ml）。同时针对HIV-1病毒高度变异的情况，罗氏和生物梅里埃的最新版本的HIV-1病毒载量试剂，均采用双引物、双探针系统，以提高试剂对不同基因型HIV-1病毒的检测的包容性。对于HIV-1耐药性检测试剂，我国有中山大学达安基因股份有限公司和博奥生物集团有限公司均研制成功，方法学总体与Celera ViroSeq™ HIV-1 Genotyping System相似，差别在于中山大学达安基因股份有限公司采用的是套式PCR方法进行PCR扩增蛋白酶和逆转录酶基因区段基因。

暂未查询到相关的国际、国家标准；中国食品药品检定研究院制定了HIV-1病毒载量试剂的行业标准《人类免疫缺陷病毒（Ⅰ型）核酸定量检测试剂盒：YY/T 1515-2017》。

标准物质方面，WHO当前已经研制出第四代HIV-1 RNA标准品，为单只冻干样品，其

HIV-1 RNA含量为125900IU/mL。我国研制了适用于HIV-1病毒载量试剂的国家参考品（品种代码为220017）和人类免疫缺陷病毒1型耐药性分析国家参考品（品种代码为220018）。在我国，HIV-1病毒载量试剂同时还应满足HIV-1 RNA国家参考品的要求，包括阴性参考品符合率、阳性参考品符合率、最低检出限、精密性（高、中、低三个病毒载量水平）、线性、准确性（高、中、低三个病毒载量水平）等项，应符合对应的国家参考品的各项质量要求；人类免疫缺陷病毒耐药性检测试剂应满足人类免疫缺陷病毒1型耐药性分析国家参考品的要求，包括基因型包容性符合率、病毒载量最低检出限、突变检测能力检测限等项。

同时，针对HIV诊断试剂，原国家食品药品监督管理总局发布了《人类免疫缺陷病毒检测试剂临床研究注册技术审查指导原则》。

参考文献

[1] Metzner KJ, Rauch P, Walter H et al. Detection of minor populations ofdrug-resistant HIV-1in acute seroconverters. AIDS, 2005,19（16）: 1819 - 1825.

[2] Galli R, Merrick L, Friesenhahn M, et al. Comprehensive comparison of the Versant HIV-1 RNA 3.0（bDNA）and COBAS Amplicor HIV-1 Monitor 1.5 assays on 1,000 clinical specimens. J Clin Virol. 2005, 34: 245-252.

[3] Van Beuningen R, Marras SAE, Kramer FR, et al. Development of a high-throughput detection system for HIV-1 using real-time NASBA based on molecular beacons. Proceedings-SPIE the International Society for Optical Engineering. 2001, 4264: 66-71.

[4] McClernon DR, Vavro, CM. Clair S, et al. Evaluation of a Real-Time Nucleic Acid Sequence-Based Amplification Assay Using Molecular Beacons for Detection of Human immunodeficiency Virus Type 1. Journal of Clinical Microbiology, 2006, 44: 2280-2282.

[5] Wilson JW. Update on antiretroviral drug resistance testing: Combining laboratory technology with patient care. AIDS Read. 2003, 13: 25-38.

起草人：许四宏（中国食品药品检定研究院）
复核人：刘倩瑜（广东省医疗器械质量监督检验所）

第四节 甲型/乙型流感病毒核酸检测试剂

一、概述

流行性感冒（流感）是一种由流行性感冒病毒感染引起的呼吸道传染性疾病，发病迅速，传染性强，容易诱发其他严重的并发症。流感病毒主要经空气飞沫传播，常引起发热、乏力、肌肉酸痛以及轻到中度的呼吸道症状，重者可致肺炎、心肌炎和心衰。流行性感冒病毒简称流感病毒，属正粘病毒科、流感病毒属，是引起流行性感冒的病原体。

（一）病原学概述

流感病毒是有包膜的单股负链RNA病毒。其病毒颗粒的结构大致分为三层，最外层为病毒包膜，包膜上镶嵌着三种膜蛋白突起，分别为血凝素（HA）、神经氨酸酶（NA）和基质蛋白2（M2）；中间层为基质蛋白1（M1），是流感病毒的主要结构蛋白；核心层即核衣壳，是由核蛋白（NP）和RNA聚合酶复合体（PB1、PB2及PA）以及病毒的8个RNA片断结合而成。丙型流感病毒与甲型和乙型流感病毒不同，它只有血凝素和神经氨酸酶两种膜蛋白，其基因也只有7个RNA片断。

流感病毒按照其核蛋白（nucleocapside protein，NP）和基质蛋白（matrix protein，M）的抗原性特征，可以分为甲（A）、乙（B）和丙（C）三个类型。其中根据病毒颗粒表面血凝素（hemagglutinin，HA）和神经氨酸酶（neuraminidase，NA）蛋白抗原性的差别，甲型流感病毒又可以进一步分为不同的亚型。迄今为止，甲型流感病毒共发现了18个HA亚型（H1~H18），11个NA亚型（N1~N11）。根据流感病毒感染的对象，还可以将病毒分为人流感病毒、猪流感病毒、马流感病毒以及禽流感病毒等类群。甲型流感病毒致病性最强，在世界上流行最广，宿主广泛，可感染人、猪、马、水貂、海洋哺乳动物及多种鸟类。由于编码HA和NA的核苷酸序列容易发生突变，致使HA和NA的抗原表位发生改变，这种抗原性的转变使人群原有的特异性免疫力失效，故甲型流感病毒常引起较大规模甚至世界性的流感流行。乙型流感对人的危害程度比不上甲型，但重症的乙型流感也能造成死亡。乙型流感病毒根据抗原性和基因特征的不同可分为两大谱系，代表株分别为B/Yamagata/16/88和B/Victoria/2/87，简称为Yamagata系和Victoria系。

（二）检测技术与方法概述

流感病毒感染诊断方法主要包括病毒分离鉴定、血清学检测、抗原检测、核酸检测等。

1. 病毒分离鉴定　病毒分离鉴定是流感实验室诊断中最常用、高度敏感、最准确的方法之一，所分离到的病毒可长期保存，并进行抗原性、基因特性分析。

2. 抗原检测　可检测流感病毒的NP抗原或M抗原等，用于流感样病例鼻、咽拭子或含漱液标本的快速检测。流感病毒抗原检测经过不断发展，目前已有免疫荧光、流式细胞法、酶联免疫、胶体金等多种技术。

3. 血清学检测　可通过检测患者血清中流感病毒IgM或IgG抗体进行诊断，常见方法包括免疫荧光、血凝抑制、酶联免疫及化学发光等。

4. 病毒核酸检测　一般通过RT-PCR扩增后检测流感病毒核酸，能检测出非常低水平的流感病毒的核酸，不管病毒是否具有活性均可进行测定。常用方法学包括实时荧光定量RT-PCR、恒温扩增、熔解曲线、芯片法、核酸扩增及测序等。

以上诊断方法中，作为金标准的病毒培养方法操作时间长，同时需要专门的实验室以及有经验的操作人员，难以满足于临床的需要；血清学检测难以应用于病毒感染的急性期，多作为回溯性的研究以及流行病学调查，对于早期诊断及早期治疗所起作用有限。抗原检测技术因其使用方便、可以快速得到结果、可用于床旁检测以及费用低廉等特点，在临床得以大量使用；但其灵敏度较低是其主要不足。流感病毒核酸检测技术因其具备较高的灵敏度，并可进行详细亚型分析，随着不断与快速检测技术想结合，并发展为多种呼吸道病原体联合检测，目前正得到越来越广泛的应用。

二、检测技术与方法

流感病毒核酸检测是指利用荧光探针聚合酶链式反应（RT-PCR）或其他类分子生物学方法，以特定的流感病毒基因序列为检测目标，对人鼻咽拭子、呼吸道洗液、抽吸液或其他呼吸道分泌物样本中的流感病毒进行体外定性检测的方法。病毒核酸检测技术多种多样，目前常用的主要有：RT-PCR扩增及测序、实时荧光定量RT-PCR、恒温扩增法、熔解曲线法、芯片法等。

（一）RT-PCR扩增及测序

1. 基本原理 本检测技术的原理为以流感病毒核酸为模板，在逆转录酶作用下将其 RNA 反转录（RT）为 DNA，再通过设计针对流感病毒特定基因的特异性引物进行聚合酶链式扩增（PCR），获得特异性 DNA 产物片段；扩增后产物片段通过 Sanger 测序及相应生物信息学分析，获得待检样本的流感病毒型别或亚型信息。

2. 技术方法 人鼻咽拭子、呼吸道洗液、抽吸液或其他呼吸道分泌物样本经核酸提取方法提取流感病毒 RNA 后，使用针对流感病毒 M 基因、NP 基因、HA 基因或 NA 基因的特异性引物进行逆转录（RT）及聚合酶链式扩增（PCR），扩增后 PCR 产品经电泳鉴定及纯化后，利用 Sanger 测序等测序方法获得其待测基因序列，经生物信息学分析后可明确样本中是否含有流感病毒及其相应型别或亚型。

3. 技术特点及适用性 RT-PCR 扩增及测序可以从病毒基因水平进行检测，其灵敏度及特异性均较高，克服了传统分离鉴定病毒方法试验周期长的缺点，但其后续分析仍然需要进行电泳鉴定、测序等，操作比较复杂且容易污染，目前在临床检验中已很少使用。

（二）实时荧光定量RT-PCR法

1. 基本原理 本类技术多以甲型和乙型流感病毒基因编码区的保守区为靶区域，设计引物和探针。通过分别以不同荧光素标记的探针（多为 Taqman 探针），在同一反应或不同体系中实现检测甲型和乙型流感病毒。探针为包括 5′ 端报告基团和 3′ 端淬灭基团的寡核苷酸，在 PCR 扩增过程中，当探针完整时，由于淬灭基团靠近报告基团，报告基团发出的荧光被淬灭基团吸收，不发出荧光信号。引物延伸时，与模板结合的探针被 Taq 酶（5′ → 3′ 外切核酸酶活性）切断，报告基团与淬灭基团分离，产生荧光信号，荧光定量 PCR 仪根据检测到的荧光信号自动绘制出实时扩增曲线，从而实现对流感病毒在核酸水平上的定性检测。本试剂还多设置特定人细胞基因作为内标，采用荧光素标记后，通过内标对待测样本的采集、运输和提取过程进行监控，避免检测结果的假阴性。

2. 技术方法 人鼻咽拭子、呼吸道洗液、抽吸液或其他呼吸道分泌物样本经核酸提取方法提取流感病毒 RNA 模板后，将模板加入配制好的实时荧光定量 RT-PCR 反应体系，置于实时荧光定量 PCR 扩增仪中，进行边扩增边检测，根据是否存在荧光信号确定是否存在流感病毒感染。目前已有部分方法将人鼻咽拭子、呼吸道洗液、抽吸液或其他呼吸道分泌物样本直接加入检测模块中，实现了核酸提取和荧光定量 RT-PCR 检测的完全自动化。

3. 技术特点及适用性 实时荧光定量 RT-PCR 方法具有操作简便快捷、特异性强、灵敏度高等特点，并且整个检测过程无需对 PCR 产物进行后期处理与分析，可有效防止检测过程中的试验污染和假阳性，大大提升了检测效率，而且此类方法还能实现多重检测，目前已成为流感病毒核酸检测的主流方法，并向着快速及现场即时检测的方向发展。

流感病毒核酸检测还包括恒温扩增法、熔解曲线法及芯片法等，与实时荧光定量RT-PCR方法相比，这几种方法尽管不是流感病毒核酸检测的主流技术，但因其各自的独有的优势，在流感病毒感染诊断中也占有一席之地。恒温扩增法反应时间短，且对PCR仪等仪器设备的依赖程度较低，并且也具备较高的特异性和灵敏度，目前在流感病毒核酸检测领域也越来越得到重视；熔解曲线法是将传统RT-PCR方法和熔解曲线相结合检测流感病毒核酸的方法，其既具有RT-PCR方法特异性强、灵敏度高的特点，又能够进行多达20种病原体以上的多重检测，目前正得到越来越广泛的应用；芯片法具备多重检测能力，可同时检测流感病毒多种型别和亚型。

三、操作要点及注意事项

目前临床上用于流感病毒核酸检测的商品化试剂大多基于实时荧光定量RT-PCR方法，本部分主要以实时荧光定量RT-PCR方法为例进行介绍。

（一）主要试剂

核酸扩增反应液、酶反应液、引物及探针、阴性和阳性对照、核酸提取试剂等。

（二）主要仪器

ABI 7500、Roche LightCycler 480 Ⅱ、上海宏石SLAN-96P/S荧光定量PCR仪等，及其他配套检测仪器等。

（三）样本要求

本试剂适用样品为人鼻咽拭子、呼吸道洗液、抽吸液或其他呼吸道分泌物样本。样品应使用相应试剂验证过的拭子、采样管、样本保存液等采样器材，并按照试剂盒规定条件进行保存，应避免反复冻融。

（四）实验操作

根据试剂说明书结合自己实验室的SOP进行操作。基本步骤如下。

1. 试剂准备（试剂准备区）　取出试剂盒各反应液、引物及探针、阴阳性对照等组分，在室温下融化并振荡混匀后，按照试剂盒说明书推荐配制反应体系，充分混匀后短暂离心，分装到 PCR 反应管中，转移至样本处理区。

2. 样本处理（样本处理区）　按照实际推荐方法进行核酸提取，提取样品包括待测样品、阴阳性对照（如需要），如有需要还需额外添加内标，提取后核酸按照说明书要求加入已分装反应体系的 PCR 反应管中。

3. 检测（核酸扩增区）　将 PCR 反应管放入相应 PCR 仪中进行检测，按照说明书进行反应条件设置。一般反应结束后仪器自动保存结果，根据试剂盒说明书要求调节反应结果中 Baseline 的 Start 值、End 值以及 Threshold 值，点击 Analysis 自动获得分析结果，在 Report 界面查看结果。

4. 质量控制及结果判定　按照相应试剂盒要求，在内标成立的前提下阴性及阳性对照满足要求才可进行后续结果判定。相应探针通道荧光信号值超过阳性判断值即为相应流感病毒阳性。

部分试剂盒会设置灰区，检验结果如在灰区内会建议复检，最终判定结果依据试剂盒说明书确定。

（五）产品主要性能指标

本类试剂盒产品性能一般至少需满足以下指标。

1.外观及物理检查需满足相应要求。

2.使用甲/乙型流感病毒核酸检测试剂国家参考品（编号370006）或/和企业参考品进行检测，应符合以下要求。

（1）阴性符合率　阴性符合率应为100%。

（2）阳性符合率　国家参考品或/和企业参考品应为相应流感病毒型别阳性。

（3）最低检出限　应符合国家参考品或/和企业参考品相应要求。国家参考品（编号370006）分别针对甲型H1N1（2009）、季节性H1N1、甲型H3N2、乙型Yamagata系和乙型Victoria系等五种流感病毒型别/系建立了最低检出限质量标准，要求此类试剂盒均应满足；如使用企业参考品，应不低于上述国家参考品质量标准。

（4）精密性　对精密性国家参考品或/和企业参考品重复检测10次，检测结果Ct值的变异系数应不高于5.0%。

（六）方法局限性

1.如果样本在处理过程中发生交叉污染，则可能出现假阳性结果。检测结果仅供临床参考，不得单独作为患者管理的依据，对患者临床诊治应结合其症状/体征、病史、其他实验室检查及治疗反应等情况综合考虑。

2.检验的病毒核酸出现序列变异时会存在假阴性风险。

3.不合理的样本采集、转运及处理以及不当的实验操作和实验环境均有可能导致假阴性或假阳性结果。

（七）实验室要求

检测相关的毒株培养和样本检测均需在生物等级BSL-2实验室进行，非感染性材料可在生物等级BSL-1的实验室进行。所有样本及使用后的试剂盒应视为潜在的传染性物质，废弃处理时，按照当地政府和国家有关生物安全规定进行。

四、国内外相关技术方法对比

（一）相关标准

国外无相关产品标准；国内此类检测试剂相关标准有YY/T 1596-2017《甲型流感病毒核酸检测试剂盒（荧光PCR法）》，发布日期2017年12月5日，实施日期2018年12月1日；YY/T 1462-2016《甲型H1N1流感病毒RNA检测试剂盒（荧光PCR法）》，发布时间2016年1月26日，实施时间2017年1月1日；以及YY/T 1182-2010《核酸扩增检测用试剂（盒）》，发布日期2010年12月27日，实施日期2012年6月1日。

（二）相关指南及指导原则

查询国内外文献资料后发现，WHO发布了Manual for the laboratory diagnosis and virological surveillance of influenza（2011）、WHOinformation for molecular diagnosis of influenza virus in humans-update 2018等相关指南，我国也发布了多个版本的《全国流感监测技术指南》，目前已更新至2017年版。

指导原则方面，美国FDA于2008发布了《Guidance for Industry and FDA Staff—Establishing the Performance Characteristics of In Vitro Diagnostic Devices for the Detection or Detection and Differentiation of Influenza Viruses》；我国也于2011年发布了《流行性感冒病核酸检测试剂注册申报资料指导原则》。

（三）标准物质情况

标准物质方面，目前国际上无此类标准物质，英国国家生物制品检定所（NIBSC）、美国模式菌种收集中心（ATCC）有多个型别的流感病毒毒株可供购买；中国食品药品检定研究院于2015年和2016年发布了甲/乙型流感病毒核酸检测试剂国家参考品（编号370006）、甲型流感病毒核酸检测试剂国家参考品（编号370011）、乙型流感病毒核酸检测试剂国家参考品（编号370012）、甲型H1N1流感病毒核酸检测试剂国家参考品（编号370014）、季节性流感病毒H3亚型核酸检测试剂国家参考品（编号370020）及第一代禽流感病毒H7N9核酸参考品（编号370002），可供此类产品检验使用。

参考文献

Vemula SV,Zhao J,Liu J,et-al. Current Approaches for Diagnosis of Influenza Virus Infectionsin Humans. Viruses，2016，8（4）：96.

起草人：周海卫（中国食品药品检定研究院）
复核人：杨忠（北京市医疗器械检验所）

第五节 EB病毒核酸检测试剂

一、概述

EB病毒首次由Epsteil和Barr于1964年在非洲儿童Burkjtt淋巴瘤细胞培养液中分离培养获得，故得以命名。

（一）病原学概述

EB病毒核心为双链线状DNA，基因组全长约172kb。EB病毒与单纯疱疹病毒1型（HSV-1）和2型（HSV-2）、巨细胞病毒（CMV）、水痘-带状疱疹病毒（VZV）及近年发现的人类疱疹病毒6/7/8型同属人类疱疹病毒科，电镜下EB病毒形态与其他疱疹病毒相似，均呈球形，直径约150~180nm，其核衣壳由162个壳粒排列成二十面体对称状，最外层为脂蛋白膜。

EB病毒主要感染人类口咽部的上皮细胞和B淋巴细胞，主要通过唾液、飞沫传播，也可经输血传播。EB病毒首先在口咽部上皮细胞内增殖，然后感染B淋巴细胞，这些细胞大量进入血液循环而造成全身性感染。EB病毒有两种感染形式，即潜伏性感染和增殖性感染，大多EB病毒感染人体后多处于潜伏性感染状态，潜伏性感染的EB病毒以环状DNA形式游离在胞浆中，也可整合于染色体内，当机体免疫功能低下时，潜伏的EB病毒活化形成增值性感染。由EB病毒感染引起或与EB病毒感染有关的疾病主要有传染性单核细胞增多症、非洲儿童淋巴瘤（即Burkitt淋巴瘤）及鼻咽癌等。EB病毒在人群中广泛感染，根据血清学调查，我国3~5岁儿童EB病毒VCA-IgG抗体阳性率达90%以上，幼儿感染后多数无明显症状，或引起轻症咽炎和上呼吸道感染。青年期发生原发感染，约有50%出现传染性单核细胞增多症。EB病毒感染还与Burkitt淋巴瘤、鼻咽癌（Nasopharyngeal CarciIloma，NPC）等恶性肿瘤相关。鼻咽癌是一种头颈部的恶性肿瘤，多发于我国南部（包括香港、台湾地区）以及新加坡、马来西亚等东南亚国家。其中我国南部（广西、广东、福建一带）发病率最高，年发病率为25~30/10万。该肿瘤多发生于鼻咽黏膜，恶性程度较高，早期即可出现颈部淋巴结转移。其典型症状主要有鼻塞、鼻出血、吸涕带血、颈部肿块、耳鸣及头痛复视等相关颅神经侵犯症状。自1966年从NPC患者血液中检测到EB病毒抗体，及1969年由NPC活检组织培养出的类淋巴母细胞中分离到EB病毒以来，大量研究结果已证实EB病毒是NPC的重要诱发因子，而众多对临床鼻咽癌患者的血清学调查均证实大多数患者血清中含有多种抗EB病毒抗体。

（二）诊断技术与方法概述

EB病毒感染的诊断技术与方法主要包括病毒分离、血清学检测、病原学检测等。

1. 病毒分离 实验室可由唾液、咽漱液、外周血细胞及肿瘤组织中分离得到EB病毒，其中咽漱液病毒的分离率最高。但由于该方法比较耗时，并且需要特殊的组织培养条件，所以不宜作为常规检测方法使用。

2. 血清学检测 EB病毒感染的血清学检测是指使用酶联免疫吸附、化学发光、免疫印迹及胶体金等不同技术检测各种特异性抗体的方法，其特点是操作简单，能够检测多种抗体，是目前EB病毒感染诊断的主流方法。其常用的血清学标志物有抗病毒衣壳抗原（VCA）抗体、抗早期细胞内抗原（EA）抗体、抗EB病毒核抗原（EBNA）抗体、抗EB病毒编码的Z蛋白（ZEBRA）抗体及抗EB病毒编码的Rta蛋白抗体等。

3. 病原学检测 病变组织检测EB病毒的相关蛋白（如病毒核蛋白EBNA）及EB病毒核酸检测也是EB病毒相关疾病诊断的一种方法。检测EBNA等病毒蛋白一般采用免疫荧光法，若使用特异性单克隆抗体则一般采用间接免疫荧光法。另外，利用核酸杂交和PCR方法可以在病变组织内检测病毒基因组核酸。PCR方法以其敏感性高、特异性强及在短时间内可以得到结果等特点使其在EB病毒感染相关疾病的诊断中越来越重要。

EB病毒感染导致鼻咽癌等疾病诊断中，血清学检测是主要的诊断技术和方法；EB病毒DNA检测方法应用少于血清学检测，但其在EB病毒感染辅助诊断、骨髓或器官移植前检测、严重免疫抑制患者相关辅助诊断及EB病毒相关疾病预后监测等方面发挥着重要作用。

二、检测技术与方法

EB病毒核酸检测是指利用荧光探针聚合酶链式反应（PCR）或其他类分子生物学方法，以特定的EB病毒基因序列为检测目标，对人咽拭子、全血、血浆或血清以及白细胞样本中的EB病毒DNA进行体外定性或定量检测的方法。病毒核酸检测方法目前主要是实时荧光定量PCR法。

1. 基本原理　试剂多采用实时荧光 PCR 技术，以 EB 病毒基因编码保守区为靶区域，设计引物和探针。通过以荧光素标记的探针，实现检测 EB 病毒 DNA。探针为包括 5′ 端报告基团和 3′ 端淬灭基团的寡核苷酸，在 PCR 扩增过程中，当探针完整时，由于淬灭基团靠近报告基团，报告基团发出的荧光被淬灭基团吸收，不发出荧光信号。引物延伸时，与模板结合的探针被 Taq 酶（5′ → 3′ 外切核酸酶活性）切断，报告基团与淬灭基团分离，产生荧光信号，荧光定量 PCR 仪根据检测到的荧光信号自动绘制出实时扩增曲线，从而实现对 EB 病毒在核酸水平上的定性或定量检测。

2. 技术方法　人咽拭子、全血、血浆或血清以及白细胞样本经核酸提取方法提取 EB 病毒 DNA 后，使用针对 EB 病毒基因编码保守区的特异性引物进行聚合酶链式扩增（PCR），进行边扩增边检测，根据是否存在荧光信号确定是否存在 EB 病毒感染。

3. 技术特点及适用性　实时荧光定量 RT-PCR 方法具有操作简便快捷、特异性强、灵敏度高等特点，并且整个检测过程无需对 PCR 产物进行后期处理与分析，可有效防止检测过程中的试验污染和假阳性，大大提升了检测效率。

三、操作要点及注意事项

（一）主要试剂

核酸扩增反应液、酶反应液、引物及探针、阴性和阳性对照、核酸提取试剂等。

（二）主要仪器

ABI 7500、Roche LightCycler 480 Ⅱ、上海宏石SLAN-96P/S荧光定量PCR仪等，及其他配套检测仪器等。

（三）样本要求

本试剂适用样品为人咽拭子、全血、血浆或血清以及白细胞样本等。使用全血等血液样本时应选择合适的抗凝剂，并严格按照说明书要求的分离方法及储存条件。

（四）实验操作

根据试剂说明书结合自己实验室的SOP进行操作。基本步骤包括如下。

1. 试剂准备（试剂准备区）　取出试剂盒各反应液、引物及探针、阴阳性对照等组分，在室温下融化并振荡混匀后，按照试剂盒说明书推荐配制反应体系，充分混匀后短暂离心，分装到 PCR 反应管中，转移至样本处理区。

2. 样本处理（样本处理区）　按照实际推荐方法进行核酸提取，提取样品包括待测样品、阴阳性对照（如需要），如有需要还需额外添加内标，提取后核酸按照说明书要求加入已分装反应体系的 PCR 反应管中。

3. 检测（核酸扩增区）　将 PCR 反应管放入相应 PCR 仪中进行检测，按照说明书进行反应条件设置。一般反应结束后仪器自动保存结果，根据试剂盒说明书要求调节反应结果中 Baseline 的 Start 值、End 值以及 Threshold 值，点击 Analysis 自动获得分析结果，在 Report 界面查看结果。

4. 质量控制及结果判定　按照相应试剂盒要求，在内标成立的前提下阴性及阳性对照满足要求才可进行后续结果判定。荧光信号值超过阳性判断值即为EB病毒阳性，如为定量试剂盒，则根据试剂盒标准品检测结果计算待测样品浓度。部分试剂盒会设置灰区，检验结果如在灰区内会建议复检，最终判定结果依据试剂盒说明书确定。

（五）产品主要性能指标

本类试剂盒产品性能一般至少需满足以下指标。

1. 外观及物理检查 需满足相应要求。

2. 阴性符合率 阴性符合率应为100%。

3. 阳性符合率 阳性符合率应为100%。

4. 最低检出限 使用EB病毒核酸国际标准品（1st WHO International Standard for Epstein-Barr Virus for Nucleic Acid Amplification Techniques，NIBSC code：09/260）、EB病毒核酸检测试剂国家标准品、参考品或经标化的企业参考品进行检测，应符合相应要求。

5. 精密性 检测结果Ct值或浓度值的变异系数应不高于5.0%，或符合相应产品技术要求的规定。

6. 准确度（适用于定量检测试剂盒） 使用EB病毒核酸国际标准品（1st WHO International Standard for Epstein-Barr Virus for Nucleic Acid Amplification Techniques，NIBSC code：09/260）、EB病毒核酸检测试剂国家标准品或经标化的企业参考品进行检测，要求检测结果与理论值的浓度对数值的绝对偏差应不高于0.5，或符合相应产品技术要求的规定。

7. 线性（适用于定量检测试剂盒） 在试剂盒线性范围内，使用EB病毒核酸国际标准品（1st WHO International Standard for Epstein-Barr Virus for Nucleic Acid Amplification Techniques，NIBSC code：09/260）、EB病毒核酸检测试剂国家标准品或经标化的企业参考品进行检测，要求线性相关系数r应不低于0.9800，或符合相应产品技术要求的规定。

（六）方法局限性

1. 检测结果仅供临床参考，对患者的临床诊治应结合其症状、体征、病史、其他实验室检测及治疗反应等情况综合考虑。

2. 样本中EB病毒浓度过低及待测序列的变异或其他原因导致的序列改变可能会导致假阴性结果。

3. 不合理的样本采集、转运及处理以及不当的实验操作和实验环境均有可能导致假阴性或假阳性结果。

（七）实验室要求

检测相关的毒株培养和样本检测均需在生物等级BSL-2实验室进行，非感染性材料可在生物等级BSL-1的实验室进行。所有样本及使用后的试剂盒应视为潜在的传染性物质，废弃处理时，按照当地政府和国家有关生物安全规定进行。

四、国内外相关技术方法对比

（一）相关标准

国外无相关产品标准；国内此类检测试剂相关标准有YY/T 1182-2010《核酸扩增检测用试剂（盒）》，发布日期2010年12月27日，实施日期2012年6月1日。

（二）相关指南及指导原则

全国儿童EB病毒感染协作组联合中华实验和临床病毒学杂志编辑委员会于2018年发布了《EB病毒感染实验室诊断及临床应用专家共识》。

（三）标准物质情况

目前WHO已发布EB病毒核酸国际标准品（1st WHO International Standard for Epstein-Barr Virus for Nucleic Acid Amplification Techniques, NIBSC code：09/260），发布时间2013年11月4日；相应的国家标准品目前正在研制中。

参考文献

[1] 戚东桂，刘荣.Epstein-Barr病毒相关疾病的研究现状. 国际免疫学杂志，2006；29（4）：252-256.

[2] Cao SM,Simons MJ,Qian CN. The prevalence and prevention of nasopharyngeal carcinoma in China. Chin J Cancer. 2011；30（2）：114-9.

[3] Niller HH, Bauer G. Epstein-Barr Virus：ClinicalDiagnostics. Methods Mol Biol.2017；1532：33-55.

[4] 全国儿童EB病毒感染协作组，中华实验和临床病毒学杂志编辑委员会. EB病毒感染实验室诊断及临床应用专家共识. 中华实验和临床病毒学杂志，2018，32（2）：2-8.

起草人：周海卫（中国食品药品检定研究院）
复核人：杨忠（北京市医疗器械检验所）

第六节　埃博拉病毒核酸检测试剂

一、概述

（一）病原体概述

埃博拉病毒属于为无节段的单股负链RNA病毒，分为5种型别：扎伊尔埃博拉、苏丹埃博拉、（塔伊森林）埃博拉、本迪布焦埃博拉和莱斯顿埃博拉病毒。前4种型可使人发病，其中扎伊尔埃博拉病毒致死率最高，而（塔伊森林）埃博拉病毒对黑猩猩有致死性，对人的毒力较弱。

（二）疾病及其诊断

埃博拉出血热（ebola hemorrhagic fever，EBHF）是由埃博拉病毒（ebola virus，EBOV）引起的一种烈性传染病，具有极高的传染性，致死率高达50%~90%，人主要通过接触病人或感染动物的体液、排泄物、分泌物等而感染。临床表现主要为发热、出血和多脏器损害。2014年3月埃博拉出血热疫情在非洲几内亚、塞拉利昂、利比里亚等国暴发，至2016年3月WHO宣布疫情终结，已有约28616例感染者，其中11310人死亡。然而，有研究表明埃博拉幸存者精液中仍能持续检出病毒核酸数月。2017年5月非洲刚果发现2例的新发埃博拉病例和30余例疑似病例。可见埃博拉病毒并非永远远离我们，我们仍然需要密切预防监测该类病毒的存在。

用于埃博拉出血热的实际室诊断主要使用核酸、抗原和抗体检测试剂。核酸检测试剂具有快速、灵敏度高，是目前早期诊断、早期发现埃博拉出血热病例的主要检测方法。采用荧光定量 PCR 进行病毒核酸检测，患者标本中扩增到特异性核酸，可确诊埃博拉病毒感染。传统RT-PCR因易出现污染使用受限，但可以获得病毒基因序列。发病后3天内，血标本中埃博拉病毒核酸检出率低，检测阴性不能排除埃博拉病毒感染，应结合病例的流行病学史和临床表现进行综合判断。发病后3~10天血标本病毒核酸检出率高，检测阴性可基本排除埃博拉病毒感染。用酶联免疫法（ELISA）检测埃博拉病毒核蛋白抗原，病毒抗原检测阳性可确诊。发病后3天内，血标本中埃博拉病毒抗原检出率低，检测阴性不能排除埃博拉病毒感染，发病后3~10天血标本病毒抗原检出率高。血清学抗体检测方面：采用捕获法ELISA方法检测特异性IgM抗体，阳性可确诊。单份血清埃博拉病毒IgG抗体阳性提示曾感染埃博拉病毒，双份血清埃博拉病毒IgG抗体阳转或恢复期滴度较急性期4倍或者以上增高者可确诊。

二、检测技术与方法

我国国家药品监管部门批准上市的埃博拉病毒检测试剂有5家产品，均为基于荧光定量PCR法的核酸检测试剂（表5-5-2）。其中多数使用埃博拉病毒的核蛋白（NP）作为检测靶基因，中山大学达安基因的产品同时使用NP基因和糖蛋白（GP）基因作为靶基因。考虑应急审批的特殊性，批准上市的核酸检测试剂的预期用途的限定条款为“本试剂盒仅作为应对2014年爆发于西非的埃博拉病毒出血热疫情的体外诊断应急储备，不能作为常规体外诊断试剂应用于临床。在使用上应当遵守卫计委发布的《埃博拉出血热防控方案》及相关实验室检测要求。产品适用人群：应符合“埃博拉出血热防控方案”等的要求，包括2014年埃博拉出血热疫区有疑似症状人群或有埃博拉病毒接触或暴露风险的人群等”，且批准上市有效期为6个月，“非疫情突发等紧急情况下，不延续本注册证的有效期”。国外也有较多试剂研制成功，目前美国FDA批准了11种埃博拉病毒检测试剂，其中一个是美国国防部研制并列装的，两个是美国CDC研发并使用的非商品化试剂，商品化试剂中不乏知名公司的产品，如赛沛的Xpert® Ebola Assay和Biofire公司的FilmArray Biothreat-E test。

表5-5-2 我国已批准上市的埃博拉病毒检测试剂

企业名称	产品名称	靶基因	首次获证时间
上海之江生物科技股份有限公司	埃博拉病毒核酸测定试剂盒（荧光PCR法）	5UTR-NP	2014.11.25
中山大学达安基因股份有限公司	埃博拉病毒扎伊尔型核酸检测试剂盒（PCR-荧光探针法）	NP、GP	
深圳市普瑞康生物技术有限公司	埃博拉病毒（扎伊尔型）核酸检测试剂盒（PCR荧光探针法）	GP	
苏州天隆生物科技有限公司	埃博拉病毒（扎伊尔型）核酸检测试剂盒（PCR-荧光探针法）	NP	2015.01.28
华大生物科技（武汉）有限公司	埃博拉病毒（扎伊尔型）核酸检测试剂盒（PCR-荧光探针法）	NP	2015.02.16

国内已上市埃博拉病毒核酸检测试剂是基于荧光PCR法，对体液中的埃博拉病毒核酸进行检测的试剂盒，在发生突发公共卫生事件的应急情况下用于埃博拉出血热的辅助诊断。

其检测原理多为应用一步法 RT–PCR 与 Taqman 技术结合，在埃博拉病毒基因组上设计特异性引物和探针，在目的探针标记 FAM 荧光素，内标探针标记 VIC 荧光素，通过 PCR 变性、退火、延伸，将样本中病毒核酸特异性扩增，并通过不同荧光素标记的探针发出的光信号被 PCR 仪采集，在仪器上呈现出扩增曲线，通过对扩增曲线以及 Ct 值的判断，实现试剂盒对埃博拉病毒特异性核酸的检测。

三、操作要点及注意事项

（一）主要试剂

核酸提取试剂，检测试剂。

（二）主要仪器

离心机或自动化核酸提取仪，生物安全柜，荧光定量PCR仪（主要是Applied biosystems公司的7500）。

（三）样本类型

咽拭子、血清或血浆。

（四）实验操作

根据试剂盒说明书结合自己实验室的SOP进行操作。一般分为核酸提取、试剂准备（配制）和加样、PCR扩增和检测、结果分析和判读。使用核酸提取试剂盒（离心柱法）或核酸提取试剂盒（磁珠法），参照相应提取试剂盒说明书进行核酸提取。有些试剂要求阳性对照和阴性对照与待测样本同步进行处理。将不同组分混合，分装至PCR管，一般为每管20 μl或25 μl。用带滤芯的吸嘴分别取已处理好的样本、阴性对照、阳性对照各3~5 μl分别加到装有PCR反应液的PCR反应管中。盖上管盖，离心数秒后移至扩增检测区。设定循环参数和仪器检测通道后，将PCR反应管放入荧光PCR扩增仪中进行扩增检测。实验结束后，根据相关仪器的软件进行分析。一般地，阈值设定原则以阈值线刚好超过正常阴性对照曲线（无规则的噪音线）的最高点为准。FAM基线选取6~15个循环区域。记录仪器自动分析计算出的样本Ct值。

（五）结果判定

1. 阴性结果判定 如果 FAM 通道扩增曲线无明显对数增长期，且 Ct 值不出现任何数值，则判定结果为阴性。

2. 阳性结果判定 如果 FAM 通道扩增曲线有对数增长期，且 Ct 值≤临界值，则判定结果为阳性。

3. 实验灰度区 如果 FAM 通道扩增曲线有对数增长期，且最大循环数 >Ct 值 > 临界值，则判定结果位于实验灰度区，应对样本进行复检。复检结果若有明显对数增长期，则判定结果为阳性，若无明显对数增长期，则判定结果为阴性。

（六）产品主要性能指标

1. 外观试剂盒包装完好，组分完整，各组分标识清楚明确，各管溶液无浑浊、无漏液。

第五篇 核酸和基因检测试剂

2. 检测企业阳性参考品（质控品）或国家参考品，应符合相应要求。国家参考品要求如下。

（1）阳性参考品　对阳性参考品进行检测，检测结果应为阳性。

（2）阴性参考品　对阴性参考品进行检测，检测结果应为阴性。

（3）最低检测限参考品　对最低检测限参考品进行检测，C4、C5、E1、E2、F4、F5的检测结果应为阳性，C6、C8、E3、E5、F6可为阳性或阴性，C10、E6、F7的检测结果应为阴性。

（4）精密度参考品　对精密度参考品进行重复提取、检测10次，检测结果应均为阳性且埃博拉病毒基因靶通道Ct值的变异系数（CV，%）不大于5%。

（七）实验室要求

检测埃博拉出血热及疑似埃博拉出血热的临床样本时，具有极高危险性，应当在生物安全四级或三级实验室操作。样本灭活和核酸提取后可移入生物安全三级或二级实验室。通常在进行质量控制或评价时，使用的是模拟样本。此时样本多为假病毒或质粒，则可以作为非感染性材料操作，在生物等级BSL-1的实验室进行。但应注意个人防护，可戴一次性口罩，处理试剂和样本时需穿戴一次性无粉手套，操作后应彻底洗手。所有样本及使用后的试剂盒应视为潜在的传染性物质，废弃处理时按照当地政府和国家有关规定进行。

四、国内外相关技术方法对比

（一）试剂相关国内外标准及标准物质进展

2014年底中国食品药品检定研究院研制并发布了扎伊尔型埃博拉病毒核酸检测试剂国家参考品（370010），适用于扎伊尔型埃博拉病毒核酸检测试剂的质量评价和控制。英国生物制品研究所（NIBSC）也于2015年底发布了适用于埃博拉病毒核酸检测试剂的临时性WHO国际参考品（Interim WHO standards/ WHO Reference Reagent，编号15/222、15/224）。同时NIBSC也研制并发布了适用于埃博拉病毒核酸检测试剂的临时性WHO国际参考品（Interim WHO standards/ WHO Reference Reagent，编号15/220）。NIBSC计划进一步研究，研制上述两个检测试剂的WHO国际标准品（WHO International Standard）。

（二）国内外注册技术审查指导原则

原国家食品药品监督管理总局医疗器械审评中心拟定了《在紧急情况下埃博拉病毒核酸检测试剂评价和临床试验要求》。国外未见相关指导原则。

参考文献

［1］Rougeron V, Feldmann H, Grard G, et al. Ebola and Marburg haemorrhagic fever. J Clin Virol, 2015, 64: 111-9.

［2］何静云. 关于埃博拉病毒核酸检测试剂应急审评的探讨［J］. 生物技术通讯,2017, 28（01）: 23-28.

起草人：石大伟（中国食品药品检定研究院）

复核人：杨忠（北京市医疗器械检验所）

第七节　人乳头瘤病毒核酸（分型）检测试剂

一、概述

人乳头瘤病毒（human papillomavirus, HPV）是一种小的非包膜的双链环状DNA病毒。病毒颗粒直径约为55nm，核壳呈对称20面体。基因组长约8kb，主要由早期基因（E6、E7、E1、E2、E4、E5）、晚期基因（L1、L2）和长控制区（long control region, LCR）三个部分组成。早期基因和晚期基因为编码区，含有一系列开放阅读框架（open reading frame，ORF），编码病毒蛋白。其中早期基因主要参与病毒DNA的复制、转录；晚期基因主要编码病毒的衣壳蛋白。L1是主要的衣壳蛋白。E6、E7基因编码的致癌蛋白是导致宫颈癌病变的重要因子。目前，已分离鉴定150种不同型别的HPV，其中30多种主要感染人的生殖器官、肛门及口腔黏膜的上皮细胞，与皮肤疣及癌症的发生相关。根据其致癌的潜力，分为高危型HPV（high-risk，HR-HPV）和低危型HPV（low-risk, LR-HPV）。高危型HPV的持续性感染是造成宫颈癌及癌前病变的主要原因，低危型HPV与尖锐湿疣的形成有关。WHO国际癌症研究中心，将12种HPV型别（16、18、31、33、35、39、45、51、52、56、58、59）定为HR-HPV，66、68、73型别列为潜在高危风险型别。其中，大约70%的宫颈癌患者是由HPV16和HPV18引起。

宫颈癌是影响女性健康的第二常见的癌症，每年大约有50多万罹患宫颈癌，死亡例数约20多万，严重影响着女性健康。高危型HPV的持续性感染是造成宫颈病变及宫颈癌发生的必要因素。从无症状的HPV感染到宫颈上皮细胞病变，再到宫颈癌癌前病变（cervical intraepithelial neoplasia，CIN）进而发展成宫颈癌，是一个十余年甚至几十年的漫长过程。根据组织学诊断，癌前病变可分为CIN1、CIN2 和CIN3。如果CIN2~3不治疗则可发展成宫颈癌。因此，预防HPV感染和干预HPV感染后疾病进程是HPV感染防治的关键。宫颈筛查是预防宫颈癌的二级措施，在降低宫颈癌发生中具有重要的作用。在过去的几十年，宫颈筛查的策略逐渐改变，由之前的特异性高的细胞学检测转向灵敏度较高的病毒学检测。由于HPV不能体外培养且血清学检测的灵敏度较低，无法区分既往感染和当前感染。主要通过检测HPV的核酸（DNA或RNA）诊断HPV的感染。目前，已有大量的商业化HPV核酸检测试剂和实验室自建检测方法。大多数试剂检测HPV的DNA，少数几个试剂检测HPV的E6/E7mRNA。HPV核酸检测及基因分型的意义主要在于对妇女罹患宫颈癌疾病的风险程度提供信息，以便临床医生结合其他检查结果进行更加准确的疾病判断。除此之外，HPV核酸检测可用于流行病学的调查和疫苗的型特异性的持续性感染评价。

二、检测技术与方法

HPV核酸检测试剂主要基于两大类方法：信号放大法（signal amplification）和靶区扩增法（target amplification）。信号放大法是指主要通过特异性探针与核酸杂交，后续通过化学发光信号的级联放大对核酸进行检测的一种方法。基于信号放大法的HPV核酸检测试剂主要是Hybrid Capture 2（HC2）、Cervista™ HPV test和基于原位杂交法（in situ hybridization, ISH）的一些试剂。该类试剂最大的优势是无需核酸扩增，实验操作中造成的污染风险较小。靶区扩增法主要通过

PCR扩增后再结合其他的方法检测核酸，是应用最广泛的一种方法。包括多种方法，如PCR-荧光探针法、PCR-反向杂交法、测序法等。

（一）信号扩增法

目前，Hybrid Capture 2 DNA Test（HC2，凯杰）和Cervista™ HPV HR和Cervista™ HPV16/18 Test（豪洛捷）是基于信号放大法的两种检测试剂。HC2是基于杂交捕获法的一种检测试剂，能够检测13种高危型（16、18、31、33、35、39、45、51、52、56、58、59、68）和5种低危型（6、11、42、43、44）的DNA检测试剂。无法进行具体的分型，主要是通过2类针对全基因组长的RNA探针混合物结合HPV-DNA：一类是针对13种高危型的RNA探针混合物，另一类是针对5种低危型的RNA探针混合物。高、低危型别的检测分别在单独的反应中进行。当特异性RNA探针结合DNA后形成RNA-DNA复合物，包被于微孔板中的抗体识别并捕获RNA-DNA复合物。之后加入偶联碱性磷酸酶的二抗结合复合物，并在加入底物后产生化学信号检测。该试剂的检测过程自动化，易操作，是最常用的商业化HPV核酸检测试剂之一。

Cervista™ HPV HR和Cervista™ HPV16/18 Test是基于酶切信号放大法的2个检测试剂，能够对高危型的HPV16、HPV18进行分型。其原理主要通过两个等温反应检测特定核苷酸序列：发生在目标DNA序列上的初级反应与产生荧光信号的次级反应。在初级反应中，两种特定序列的寡核苷酸（如探针寡核苷酸与Invader®寡核苷酸）与DNA的目标序列结合。当两种寡核苷酸在目标序列上至少重叠一对碱基时，就形成了一种侵入性结构。Cleavase®酶识别并切割探针所在重叠位的5′端片段，使之断开。在初级反应中，形成大量的切割的5′端片段。在次级反应中，这些切割的5′端片段可与发夹状的带有荧光素响应能量传输（FRET）寡核苷酸结合，形成另一种侵入性结构，该结构亦可被Cleavase®酶识别，通过水解荧光集团和淬灭基因间的FRET寡核苷酸产生荧光信号。

（二）靶向扩增法

PCR扩增是核酸检测中最常见的方法，在扩增中，靶区的选择和引物的设计对于扩增的效率尤为重要。目前，大多数试剂选取L1作为检测靶区。由于其在不同型别中高度保守，可设计通用型引物扩增多种型别（如GP5+/6+、SPF10、PGMY）。且不同型别的L1呈现足够的序列差异，允许通过其他的方法进一步分析具体型别。然而，由于HPV基因组在整合到人基因组的过程中，易断裂和丢失，造成假阴性结果。很多试剂也选择E6/E7进行检测。由于E6/E7是原癌基因，在整合到人的基因组过程中，不易丢失或破坏，相对比较稳定。在不同型别中的序列差异，允许设计特异性引物。除了L1区和E6/E7区，也有少数试剂采用E1、E2或多种检测靶区结合的扩增。下面将简单介绍几种基于PCR扩增的方法的原理：

1. PCR-荧光探针法 应用最广的一种方法，通过设计针对扩增靶区的引物和标记不同荧光信号的特异性探针，对PCR产物进行杂交检测，并设计了内标引物探针对实验过程加以监控。实时在线监控反应过程，结合相应的软件可以对产物进行分析。目前，HPV核酸检测中主要包括2大类：一类是主要检测高危型HPV。在同一反应管中利用四种荧光通道可分别检测HPV 16、18、其他高危型别及内参基因，实现对HPV 16、HPV18和其他高危型的检测。另一类是基于多重荧光PCR，通过多管反应进行分型。在单一反应中，设计针对3种或4种特异性引物，检测4个通道并分析出具体型别。通过多个反应实现多种型别的分型。特异性引物PCR的优势在于能够保证高灵敏度和高特异性的鉴定单一型别，有利于多重感染中不同 HPV 型别的检出。

2. PCR- 反向杂交法　大多数 HPV 分型检测试剂采用通用性引物 PCR 扩增，之后结合不同的方法学对 HPV 进行鉴定和分型。反式杂交法是目前鉴定分型最常见的方法，大量的商业化试剂采用此种原理设计。主要通过偶联生物素的通用引物 PCR 扩增后，扩增产物经变性后，在碱性条件下与包被在膜条上、微孔板或微球上的多种型特异性探针（14~37 种）杂交，之后通过加入链霉素 - 碱性磷酸酶和底物显色来判定各个型别的阳性。

3. 基因芯片法　基因芯片法是指在固相支持物上原位合成 HPV 型特异性探针寡核苷酸或者直接将大量探针有序地固化于支持物表面，然后与荧光标记的 PCR 产物杂交，通过扫描杂交信号并进行分析，确定样品的感染型别。

4. 半导体测序法　利用多重 PCR 技术将样本中的 HPV 扩增富集并同时引入用于样本识别的样本标签序列。将多例样本的 PCR 产物按比例混合成为一个文库样本，经过一系列文库制备过程，每个文库样本中的 DNA 序列都加上了用于测序及文库识别的接头序列。将适量文库样本按等物质的量比例混合为一个测序样本，基因测序仪对测序样本 DNA 进行序列信息读取，每一条 DNA 的测序结果经过文库接头序列及样本标签序列比对拆分后将被精确定位到每一个样本中，将每个样本的 DNA 测序结果与标准数据库中的各种 HPV 型别序列进行比对分析，从而判断样本中是否存在 HPV 并精确区分 HPV 型别。

5. 表面等离子谐振法　表面等离子谐振技术（SPR）是利用在金属膜 / 液面界面，由光的全反射引起的物理光学现象来分析分子间相互作用的技术。当入射光以大于临界角的角度入射到金属界面上时，发生全反射，在合适的角度下，入射光的平行矢量与表面等离子波的矢量相匹配时，发生共振，能量从入射光转移到表面等离子波中，反射光的反射率表现出急剧衰减（反射光强度最低时所对应的入射角称为“谐振角”）。谐振角高度依赖于金属表面近表面的折射率。表面上的生物分子的结合会改变此处的折射率，从而引起谐振角的变化。这种现象称为表面等离子谐振现象。生物传感芯片阅读仪是一种光学传感器，可以检测由于谐振角的变化而引起的 SPR 信号。SPR 技术在检测、分析生物分子间的相互作用等方面得到广泛的应用。PCR 产物流过表面包被不同 HPV 基因型特异性探针的 SPR 生物传感芯片，与芯片表面 HPV 基因型特异探针反应，通过检测芯片上的杂交信号从而同时对 HPV 进行分型检测。

此外，市场上有检测HPV E6/E7 mRNA的检测试剂，主要通过反转录PCR扩增或依赖核酸序列扩增（NASBA）检测E6/E7mRNA。以APTIMAHPV test为例，其检测原理基于转录介导的扩增技术方法，通过包被寡核苷酸的DNA探针捕获裂解细胞后释放的RNA，然后采用逆转录酶和T7 RNA聚合酶扩增出RNA。最后，再用标记荧光的DNA探针进行检测。

三、操作要点及注意事项

（一）实验室要求

根据2009版的世界卫生组织《HPV实验室操作指南》，样本检测均需在生物等级BSL-2实验室进行，非感染性材料的实验在生物等级BSL-1的实验室进行。为了避免样品的交叉污染，实验室应进行严格的分区，应严格分为样本处理区、试剂配制区、PCR扩增区、产物分析区。并根据样本的污染情况，对清洁区和非清洁区进行严格管理。对于实验操作人员应进行相关培训，在操作过程中，处理试剂和样本时需穿戴一次性无粉手套，操作后应彻底洗手。此外，所有样本及使用后的试剂盒应视为潜在的传染性物质，废弃处理时，按照当地政府和国家有关规定进行。

（二）样本要求

1. 样本收集

（1）对于商业化的进口检测试剂，采集后主要保存于豪洛捷的PreserveCyt®保存液或BD公司的SurePath细胞保存液，可直接进行检测。对于该类样本，若保存液对PCR产生抑制，可收集细胞后采用生理盐水洗涤重悬后进行检测。

（2）对于商业化的国产检测试剂,根据各产品说明书的要求，采用不同厂家的样本采集器采集宫颈细胞或收集生殖道分泌物样本，保存于生理盐水或其他的保存液中。

2. 样本运输和保存 根据各产品说明书的要求，严格按照相应的要求保存和运输样本，并需要在效期内完成检测。

（三）实验操作

人乳头瘤病毒核酸检测试剂众多，很多试剂配套相应的仪器和平台，并自动报告结果。对于大多数试剂，均参照企业的说明书进行操作和判读，以下将简单介绍PCR扩增类产品的操作流程。

1. 核酸的提取 使用已上市或已备案的核酸提取试剂盒（如热裂解法、磁珠法、离心柱提法），严格按照提取试剂的说明书进行具体操作。由于不同的产品采用不同的提取试剂，各个产品均进行相应的验证。所有的阴性对照应参与整个提取过程，以监测样品的质量和PCR的抑制。同时，注意提取过程中，要及时更换枪尖，避免样本间的交叉污染。提取后的核酸短期内可保存于4℃备检，但若长期保存，应置于-20℃及以下。为了保证核酸的稳定，应尽量避免反复冻融。

2. 检测方法

（1）PCR-荧光探针法

1）适用仪器 荧光定量基因扩增仪，如ABI7500、SLAN-96P、Lightcycler 480 Ⅱ、Bio-Rad CFX96等。

2）PCR扩增 根据各个产品说明书，在试剂配制区配置相应的PCR反应液，混匀后用微量离心机短暂离心，尽量让贴壁的液体沉降于管底。然后在样本处理区加入相应体积的阴性对照、阳性对照及检测样本，盖上PCR反应管后，短暂离心，转移至核酸扩增区。放入荧光PCR仪，设定相应的反应程序，进行PCR反应。（注：①在配液时，为了减少分液误差，应在配制扩增时计算入损耗量。②对于已分好液的试剂，可直接在样本处理区进行加样。③若PCR反应液为冻干粉，可参照说明书进行具体的操作。）

3）结果判定 待反应结束后，根据说明书的要求，设定基线的荧光信号和阈值。设定原则以相应通道阈值线刚好超过阴性对照扩增曲线（无规则的噪音线）的最高点。

4）质量控制 阴性对照：检测通道应无Ct值或/和内标通道应满足相应的要求。阳性对照：各检测通道的Ct值应满足相应要求。（注：若阴性对照和/或阳性对照未满足要求，则视为整轮实验无效，应重复实验。）

5）结果解释　依据各产品说明书中设定的不同型别的参考值（cut-off值），进行结果的判定。若扩增曲线呈典型S型曲线且Ct值小于cut-off值，判断为阳性；若无典型S型扩增曲线或Ct值大于参考值，且内标的Ct值小于要求值（呈典型的S扩增曲线），判断为阴性。（注：有的产品设定临界区域，对于检测结果为临界Ct的样本，复测后根据产品说明书进行判读。）

（2）PCR-反向杂交法　主要包括PCR-膜杂交法、PCR-导流杂交法、PCR-点杂家法、PCR-生物芯片法、PCR-基因芯片法等。

1）适用仪器　基因扩增仪（Hema9600，Eppendorf）、分子杂交仪、芯片扫描仪、芯片阅读仪等。

2）PCR扩增　具体操作类似于前述中的PCR扩增，但采用不同的反应液、基因扩增仪和反应程序。详细步骤需参见各产品的说明书。

3）杂交　在PCR杂交前，配制相应的溶液，如杂交液、洗涤液、结合液和终止液。若配套全自动杂交仪，可根据产品说明书直接进行操作；若进行手动操作，主要包括变性、洗涤、结合（酶标）、洗涤、显色、终止。具体操作过程参见各个产品的说明书。（注：①在操作的过程中，应尽量根据说明书的要求控制各步骤的温度，特别是杂交的温度，若温度过高或过低，会造成假阳性或假阴性结果。②反应的酶需要现配现用。）

4）结果判定　待膜条或芯片干燥后，根据产品说明书采用仪器扫描判读或用肉眼直接判读。

5）质量控制　阴性对照：各质控点应符合相应的说明书要求。阳性对照：各质控点应符合相应的说明书要求。（注：若阴性对照和/或阳性对照未满足要求，则视为整轮实验无效，应重复实验。）

6）结果解释　以膜条或芯片上显色后的条带或荧光斑点是否可见作为判定依据。若单一条带或斑点显色即为单一型别感染；若多个条带或斑点即为多种型别的混合感染；若无可见条带，但内标条带为阳性，即为阴性。

此外，结果的判定可借助仪器进行判定。依据仪器的检测结果进行ROC曲线分析后确定cut-off值。软件根据设定的cut-off值进行判定，若检测结果的阳性判断值大于或等于cut-off值，则判定为阳性，若小于cut-off值，则判定为阴性。

（3）全自动核酸检测平台　对于Cobas 4800 HPV核酸检测试剂、Aptima HPV试剂、Hybrid Capture 2 HPV检测试剂均不同于上述描述的方法。大多数基于全自动核酸检测平台，具体的操作，应严格按照产品的说明书进行检测，结果由软件自动报告。

（四）产品主要性能指标

1. 准确性（阳性符合率）　检测试剂盒检测范围内人乳头瘤病毒不同型别国家分型参考品或标化的企业参考品，结果应均为相应的阳性。

2. 特异性（阴性符合率）

（1）检测人乳头瘤病毒阴性的参考品，检测结果应均为阴性。

（2）检测人乳头瘤病毒不同型别国家分型参考品或标化的企业参考品，交叉反应率应分别不大于20.0%或符合企业的要求（主要针对杂交捕获法、酶切信号放大法等）。

3. 重复性（精密度）

（1）采用PCR-荧光探针法原理的检测试剂盒，要求重复性应符合Ct值的变异系数（CV,%）不大于5.0%。

（2）采用PCR-杂交等其他原理的试剂盒，要求反应结果应一致、且均为阳性。

4. 检测限 要求检测限应不高于每反应 10^4copies。

（五）方法的局限性

1. 试剂盒仅限于检测试剂盒检测范围内的不同型别，无法检出其他型别。
2. 检验结果仅供临床参考，如需确诊需综合其他诊断。并结合试剂的预期用途参考。
3. 以下情况可能造成一定的假阴性。

（1）不合理的样本采集、转运及处理、样本中病毒滴度过低。

（2）高危型人乳头瘤病毒待测靶序列的变异或其他原因导致的序列改变可能会导致假阴性结果。

（3）未经验证的其他干扰或PCR 抑制因子，可能会导致假阴性结果。

四、国内外相关技术方法对比

（一）国内外试剂的比较

全球核酸检测试剂众多，截止目前，美国FDA批准的HPV核酸检测试剂目前已获批7个（表5-5-3），这些试剂基于不同的方法学，大多数基于自动化的检测平台，操作简单、通量高。预期用途为宫颈癌筛查，在上市前除了进行核酸的准确性验证外，均进行了临床验证。而国内涉及的方法学众多，基于的平台也众多,自动化程度较低。但主要以荧光PCR法和PCR-反向杂交法居多。分型的种类也较多，预期用途大多数集中于核酸的检测。未进行大量的临床验证。我国已有约80多个HPV核酸检测试剂，包含了FDA批准的6个试剂。主要分为以下几类：①高危型HPV核酸检测试剂，仅能检出高危型，不能分析具体型别；②高危型HPV核酸检测试剂，除了能够检出高危型外，可以对16、18分型；③人乳头瘤病毒分型检测试剂，这些试剂有的仅为16、18分型，有的可以对高危、低危型别分出具体型别；④低危型HPV核酸检测试剂，这些试剂大多为检测6、11型的核酸检测试剂。前三类试剂与宫颈癌筛查密切相关，但是到目前为止，所有的试剂由于缺乏临床试验数据，预期用途仅为HPV感染的辅助诊断。该类试剂应在临床上进行验证，以获得CIN2+的最大灵敏度，从而在宫颈筛查中发挥更大的临床价值。

表5-5-3 FDA批准的7个HPV核酸检测试剂

试剂	方法学	检测靶区	分析灵敏度	
Hybrid Capture 2（HC2） DNA Test	杂交捕获法	全长DNA	5000copies/反应	仅报告高危型（16、18、31、33、35、39、45、51、52、56、58、59、68）和低危型（6、11、42、43、44），无法分型
Cervista™ HPV HR	酶切信号放大法	HPV DNA	625~1250copies/反应	仅可报告高危阳性（16, 18, 31,33, 35, 39, 45, 51, 52, 56, 58, 59, 66, 68）或阴性，无法分型
Cervista™ HPV16/18 Test	酶切信号放大法	HPV DNA		HPV16、HPV18 分型

续表

试剂	方法学	检测靶区	分析灵敏度	报告型别
Cobas 4800` Test	荧光 PCR 法	L1 DNA	40~2400copies/ml	HPV16、HPV18 分型 其他 12 种 HR 型别（31,33, 35, 39, 45, 51, 52, 56, 58, 59, 66, 68）
APTIMA HPV test	转录介导的扩增技术方法	E6/E7 mRNA	300copies/ 反应	仅可报告高危阳性（16, 18, 31,33, 35, 39, 45, 51, 52, 56, 58, 59, 66, 68）或阴性，无法分型
APTIMA HPV 16、18/45 genotype assay	转录介导的扩增技术方法	E6/E7 mRNA		仅可报告 HPV16 型或 HPV18/45 阳性
BD Onclarity HPV Assay	荧光 PCR 法	E6/E7 DNA	251~2392copies/ml	HPV16、HPV18、HPV45 分型 其他高危型（31,33, 35, 39, 51, 52, 56, 58, 59, 66, 68）

（二）国内外技术指导原则的比较

目前，美国FDA于2011年发布了《Establishing the Performance Characteristics of In Vitro Diagnostic Devices for the Detection or Detection and Differentiation of Human Papillomaviruses》。原国家食品药品监督管理局医疗器械审评中心于2015年发布了《人乳头瘤病毒核酸检测及基因分型试剂技术审查指导原则》。CFDA和FDA发布的指导原则均对HPV核酸检测试剂的分析性能和临床性能的验证做了明确要求。特别是临床试验要求，主要针对用于宫颈癌筛查，包括AS-CUS分流、宫颈联合筛查和宫颈癌初筛。其有效性验证从研究设计、样本容量、评价指标等做了明确的描述。

（三）相关国内外标准及标准物质进展

在中国，目前已有人乳头瘤病毒核酸（分型）检测试剂（盒）行业标准（YY/T 1226-2014），该标准对于基于荧光PCR法、PCR-反向杂交法、杂交捕获法、酶切信号放大法和基因芯片法等方法学的人乳头瘤病毒核酸（分型）检测试剂（盒）的准确性、特异性、精密度和最低检测限进行了规定。目前，已有人乳头瘤病毒L1分型国家参考品和人乳头瘤病毒全基因组分型国家参考品，这些国家参考品主要用于该类试剂的质量控制和评价。

国际上，已有WHO HPV16和HPV18全基因组质粒国际参考品（06/202和06/206），主要用于HPV16或HPV18 DNA检测试剂的校准和质控。

参考文献

[1] 洪蝶，陈怀增，谢幸，等. 人乳头瘤病毒分子生物学特性研究现状. 微生物与感染，2005，28（4）：13-6.

[2] Tommasino M. The human papillomavirus family and its role in carcinogenesis. Semin Cancer Biol, 2014, 26：13-21.

[3] Tsakogiannis D, Gartzonika C, Levidotou-Stefanou S, et al. Molecular approaches for HPV genotyping and HPV-DNA physical status . Expert Rev Mol Med, 2017, 19.

[4] Schifman M, Clifford G, Buonaguro F M. Classification of weakly carcinogenic human papillomavirus types：addressing the limits of epidemiology at the borderline . Infect Agent Cancer, 2009, 4：8.

起草人：田亚宾（中国食品药品检定研究院）
复核人：杨忠（北京市医疗器械检验所）

第八节　结核分枝杆菌核酸检测试剂

一、概述

（一）病原体概述

结核分枝杆菌为细长略带弯曲的杆菌，大小（1~4）μm × 0.4 μm。牛分枝杆菌则比较粗短。分枝杆菌属的细菌细胞壁脂质含量较高，约占干重的60%，特别是有大量分枝菌酸包围在肽聚糖层的外面，可影响染料的穿入。分枝杆菌一般用齐尼（Ziehl- Neelsen）抗酸染色法。

（二）疾病及其诊断

结核病是由结核分枝杆菌引起的慢性传染病，病菌可以在人体内生存很久，可侵及许多脏器，以肺部受累形成肺结核最为常见。同时，结核病的耐药问题也非常严重。耐多药结核病负担大都出现在3个国家——印度、中国和俄罗斯，这些国家共占全球病例数的近一半。2016年，约有6.2%的耐多药结核病为广泛耐药结核病，发生广泛耐药结核病的患者面临无药可用。中国承诺为WHO的全球2030年终结结核病行动做出有力行动。

除了根据患者的症状体征，结核病的临床诊断主要依靠影像学、病理学和实验室检测，根据《肺结核诊断》（WS 288-2017），实验室检测的主要手段有细菌学检查、免疫学检查和分子生物学检查。痰涂片检查及分枝杆菌分离培养是细菌学检查常用两种检查方法，但是其灵敏度不高，而且由于结核菌的生长速度很慢，培养法无论是液体还是固体培养均需要数周时间。对痰标本涂片染色后进行镜下检查又会由于阳性菌少，人员经验和染色手法的因素导致检出率低，一般只能检出20%的结核病人。分子核酸检测的灵敏度高，一般可发现30%~40%的结核病人，而且检测速度快，一般为3小时内完成。因此，目前分子核酸检测试剂或方法是结核病病原学诊断方法的一线选择。

二、检测技术与方法

我国批准上市的结核分枝杆菌核酸检测试剂约有20家产品，方法学包括荧光定量PCR法、等温扩增法、基因芯片法、熔解曲线法等，其中绝大多数为荧光定量PCR法，其次是等温扩增法。这主要是因为基因芯片法的检测限较差，而结核核酸检测产品对检测限要求较高。相关试剂设计的靶区一般为结核分枝杆菌（TB）基因编码区的高度保守区为靶区域，如：IS6110、16S。我国已注册的国产试剂较多，进口试剂目前仅2家，梅里埃诊断和赛沛（cepheid）。

已上市的结核分枝杆菌核酸检测试剂大多数是利用荧光PCR、等温扩增等核酸检测或扩增方法，检测人体样本（主要是痰）或培养物中的结核分枝杆菌的核酸（RNA或DNA），可以用于结核病的辅助诊断。其中，荧光PCR法的原理主要为，采用了Taqman荧光探针技术，其试剂比常规PCR试剂多了一个寡聚核苷酸探针，这个探针带有一个荧光发光基团和一个荧光淬灭基团，完整的探针在特定光源激发下，发光基团所产生的荧光被淬灭基团全部吸收，样品无荧光。PCR过程中，Taq酶在延伸DNA链的同时，可通过自身的5′→3′ 核酸外切酶活性降解与模板结合的特异性荧光探针，使荧光报告基团与淬灭基团分离，分离后的荧光报告基团在特定光源激发下产生荧光。通过监测整个PCR过程荧光信号的变化，对未知模板进行定性分析。

三、操作要点及注意事项

（一）主要试剂

核酸提取试剂、检测试剂。

（二）主要仪器

离心机或自动化核酸提取仪、金属浴、生物安全柜、荧光定量PCR仪（主要是Applied biosystems公司的7500）或恒温扩增仪。

（三）样本类型

人痰液、支气管肺泡灌洗液。

（四）实验操作

根据试剂盒说明书结合自己实验室的SOP进行操作。一般分为核酸提取、试剂准备（配制）和加样、PCR扩增和检测、结果分析和判读。使用核酸提取试剂盒（离心柱法）或核酸提取试剂盒（磁珠法），参照相应提取试剂盒说明书进行核酸提取。有些试剂要求阳性对照和阴性对照与待测样本同步进行处理。将不同组分混合，分装至PCR管，一般为每管20 μl或25 μl。用带滤芯的吸嘴分别取已处理好的样本、阴性对照、阳性对照各3~5 μl分别加到装有PCR反应液的PCR反应管中。盖上管盖，离心数秒后移至扩增检测区。设定循环参数和仪器检测通道后，将PCR反应管放入荧光PCR扩增仪中进行扩增检测。实验结束后，根据相关仪器的软件进行分析。一般地，阈值设定原则以阈值线刚好超过正常阴性对照曲线（无规则的噪音线）的最高点为准。FAM基线选取6~15个循环区域。记录仪器自动分析计算出的样本Ct值。

（五）结果判定(荧光定量法)

1. 阴性结果判定　如果FAM通道扩增曲线无明显对数增长期，且Ct值不出现任何数值，则判定结果为阴性。

2. 阳性结果判定　如果FAM通道扩增曲线有对数增长期，且Ct值≤临界值，则判定结果为阳性。

3. 实验灰度区　如果FAM通道扩增曲线有对数增长期，且最大循环数 >Ct 值 > 临界值，则判定结果位于实验灰度区，应对样本进行复检。复检结果若有明显对数增长期，则判定结果为阳性，若无明显对数增长期，则判定结果为阴性。

（六）产品主要性能指标

1. 外观试剂盒包装完好，组分完整，各组分标识清楚明确，各管溶液无浑浊、无漏液。

2. 检测企业阳性参考品（质控品）或国家参考品，应符合相应要求。国家参考品要求如下。

（1）阴性参考品符合率　应为15/15。

（2）阳性参考品符合率　应为15/15。

（3）最低检出限　每毫升应不高于 1×10^2 个菌。

（4）重复性（精密性）　10次检测结果应均为阳性；检测结果有具体测定值的，CV值应不高于15%（n=10）。

（七）实验室要求

检测结核分枝杆菌培养物或其他临床样本应在生物安全2级实验室操作，并做好个人防护，佩戴N95口罩。结核分枝杆菌PCR试剂用国家参考品经过灭活处理，可以作为非感染性材料操作，但最好在生物等级BSL-2的实验室进行。但应注意个人防护，可戴一次性口罩，处理试剂和样本时需穿戴一次性无粉手套，操作后应彻底洗手。所有样本及使用后的试剂盒应视为潜在的传染性物质，废弃处理时，按照当地政府和国家有关规定进行。

四、国内外相关技术方法对比

（一）试剂相关国内外标准及标准物质进展

国际上并无针对结核分枝杆菌核酸检测试剂的标准物质。中国食品药品检定研究院研制并发布了结核分枝杆菌PCR试剂用国家参考品（230030），适用于酶联法、荧光法等以核酸为检测样本的结核分枝杆菌PCR快速检测试剂盒以及结核分枝杆菌PCR快速检测兼具MDR-TB检测用途的试剂盒。

（二）国内外注册技术审查指导原则

原国家食品药品监督管理总局发布的医疗器械注册技术审查指导原则《结核分枝杆菌复合群核酸检测试剂注册技术审查指导原则》。FDA对于该类试剂有审评指导原则《Nucleic Acid-Based In Vitro Diagnostic Devices for the Detection of Mycobacterium tuberculosis Complex in Respiratory Specimens》。

第九节　B族链球菌核酸检测试剂

一、概述

B族链球菌（Group B Streptococcus,GBS），又名B群链球菌或无乳链球菌，是β溶血性需氧型革兰阳性球菌的一种。GBS能引起孕妇生殖道感染、早发型新生儿感染和晚发型新生儿感染。

二、检测技术与方法

GBS检测有微生物培养CAMP法，也是GBS鉴定的金标准方法，在临床使用方面，免疫层析试剂与核酸扩增试剂是现阶段使用最为广泛的两种检测GBS的试剂。在我国上市的此类核酸试剂有一大部分都是使用实时荧光PCR法。本方法是通过扩增特异性DNA靶片段，使用荧光标记的杂交探针进行检测并实时监测扩增子产物。目前，已有报道的两种实时荧光PCR定量方法：第一种为快速GBS 实时PCR方法，与传统的PCR方法相比，可以在一小时内快速进行检测，其敏感性和特异性均非常高，并能降低多步骤操作造成的污染。第二种方法使用*sip*基因和TaqMan杂交探针，与培养法相比，也具有较高的检测灵敏度。实时荧光定量PCR法核酸试剂不仅可以提高GBS病原体检出率，帮助医生确认孕妇是否感染GBS，并且可以大幅度缩短检测时间，因此可用于妇女生产过程中，对胎膜早破及早产儿及时采取抗生素预防。

采用实时荧光PCR技术的该种试剂，以B族链球菌基因编码区的保守区为靶区域，设计引物和探针，通过荧光标记的B族链球菌特异性探针检测B族链球菌。探针5′和3′端分别标记了荧光报告基团和淬灭基团，探针完整时，报告基团发射的荧光信号被淬灭基团吸收，但在进行PCR时，因为探针可与PCR反应体系中的模板发生特异性结合，Taq延伸扩增到探针结合模板的位点时，其5′-3′核酸外切酶的活性将探针5′端报告基团酶切，游离的荧光报告基团因远离淬灭基团，打破能量的传递，激发报告基团产生的荧光信号被荧光检测系统检测到。这样每扩增一条DNA链，就有一个荧光分子形成，实现了荧光信号的累积与PCR产物形成完全同步。阴性样本则由于没有与引物和探针匹配的模板序列而不能被检测到荧光信号。通过在PCR体系中加入内参照可监测PCR反应过程中有无干扰PCR反应过程的因素，从而排除假阴性反应。荧光定量PCR仪根据产生的阳性荧光信号自动绘制出实时扩增曲线，从而实现对病原体在核酸水平上的检测。

三、操作要点及注意事项

（一）主要试剂

提取组分（可选）、B族链球菌核酸扩增反应液（含探针）、酶、阴阳性对照、内标。

（二）主要仪器

实时荧光PCR检测仪。

（三）样本要求

为阴道宫颈拭子或其他部位沾有病菌的拭子，有的试剂也可检测经培养的细菌菌落。样本采集后应尽快处理，以免影响检测结果。

（四）实验操作

根据试剂盒说明书结合自己实验室的要求进行操作，基本步骤如下。

1.在试剂准备区，将试剂在室温下融化及复温，并计算好需要使用的人份数进行反应液（扩增反应液、酶等）的配置，并按照说明书规定的量分入PCR管中。

2.在样本处理及提取区进行样本的处理及提取，并将处理好的样本和阴阳对照加入至上步骤中的PCR管中。

3.将反应管放入荧光PCR扩增仪进行扩增检测。循环参数的设定请参照各类仪器的操作说明，反应结束后根据产品说明书在PCR仪器上进行设置并进行结果分析。

（五）结果判定及解释

1.首先根据说明书进行阴阳性对照的结果判定。要求阴阳性对照需在同一实验中同时满足，否则实验无效。

2.阴性 根据说明书，若在靶通道高于某一数值或显示无数值，且扩增曲线不呈典型的S型曲线，则为阴性结果。

3.阳性 根据说明书，若在靶通道低于某一数值，且扩增曲线呈典型的S型曲线，为阳性结果。

4.内参出现或不出，需要根据说明书解释进行判断。

（六）产品主要性能指标

1.试剂盒各组分齐全、完整，液体无渗漏；包装标签文字符号应清晰。

2.需建立包括阳性参考品、阴性参考品、检测限参考品和精密度参考品在内的质控盘，其GBS样本需经过不同方法或培养法金标准进行确认。阳性参考品符合率：检测含有B族链球菌核酸的阳性样本，结果均为阳性。阴性参考品符合率：检测不含有B族链球菌核酸的阴性样本，结果应均为阴性。最低检测限：检测最低检测限的B族链球菌核酸样本，结果应符合相应要求。重复性：检测重复性样本10次，结果应均为阳性，且符合相应试剂重复性要求。

（七）方法的局限性

1.检测结果和样本采样、运输、保存条件及实验操作有关，其中任何失误都可能导致假阴性结果。如果样本在处理过程中发生交叉污染，则可能出现假阳性结果。

2.核酸试剂检测结果为阳性，表明样本中存在B族链球菌核酸DNA，而非细菌本身，建议使用培养法进一步确诊。

3.每一种核酸试剂仅限于说明书规定的样本类型及适用机型。

4.虽然在试剂盒设计时选择相对保守片段进行扩增及检测，由于病原体基因存在变异可能，尽管选择扩增检测的保守序列发生变异的几率非常小，但理论上无法完全避免其可能性。

（八）实验室要求

根据2006年原卫生部制定的《人间传染的病原微生物名录》，B族链球菌属于链球菌属，微生物危害程度为第三类，大量活菌操作，包括菌株培养和样本检测均需在生物等级BSL-2实验室进行，非感染性材料的实验在生物等级BSL-1的实验室进行。处理试剂和样本时需穿戴一次性无粉手套，操作后应彻底洗手。所有样本及使用后的试剂盒应视为潜在的传染性物质，废弃处理时，按照当地政府和国家有关规定进行。

四、国内外相关技术方法对比

（一）国内外标准、注册技术审查指导原则比较

目前，查询国内外文献资料，暂无GBS核酸检测试剂的国际、国家标准、行业标准及针对

该GBS核酸试剂的注册技术审查原则。但对于该种使用该方法的体外诊断试剂，可参考国家食品药品监督管理总局发布的流行性感冒病毒核酸检测试剂注册申报资料指导原则（2011年）。

标准物质方面，在美国模式培养物集存库（ATCC）中，有很多鉴定明确的标准菌株以及全球不同地域的临床分离株，但仍然是单个菌株，无相应试剂的整套参考盘。在国内，中国食品药品检定研究院正在研制该试剂的国家参考盘，涵盖超过10种GBS血清型别，尤其包含Ⅰa、Ⅰb、Ⅱ、Ⅲ、Ⅳ、Ⅴ等与临床致病力密切相关的GBS标准菌株。预计能对此类试剂的性能起到较为全面的质量控制。

起草人：沈舒（中国食品药品检定研究院）

复核人：杨忠（北京市医疗器械检验所）

第十节　金黄色葡萄球菌和耐甲氧西林金黄色葡萄球菌核酸检测试剂

一、概述

金黄色葡萄球菌（*staphylococcus aureus*，SA）为革兰阳性球菌，是葡萄球菌属的一种，分布广泛，多种动物和人均有易感性，是临床上常见的致病菌。随着抗菌药物的使用，逐渐出现耐药型金黄色葡萄球菌，如耐甲氧西林金黄色葡萄球菌（*methicillin-resistant staphylococcus aureus*，MRSA）。MRSA具有多重耐药性，不仅对β-内酰胺类抗菌药物耐药，也对氨基糖苷类、大环内酯类、四环素类和喹诺酮类药物都表现出不同程度的耐药，其对不同抗菌药物的耐药率存在较大的地域差异，并有不同的变化趋势。

MRSA分为医疗机构相关性MRSA（healthcare-associated MRSA，HA-MRSA）、社区相关性MRSA（community-associated MRSA，CA-MRSA）和家畜相关性（livestock- associated MRSA，LA-MRSA）。HA-MRSA和CA-MRSA、LA-MRSA在微生物学、细菌耐药（如HA-MRSA相较于CA-MRSA表现出更多多重耐药）及临床特点方面（如感染部位）有较大差异，根据这些特点可以将其进行区分。但由于人员在医院和社区间不断流动，HA-MRSA和CA-MRSA的差异日渐缩小。此外，MRSA的分型也有多种方式，如*SCCmec*、*spa*基因分型、多位点序列分型、基于脉冲场凝胶电泳的分型等。

MRSA的耐药机制可能是由于MRSA受到外界刺激后本身固有耐药基因被激活或是引入了外来的耐药基因并激活。目前临床分离的MRSA菌株均对β-内酰胺抗菌药物耐药，大部分耐药是由*mecA*、*mecC*基因介导，但是小部分MRSA不携带*mecA*基因，存在其他耐药机制。

SA和MRSA是重要的院内感染机会致病菌，可能导致患者的严重感染，包括菌血症、肺炎、骨髓炎、急性心内膜炎、中毒性休克综合征、食物中毒、心肌炎、心包炎、脑炎、脑膜炎、烫伤样皮肤综合征和肌肉、泌尿生殖道、中枢神经系统以及各种腹内脏器官的脓肿等。HA-MRSA已导致约25%的院内感染，而CA-MRSA感染的报告也在增加，导致了重大发病率和死亡率。据报告，由SA和MRSA导致的菌血症分别引起了33%和16%的死亡率。

二、检测技术与方法

美国临床和实验室标准协会(CLSI)推荐用于MRSA的检测方法有：纸片扩散法、2%NaCl肉汤/琼脂稀释法和苯唑西林琼脂筛选法，这些检测方法均需要在33~35℃条件下孵育24小时。目前临床推荐选择头孢西丁筛查试验进行MRSA的检测，还可以选择苯唑西林微量肉汤/琼脂稀释法。

目前，SA的临床检测方法包括：分离培养、染色观察、血浆凝固酶试验、生化鉴定、质谱鉴定，以及聚合酶链反应(PCR)检测耐热核酸酶基因、SA保守基因16S rRNA和SA多种毒素基因；MRSA的检测方法包括头孢西丁纸片扩散法、苯唑西林微量肉汤/琼脂稀释法、苯唑西林琼脂筛选法、青霉素结合蛋白(PBP2a)乳胶凝集法、显色培养基法、自动化药敏检测，以及PCR检测*mecA*基因方法。

纸片扩散法可能与由于培养中遇到的个体因素影响而导致某些细菌的不完全耐药表达。MIC的重复性很好，但是操作比较繁琐。自动药物敏检测的优点是能较快获得结果，但是对于生长缓慢或耐药性延迟表达的MRSA来说，由于3至4个小时内也无法达到准确检出水平，因此很容易丢失或错误报告MRSA结果。PCR法准确度较高，随着其逐渐成熟和被广泛接受

SA和MRSA核酸检测试剂利用特定的引物和探针，可以检测葡萄球菌A蛋白(spa)、甲氧西林/苯唑西林耐药基因以及插入SA染色体attB位点的葡萄球菌染色体*mec*盒(SCCmec)基因等，常见的核酸检测方法包括实时荧光聚合酶链反应(PCR)方法、基因芯片法等。

检验原理分为两步。第一步是样品处理过程，即细菌核酸的提取及纯化。为了提高核酸的提取效率，常应用微珠研磨、超声、震荡等物理方式对样本中的菌体进行破壁处理。第二步是靶序列扩增及检测过程。以实时荧光PCR法为例，应用特定的反应体系(包括酶、扩增引物、荧光探针、DNTP等)对SA和MRSA特定的基因序列进行扩增并实时检测荧光信号。应用阳性对照、阴性对照以及内对照(内标)可以对上述过程进行质量监控。

三、操作要点及注意事项

1. 主要试剂 提取组分(可选)、SA和MRSA核酸扩增反应液(含探针)、酶、阴阳性对照、内标。

2. 主要仪器 核酸提取仪(可选)、实时荧光PCR检测仪。

3. 样本要求 MRSA/SA的临床检测样本类型包括但不限于鼻拭子、皮肤及软组织感染拭子、血培养瓶测定为阳性微生物生长并显示包含由革兰染色法产生的革兰阳性球菌(GPC)的样品等人体样本和培养物。不同样本类型可能适用于不同的临床预期用途：如用于医疗机构对住院病人包括重症监护病人、手术病人及长期护理病人等MRSA院内感染的预防和控制的监测，用于结合其他实验室检测如微生物培养等辅助诊断MRSA/SA的感染，用于临床需进行培养检测的患者MRSA/SA感染的辅助诊断等。

4. 实验操作 根据试剂盒说明书结合自己实验室的SOP进行操作，基本步骤如下。

(1)在试剂准备区，将试剂在室温下融化及复温，并计算好需要使用的人份数进行反应液(扩增反应液、酶等)的配置，并按照说明书规定的量分入PCR管中。

(2)在样本处理及提取区进行样本的处理及提取，并将处理好的样本和阴阳性对照加入至

上步骤中的PCR管中。

（3）将反应管放入实时荧光PCR检测仪进行扩增检测。循环参数设定请参照各类仪器的操作说明进行设置，反应结束后，根据产品说明书进行设置并进行结果分析。

5. 结果判定　根据试剂盒说明书，在实验成立的前提下，即阳性对照、阴性对照以及内对照均满足特定要求的前提下，检测结果不大于阳性判断值时判为阳性，小于阳性判断值时判为阴性。不同的基因可能会有不同的阳性判断值。

6. 产品主要性能指标

（1）试剂盒各组分齐全、完整，液体无渗漏；包装标签文字符号应清晰。

（2）使用包括阳性参考品、阴性参考品、最低检出限参考品和重复性参考品的参考盘进行验证，其中的SA和MRSA阳性样本需经过不同方法或培养法进行确认。阳性参考品符合率：检测含有SA和MRSA的阳性样本，结果均为阳性。阴性参考品符合率：检测不含有SA和MRSA的阴性样本，结果应均为阴性。最低检出限：分别检测SA和MRSA最低检出限样本，结果应符合相应要求。重复性：分别检测SA和MRSA重复性样本10次，结果应均为阳性且对应荧光通道Ct值的变异系数（CV，%）应不大于5.0%。

7. 方法的局限性

（1）本试剂盒的检测结果仅供临床参考，对患者的临床诊治应结合其症状/体征、病史、其他实验室检查及治疗反应等情况综合考虑。

（2）不合理的样本采集、转运、储存及提取基因组DNA过程均有可能导致错误的检测结果。

（3）仅限于规定的样本类型及适用机型。

（4）虽然在试剂盒设计时选择相对保守片段进行扩增及检测，由于病原体基因存在变异可能，尽管选择扩增检测的保守序列发生变异的几率非常小，但理论上无法完全避免其可能性。

8. 实验室要求　临床实验室应严格按照《医疗机构临床基因扩增实验室管理办法》（卫办医政发〔2010〕194号或现行有效版本）等有关分子生物学实验室、临床基因扩增实验室的管理规范执行。实验操作人员应接受过基因扩增或分子生物学方法检测的专业培训，具备相关的实验操作资格，实验室应具备合理的生物安全防备设施及防护程序。

四、国内外相关技术方法对比

（一）国内外标准、注册技术审查指导原则比较

截止2018年11月，查询国内外文献资料，暂无SA和MRSA核酸检测试剂的国际、国家和行业标准。

（二）标准物质进展

标准物质方面，在美国模式培养物集存库中，有很多鉴定明确的标准菌株以及全球不同地域的临床分离株，但是均是单个菌株，没有用于体外诊断试剂质量评价用的整套参考盘。

参考文献

［1］Deurenberg RH, Vink C, Kalenic S, Friedrich AW, Bruggeman CA and Stobberingh EE. The molecular evolution of methicillin-resistant Staphylococcus aureus. Clin Microbiol Infect，2007，13：222-35.

[2] 郭燕，朱德妹. 2010年中国CHINET葡萄球菌属细菌耐药性监测和分析.中国感染与化疗杂志，2013，13（2）.

[3] 盛以泉，夏守慧. 2011-2014年金黄色葡萄球菌分布与耐药变化趋势研究.中华医院感染学杂志，2016，26（1）.

[4] 马萍，张秀梅.社区医院与三级综合医院MSSA与MRSA的耐药率比较.国际检验医学杂志，2012，33（13）.

[5] Matouskova I，Janout V. Current knowledge of methicillin-resistant Staphylococcus aureus and community-associated methicillinresistant Staphylococcus aureus.Biomed Pap Med Fac Univ Palacky Olomouc Czech Repub, 2008, 152（2）：191-202.

[6] Berger-Bachi B, Rohrer S. Factors infl uencing methicillin resistance in staphylococci. Arch Microbiol，2002，178：165-71.

起草人：刘东来（中国食品药品检定研究院）
复核人：杨忠（北京市医疗器械检验所）

第六章 染色体病和遗传性疾病基因检测试剂

第一节 产前染色体数目检测试剂

一、概述

染色体数目变化或结构改变所导致的一类疾病叫染色体病。染色体数目变化既可以是增加，也可以是减少，前者以唐氏综合征最常见，而后者的典型代表是特纳综合征。

染色体结构改变若不涉及基因数量的增减，则为平衡性改变（包括相互易位、罗伯逊易位、倒位），这类染色体病不会给胎儿本身带来直接症状，但他们将来生育时会出现自然流产、死胎或胎儿畸形等后果。反之，染色体结构改变若涉及基因数量的增减，则为非平衡性改变（包括插入、缺失等），这类染色体病通常会给胎儿本身带来症状，当然也会影响其生育。染色体疾病的常见临床表现是智力低下和生长发育落后，部分伴有某些器官的畸形，但畸形不一定百分之百地出现在染色体病胎儿身上。

目前，染色体核型分析技术仍然是细胞遗传学产前诊断的“金标准”，但该技术具有细胞培养耗时长以及耗费人力的局限性。随着分子细胞遗传学的发展，新的实验方法不断出现，并逐步走向临床，目前，在临床工作中已开展的有荧光原位杂交（fluorescence in situ hybridization，FISH）、荧光PCR-毛细管电泳法（QF-PCR）、二代测序等技术，基本原理及方法参见本篇第三、四章相关内容。这些分子遗传学诊断技术无需细胞培养，分析周期短，可以快速检出胎儿常见的染色体非整倍体异常，显示出高通量、快速、易于大规模开展的优势，对于解决当前以细胞遗传学核型分析为主流技术的产前诊断技术服务能力不足、诊断周期长等问题具有重要的现实意义。FISH技术是利用荧光标记的特异性寡核苷酸片段作为探针，与染色体、细胞或组织中的核酸按照碱基互补配对原则进行杂交，通过荧光系统检测，对待测DNA进行定性或相对定位分析。相对于传统的核型分析技术，FISH技术具有快速及特异性高的优点。更由于其直观性，成为众多遗传学诊断技术的有效验证方法，具有广阔的应用前景。

二、检测技术与方法

各检测方法的特点及适用性如下。

1. 荧光原位杂交法 是一门新兴的分子细胞遗传学技术，原理是采用荧光标记的DNA探针，利用探针与被检测样本中DNA碱基对的互补性，在探针与标本的DNA杂交后，通过荧光显微镜检测荧光信号而得出结果，从而检测细胞、组织标本中的染色体或基因异常。原位杂交的探针按标记分子类型分为放射性标记和非放射性标记。用同位素标记的放射性探针优势在于对制备样品的要求不高，可以通过延长曝光时间加强信号强度，故较灵敏。缺点是探针不稳定、自显影时间长、放射线的散射使得空间分辨率不高、及同位素操作较繁琐等。采用荧光标记系统则可克服这些不足，这就是FISH技术。FISH技术作为非放射性检测体系，具有以下优点：①荧光试剂和探针经济、安全；②探针稳定，一次标记后可在两年内使用；③实验周期短、能迅速得到结果、特异性好、定位准确；④FISH可定位长度在1kb的DNA序列，其灵敏度与放射性探针相当；⑤多色FISH通过在同一个核中显示不同的颜色可同时检测多种序列；⑥既可以在玻片上显示中期染色体数量或结构的变化，也可以在悬液中显示间期染色体DNA的结构。缺点：不能达到100%杂交，特别是在应用较短的cDNA探针时效率明显下降。

2. 荧光PCR-毛细管电泳法 是一种采用分子方法对常见染色体数目检测的方法。与传统的G显带核型分析相比，在产前诊断常见非整倍体具有以下优点：①快速；②实验过程的自动化程度高，操作方便，多个样品可同时进行检测，适用于大批量、大规模的检测；③费用低，不需要特殊的仪器；④结果可靠，可以对多个位点进行多对引物的同步扩增而不相互影响结果；⑤所需的模板量少，模板量可以低至5~6ng左右；⑥基因扫描时没有内标，简化了分析步骤，使分析结果有了量化的标准；⑦此方法应用的风险性极小，假阳性率和假阴性率都很罕见。然而该方法仍存在以下局限性：①荧光PCR-毛细管电泳技术目前只能检测21、18、13、X及Y5种染色体数目异常，对于其他的数目异常不能检出；②荧光PCR-毛细管电泳法只能检测数目异常，对结构异常无法检测；③对于嵌合体异常，目前有局限性，这与嵌合水平有关。

3. 二代测序 其核心思想是边合成边测序，在简单、快速、准确、灵活和低成本方面占据优势。与其他新一代测序仪相比，它不需要激发光、CCD成像仪或任何的荧光标记，能直接并快速"读"出DNA序列。主要应用：小基因组测序（如微生物和病毒的从头测序和重测序；线粒体测序等）；扩增子重测序（如16S宏基因组测序）；靶向重测序；基因组/全外显子验证。

三、操作要点及注意事项

（一）荧光原位杂交法

1. 主要试剂 含13号/21号染色体基因位点特异性探针（GLP 13/GLP 21探针）、16号/22号染色体基因位点特异性探针（GLP 16/GLP 22探针）、18号/X/Y染色体着丝粒特异性探针（CSP 18/CSP X/CSP Y探针）、基因位点特异性探针（GLP）杂交缓冲液、染色体着丝粒特异性探针（CSP）杂交缓冲液。

2. 主要仪器 荧光原位杂交成像分析系统，包括荧光显微镜及相应的滤光片组、分析软件。

3. 实验操作 根据试剂盒说明书结合自己实验室的SOP进行操作，基本步骤为：样本拨片制备、拨片预处理、变性杂交操作步骤、玻片洗涤、复染、FISH结果观察、FISH结果判断等。

4. 结果判定 观察程序：首先在10倍物镜下，于FISH标本玻片上找到细胞区域；然后在40倍物镜下扫描整个杂交区域，观察标本的质量，满意的标本应是75%以上细胞核中都有杂交信号；在100倍物镜下观察细胞的FISH结果并进行信号计数，计数完成后进行结果分析。

5. 产品性能指标 需建立包括阳性参考品、阴性参考品、检测限参考品和重复性参考品在内的质控盘。

（1）准确性　采用检测范围内的国家阳性参考品或企业阳性参考品进行检测，结果均应符合相应的结果。

（2）特异性　采用检测范围外的国家阳性参考品进行检测，结果应未检出突变；采用国家阴性参考品或企业阴性参考品进行检测，结果均应为野生型。

（3）检测限　应不高于试剂盒规定的检测限，且符合相应基因型别。

（4）重复性　采用企业重复性参考品，用同一批次试剂盒重复检测10次，检测结果应为相应结果，且10次检测结果均应一致。

6. 方法的局限性　对单体或缺失的检测的敏感度低于对三体的检测、只能用特异性的探针检测已知的染色体异常；其次，能够同时检测的目标数受限于探针数，也就是荧光显微镜所能分辨的荧光素，而不能像常规核型分析那样能对整个基因组的染色体数目和结构异常同时进行检测。

（二）荧光PCR-毛细管电泳法

1. 主要试剂　主要有PCR反应液、引物混合物、酶混合物、阳性质控品、阴性质控品、空白对照等。

2. 适用仪器　PCR仪、基因分析仪（ABI PRISM® 310、3100 Genetic Analyzer或ABI 3130、3130xl、3500、3500xl、3730、3730xlGenetic Analyzer）。

3. 检验方法

（1）DNA提取　建议使用已上市的核酸提取或纯化试剂提取DNA，具体操作可根据核酸提取试剂盒说明书进行，用于后续PCR扩增的核酸浓度需≥10ng/μl，若提取的DNA浓度>40ng/μl，需将该DNA样本稀释至10~40ng/μl。提取的DNA可置于（-20±5）℃长期保存。

（2）PCR扩增

1）试剂的准备　将试剂盒从冰箱中取出，各组分置于冰上完全融化，然后涡旋震荡10~15秒，并瞬时离心3~5秒。

2）配制反应工作液　配制反应工作液，其中待测样本、阳性质控品、阴性质控品和空白对照均按照反应体系进行PCR反应。

3）配制反应工作液涡旋震荡10~15秒，并瞬时离心3~5秒，分装到0.2ml的PCR管中，在对应的PCR管中分别加入2μl的待测样本DNA、阳性质控品、阴性质控品和无核酸酶水（空白对照）；推荐基因组DNA用量20~80ng。

4）在适用的PCR仪器上按照反应条件进行PCR循环程序的设置。

注：PCR程序运行完毕后，PCR产物可立即进行后续检测，或置于2~8℃ 24小时内检测，或置于（-20±5）℃长时间保存。

（3）毛细管电泳检测

1）样本处理　①处理：每份检测取1μl PCR产物和8.5μl ABI Hi-Di™ Formamide、0.5μl GeneScan™ 1200 LIZ™ dye Size standard混合；②变性：95℃加热变性混合物3分钟，立即放置冰上至少2分钟；③上机：在3500 Dx基因分析仪上样操作。

2）毛细管电泳及检测　使用3500 Dx基因分析仪时，按照3500 Dx基因分析仪用户手册进行操作。参数如下：Capillary Length：50cm, Injection：2.5kV/15s, Run Time：5500s。

3）结果分析　使用配套软件进行结果分析。

4）质控标准　质控品检测结果均为相应结果。空白对照检测结果：以无核酸酶水为空白对照，检测结果无检测峰。

注：以上条件必须同时满足，否则实验失败，应重新实验。

4. 产品特点　①检测准确：27 个位点，可检测 21、18、13、X 及 Y 染色体数目异常。②操作便捷：一管式扩增，全程只需 4 小时，适于自动化、批量化，检测灵敏度高（模板量低至 1ng gDNA）。③结果易读：专业软件辅助结果分析判读，快速准确。④适用人群：唐筛检查结果高危的孕妇；年龄≥ 35 岁的孕妇；超声提示胎儿异常的孕妇；不明原因自然流产的孕妇；希望快速预测染色体核型分析结果的孕妇。

5. 注意事项

（1）本试剂盒仅用于体外检测，实验前请仔细阅读本说明书，请在有效期内使用，不同批次间的试剂盒各组分不可以交叉互换使用。

（2）本试剂为一次性使用，并且所有相关耗材请使用一次性的，以防止污染和沾染。

（3）本试剂盒使用过程中的所有移液器吸头全部用带滤芯的吸头。

（4）实验人员必须进行专业培训，严格按照说明书操作，按要求进行防护措施，如手套、工作服，废弃物等处理需要符合国家相关规定。

（5）实验过程严格分区进行（试剂准备区、样本制备区、扩增和产物分析区），实验操作的每个阶段使用专用的仪器和设备，各区各阶段用品不能交叉使用。

（6）实验操作前和实验操作后，实验相关的用品都要经过紫外灭菌处理。

为了避免样本中任何潜在的生物危险，检测样本应视为具有传染性物质，避免接触到皮肤和黏膜；样本的处理建议在可防止气雾外流的生物安全柜中操作，操作中使用的试管、吸头丢弃前需经灭菌处理。标本操作和处理均需符合相关法规要求（原卫生部《微生物生物医学实验室生物安全通用准则》和《医疗废物管理条例》）。

（三）二代测序

1. 主要试剂　试剂盒：末端修复反应液、末端修复酶 1、末端修复酶 2、末端修复酶 3、连接反应液、连接酶、标签接头 1–10、PCR 反应液、PCR 酶、阳性对照品 1、阳性对照品 2、阳性对照品 3、阴性对照品、DNA 溶解液；磁珠。

2. 检验方法

（1）样本DNA提取　建议使用已上市的核酸提取或纯化试剂提取DNA，具体操作可根据核酸提取试剂盒说明书进行，用于后续PCR扩增的核酸浓度须≥ 10ng/μl，若提取的DNA浓度>40ng/μl，需将该DNA样本稀释至10~40ng/μl。提取的DNA可置于（–20 ± 5）℃长期保存。

（2）文库构建及定量

1）实验前准备　①扩增缓冲液、扩增引物冰上融化。②将2~8℃保存的磁珠悬液B1和磁珠悬液B2取出，充分振荡混匀，室温平衡30分钟，备用。③取出样本DNA备用。④使用超纯水，配制75%乙醇。

2）PCR构建文库及纯化　①DNA浓度满足2~200 ng/μl的样本，在0.2 ml PCR管或96孔

PCR板里配制PCR反应体系；DNA浓度 > 200 ng/μl的样本，先稀释至10ng/μl，在0.2 ml PCR管或96孔PCR板里配制PCR反应体系充分混匀，短暂离心5秒后，放入PCR仪上。②完成PCR反应。③PCR构建文库及纯化。

（3）文库测序　使用测序反应通用试剂盒（半导体法）进行文库的测序。该试剂盒构建的文库上机浓度推荐范围为：8~30 pmol/L，优选10 pmol/L，实际情况需根据上机测序情况作调整。具体步骤如下。

1）测序模板制备　根据说明书，进行以下步骤：混合文库、扩增、模板序列富集。

2）上机测序　①仪器清洗：开启氮气瓶，调节压力为30 psi。开启测序仪，进入主界面单击“Clean”，根据测序仪的使用情况选择水洗或氯洗程序：机器停用72小时以内，使用水洗；机器停用超过72小时，使用氯洗。②设置Plan。③芯片预处理：将芯片取出来，放置在离心机吊篮中。往芯片的进样孔垂直加入100 μl 无核酸酶水两次，加入100 μl 100%异丙醇溶液两次。每一次往芯片加入溶液后，在另一个孔吸走排出来的液体。在进样孔将芯片中的异丙醇溶液吸走。往另一个孔向芯片通入50 Pi的氮气10~15秒钟，将芯片里面残留的异丙醇溶液吹干。④准备上机文库　根据说明书，准备上机文库。⑤上样和测序　根据说明书，进行上样和测序。

（4）数据分析　软件自动化分析：①在分析软件界面录入样本信息。②测序完成后，软件自动完成分析，并自动化生成报告。

3. 产品性能指标

（1）准确性　采用检测范围内的国家阳性参考品或企业阳性参考品进行检测，结果均应符合相应的基因型别。

（2）特异性　采用检测范围外的国家阳性参考品进行检测，结果应未检出突变；采用国家阴性参考品或企业阴性参考品进行检测，结果均应为野生型。

（3）检测限　应不高于2 ng/μl，且符合相应基因型别。

（4）重复性　采用企业重复性参考品，用同一批次试剂盒重复检测10次，检测结果应为相应基因型别，且10次检测结果均应一致。

4. 注意事项

（1）临床实验室应严格按照《医疗机构临床基因扩增实验室管理办法》（卫办医政发〔2010〕194号）等有关分子生物学实验室，临床基因扩增实验室的管理规范执行，实验人员必须进行专业培训，严格按照说明书操作，按照实验过程严格区分进行，实验操作的每个阶段使用专用的仪器和设备，各区各阶段用品不能交叉使用。

（2）操作注意安全防护，样品提取应在规定的实验场所进行，穿戴防护衣，一次性手套、口罩；所有直接接触过样品的物品应该进行消毒后丢弃或再次使用。

（3）所使用的接触试剂的材料均要求干燥、洁净，以防止污染，实验过程中涉及的耗材为一次性使用，不得重复使用。

四、国内外相关技术方法对比

（一）国内标准

为统一各级医务人员的认识，正确定位FISH技术适宜的临床应用指征，确定其在临床使用中的技术路线、产前咨询、规范应用等由国家卫生和计划生育委员会召集、北京协和医院产前诊断中心主办的“全国产前筛查与诊断技术管理规范编制研讨会”于2015年11月14日在成都召开，会议就FISH等快速产前诊断技术的临床应用进展及其在国内应用存在的具体问题进行了深入而广泛的探讨，并形成了FISH技术在产前诊断中应用的专家共识。

2010年卫生部发布的“《WS322.2-2010胎儿染色体异常与开放性神经管缺陷的产前筛查与诊断技术标准》第2部分：胎儿常见染色体异常的细胞遗传学产前诊断技术标准”，以介入性产前诊断手术结果（包括绒毛取材术、羊膜腔穿刺术和经皮脐血管穿刺术）和出生随访结果作为确诊胎儿染色体非整倍体T21、T18、T13的对照金标准。

为推动落实全面两孩政策，满足广大孕妇对产前筛查与诊断分子遗传新技术服务的需求，规范、有序开展孕妇外周血胎儿游离DNA产前筛查与诊断工作，2016年，国家卫生和计划生育委员会在总结前期试点工作的基础上，组织制定了《关于规范有序开展孕妇外周血胎儿游离DNA产前筛查与诊断工作的通知》及《孕妇外周血胎儿游离DNA产前筛查与诊断技术规范》。

（二）国际指导原则

1993年，美国医学遗传学学会发布了FISH技术应用于产前诊断的技术说明，指出在充分知情同意的前提下，FISH技术与传统的核型分析技术结合可用于胎儿常见染色体（13、18、21、X、Y）非整倍体异常的产前检测；还可用于出生缺陷及智力低下的检测（包括染色体微缺失及微重复综合征、标记染色体或衍生染色体）等方面。2000年，ACMG基于多中心的研究数据发布了FISH技术临床应用的技术标准，认为FISH 技术是一种准确性很高的检测技术，可标准化并易于质量控制管理；FISH产前检测结果异常可出具报告，但临床决策时应该考虑染色体核型分析进一步验证以及后续临床信息的支持。2010年，ACMG修订了临床细胞遗传学技术标准及指南，对FISH技术制定了详细的技术路线、分析标准及质量控制要求。近年来，其他一些国家和地区也发布了相关的技术规范或指南。

（三）国内标准物质

标准物质也可理解为参考物质是一把衡量的标尺相应，对于评价诊断试剂的产品性能具有至关重要的作用。目前，中国食品药品检定研究院已有用于临床检验的染色体非整倍体类标准物质发布，用于高通量测序检测系统（包括检测试剂盒）检测孕妇外周血胎儿染色体非整倍体（T21、T18和T13）的性能评价。国内已有参考品见表5-6-1。

表5-6-1 国内已有参考品

编号	品名	规格	用途	保存条件
360008	通量测序用外周血胎儿染色体非整倍体（T21、T18和T13）国家参考品	227支/套，610μl/支	用于高通量测序检测系统（包括检测试剂盒）检测孕妇外周血胎儿染色体非整倍体（T21、T18和T13）的性能评价	-70℃
360010	胚胎植入前染色体非整倍体国家参考品	89支/套，2.5μl/支	用于高通量测序法胚胎植入前染色体非整倍体检测试剂盒的性能评价	-70℃

（四）国际标准物质

目前未见国际上有相关标准物质发布。

第二节　胎儿染色体非整倍体 DNA 检测试剂

一、概述

胎儿染色体非整倍体中的21三体、18三体、13三体（Trisomies 21、Trisomies 18、Trisomies13，即T21、T18、T13）是临床上最常见的染色体非整倍体疾病。其对应的分别为21-三体综合征（又称唐氏综合征，先天愚型或Down综合征）、18-三体综合征（又称Edwards综合征）和13-三体综合征（又称Patau综合征），发病率分别约为1/700、1/6000、1/10000，患儿绝大多数存在严重智力障碍及器官畸形。

产前筛查和产前诊断是为避免产生遗传缺陷患儿提供的手段。常规的产前筛查方法包括：早孕期的超声与血清学联合筛查和中孕期母体血清学筛查。筛查结果为高风险的孕妇经建议经产前诊断进行最终确认，由孕妇知情选择。胎儿染色体异常的产前诊断金标准为介入前产前诊断手术,是指通过绒毛取材术/羊膜腔穿刺术/经皮脐血管穿刺术，取相应细胞采用细胞生物学方法对胎儿染色体进行核型分析。

目前检测染色体异常的金标准为羊水穿刺。羊水穿刺在临床上被称作羊膜腔穿刺，是一种有创产前诊断技术，应用范围较广。应用羊水穿刺术来检测胎儿染色体异常的准确率高达99%以上是目前公认的产前诊断金标准。

一般是在妊娠中期约16周至24周，在超声实时监护下，用细针经腹部穿刺进针，穿过子宫壁，进入羊膜腔后抽取20ml羊水，将羊水中的胎儿细胞收集起来，培养2周后经过特殊处理，得到胎儿染色体并进行核型分析，以获取有关胎儿健康和发育情况的信息。它适用于所有希望获得胎儿染色体明确诊断、无穿刺禁忌证的中孕期孕妇；孕早、中期血清筛查高危的孕妇；夫妇一方为染色体病患者，或曾妊娠、生育过染色体病患儿的孕妇；超声畸形筛查发现异常的孕妇；无创产前DNA检测（NIPT）发现异常的孕妇以及年龄在35岁及以上的高龄孕妇。

通常来说，羊水穿刺可用于胎儿染色体疾病的确诊，基本上涵盖了所有染色体疾病。对于携带单基因遗传病致病基因的家庭，羊水穿刺还可以对胎儿是否患遗传性疾病做出诊断。

羊水穿刺有一定的流产风险，至于羊水穿刺后是否流产，与孕妇自身状态、孕周及医生经验有关。建议计划羊水穿刺的孕妇，尽量在自身状态较佳的情况下、在合适的孕周（最好是17~22周），并选择有产前诊断资质的且穿刺经验丰富的医院进行手术。

荧光PCR也是检测检测胎儿染色体非整倍体的方法之一。2004年英国国家筛查委员会建议对于唐氏筛查高风险孕妇可以不采用核型分析方法，直接通过荧光PCR-毛细管电泳法确诊胎儿是否患有唐氏综合征。

其原理是提取样本中的DNA，采用荧光PCR-毛细管电泳法对8个21号染色体STR位点、6个18号染色体STR位点、6个13号染色体STR位点、3个X染色体STR位点和4个性别相关STS位点进行扩增，并使用遗传分析仪通过毛细管电泳对扩增产物进行检测，并利用专业软件进行结果分析。

孕妇外周血胎儿游离DNA产前筛查与诊断是应用高通量基因测序等分子遗传技术检测孕期母体外周血中胎儿游离DNA片段，以评估胎儿常见染色体非整倍体异常风险。根据目前技术发展水平，孕妇外周血胎儿游离DNA产前筛查与诊断的目标疾病为3种常见胎儿染色体非整倍体异常，即21三体综合征、18三体综合征、13三体综合征。

目前常见的检测方法有荧光原位杂交技术、荧光PCR-毛细管电泳技术、CGX染色体芯片技术、二代测序技术等。基本原理及方法参见本篇第三、四章相关内容。

二、检测技术与方法

各检测方法的特点及适用性如下。

1. 荧光原位杂交法 参见本章第一节相关内容。

2. 荧光 PCR- 毛细管电泳法 参见本章第一节相关内容。

3. 离子半导体测序 参见本章第一节相关内容。

4. CGX染色体芯片技术 基于微阵列技术，以固相杂交的方式实现对染色体异常的检测，该技术有以下特点。①检测更全面：可检测染色体的非整倍异常和染色体拷贝数变异的结构变异，更全面分析流产原因。②成本效益高：联合核型 BoBs 一起使用可降低筛查成本。③快速高效：实验流程只需 3 天，配备专业人员分析和解读检测结果，及时出报告。

三、操作要点及注意事项

（一）荧光原位杂交法

参见本章第一节相关内容。

（二）荧光PCR-毛细管电泳法

参见本章第一节相关内容。

（三）二代测序

参见本章第一节相关内容。

（四）CGX染色体芯片法

1. 主要试剂 芯片反应池、试剂盒等。

2. 主要仪器 芯片杂交系统、芯片扫描仪 ScanRI 及数据可视化软件 Genoglyphix ®等。

3. 检验方法

（1）DNA提取 建议使用已上市的核酸提取或纯化试剂提取DNA，具体操作可根据核酸提取试剂盒说明书进行，用于后续PCR扩增的核酸浓度需≥ 10ng/μl，若提取的DNA浓度>40ng/μl，需将该DNA样本稀释至10~40ng/μl。提取的DNA可置于（-20 ± 5）℃长期保存。

（2）芯片杂交 具体操作见说明书。

（3）芯片扫描 使用芯片扫描仪ScanRI及Genoglyphix®分析软件进行信号读取及结果判读。具体操作见说明书、分析软件用户手册。

4. 结果判定 经 Genoglyphix ®软件分析，得出检测结果。

第五篇 核酸和基因检测试剂

5. 产品性能指标

（1）准确性 采用检测范围内的国家阳性参考品或企业阳性参考品进行检测，结果均应符合相应的基因型别。

（2）特异性 采用检测范围外的国家阳性参考品进行检测，结果应未检出突变；采用国家阴性参考品或企业阴性参考品进行检测，结果均应为野生型。

（3）检测限 应不高于2 ng/μl，且符合相应基因型别。

（4）重复性 采用企业重复性参考品，用同一批次试剂盒重复检测10次，检测结果应为相应基因型别，且10次检测结果均应一致。

6. 方法的局限性

（1）本试剂盒检测对象为设定的基因位点，并未涵盖染色体异常相关的全部基因和突变位点。因此，当本试剂盒检测结果为通过时，并不能排除被检测者带有其他基因突变位点。当被检样品在试剂盒检测位点附近出现罕见未知突变时，可能导致该位点无检测信号。

（2）条件许可的情况下，应建议将基因检查和其他结果结合起来，以获得更多的遗传信息指导遗传咨询。

7. 注意事项

（1）本试剂盒仅用于体外诊断。

（2）操作注意安全防护。操作血液、血清样本应在规定的实验场所进行，穿戴防护衣物、一次性手套、口罩；所有直接接触过待检样品的物品应进行消毒后丢弃或再次使用。

（3）使用前，液体试剂应混合均匀，尽量避免反复冻融。

（4）所使用的接触试剂的材料均要求干燥、洁净，以防止污染。

（5）有关实验室管理规范请严格按照行业行政主管部门颁布的有关基因扩增检测实验室的管理规范执行。PCR扩增应严格按照国家有关规定进行分区，以防止交叉污染。配制PCR反应混合物应在试剂储存和准备区内进行，该区应为干净环境；DNA模板加样应在标本制备区内进行。不同区域的移液器等物品不得混用。

（6）操作过程中，尽量减少试剂的曝光时间。如使用前发现铝箔袋包装破损，请勿使用。开封后的芯片须避光保存。

（7）本试剂一次性使用，用于临床辅助诊断，不同批号试剂禁止交叉使用，请勿使用过期试剂。

四、国内外相关技术方法对比

（一）国内指导原则

2017年4月，国家药品监管部门发布了一个相关的指导原则——《胎儿染色体非整倍体（T21、T18、T13）检测试剂盒（高通量测序法）注册技术审查指导原则》，该指导原则旨在指导注册申请人对胎儿染色体非整倍体（T21、T18、T13）检测试剂盒（高通量测序法）注册申报资料的准备及撰写，同时也为技术审评部门对注册申报资料的技术审评提供参考。按照分析性能评估资料内容详述以下性能指标：最低检出限、企业内部参考品符合率、精密度、干扰试验、特异性。各项评估应包括评估方法、数据和结果。应将临床评价的试验结果纳入，包括临床试验机构数量、样本例数、试验结果等内容。

2017年3月，中国食品药品检定研究院发布了《基于孕妇游离DNA的胎儿染色体非整倍体检测试剂质量控制技术评价指南（高通量测序法）》和《胚胎植入前染色体非整倍体检测试剂的质量控制技术评价指南（高通量测序法）》两个指南，以规范产品设计开发、性能评价的指标和要求，并为技术审评部门对注册申报资料的技术审评提供参考。

1997年孕妇外周血胎儿游离DNA产前筛查与诊断技术问世以来，技术进展迅速，逐步从实验室研究演变为临床使用。因包括产前基因检测在内的基因测序相关产品和技术属于当代前沿产品和技术研究范畴，涉及伦理、隐私和人类遗传资源保护、生物安全以及医疗机构开展基因诊断服务技术管理、价格、质量监管等问题。为保证公众使用基因测序诊断产品的安全、有效，加强医疗技术临床应用管理，2014年2月，食品药品监管总局、卫生和计划生育委员会共同印发了《关于加强临床使用基因测序相关产品和技术管理的通知》（食药监办械管〔2014〕25号）。2014年3月起，卫生和计划生育委员会委托中华医学会、国家卫生计生委临床检验中心和全国产前诊断技术专家组，评估确定了一批高通量基因测序技术临床应用试点单位，开展遗传病诊断、产前筛查与诊断、植入前胚胎遗传学诊断3个专业临床应用试点工作。2014年12月和2015年1月，分别印发了《关于开展高通量基因测序技术临床应用试点工作的通知》（国卫医医护便函〔2014〕407号）和《关于开展产前诊断机构开展高通量基因测序产前筛查与诊断临床应用试点工作的通知》（国卫妇幼妇卫便函〔2015〕4号），确定了高通量基因测序技术临床应用试点工作方案及技术规范，其中包括开展高通量基因测序产前筛查与诊断临床应用试点工作的107家产前诊断机构和9家医学检验所。通过一年来的试点工作，高通量基因测序产前筛查与诊断技术的安全性、有效性得到进一步证实，该技术临床应用的对象、定位和技术要求也更加成熟。各地纷纷反映，在全面两孩政策实施的新形势下，对高通量基因测序产前筛查与诊断技术的需求增长迅速，希望在试点基础上进一步完善技术规范和流程，尽快推广应用。为推动落实全面两孩政策，满足广大孕妇对产前筛查与诊断分子遗传新技术服务的需求，规范、有序开展孕妇外周血胎儿游离DNA产前筛查与诊断工作，2016年，国家卫生和计划生育委员会在总结前期试点工作的基础上，组织制定了《关于规范有序开展孕妇外周血胎儿游离DNA产前筛查与诊断工作的通知》及《孕妇外周血胎儿游离DNA产前筛查与诊断技术规范》。

2010年卫生部发布的“《WS322.2-2010胎儿染色体异常与开放性神经管缺陷的产前筛查与诊断技术标准》第2部分：胎儿常见染色体异常的细胞遗传学产前诊断技术标准”，以介入性产前诊断手术结果（包括绒毛取材术、羊膜腔穿刺术和经皮脐血管穿刺术）和出生随访结果作为确诊胎儿染色体非整倍体T21、T18、T13的对照金标准。

（二）国际指导原则

自2011年10月至今，NIPT所涉及相关领域的多家行业学会，包括美国妇产科医师协会（ACOG）联合美国母胎医学会（SMFM）、美国国家遗传咨询师学会（NSGC）、美国医学遗传学与基因组学学会（ACMG）等，均先后发布了针对NIPT临床应用的指南与委员会指导意见。

（ISPD）Aneuploidy screening: a position statement from a committee on behalf of the Board of the International Society for Prenatal Diagnosis, January 2011

（ACOG）545#Noninvasive Prenatal Testing（NIPT）for Fetal Aneuploidy 2013

（ACMG）ACMG statement on noninvasive prenatal screening for fetal aneuploidy

（ISPD）Position statement from the Aneuploidy Screening Committee on behalf of the Board of the

International Society for Prenatal Diagnosis 2015

（ISPD）Position Statement from the Chromosome Abnormality Screening Committee on Behalf of the Board of the International Society for Prenatal Diagnosis

（ACOG）Cell-free DNA Screening for Fetal Aneuploidy 2016

（ACMG）Noninvasive prenatal screening for fetal aneuploidy, 2016 update：a position statement of the American College of Medical Genetics and Genomicsvs

2016年，ACOG和ISPD相继对无创DNA产前检测项目（NIPT）出台了最新临床指南,距上一次（2012年）发布NIPT临床指南时隔三年多。在过去的三年多里NIPT技术发生了飞跃式发展，新版临床指南也展示出与时俱进的特点。

首先，在适用人群上，ISPD明确指出“已有越来越多的数据显示NIPT可以用于中风险人群”。其实，业内对于NIPT技术在是否应当应用于普通妊娠早有讨论，虽然国内外的临床数据均显示高危高龄孕妇是该项技术的主要受益人群，但国内外也有许多关于低风险人群的大规模试验，譬如北京协和医院就曾开展过样本量大于2000的大规模前瞻性试验，受试者就定位在普通妊娠人群，实验结果显示NIPT技术在低风险人群中对21、18、13三体综合征的预测准确率与在高风险人群中无异。而为了降低由于唐氏筛查可能造成的漏诊率，在2016年国家卫计委出台的NIPT试行指南中也强调血清学筛查临界风险值者建议接受NIPT检测。此次ISPD最新临床指南中释放出的信号或将进一步奠定NIPT在普通妊娠中的应用。

对于NIPT最新的研究热点——染色体微缺失微重复（CNV）的无创产前检测，ISPD也给出了积极肯定的建议，明确指出NIPT可以针对研究清楚的染色体微缺失微重复综合征进行检测。染色体CNV是传统核型分析难以发现的微小的染色体畸变，所引起的遗传疾病常常伴随复杂的临床表现，通常预后较差。高通量测序技术可以通过加深测序深度、改进生物信息学分析方法等手段，将NIPT技术应用于胎儿染色体CNV检测。可以预见，这类技术的临床应用对于类似于DiGeorge综合征、猫叫综合征等重大出生缺陷疾病的预防将起到积极作用。但ISPD在支持NIPT应用于产前CNV检测的同时也认为不能仅凭实验室检测结果就决定是否终止妊娠，必须结合整个产检过程的多方面检测结果，经过专业的临床咨询方可作出判断，因此ISPD也强调了培养专业遗传咨询力量的重要性。

此外，ISPD还首次提出尽管失败风险高于单胎检测，但NIPT仍可拓展至双胎的检测。在假阳性和假阴性问题上也给予详细阐述，明确了胚胎胎盘不一致、胎儿自身为嵌合体、母体本身携带微缺失微重复、双胎消失综合征等可能是导致检测结果与实际不符的原因。尤其对性染色体检测作出详细解读，认为NIPT检测性染色体时的阳性结果可能提示着轻微的或无临床意义的染色体变化，这些变化可能来自胎儿和母亲，因此需要进一步的产前诊断。而对于其他染色体异常，ISPD认为由于临床数据的缺乏，尚不能使用NIPT技术进行检测。

相较于ISPD的“突破式”更新，ACOG则显得颇为谨慎。譬如对于适用人群ACOG仍认为“尽管在中低风险人群中游离DNA检测的敏感性和特异性与在高危人群中相似，但由于缺乏足够数据，并考虑卫生经济学问题，NIPT仍不能代替现有的一线筛查”。对于无创染色体CNV检测以及双胎妊娠的检测，ACOG同样持保守意见，主要原因是基于常规NIPT技术缺乏足够的临床数据。但正如ACOG在这份新指南中所说，无创DNA分析技术正在迅速变化，因此“就其在筛查中使用的任何建议也将随之发展”。

此外，ACOG在指南中还强调，由于个体原因可能会导致胎儿游离DNA含量过低，进而无法获得检测结果，此时重复检测获得准确结果的可能性只有50%~60%，为避免重复实验导致错过诊断时间，此类孕妇应当进行进一步的遗传咨询和全面的超声检查及诊断。同时，NIPT无法评估神经管缺陷及腹壁缺陷，孕妇应实施血清筛查或超声检查，而当超声发现胎儿结构异常的情况则需行产前诊断，而非NIPT，这与我国现行的试点政策也高度一致。

此次ISPD和ACOG发布的NIPT最新指南是基于近三年来大量最新的科学研究成果。尽管在临床适用范围上两份指南还存在差异，但对于NIPT技术针对目标疾病的特异性和灵敏性具有高度一致的认同，随着NIPT在全球范围内的进一步实践和各类人群临床数据的不断累积增长，NIPT的临床指南也会不断迭新。中国基因检测技术在国际上一直处于领先地位，随着出生缺陷防治工作日益严峻和NIPT临床需求的不断增加，一份全新的适用于中国人的NIPT临床指南或许正是一线临床工作者翘首以盼的。

2016年，美国FDA发布了“Use of Standards in FDA Regulatory Oversight of Next Generation Sequencing（NGS）-Based In Vitro Diagnostics（IVDs）Used for Diagnosing Germline Diseases, Draft Guidance for Stakeholders and Food and Drug Administration Staff”。针对罕见遗传性疾病的NGS检测，给出了设计、开发和验证方面的建议。指南还指出如何利用FDA认可的标准来证明分析结果的潜在有效性，如预测某个特定基因发生改变时所产生的影响。

（三）国内标准物质

标准物质也可理解为参考物质是一把衡量的标尺相应，对于评价诊断试剂的产品性能具有至关重要的作用。目前，中国食品药品检定研究院已有用于临床检验的染色体非整倍体类标准物质发布，用于高通量测序检测系统（包括检测试剂盒）检测孕妇外周血胎儿染色体非整倍体（T21、T18和T13）的性能评价。

（四）国际标准物质

目前未见国际上有相关标准物质发布。

第三节 葡萄糖-6-磷酸脱氢酶基因检测试剂

一、概述

磷酸戊糖途径是部分细胞（如红细胞）赖以产生能量的代谢途径，同时参与NADPH水平的维持，而NADPH的含量可直接影响谷胱甘肽于细胞中的含量，后者可保护红细胞免受氧化反应的破坏。葡萄糖-6-磷酸脱氢酶（glucose-6-phosphate dehydrogenase，G-6-PD）是磷酸戊糖代谢途径的限速酶。流行病学的调查结果早已提示，本病按X连锁不完全显性方式遗传。后来将G-6-PD基因定位于Xq28。1986年国外的3个实验室克隆了G-6-PD的cDNA并获得了cDNA顺序。1991年美籍华人Ellson发表了此基因全序列，最后确定了G-6-PD基因全长约20kb，由13个外显子组成，编码515个氨基酸，起始密码子位于第2外显子。葡萄糖-6-磷酸脱氢酶缺乏症，又名G-6-PD缺乏症，是一种常见的X染色体连锁遗传性疾病。患者由于遗传基因的先天缺陷，无法正常分解葡萄糖，在应用部分药物如乙酰苯胺、呋喃旦叮、呋喃唑酮、呋喃西林、氯喹、伯氨喹啉、磺胺、乙酰磺胺、磺胺吡啶、拉布立酶、氨苯砜、阿司匹林、奎尼丁、奎宁、后可能出现急性溶血反应，出现黄疸、精神不佳，严重时出现呼吸急促、心脏衰竭甚至休克，严重威胁生命。

目前已在各种族人群中鉴定了G-6-PD的140多种突变类型，中国人群中至少鉴定出31种突变类型。1388G>A、1376G>T、1024C>T、1004C>T、871G>A和95A>G是中国人群最常见的突变类型，累计频率达86%。FDA已批准在氯喹、氨苯砜和拉布力酶药品标签中增加G-6-PD缺乏人群可能导致急性溶血的信息，拉布立酶甚至标上黑框警告。在应用氯喹、氨苯砜和拉布力酶之前，建议对G-6-PD突变进行检测，G-6-PD缺乏的患者禁用上述药物，以降低急性溶血的风险。

目前国内临床上采用的 G-6-PD 活性筛查试验有高铁血红蛋白还原试验、硝基四座氮蓝（NBT）纸片法和荧光斑点法。部分实验室采用全自动生化分析仪酶法定量检测新生儿脐血 G-6-PD缺乏症筛查。许多实验室采用荧光斑点法作定性初筛，然后用比值法作定量确诊。尽管两种方法优势互补，可提高筛查敏感性与诊断准确性，对男性半合子及女性纯合子均可准确检出，但对女性杂合子的实际检出率仍然不理想，原因可能是多方面的，操作者本身的差别可能会对结果有一定影响。但从杂合子的发病机制上看，酶学检测本身无法检出大多数的杂合子才是最根本的原因。目前国内在这方面已经取得了一些成绩，ARMS（突变特异性扩增系统）、限制性内切酶法、高分辨率熔解曲线分析（HRM）、变性高效液相色谱法（DHPLC）法和基因芯片法已经广泛用于 G-6-PD缺乏症已知突变基因的检测，并且取得了很好的效果，其中Sanger测序是目前所有基因检测的金标准。上述技术的基本原理及方法参见本篇第三、四章相关内容。

二、检测技术与方法

检测G-6-PD突变的方法非常多，各检测方法原理不尽相同，各有优缺点，其比较结果见表5-6-2。

表5-6-2　各检测方法不同点比较

方法类别	方法名称	优 点	缺 点	适用性
测序法	Sanger 测序	操作简单，临床运用成熟，可以得到基因序列，测序片段长，对未知突变可以检测	时间长，容易发生污染，结果判读存在一定人为因素，无法检测低丰度突变（<20%）	适用于常规检测，未知突变的筛查以及验证其他分型的结果。目前为基因突变检测的金标准
	焦磷酸测序	灵敏度（>5%）高于 Sanger 测序，可以呈现突变位点碱基比例	测序样本制备繁琐，测序片段低于 Sanger 测序	可用于基因突变位点检测和频率分析，SNP 分析，肿瘤甲基化研究，病原微生物的快速分离及鉴定等
PCR 法	ARMS-PCR	操作最为简单，灵敏度高（1%），适于对肿瘤组织中突变比例较低的体细胞突变进行检测	通量低，只试用于已知位点的突变检测	对小样本、低突变比例的体细胞突变进行检测
	HRM	成本低，灵敏度高，闭管操作，降低污染风险	需要特殊仪器设备，条件摸索过程较为困难	适合有该类机器的实验室开展；可用于已知甲基化位点的检测

续表

方法类别	方法名称	优 点	缺 点	适用性
其他	DHPLC	检测快速，简便，高通量，检测灵敏度高于普通测序	需要特殊仪器，前期需要 PCR 扩增	广泛应用于突变检测、甲基化、单核苷酸多态性及微微星研究
	限制性内切酶法	无需特殊的仪器设备，成本较低，实验过程简单，可操作性强	通量低，只适用于部分 SNP 分型	适用于无条件够买贵重仪器设备的实验室开展小样本的分型检测
	基因芯片法	可进行基因的高通量、大规模、平行化、集约化的信息处理和功能研究	技术成本昂贵、复杂、重复性差，不能检测未知基因	适用于大规模、高通量的检测
	反向点杂交法	不需要昂贵、复杂的仪器设备，在普通分子实验室即可开展，操作简单，成本低廉	检测通量低	适用于小规模检测

三、操作要点及注意事项

（一）测序法

1. Sanger 测序

（1）试剂组成　PCR Buffer、dNTP、引物、Taq酶、琼脂糖、测序反应buffer等。

（2）设备环境　PCR仪、电泳仪、DNA测序仪。

（3）操作　DNA提取→PCR扩增与电泳→PCR产物纯化→测序反应→纯化→上机测序→结果分析。

（4）结果判定　根据峰图判定测序结果。每个测序反应会提供两个结果，一个是序列，一个是峰图；序列可以用Word、DNAStar、写字板等软件打开，峰图可以用Chromas软件及其他综合性软件打开。

（5）注意事项及干扰因素

1）设计引物需注意不能使用兼并引物测序；测序引物位置距离位点最多600bp，至少50bp；避免荧光标记；测序引物长度16~25bp，Tm值50~65℃；测序引物位置避免Poly（A、T）和高GC结构。

2）PCR产物测序前一定要经过纯化。

3）引物之后的20bp甚至50bp之内的序列是不准确的，这主要是因为残存的染料单体造成的干扰峰所致，该干扰峰和正常序列峰重叠在一起；另外，测序电泳开始阶段电压有一个稳定期。

4）序列末端容易产生N值，峰图较杂。由于测序反应的信号是逐渐减弱的，所以序列末端的信号会很弱，峰图自然就会杂乱，加上测序胶的分辨率问题，如果碱基分不开，就会产生N值。

2. 焦磷酸测序

（1）试剂组成　焦磷酸测序PCR试剂盒、扩增引物、测序引物。

（2）设备环境　PCR仪、焦磷酸测序仪。

（3）操作　按试剂盒使用说明书或实验室制定的SOP进行操作，主要操作过程如下。

DNA提取→PCR扩增→单链样本纯化→上机测序及结果分析。

（4）结果判定　通过测序图上的峰来判定基因突变的发生。

（5）注意事项及干扰因素

1）测序结果的准确性既受到扩增引物特异型的影响，也受到测序引物特异型的影响。当测序引物3′端与待测模板错配或测序引物自身形成二聚体，焦磷酸测序中会出现非特异性信号，干扰结果的判读。因此，精确设计测序引物3′末端的序列或调整扩增产物长度，可减少测序引物与待测模板其他区域的错配，降低或消除非特异性测序信号。此外，优化测序引物的序列，可避免引物二聚体的生成，防止因二聚体的形成而大量消耗测序引物，降低测序信号或增加非特异性信号。

2）非特异信号峰的消除。为寻找非特异性峰的来源，将PCR产物进行琼脂糖凝胶电泳，发现扩增产物中含有非特异性条带，推测非特异性峰是由非特异性扩增产物造成。通常，非特异性扩增可能是由PCR退火温度低所导致，因此为消除非特异性扩增，可从提高退火温度方面对扩增条件进行优化。

（二）PCR法

1. 高分辨率溶解曲线分析技术（HRM）

（1）试剂组成　Taq酶、dNTP、$MgCl_2$、LyGreen或其他饱和荧光染料、PCR Buffer、引物。

（2）设备环境　HRM分析仪或带有HRM功能的荧光定量PCR仪。

（3）操作　引物设计合成→加样→上机→数据分析。

（4）结果判定　通过检测PCR熔解曲线上的微小差异，鉴别核酸序列的差异。

（5）注意事项及干扰因素

1）在所有的熔解系统中，孔与孔之间都存在微小的温度差异，故影响检测的灵敏性。如果孔与孔间的温度差异为0.1℃，则最终的样品熔解温差也可能是0.1℃。因此，HRM对仪器温度的均一性要求非常高。为解决这一问题，可以在PCR体系中加入2种温度内标，低温时熔解和高温时熔解。HRM仪上的分析软件可以根据这2种内标的熔解峰在熔解曲线中的位置来纠正孔与孔之间的温度差异，可显著提高检测的灵敏性。

2）PCR反应体系中，核酸模板质量要经过检测，浓度要均一。在分析多样本时，模板外的其他共同组分要先混合均匀后，再分别加入样品模板，以保证反应体系的均一性。若在PCR反应后加入饱和荧光染料，通常不需要对反应条件做任何改变；若在PCR反应前加入染料，可以实现真正的闭管操作，避免污染。但此时需要对原来的反应条件做一定的改变，通常需要增加Mg^{2+}浓度2~3 mmol/L，增加退火温度1~5℃。随着Mg^{2+}浓度的增加，Tm值也会升高，当Tm值超过熔解设备所允许的最高温度时，还需要加入二甲基亚砜DMSO（10%）或甜菜碱（0.5 mol/L）来降低Tm值。在某些情况下，为快速找到反应体系最适的退火温度，需要做梯度PCR试验。在PCR反应程序的最后，一定要加入解链和退火的步骤，以增加PCR产物的杂合度，提高试验的分辨率和准确度。

3）高纯度的PCR特异性产物是获得HRM分析结果较高特异性的前提，在PCR引物设计时，一定要避免引物的二聚体和发卡结构，尽量降低基因组其他片段的非特异性结合。

4）目的片段突变或多态位点的类型在转换、颠换、插入和缺失4大类碱基突变类型中，杂合突变子产生的Tm值差异最大，颠换纯合突变子的Tm值差异在0.8~1.4℃之间，HRM技术可以对其准确分型。但转换纯合突变子产生的Tm值差异通常小于0.4℃，HRM技术不能对其准确分型，此时需要采用小片段法或非标记探针法。使用小片段法时，片段长度一般设计为40~90 bp，包含1个SNP位点为宜。使用探针法时，熔解曲线上会出现2个峰图，可以进行2次SNPs分析，且探针与其互补区结合形成的双链部分更短，更能增加试验的灵敏度，从而增加对纯合突变子的分型准确性。

5）样品基因组提取方法样品基因组不同的提取方法会对PCR后产物熔解曲线的形状和分析结果产生很大的影响，因此，待分析样品的提取方法要一致。为找出较为合适的提取方法，实验室可根据自身条件设计不同基因组提取方法对HRM结果影响的试验，找到较为理想的提取方法或较为理想的基因组提取试剂盒。

6）LC-Green、Syt09、ResoLight Dye和Ly Green,等饱和荧光染料的性质差异不大，可以相互替代，试验时只需要对PCR缓冲液和反应条件做微小的调整即可。SYBR Green I染料为非饱和荧光染料，在检测核酸微小变异时存在缺陷，因此一些研究者们不建议采用。

2. 探针扩增阻滞突变系统（ARMS）

（1）试剂组成　PCR Buffer、Taq酶、ARMS引物、探针、Rox染液、弱阳对照、阴性对照。

（2）设备环境　荧光定量PCR仪。

（3）操作　试剂及样本准备→上机进行PCR扩增→数据分析。

（4）结果判定　通过样本检出Ct值来进行判定位点突变情况。

（5）注意事项及干扰因素

1）应该带一次性乳胶手套并经常更换，在试剂准备室和样本处理室应该配备负压式生物安全柜，以防止对环境或对样品的污染。

2）实验中牵涉的有毒有害及有污染的样本及试剂应该严格按照生物安全相关规定操作和处理。

3）荧光探针应该避光保存，加入反应液后应尽快上机，以防探针猝灭。

4）所有试剂在开启之前都要瞬时离心；试剂配制完成后要瞬时离心以去除气泡。

5）实时荧光定量PCR实验无Ct值出现或无扩增信号的问题及解决方案：①实验的循环数不够，设计的循环数应该在35以上，可增加至45个循环，但不可高于45个循环。②通道选择不对，应该仔细阅读产品说明书，根据说明书的要求选择采光通道。③荧光采集位置设计有误，应该仔细阅读产品说明书，根据说明书的要求设置荧光信号采集位置。④引物或探针降解，要求厂家重新发货验证。⑤模板量不足，增大模板的加入量。⑥模板降解，尤其模板是RNA时很容易由于模板的降解而产生假阴性结果；通过缩短样本提取和加样时间，加入RNA酶抑制剂等方法进行改进。⑦加入样品中存在PCR抑制物。⑧PCR仪器故障，找仪器工程师排除。⑨样本中不存在对应模板或样本选择错误。

6）实验中出现假阳性及其解决方案：①标本交叉污染，通过规范实验操作防止。②引物探针设计的特异性不够。③移液器使用引起的交叉污染，通过规范移液器使用方法来防止。④反应体系中Mg^{2+}浓度过高。

（三）基因芯片法

1. 试剂组成 特异性芯片，PCR 反应液（Tag 酶、dNTPs、引物），杂交液（SSC、SDS、Triton X-100），BW 反应液（SSC、HRP 配体），显色液，洗涤液（A、B），阴性阳性对照品。

2. 设备环境 PCR 扩增仪（如 GeneAMP 9600），基因芯片阅读仪（Sinochips-PGA）。

3. 操作 芯片制作→待测 DNA 的纯化和质检→ PCR 扩增靶基因→分子杂交→信号检测→结果分析。

4. 结果判定 各位点的 Ct 值采用 ROC 法计算得到。当各位点的检测信号值大于或等于该位点的 Ct 值时，判断该位点为阳性；当各位点的检测信号值小于该位点的 Ct 值时，判断该位点为阴性。

5. 注意事项及干扰因素

（1）基因芯片法分析时需设置阴性对照和阳性质控品。

（2）应用基因芯片检测试剂盒时应确保试剂在开封前按要求保存、各组分液体使用前振荡混匀。

（3）杂交和洗片操作务必在避光条件下进行。

（4）PCR 反应液和定位参照需避光保存。

（5）芯片加样时注意使液体铺满整个反应区，但不能溢出、不能出现气泡，以防交叉污染。

（四）DHPLC 法

1. 试剂组成 DNA 提取试剂盒、三乙胺乙酰盐、乙腈。

2. 设备环境 PCR 仪、DHPLC 仪、DNA SepCartridge 分离柱。

3. 操作 样本收集及 DNA 提取→ PCR 扩增目的片段→ PCR 产物变性→上机检测。

4. 结果判定 根据检测图谱的峰来判断基因突变情况。DHPLC 紫外检测系统在 260nm 波长处读取洗脱液中 DNA 成分的最大吸光值。吸光值经系统处理后，信号被输送到监视屏上形成 DHPLC 色谱曲线，即 DHPLC 峰型图，DHPLC 检测出 2 个洗脱峰或肩峰判别为突变型，进出线一个洗脱峰判别为野生型。

5. 注意事项及干扰因素

（1）DNA 片段大小在 150~600bp 之间时，DHPLC 可提供最好的分析精度。当所检测目的基因是已知序列是，设计完引物后，可根据系统提供的软件包预测 Tm 值。在预测温度上下各 2℃的温度范围内，应用相应目的片段的 PCR 产物标准品进行检测，根据峰型变化判断 DHPLC 实际检测温度，当升高 1℃时，峰型明显变宽，保留时间明显减少，这时的检测温度 T 认为是最适检测温度。

（2）引物二聚体、非特异性扩增产物对 DHPLC 分析的影响非常大。PCR 产物的浓度也必须足够大，若样品浓度太低，信噪比将下降，结果可靠性也会随之下降，所以 PCR 程序设计非常重要，同时也避免降低 DNA 分离柱分辨率及稳定性的物质的出现。

（3）DHPLC 分析样品是未经纯化的 PCR 扩增产物，杂合突变样品可直接用于分析，含春和突变的样品需要和野生型样本等量混合，以形成杂合双链。PCR 产物经 95℃变性 5 分钟后，大约以每分钟 1℃的速度降温至 45℃以下，以充分形成杂合双链。

（4）DHPLC 是一种灵敏的突变检测技术，对 PCR 扩增的严谨性和特异性要求比较严格。当

PCR产量不足，且特异性差时，DHPLC的色谱图通常不容易判断；当PCR过度扩增时，一方面会加碱基错误掺入的可能性，导致假阳性；另一方面，会由于非特异性扩增产物的增加，导致DHPLC分辨能力的下降，形成异常峰型，导致检测的失败。因此，在能够满足检测所需量的前提下，可以减少扩增循环数，比如30个循环。

（五）反向点杂交法

1. 试剂组成 特异性引物，PCR扩增试剂（Tag聚合酶、dNTP、缓冲液），显色液，双氧水。

2. 设备环境 基因扩增仪，分子杂交箱，恒温杂交仪。

3. 操作 核酸提取→PCR扩增→杂交显色→结果判定。

4. 结果判定 依据产品说明书具体判定。

5. 注意事项及干扰因素

（1）本方法仅能检测已覆盖的突变，不能检出未知突变类型。

（2）仅在对照结果正常的情况下，所检测结果才可接受。

（六）限制性内切酶法

1. 试剂组成 引物、TaqDNA聚合酶、PCR反应缓冲液、dNTP、灭菌蒸馏水、限制性内切酶、酶切缓冲液、琼脂糖凝胶、5×TAE、6×上样缓冲液、DNA Marker、溴化乙啶贮存液。

2. 设备环境 PCR仪、电泳仪、凝胶成像仪。

3. 操作 核酸提取→PCR反应→PCR产物酶切→电泳→结果成像与分析。

4. 结果判定 通过电泳结果的条带大小判断检测结果。

5. 注意事项及干扰因素

（1）靶片段的扩增产物要纯，如有非特异产物（特别是大片段可能含有酶识别序列）将竞争酶活性，使样品消化不完全或及出现酶消化杂带。

（2）酶消化过程要充分（即底物与酶的比例要合适，消化时间要保证），避免假阴性结果。

（3）酶切阳性结果可以确定所检测具体序列，阴性结果仅可说明非酶识别序列，但不能准确判定具体序列。

（4）酶识别序列如有甲基化之核苷酸将不被切割。

（5）凝胶电泳时使用的DNA染料（如溴化乙锭等）是致突变剂，操作时应戴手套，并注意在规定的范围内操作，废液或废物应妥善处理。

四、国内外相关技术方法对比

（一）国内标准

我国还没有相关的标准及指导原则的要求。为进一步明确体外诊断试剂分析性能评估的技术要求，国家食品药品监督管理局组织有关专家起草产品分析性能评估指导原则，以明确体外诊断试剂产品性能评估的技术要求。体外诊断试剂产品性能评估包括检测限、线性范围、可报告范围、准确度（回收实验）、准确度（方法学比较）、精密度、干扰实验、稳定性、参考区间共九个项目。起草的主要依据CLSI发布的以下标准。

1. C28-A2：How to define and determine reference intervals in the clinical laboratory；Approved Guideline-Second Edition.

2. EP5-A：Evaluation of precision performance of clinical chemistry devices；Approved Guideline.

3. EP6-A：Evaluation of the linearity of quantitative measurement procedures；A Statistical Approach；Approved Guideline.

4. EP7-A：Interference testing in clinical chemistry；Approved Guideline.

5. EP9-A2：Method comparison and bias estimation using patient samples；Approved Guideline-Second Edition.

每项性能的主要研究方法均采用以上标准和国内实际采用的评价方法相结合的方法。

为进一步规范体外诊断产品的性能，2014年2月，国家食品药品监督管理局医疗器械技术审批中心出《体外诊断试剂分析性能评估系列指导原则（征求意见稿）》。

（二）国际指导原则

目前国际上对体外诊断试剂的性能评估通常是以美国临床实验室标准化组织（Clinical and Laboratory Standards Institute以下称为CLSI）的相关标准为依据，也是美国FDA推荐采用的评价标准。

（三）国内标准物质

标准物质也可理解为参考物质是一把衡量的标尺相应，对于评价诊断试剂的产品性能具有至关重要的作用。目前，国内尚无用于临床检验的G-6-PD基因的标准物质发布。

（四）国际标准物质

目前国际上并无G-6-PD基因的标准物质发布。

第四节　脆性X综合征基因检测试剂

一、概述

脆性X综合征（fragile X syndrome，FXS）是一种X连锁显性遗传病，其致病基因为FMR1，位于X染色体上的Xq27.3，该病主要是由于FMR1基因5因非编码区的CGG重复序列动态突变导致。根据CGG重复数不同可以分为4种类型：全突变（>200个CGG重复），前突变（55~200个CGG重复），中间型突变（45~54个CGG重复）和正常型（<45个CGG重复）。脆性X综合征发病率为女性1/2500，男性1/1250。在我国智力低下患者中发病率约6.3%。

脆性X综合征临床表现程度各异、复杂多样。其主要特征为中度至重度智力低下，且随着年龄增加病情有加重的趋势。其他临床表现为特殊面容，如长脸、招风耳，青春期以后出现大睾丸，许多患者还表现为冲动、多动、焦虑、恐惧社交、语言呆板等孤独症行为。目前，大部分脆性X综合征患者尚未得到诊断。脆性X综合征严重危害儿童生长发育，早发现、早治疗、早干预能显著改善患儿预后，且可通过提供产前遗传咨询，避免家族中再次出现同样的患者。

FMR1基因CGG重复区域的“GC”含量非常高，GC三键打开难度大，扩增非常难。普通的PCR法很难扩增出片段，既使有片段也很短。而且每次扩增的结果可能存在差异。目前，关于脆性X综合征的实验室检测方法主要包括基因组DNA特异性酶切、荧光探针法、多重连接探针扩增技术（MLPA）、Southern blot，但是这些技术存在耗时长、耗费人力、费用高；基因组DNA需要量大；CGG重复数定量不准等问题。近年随着技术的突飞猛进脆性X综合征基因检测的新的方法主要有：荧光PCR-毛细管电泳法和单分子实时测序（SMRT）。其基本原理及方法参见本篇第三、四章相关内容。

国内现已经有北京阅微基因技术有限公司、广州市达瑞生物技术股份有限公司、江苏佰龄全基因生物医学技术有限公司、上海捷易生物科技有限公司运用荧光PCR-毛细管电泳法开发了脆性X综合征检测试剂盒，中国食品药品检定研究院正在研制脆性X综合症检测试剂盒标准品。国外美国已经成立了美国国家脆性X基金会（National fragile X foundation,NFXF），Asuragen、Abbott和Perkins Elmer公司陆续推出了以PCR为基础的检测试剂盒。因为现有的DNA测序技术无法对扩增的CGG重复序列进行测序，因此开发了单分子实时测序（SMRT），非常适合长而重复的DNA序列。

脆性X综合征只能对症治疗，无法对因治疗，更无法隔断其遗传性。国外非常重视脆性X综合征的筛查，以早期检出脆性X综合征患者，针对性地对患儿进行生活技能训练。在国外一些国家（如以色列、芬兰）已在孕妇中进行常规筛查，对前突变携带者进行产前诊断，防止患儿出生。因此，在我国开展脆性X综合征基因检测，提高新生儿出生质量意义重大。

二、检测技术与方法

各检测方法的特点及适用性如下。

1. 荧光PCR-毛细管电泳法 通过在FMR1基因CGG重复序列的两端设计用于扩增检测目标片段（含CGG重复区）的引物F、R，在CGG重复区域设计扩增检测CGG重复序列的引物M，通过对样本进行两个反应体系的荧光PCR扩增，一个体系为扩增CGG重复数片段，另一个体系为扩增插入的AGG信息，然后利用毛细管电泳法检测，可以快速检测脆性X综合征的同时又能够检测样本是否为脆性X综合征携带。

2. 单分子实时测序 与Sanger测序法和下一代测序技术相比，SMRT测序具有超长读长、测序周期短、无需模板扩增和直接检测表观修饰位点等特点，为研究人员提供了新选择。同时，SMRT测序的低准确率备受争议（约85%），其中约93%的错误是插入缺失，因此，其数据应用于基因组组装前需先对数据进行纠错处理。目前，SMRT测序在小型基因组从头测序和完整组装中已有良好应用，并且已经或将在表观遗传学、转录组学、大型基因组组装等领域发挥其优势，促进基因组学的研究。

三、操作要点及注意事项

（一）荧光PCR-毛细管电泳法

1. 主要试剂　脆性 X 综合征 PCR 扩增反应液、FMR1 引物混合液、CGG 引物、脆性 X 综合征 PCR 扩增酶混合液、脆性 X 综合征稀释液、脆性 X 综合征阳性质控品、脆性 X 综合征阴性质控品、脆性 X 综合征校准品。

2. 主要仪器　ABI 2720 PCR 仪，ABI3500Dx 毛细管基因分析仪。

3. 样本要求

（1）样本类型　人类外周全血。

（2）样本采集　采集人类外周全血。根据采血管的类型选择以下操作步骤。

1）采血管（EDTA抗凝）采集2ml外周全血，采集完毕后，轻柔颠倒采血管4次并及时将采血管放置于2~8℃保存；

2）采血管（EDTA抗凝，Streck Cell-Free DNA BCT）采集2ml外周全血，采集完毕后，轻柔颠倒采血管10次并常温（18~25℃）保存。

（3）保存与运输　EDTA抗凝的采血管的外周血在生物冰袋或2~8℃条件下运输保存送检，3天内送检；EDTA抗凝的Streck Cell-Free DNA BCT采血管的外周血常温（18~25℃）运输，7天内送检。不送检的全血样本于（−20 ± 5）℃长期保存，保质期为3年；提取的DNA于（−20 ± 5）℃长期保存，保质期为3年。

4. 实验操作　根据试剂盒说明书结合自己实验室的 SOP 进行操作，基本步骤为：样本中基因组提取、纯化和定量，反应体系配制，上机进行 PCR 扩增，PCR 产物进行毛细管电泳检测，结果分析。

5. 结果判定　根据数学公式计算，CGG 重复数 n=（待测样本片段长度 - 对照正常样本片段长度）/3+30 获得 CGG 重复数；AGG 插入信息通过数 AGG 插入信息检测结果的峰的个数获得 AGG 插入信息（第一个峰的 CGG 重复数为 4，后面为连续的峰，当出现缺口即表明有 AGG 插入）。

6. 产品性能指标

（1）阳性参考品符合率　10份企业阳性参考品，编号P_1~P_{10}，检测结果应符合：P_1~P_4为脆性X综合征FMR1基因中间型，P_5~P_8为脆性X综合征FMR1基因前突变型，P_9、P_{10}为脆性X综合征FMR1基因全突变型。

（2）阴性参考品符合率　10份企业阴性参考品，编号：N_1~N_8，N_1~N_6为脆性X综合征FMR1基因野生型样本，N_7、N_8为大肠杆菌样本，N_9、N_{10}为脆性X综合征FMR1基因点突变样本。检测结果应符合：N_1~N_6、N_9、N_{10}为脆性X综合征FMR1基因野生型，N_7、N_8为脆性X综合征FMR1基因阴性。

（3）检测限　10份浓度为10ng/μl的企业检测限参考品，编号D_1~D_{10}，检测结果应符合：D_1~D_4为脆性X综合征FMR1基因中间型，D_5~D_8为脆性X综合征FMR1基因前突变型，D_9、D_{10}为脆性X综合征FMR1基因全突变型。

（4）重复性　6份企业重复性参考品，编号R_1~R_6，重复检测10次，检测结果应符合：R_1

为脆性X综合征FMR1基因野生型，R_2、R_5为脆性X综合征FMR1基因中间型，R_3、R_6为脆性X综合征FMR1基因前突变型，R_4为脆性X综合征FMR1基因全突变型。

（5）干扰性实验　样本中可能存在内源性物质胆红素（0.32mg/ml）、甘油三酯（5%）、血红蛋白（18mg/ml）和外源性物质哌甲酯（11.6ng/ml）、卡马西平（8 μg/ml）、可乐定（1.35ng/ml），在本试剂的检测条件，对检测结果均无影响。

7. 方法的局限性　①样本检测结果与样本收集、处理、运送及保存质量有关，其中任何失误都将会导致假阴性结果；如果标本处理时没有控制好交叉污染，可能出现假阳性结果；②仅适用于脆性 X 综合征 FMR1 基因上（CGG）n 重复次数的检测，而不适用于脆性 X 综合征 FMR1 基因点突变检测。不适用于嵌合型样本检测。

（二）单分子实时测序

1. 试剂组成　脱氧三磷酸核苷、连接酶、聚合酶、限制性内切酶、引物等（具体试剂组成参考所使用文库构建试剂盒及后续测序平台仪器）。

2. 设备环境　测序仪。

3. 操作　样本制备→文库构建和验证→文库分子大规模平行克隆扩增→仪器测序→数据解读分析。

4. 结果判定　根据所使用二代测序平台仪器操作说明书进行结果判定。

5. 注意事项及干扰因素

（1）评价基因组DNA的质量是非常必要的。基因组DNA的完整性和大小，可以用常规或者脉冲场琼脂糖凝胶电泳（PFGE）来检测。

（2）在连接过程中可能出现适配子的二聚体，它们会和与适配子连接的文库片段共同扩增，从而降低测序平台对真正文库片段测序的能力并且降低测序的质量，因此在测序之前，必须将它们从文库中除去。

（3）DNA片段文库的质量需要进行检测，并进行定量检测。根据浓度和测序文库的适配子设计，既可以直接稀释溶液并用于测序，也可以对文库进行选择性扩增。在文库扩增阶段，使用高保真的DNA聚合酶，合成完整的适配子序列，通过与PCR引物的重叠，用于后续的克隆扩增和与测序引物结合，或者提高DNA文库的产量。为了得到最佳的文库扩增结果，要求DNA聚合酶具有高保真性和最小的序列偏倚。

高质量的文库是成功进行第二代测序的关键。文库构建包含复杂的步骤，比如片段化样本、修复末端、将末端腺苷酰化、连接适配子和扩增文库。根据使用的平台和文库类型，这些步骤也会发生变化。监控每一个步骤非常必要，包括在片段化样本之后检查片段的尺寸，以及连接适配子之后检查片段的大小和浓度。文库验证过程中，需要分析文库中片段的大小和数量，这是质控的最后步骤。

四、国内外相关技术方法对比

1993年，荷兰、美国、波兰、加拿大联合发布第一个脆性X检测指南。

2001年，ACMG发布临床遗传实验室技术标准和指南。

2005年，ACMG发布指南——脆性X综合征：诊断和携带者筛查指出以下几种情况应进行分子生物学检测。①智力缺陷，发育迟缓，性格孤僻，行为体征疑为脆性X综合征者。②具有不明原因的智力障碍者。③具有脆性X综合征家族史者。④具有脆性X综合征或不明原因智力缺陷家族史，生育前进行遗传咨询者。⑤脆性X综合征携带者母亲的胎儿。⑥卵细胞刺激素升高并伴有卵巢早衰的妇女，特别是具有不明原因智力缺陷家族史者。⑦未明原因的新发震颤/小脑性共济失调患者，特别是伴有不明原因的智力缺陷家族史者。

2008年，SOGC-CCMG加拿大妇产科协会发布指南。

2010年，ACOG发布脆性X携带者筛查的专家共识。①计划妊娠或已经妊娠者，如具有脆性X染色体相关疾病家族史或有可疑因脆性X染色体导致的智力障碍家族史，推荐进行脆性X染色体前突变携带者筛查。②40岁以下女性，有无法解释的卵巢功能不全或衰竭，或无法解释的促卵泡激素水平升高，都应推荐其进行脆性染色体携带者筛查，明确是否有FMR1基因前突变。③所有被确诊为脆性X染色体前突变或完全突变的携带者都应进行遗传咨询随访，考虑后代遗传扩展的完全突变脆性X等位基因的风险，以及脆性X相关的异常表现（卵巢早衰和脆性X震颤/共济失调综合征）。④对于已知的脆性X染色体前突变或完全突变携带者，应告知其脆性X综合征的产前诊断结果。⑤DNA分析（Southern印迹分析和PCR）为诊断脆性X染色体综合征和FMR1三重复片段（脆性X染色体前突变）的首选方法。少数情况下，FMR1重复片段的大小和甲基化过程并不相关，增大了对临床表型的预测难度，此时应推荐患者咨询遗传学专家。

2015年，欧洲EJHG发布脆性X及相关疾病检测的操作规范和指南。

（一）国内标准物质

国内无相关标准物质。

（二）国际标准物质

英国国家生物制品检定所（National Institute for Biological Standards and Control，NIBSC），NIBSC是WHO的一个国际标准品供应中心实验室，它的核心工作是制备、保存和分发WHO用于检测全球生物制品质量的标准品。他们提供了EBV转化细胞系中提取的冷冻干燥的纯化gDNA样品用作脆性X综合征基因检测的参考样本。参考品包含五个单独编码的安瓿，每个安瓿含有约23 μg的人gDNA：①07/120，女，野生型；②07/122，女性，突变前；③07/168，女性，完全突变；④07/170，男性，完全突变；⑤07/174，男性，突变前。参考品CGG重复范围和平均值分别为：①07/120，19-24、28-33，22、31；②07/122，30-36、100-132，33、113；③07/168，33-41、300-401，38、346；④07/170，353-960，754；⑤07/174，97-127，114。此外，两个实验室在07/170雄性全突变样本中检测到7个CGG重复序列。

第五节　地中海贫血基因检测试剂

一、概述

地中海贫血，即珠蛋白生成障碍性贫血，是全球分布最广、累及人数最多的常染色体隐性单基因遗传病。据WHO估计，全世界约有4.5%的人携带有血红蛋白病致病基因，每年出生的各类重型地贫患儿数至少有20万。

地中海贫血是一组遗传性肽链合成障碍导致的血红蛋白异常性疾病，地中海贫血基因根据合成障碍的肽链不同，为α型、β型、δβ型和δ型4种，其中以β和α地中海贫血较为常见，γ、δ、ε和β珠蛋白基因组成“β基因族”，ζ和α珠蛋白组成“α基因族”，a珠蛋白基因的缺失是a地中海贫血致病的主要原因，b珠蛋白基因突变是β地中海贫血致病的主要原因。正常人自父母双方各继承2个α珠蛋白基因（αα/αα）合成足够的α珠蛋白链；自父母双方各继承1个β珠蛋白基因合成足够的β珠蛋白链。由于珠蛋白基因的缺失或点突变，肽链合成障碍导致发病。

常用检测技术有HRM、RFLP、Sanger测序及二代测序等，其基本原理及方法参见本篇第三章相关内容。

二、检测技术与方法

各检测方法比较见表5-6-3。

表5-6-3　各检测方法比较

方法名称	优点	缺点	适用性
HRM	成本低，灵敏度高，闭管操作，降低污染风险	需要特殊仪器设备，条件摸索过程较为困难	适合有该类机器的实验室开展各；可用于已知甲基化位点的检测
PCR-RFLP	无需特殊的仪器设备，成本较低，实验过程简单，可操作性强	通量低，只适用于部分SNP分型	适用于无条件够买贵重仪器设备的实验室开展小样本的分型检测
Sanger测序	操作简单，临床运用成熟，可以得到基因序列，测序片段长，对未知突变可以检测	时间长，容易发生污染，结果判读存在一定人为因素，无法检测低丰度突变（< 20%）	适用于常规检测，未知突变的筛查以及验证其他分型的结果。目前为基因突变检测的金标准
二代测序	高通量、灵敏度高（1%~0.1%）	测序成本高、时间长	适用于多基因、大样本的检测

三、操作要点及注意事项

1. Sanger测序

参见本章第三节相关内容。

产品性能指标如下。

（1）准确性　以试剂盒检测范围内α/β-地中海贫血基因分型阳性国家参考品或标化的企业参考品检测，应均为阳性，并符合其相应的基因型别。

（2）特异性　以α/β-地中海贫血基因分型阴性国家参考品或标化的企业参考品检测，应均为阴性或为野生型。

（3）检测限　检测不高于25ng或4000拷贝的地中海贫血基因分型国家参考品或标化的企业参考品，结果应均为阳性，符合相应的基因型别。

（4）重复性　Ct值的变异系数（CV）不大于5.0%。

（5）核酸提取效率　对试剂盒所规定的最小量外周全血、胎儿羊水细胞或模拟液进行提取，核酸浓度应不小于10ng/μl。

2. 二代测序

（1）试剂组成　脱氧三磷酸核苷、连接酶、聚合酶、限制性内切酶、引物等（具体试剂组成参考所使用文库构建试剂盒及后续测序平台仪器）。

（2）设备环境　测序仪。

（3）操作　样本制备→文库构建和验证→文库分子大规模平行克隆扩增→仪器测序→数据解读分析。

（4）结果判定　根据所使用二代测序平台仪器操作说明书进行结果判定。

（5）注意事项及干扰因素

1）评价基因组DNA的质量是非常必要的。基因组DNA的完整性和大小，可以用常规或者脉冲场琼脂糖凝胶电泳（PFGE）来检测。

2）在连接过程中可能出现适配子的二聚体，它们会和与适配子连接的文库片段共同扩增，从而降低测序平台对真正文库片段测序的能力并且降低测序的质量，因此在测序之前，必须将它们从文库中除去。

3）DNA片段文库的质量需要进行检测，并进行定量检测。根据浓度和测序文库的适配子设计，既可以直接稀释溶液并用于测序，也可以对文库进行选择性扩增。在文库扩增阶段，使用高保真的DNA聚合酶，合成完整的适配子序列，通过与PCR引物的重叠，用于后续的克隆扩增和与测序引物结合，或者提高DNA文库的产量。为了得到最佳的文库扩增结果，要求DNA聚合酶具有高保真性和最小的序列偏倚。

4）高质量的文库是成功进行第二代测序的关键。文库构建包含复杂的步骤，比如片段化样本、修复末端、将末端腺苷酰化、连接适配子和扩增文库。根据使用的平台和文库类型，这些步骤也会发生变化。监控每一个步骤非常必要，包括在片段化样本之后检查片段的尺寸，以及连接适配子之后检查片段的大小和浓度。文库验证过程中，需要分析文库中片段的大小和数量，这是质控的最后步骤。

（6）产品性能指标　参见上述"Sanger测序"相关内容。

3. 高分辨率熔解曲线分析技术（HRM）

参见本章第三节相关内容。产品性能指标参见上述"Sanger测序"相关内容。

4. PCR-RFLP

参见本章第三节相关内容。产品性能指标参见上述"Sanger测序"相关内容。

四、国内外相关技术方法对比

（一）国内标准

国家食品药品监督管理总局公告 2017年第38号公布了40项医疗器械行业标准，其中有YY/T 1527—2017《α/β-地中海贫血基因分型检测试剂盒》，本标准规定了α/β-地中海贫血基因分型检测试剂盒的术语和定义、技术要求、试验方法、标识、标签和说明书、包装、运输和贮存要求。本标准适用于检测外周全血样本及孕妇羊水样本的检测试剂盒，采用的技术方法有实时PCR荧光法、PCR-反向点杂交法、荧光PCR熔解曲线法、基因芯片法、gap-PCR法等。

（二）国内标准物质

为配合《体外诊断试剂注册管理办法》（国家食品药品监督管理总局令第5号）的实施执行，经各方共同努力，在注册检验用体外诊断试剂国家标准品和参考品目录（第三期）的基础上，新增20个品种，其中就有地中海贫血核酸检测国家参考品（品种编号360014）。

（三）国际标准

暂未查到国外的指导原则和标准物质。

第六节　遗传性耳聋基因检测试剂

一、概述

全球大约有4.66亿人患有残疾性听力损失，其中3400万是儿童。据估计，到2050年将有9亿多人出现残疾性听力损失。听力损失可能由遗传、分娩综合征、某些传染病、慢性耳部感染、服用特定药物、暴露于过量噪音和衰老造成。先天性原因可能导致出生时或出生后不久出现听力损失。先天性听力损失可能由遗传性和非遗传性遗传因素导致，也可能由于妊娠和分娩过程中的某些并发症导致，其中遗传性听力损失可以由单一基因突变或不同基因的复核突变引发。

遗传性耳聋分为非综合征性耳聋和综合征性耳聋。现在主要的遗传性耳聋主要由GJB2基因、GJB3基因、MY07A基因、SLC26A4基因、线粒体 12S rRNA和tRNA基因等引起。GJB2基因编码的连接蛋白26表达于耳蜗，在耳蜗毛细胞K^+循环中发挥重要作用,是遗传性耳聋最常见的原因。GJB3定位于人类染色体lp33-35，编码有270个碱基的连接蛋白31。MY07A基因定位于染色11q13.5其突变导致Usher综合征1B型。它与常染色体显性和隐性非综合征耳聋有关。SLC26A4基因突变会导致不伴甲状腺肿的耳聋。突变后会导致其编码的pendrin跨膜离子转运功能发生改变。线粒体在遗传性和获得性耳聋中均发挥重要作用。线粒体遗传缺陷的病人中42%~70%有感音神经性耳聋。

1970年美国婴幼儿听力联合委员会提出对新生儿进行听力筛查，并开始了高危因素登记。20世纪90年代实施普遍筛查模式，即所有新生儿接受耳声发射或自动听性脑干反应筛查，在尚不具备条件的机构告知监护人在3月龄将新生儿转诊到有条件的筛查机构完成听力筛查，确诊病例在6月龄开始干预，有听力损伤的患儿必须随访。目前，耳声发射（OAE）和自动听性脑干反应（AABR）技术是国际上较为公认的听力筛查技术,采用OAE进行新生儿听力筛查存在较高的漏诊率，采用AABR进行新生儿听力筛查存在较低的灵敏度，且2种方法均为产后筛查。

21世纪国内外学者提出“新生儿听力及基因联合筛查”的理念，即在广泛开展新生儿听力筛查的基础上融入耳聋基因筛查。随着技术的突飞猛进遗传性耳聋基因检测的方法主要有：荧光PCR法、ARMS-PCR法、微阵列芯片法，还有近年来迅速发展的二代高通量测序方法（NGS）。上述技术的基本原理及方法参见本篇第三、四章相关内容。

国内现已经上市的产品有九项遗传性耳聋基因检测试剂盒（微阵列芯片法），十五项遗传性耳聋相关基因检测试剂盒（微阵列芯片法），四项耳聋基因检测试剂盒（ARMS-PCR 法），耳聋易感基因检测试剂盒（PCR+导流杂交法）等试剂盒。国外现在主流采用ngs技术进行检测，主要研究GJB2基因，COCH基因，EYA4基因,OTOF基因,STRC基因,MYO6基因,MYO7A基因,PCDH15基因,USH2A基因,KCNQ4基因,WFS1基因,MYH14基因,CDH23基因等。

总之，对这些突变的检测可以早期发现听力损失、并早期干预。总之，通过基因检测可以知道耳聋患者及其家属是否携带目前研究的耳聋热点基因，为耳聋患者（或耳聋潜在患者）及其家属提供用药、生活注意事项等的科学指导，还能为他们提供遗传咨询、生育聋儿风险率评估、产前诊断、人工耳蜗植人手术疗效预测等的科学依据。新生儿耳聋基因筛查对减少耳聋发生率意义重大。

二、检测技术与方法

检测遗传性耳聋基因突变的方法非常多，各检测方法原理不尽相同，各有优缺点，其比较结果见表5-6-4。

表5-6-4　各检测方法不同点比较

方法类别	方法名称	优点	缺点	适用性
测序法	离子半导体测序	简单、快速、准确、灵活和低成本；不需要激发光、CCD 成像仪或任何的荧光标记，能直接并快速“读”出 DNA 序列	测序成本高、时间长	中等规模测序项目的最佳选择
PCR 法	ARMS-PCR	操作最为简单，灵敏度高（1%），适于对肿瘤组织中突变比例较低的体细胞突变进行检测	通量低，只试用于已知位点的突变检测	对小样本、低突变比例的体细胞突变进行检测
	TaqMan-MGB 探针法	通量较高，操作简单，仪器设备易普及	需要根据不同的序列，合成不同的探针，探针较昂贵	适用对相同位点、大样本标本进行检测
其他	微阵列技术	可进行基因的高通量、大规模、平行化、集约化的信息处理和功能研究	技术成本昂贵、复杂、重复性差，不能检测未知基因	适用于大规模、高通量的检测

三、操作要点及注意事项

（一）测序法

1. Sanger 测序

（1）试剂组成　A部分：扩增缓冲液，扩增引物，阳性对照品，阴性对照品。B部分：磁珠悬液B1，磁珠悬液B2，定量荧光染料，定量缓冲液，定量标准品#1，定量标准品#2。

（2）设备环境　基因测序仪 BioelectronSeq 4000。

第五篇　核酸和基因检测试剂

（3）操作　待测DNA的提取、纯化和质检，反应液配制，文库构建及定量、文库测序，数据分析。

（4）结果判定　试剂盒内阳性对照品（PC）和阴性对照品（NC），要求检测结果满足阳性对照品应与其基因型别符合，阴性对照品检测结果为野生型，否则本次试验结果视为无效。

（5）注意事项及干扰因素

1）鉴于目前医学检测技术水平的限制及个体差异等不同原因，即使在实验人员已严格按照操作规程的前提下，仍有可能出现假阳性或假阴性结果。

2）结果建议：检测结果仅供临床参考，对患者临床结果的诊断应结合其症状/体征、病史、其他实验室检查等情况综合考虑。如检测结果含有致病性耳聋突变项，建议进行进一步的遗传咨询；如检测结果未发现耳聋致病突变，也不能排除由于该检测技术的局限性或其他无法预知的原因造成的假阴性结果。

（6）产品性能指标

1）检测限　应不高于2ng/μl，且符合相应基因型别。

2）准确性　采用检测范围内的国家阳性参考品或企业阳性参考品进行检测，结果均应符合相应的基因型别。

3）特异性　采用检测范围外的国家阳性参考品进行检测，结果均应为野生型；采用国家阴性参考品或企业阴性参考品进行检测，结果均应为野生型。

4）重复性　采用企业重复性参考品，用同一批次试剂盒重复检测10次，检测结果应为相应基因型别，且10次检测结果均应一致。

2. 微阵列技术

（1）试剂组成　A部分：芯片及盖片，20×SSC，10%SDS。B部分：PCR扩增引物混合物A1，PCR扩增引物混合物B1，PCR扩增试剂混合物A2，PCR扩增引物混合物B2，对照品，杂交缓冲液。

（2）设备环境　晶芯® LuxScan™ 10K微阵列芯片扫描仪。

（3）操作　按试剂盒使用说明书或实验室制定的SOP进行操作，主要操作过程如下：待测DNA的提取、纯化和质检，PCR扩增靶基因、磁珠捕获分离，磁珠杂交和结果检测。

（4）结果判定　通过实验结果判定基因突变的发生。

（5）注意事项及干扰因素　检测结果仅代表对相关位点的检测，不能作为患者是否有遗传性耳聋倾向的诊断和排除的唯一指标。

（6）产品性能指标　参见上述“Sanger测序”相关内容。

（二）PCR法

1. 探针扩增阻滞突变系统（ARMS）

参见本章第三节相关内容。产品性能指标参见上述“Sanger测序”相关内容。

2. TaqMan-MGB探针法

（1）试剂组成　引物、探针、dATP、dTTP、dCTP、dGTP、PCR缓冲液、无核酸酶水、Taq DNA聚合酶、阴性对照、阳性对照。

（2）设备环境　实时荧光定量PCR仪。

（3）操作　核酸提取→试剂仪器准备→PCR反应→结果分析。

（4）结果判定　通过样本检出Ct值来进行判定位点突变情况。

（5）注意事项及干扰因素

1）应该带一次性乳胶手套并经常更换，在试剂准备室和样本处理室应该配备负压式生物安全柜，以防止对环境或对样品的污染。

2）实验中牵涉的有毒有害及有污染的样本及试剂应该严格按照生物安全相关规定操作和处理。

3）荧光探针应该避光保存，加入反应液后应尽快上机，以防探针猝灭。

4）所有试剂在开启之前都要瞬时离心；试剂配制完成后要瞬时离心以去除气泡。

5）实时荧光定量PCR实验无Ct值出现或无扩增信号的问题及解决方案　①实验的循环数不够，设计的循环数应该在35以上，可增加至45个循环，但不可高于45个循环。②通道选择不对，应该仔细阅读产品说明书，根据说明书的要求选择采光通道。③荧光采集位置设计有误，应该仔细阅读产品说明书，根据说明书的要求设置荧光信号采集位置。④引物或探针降解，要求厂家重新发货验证。⑤模板量不足，增大模板的加入量。⑥加入样品中存在PCR抑制物。⑦PCR仪器故障，找仪器工程师排除。⑧样本中不存在对应模板或样本选择错误。

6）实验中出现假阳性及其解决方案　①标本交叉污染，通过规范实验操作防止。②引物探针设计的特异性不够。③移液器使用引起的交叉污染，通过规范移液器使用方法来防止。④反应体系中Mg^{2+}浓度过高。

（6）产品性能指标　参见上述“Sanger测序”相关内容。

四、国内外相关技术方法对比

（一）国内标准

2018年5月，国家市场监督管理总局、国家标准委发布了一个国家标准标准《基于微阵列芯片的遗传性耳聋基因检测方法》，该行标于2018年12月正式实施。该行标主要规定了基于微阵列芯片的遗传性耳聋基因检测方法的术语和定义、原理、材料、样本采集与处理、操作方法、芯片结果判定和结果判定等。

深圳市标准化指导性技术文件SZDB/Z 122—2015《新生儿听力与遗传性耳聋基因联合筛查标准》，本标准规定了新生儿听力与遗传性耳聋基因联合筛查的筛查对象和模式听力与遗传性耳聋基因联合筛查流程筛查前宣传教育听力与遗传性耳聋基因筛查程序、筛查结果处理及追踪随访的要求。

本标准适用于新生儿听力与遗传性耳聋基因联合筛查的机构通过听力与遗传性耳聋基因的联合筛查可使先天性耳聋患儿、具有迟发性耳聋风险的高危儿、以及具有药物敏感性耳聋风险的高危儿得到早发现、早诊断、早干预并指导临床用药。

（二）国内标准物质

标准物质也可理解为参考物质是一把衡量的标尺相应，对于评价诊断试剂的产品性能具有至关重要的作用。中国食品药品检定研究院公布了《第四期注册检验用体外诊断试剂国家标准品和参考品目录》中含有耳聋基因突变检测国家参考品（编号360013），涵盖中国人群中较为常见的4个遗传性耳聋基因的20个致病位点，为相关体外诊断试剂盒的注册检测及临床检验室间质评提供优质可靠的参考品。

起草人：高飞（中国食品药品检定研究院）

复核人：杨忠（北京市医疗器械检验所）

第七章
肿瘤基因检测试剂

第一节　白血病 BCR/ABL1 融合基因检测试剂

一、概述

（一）BCR/ABL1 融合基因

慢性粒细胞白血病（chronic myelogenousleukemia,CML）是一种恶性的造血干细胞克隆性增殖疾病,其中95%以上CML患者的血细胞中携带着费城染色体（philadelphia chromosome，Ph）。Nowell等发现费城染色体（Ph）是由9号染色体长臂（9q34）上的原癌基因abl和22号染色体长臂（22q11）上的基因bcr发生易位，形成BCR-ABL融合基因。多数慢性髓性白血病（CML）和部分急性淋巴细胞白血病（acute lymphoblastic leukemia,ALL）患者存在Ph染色体和*bcr/abl1*融合基因。因此，BCR-ABL融合基因是CML的重要诊断指标之一,转录水平的动态变化是白血病预后判断的可靠指标,可以用来预测白血病治疗后复发。

BCR-ABL融合基因中，BCR基因的断裂点通常在主要断裂点簇区（major bcr，M-bcr），它覆盖外显子12至外显子16，与ABL基因的外显子2断裂点融合，转录成e13a2（b2a2）或e14a2（b3a2）型mRNA，编码210 kD的融合蛋白（p210）。p210具有酪氨酸激酶活性，在CML慢性期发病机制中起着重要作用，见于90%以上的CML和33%的Ph^+的急性淋巴细胞白血病（ALL）患者。BCR基因断裂点发生在次要断裂点簇区（minor-bcr, m-bcr）比较少见，位于2个外显子e2’和e2之间的区域，转录成e1a2型mRNA，编码190 kD的融合蛋白（p190），见于2/3的Ph^+的ALL以及慢性粒细胞-单核细胞白血病（chronic myelomonocyticleukemia,CMML）患者。另外BCR断裂点发生在μ断裂点簇区（μ-bcr）极其罕见，位于外显子19和20之间,转录成e19a2型mRNA，编码230 kD的融合蛋白（p230）,见于Ph^+的慢性中性粒细胞白血病（chronic neutrophilicleukemia,CNL）。

（二）相关疾病

1. 慢性粒细胞白血病（chronic myelogenousleukemia,CML）　慢性粒细胞白血病（CML）是骨髓造血干细胞克隆性增殖形成的恶性肿瘤，占成人白血病的15%，我国CML的年发病率为0.39~0.55/10万，且90%~95%的CML患者能够检测到BCR/ABL1融合基因。BCR/ABL1不仅能够作为CML的鉴别诊断依据，与其他的骨髓增生性肿瘤（myeloproliferative neoplasms, MPNs）相区别，还是酪氨酸激酶抑制剂（tyrosine kinase inhibitors，TKI）的治疗靶点，以伊马替尼为代表的TKIs已经广泛用于CML的临床治疗，使得CML患者的生存状况大幅提升，10

年无进展生存期（progression-free survival，PFS）可达80%。

此外，美国国立综合癌症网络（National Comprehensive Cancer Network，NCCN）指南关于CML疗效评估的内容中指出：BCR/ABL1融合基因在治疗后3个月、6个月、12个月、15个月后的定量水平不仅能够评估TKIs治疗效果，还能提示耐药的发生。尽早实现完全分子生物学反应（Complete molecular response，CMR）是CML治疗的目标，目前国际上CMR的要求为BCR/ABL的相对比例低于$10^{-4.5}$（MR4.5），见表5-7-1。

表5-7-1 一线酪氨酸激酶抑制剂（TKI）治疗慢性髓性白血病慢性期患者治疗反应评价标准（中国慢性髓性白血病诊断与治疗指南，2016年版）

时间	最佳反应	警告	治疗失败
3个月	至少达到PCyR（Ph^+细胞≤35%）BCR-ABLIS≤10%	未达到PCyR（Ph^+细胞36%-95%）BCR-ABLIS>10%	未达到CHR 无任何CyR（Ph^+细胞>95%）
6个月	至少达到CCyR（Ph^+细胞=0）BCR-ABLIS≤1%	达到PCyR但未达到CCyR（Ph^+细胞1%-35%）BCR-ABLIS 1%-10%	未达到PCyR（Ph^+细胞>35%） BCR-ABLIS>10%
12个月	BCR-ABLIS≤0.1%	BCR-ABLIS>0.1%且≤1%	未达到CCyR（Ph^+细胞>0） BCR-ABLIS>1%
任何时间	稳定达到MMR	CCA/Ph-（-7或7q-）	丧失CHR或CCyR或MMR，出现伊马替尼或其他TKI耐药性突变，出现CCA/Ph^+

注：最佳反应和警告中的评价标准均指在完全血液学反应（CHR）的基础上；CyR：细胞遗传学反应；PCyR：部分细胞遗传学反应；CCyR：完全细胞遗传学反应；MMR：主要分子学反应；IS：国际标准化；CCA/Ph^-：Ph^-基础上的其他克隆性染色体异常；CCA/Ph^+：Ph^+基础上的其他克隆性染色体异常

2. 急性淋巴细胞白血病（acute lymphoblastic leukemia,ALL） 急性淋巴细胞白血病（ALL）是一种异质很强的血液肿瘤，其特征是骨髓、外周血和其他器官中出现不成熟淋巴细胞增殖，ALL多出现在20岁以下的儿童或青年中（57.2%），诊断时中位年龄15岁。但是BCR/ABL1融合基因在成人患者中出现比例较高（25%），且以P190类型为主。NCCN指南根据BCR/ABL1融合基因检出与否，将患者进行分组，对BCR/ABL1融合基因阳性患者建议采用与CML相同的TKIs治疗，治疗效果较BCR/ABL1阴性患者好。与CML类似，BCR/ABL1融合基因在疗程结束后的定量水平能够评估TKIs治疗效果。

二、检测技术与方法

目前检测BCR/ABL1融合基因或Ph染色体的方法主要有：骨髓传统显带分析（chromosome banding analysis, CBA）、荧光原位杂交（fluorescence in situ hybridization, FISH）和实时荧光定量PCR（Real-time quantitative polymerase chain reaction, RT-qPCR）。

1. 骨髓传统显带分析（CBA） 骨髓传统显带分析（CBA）是以分裂中期染色体为研究对象，根据染色体的长度、着丝点位置、长短臂比例、随体的有无等特征，并借助显带技术对染色体进行比较分析，根据染色体结构和数目的变异情况来进行诊断。通过核型分析不仅能够观察到 Ph 染色体，还能够对每个细胞中染色体变异的情况进行全面的了解。

但是，CBA的对于样本的要求较高（细胞需具备分裂活性）、处理流程复杂（培养、固定、染色等）、检测周期长（1周以上）。此外，该法的分辨能力有限（1%~5%），受主观因素影响较大，因此在观察鉴别复杂核型以及低频、微小的染色体异常上能力不足。

2. 荧光原位杂交（FISH） FISH 是利用报告分子（如生物素、地高辛等）标记核酸探针，然后将探针与染色体上的靶 DNA 杂交，若两者同源互补，即可形成靶 DNA 与核酸探针的杂交体，通过报告分子与荧光素标记的特异亲和素之间的免疫化学反应，经荧光检测体系在镜下对 DNA 进行定性、定量或相对定位分析，可通过观察 BCR 与 ABL 荧光探针的相对位置，直观的判断 BCR/ABL1 融合是否发生。当 BCR 基因和（或）ABL 基因重排发生时，会出现绿色（G）和（或）红色（R）信号断裂，融合发生时会出现红绿融合信号（F）。相比于细胞因子微球检测技术（cytometric bead array system, CBA），FISH 检测操作简便，无需细胞培养，敏感性更高（0.1%~5%），更适于微小残留白血病（minimal/measuarable residual disease，MRD）的检测。

但是，FISH只能检测指定的已知位点异常，无法全面了解所有的细胞遗传学异常；且普遍的检测方案针对BCR/ABL1的具体亚型（P190/P210/P230）不具备鉴别能力。此外，由于基于FISH平台尚未建立细胞遗传学缓解（（complete cytogenetic remission, CCyR）的判断终点，因此NCCN指南不建议将FISH作为监测TKI治疗反应的首要指标。

3. 实时荧光定量 PCR（real-time quantitative polymerase chain reaction） 实时荧光定量 PCR 技术，又称 qPCR（quantitative PCR），是指在 PCR 反应体系中加入荧光基团，利用荧光信号积累实时监测整个 PCR 进程，最后通过标准曲线对未知模板进行定量分析的方法。qPCR 能够在较大的动态检测范围中（10^2~10^7）提供精确的目标基因定量数据，能够很好的满足 BCR/ABL1 融合基因在 CML 初发患者和缓解期患者的检测需要。此外，qPCR 实验周期较短（3 个小时），分析较为简便，且能够一次完成几十到几百的检测（随仪器通量而定），显著提高了检测的效率。

最重要的是，qPCR的灵敏度较前两种方法较高（0.001%~0.01%），是唯一能够在患者达到完全细胞遗传学缓解（CCyR）后继续监测BCR/ABL的方法。qPCR的另一个主要优点是外周血和骨髓的结果之间有很强的相关性，可以在骨髓无法获取的情况下通过外周血进行BCR/ABL1监测。

以上3种方法各有优缺点，见表5-7-2。

表 5-7-2　常见BCR/ABL1检测方法比较

	优点	缺点
骨髓传统显带分析（CBA）	成本低、展示遗传学异常全貌	检测流程繁琐、周期长、样本要求高（骨髓）、灵敏度较低、人为因素影响大
荧光原位杂交（FISH）	高特异性、无需培养、操作简便	无法了解其他遗传学异常、无法鉴别 BCR/ABL 亚型
实时荧光定量 PCR（qPCR）	高灵敏度、结果可定性 / 定量、高通量、操作简便，实验周期短	只能检测已知融合类型

三、操作要点及注意事项

（一）骨髓传统显带分析（CBA）

1. 主要试剂 骨髓培养基、甲醇、冰乙酸、磷酸氢二钠、磷酸二氢钾、氯化钾等。

保存条件：骨髓培养基保存于-20℃冷冻环境，甲醇常温保存于避光处，其余成品试剂常温保存。

2. 样本要求

（1）标本类型 无菌穿刺采集的骨髓。

（2）标本采集 骨髓标本使用中心配送的真空肝素钠抗凝管（BD公司）和采血针进行无菌采集，采集后立即轻轻颠倒充分混匀，以免凝血。

（3）标本验收 有溶血、凝血现象，经冷冻、高温环境中放置或接收时距标本采集时间超过4小时的标本视为不合格标本。

（4）标本储存 常温18~28℃。

3. 实验操作 依次经过：①骨髓细胞培养，②骨髓细胞收获，③染色体标本制片，④染色体分带（G显带/R显带），⑤染色体核型分析的环节，完成整个显带分析检测。

4. 结果判定 肉眼镜下分析计数后，依据ISCN1995标准，结合辅助电脑分析系统定性判断核型结果。

5. 方法学特征 骨髓染色体检查采用了传统的细胞遗传学染色体核型分析方法，即传统G显带技术，本方法自细胞遗传学发展以来作为一切染色体检查的基础项目，高分辨显带以及原为荧光杂交等新技术等都依赖于本方法的前期处理以及最后结果的定性，是染色体检查的金标准。

6. 实验室注意事项

（1）培养箱温度保持恒定。

（2）在低渗处理时期细胞吹打要适宜，避免细胞破碎及粘团。

（3）固定技术是制备良好分散的染色体的重要步骤。

（4）固定液每次使用必须新鲜配制。

（5）选用洁净的冷藏保存的载玻片一定要非常干净。

（6）烤片的温度不宜过高和时间不宜过长。

（二）BCR/ABL融合基因检测（FISH法）

1. 主要试剂 BCR/ABL（DF）杂交液（主要成分为GSP BCR探针、GSP ABL探针、甲酰胺、SSC、硫酸葡聚糖）、DAPI复染剂（主要成分为DAPI和抗褪色剂）。

2. 主要仪器 各种荧光显微镜，适合DAPI（367/452）、Green（496/520）及Red（555/565）观察的滤块、双通滤块。

3. 样本要求

（1）适用样本类型 骨髓。

（2）样本采集 2~3ml（肝素钠抗凝），样本量依病人具体情况而定，如再障的病人白细胞较少，应加大采集。

（3）样本保存及运输　收集后2小时内处理，样本运送建议用4~8℃。

4. 实验操作

依次经过：①样品处理，②制片，③玻片预处理，④样品和探针同时变性，⑤杂交后洗涤及复染，⑥结果分析，⑦质量控制。

5. 结果判定　计数至少 200 个细胞，出现 1 个及以上融合信号类型的细胞记为异常细胞；出现 2R2G 信号类型的细胞记为正常细胞。

（1）若出现1R1G1F信号类型的异常细胞的比例大于阴性阈值A时，视为发生BCR/ABL融合。

（2）若出现1R1G1F信号类型的异常细胞的比例小于阴性阈值A时，视为未发生BCR/ABL融合。

（3）若出现除1R1G1F信号类型外其他融合信号类型的异常细胞的比例大于阴性阈值B时，视为发生BCR/ABL融合。

（4）若出现除1R1G1F信号类型外其他融合信号类型的异常细胞的比例小于阴性阈值B时，视为未发生BCR/ABL融合。

（5）若出现异常细胞的比例等于阴性阈值时，应加大计数数目或分析整张片子。如果仍小于或等于阴性阈值，视为未发生BCR/ABL融合；否则视为发生BCR/ABL融合。

6. 主要性能指标

（1）杂交效率　对临床样本制备的5例阴性参考品和5例阳性参考品进行检测，无杂交信号的细胞百分比为0%，杂交效率为100%。

（2）灵敏度和特异性　对50个中期染色体的杂交性能进行评估，染色体上均发生在镜下被肉眼识别的信号。杂交液的ABL基因（9q34）位置、BCR基因（22q11）位置分别显示红色和绿色荧光，分析灵敏度可以达到100%；无染色体位点之间的交叉杂交现象，杂交只出现在2种探针预期的靶区域中，分析特异性达到100%。

（3）准确度　对临床确认的FISH检测10例阳性和10例阴性样本进行测试，检测结果符合率100%。

（4）干扰试验　骨髓样本中的内源成分和作为抗凝剂的肝素钠不会干扰试验结果。

（5）对比试验　本试剂盒与国外同类产品检测临床样本是否发生BCR/ABL融合基因具有相似性能。

（6）临床试验　共检测1056例临床样本，与对照试剂检测结果相比，本试剂盒检测结果的阳性符合率99.5%、阴性符合率99.9%、总符合率99.7%，κ 值高达0.994（$P<0.001$）。

7. 检验方法的局限性　本试剂盒所述的阳性信号类型代表了临床上常见的、但不是所有的异常信号类型。考虑到临床应用的可靠性，本试剂盒只检测 BCR/ABL 融合而不区分患者为 CML 还是 ALL（即不区分 M-BCR 和 m-BCR 易位），需结合其他方法，如 PCR 检测进行判断。此外，临床操作人员对荧光信号的判定和不符合本说明书要求的操作也可能会影响结果判定。检出结果仅供临床参考，不能单独作为确诊或治疗的依据。

（三）白血病相关融合基因检测试剂盒（RT-PCR法）

1. 主要试剂　白血病融合基因定量检测试剂盒，RNA 抽提试剂盒。

2. 主要仪器 荧光定量 PCR 仪（ABI7300、ABI7500、ABI7900、Lightcycle 480、Stratagene MX3000P 等）。

3. 样本要求 使用 EDTA 抗凝管采集。将 2ml 骨髓或外周血标本破红后加 500μl 以上 Trizol 混合，震荡混匀后保存，运输时需冷藏保存，请放置冰袋进行运输。

注：标本和Trizol必须充分混匀，请剧烈震荡混匀。

4. 实验操作 根据白血病相关基因检测试剂盒的标准操作流程，把抽提好的样本 RNA 加入相应检测的反应液中，放入荧光定量 PCR 仪中检测。关于反应体系配置及 PCR 扩增程序详见说明书。

5. 结果判定 四个参考品的 Ct 值应≤ 36，标准曲线拟合度的绝对值应≥ 0.980。

阴性对照的Ct值必须≥ 38或显示“Undet”；强阳性对照的C_t值应≤ 32.0；临界阳性对照的Ct值应大于强阳性对照的Ct值，且≤ 36.0。

（1）定性判定

1）在标本内参反应液Ct值≤ 36时 ①如果BCR-ABL反应液Ct值≤ 36时，检测结果判定为BCR-ABL融合基因阳性。②如果BCR-ABL反应液Ct值≥ 38时，检测结果判定为BCR-ABL融合基因RNA低于最低检出极限。③如果BCR-ABL反应液36<Ct值<38时，重新进行PCR检测。重新检测后，若BCR-ABL反应液Ct值<38，BCR-ABL融合基因阳性；若BCR-ABL反应液Ct值≥ 38，BCR-ABL融合基因RNA低于最低检出极限。

2）对于内参反应液Ct值>36且BCR-ABL反应液Ct值>36的标本，需对该样本加大取样量，重新抽提后进行PCR检测，结果判定按上表进行判定。如仍出现内参反应液Ct值>36且BCR-ABL反应液Ct值>36情况，则判定样本不符要求。

（2）定量判定 在标本BCR-ABL融合基因为阳性且BCR-ABL和内参基因的检测浓度均大于等于1×10^2copies时，进行下列定量结果分析。

参考品1~4在BCR-ABL和内参反应中分别设定为：1×10^6，1×10^5，1×10^4，1×10^3copies，在扩增结束后，用获得的相应两条标准曲线，分别得到各标本BCR-ABL的检测浓度（A）和内参基因的检测浓度（B）。

1）若标本BCR-ABL RNA检测浓度（即A）>1×10^7copies,应不在线性范围内，需酌情适当稀释后重测。若标本：内参 RNA检测浓度（即B）>1×10^7copies,应不在线性范围内，需酌情适当稀释后重测。

2）若标本1×10^2copies ≤ BCR-ABL RNA检测浓度（即A）≤ 1×10^7copies，且1×10^2copies ≤内参RNA检测浓度（即B）≤ 1×10^7copies，则报告为BCR-ABL的检测浓度（A）和内参基因的检测浓度（B）的比值即（A/B）× 100%。

当本试剂盒在检测最小残留病灶时，为了能检测到低至万分之一的融合基因，对于治疗后的病人，其内参基因的检测Ct值必须小于23。

为了精确定量，在内参Ct值小于21时，建议RNA原液进行融合基因检测，原液稀释100倍后进行内参基因检测，以保证相应检测基因的浓度均在线性范围内，此时报告为融合基因的检测浓度（A）和内参基因的检测浓度（B）的比值即（A/B）× 1%。

6. 主要性能指标

（1）试剂盒外观 试剂盒外观完好，各管封闭性能良好，无渗漏，标识清晰，装量准确。

（2）能从骨髓中检测出白血病融合基因BCR-ABL 210和BCR-ABL 190的RNA，不能从骨髓中检测出其他类型的白血病相关融合基因。

（3）灵敏度（最低检出限）1×10^2copies。

7. 方法的局限性　荧光PCR方法在具有高特异性、准确性和灵敏度的同时只能检测已知确定的相关融合基因的RNA。

8. 实验室要求　符合要求的PCR实验室，要求试剂准备区、样本制备区、扩增及产物分析区这个三个区独立分开，且PCR实验相关试剂只能按照试剂准备区→样本制备区→扩增及产物分析区这样一个顺序单向流通，不可逆向流通。其他相关要求可参照《医疗机构临床基因扩增检验实验室工作导则》。

四、国内外相关技术方法对比

（一）国内外标准及指南

目前国内尚未批准该类产品的行业标准。但是国内外有相关的技术指南。在中国慢性髓性白血病诊断与治疗指南（2016年版）和NCCN临床实践指南：慢性髓性白血病（2019.V1）中，关于BCR/ABL1融合基因的检测方法，均提及qPCR技术，尤其是在评价CML是否达到分子学缓解，实时荧光定量PCR技术成为唯一能够评价该指标的方法学。但是，存在不同实验室的检测值意义不同的问题。1996年国际上就提出通过转换系数，将各实验室的BCR/ABL1检测值转换为国际标准值（BCR-ABLIS），实现其可比性。因此，目前用于评估CML患者TKIs疗效的指标需为BCR-ABLIS。

目前国家药品监督管理部门批准了上海源奇生物医药科技有限公司的白血病相关融合基因检测试剂盒（RT-PCR法），用于对临床骨髓标本中的白血病相关融合基因BCR-ABL、PML-RARa及AML1-ETO的RNA进行定性检测。白血病相关融合基因检测试剂盒（RT-PCR法本试剂盒，用于体外定性检测抗凝骨髓标本中白血病相关BCR-ABL、PML-RARa及AML1-ETO融合基因。北京金菩嘉医疗科技有限公司的3种BCR/ABL融合基因检测试剂盒（荧光原位杂交法），用于检测白血病骨髓细胞中BCR/ABL融合基因的存在。广州安必平医药科技股份有限公司的AML1/ETO融合基因检测试剂盒（荧光原位杂交法），该产品用于定性检测白血病患者骨髓样本中的AML1/ETO融合基因。广州安必平医药科技股份有限公司的PML/RARA融合基因检测试剂盒（荧光原位杂交法），定性检测白血病患者骨髓样本中的PML/RARA融合基因，仅用于初治病人的分子分型的辅助诊断。广州安必平医药科技股份有限公司的BCR/ABL（DF）融合基因检测试剂盒（荧光原位杂交法），用于定性检测白血病患者骨髓样本中的BCR/ABL融合基因，仅用于初治病人的分子分型的辅助诊断。

（二）标准物质进展

目前暂无检测相关的国际标准物质，企业根据注册技术审查指导原则要求，配制企业参考品，用于评价申报产品性能。

第二节 EGFR 基因检测试剂

一、概述

表皮生长因子受体(epidermal growth factor receptor，EGFR)基因位于人类7号染色体短臂7p12~14区，由28个外显子组成，属于受体络氨酸激酶(TKI)家族。它是一种跨膜酪氨酸激酶受体，该受体激酶域激活与癌细胞增殖、转移和凋亡等多种信号传导通路有关。

目前针对EGFR已开发出多种靶向药物，其中EGFR-TKI在治疗非小细胞肺癌(NSCLC)临床疗效明显，已被推荐为晚期患者的一线药物。常用的EGFR-TKI包括吉非替尼和厄洛替尼，是目前NSCLC患者最有效的靶向药物。研究发现，EGFR基因络氨酸激酶区存在多种突变，主要集中在外显子18~21上，其中以19号外显子的缺失突变以及21号外显子L858R突变最为常见。这些突变与靶向药物吉非替尼和厄洛替尼的疗效显著相关，对于NSCLC患者选择用药的疗效预测有重要作用。FDA要求对拟采用易瑞沙、特罗凯等EGFR-TKI治疗的患者进行EGFR基因突变检测。我国《非小细胞肺癌临床实践指南》中明确指出EGFR与TKI的敏感性之间存在显著关联，特别是外显子19缺失和外显子21（L858R，L861)、外显子18（G719X，G719)以及外显子20（S768I)突变。

二、检测技术与方法

目前检测EGFR基因突变的方法有测序法、液相芯片法、限制性片段长度多态性法、聚合酶链式反应-单链构象多态性分析(PCR-SSCP)法，荧光定量PCR法、数字PCR法等。基本原理参见本篇第三章。其中液相芯片法基本原理如下。

液相芯片又称悬浮阵列、流式荧光技术，是基于美国Luminex 公司研制的多功能流式点阵仪(Luminex 100TM)开发的多功能生物芯片平台，液相芯片体系由许多大小均一的圆形微球(直径5.5~5.6 μm)为主要基质构成，每种微球上固定有不同的探针分子，将这些微球悬浮于一个液相体系中，就构成了一个液相芯片系统，利用这个系统可以对同一个样品中的多种不同分子同时进行检测，在液相系统中，为了区分不同的探针，每一种固定有探针的微球都有一个独特的色彩编号，或称荧光编码。在微球制造过程中掺入了红色和橙色两种荧光染料(这两种染料各有10种不同区分)，从而把微球分为100种不同的颜色，形成一个具有独特光谱地址的含有100种不同微球的阵列。不同颜色微球在分类激光激发下产生的荧光互不相同，这种分类荧光是识别不同微球的唯一途径。利用这100种微球，可以分别标记上100种不同的探针分子。检测时先后加入样品和报告分子与标记微球反应，样品中的目的分子(待检测的抗原或抗体、生物素标记的靶核酸片段、酶等)能够与探针和报告分子特异性结合，使交联探针的微球携带上报告分子藻红蛋白，随后利用仪器(如Luminex 100)对微球进行检测和结果分析。Luminex 100采用微流技术使微球快速单列通过检测通道，并使用红色和绿色两种激光分别对单个微球上的分类荧光和报告分子上的报告荧光进行检测。红色激光可将微球分类，从而鉴定各个不同的反应类型(即定性)；绿色激光可确定微球上结合的报告荧光分子的数量，从而确定微球上结合的目的分子的数量(即定量)。因此，通过红绿双色激光的同时检测，完成对反应的实时、定性和定量分析。

三、操作要点及注意事项

测序法、限制性片段长度多态性分析（RFLP）、荧光定量PCR等方法的操作要点及注意事项参见本篇第六章相关内容。

（一）液相芯片

1. 试剂组成　悬浮芯片系统、羧基化荧光微球、链亲和素－藻红蛋白等。

2. 设备环境　悬浮芯片系统、涡旋震荡仪、离心机、摇床、流式点阵分析仪。

3. 操作　偶联→杂交→上样→仪器检测。

4. 结果判定　通过红绿两束激光分别检测微球编码和报告荧光信号来达到定性和定量的目的。

5. 注意事项及干扰因素

（1）不要用TE溶解氨基标记的探针，用分子生物级水。

（2）EDC极易潮解，避免在冰冷情况下打开瓶盖。

（3）偶联反应在很短时间内即可发生，在加入EDC后迅速涡旋震荡。

（4）Beads尽量避光，用锡纸包裹或用棕色EP管。

（5）用头比较细的吸头或凝胶上样的吸头弃上清。

（二）聚合酶链反应－单链构象多态性分析（PCR-SSCP）

1. 试剂组成　PCR Buffer、Taq 酶、甲酰胺、TEMED、过硫酸铵、显色液。

2. 设备环境　PCR 仪、电泳仪。

3. 操作　PCR 扩增靶 DNA → PCR 产物变性成单链 DNA 分子→聚丙烯酰胺凝胶电泳→显色分析结果。

4. 结果判定　单链凝胶电泳时，互补单链迁移率不同，一般形成两条单链带。PCR 产物进行单链凝胶电泳之前，通过加热变性产生单链。如变性不彻底，残留双链亦可形成一条带。因此，PCR-SSCP 分析结果至少显示三条带。但是，由于一种 DNA 单链有时可形成两种或多种构象，也存在检出三条或四条单链带的可能。

5. 注意事项及干扰因素

（1）DNA片段的大小和组成　用于SSCP分析的DNA片段越小，检测的敏感性越高。< 200 bp的DNA片段检出率为90%，200~500 bp的DNA片段检出率为70%~80%，而 > 500 bp的DNA片段检出率 < 50%。对于大于400bp的PCR产物就需要设法进一步处理，可以用限制性酶消化PCR产物，产生小于400bP的DNA片段，再进行SSCP分析。另一方面，核酸片段中碱基的组成以及突变位点临近的核酸序列也可能影响其电泳速度，如富嘌呤序列较富嘧啶序列对碱基变异更敏感。

（2）PCR产量和特异性　PCR扩增产物的高度特异性是SSCP成功的前提。首先要优化PCR反应条件，以免非特异扩增带干扰结果分析；其次要避免PCR操作过程的污染。在使用大量PCR产物时，变性的单链DNA会很快地复性，从而影响SSCP检测的敏感性；但如果减少PCR产量，则可能因为单链DNA太少而降低敏感性，所以上样量也要进行摸索。

（3）游离引物可能同 PCR产物结合而改变其泳动率，即使游离引物量为6nM都有明显影响。因此，应尽可能除去游离引物。可以采用不对称引物扩增方法，尽可能消耗多余的引物。也可以运用过柱或磁性球方法纯化PCR产物。或者是稀释PCR产物，减少游离引物的干扰。

（4）凝胶中加入低浓度的变性剂，如5%~10%甘油、5%尿素或甲酸胺、10%二甲亚砜（DMSO）或蔗糖等有助于提高敏感性，可能是因为轻微改变单链DNA的构象，增加分子的表面积，降低单链DNA的泳动率。但有些变异序列却只能在没有甘油的凝胶中被检出。因此，对同一序列使用2~3种条件做SSCP，可能提高敏感性。

（5）凝胶浓度和交联度决定凝胶孔径大小，因而影响单链DNA泳动速度和对构象的分辨率。不同大小DNA片段的最适浓度不同，本人以往实验根据有关文献选择了8%凝胶。凝胶浓度不同，突变带的相对位置也不相同，如果在进行未知突变种类的SSCP分析时，最好采用两种以上凝胶浓度，这样可以提高突变种类的检出率。凝胶的厚度对SSCP分析也很重要，凝胶越厚，背景越深，在上样量较多的前提下，尽量使凝胶越薄越好。

（6）单链DNA的构象取决于温度和分子内部弱的稳定力之间的平衡，温度是SSCP分析中至关重要的影响因素，不同的DNA片段应尽可能调试在最适温度下进行电泳，一般4~15℃之间。但由于在电泳时温度会升高，为确保电泳温度相对恒定，应采取以下措施：减少凝胶厚度，降低电压，有效的空气冷却或循环水冷却等。

（7）在电泳过程中除环境温度外，电压过高也是引起温度升高的主要原因，因此，在没有冷却装置的电泳槽上进行SSCP时，开始的5分钟应用较高的电压（550V），以后用400V左右电压进行电泳。这主要是由于开始的高电压可以使不同立体构象的单链DNA初步分离，而凝胶的温度不会升高。随后的低电压电泳可以使之进一步分离。在实验中应根据具体实验条件确定电泳电压。

（三）数字PCR（Bio-Rad的微滴式数字PCR系统为例）

1. 试剂组成 ddPCR预混液、引物、探针、微滴发生油、微滴分析油。

2. 设备环境 数字PCR系统（包括：微滴生成仪、微滴分析仪）、热循环仪、热封仪。

3. 操作 开机预热→反应体系配制→生成微滴→上机完成PCR反应→数据生成与分析。

4. 结果判定 反应结束后通过散点图判断样本的扩增情况。另外在进行实验时，需要对每个探针做一个阴性对照，因试剂或者仪器会存在一定的背景信号，判读实验结果时，需根据阴性对照排除试剂或仪器固有的背景信号，可简单调整散点图，使实验结果更加准确。

5. 注意事项及干扰因素

（1）当gDNA的用量超过66ng时，建议使用限制性内切酶来消化。在处理质粒时，消化可将质粒线性化，获得超螺旋DNA，实现质粒的准确定量。此外，消化对于拷贝数分析也是很重要的，可确保串联重复的分离。在处理FFPE样品时，也建议消化，以确保所有降解的FFPE样品都能消化至相同程度。

（2）在评估拷贝数变异（CNV）时，特别是癌症样品时，必须确保参考检测稳定在每个基因组2个拷贝。在癌症样品中，参考检测本身往往扩增或缺失。因此，可建议尝试多个参考基因，并提供4种标准检测和57种近着丝粒检测，以确保CNV检出是正确的。

（3）反应中的液滴是静止不动的，降低了正常热扩散的速率。因此，热循环仪的升降温速率应降低至每秒2℃，以确保更均匀的热传递。

（4）对于Bio-Rad的微滴式数字PCR系统（ddPCR），每孔大约需要1~100000个拷贝的DNA靶分子。这相当于3.3pg~350ng的人基因组DNA。最好是每孔30000个拷贝。对于其他生物，每个拷贝的基因组大小需要计算。对于很小的基因组，如细菌和病毒，可能需要稀释几次，才能达到这个范围。对于基因表达实验，起始cDNA的量将取决于目标的表达水平。

（四）产品性能指标

人类EGFR基因突变检测试剂盒产品的关键性能指标通常应包括准确性、特异性、重复性（精密度）、最低检测限及稳定性项目，具体的指标要求可参考行业标准YY/T 1591—2017《人类EGFR基因突变检测试剂盒》医疗器械行业标准。其中阳性参考品设置应遵循的原则：①应包括试剂盒范围内所有突变类型；②参考品样本类型，常见突变位点参考品应为人基因组样本和细胞系样本，不接受质粒样本。阴性参考品设置应遵循的原则：①包括非人类基因组样本，如常见的微生物样本；②包括无相应靶序列发生突变的野生型样本；③包括试剂盒范围外的基因突变位点样本。

四、国内外相关技术方法对比

（一）国内外标准、注册技术审查指导原则比较

2017年12月11日，国家食品药品监管总局发布公告称，YY/T 1591—2017《人类EGFR基因突变检测试剂盒》医疗器械行业标准已经审定通过，予以公布。标准自2018年12月1日起实施。本标准规定了人类表皮生长因子受体基因突变检测试剂盒的要求、试验方法、标签和使用说明书、包装、运输和贮存。本标准适用于肿瘤组织或者细胞石蜡包埋切片、新鲜冰冻肿瘤组织提取的DNA样本中EGFR基因突变检测，外周血（浆）中EGFR基因突变检测可参照并制定符合外周血（浆）中EGFR基因突变检测所需的技术要求。本标准适用于定性检测人类EGFR基因突变，采用的技术方法有荧光PCR法、流式荧光杂交法、荧光PCR熔解曲线法、焦磷酸测序法和Sanger测序法等。本标准不适用于检测EGFR基因拷贝数变化的荧光原位杂交法；也不适用于检测EGFR基因突变的高通量测序法。

目前现行的注册技术审查指导原则为人表皮生长因子受体（EGFR）突变基因检测试剂（PCR法）注册技术审查指导原则。本指导原则旨在指导注册申请人对人表皮生长因子受体突变基因检测试剂注册申报资料的准备及撰写，同时也为技术审评部门对注册申报资料的技术审评提供参考。

（二）标准物质进展

目前暂无检测相关的国际标准物质，中国食品药品检定研究院研制了EGFR/ALK/MET基因突变检测国家参考品，可以良好的应用于以福尔马林固定石蜡包埋（FFPE）或新鲜冷冻的肿瘤组织为待测样本的相关试剂盒性能评价，适用于高通量测序（即第二代测序技术，NGS）、数字聚合酶链反应（ddPCR）和实时荧光聚合酶链反应（RT-PCR）等检测方法。EGFR国家参考品涵盖了EGFR基因18-21外显子突变，包括 EGFR-G719X、EGFR-L858R、EGFR-L861Q以及EGFR-ΔE746_A750等14种EGFR基因突变，见表5-7-3。

表 5-7-3 EGFR国家参考品

外显子	COSMIC ID	突变信息	突变类型	总计
18	COSM6252	EGFR-G719S	SNV	3
	COSM6239	EGFR-G719A	SNV	
	COSM6253	EGFR-G719C	SNV	
21	COSM6224	EGFR-L858R	SNV	2
	COSM6213	EGFR-L861Q	SNV	
20	COSM6240	EGFR-T790M	SNV	2
	COSM6241	EGFR-S768I	SNV	
19	COSM6225	EGFR-ΔE746_A750	INDEL	7
	COSM6223	EGFR-ΔE746_A750	INDEL	
	COSM23571	EGFR-ΔL747_T751	INDEL	
	COSM12678	EGFR-ΔE746_T751>A	INDEL	
	COSM12370	EGFR-ΔL747_P753>S	INDEL	
	COSM12382	EGFR-ΔL747_A750>P	INDEL	
	COSM12384	EGFR-ΔE746_S752>V	INDEL	

第三节 KRAS 基因检测试剂

一、概述

KRAS基因是EGFR信号通路中的一个重要基因，长约35kb，位于12号染色体，是ras基因家族成员之一，该基因编码的KRAS蛋白质与肿瘤的生成、增殖、迁移、扩散以及血管生成均有关系。KRAS基因在各种肿瘤中突变概率很高，常见突变位点为KRAS基因2号外显子的12、13号密码子，3号外显子的59、61号密码子和4号外显子117、146号密码子上。最常见的7个突变热点为：G12C、G12S、G12R、G12V、G12D、G12A、G13D，这7种突变占到了所有突变的90%以上。研究表明，KRAS基因突变与多种人类恶性肿瘤，如结直肠癌、肺癌、胰腺癌、白血病等相关，其中对结直肠癌而言，KRAS基因突变的结直肠癌患者对帕尼单抗或者西妥昔单抗的反应较差。《美国国立癌症综合网络结直肠癌临床实践指南》（2018.v3版）明确指出，所有转移性结直肠癌患者均应对其肿瘤组织进行KRAS基因突变检测。患者携带任何已知KRAS基因突变（外显子2、3、4）均不应使用西妥昔单抗或者帕尼单抗。《中国结直肠癌诊疗规范（2017年版）》也规定确定为复发或者转移性结直肠癌时，推荐检测肿瘤组织KRAS基因状态以指导进一步治疗。

二、检测技术与方法

目前针对KRAS基因突变的检测方法主要包括两大类，第一类是测序为基础的方法，包括Sanger测序法、焦磷酸测序法（Pyrosequencing）和二代测序法（NGS）等；另一类是以PCR为基础的方法，包括荧光定量PCR法（real-time PCR）、高效液相色谱分析法（HPLC）、高分辨率熔解曲线法（HRM）、数字PCR法（dPCR）等。基本原理参见本篇第三章。其中高效液相色谱分析法（HPLC）基本原理如下。

高效液相色谱是色谱法的一个重要分支，以液体为流动相，采用高压输液系统，将具有不同极性的单一溶剂或不同比例的混合溶剂、缓冲液等流动相泵入装有固定相的色谱柱，在柱内各成分被分离后，进入检测器进行检测，从而实现对试样的分析。变性高效液相色谱（DHPLC）是一种新的高通量筛选基因序列变异的技术，其原理是利用例子对反向高效液相色谱法在部分变性的温度条件下分离、识别野生型及突变型DNA双链，具有快速、自动化、敏感性、特异型高等特点，可用于基因突变的检测。

三、操作要点及注意事项

测序法、荧光PCR法、数字PCR法等方法的操作要点及注意事项参见本篇第六章。

（一）高效液相色谱法（HPLC）

1. 试剂组成　DNA 提取试剂盒、三乙胺乙酰盐、乙腈。

2. 设备环境　PCR 仪、DHPLC 仪、DNA SepCartridge 分离柱。

3. 操作　样本收集及 DNA 提取→ PCR 扩增目的片段→ PCR 产物变性→上机检测。

4. 结果判定　根据检测图谱的峰来判断基因突变情况。DHPLC 紫外检测系统在 260nm 波长处读取洗脱液中 DNA 成分的最大吸光值。吸光值经系统处理后，信号被输送到监视屏上形成 DHPLC 色谱曲线，即 DHPLC 峰型图，DHPLC 检测出 2 个洗脱峰或肩峰判别为突变型，进出线一个洗脱峰判别为野生型。

5. 注意事项及干扰因素

（1）DNA片段大小在150~600bp之间时，DHPLC可提供最好的分析精度。当所检测目的基因是已知序列时，设计完引物后，可根据系统提供的软件包预测Tm值。在预测温度上下各2℃的温度范围内，应用相应目的片段的PCR产物标准品进行检测，根据峰型变化判断DHPLC实际检测温度，当升高1℃时，峰型明显变宽，保留时间明显减少，这时的检测温度T认为是最适检测温度。

（2）引物二聚体、非特异性扩增产物对DHPLC分析的影响非常大。PCR产物的浓度也必须足够大，若样品浓度太低，信噪比将下降，结果可靠性也会随之下降，所以PCR程序设计非常重要，同时也避免降低DNA分离柱分辨率及稳定性的物质的出现。

（3）DHPLC分析样品是未经纯化的PCR扩增产物，杂合突变样品可直接用于分析，含纯合突变的样品需要和野生型样本等量混合，以形成杂合双链。PCR产物经95℃变性5分钟后，大约以每分钟1℃的速度降温至45℃以下，以充分形成杂合双链。

（4）DHPLC是一种灵敏的突变检测技术，对PCR扩增的严谨性和特异性要求比较严格。当PCR产量不足，且特异性差时，DHPLC的色谱图通常不容易判断；当PCR过度扩增时，一方面会加碱基错误掺入的可能性，导致假阳性；另一方面，会由于非特异性扩增产物的增加，导致DHPLC分辨能力的下降，形成异常峰型，导致检测的失败。因此，在能够满足检测所需量的前提下，可以减少扩增循环数，比如30个循环。

（二）产品性能指标

人类KRAS基因突变检测试剂盒产品的关键性能指标通常应包括准确性、特异性、重复性（精密度）、最低检测限等项目。

1. 准确性 检测试剂盒检测范围人类KRAS基因突变国家参考品/经标化的企业参考品，检测结果应为突变阳性且型别准确。其中阳性参考品设置应遵循的原则：①应包括试剂盒范围内所有突变类型；②参考品样本类型：常见突变位点参考品应为人基因组样本和细胞系样本，不接受质粒样本。

2. 特异性

（1）检测人类KRAS野生型国家参考品和非人类基因组样本，检测结果应为野生型或未检出突变。

（2）检测试剂盒检测范围外人类KRAS不同突变类型国家参考品或经标化的企业参考品，检测结果应为突变阴性。阴性参考品设置应遵循的原则：①包括非人类基因组样本，如常见的微生物样本；② 包括无相应靶序列发生突变的野生型样本；③ 包括试剂盒范围外的基因突变位点样本。

3. 重复性（精密度）

（1）采用荧光PCR熔解曲线法、焦磷酸测序法和Sanger测序法的检测试剂盒，重复检测人类KRAS基因突变国家参考品或经标化的企业参考品，检测结果应一致且型别准确。

（2）采用荧光PCR法的检测试剂盒，重复检测人类KRAS基因突变国家参考品或经标化的企业参考品，检测结果应型别准确且精密度应符合Ct值或者荧光信号值的变异系数（CV,%）应不大于5.0%。

4. 最低检测限

（1）10ng基因组背景下，采用焦磷酸测序法和Sanger测序法的检测试剂盒，突变比例(拷贝数)不高于10.0%的混合样本应能检出且型别准确。

（2）10ng基因组背景下，采用荧光PCR熔解曲线法、PCR-荧光法等原理的检测试剂盒，突变比例(拷贝数)不高于5.0%的混合样本应能检出且型别准确。

四、国内外相关技术方法对比

（一）国内外标准、注册技术审查指导原则比较

截止2018年8月，查询国内外文献资料，暂无KRAS基因突变检测的相关的标准，也没有相关的注册技术审查指导原则，主要可以参考人表皮生长因子受体（EGFR）突变基因检测试剂（PCR法）注册技术审查指导原则。

（二）标准物质进展

目前暂无检测相关的国际标准物质，中国食品药品检定研究院研制了KRAS/NRAS/BRAF/PI3KCA基因突变检测国家参考品，可以良好的应用于以福尔马林固定石蜡包埋（FFPE）或新鲜冷冻的肿瘤组织为待测样本的相关试剂盒性能评价，适用于高通量测序（即第二代测序技术，NGS）、数字聚合酶链反应（ddPCR）和实时荧光聚合酶链反应（RT-PCR）等检测方法。KRAS国家参考品涵盖了KRAS基因12、13和61密码子突变，包括KRAS-G12D、KRAS-G12V、KRAS-G12C、KRAS-G12A、KRAS-G13D以及KRAS-Q61H等6种KRAS基因突变。

第四节 BRAF 基因检测试剂

一、概述

BRAF基因全名为鼠类肉瘤滤过性毒菌致癌基因同源体B1（v-Raf murine sarcoma viral oncogene homolog B1），是1988年由IKawa等在诱导禽原代细胞增殖和NIH3T3细胞的转化过程中发现并克隆确认的，与ARAF、CRAF同属于RAF基因家族，位于人染色体7q34，大小约为190kb，其具有功能的编码区由2510对碱基组成，编码MAPK通路中的丝氨酸苏氨酸蛋白激酶，该酶将信号从RAS转导至MEK1/2，从而参与调控细胞内多种生物学事件。

BRAF基因突变与人类多种肿瘤的发生相关，主要出现在结直肠癌、黑色素瘤和甲状腺乳头状癌中。研究发现，BRAF基因突变多发生于外显子15上的激活区，其中约90%位于第1799位核苷酸上（T突变为A），导致其编码的缬氨酸由谷氨酸取代（V600E）。有研究表明，对于KRAS基因野生型但同时具有BRAF V600E突变的结直肠癌患者，使用抗EGFR抗体靶向治疗无效。《美国国立癌症综合网络结直肠癌临床实践指南》（2018.v3版）明确指出，所有转移性结直肠癌患者均应对其肿瘤组织进行BRAF基因突变检测，BRAF基因V600E突变患者对帕尼单抗或西妥昔单抗无效。

二、检测技术与方法

目前针对BRAF基因突变的检测方法主要包括两大类，第一类是测序为基础的方法，包括Sanger测序法、焦磷酸测序法（Pyrosequencing）和二代测序法（NGS）等；另一类是以PCR为基础的方法，包括荧光定量PCR法（real-time PCR）、高压液相色谱分析法（HPLC）、高分辨率熔解曲线法（HRM）、数字PCR法（dPCR）等。基本原理参见本篇第三章。

三、操作要点及注意事项

测序法、荧光定量PCR、高效液相色谱法（HPLC）、数字PCR等方法的操作要点及注意事项参见本篇第六章。产品性能指标如下。

人类BRAF基因突变检测试剂盒产品的关键性能指标通常应包括准确性、特异性、重复性（精密度）、最低检测限等项目。

1. 准确性 检测试剂盒检测范围人类BRAF基因突变国家参考品/经标化的企业参考品，检测结果应为突变阳性且型别准确。其中阳性参考品设置应遵循的原则：①应包括试剂盒范围内所有突变类型；②参考品样本类型，常见突变位点参考品应为人基因组样本和细胞系样本，不接受质粒样本。

2. 特异性

（1）检测人类BRAF野生型国家参考品和非人类基因组样本，检测结果应为野生型或未检出突变。

（2）检测试剂盒检测范围外人类BRAF不同突变类型国家参考品或经标化的企业参考品，检测结果应为突变阴性。阴性参考品设置应遵循的原则：①包括非人类基因组样本，如常见的微生物样本；②包括无相应靶序列发生突变的野生型样本；③包括试剂盒范围外的基因突变位点样本。

3. 重复性（精密度）

（1）采用荧光PCR熔解曲线法、焦磷酸测序法和Sanger测序法的检测试剂盒，重复检测人类BRAF基因突变国家参考品或经标化的企业参考品，检测结果应一致且型别准确。

（2）采用荧光PCR法的检测试剂盒，重复检测人类BRAF基因突变国家参考品或经标化的企业参考品，检测结果应型别准确且精密度应符合Ct值或者荧光信号值的变异系数（CV，%）应不大于5.0%。

4. 最低检测限

（1）10ng基因组背景下，采用焦磷酸测序法和Sanger测序法的检测试剂盒，突变比例(拷贝数)不高于10.0%的混合样本应能检出且型别准确。

（2）10ng基因组背景下，采用荧光PCR熔解曲线法、PCR-荧光法等原理的检测试剂盒，突变比例(拷贝数)不高于5.0%的混合样本应能检出且型别准确。

四、国内外相关技术方法对比

（一）国内外标准、注册技术审查指导原则比较

截止2018年8月，查询国内外文献资料，暂无BRAF基因突变检测的相关的标准，也没有相关的注册技术审查指导原则，主要可以参考人表皮生长因子受体（EGFR）突变基因检测试剂（PCR法）注册技术审查指导原则。

（二）标准物质进展

目前暂无检测相关的国际标准物质，中国食品药品检定研究院研制了KRAS/NRAS/BRAF/PI3KCA基因突变检测国家参考品，可以良好的应用于以福尔马林固定石蜡包埋（FFPE）或新鲜冷冻的肿瘤组织为待测样本的相关试剂盒性能评价，适用于高通量测序（即第二代测序技术，NGS）、数字聚合酶链反应（ddPCR）和实时荧光聚合酶链反应（RT-PCR）等检测方法。BRAF国家参考品包括V600E突变。

第五节　HER2 基因检测试剂

一、概述

原癌基因人类表皮生长因子受体2（human epidermal growth factor receptor-2,HER2）基因，即c-erbB-2基因，定位于染色体17q12-21.32上，编码相对分子质量为185000的跨膜受体样蛋白，具有酪氨酸激酶活性。HER2是EGF受体家族中表达更为广泛的受体，它参与了抑制细胞凋亡，促进肿瘤细胞存活，上调血管内皮生长因子（VEGF）/血管通透性因子（VPF），促进肿瘤新生血管生成，增加肿瘤细胞的侵袭力，破坏机体组织抗侵袭屏障等。因此，HER2是肿瘤免疫治疗研究的一个重要靶分子。研究表明：30%以上的人类肿瘤中存在HER2基因的扩增/过度表达（如乳腺癌、卵巢癌、子宫内膜癌、输卵管癌、胃癌和前列腺癌等）；其中20%~30%的原发性浸润性乳腺癌有HER2基因的扩增/过度表达。目前针对HER2阳性的侵润性乳腺癌患者的靶向治疗药物包括曲妥珠单抗，拉帕替尼，帕妥珠单抗等。2013年美国临床肿瘤学会/美国病理医师学院（ASCO/CAP）公布的联合指南推荐对所有新诊断的侵入性乳腺癌（原发和/或转移）需要检测HER2状态。至少有一个肿瘤样本检测HER2蛋白表达或者HER2基因扩增。我国病理学家发布的《乳腺癌HER2检测指南（2014版）》强调了HER2检测的技术路线及质量控制等，大大的推进了我国乳腺癌HER2检测的标准化。

目前临床上推荐采用免疫组织化学（IHC）法检测HER2受体蛋白的表达水平，应用原位杂交（in situ hybridization, ISH）法检测HER2基因扩增水平。ISH包括荧光ISH（fluorescence in situ hybridization）和亮视野ISH，其中亮视野ISH常用方法为银增强ISH（silver-enhanced in situ hybridization, SISH）

二、检测技术与方法

（一）基本原理及方法详解

1. 免疫组织化学（IHC）法　免疫组织化学（immunohistochemistry，IHC）是利用抗原与抗体特异性结合的原理，通过化学反应使标记抗体的显色剂（荧光素、酶、金属离子、同位素）显色来确定组织细胞内抗原（多肽和蛋白质），对其进行定位、定性及定量的研究，称为免疫组织化学。

2. FISH　荧光原位杂交（fluorescence in situ hybridization，FISH）技术是一种应用非放射性荧光物质依靠核酸探针杂交原理在核中或染色体上显示 DNA 序列位置的方法。其原理是将 DNA 探针用生物素和毛地黄毒苷等荧光染料标记，然后将标记的探针直接原位杂交到染色体或 DNA 纤维切片上，再用与荧光素分子偶联的单克隆抗体与探针分子特异结合，通过荧光杂交信号来检测 DNA 序列在染色体或 DNA 纤维上的定位、定性、相对定量分析。

3. 银增强 ISH　SISH 中运用最为广泛的是双色银染 ISH（dual-color in situ hybridization，DISH）。通过二硝基苯（DNP）标记的探针检测 HER2，使用银染 ISH DNP 染色液进行显色。使用地高辛标记探针检测 CEP17，采用地高辛红染显色液。DISH 可在光镜下观察结果，其中 HER2 在肿瘤细胞的细胞核中表现为黑色信号，CEP17 为红色信号。

（二）各检测方法的特点及适用性

IHC是临床上常用的检测HER2蛋白表达的方法，优点是方法简便、费用低廉，操作条件要求不高，缺点是影响因素较多，包括：组织固定和处理过程中的变异性，结果判读具有主观性。FISH技术检测HER2基因状态，FISH的优点是很少受组织、抗体及主观评判的影响，缺点是价格相对较高。2009年NCCN指南中指出，IHC为HER2状态的筛查检测，而FISH是检测HER2状态的“金标准”。临床针对HER2基因检测推荐使用IHC和ISH相结合的策略。我国病理学家发布的《乳腺癌HER2检测指南（2014版）》推荐IHC和ISH相结合的检测策略，其比较结果见表5-7-4。

表5-7-4 各检测方法不同点比较

方法名称	优 点	缺 点	适用性
免疫组化法（IHC）	特异型强，定位准确，可进行形态与功能相结合的研究简便快速	假阳性与假阴性较多	可用于检测细胞表面抗原（肿瘤良恶性判断，肿瘤分期、转移判断）
荧光原位杂交（FISH）	应用广泛，荧光试剂和探针经济、安全，探针稳定；实验周期短、能迅速得到结果、特异性好、定位准确	步骤繁多，容易造成假阴性结果；只能定性检测，不能定量；RNA 检测只能间接反应检测基因的表达情况，会与蛋白质水平检测结果不一致；不能达到 100% 杂交，特别是在应用较短的 cDNA 探针时效率明显下降	可用于已知基因或序列的染色体定位，也可用于未克隆基因或遗传标记，染色体变异，基因突变，基因拷贝数变化的检测。既可用于 DNA 检测也可用于 RNA 检测，一定程度上即可反应基因水平变化，也可间接反应蛋白水平变化
银增强 ISH	检测灵敏度高，操作简单，不需要暗室荧光显微镜，保存周期长	银染色只能是一种颜色，清晰度不够	观察基因信号同时观察肿瘤组织形态，确认肿瘤成分

三、操作要点及注意事项

（一）IHC法

1. 试剂组成 PBS 缓冲液（pH 7.2~7.4）、0.01mol/L 柠檬酸盐缓冲液、0.5mol/L EDTA 缓冲液（pH 8.0）、1mol/L 的 TBS 缓冲液（pH 8.0）、酶消化液、3% 甲醇 $-H_2O_2$ 溶液、封裱剂、TBS/PBS（pH 9.0~9.5）。

2. 设备 不锈钢高压锅或电炉或医用微波炉，水浴锅等。

3. 操作 按试剂盒使用说明书或实验室制定的 SOP 进行操作，主要操作过程如下。

脱蜡和水化→抗原修复→免疫组织化学染色→脱水、透明、封片、镜检。

4. 结果判定 按照试剂盒说明书的要求判定结果，首先判定阴性对照、阳性对照、校准物或（和）质控物检测值是否符合要求。

5. 注意事项及干扰因素

（1）脱水用梯度乙醇（由低到高）充分脱水，对于一些易脆的组织（如肝、脾等）应减少高浓度酒精里的停留时间，透明的时间也应该控制缩短。对组织浸蜡时，一般选用56~58℃熔点的石蜡，浸蜡温度最好不超过60℃，防止抗原的损失。包埋时应选好角度动作迅速，以便切片时有完整的切面。切片时则要该快则快该慢则慢，及时检查刀片是否出现缺口，防止蜡带出现划痕。

（2）使组织恢复到固定后的正常状态暴露出抗原以方便与一抗结合。若脱蜡和水化不全易出现局灶性反应和浸洗不全，而产生非特异性背景着色。

（3）使用高压加热修复对于修复温度和时间的把握十分重要，温度越高修复时间越短，温度与修复时间呈负相关。修复结束后注意室温冷却，让蛋白自然复性。其次，尽量使用过量的抗原修复液，防止高温液体挥发干涸，对切片造成不可逆的损伤。

（4）不同的一抗浓度，孵育时间和温度等对染色结果往往有着较大的影响。在4 ℃下，反应缓慢，背景较浅；而37 ℃反应较快，时间较短；室温介于前两者之间，选择室温孵育有助于实验流程的便利，同时也适用于较多样本的检测。二抗一般室温孵育30分钟。

（5）为了防止一抗、二抗等残留而引起非特异性染色，适当地加强清洗尤其重要，建议使用洗瓶冲洗 30秒 × 3 次，而一抗孵育后可用TBST单独清洗。清洗中要注意单独冲洗，防止交叉反应造成污染，同时温和冲洗，防止脱片。TBS的pH和离子浓度建议用为7.6~8.0，浓度是0.01 M。中性及弱碱性条件有利于免疫复合物的形成，而酸性条件则有利于分解；低离子强度有利于免疫复合物的形成，而高离子强度则有利于分解。

（二）FISH法

1. 试剂组成　荧光原位杂交试剂盒、DNA 探针。

2. 设备环境　恒温水浴锅、原位杂交仪、培养箱、染色缸、荧光显微镜。

3. 操作　样本准备→变性→杂交→洗脱→染色→荧光显微镜观察分析。

4. 结果判定　根据不同颜色的信号判断基因信号情况。计数 30 个细胞，统计 Ratio 值（Ratio 值 =30 个细胞核中红信号总数 /30 个细胞核中绿信号总数）。Ratio<1.9 位阴性结果，提示该样本无 HER2 基因扩增；Ratio ＞ 2.2 为阳性结果，提示样本中 HER2 基因发生扩增（Ratio 在 2.3~4.0 提示低水平扩增，4.1~10 提示中水平扩增，＞ 10 提示高水平扩增）；Ratio 在 1.8~2.2 之间时，选择增加计数细胞至 100 个来重新判定结果。

5. 注意事项及干扰因素

（1）石蜡组织建议用10%中性缓冲福尔马林固定6~48小时，其他固定液对实验结果可能产生一定的影响。组织离体后应尽快固定，建议在标本离体后30分钟内固定。如样本固定不及时，荧光信号会减弱。固定液的体积是组织体积的4~20倍，否则固定不充分，容易出现无信号或者信号很弱的现象。

（2）组织切片4~5 μm厚，过厚或过薄的切片均会对信号的强弱产生影响，而且切片应完整，质量良好，否则会在预处理时掉片。

（3）变性和杂交是本实验最关键的步骤，变性的时间和温度是杂交成功是否的关键，为保

第五篇　核酸和基因检测试剂

证变性期间温度的稳定，可采用专业的原位杂交仪进行变性和杂交步骤，不仅能够减少实验的繁琐性，而且更有利于实验条件的控制，比如时间、温度和避光条件等。为避免杂交液在变性和杂交过程中的损失和防止干片，一定要在盖玻片的四周用橡胶水泥进行密封。

（4）杂交后的洗涤对于整个实验结果的影响非常重要，首先应保证正确配置杂交洗涤液，洗涤液温度偏高或时间过长，可导致信号减弱，洗涤液温度偏低或者时间过短，会产生杂信号过多、红绿信号对比性差或者特异性低等情况。

（5）每次实验需设置标准对照：实验室在每一轮检测中均应使用标准化对照材料（阳性、阴性和可疑）。如果对照材料没有显示预期的结果，则不能对结果做出判定。

（三）银增强ISH

1. 试剂组成 HER-2 DNA 探针、CEP17 DNA 探针、UltraView SISH DNP 检测试剂盒、ultraView Red ISH DIG 检测试剂盒。

2. 设备环境 全自动免疫组化染色机。

3. 操作 脱蜡→修复→酶消化→变性→探针杂交→显色→苏木精对比染色→返蓝。

4. 结果判定 在多头显微镜下进行判读。选择扩增程度最高的区域，计数 20 个连续或相邻肿瘤细胞核中 HER2 与 CEP17 信号。若 HER2/CEP17 比值≥ 2.0，为 HER2 基因有扩增（+）；若 HER2/CEP17 比值 <2.0 且平均 HER2 拷贝数 / 细胞 <4.0，则 HER2 基因无扩增（-）；若 HER2/CEP17 比值 <2.0 且平均 HER2 拷贝数 / 细胞≥ 6.0，则 HER2 基因有扩增（+）；平均 HER2 拷贝数 / 细胞比值在 4~6 之间为不确定，需再计数 20 个细胞信号再判读。若众多 HER2 信号连接成粗时，可不计数，直接视为基因扩增。ISH 的 HER2 基因扩增为黑色信号，CEP17 扩增为红色信号。

5. 注意事项及干扰因素

（1）用存档蜡块进行CISH杂交前需用含50％甲酰胺的杂交液进行预杂交，30分钟左右，使因甲醛固定发生的DNA过度交联解链变性，提高杂交效率。

（2）杂交前增加0.1%DEPC水溶液作用15分钟，可以强烈抑制因组织处理等过程而弥散分布的内源性核酸内切酶活性，可降低背景染色。

（3）切片经熟处理和酶消化一定要适中，避免过度消化而使组织结构破坏，消化时间太短又使阳性率下降，要控制核膜出现皱褶为佳。

（4）显色后苏木精淡染，不要太深避免阳性信号被遮盖，不易观察。另外，务必注意阳性产物不能用盐酸乙醇分化、乙醇脱水和二甲苯透明，否则阳性信号会在1小时内溶解，因此必须按要求封片。

（5）显色时，显色液滴加在载玻片上可用盖玻片先封上，高倍镜下观察防止污染镜头，显色时间可延长到1小时，镜下观察到阳性信号再用PBS浸泡，移去盖玻片。

四、国内外相关技术方法对比

（一）国内外标准、注册技术审查指导原则比较

2015年国家食品药品监督管理总局发布了YY/T 1261-2015 HER2基因检测试剂盒（荧光原位杂交法）医疗器械行业标准，并于2016年1月1日实施。该标准规定了HER2基因检测试剂盒

（荧光原位杂交法）的定义、试验方法、标识、标签、使用说明书、包装、运输和贮存等要求。该标准适用于由HER2基因位点及17号染色体着丝粒荧光原位杂交探针和复染剂组成，通过检测样本（通常是乳腺癌组织切片）上HER2基因位点的异常情况，从而辅助判断与HER2基因相关的肿瘤（如：乳腺癌等）并在治疗过程中指导临床用药的试剂盒。

目前仅针对FISH法，国家食品药品监督管理总局于2017年发布了《人表皮生长因子受体2基因扩增检测试剂盒（荧光原位杂交法）注册技术审查指导原则》（2017年第209号），其余方法暂无相关指导原则。

（二）标准物质进展

目前暂无检测相关的国际标准物质，企业根据注册技术审查指导原则要求，配制企业参考品，用于评价申报产品性能。

起草人：曲守方（中国食品药品检定研究院）
复核人：杨忠（北京市医疗器械检验所）

第八章 器官移植配型HLA基因分型检测试剂

人类白细胞抗原（HLA, Human Leukocyte Antigen）基因，即HLA 复合体，它位于第6 号染色体短臂上6p21.3，全长约4000kb。它是200 个以上基因座位组成的基因复合体；是迄今已知基因中等位基因多态性最高的基因复合体，由HLA Ⅰ类、Ⅱ类、Ⅲ类基因组成。自2000 年以来，HLA 等位基因总数由1007 个迅速增加到21499个（IMGT/HLA数据库3.35版本，2019年1月发布），形成数百万个等位基因组合，而且还在快速增加中。HLA Ⅰ类基因主要包括HLA-A、HLA-B、HLA-C等基因，编码的HLA Ⅰ类抗原广泛存在于各种有核的细胞表面，主要功能是将内源性抗原呈递给$CD8^+$ T细胞。HLA Ⅱ类基因主要包括HLA-DR，HLA-DQ，HLA-DP等基因，编码的HLA Ⅱ类抗原主要存在于抗原呈递细胞，如：B 细胞、巨噬细胞、胸腺上皮细胞和树突细胞等细胞中，主要功能是将外源性抗原呈递给$CD4^+$ T细胞。Ⅲ类基因主要是补体基因，编码补体分子（complement proteins）C2、C4及B因子（factor B）的基因，均与补体反应有关。

HLA在抗原识别、提呈、免疫应答与调控方面发挥重要作用，是导致移植排斥的主要抗原，也被称为移植抗原。不管是造血干细胞移植，还是器官移植，移植前都需要进行HLA配型。HLA基因命名如图 5-8-1所示，以HLA-A座位基因为例。命名的规则是以星号（*代表基因型，与血清型区别开来）来做一分界，星号（*）之前以HLA为前缀加连字符号（-）和各种英文字母（如：A, B, C, DRB1）来表示HLA的各个基因。星号（*）之后有三个冒号将其分隔成四个区域，第一个区域（field 1）数字代表可编码同种抗原的等位基因组序列，也就是低分辨基因型，HLA-A基因拥有21种等位基因组 ，HLA-B基因拥有36种，HLA-C基因拥有14种，HLA-DRB1基因拥有13种，HLA-DQB1基因拥有5种，而HLA-DPB1基因截至目前则有928种等位基因组。第二个区域（field 2）代表一个可编码特定HLA蛋白的等位基因核苷酸序列，所谓的高分辨基因型即是检测到第二个区域。第三个区域（field 3）代表了发生同义突变的等位基因核苷酸序列，即碱基变异后密码子对应的氨基酸未改变。第四个区域（field 4）代表了等位基因非编码区的核苷酸序列，“N”代表后缀，表示表达量改变（后缀N代表“无效”等位基因，即不表达；后缀L代表等位基因编码蛋白表达量大量减少或在细胞表面表达量降低；后缀S代表等位基因编码蛋白表达为分泌型分子；后缀Q代表等位基因突变影响细胞表面的表达量，但并未经验证，因此表达量保持为“有问题”的）。

HLA抗原组织配型在60年代开始临床应用后，器官移植的存活率明显增高。HLA抗原分型过去主要采用血清学及细胞学分型方法，但受到诸多条件的限制容易出现错判漏判。90年代以来，随着分子生物学检测研究的不断成熟，HLA检测也进入了分子水平研究阶段。1991年第11届国际HLA专题讨论上提出了HLA的DNA分型方法，随着测序技术的突飞猛进，基于DNA序列的分型方法基本取代了传统的血清学及细胞学分型方法。HLA基因分型基于核酸序列识别的方法主要有：PCR-SSP/序列特异性引物方法（PCR-sequence specific primer）、PCR-SSO/序列特异性寡核苷酸探针方法（polymerase chain reaction-sequence specific oligonucleotide probes）以及PCR-SBT/基因测序分型方法（sequence-based typing），还有近年来迅速发展的二代高通量测序方法（NGS），其中PCR-SBT测序方法是目前世界卫生组织（WHO）推荐的HLA分型方法的"金标准"。

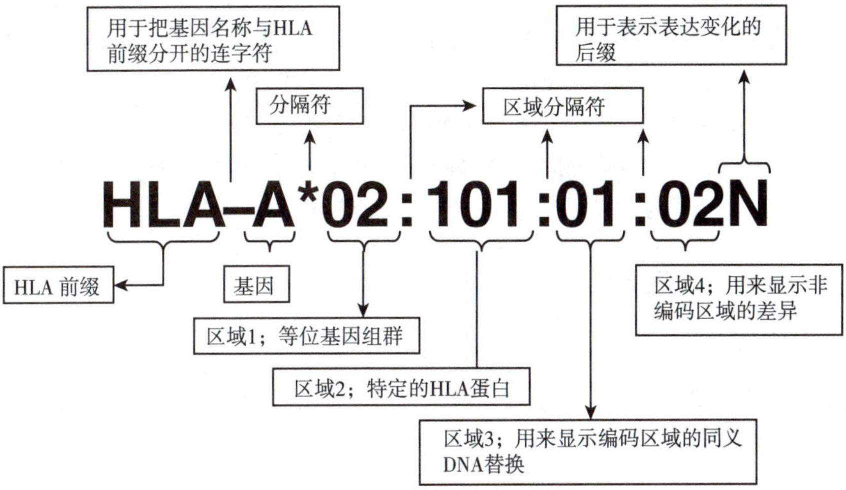

图 5-8-1　HLA-A座位基因命名规则

对于实体器官移植、造血干细胞移植，供者患者双方的HLA基因型匹配程度明显影响移植器官的长期存活率，匹配程度越高，长期存活率越高。对于肾脏、肝脏等实体器官移植，因器官来源少、实体器官移植时对HLA基因型匹配程度要求低于造血干细胞移植等因素，一般使用低中分辨率的HLA基因分型（注：如果HLA高分辨基因型匹配，移植效果肯定最佳，但难以找到HLA高分辨基因型完全匹配者）。目前，国内血液中心和大型医院一般采用SSO方法的分型试剂。SSO方法的优势是操作时间短，通量高，一次最多可检测96人份，分型结果准确。样本量小的时候用SSP，但SSP费时费力，对分型结果准确性影响因素多。对于骨髓移植或造血干细胞移植，高分辨的HLA分型检测是必须的。造血干细胞移植要求HLA高分辨基因型匹配，否则会发生严重的免疫排斥反应，导致移植失败。

第一节　HLA 基因分型检测试剂（PCR-SSP 法）

一、概述

一般情况下，在PCR反应中需要引物序列与DNA模板序列匹配才能进行PCR反应。在DNA聚合酶作用下，引物从3′端开始延伸合成模板的互补链。如果引物3′端，特别是3′端第一个碱基与模板链不匹配的情况下，DNA聚合酶会停止引物的延伸合成反应。利用这一特性，可以针对HLA基因多个多态性位点设计出一整套等位基因序列特异性引物，即SSP引物，扩增HLA基因特异片段，通过凝胶电泳直接分析带型确定HLA基因型别。

二、检测技术与方法

根据HLA基因序列的多态性位点设计出一组特异性扩增引物，通过PCR扩增产物的有无、片段大小以及特异性扩增条带的组合可判定HLA等位基因的型别。检测时，将待测样本模板在对应不同引物对的PCR管中进行扩增。当严格控制PCR反应条件时，在DNA聚合酶的作用下，由一对或多对能区分HLA基因多态性位点的特异性引物组成混合引物，同时也加入一对内部对照引物进行管家基因扩增，当模板与引物完全匹配时则能够扩增出目标基因片段。将PCR产物进行琼脂糖凝胶电泳分离，使用荧光染料染色，在凝胶成像系统下拍照成像，参考扩增片段大小来进行PCR-SSP结果判断。当在照片上看到内对照产物条带和特异性目的扩增片段条带时，判定该管扩增产物为阳性，将所有扩增管的阴阳性判断完后，根据所有的阳性扩增条带的组合来得出HLA基因型。以下内容主要针对低、中分辨率的HLA基因分型。

三、操作要点及注意事项

（一）主要试剂

预包被HLA基因序列设计特异性引物的96孔板，PCR扩增试剂（Taq聚合酶、dNTP、缓冲液），2%左右浓度的琼脂糖凝胶。

（二）主要仪器

PCR扩增仪，凝胶成像系统。

（三）样本要求

新鲜或冷冻的人抗凝全血或其他组织提取的基因组DNA，选择的抗凝剂和基因组提取试剂、纯化试剂应经过验证那个确保后续试验顺利进行；基因组DNA应保存在10 mM TRIS（pH 8.0~9.0）中或无核酸酶纯水中。如果存在螯合剂（如EDTA），则螯合剂的最大浓度不应超过0.5mM；基因组DNA浓度一般为20~200ng/μl，纯度A260/A280一般在1.7~1.9之间；DNA样本应立即检测，如不能立即检测，建议在-20℃下储存不超过1年，应避免多次重复冻融，否则可能导致DNA降解，影响后续实验。

（四）实验操作

根据试剂盒说明书结合自己实验室的SOP进行操作，基本步骤为：PCR反应体系试剂和仪器反应条件参数设置准备，先加缓冲体系，再加酶，最后加模板（待测样品），上机进行PCR扩增，PCR产物进行凝胶电泳，凝胶成像系统分析结果。

（五）结果判定

将电泳结果输入试剂盒自带的结果分析表中进行分析，得出HLA分型结果。

（六）方法的局限性

1. HLA基因分型对样品质量要求比较高，当待检测样本的DNA浓度过低或纯度较低，可能会影响HLA基因的扩增，导致分型失败或分型结果错误。而且因使用针对多个多态性位点的多条SSP引物分管进行特异性扩增，需要大量的DNA模板。

2. SSP方法基于序列特异性引物扩增方法，扩增特异性受PCR扩增条件影响较大，例如

PCR仪温度等。特别是HLA分型时，使用针对多个多态性位点的多条SSP引物进行特异性扩增，需要多条SSP引物反应条件均一致。若PCR扩增条件控制不严格，可能导致SSP引物出现假阳性或假阴性扩增，导致出现分型结果错误。

（七）产品性能指标

2010年12月，国家食品药品监督管理局发布了一个相关的医药行业标准YY/T 1180-2010《人类白细胞抗原（HLA）基因分型试剂盒SSP法》，该行标于2012年6月正式实施。该行标主要规定了HLA基因分型试剂盒（SSP法）产品的术语和定义、要求、实验方法、标示标签、说明书、包装、储存和运输等；要求即指产品的性能指标，主要包括外观、阳性参考品符合率、阴性参考品符合率、重复性、有效检测范围、随机失败率、稳定性。

1. 外观　试剂盒各组分应齐全、完整，液体无渗漏；包装标签应清晰，无磨损；外包装和封条应完整。

2. 阳性参考品符合率　对阳性参考品的检测结果在中、低分辨率水平上应与已知基因分型结果完全相符。

3. 阴性参考品符合率　对阴性参考品的检测结果应均为阴性。

4. 重复性　对 DNA 样品的分型结果应完全一致。

5. 有效检测范围　有效检测范围应符合生产企业规定的要求。

6. 随机失败率　随机失败率应不大于 2%。

7. 稳定性　可选用以下方法进行验证。

（1）效期稳定性　生产企业应规定产品的有效期。取到效期后的样品检测阳性参考品符合率、阴性参考品符合率、重复性、有效检测范围、随机失败率，应符合以上要求。

（2）热稳定性试验　检测阳性参考品符合率、阴性参考品符合率、重复性、有效检测范围、随机失败率，应符合以上要求。

第二节　HLA 基因分型检测试剂（PCR-SSO 法）

一、概述

序列特异性寡核苷酸探针方法（PCR-sequence specific oligonucleotide，PCR-SSO）利用DNA杂交原理，即互补的核苷酸序列通过碱基配对原则形成稳定的杂合双链分子。当探针核苷酸序列与DNA模板序列不匹配，尤其是探针中间位置与模板序列不匹配时，杂交的稳定性会明显下降。利用这一特性，可以针对HLA基因多个多态性位点设计出一整套等位基因特异性寡核苷酸探针。通过与HLA基因的PCR扩增产物杂交，检测探针与HLA基因的PCR扩增产物杂交的阴阳性结果，分析得到HLA基因型别。

二、检测技术与方法

基于PCR-SSO的HLA分型检测试剂一般采用反向杂交的分型方法，多数基于Luminex液相芯片平台。Luminex液相芯片平台基于xMAP 技术，该技术在聚苯乙烯微球上混合使用不同比例的两种荧光染料，可以形成各自独特的光谱特征，从而可以对上百种微球进行荧光编码，编码微球可以和相应的不同的寡核苷酸探针以共价交联形式结合。通过识别荧光编码微球，即可区分不同的探针。微球探针与HLA基因靶DNA片段特异性结合，并与标记荧光素的分子结合反应。再通过基于荧光成像和流式细胞分析的Luminex仪器检测微球的荧光编码和相应标记荧光素分子的荧光强度，判断相应探针杂交的阴阳性结果。即可根据已公布的HLA基因序列分别格局来判定HLA分型结果。以下内容主要针对低、中分辨率的HLA基因分型。

三、操作要点及注意事项

（一）主要试剂

HLA基因序列设计特异性引物，PCR扩增试剂（Taq聚合酶、dNTP、缓冲液），包被探针的微珠（球）混合物、杂交缓冲液、洗脱缓冲液、变性缓冲液、中和缓冲液和反向杂交荧光染色液。

（二）主要仪器

PCR扩增仪、离心机、Luminex®100/200流式荧光检测仪、XY平台、凝胶成像系统。

（三）样本要求

参见本章第一节相关内容。

（四）实验操作

根据试剂盒说明书结合自己实验室的SOP进行操作，基本步骤为：待测样本的DNA提取和质检后，进行靶基因的PCR扩增，然后将扩增产物与探针杂交，再对微珠荧光信号的采集，最后通过软件进行数据的分析判读。

（五）结果判定

1.每个样品的每个微珠（或包被探针的磁珠）都含有MFI（荧光强度），阳性值百分比值基于微珠的MFI进行计算。

2.比较每个微珠的阳性百分比值和cut-off值，探针的阳性百分比高于探针的cut-off值为阳性反应。探针的阳性百分比值低于探针的cut-off值为阴性反应。阳性对照的MFI应当在1000～4000之间，每个探针的MFI值是以与阳性对照的MFI值的百分比表示，每个探针的cut-off值都是做100～200个样品DNA分析实验所获得的。

3.根据试剂盒自带SSO工作表及样本的阳性、阴性反应微珠分布图，来判定样本的HLA分型结果。或者将Luminex检测数据导入试剂盒适配的分型软件HLA Fusion™ Software中，来辅助分析结果。

（六）产品质量控制

对于SSO试剂：①设置内控探针，对实验的成功与否进行判断；②根据试剂质控结果对每一个探针设置cut-off值，要求cut-off值阴阳性明显。

（七）方法的局限性

1. HLA基因分型对样品质量要求比较高，当待检测样本的DNA浓度过低或纯度较低，可能会影响HLA基因的扩增，导致分型失败或分型结果错误。

2. HLA基因具有极高的多态性，新的多态性位点有可能导致某些基因型引物结合区序列与扩增引物不匹配，导致相应的等位基因扩增失败，使杂合基因位点分型为纯合基因位点。

3. SSO方法基于DNA探针杂交方法，对杂交条件较敏感，例如杂交温度、孵育时间等，若杂交条件控制不严格，可能导致探针出现假阳性或假阴性，出现分型结果错误。

4. 因探针只针对靶序列的探针杂交区域的多态性位点进行区分，分型结果中模棱两可基因型组合（ambiguous allele combinations）相对于其他分型方法可能出现较多。

（八）产品性能指标

可参考YY/T 1180-2010《人类白细胞抗原（HLA）基因分型试剂盒SSP法》，企业需建立包括阳性参考品、阴性参考品、检测限参考品和重复性参考品在内的质控盘，其HLA型别需经过测序确认。

第三节 HLA基因分型检测试剂（PCR-SBT法）

一、概述

基于测序的分型方法（PCR-sequencing based typing，PCR-SBT）是通过DNA测序技术分析DNA片段序列的一种方法。首先对所要分析的HLA基因片段进行PCR扩增，然后对HLA基因扩增产物进行测序，包括对模棱两可基因组合测序区分等。通过对测序结果的分析，可以直接得到HLA高分辨基因型。由于SSO和SSP方法的技术特点，即针对HLA基因多态性位点设计相应特异的引物或探针，决定了这两种方法在面对越来越多HLA新基因型时，需设计更多的引物或探针，技术研发难度越来越大。而SBT方法基于DNA测序的原理，直接检测HLA基因的序列，可以克服了SSO和SSP方法的一些缺点，SBT方法已成为HLA基因高分辨分型的标准方法（金标准）。

二、检测技术与方法

使用HLA基因扩增引物对目的基因进行特异的扩增，扩增DNA产物经纯化处理后，DNA模板在DNA聚合酶、测序引物以及dNTPs与ddNTPs（被不同的荧光标记）同时存在下，进行双脱氧链终止法测序反应（Sanger测序）。在测序反应中，因ddNTPs掺入而无法形成磷酸二酯键，DNA片段延伸合成终止。因ddNTPs可在不同位置随机掺入，产生了一系列不同长度的DNA片段，然后通过毛细管高分辨率凝胶电泳分离。由于4种ddNTPs的碱基分别被不同的荧光进行标记，通过毛细管电泳时，不同长度的DNA片段上末端的4种荧光基团被激光激发，发出不同颜色的荧光，被CCD检测系统识别，进而读出DNA序列，经测序软件处理，得到测序序列，再通过相应的SBT分型软件分析序列而得到最终的HLA高分辨基因型结果。

三、操作要点及注意事项

（一）主要试剂

根据HLA基因序列设计的特异性扩增引物、PCR扩增试剂（含Taq聚合酶、dNTP、缓冲液）、PCR产物纯化液、测序引物、测序反应试剂和阴阳性对照品。

（二）主要仪器

主要包括PCR扩增仪、离心机、凝胶电泳成像系统、基因分析仪（如ABI 3500xL Dx）。

（三）样本要求

参见本章第一节相关内容。

（四）实验操作

根据试剂盒说明书结合自己实验室的SOP进行操作，基本步骤为：待测样本的DNA提取和质检后，进行靶基因的PCR扩增，电泳质检PCR产物，质检合格后对PCR产物进行纯化，再配制测序反应体系对纯化后的产物进行测序反应，然后纯化测序反应产物，最后进行测序产物上机测序。通过分型软件对测序数据进行分析，得出最终的HLA基因型。

（五）结果判定

根据试剂说明书进行操作，一般可利用配套的SBT分型软件分析等位基因结果。

另外在结果的判读中，可能会遇到包含G或P的表示形式，用于表示一些模棱两可基因型，具体命名原则说明如下。

G组：在HLA的等位基因上，若在编码为肽结合区域 (peptide binding domain) 的外显子中 (HLA Class Ⅰ 等位基因的外显子2及外显子3，HLA Class Ⅱ等位基因的外显子2)，有着相同的核苷酸序列，这些等位基因在命名上可在编号最小的等位基因的第3个区域的数字后加上一个大写G作为代表（表5-8-1）。

表5-8-1　范例（G组）

组命名	同组的等位基因
DRB1*09:01:02G	DRB1*09:01:02/DRB1*09:21

P组：HLA的等位基因中，若在肽结合区域上 (HLA Class I 等位基因的外显子2及外显子3，HLA Class II等位基因的外显子2编码)，编码了相同的蛋白质序列，则这些等位基因在命名上可在编号最小的等位基因的第2个区域后加上一个大写P作为代表（表5-8-2）。

表5-8-2 范例（P组）

组命名	同组的等位基因
A*02:02P	A*02:02:01/A*02:02:02

（六）产品质量控制

1.重要外显子，例如编码肽结合区域的外显子测序必须包含正反两个方向，且覆盖度为100%。

2.常见的模棱两可等位基因组合需能够区分。

3.配套使用的HLA分型软件的数据库需要与国际免疫遗传学HLA数据库（IMGT/HLA Database）同步，及时更新新增加的等位基因；能够提示常见型和罕见型；能对模棱两可基因组合进行分析；当出现基因突变等与标准序列不匹配时等软件能够很好的提示。

4.关键性能指标参见本章第一节，其中准确性、检测限和重复性项目建议使用业内公认的HLA移植配型相关的国际参考品或国家参考品进行验证。

（七）检验方法的局限性

1. HLA基因分型对样品质量要求比较高，当待检测样本的DNA浓度过低或纯度较低，可能会影响HLA基因的扩增，导致分型失败或分型结果错误。

2. HLA高分辨分型结果中存在模棱两可的基因组合。

（1）多个等位基因在分析区内的序列完全相同，其区分位点在于所测序区域之外。

例如:DRB1*01:01:01与DRB1*01:50的区分位点位于3号外显子，如果使用的试剂无法扩增并测序DRB1*01的3号外显子，因此无法鉴别这两种等位基因。

（2）两对等位基因的杂合碱基组合相同，一般情况下可以利用组特异性测序引物等策略，通过杂合碱基组合上的差异碱基进行模棱两可基因组合的区分。但差异碱基位点间距过小或过大，因Sanger测序的特点，会出现上述策略不能进行测序区分的情况，即最终分型结果出现模棱两可的基因组合结果。

例如: A*11:01:01// A*11:77与A*11:02:01// A*11:126在cDNA上126(exon2), 874（exon4）的碱基位上有相同的杂合碱基组合,因差异碱基间距过大难以直接测序区分而出现模棱两可结果（表5-8-3）。

表5-8-3　出现模棱两可的基因组合结果举例

cDNA 碱基位置	126	874
A*11:01:01	CCGCGGGGAG CCCCGNNNNN···	···NNNNNTCTGC CCAAGCCCCT
A*11:77	-------A-- ----------···	···---------- --G-------
测序结果	CCGCGGGRAG CCCCGNNNNN···	···NNNNNTCTGC CCRAGCCCCT
cDNA 碱基位置	126	874
A*11:02:01	CCGCGGGAAG CCCCGNNNNN···	···NNNNNTCTGC CCAAGCCCCT
A*11:126	-------G-- ----------···	···---------- --G-------
测序结果	CCGCGGGRAG CCCCGNNNNN···	···NNNNNTCTGC CCRAGCCCCT

3.国际免疫遗传学HLA数据库(IMGT/HLA Database)未公布完整外显子序列的等位基因可能造成结果无法鉴别。

4. HLA基因具有极高的多态性，新的多态性位点有可能导致某些基因型引物结合区序列与扩增引物不匹配，导致相应的等位基因扩增失败，使杂合基因位点分型为纯合基因位点。

第四节　HLA 基因分型检测试剂（NGS 法）

基于双脱氧链终止法测序反应（Sanger测序）的SBT方法因为可以直接得到DNA序列，已作为HLA高分辨分型的金标准。但是多数SBT分型试剂检测HLA仅仅是检测部分外显子，例如Class-Ⅰ，大部分厂家试剂仅仅是检测exon2、exon3、exon4，部分可能会单独提供exon5、exon6等外显子测序。实际上除了exon2、exon3、exon4这三个外显子以外，在其他外显子上，例如exon 1等还存在多态性位点，这样导致HLA高分辨分型出现许多模棱两可基因型结果。此外，SBT结果中因HLA基因大量多态性及杂合位点的特点，直接测序结果中常出现多个等位基因组合杂合位点一致的情况，导致大量模棱两可基因组合的出现，需进一步使用组或等位基因特异性引物对模棱两可基因组合测序区分，实验过程比较繁琐、费时。随着二代基因测序技术（NGS）的蓬勃发展，NGS不仅能够对HLA基因全长测序，更因为NGS测序时是针对DNA单链分子测序，所以能够很好区分上述两种原因所导致的多数模棱两可基因组合。此外NGS在罕见基因，新基因的确认上也有独特的优势。近来国内外越来越多的实验室已尝试做NGS-HLA高分辨分型的检测应用。但NGS-HLA高分辨分型也有些不足之处，例如目前NGS高分辨分型方法准确性稍逊于SBT方法，要求使用者同时具有HLA分型经验及NGS测序经验，而且成本较SBT方法高。如果为降低成本，采取在一个测序Run中增大测序样品数的方式，可能会导致某些样品的测序深度偏低，导致分型错误等。目前已有一家公司的HLA基因分型试剂（PCR-NGS）通过欧洲CE认证，尚未有NGS产品取得美国FDA或中国CFDA的上市许可。国内尚无此类方法学产品获得批准上市。

NGS-HLA高分辨分型的流程主要是HLA基因扩增、片段化建库、上机测序、数据分析。扩增多采用大片段PCR扩增HLA全长基因的方法，NGS平台主要使用Thermofisher的Ion测序平台和Illumina的MiSeq测序平台。

大片段HLA基因扩增后需对扩增产物片段化构建测序文库。采用片段化方法不同，构建文库方式也不同。第一种方法利用超声波或酶切的方法使长片段DNA片段化。超声波是一种物理的打断方法，能够破坏DNA的结构，从而能将DAN轻易打断。酶切打断是一种化学的打断方法，利用了DNA酶、限制性切酶等进行基因的片段化酶切，可将基因切断成不同长度的片段。接着将片段化后的DNA片段修复成平末端并使5′磷酸化，然后连接测序的通用接头和区别样品的核酸序列，再进行长度分选以控制最终文库长度分布范围；最后富集文库。

第二种方法利用转座酶原理使长片段DNA片段化。转座酶构建文库方法其核心原理是转座酶及其转座机制，转座酶对靶DNA进行攻击，产生虚拟转座子的插入，将基因组DNA打断成长度大小为300bp左右的片段，同时将测序所需的接头直接在插入打断的同时连接到片段的两端。

对于应用于HLA分型的NGS平台，需要选择测序读长至少300bp以上测序仪，读长越长越好，这样才能有效解决分型中模棱两可基因组合的问题。目前Thermofisher的Ion测序平台和Illumina的MiSeq测序平台都能满足读长的要求。

Ion平台基于半导体芯片测序技术，芯片上布满微孔，一个微孔为一个测序反应池，每个dNTP分子被聚合酶结合到DNA链上并释放质子，微环境PH短暂降低，半导体离子感应器将PH值变化信号转化为数字信号完成测序；Ion是速度最快的二代测序技术测序时长2～3小时，Ion测序仪最大的产出数据量为6～8G，不足之处读长较Sanger测序较短（400bp左右），另外对于连续碱基测序较容易产生插入缺失错误。

MiSeq测序平台采用可逆终止法边合成边测序，DNA片段化后在两段连接上通用接头，杂交到测序芯片Flow Cell基底上的Oligo序列互补，单个DNA分子经过桥式PCR扩增形成簇，测序时采用边合成边测序反应，每个循环测序反应整合一个标记荧光和可逆终止子的正确的互补碱基，CCD读取相应荧光信号完成测序。MiSeq测序平台读长为2×300 bp；与Ion平台相比，MiSeq测序通量高（最大的产出数据量为12G左右），测序错误率较低，但测序速度较慢。

第五节　国内外相关标准和标准物质以及注册指南进展

一、国内外相关标准

2010年12月，国家食品药品监督管理局发布了一个相关的医药行业标准YY/T 1180-2010《人类白细胞抗原（HLA）基因分型试剂盒SSP法》，该行标于2012年6月正式实施。该行标主要规定了HLA基因分型试剂盒（SSP法）产品的术语和定义、要求、实验方法、标示标签、说明书、包装、储存和运输等；要求即指产品的性能指标，主要包括外观、阳性参考品符合率、阴性参考品符合率、重复性、有效检测范围、随机失败率、稳定性。

二、国内外相关标准物质

（一）国内标准物质

标准物质也可理解为参考物质，是一把衡量的标尺相应，对于评价诊断试剂的产品性能具有至关重要的作用。目前，国内尚无用于器官移植配型的HLA核酸类标准物质发布。为解决这一需求，中检院正在研制HLA基因分型参考盘。拟根据文献报告和中华骨髓库的HLA 等位基因CWD 表，选择能够在中国人群具有代表性的HLA等位基因。在原材料选择方面，因人外周血B淋巴细胞表面具有EB（Epstein-Barr）病毒的受体，EB 病毒可以转化外周血淋巴细胞，使其成为一种能连续分裂并永久生存的类淋巴母细胞，由此建立的类淋巴母细胞株即为永生化细胞株，它可永久性传代，并且每一种永生细胞株保存了原来提供血样个体的完整基因组，而且它的生化和分子生物学特性不发生变化，可作为建立生物标本库、永久保存全基因组的首选方法。因此，采用EB 病毒转化B 淋巴细胞的方法，建立携带等位基因的永生化细胞株，可获得永久性的原料来源，同时方便与国际间的交流与合作。

（二）国际标准物质

目前与移植配型相关的HLA 参考品，国外主要有3家：美国加利福尼亚大学洛杉矶分校免疫遗传学中心UCLA、国际组织相容性工作组IHWG、英国国家生物制品检定所NIBSC。

1. 美国加利福尼亚大学洛杉矶分校免疫遗传学中心（UCLA，The UCLA Immunogenetics Center） 自 1974 年以来，UCLA 的 DNA 参考品 panel 为组织相容性和免疫遗传学领域的质量控制和标准化提供了试剂。这些样本的基因型已经被多种 HLA 基因分型方法检测过，包括PCR-SBT 法，并且可以被免疫遗传学和组织相容性实验室用于试剂的测试验证或质量控制。与 HLA-ClassI，ClassII 相关的 DNA 参考品 panel 有三种规格：一是基础盘 Basic Set，包含 24 份 DNA 样品，覆盖了大多数 HLA 抗原组进行低分辨率检测需要；二是标准盘 Standard Set，共包含 48 份 DNA 样品，除基础盘的 24 份样品外，针对了更广泛的 HLA 类型（包括针对某些抗原的多个等位基因）；三是豪华盘 Deluxe Set，共包含 72 份 DNA 样品，除标准盘的 48 份样品外，还包括许多罕见或不寻常的位基因。每个样本 DNA 浓度是 400ug/ml, 体积 50ul，给出的分型位点信息包含 HLA-A、HLA-B、HLA-C，HLA-DRB1，HLA-DRB3/4/5，HLA-DQA1，HLA-DQB1，HLA-DPA1，HLA-DPB1。

2. 国际组织相容性工作组（IHWG，International Histocompatibility Working Group） IHWG参考品Pannel代表基于人口统计（种族，世界区域，亲属）或MHC区域特征（DQ / DP，MICA，纯合性，多态性等）的多样性基因参考品。每个参考品Pannel的样本数量不同，每个样本含有2μg DNA。

IHWG核心样本数据库存包括来自第十届、第十二届和第十三届IHWS的1000多个细胞系，HLA杂合子和纯合子供体，选定的家族以及不同人群的个体组成。总体而言，这些细胞系代表超过375个独特的HLA-A、B、C、DRB1、DQA1、DQB1、DPA1和DPB1等位基因。

其中与移植配型相关的序列多态性（SP）参考品Pannel是由第13次研讨会时使用可能的最高频率序列汇总的51个DNA样品的组合，每个样本给出的分型位点信息包含HLA-A、HLA-B、HLA-C，HLA-DRB1，HLA-DRB3/4/5，HLA-DQA1，HLA-DQB1，HLA-DPA1，HLA-DPB1。

3. 英国国家生物制品检定所（National Institute for Biological Standards and Control，NIBSC） NIBSC是WHO的一个国际标准品供应中心实验室，它的核心工作是制备、保存和分发WHO用于检测全球生物制品质量的标准品。他曾经供应过HLA-A panel（编号：05/208-001），此参考盘包含24份样本，DNA浓度是100ng/μl, 体积50μl，仅给出了HLA-A座位的分型信息。NIBSC现有与HLA移植配型的参考品为HLA-DRB1（编号：10/136-001），此参考盘包含24份样本，DNA浓度是100ng/μl, 体积50μl，仅给出了HLA-B座位的分型信息。

三、国内外相关注册指南导则

2015年7月，美国FDA发布了关于用于输血和移植中供体和受体匹配的人类白细胞抗原（HLA）核酸检测试剂盒的上市前通知［510（k）］申报资料的指南。本指南提供了关于编制和评审人类白细胞抗原（HLA）体外诊断（IVD）检测试剂盒上市前通知申报资料方面的建议，供提交者和FDA评审人员使用。本指南专门针对用于输血和移植中供体和受体匹配的HLA核酸检测试剂盒（不管是检测单个基因位点，还是同时检测多个基因位点），该类产品需要向FDA提交的上市前申报资料为510（k）。更具体地说，本指南涉及FDA建议的HLA核酸检测试剂盒相关的预期用途、试剂盒设计、性能验证研究（包含准确度、精密度、临床比对研究、知情同意等）、分析软件、适用仪器验证、标签以及其他捆绑申报和变更等考虑因素。其中准确度研究中明确建议使用足量的国家或国际公认的最具人群代表性的常见HLA等位基因（如果可能，包括罕见等位基因）的经充分验证的DNA样本。

参考文献

[1] Lebedeva TV, Mastromarino SA, Lee E, et al. Resolution of HLA class I sequence-based typing ambiguities by group-specific sequencing primers. Tissue Antigens. 2011,77(3):247-50.

[2] Shiina T, Suzuki S, Ozaki Y, et al. Super high resolution for single molecule-sequence-based typing of classical HLA loci at the 8-digit level using next generation sequencers. Tissue Antigens. 2012, 80(4):305-16.

[3] De Santis D, Dinauer D, Duke J, et al. 16(th) IHIW : review of HLA typing by NGS. Int J

Immunogenet. 2013；40（1）:72–76.

[4] Rothberg JM, Hinz W, Rearick TM, et al. An integrated semiconductor device enabling non-optical genome sequencing. Nature. 2011，475（7356）:348–52.

[5] Cesbron-Gautier A, Simon P, Archard L, et al. Luminex technology for HLA typing by PCR-SSO and identification of HLA antibody specificities. Ann Biol Clin (Paris)，2004，62（1）: 93–98.

[6] Dunckley H. HLA typing by SSO and SSP methods. Methods Mol Biol. 2012；88:29–25.

起草人：胡泽斌（中国食品药品检定研究院）

复核人：杨忠（北京市医疗器械检验所）

第九章
用药个体化核酸检测试剂

药物体内代谢、转运及药物作用靶点基因的遗传变异及其表达水平的变化可通过影响药物的体内浓度和敏感性，导致药物反应性个体差异。近年来，随着人类基因组学的发展，药物基因组学领域得到了迅猛发展，越来越多的药物基因组生物标记物及其检测方法相继涌现。药物基因组学已成为指导临床个体化用药、评估严重药物不良反应发生风险、指导新药研发和评价新药的重要工具，部分上市的新药仅限于特定基因型的适应症患者。FDA已批准在140余种药物的药品标签中增加药物基因组信息，涉及的药物基因组生物标记物42个。药物反应相关基因及其表达产物的分子检测是实施个体化药物治疗的前提。

对药物代谢酶和药物靶点基因进行检测可指导临床针对特定的患者选择合适的药物和给药剂量，实现个体化用药，从而提高药物治疗的有效性和安全性，防止严重药物不良反应的发生。FDA和CFDA都已批准了一系列的个体化用药基因诊断试剂盒。根据检测项目所涉及的基因在影响药物反应中的作用机制，个体化用药分子检测项目包括药物代谢酶核酸检测、药物作用靶点核酸检测、其他与用药相关基因分子检测。

第一节　CYP450 药物代谢酶核酸检测试剂

一、概述

细胞色素P450（cytochrome P450，CYP450），又称混合功能酶和单加氧酶，是广泛存在于生物体内的一组结构和功能相关的超家族基因编码的含铁血红素同工酶，因还原型细胞色素P450与一氧化碳复合物在450nm处有一吸收峰，故命名为CYP450。CYP450在内源性（如脂肪酸、类固醇、前列腺素和胆汁酸等）和外源性物质（如药物、环境致癌物和食品添加剂等）的代谢过程中，具有重要作用。据统计，临床上使用的80%以上的普通处方药都需要通过CYP450系统进行生物转化。此外，许多CYP450还参与癌症治疗药物和抗精神病药物前体的激活。

根据氨基酸序列的同源性，CYP450 超家族依次分为家族、亚家族和亚型，如CYP1家族包括CYP1A1、CYP1A2、CYP1B1亚型，CYP2家族包括CYP2A6、CYP2A13、CYP2B6、CYP2C8、CYP2C9、CYP2C19、CYP2D6、CYP2E1、CYP2F1、CYP2J2、CYP2R1、CYP2S1、CYP2W1亚型，CYP3家族包括CYP3A4、CYP3A5、CYP3A7、CYP3A43，CYP4家族包括CYP4A11、CYP4A22、CYP4B1、CYP4F2。

其中，涉及药物代谢的CYP450 主要包括CYP1、CYP2 和CYP3 家族中CYP1A2、CYP2C9、CYP2C19、CYP2D6 和CYP3A4 等5 种重要的亚型，介导70%~80%所有依赖I 相代谢的临床药物的代谢以及65%~70%临床使用药物的清除，并参与大量外源性化学物质和某些内源性物质的代谢。编码CYP450 1~3家族的基因存在基因多态性，涵盖了大约50%的CYP450 等位基因。这种广泛存在的CYP450 基因多态性导致个体差异明显的表型多态性，是不同种族和不同人群药物代谢速率存在个体差异的主要原因。

根据药物代谢能力的不同，临床病人共有四种代谢表型。超强代谢型（ultrarapid metabolizer，UM）：携带3 个或更多个功能正常的野生型等位基因，其编码的酶代谢功能超强。强代谢型（extensive metabolizer，EM）：由两个野生型或两个功能正常的等位基因编码的酶活性正常表型。中间代谢型（intermediate metabolizer，IM）：携带一个野生型和一个变异型等位基因；或一个有活性、一个无活性；或一个无活性、一个有部分活性的基因编码的代谢酶，功能略有减弱，弱代谢型（poor metabolizer，PM）：携带有两个变异等位基因而使酶活性降低或缺失。

原国家食品药品监督管理总局批准的人类CYP450家族基因检测产品有CYP2C9、CYP2C19和CYP2D6基因检测。人类CYP450家族基因及检测位点、适应证及预期用途见表5-9-1。

表5-9-1　人类CYP450家族基因及检测位点、适应证及预期用途

序号	基因及位点	适应症	预期用途
1	CYP2C9*3（*2 很少）	心脑血管疾病	华法林初始用量
2	CYP2C19*2、*3、*17	心脑血管疾病	氯吡格雷用药
3	CYP2D6*10	高血压 乳腺癌	β 受体阻滞剂用药 他莫昔芬用药

CYP2C9基因结合VKORC1基因检测，用于指导心脑血管疾病患者华法林初始用药剂量。华法林的治疗窗很窄，用量过少，容易产生血栓，用量过多，容易发生大出血事件。华法林主要通过CYP2C9代谢失活，CYP2C9*3酶活性下降，药物代谢能力减弱，容易产生出血风险。美国FDA于2007年对华法林的说明书进行了更新，强调医护工作者要使用基因检测来调整不同患者的合理初始用药剂量，从而达到辅助优化华法林使用的目的，并降低出血危险。2013年发布的《华法林抗凝治疗的中国专家共识》建议可通过基因检测帮助华法林的初始剂量选择，同时还需综合考虑患者的体表面积、肝肾功能及合并用药等因素。2015年，原国家卫生计生委发布的《药物代谢酶和药物作用靶点基因检测技术指南（试行）》也建议：可以根据CYP2C9和VKORC1基因检测结果调整华法林初始用量剂量。2017年发布的《基因多态性与抗栓药物临床应用专家建议》建议对于华法林，药物基因多态性可提供起始剂量指导。

CYP2C19基因突变检测主要用于指导心脑血管疾病患者抗血小板药物氯吡格雷的使用。氯吡格雷是一种前药，需要CYP2C19代谢后转化为活性物质发挥抗血小板功能。CYP2C19*2、*3酶活性下降，药物活性成分减少，容易产生应答不好——“氯吡格雷抵抗”现象，CYP2C19*17酶活性增强，药物活性成分增多，加大出血风险。2010年美国FDA要求氯吡格雷药物标签上注明CYP2C19与疗效的关系，并建议使用前检测CYP2C19基因的多态性。遗传药理学知识库以及临床遗传药理学实施联盟（CPIC）发布的CYP2C19基因型和氯吡格雷用药指导文件建议：对于CYP2C19 PM患者和IM患者，可选用其他抗血小板药物（如普拉格雷或替格瑞洛）进行治疗。2015年，原国家卫生计生委发布的《药物代谢酶和药物作用靶点基因检测技术指南（试行）》也建议：对于CYP2C19 PM患者的抗血小板治疗，可增加氯吡格雷的剂量或选用其他不经CYP2C19代谢的抗血小板药物（如替格瑞洛）等。2017年发布的《基因多态性与抗栓药物临床应用专家建议》建议：CYP2C19基因型检测主要对缺血高风险/出血高风险患者选用P2Y12抑制剂有参考价值。

CYP2D6基因突变检测主要用于指导高血压患者β受体阻滞剂使用、乳腺癌患者他莫昔芬使用。CYP2D6*10是中国人群中主要突变，其突变使酶活性减弱，产生中间代谢型，药物代谢能力减弱。β受体阻滞剂类药物美托洛尔的代谢由CYP2D6介导，CYP2D6*10患者美托洛尔药物代谢效率降低，血药浓度过高，容易产生副作用。FDA建议在使用美托洛尔药物前先检测CYP2D6基因多态性，再根据基因型调整用药剂量，以提高疗效。CYP2D6能活化他莫西芬使其产生药效，CYP2D6*10活化产物减少，疗效不好；FDA已于2006年建议患者在接受他莫昔芬治疗前首先对CYP2D6基因的基因型进行检测。CPIC发布的CYP2D6基因型和他莫昔芬用药指导文件建议：对于CYP2D6弱代谢患者，如果对芳香化酶抑制剂耐受，绝经期女性患者，可考虑使用芳香酶抑制剂，绝经前妇女使用芳香酶抑制剂和卵巢功能抑制剂。CYP2D6中间代谢型和活动评分为1的患者，可按弱代谢型处理。如果芳香酶抑制剂不耐受，可以考虑增加他莫昔芬剂量

二、检测技术与方法

（一）基本原理及方法详解

CFDA批准的CYP450家族基因检测试剂盒主要集中在CYP2C9、CYP2C19和CYP2D6基因检测，其中CYP2C9基因检测有9个产品获得CFDA注册证，其中6个产品采用荧光定量PCR方法（占66.67%），3个产品采用基因芯片法（占33.33%）。CYP2C19基因检测有11个产品获得CFDA注册证，7个产品采用荧光定量PCR方法（占63.64%），2个产品采用基因芯片法（占18.18%），1个产品采用PCR毛细电泳法（占9.09%），1个产品采用焦磷酸测序法（占9.09%）。目前未有单独的CYP2D6基因检测试剂盒，只有1个产品"CYP2D6*10、CYP2C9*3、ADRB1（1165G>C）、AGTR1（1166A>C）、ACE（I/D）检测试剂盒（基因芯片法）"可以检测CYP2D6*10，用于辅助指导高血压药物个体化用药。

目前国内荧光定量PCR方法仍然是检测人类CYP450家族基因的主流方法，其次为基因芯片法，PCR毛细电泳片段分析法和焦磷酸测序法也有少量涉及。从国外技术发展来看，二代测序、飞行时间质谱技术可同时检测多个基因组合和多种突变类型（包含单碱基突变、多碱基缺失/插入、基因缺失/扩增），在多基因组合检测及高通量方面有较大优势。另外，Sanger测序法作为基因分型的金标准仍有一定优势。基本原理参见本篇第三章。其中质谱法-飞行时间质谱原理如下。

基质辅助激光解吸电离飞行时间质谱（MALDI-TOF MS）技术的原理是：将PCR扩增后的产物，加入SNP序列特异延伸引物，在SNP位点上，延伸1个碱基。然后将制备的样品分析物与芯片基质共结晶，将该晶体放入质谱仪的真空管，而后用瞬时纳秒10^{-9}秒强激光激发，由于基质分子经辐射所吸收的能量，导致能量蓄积并迅速产热，从而使基质晶体升华，核酸分子就会解吸附并转变为亚稳态离子，产生的离子多为单电荷离子，这些单电荷离子在加速电场中获得相同的动能，进而在一非电场漂移区内按照其质荷比率加以分离，在真空小管中飞行到达检

测器。MALDI产生的离子常用飞行时间(time-of-flight, TOF)检测器来检测，离子质量越小，就越快到达。理论上讲，只要飞行管长度足够，TOF检测器可检测分子的质量数是没有上限的。

三、操作要点及注意事项

测序法、荧光定量PCR法、基因芯片法、PCR毛细管电泳法等方法的操作要点及注意事项参见本篇第六章。产品性能指标如下。

该类产品的关键性能指标通常应包括准确性、特异性、重复性、最低检测限等项目。下面以CYP2C19药物代谢酶基因多态性检测试剂为例进行介绍。

1. 准确性　检测试剂盒检测范围内CYP2C19基因野生型参考品、CYP2C19*2位点、CYP2C19*3位点和CYP2C19*17位点等不同突变型的国家参考品或经标化的企业参考品，结果应符合相应位点基因型别。

建议采用若干份临床样本验证CYP2C19基因多态性试剂的准确性，样本类型与产品适用范围一致；涵盖所有多态性位点的野生型、杂合型和纯合型情况，并包含不同基因组DNA浓度。如某些纯合型样本较为稀有，亦可采用细胞系或质粒代替。

2. 特异性

(1)检测非人类基因组参考品，结果应未检出突变。

(2)检测试剂盒范围外的CYP2C19基因其他位点突变参考品，结果应为相应基因型别。

(3)检测CYP2C19同源基因特异性参考品，结果应为相应基因型别。

3. 重复性　对企业重复性参考品CYP2C19基因野生型参考品和CYP2C19*2(或者其他)位点纯合或杂合突变型参考品，进行重复检测10次，结果应一致且均为相应位点基因型别。

建议样本应涵盖所有多态性位点的野生型、纯合型和杂合型。

4. 最低检出限　对企业最低检出限参考品进行检测，检测结果应为相应的基因型别。

CYP2C19基因多态性检测试剂的最低检测限可定义为：在满足一定的检测准确性和精密度的条件下，能够检出目标基因的最低人基因组DNA浓度。检测限评价建议采用临床样本或细胞系，并包含所有多态性位点野生型、杂合型和纯合型。

四、国内外相关技术方法对比

(一)国内外标准、注册技术审查指导原则比较

目前尚未有国内外相关CYP450药物代谢酶核酸检测标准。2018年国家食品药品监督管理总局发布了“CYP2C19药物代谢酶基因多态性检测试剂技术指导原则(征求意见稿)”指导注册申请人对CYP2C19药物代谢酶基因多态性检测试剂注册申报资料的准备及撰写，同时也为技术审评部门对注册申报资料的技术审评提供参考。

(二)标准物质进展

目前暂无检测相关的国际和国内标准物质，企业根据注册技术审查指导原则要求，配制企业参考品，用于评价申报产品性能。

第二节　非CYP450其他药物代谢酶核酸检测试剂

一、概述

人体非CYP450其他药物代谢酶主要有乙醛脱氢酶2（ALDH2）、亚甲基四氢叶酸还原酶（MTHFR）和尿苷二磷酸葡萄糖醛酸基转移酶1A1（UGT1A1）。非CYP450其他药物代谢酶基因及检测位点、适应证及预期用途见表5-9-2。

表5-9-2　非CYP450其他药物代谢酶基因及检测位点、适应证及预期用途

序号	基因及位点	适应证	预期用途
1	ALDH2*2	普通人群	酒精代谢能力
		心绞痛	硝酸甘油疗效
2	MTHFR（C677T）	备孕、孕妇	叶酸用量
		高同型半胱氨酸型高血压	依那普利叶酸片
3	UGT1A1*6、*28	肿瘤化疗	伊立替康毒副作用

ALDH2基因突变检测主要用于进行普通人群酒精代谢能力检测以及辅助心绞痛患者硝酸甘油用药指导。ALDH2是一种催化乙醛以及其他脂肪族醛氧化的四联体蛋白酶，在肝脏和胃中具有很高的表达量，是人体乙醇代谢途径中关键酶之一。ALDH2*2酶活性下降，代谢酒精能力下降。人类ALDH2基因同时也是硝酸甘油（GTN）有效代谢物NO形成的关键。硝酸甘油（GTN）是治疗心绞痛的经典药物，但该药的临床有效性常因人而异，部分病人舌下含服硝酸甘油不能迅速有效地缓解心绞痛，使心肌严重缺血加重。研究发现，ALDH2*1基因型的患者硝酸甘油治疗心绞痛的疗效明显优于ALDH2*2患者，ALDH2*2突变型的患者使用无效率达到42.4%，大约为ALDH2野生型的3倍。因此，存在突变型ALDH2*2的患者硝酸甘油用药剂量及用药频率应相应增加，延长用药周期。原国家卫生计生委发布的《药物代谢酶和药物作用靶点基因检测技术指南（试行）》也建议：携带ALDH2*2等位基因的心绞痛患者尽可能改用其他急救药物，避免硝酸甘油舌下含服无效。

MTHFR基因突变检测主要用于备孕或孕妇人群叶酸服用剂量指导，以及高同型半胱氨酸型高血压患者用药指导。MTHFR基因能催化5,10-亚甲基四氢叶酸产生5-甲基四氢叶酸，参与甲基传递与核苷酸合成，是叶酸代谢过程中的关键酶。MTHFR 677C>T突变可造成其编码的氨基酸由丙氨酸变成缬氨酸，引起耐热性和酶活性下降，杂合MTHFR677CT酶活性下降30%，纯合677TT酶活性下降65%以上，在低叶酸的环境下，纯合677TT可显著升高血浆同型半胱氨酸浓度，从而引起静脉栓塞、肺栓塞、动脉粥样硬化、脑卒中等疾病，携带MTHFR 677TT基因型的母亲在低叶酸环境情况下生育神经管缺陷的病儿的风险也大大增加。霍勇教授团队设计实施世界最大规模的脑卒中一级预防随机对照临床试验（CSPPT），经过对20702例中国高血压患者随访4.5年，证实依那普利叶酸片（依那普利10mg+叶酸0.8mg）比单纯依那普利显著降低21%新发脑卒中，据此估算可使我国每年减少50万例脑卒中；进而确定降压联合补充叶酸是我国高血压患者脑卒中一级预防的有效手段，并结合患者基线同型半胱氨酸水平、叶酸水平和MTHFR

基因型更加精准地预测及预防脑卒中发生。

UGT1A1基因突变检测主要用于肿瘤患者化疗药物伊立替康的用药指导。伊立替康为喜树碱类抗肿瘤药物的前药，在体内经羧酸酯酶代谢为活性代谢产物7-乙基-10-羟基喜树碱（SN-38）。UGT1A1基因具有多态性，最常见的是位于其启动子区TATA盒内的TA重复次数多态UGT1A1*28。野生型等位基因含6次TA重复（TA6，UGT1A1*1），突变型个体含7次重复（TA7，UGT1A1*28，rs3064744）。UGT1A1*28杂合子基因型个体SN-38葡萄糖醛苷化活性下降，突变纯合子个体SN-38葡萄糖醛苷化活性仅为野生型纯合子的35%。在接受伊立替康治疗过程中，野生型UGT1A1（6/6）基因型患者出现严重毒性作用风险较低，UGT1A1*28杂合子（6/7）和突变型纯合子（7/7）患者出现毒性作用的机率分别为12.5%和50%。UGT1A1*6（G71R，211G>A）是东方人群中特有的突变等位基因，频率为13%，该等位基因使UGT1A1的活性下降70%，伊立替康毒性作用的发生风险增加，与伊立替康所致嗜中性白细胞减少症有关，可使4级中性粒细胞减少症的发生率升高3倍。FDA已批准对药物说明书进行修改，明确规定使用伊利替康前需进行UGT1A1基因型检测，以提高其用药安全。荷兰皇家药师协会-药物遗传学工作组（DPWG）建议减少服用伊立替康大于250mg/m^{2}的UGT1A1*28纯合子患者的起始剂量。一个法国联合工作组，包括国家药理学网络（RNPGX）和临床肿瘤药理学组（GPCO-Unicancer）已经发表了使用UGT1A1*28基因型指导伊立替康的指南。他们建议在UGT1A1*28/*2828基因型患者中减少伊立替康的剂量，而高剂量伊立替康（>240mg/m^2）仅适用于UGT1A1*1/*1基因型患者。原国家卫生计生委发布的《药物代谢酶和药物作用靶点基因检测技术指南（试行）》也建议：UGT1A1*28（6/7）和（7/7）基因型个体应用伊立替康时应选用剂量较低的化疗方案，以避免引起严重腹泻；携带UGT1A1*6等位基因的患者4级中性粒细胞减少症的发生风险增加，应谨慎使用。

二、检测技术与方法

目前有4个ALDH2基因检测产品获得CFDA注册证，其中2个产品采用荧光定量PCR方法（占50%），1个产品采用基因芯片法（占25%），1个采用PCR毛细电泳法（25%）；有5个MTHFR基因检测产品获得CFDA注册证，3个产品采用荧光定量PCR方法（占60%），1个产品采用基因芯片法（占20%），1个产品采用PCR-金磁微粒层析法（占20%）；有2个UGT1A1基因检测产品获得CFDA注册证，1个为PCR-毛细管电泳法（占50%），1个为PCR-测序法（占50%）。

从CFDA注册产品及使用技术可以看到，对于ALDH2基因和MTHFR基因检测，荧光定量PCR法仍是主要方法，其次为基因芯片法，PCR毛细电泳法和PCR-金磁微粒层析法也有涉及。对于UGT1A1基因检测，因为UGT1A1*28序列比较特殊，涉及TA重复序列检测，注册产品使用PCR 毛细管电泳法和PCR-测序法。

荧光定量PCR方法、基因芯片法、PCR 毛细管电泳法和PCR-测序法在前文中均进行了阐述，本次只对PCR-金磁微粒层析法进行介绍。

（一）基本原理及方法详解

PCR-金磁微粒层析法将AS-PCR方法与金磁微粒、层析法结合起来进行基因多态性检测。

首先利用AS-PCR特异性识别与扩增检测基因位点，利用扩增片段标记的生物素和纳米金磁微粒表面链亲和素相互作用，结合侧向流技术，实现基因分型快速检测。在完成片段扩增后只需几分钟即可完成分型检测，不需要昂贵的检测仪器。

（二）检测技术方法的特点

本方法的主要特点是将PCR扩增与层析法结合，能便捷、快速、准确的进行基因多态性检测，结果判读直观，无需特殊仪器设备，普适性较好。

三、操作要点及注意事项

（一）PCR-金磁微粒层析法

1. 试剂组成 含检测卡、阳性 / 阴性对照卡、PCR 反应试剂盒（含反应液、M 扩增液、WT 扩增液、阴性对照液、M 阳性对照液、WT 阳性对照液、ddH_2O）。

2. 设备环境 PCR 扩增仪。

3. 操作 DNA 提取→ PCR 扩增→层析检测。

4. 结果判定 根据野生型和突变型扩增产物的层析条带进行结果判定。

5. 注意事项及干扰因素

（1）本实验涉及PCR扩增后开盖操作，容易产生PCR产物污染，操作上应注意尽量防范，如实验室分区进行操作，开盖前离心，取样后及时关盖，实验废弃物密封后妥善处理，及时清理擦拭实验台面，紫外线照射。

（2）PCR扩增后，手动点样进行层析，在样本量较大时应注意防止各组分混淆。

（二）产品性能指标

该类试剂产品的关键性能指标通常应包括准确性、特异性、重复性、最低检测限等项目，下面以MTHFR(C677T)基因检测试剂盒为例进行介绍。

1. 准确性 检测 MTHFR(C677T) 基因检测试剂盒国家参考品或经标化的企业参考品，结果均应为相应基因型别。建议样本类型与产品适用范围一致；涵盖所有多态性位点的野生型、杂合型和纯合型情况，并包含不同基因组 DNA 浓度。

2. 特异性

（1）检测非人类基因组，结果应未检出突变。

（2）检测试剂盒范围外的MTHFR基因其他位点突变参考品，结果应为相应基因型别。

3. 重复性 对企业重复性参考品 MTHFR 基因野生型参考品和 MTHFR(C677T) 位点杂合突变型参考品，进行重复检测 10 次，结果应一致且均为相应位点基因型别。

建议样本应涵盖所有多态性位点的野生型、纯合型和杂合型。

4. 最低检测限 对企业最低检出限参考品进行检测，检测结果应为相应的基因型别。

最低检测限可定义为：在满足一定的检测准确性和精密度的条件下，能够检出目标基因的最低人基因组DNA浓度。检测限评价建议采用临床样本或细胞系，并包含所有多态性位点野生型、杂合型和纯合型。

四、国内外相关技术方法对比

（一）国内外标准、注册技术审查指导原则比较

目前暂无非CYP450其他药物代谢酶核酸检测相关的国内外标准及注册技术审查指导原则。此类产品可参考国家食品药品监督管理总局发布的“CYP2C19药物代谢酶基因多态性检测试剂技术指导原则（征求意见稿）”的后续定稿进行。

（二）标准物质进展

目前暂无非CYP450其他药物代谢酶核酸检测相关的国际和国内标准物质，企业根据注册技术审查指导原则要求，配制企业参考品，用于评价申报产品性能。

第三节　药物作用靶点核酸检测试剂

一、概述

药物进入人体后，经吸收、代谢、转运后到达作用靶点，其作用靶点基因的多态性也会影响到药物的疗效。目前研究较多、意义比较明确的药物靶点有维生素K环氧化物还原酶复合体亚单位1基因（VKORC1）、载脂蛋白E（ApoE）、β1肾上腺素受体（ADRB1）、血管紧张素转换酶（ACE）和IL28B（IFNL3）基因。CFDA批准的药物作用靶点的基因及检测位点、适应证及预期用途见表5-9-3。

表5-9-3　药物作用靶点的基因及检测位点、适应证及预期用途

序号	基因及位点	适应证	预期用途
1	VKORC1（-1639 G>A）	心脑血管疾病	华法林首次用药剂量
2	ApoE（E2/E4）	高血脂 阿尔兹海默病	他汀类药物疗效 患病风险
3	ADRB1（Gly389Arg）	高血压	β受体阻滞剂
4	ACE（I/D）	高血压	血管紧张素转换酶抑制剂
5	IL28B（rs12979860 C>T）	慢性丙型肝炎抗病毒治疗	预测基因1型HCV感染者抗病毒治疗的疗效

VKORC1是华法林的作用靶点，华法林通过抑制维生素K环氧化物还原酶（Vitamin K epoxide reductase，VKOR）的活性而阻断维生素KH2的生成，进而抑制维生素K依赖性凝血因子的γ-羧基化作用，从而抑制维生素K依赖性凝血因子Ⅱ、Ⅶ、Ⅸ和Ⅹ的合成起到抗凝血作用。VKORC1的遗传变异可通过影响VKORC1表达，从而影响华法林的敏感性。FDA于2007年批准修改华法林的产品说明书，推荐在使用华法林前对VKORC1进行基因检测；2010年再次修改说

明书，建议结合VKORC1和CYP2C9基因型考虑华法林的初始用药剂量。2013年发布的《华法林抗凝治疗的中国专家共识》建议可通过基因检测帮助华法林的初始剂量选择，同时还需综合考虑患者的体表面积、肝肾功能及合并用药等因素。2015年，原国家卫生计生委发布的《药物代谢酶和药物作用靶点基因检测技术指南（试行）》也建议：可以根据CYP2C9和VKORC1基因检测结果调整华法林初始用量剂量。2017年发布的《基因多态性与抗栓药物临床应用专家建议》建议对于华法林，药物基因多态性可提供起始剂量指导。

ApoE是一种存在于乳糜微粒和中间密度脂蛋白中的载脂蛋白，主要由肝脏和巨噬细胞产生，参与血脂的运输、存储和排泄。人类APOE基因位于19号染色体19q13.2。该基因的两个功能性SNP rs429358（c.388T>C，Cys130Arg）和rs7412（c.526C>T，Arg176Cys）构成3种单倍型，分别是E2（rs429358T-rs7412T）、E3（rs429358T-rs7412C）、E4（rs429358C-rs7412C）。由三种单倍型构成6种不同的基因型（E2/E2、E3/E3、E4/E4、E2/E3、E2/E4和E3/E4）。E3/E3是最常见的基因型，人群中的频率约60%。调脂药物普伐他汀通过竞争性抑制3-羟基3-甲基戊二酰辅酶A还原酶（HMG-CoA还原酶），从而抑制肝脏中胆固醇的合成，肝细胞表面低密度脂蛋白（LDL）受体的表达反馈性增加，加强受体介导的LDL的分解代谢及血液中LDL的清除。目前FDA已将APOE2列为普伐他汀药物反应相关的生物标记。基因型为APOE E2/E2的高血脂症患者普伐他汀的降脂疗效更好。原国家卫生计生委发布的《药物代谢酶和药物作用靶点基因检测技术指南（试行）》也建议：基因型为E2/E2的高血脂症患者建议选用普伐他汀治疗，以提高降脂疗效。同时ApoE基因多态性与阿尔兹海默病的发病风险相关，携带ApoE E4基因型的个体患病风险显著增加。

ADRB1为肾上腺素受体的一个亚家族，属于G蛋白偶联受体超家族，包含1、2和3三种不同亚型。该类受体通过与Gs蛋白偶联调节细胞内cAMP和L型Ca^{2+}通道的开放频率，是β受体激动剂和β受体阻滞剂的作用靶点。β_1受体编码基因ADRB1多态性可影响β受体阻断剂如美托洛尔的疗效。建议临床医师在应用β_1受体阻滞药前进行ADRB1多态性检测，并根据其基因型调整用药剂量，以提高疗效，减少不良反应的发生。

血管紧张素转换酶（angiotensin converting enzyme，ACE）是肾素-血管紧张素系统的关键酶，也是ACE抑制剂（ACE inhibitor，ACEI）的作用靶点。ACE基因位于17号染色体17q23，其内含子16存在288 bp的Alu插入（Insertion）/缺失（Deletion）多态性导致三种基因型：II（插入纯合子）、ID（插入缺失杂合子）和DD（缺失纯合子），白种人、黑中人和亚洲人群中D等位基因频率分别为56.2%、60.3%和39.0%。ACE I/D多态性可影响血浆ACE的水平，DD基因型个体血浆ACE的活性升高，依那普利治疗后ACE活性下降更明显；在初治的高血压患者中，DD型患者福辛普利的降压疗效增强；在高血压合并左心室肥大和舒张期充盈障碍的患者中，DD基因型患者服用依那普利和赖诺普利后心功能改善程度优于ID和II基因型患者；II基因型患者应用赖诺普利或卡托普利时肾功能下降更明显。为取得最佳疗效，建议临床上在选择ACEI类药物进行治疗前对ACE I/D多态性进行检测，以指导选择合适的ACEI类药物。

丙型肝炎病毒（hepatitis virus C，HCV）感染通常采用聚乙二醇化干扰素联合利巴韦林进行治疗，但其疗效存在很大的个体差异，部分患者治疗后出现持续病毒反应，部分患者治疗无效，未能获得持续病毒清除。此外，亚洲人群的持续病毒反应率显著高于高加索人群。位于IFNL3基因上游约3 kb处的SNP rs12979860 C>T与干扰素联合利巴韦林治疗的病毒治疗应答相关，CC基因型患者聚乙二醇化干扰素联合利巴韦林治疗24周后70%的患者获得持续病毒学应答，而CT和TT型患者获得持续病毒应答率只有30%。Rs12979860C等位基因频率分布存在种族差异，亚洲人群中大于90%，而非洲人群中为20%~50%。高加索人群中CC基因型频率为37%。美国肝脏病学会和欧洲肝脏病学会2011年HCV感染防治指南已将IFNL3 基因多态性作为基线预测聚乙二醇化干扰素反应性的主要因素之一。FDA已批准在聚乙二醇干扰素 α-2a、聚乙二醇干扰素 α-2b和利巴韦林说明书中增加在用药前对IFNL3 rs12979860基因型进行检测的建议。检测IFNL3 rs12979860基因型有助于HCV感染的个体化治疗，从而提高其治疗水平。

二、检测技术与方法

目前有8个VKORC1基因检测产品获得CFDA注册证，其中6个产品采用荧光定量PCR方法（占75%），2个产品采用基因芯片法（占25%）；有3个ApoE基因检测产品获得CFDA注册证，2个产品采用荧光定量PCR方法（占66.67%），1个产品采用基因芯片法（占33.33%）；有2个ADRB1基因检测产品获得CFDA注册证，1个产品采用荧光定量PCR方法（占50%），1个产品采用基因芯片法（占50%）；有1个ACE基因检测产品获得CFDA注册证,采用基因芯片法；有1个IL28B基因检测产品获得CFDA注册证，采用基因芯片法。

从CFDA注册产品及使用技术可以看到，对于VKORC1、ApoE、ADRB1、ACE和IL28B基因检测产品，荧光定量PCR法仍是主要方法（包括Taqman探针法和等位基因特异PCR），其次为基因芯片法。基本原理参见本篇第三章。

三、操作要点及注意事项

荧光定量PCR法和基因芯片法等方法的操作要点及注意事项参见本篇六章。

产品性能指标如下。

该类试剂产品的关键性能指标通常应包括准确性、特异性、重复性、最低检测限等项目，下面以VKORC1基因检测试剂盒为例进行介绍。

1. 准确性　检测试剂盒范围内国家参考品或经标化的企业参考品，检测结果应与已知基因型别相符合。建议样本类型与产品适用范围一致；涵盖所有多态性位点的野生型、杂合型和纯合型情况，并包含不同基因组 DNA 浓度。

2. 特异性

（1）检测非人类基因组参考品，结果应未检出突变。

（2）检测试剂盒范围外的VKORC1基因其他位点突变参考品，结果应为相应基因型别。

3. 重复性

（1）采用荧光PCR法原理且通过Ct值进行判读的试剂盒，检测试剂盒范围内国家参考品和/或经标化的企业参考品，检测结果应一致且与已知基因型别相符合且Ct值的变异系数（CV，%）不大于5.0%。

（2）采用基因芯片法、PCR电泳法、PCR毛细电泳分析法、PCR高分辨熔解曲线法、流式荧光杂交法、飞行时间质谱法等原理的试剂盒以及采用荧光PCR法原理但不直接采用Ct值进行结果解释的试剂盒，检测试剂盒范围内国家参考品和/或经标化的企业参考品，检测结果应一致且与已知基因型别相符合。

建议样本应涵盖所有多态性位点的野生型、纯合型和杂合型。

4. 检测限 对企业最低检出限参考品进行检测，检测结果应为相应的基因型别。

最低检测限可定义为：在满足一定的检测准确性和精密度的条件下，能够检出目标基因的最低人基因组DNA浓度。检测限评价建议采用临床样本或细胞系，并包含所有多态性位点野生型、杂合型和纯合型。

四、国内外相关技术方法对比

（一）国内外标准、注册技术审查指导原则比较

目前暂无药物作用靶点核酸检测相关的国内外标准及注册技术审查指导原则。此类产品可参考国家食品药品监督管理总局发布的"CYP2C19药物代谢酶基因多态性检测试剂技术指导原则（征求意见稿）"的后续定稿进行。

（二）标准物质进展

目前暂无药物作用靶点核酸检测相关的国际和国内标准物质，企业根据注册技术审查指导原则要求，配制企业参考品，用于评价申报产品性能。

第四节 其他与用药相关基因分子检测试剂

一、概述

其他与用药相关基因分子检测主要包括药物转运蛋白基因有机阴离子转运多肽1B1（SLCO1B1）和人类白细胞抗原（HLA）B。CFDA批准的药物作用靶点的基因及检测位点、适应证及预期用途见表5-9-4。

表5-9-4 药物作用靶点的基因及检测位点、适应证及预期用途

序号	基因及位点	适应证	预期用途
1	SLCO1B1*5	高血脂	他汀类药物副作用
2	HLA-B*5801	痛风	别嘌呤醇不良反应
3	HLA-B*5701	HIV	阿巴卡韦过敏反应
4	HLA-B*1502	癫痫	卡马西平不良反应
5	HLA-B27	强直性脊柱炎	疾病风险

有机阴离子转运多肽1B1（OATP1B1，又称OATP-C、OATP2或LST1）特异地表达在肝细胞基底膜上，在肝细胞摄取和清除内源性和外源性物质如胆汁酸、非结合型胆红素、甲状腺素、他汀类药物、瑞格列奈、依那普利拉、替莫普利、缬沙坦、奥美沙坦、氨甲蝶呤和伊立替康活性代谢产物SN-38等中发挥重要作用。OATP1B1由SLCO1B1基因编码，该基因第5外显子521T>C（Val174Ala）多态性是亚洲人群中的主要遗传变异，等位基因频率为10%~15%，该多态性显著降低OATP1B1对其底物的摄取能力，使他汀类药物如普伐他汀、阿托伐他汀和罗苏伐他汀等的血药浓度升高。他汀类药物的严重不良反应包括肝功能下降和横纹肌溶解症等，携带

521C等位基因的患者应用辛伐他汀、西立伐他汀时肌病的发生风险显著增加。原国家卫生计生委发布的《药物代谢酶和药物作用靶点基因检测技术指南（试行）》也建议：携带521C等位基因的患者慎用辛伐他汀和西立伐他汀，以降低发生肌病的风险，具体可根据FDA推荐剂量表。CPIC发布的SLCO1B1基因型和他汀类药物用药指导文件建议：在SLCO1B1 RS4149056的C等位基因患者中，即使在辛伐他汀用量较低（每日40mg）时肌病风险也有适度增加；如果用较低剂量未达到最佳疗效，则应考虑替代药物。

人类白细胞抗原（human leukocyte antigens，HLA）是人类主要组织相容性复合体的表达产物，在免疫系统中主要负责细胞间的相互识别和诱导免疫反应，调节免疫应答。根据HLA分为三类：Ⅰ类分子为HLA-A、-B、-C系列抗原，广泛表达于各组织有核细胞表面；Ⅱ类分子为HLA-D/DR、-DP、DQ系列抗原，主要表达于B细胞和抗原提呈细胞，Ⅰ类和Ⅱ类抗原都与器官移植有关，其中Ⅱ类抗原更为重要；Ⅲ类分子为补体成分。近年来发现一些药物的严重不良反应与人类白细胞抗原基因多态性有关，如HLA-B*1502等位基因与卡马西平和苯妥英所致Stevens-Johnson综合征/中毒性表皮坏死松解症（Stevens-Johnson syndrome/toxic epidermal necrolysis，SJS/TEN）相关；HLA-B*5801等位基因与别嘌呤醇所致SJS/TEN相关；HLA-B*5701等位基因与阿巴卡韦所致药物性肝损害相关。FDA已批准在卡马西平药品说明书中增加汉族及东南亚裔人群在服用卡马西平前进行 HLA-B*1502等位基因筛查的建议，HLA-B*1502阳性的个体应慎用卡马西平，以避免出现严重的皮肤毒性反应；建议应用阿巴卡韦前进行HLA-B*5701等位基因检测，以避免发生SJS/TEN。CPIC同时也已将HLA-B*1502作为预测卡马西平和苯妥英皮肤毒性的1A级药物基因组标记物，将HLA-B*5801作为预测别嘌呤醇皮肤毒性的1A级药物基因组标记物，将HLA-B*5701作为预测阿巴卡韦所致药物超敏反应的1A级药物基因组标记物。原国家卫生计生委发布的《药物代谢酶和药物作用靶点基因检测技术指南（试行）》也建议：携带HLA-B*1502等位基因者慎用卡马西平和苯妥英，携带HLA-B*5801等位基因者慎用别嘌呤醇，以免引起SJS/TEN；携带HLA-B*5701等位基因者慎用阿巴卡韦，以免引起药物性肝损害。

二、检测技术与方法

目前有1个SLCO1B1基因检测产品获得CFDA注册证，采用荧光定量PCR方法；有7个HLA-B基因检测产品获得CFDA注册证，2个产品采用荧光定量PCR方法检测HLA-B*5801，1个产品采用荧光定量PCR方法检测HLA-B*1502,3个产品采用荧光定量PCR方法检测HLA-B27，1个产品采用PCR-直接测序法进行HLA-B分型。

从CFDA注册产品及使用技术可以看到，对于SLCO1B1和HLA-B基因检测产品，荧光定量PCR法（包括Taqman探针法和等位基因特异PCR）仍是主要方法，其次为直接测序法。基本原理参见本篇第三章。

三、操作要点及注意事项

荧光定量PCR法和测序法操作要点及注意事项参见本篇第六章。

HLA家族序列检测注意事项：HLA家族序列相似性很高，设计引物探针时注意选择特征序列，同时一般的检测产品识别的特征区域有限，不能完全区分单个HLA基因型。

四、国内外相关技术方法对比

（一）国内外标准、注册技术审查指导原则比较

目前国内外尚无SLCO1B1基因检测标准和指导原则。

截止到2018年8月，查询国内外文献及官方网站，国外暂无器官移植配型HLA基因分型检测方面的国家标准或行业标准。2010年12月，国家药监局发布了一个相关的医药行业标准YY/T 1180-2010《人类白细胞抗原（HLA）基因分型试剂盒SSP法》，该行标于2012年6月正式实施。该行标主要规定了HLA基因分型试剂盒（SSP法）产品的术语和定义、要求、实验方法、标示标签、说明书、包装、储存和运输等；要求即指产品的性能指标，主要包括外观、阳性参考品符合率、阴性参考品符合率、重复性、有效检测范围、随机失败率、稳定性。

2015年7月，美国FDA发布了关于用于输血和移植中供体和受体匹配的人类白细胞抗原（HLA）核酸检测试剂盒的上市前通知（510（k））申报资料的指南。本指南提供了关于编制和评审人类白细胞抗原（HLA）体外诊断（IVD）检测试剂盒上市前通知申报资料（以下简称"510（k）申报资料"或"510（k）"）方面的建议，供提交者（以下简称"您"）和FDA评审人员使用。本指南专门针对用于输血和移植中供体和受体匹配的HLA核酸检测试剂盒（不管是检测单个基因位点，还是同时检测多个基因位点），该类产品需要向FDA提交的上市前申报资料为510（k）。更具体地说，本指南涉及FDA建议的HLA核酸检测试剂盒相关的预期用途、试剂盒设计、性能验证研究（包含准确度、精密度、临床比对研究、知情同意等）、分析软件、适用仪器验证、标签以及其他捆绑申报和变更等考虑因素。其中准确度研究中明确建议使用足量的国家或国际公认的最具人群代表性的常见HLA等位基因（如果可能，包括罕见等位基因）的经充分验证的DNA样本。

截止到2018年8月，我国暂未发布器官移植配型HLA基因分型检测试剂方面的注册技术审查指导原则。

（二）标准物质进展

1. 国内标准物质 目前国内尚无SLCO1B1和HLA基因分型标准物质。

2. 国际标准物质 目前国外尚无SLCO1B1标准物质，与移植配型相关的HLA参考品，国外主要有3家：美国加利福尼亚大学洛杉矶分校免疫遗传学中心（UCLA）、国际组织相容性工作组（IHWG）、英国国家生物制品检定所（NIBSC），以UCLA在业内影响力最大。

起草人：曲守方（中国食品药品检定研究院）
复核人：杨忠（北京市医疗器械检验所）

第六篇
检验实验室管理和仪器操作

第一章
概　论

实验室检验是药品、医疗器械质量控制的重要手段。体外诊断试剂既有按照药品管理的品种也有按照医疗器械管理的产品。体外诊断试剂中用于血源筛查的体外诊断试剂以及采用放射性核素标记的体外诊断试剂产品按药品进行管理，其他所有体外诊断试剂产品均按照医疗器械管理。中华人民共和国《药品管理法》中规定："药品监督管理部门设置或者确定的药品检验机构，承担依法实施药品审批和药品质量监督检查所需的药品检验工作"。《医疗器械监督管理条例》（2017修订）第五十七条医疗器械检验机构资质认定工作按照国家有关规定实行统一管理。经国务院认证认可监督管理部门会同国务院食品药品监督管理部门认定的检验机构，方可对医疗器械实施检验。《体外诊断试剂注册管理办法》（局令第5号）第二十三条申请第二类、第三类体外诊断试剂注册，应当进行注册检验；第三类产品应当进行连续3个生产批次样品的注册检验。医疗器械检验机构应当依据产品技术要求对相关产品进行检验。依法对体外诊断试剂检验的实验室以下简称药检实验室，药检实验室所出具的检验检测报告的可靠性和准确性直接影响国家对体外诊断试剂产品质量的控制。

为保证所提供的检验检测服务的质量并通过法定要求的实验室资质认定和中国合格评定国家认可委员会（以下简称CNAS）组织的实验室认可，药检实验室基本上都依据国家认证认可监督管理委员会以及CNAS的相关要求建立了管理体系。作为法定检验职能的产品质量评价实验室，科学化应成为衡量其管理水平的依据，实验室科学管理包括3部分：①职责化，即围绕实验室各项工作制定一整套管理和工作职责，使检验人员都知道应该做什么；②标准化，即围绕实验室各项工作制定和实施标准化程序，使检验人员都知道如何做；③制度化，即围绕实验室各项工作制定和实施一系列规章制度，规范检验人员行为，实现各项管理目标。

检验检测实验室管理概括起来主要有以下八项内容，它们既是科学管理的主要出发点，也是实现科学管理的关键。

1. 检验人员的管理　检验人员是影响质量最关键的因素，是决定实验室兴衰存亡的根本原因。

（1）关键管理人员　实验室关键管理人员包括最高管理者、技术负责人、质量负责人等。最高管理者是实验室最高领导人，对外承担社会责任、承担风险，对内既要保证单位的生存和发展，还要保证管理体系有效运行，压力大，责任重。但只要合理利用技术负责人和质量负责人，并赋予其相应的责权，最高管理者就会轻松应对。技术负责人全面负责技术运作，熟悉实验室检测业务，了解检测任务所使用的方法，能解决检测过程中所遇到的技术问题，能判断检测结果的符合情况，能根据实验室情况开发新检测项目以扩展业务，能胜任所承担的工作。质量负责人需要被赋予其明确的责任和权力，确保管理体系在任何时候都能得到实施和保持。实验室根据工作内容分工规定质量负责人的职责，通常负责建立实验室管理体系、质量监控、计量、内审等。

（2）检验人员 是指出具正确检验检测数据和结果的人员，包括检验检测人员、设备操作人员、内部校准人员、签发报告或结果验证或核查人员等。检验人员的管理主要涉及人员的配置、培训、监控和绩效考核。

配置人员时既要根据实验室承担的检验量和监控任务情况，又要考虑检验操作的复杂程度和检验仪器的技术含量，做到合理配置。体外诊断试剂检验实验室人员知识层次和实验技能应相对较高，大型精密仪器应配置专业水平较高的人员专门管理和使用。

检验人员培训的内容除了实验理论和操作、仪器维护和保养等专业技能外，还应包括工作职责、标准和制度等。培训的目标是使大多数检验人员能进行常规项目检验，使少数复杂检验和仪器至少被两人熟练掌握。

人员监控的重点是履行职责、执行标准、遵守制度的情况，监控的目标是确保检验及时、准确。

人员绩效考核的标准是人员监控结果和定期开展的对比实验结果。对比实验的对象包括实验室内所有的检验人员、药监系统内实验室和系统外专业实验室等。

2. 检验仪器的管理 检验检测设备是决定实验室检测数据准确性的最主要因素，是实验室工作质量保证的前提。无论大小检测设备，只要用于检测，就是影响结果质量的重要因素，必须保证使用正常。

体外诊断试剂和体外诊断仪器共同组成体外诊断系统，其中，体外诊断试剂为易耗品。按照检测方法不同，体外诊断系统可分为生化分析系统、免疫分析系统、血液分析系统等，各类诊断系统中，诊断仪器与试剂的依存度不一可分为开放式和封闭式：开放式是指仪器与试剂不存在一一对应关系，多个厂家的试剂产品可以在一台仪器上使用；而封闭式是指一台仪器或某规格的仪器只能与某种或某类试剂配套使用，一般体现为仪器与生产厂商试剂产品的一一对应关系。例如：①生化诊断领域，生化分析仪技术相对成熟，生产厂家和品牌众多，试剂和仪器可以由不同的厂商生产，试剂生产厂商与仪器生产厂商相互间的依赖性很小。②化学发光免疫诊断领域，其检测原理具有特殊性，因此，全自动化学发光仪均为封闭式，即试剂与仪器需配套使用。

检验仪器的管理主要涉及仪器的检定校准与确认以及期间核查与维护维修。

（1）设备的检定、校准与确认 设备经过采购、验收、安装调试等诸过程后，首先进行检定或校准，确认其满足检验检测的要求后方可投入使用；使用中的设备要按仪器规定要求制定检定/校准计划，按计划实施检定或校准。实验室要注意检定或校准服务方的资质和能力，确保检验检测结果的计量溯源性。当实验室需要内部校准且有能力时，要确保满足内部校准要求。内部校准只限于非强制检定设备，实施内部校准的人员应经培训和授权。

设备定期检定或校准后，实验室应进行确认。确认的内容包括：检定结果是否合格能用；校准获得的设备的准确度信息是否满足检验检测项目、参数的要求，是否有修正信息，仪器是否满足检验检测方法的要求；设备的状态标识是否正确。确认设备满足检验检测要求后方可使用。

（2）设备的期间核查和维护 设备要按计划进行期间核查。期间核查时间一般安排在两次正规的检定/校准期间，防止使用不符合技术规范要求的仪器设备。并不是所有设备都需要做期间核查，可根据设备历次检定或校准结果、质量控制结果、设备操作人员使用维护状况、环境变化、设备使用频率等做决定。核查的频率可以根据设备的使用频率、数据准确性争议、设备的新旧和稳定性水平等确定，编制仪器设备期间核查计划，风险大的设备核查的频次应增加，风险小的设备核查频次可以降低或不核查。期间核查要编制核查规程，规程的编制可从可靠性、实用性、经济性等方面综合考虑。

设备要进行维护。一般根据设备使用要求按常规做日常维护，一些复杂点的清理和维护可以做定期维护。实验室应指定人员操作重要的、关键的仪器设备以及技术复杂的大型仪器设备，未经指定的人员不得操作该设备；当设备出现故障或异常时，应停止使用并加贴停用标签，直至修复并通过检定/校准或核查表明能正常工作为止，并核查之前的检测结果的正确性。

仪器的维护与维修实行分级管理机制，即根据仪器的价值、作用、技术含量、维护与维修难度、环境要求等对其进行分类，然后针对不同类别仪器在使用频率、工作环境、人员要求、监控重点、维护与维修操作、手段、记录等方面进行详细规定，最后严格按照规定开展仪器的维护与维修工作。

另外，仪器的放置主要考虑环境状况、管理和使用的方便，对需要供水、电、气的仪器，应统一规划，合理放置。

3. 检验器具的管理 实验室常用的检验器具可分为玻璃器具、计量器具、仪器辅助配件等几类，其管理主要涉及检验器具的配置、计量检定、清洁和存放。配置检验器具时，主要根据检验标准确定各类检验器具的型号和精度，根据检验项目和频率确定各类检验器具的配置数量。一般需保持一定库存，以备消耗和损毁。

所有计量器具应建立档案，并制定检定周期和计划，实行统一管理，确保所有在用计量器具都经过检定并符合检验要求。

为确保检验的准确度，各类在用检验器具都需保持清洁，为此应制定检验器具清洁程序和制度，使所有检验器具使用后及时得到清洁。

检验器具一般存放在现场和仓库，现场检验器具尽可能分类存放在柜橱里或支架上，并保证存放环境干燥、清洁；库存检验器具由专人进行管理，实行分类存放和统一标识，计量器具应标明是否检定合格。检验器具的仓库管理依据是检验器具的出、入库程序和库存检验器具档案。

4. 检验试剂的管理 实验室常用的检验试剂包括标准物质、标准溶液、化学试剂等。其中标准物质最为重要。

（1）标准物质及其期间核查　标准物质的作用有三点：一是作为校准物质用于仪器的校准。因为体外诊断试剂检测仪器一般是按相对测量方法设计的，所以在使用前或使用中须用标准物质校准或制备“校准曲线”；二是作为已知物质，用以评价测量方法。有助于新方法新仪器可靠程度的判断；三是作为控制物质，与待测物质同时进行分析。由此可见，标准物质直接影响体外诊断试剂检测实验室检验检测结果的准确性。

实验室要制定“标准物质管理程序”，以对标准物质的采购、验收、存储、安全、证书、使用、有效期等方面进行规定，确保标准物质在使用过程中安全、完整，起到基准、评价方法和质量监控的作用。应适时对标准物质进行期间核查，验证标准物质在储存、使用过程中是否污染或损坏，避免不当保管或使用造成的量值传递发生偏差，影响检测数据结果的准确性。

标准物质核查方法可以是：对有证标准物质可核对有效期限，超出有效期的标准物质要评估其风险，增加期间核查频率；旧的标准物质的核查可通过与新的有证标准物质进行比对。

（2）检验试剂的配置、配制和存放 检验试剂的质量直接影响检验结果，所以需对所有检验试剂进行质量评估。其质量评估的主要依据是检验试剂的检验灵敏度、精确度和存放稳定性等，以此指导检验试剂的配置。所需检验试剂的等级和数量，主要根据检验标准、实际耗用量及成本控制的要求而定。

检验试剂的配制主要通过建立档案、制定配制周期和计划加以规范，确保所有检验试剂都在有效使用期限之内。

检验试剂存放在现场和仓库，现场试剂尽可能分类存放在柜橱里，并保证存放环境阴凉、干燥；库存检验试剂由专人进行管理，实行分类存放和统一标识，其管理依据是检验试剂的出、入库程序和库存检验试剂档案。检验试剂仓库需保持阴凉、干燥和通风良好。

5. 检测方法 检测方法的正确使用是关系到检测结果准确性的重要因素。方法的选择在资料评审和技术预评价时即与客户沟通，要确保在选定适合的方法范围内给出样品可靠的结果。如果客户未指定方法，实验室应优先使用以国际、区域或国家标准发布的方法。这些标准方法在初次使用前要进行证实，证明实验室有能力依据所选用的标准方法开展检测活动，并能得到可靠的结果。在没有适合的标准方法时，也可以使用非标准方法（包括实验室自制方法），非标准方法的使用，应事先征得客户同意，并告知客户相关方法可能存在的风险。非标准方法使用前应进行确认，确定该方法能否合理、合法使用。

（1）标准方法的证实 标准方法证实的内容可以是：人员技术和能力是否满足方法要求，必要时要进行培训；设备设施是否满足要求、标准物质是否充分；场所和环境条件评价；样品制备等满足方法要求；按照标准方法实施检测，标准物质验证，分析检测结果是否满意。当没有标准物质验证时，可以采取：通过能力验证或实验室间比对外部证实方式；试验方法的线性、检出限、精密度、正确度、回收率、测量不确定度等技术验证证实是否能再现方法的质量参数的能力。如果标准方法发生了变化，应重新予以证实。

（2）非标准方法的确认 实验室应对非标准方法（包括实验室自制方法）、超出预定范围使用的标准方法、扩充和修改过的标准方法进行确认。确认的方法有：使用参考标准或标准物质进行校准；与其他方法所得的结果进行比较；参加能力验证或实验室间比对；对影响结果的因素做系统性评审；根据对方法的理论原理和实践经验的科学理解，对所得结果不确定度进行的评定。实验室通过试验方法的检出限、精密度、回收率、适用的浓度范围和样品基体等特性对检测方法进行确认。如可行尽可能使用有证标准物质评估方法误差，标准物质尽可能与样品基体一致。

6 检验样品的管理 从样品进入到实验室的那一刻起，就被纳入实验室的管理体系。首先，进行资料评审与技术预评价。这一步至关重要，关系到以后的每一步如何进行，对检测报告的及时率和准确率均有很大的影响。实验室收样人在接受委托检测样品时，必须与客户充分沟通，针对收样时间、样品的名称、数量、状态、颜色、重量、检测项目、送样人、联系方式、收样人、客户目的、检测方法、有无偏离、有没有分包（如有分包，要取得委托人书面同意）、危险性、交付报告时间、责任免除的条款等等信息，应在签约之前协调解决。充分了解客户需求，并对自身的技术能力和资质状况能否满足客户要求进行评审。记录必要的评审过程或结果，并为客户保密。

检验检测实验室接受委托送检的，其检验检测数据、结果仅证明对样品所检项目的符合性情况。因此，对样品要仔细进行检查，确认样品符合条件后进行登记并给定唯一性标识，样品在实验室整个流转期间都保留该标识，直到检毕出证书达到约定时间后妥善入库存储保管或销毁。如果发现样品有异常，应及时与客户或送样人联系，确认解决问题后才能进行后续工作。一般简单的样品由业务部门直接评审，双方在检测委托单上签字确认；对于复杂的、大型的检验业务由技术负责人组织人员进行评审。

检验样品的管理主要涉及检验样品的登记和留存。

检验样品登记的目的是全面、准确地记录检验样品的各项参数，为质量检验和监控提供依据。在设计有关记录时应力求科学、合理，记录内容至少包括检验样品的种类、数量、型号、生产厂家、检验要求、检验编号、登记日期及试剂失效日期等项目。

检验样品的留存需要制定相关的管理程序，对检验样品的留存时间、地点、数量、环境要求等进行规定，所有检验样品尽可能分类、集中存放，由专人进行管理。

7. 技术资料的管理 实验室的技术资料可分为工作记录、检验记录、检验标准、仪器、器具、试剂和环境档案等几类，其管理主要涉及技术资料的撰写、审核、存放、查阅和收集。

（1）记录管理 所有检验检测活动要形成记录，为管理体系运行的有效性和技术活动的可追溯性提供证据。确保记录的标识、贮存、保护、检索、保留和处置符合要求。记录分为质量记录和技术记录两类。

质量记录指检验检测机构管理体系活动中的过程和结果的记录，包括合同评审、分包控制、采购、内部审核、管理评审、纠正措施、预防措施和投诉等记录；技术记录指进行检验检测活动的信息记录，包括原始观察、导出数据和建立审核路径有关信息的记录，检验检测、环境条件控制、员工、方法、设备、样品和质量监控等记录，也包括发出的每份检验检测报告或证书的副本。

为确保实验室的各种记录被正确、规范地填写，在设计具体记录时需考虑其格式是否合理，所填内容是否科学，并针对各种记录制定填写范本。各种记录均应按要求认真填写，字迹清晰、标识明确，储存保管方式应使其便于检索，储存保管设施环境适宜，避免损坏、变质和丢失。所有记录均须保证安全与保密；每项检验检测记录应包含充分的信息，该检验检测在尽可能接近原始条件情况下能够复现；观察结果、数据和计算须在产生时予以记录，不允许补记、追记、重抄；书面记录形成过程中如有错误，不得擦掉、涂掉或使之难以辨认，而应采用杠改方式，并将改正后的数据填写在其旁边。实施记录改动的人员应在更改处签名或签名缩写；所有记录的存放条件应有安全保护措施，电子储存的记录应放于防磁铁橱内并有备份，未经授权任何人不得接触，避免原始数据的丢失或改动；电子方式储存记录的更改，应有书面的文字说明记录；实验室各种记录保存期限根据国家及行业有关规定，记录的性质与类别区别对待，资质认定实验室一般不得少于六年。

为确保实验室的各种记录被准确地填写，需制定和实施记录审核程序，所有关键记录都需经过严格地审核。

（2）技术资料　实验室的各种技术资料应分类、集中存放，由专人进行管理，其管理依据是技术资料的控制程序。应规范技术资料的归档、存放和报废等。

技术资料实行分级管理机制，即根据技术资料的内容确定其保密等级，然后根据该等级制定查阅权限和程序。通过实施查阅权限和程序，使所有重要技术资料得到有效保护。

实验室技术资料收集的重点还应包括国家和行业的最新检验标准，国内外同行的检验技术成果和经验资料。收集的渠道是有关技术期刊、网站、研讨会，以及同行间的各种交流等。

8. 质量控制　实验室应制定质量控制计划并实施，以确保并证明检测过程受控以及检验检测结果的准确性和可靠性。质量控制计划要覆盖资质认定或认可范围内的全部检验检测技术和方法。质量控制计划内容（不限于此）：定期使用有证标准物质进行监控；参加能力验证或检验检测机构间比对；使用相同或不同方法进行重复检测；对留存样品进行再检测；一个样品不同特性量的结果的相关性；同一样品不同人员比对。另外空白、实验室控制样品、加标等分析也属于质量控制方法。

对日常的检验检测结果，执行三级质量审查制度，保证检验检测数据的原始、客观、准确和可追溯。实验室应分析质量控制数据，当发现控制数据将要超出预先确定的判断依据时，应及时采取措施来纠正出现的问题，防止报出错误结果。

定期参加由外部机构组织的能力验证是质量控制方式之一，每年度制定能力验证计划，并要求计划尽量满足：项目覆盖检测能力表检测类别；参加能力验证人员覆盖实验室所有检测人员；设备覆盖实验室所有涉及出具检测数据和结果的仪器。

按计划逐步实施能力验证。如通过能力验证或者机构间比对发现某项检验检测结果不理想时，应系统地分析原因，采取适宜的纠正措施，并通过试验来验证其有效性。

9. 其他

（1）检验环境的管理　检验环境的管理主要涉及环境保护，水、电、气的配置和环境条件的控制。环境保护的重点是对检验产生的废液、废气、废渣制定和实施控制程序，确保质检实验室内、外部环境不受污染。

实验室水、电、气的配置，既要考虑所开展检验项目的需要，又要考虑节约资源。如有可能，应对实验室的各种管、线进行统一规划，规划的目标是使用安全和方便。

环境条件的控制需要依靠一些相关的设备，如空调、抽湿机等，应在这方面进行投入，使实验室的环境条件满足检验仪器和试剂的存放要求，保证检验时实验室的环境条件符合有关检验标准规定。

（2）安全管理　安全管理是指检验人员的人身安全保护、消防事故的预防和处理及破坏和盗窃行为的防护。

为确保检验人员的人身安全，需围绕所开展检验项目制定安全操作注意事项，为检验人员配备必要的防护用品，如防毒面罩、防护眼镜等，对实验室的所有电源开关、插座安装防漏电装置。通过培训使检验人员熟悉安全保护常识。

实验室应配置足够数量的消防用具，并制定消防预案，定期组织消防演习，使检验人员熟练掌握有关程序和操作，同时对实验室内的易燃、易爆、有毒试剂和装置制定管理程序，将其纳入严密监控之中，实现消防事故的有效预防和科学处理。

为杜绝破坏和盗窃行为，应制定和实施来访登记制度和日巡查制度。来访人员须经过审批和登记，来访过程中须有专人接待和陪同。每天上班后、下班前由专人负责对整个实验室进行巡查，其重点是水、电、气、门、窗的关闭情况，仪器的状态，检验器具和试剂的存放情况等。所有检查结果都记录在案，一旦发现问题，及时进行处理，不留隐患。

为更好地实现“及时、准确地进行质量检验”的目标，实验室还需进一步做好以下工作：与其他职能部门的协调；与系统内实验室的技术共享和互换；与同行业专业实验室的技术交流。

总之，实验室只有从职责化、标准化、制度化入手，不断完善自身管理，才能提高检验能力，确保科学公正地评价产品质量。

随着药品检测实验室管理模式的不断转变与革新，实验室的质量管理体系逐步趋向于文件化的管理模式。标准化、制度化管理实验室，管理体系文件成功建立与维护是关键。实验室管理体系文件系统是管理体系存在的基础和证据，是规范实验室工作和全体人员行为，从而达到质量目标的依据，因此，制订管理体系文件就是实验室的立法。建立并完善管理体系文件是为了进一步理顺关系，明确职责与权限，协调各部门之间的关系，使各项活动能够顺利、有效地实施，使管理体系实现高效运行。RBT214—2017和CNAS—CL01：2018都有相关条款作出了明确要求。要求实验室将管理体系的政策、系统、程序、操作和指令形成文件，文件化的程度应能确保其检测、校准结果的质量，管理体系中用到的文件应能被合适的人员交流、充分理解并可操作。总的来说，在建立管理体系文件系统时，应充分考虑以下几项基本要求。

1. 系统性 应针对实验室管理体系的全部要素，明确要求，做出规定，系统化且条理清晰地制订各项文件，根据实验室的组织结构和实际工作情况，规划文件系统的层次与构架，各层次文件应合理分布。

2. 协调性 实验室内部制订的管理体系文件应与外部的法律、法规、技术标准及规范等相协调，内部制订文件之间应该保持内容的协调性，文件与文件之间的接口要清晰明确，避免职责不清或衔接不上的状况。

3 唯一性 对于一个实验室，其管理体系文件应通过清晰、准确、全面、简洁的表达方式实现唯一的理解，对于同一个事项或活动不能出现相互矛盾的不同的文件同时存在和使用。

4. 适用性 编写管理体系文件时，应该本着“最简单、最易懂”的原则，文件的规定应该能保证在实际工作中的可操作性。文件内容的制订应始终满足各种外部规定、标准的要求以及实验室实际工作的需要，发现文件不适合的情况，应及时做出修改、调整。

5. 见证性 药检实验室作为为社会提供公正数据的机构，其数据应具有作为法律证据的功能，因而应保证记录数据的文件具有充分的可溯性和见证性；另外，对管理体系运行过程进行记录的文件也应具备见证性，以便通过各项纪录及时发现工作偏离情况以及管理体系的缺陷和漏洞，实现体系的不断完善和持续改进。

质量体系文件主要包括四个层次的内容，分别是质量手册、程序文件、作业指导书、记录格式四部分。质量体系文件分为外来文件和内部文件两类，外来文件主要是上级部门下发的，如国家标准、医药行业检验标准、药品检验操作规程及药品检验规范性文件等。内部文件主要是指实验室自行编写的相关文件，如检测样品的接收规范与程序、检测样品的存放与流转管理等等。

对于外来文件的控制要从外来文件的确认方法、发放登记方式、更新方式等方面进行有效的控制。如对于外来文件的确认可以采用与现行标准方法检验对比结果的方式进行等。其次，对于药品实验室内部文件的控制，主要从内部文件的编写、审批、修订与更新等方面进行相关控制。

1. 内部体系文件制定　一般来说内部制订的管理体系文件包括质量手册、程序文件、作业指导书或标准操作规范、记录格式等，可以划分为以下四个层级：第一级质量手册：是对实验室运行和管理提出原则性要求的纲领性文件。第二级程序文件：是根据质量手册的要求，为达到既定的质量方针、目标而制订的程序和对策，要对管理体系全部要素涉及的各个部门的活动作出描述，使各项活动处于受控状态。程序文件是质量手册的支持性文件。使得手册中政策性和纲领性的要求得到展开和落实。第三级作业指导书、标准操作规程（SOP）：SOP 是围绕质量手册和程序文件的要求，为有效地实施某一活动中的某项具体工作所拟定的标准和详细的书面规程。是程序文件的扩展与细化。第四层级记录格式：记录是指阐明所取得的结果或提供所完成的活动的证据的文件，可供识别、分析和追溯。而记录格式是用于记录管理体系所要求的数据文件，对记录中应填写的内容和记录方式作出规定，记录格式文件是管理体系文件系统中最基础的部分。

其他各级文件应与第一层文件质量手册的内容保持协调一致，不能出现有悖于政策性、原则性要求的描述。以上的四级文件结构只是对于药检实验室管理体系文件系统结构设计的一般性建议，但不同药检实验室的规模大小、组织机构设置和实际运作情况不尽相同，为保证文件的实用性和执行效率，各实验室可以根据自身特点来设计、划分文件结构，上述各级文件可以相对独立，也可以进行合并。例如：对于规模较小、业务范围相对简单、业务量相对较少的地市级药检实验室，支持质量手册的程序文件可直接包括在质量手册中，合并成一级文件；或者也可将程序文件和SOP两个层级合并成一层.规定实验室各项活动的工作流程和具体操作要求。

2. 外部文件　外部文件的内容可以被引用转换为内部文件来使用，也可以直接拿来在工作中使用。包括法律法规、规章规范、技术标准、客户提供的方法或资料、来自法定的管理机构或授权机构的工作文件、以及外购的软件等。①法律法规。法律法规类文件是药检实验室运行并开展相关业务应服从的国家层面的最基本的要求，例如《中华人民共和国药品管理法》《中华人民共和国药品管理法实施条例》《计量法》《医疗器械监督管理条例》等。②规章规范。规章规范类文件是指来自于法定管理机构或相关授权机构的一些有关管理规范和规章，例如国家食品药品监督管理总局的《药品注册管理规范》《体外诊断试剂注册管理办法》等，这些文件对实验室业务开展作出针对性更强、更具体的要求与规定。③外来技术文件包括技术标准、客户提供的方法或技术资料等，例如中外药典、国家标准、部颁标准、医药行业标准、国家药品监督管理部门和药典委员会颁布的新药批件及修订批件、企业标准等，这些文件有成册的也有散页的，可以转化为实验室内部有关检验检测和/或仪器设备性能确认的 SOP，也可以直接用来指导实验工作。④外来工作文件主要指有关外部单位的来文、来函、通知等公文，例如："国家食品药品监管总局关于印发国家药品计划抽验质量分析指导原则的通知"等，需要时要可将这些文件中的相关内容转化人相应的实验室内部制订的各类文件中来使用，也可以直接用来指导实际工作。⑤外购的软件，指计算机系统的一些应用软件，用于管理控制或检验检测工作，例如 Excel、仪器设备的操作软件等；也包括外部软件公司为实验室设计开发的一些计算机软件或操作平台．例如 Umis 系统等。

在推进实验室管理与国际接轨的实践中，我们更加深刻地体会到，管理体系文件系统是管理体系存在的基础和证据，文件系统的成功建立与维护对于实验室管理体系有效和平稳运行起着决定性的作用。质量管理是实验室提高自身管理水平和检测能力的致关重要方面，也是实验室实现持续改进和自我完善的一种重要机制，做好质量管理工作，对于实验室的生存和发展意义重大而深远。

总之，实验室质量管理工作是一项复杂的系统工程，需要全员重视，各负其责。首先最高领导者要重视，只有领导重视了，才会有全员重视的可能。第二，有较高专业技术能力的技术管理者和了解并能实施管理体系运作的质量负责人。其共同精心组织，细致策划，切实将检验检测活动和质量活动实施到位，从根本上保证检验检测结果的准确性和可靠性，并实现质量管理体系的持续改进，实验室才能不断得以发展和壮大。

起草人：李丽莉（中国食品药品检定研究院）

复核人：张小燕（江苏省医疗器械检验所）

第二章
组织与人力资源管理

第一节　实验室的组织结构

实验室的管理，基本上是围绕质量管理、技术管理和行政管理三条主线而实现的，正确理解和协调三者之间的关系，是实验室保持良好质量管理体系运行的关键。质量管理是指检验检测实验室进行检验检测时，与工作质量有关的相互协调的活动。质量管理可分为质量策划、质量控制、质量保证和质量改进等，质量管理可保障技术管理，规范行政管理。技术管理是指检验检测实验室从识别客户需求开始，将客户的需求转化为过程输入，利用技术人员、设施、设备等资源开展检验检测活动，通过检验检测活动得出数据和结果，形成检验检测机构报告或证书的全流程管理。对检验检测的技术支持活动，如仪器设备、试剂和消费性材料的采购，仪器设备的检定和校准服务等也属于技术管理的一部分。行政管理是指检验检测实验室的法律地位的维持、机构的设置、人员的任命、财务的支持和内外部保障等。

诚实守信是检验检测实验室最基本要求。实验室要想有发展，必须合法合规从事检验检测活动。遵守国家相关法律法规的规定，遵循客观独立、公平公正、诚实信用原则，恪守职业道德，承担社会责任。机构及其人员应不受来自内外部的、不正当的商业、财务和其他方面的压力和影响，确保检验检测数据、结果的真实、客观、准确和可追溯。

技术管理是检验检测实验室工作的主线，质量管理是技术管理的保障，行政管理是技术管理资源的支撑。可分别对应组织构架中的检验检测部、质量管理部和行政综合部。

实验室质量管理体系的运行，是依托组织机构来完成的。因此，必须合理设置与质量管理体系相适应的组织机构。通常绘制组织机构图，直观明了反映组织的管理层次，分析组织的质量管理层次，根据职能不同划分不同部门，规定部门职责。质量管理体系的运行就是通过领导层的职责分工和各部门、各岗位人员履行职责得以实现的。编制“质量职责分配表”，明确对质量管理体系运行过程的全部要素负有决策权的责任人员的职责和权限。

实验室通常设置部门有（不限于）：行政综合部、业务管理部、质量管理部、计量室、检验检测部。

行政综合部管理日常行政、劳资、经济、法律等事务。组织制修订实验室发展规划和各类管理规章制度并组织实施；承担综合文稿起草、会议组织、公文处理、印章管理、督查督办、安全保密、应急管理、信访接待等综合工作；承担政务信息、新闻工作，组织开展科普宣传相关工作；负责年鉴编辑工作；参与有关政策法规研究，承担有关法律事务工作；承办领导或上级单位交办的其他事项。

业务管理部负责对外业务的接收、合同评审、分包、对内任务的下达、报告（证书）的发出等，业务管理部必须有熟悉实验室检测能力和方法、技术能力强的人员负责。组织开展相关业务计划、技术文件的制修订及实施工作；负责检验检测样品收检、留样及检验报告书制发等工作；负责检验检测相关标准的管理工作；组织开展补充检验方法的复核、审核和综合等相关工作；承担有关技术服务的组织、协调和管理工作；承办检验业务相关的其他事项。

后勤服务中心负责合格供应品采购、废弃物处理及食堂管理等事务。组织开展相关招投标工作；负责实验用水、培养基和滴定液的制备、消毒灭菌等实验保障工作；负责实验材料、家具、车辆、房地产等固定资产的采购供应和管理工作；负责环境卫生、人防工程、废弃物处理。

质量管理部负责实验室质量管理体系的建立和维系体系的正常良好运行、负责质量控制、标准溶液的配制与标定等与检测质量密切相关的工作。制、修订质量管理规章制度并组织实施；负责质量管理体系的日常管理工作；组织开展质量管理相关投诉的调查工作。

计量室负责检测仪器设备、计量器具的检定/校准和期间核查、性能验证等工作。仪器设备的购置、维护、处置及供应商的评估等固定资产管理工作。开展与检验检测仪器设备相关的培训工作。

检验检测部按检测业务的不同可细分为不同分部，负责检验检测任务的完成。

第二节 员工管理（实验室人员管理）

随着现代质量管理概念的引入和对管理要求的提高。药检实验室的管理模式应更为主动和系统化，以满足实验室质量管理体系高效运行和持续改进的需要。先进的人力资源管理是其概念阐明：要运用科学的方法，对与一定物力相结合的人力进行合理的培训、组织和调配，使人力、物力经常保持最佳比例，同时对人的思想、心理和行为进行恰当的诱导、控制和协调。充分发挥人的主观能动性，使人尽其才、事得其人、人事相宜，以实现总体组织目标。概念中包涵了对“量”的管理和对“质”的管理两层含义。吸收借鉴人力资源管理理念和方法，建立一个各项工作有机结合的人员管理系统，是我国药检实验室的必行之策。结合现代人力资源管理的新理念，对实验室质量管理体系内人员管理系统中的岗位确定、人员配置、业务授权、人员培训、监督与考核、人员技术档案的建立以及人员管理的定期评审等各项控制要点及其基本工作流程和方法进行分析阐述。

1. 岗位确定和人员配置 在实验室管理体系中，人员岗位是依托机构的整体组织结构而存在的。因此，在规划实验室岗位时，首先要合理设计组织架构。明确与管理和业务相关的各项职责，准确分配责任，而后根据组织结构设定工作岗位并明确。岗位职责、权限和岗位间的相互关系。另外，在设置岗位时还要充分考虑工作量的需求。实验室内的主要岗位包括最高管理者、最高管理层、技术负责人、质量负责人、授权签字人、高级技术人员（如检验科室负责人、报告审核人等）、一般检验人员、监督员、内审员、文件管理员、仪器设备管理员、试剂管理员、实验室安全员等。对应不同的岗位职责需求，要分析确定该岗位对人员资质和能力的基本要求，为下一步的人员配置提供指导。岗位职责和人员资质要求明确后，就要对应需求配备具有与指定工作相适应的教育、培训、技术知识和工作经验的人员。人员的资质和能力是否能够满足相应岗位责任的需要，不仅在招聘时，在人员岗位调动时也是最重要的考量标准。为保证岗位职责清晰，任务分配准确，对于每一个具体岗位上的人员，实验室都应该建立并保持一份对其岗位的描述说明，说明中应含有人员姓名、岗位名称、所属部门、上级岗位名称、岗位职责、工作描述等必要信息。

2. 业务授权　CNAS-CL01：2018 中要求：对于关键的工作项目，管理层应授权专门人员进行实施，如检验检测报告的签发、提出意见和解释、特定类型的抽样和检测、特定设备的操作等。为确保从事关键工作项目人员的能力始终能够满足相应工作的要求。实验室应建立业务授权的机制，实现人与事的动态控制。人员获得授权前，要对人员的资质和能力进行适当的考核、确认和审批并建立记录；当发现人员能力不足时，应及时取消或暂停授权，采取相应措施（如安排适当培训后重新考核等）重新确认人员能力。

3. 人员培训　为保证人员素质能够持续满足管理体系及检验检测工作运作、改进与发展的需要，应适时对专业和技术人员进行培训以更新并提高他们的能力。培训的开展主要包括培训需求调查、制订培训计划、培训的组织实施、培训效果评估、培训总结和培训效果的追踪。培训工作流程如图 6-2-1 所示，培训效果评估、总结和效果追踪是必要的环节，一方面可以确认培训取得的效果；另一方面，培训总结和效果评估的结果也是下一阶段培训需求调查的重要信息来源。

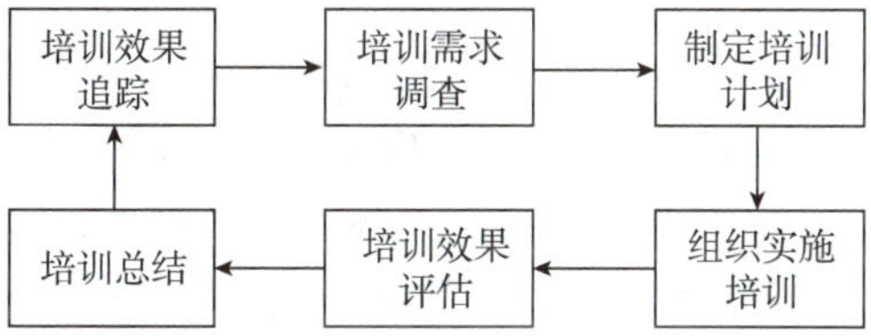

图6-2-1　培训工作流程示意图

（1）培训分类　在检验实验室，培训按其不同目的可以大致分为以下几类。①岗前培训。新招聘入职的员工在正式上岗前应经过集中的入职培训，主要包括总体要求、政策法规、职业道德、业务职能、质量管理体系以及安全等方面内容。入职培训之后，各接收部门应在实习期内针对岗位职责、工作程序、检验方法、仪器操作及实验技能等方面的能力对人员进行具体的上岗培训。②转岗培训。转换岗位或脱岗时间较长的员工在进入新的岗位或重新上岗时也应接受必备的转岗培训。③在岗培训。为保证员工能力的连续性和稳定性，实验室应根据业务需要组织与岗位要求相适应的岗位培训活动。④特种作业。培训从事特种作业人员必须进行特种作业岗位必备技能的培训。取得劳动行政主管部门颁发的上岗资格证书方后能上岗（如压力容器操作、实验动物作业、实验室生物安全处置等）。⑤其他培训。为实现人员能力水平的提高与开发而组织的培训。包括综合管理、公文写作、人际沟通等。

（2）培训形式　为达到最佳的培训效果，培训可以采取多种形式和方法，检验实验室的培训可以采取如下几种主要方式。①部门内部。培训由部门内部知识掌握好、技术水平高、经验丰富的老员工实行带教，负责初级人员的全面业务指导。②参加培训班。根据工作需要，派送人员参加各项内部、外部组织的培训活动。③药品、医疗器械生产企业实训。生产企业实训有助于熟悉药品、医疗器械的生产工艺流程及其控制要点.提高在检验工作中发现、分析、解决问题的能力。生产企业的实训要特别注意相关利益冲突的问题，要采取适当措施对利益冲突进行预防和风险控制。④国际交流与合作。一方面可以安排人员赴国外进修培训、参加国际研讨会，另一方面也可以邀请国外专家到本单位举办专题培训、交流座谈。⑤学历学位教育。鼓励工作人员参加学历学位教育，加强理论基础以提高实际工作能力。

（3）培训计划的制订　培训计划的制订应综合分析岗位需求、员工个人提出的培训需求、实验室业务发展和管理体系良好运行的需要、上一年度培训计划的执行情况和完成效果、各部门工作完成进度以及机构财务状况等多方面的信息而制订，经适当的审批后发布实施。培训计划中应包含培训时间、地点、参加培训人员、经费来源、学时数、承办单位、主办单位、培训内容等必要信息。

（4）培训效果的评估与追踪　根据培训目的与内容的不同，培训效果的评估也可采用多种方式。①新员工入职培训可以通过书面考试的方式对培训效果进行评估。②上岗培训效果的考核可以从理论知识和实践操作技能两方面进行考核，考核通过的人员才能正式获得上岗资质。③其他培训的效果评估可以通过培训总结报告或现场演示等方式进行。④为不断提高组织培训的水平，对于本单位举办的培训班也应进行适当的效果评估。除培训效果的评估之外，应对培训效果进行进一步的追踪，可以采用召开座谈会、发放调查反馈表等方式，获取培训效果对于实际工作产生作用的相关信息，主要目的是为下一阶段培训计划的制订提供参考。

（5）培训记录　人员培训及培训效果评估工作均应建立记录，针对不同类型的培训，可以分别设计制订培训及其效果评估的记录单。对于实验室组织开展的培训班，一份比较完整的培训记录中至少应包括培训通知、参加培训人员的签到表、培训的教材等相关资料以及培训班效果评价和追踪的相关记录。对于实验室各部门内部开展的培训，可以制订部门内部培训记录单，记录中应至少包括培训时间、培训内容、培训效果评估结果、培训教师和受训人签字等必要信息；涉及实验或设备操作的技术培训，如果采用实际操作的考核方式，实验操作的相关记录也应作为考核材料保存。员工新入职或转岗之前的岗前培训，可以设计岗前教育反馈表。将员工接受的各项岗前培训、考核方式和考核结果、以及各级的审批意见等登记在一张表单中，连同培训获得的证书或其他证明材料等一起作为员工个人岗前教育档案，归入个人技术档案中保存。员工上岗后参加的各项内部、外部培训，也都应形成适当的记录，可以制订员工在岗培训登记表，记录人员姓名与所在部门、培训主办方和培训时间、培训名称及学时数、培训类型和内容、个人培训总结等必要信息，员工在岗培训登记表连同培训获得的相关证书等材料可以纳入个人技术档案，作为人员能力与资质持续满足要求的证明。

4. 人员的监督与考核　为确保人员始终能够胜任并按要求开展工作，实验室应建立监督机制，对人员的日常工作（特别是方法使用、实验操作、结果评定等）予以充分监督，特别是对于新上岗人员、非长期雇佣的签约人员和合同技术支持人员等，要保证其采用正确的检验检测方法和工作程序并依照执行，随时纠正其工作中的失误或偏离。在日常监督之外，为了判断人员能力对于其所处岗位的胜任程度并识别可能的培训需求，实验室应根据岗位职责内的工作计划目标，定期考核人员的工作能力和目标完成效果并建立考核记录。人员监督和定期考核的结果也是下一阶段人员配置和培训计划制订的重要参考因素。

除对人员完成工作的情况实施监督和考核外，实验室还应该有保证管理者和全体人员不受商业、政策、财政等方面压力及利益冲突等因素干扰的政策和措施。例如，要求员工签署廉政承诺书，建立员工对个人潜在的干扰风险进行报告的重大事项报告制度等。

5. 人员技术档案　为实现实验室全面、系统化的管理。实验室应该为每一个工作人员建立一份技术档案，与传统的人事档案不同，个人技术档案中要包括人员的岗位说明、上岗资质审批记录、资质证明材料（证书等）、参加培训的相关记录、监督考核记录以及工作经历的相关记录等。人员技术档案是“人尽其才、事得其人、人事相宜”的一项关键证明材料。

6. 人员管理的定期评审　先进的人员管理应该是动态的管理，要及时收集人员岗位变化、资质变化、监督与考核结果、培训实施效果等方面的信息，经分析后对下一阶段工作做出计划安排，形成“人”与“事”的有机联动。所以，要结合管理体系运行及检验检测工作的实际情况，定期对人员数量和质量是否配比合理、是否能够满足实际工作的需求进行评审，采取相应的纠正、预防和改进措施，以满足整个机构良好运行和不断发展的需要。人员管理的定期评审，可以放在实验室年度管理评审中进行。

7. 问题与思考　为做好质量管理框架下的人员管理，药检实验室应在传统的人事管理模式中引人先进人力资源管理的理念和工作方法，理清管理流程和管控要点，建立并完善人员管理相关的管理体系文件，形成一个系统化的人员管理体系。药检实验室人员管理工作涉及面比较广，变动较为频繁且产生的记录信息量大，信息间关联性相对较小。要将人员管理中的各项工作联动起来形成系统化的人员管理体系，在实验室人员管理相关制度、工作程序等文件规定的基础上建立电子化人员的管理系统是一个好的解决方案。电子化的实验室人员管理系统具有以下一些优越性。①可以实现变动监控，有助于工作间的衔接，便于动态的、综合化的管理。②管理流程的电子化操作运行，有助于提高工作的规范性、可控性和准确性。③可以提供便捷的信息查询和档案调阅。便于信息汇总及统计分析，为管理提供科学依据。④可以实现人员之间工作指令、说明的直接准确传递。⑤可以大大降低人力物力管理成本的投入。因此。药检实验室可以参考相关行业机构（如制药企业、医院等）已经建立实施的电子人力资源管理系统的样本，开发建立适合于自身业务需要和运行特点的电子化人员管理系统，从而有效提高人员管理工作水平。

检验机构只有对专业人才进行更好的打造和运用，才能提高实验室的整体管理效果。因为人才是各行各业发展的基础，也是未来更加具有竞争力的主要财富。随着我国科技的不断发展，使得检验机构当中的检验技术和设备的发展也十分迅速，越来越多先进的技术和设备应用到实验室检测过程当中，对实验室检验人员的个人专业能力和个人素质的要求就更高。只有提高检验人员的整体专业水平和个人的素质，才能够对检验机构的发展带来更好的保证。而检验机构在人才引进过程当中，不能够单纯的寻找高学历的人员，因为虽然他们有着强大的专业能力和知识水平，但是实际的工作经验不丰富以及对实际的检验过程当中一些问题没有办法进行更好的解决，不但会使这些人员的专业能力无法得到使用，同时出现的问题还会对实验室的管理带来严重的影响，所以对于检验机构实验室管理来说，人员的任用方面首先需要有着十分丰富的经验，对实际的检验工作能够进行更好的了解。因为丰富经验的检验人员对产品的结构以及容易出现的一些问题都能够提前更好的解决，同时还会在检验过程当中对技术不断进行改革，使得检测效率更加高效的提升。但是也不能盲目的任用年龄资历老的检验人员，因为随着科技的发展，技术和设备的不断革新，使得他们无法对新的设备和技术进行更好地运用，对实验室管理方面带来了一定的阻碍。所以，为了从根本上提高实验室的管理，就要对实验室检验人员的综合素质和专业能力进行同时培养，这样才能够培养出更加权威，更加优质的检验人员，对检验机构的知名度提升以及实验室管理水平的提升带来更好的保障。其次，构建实验室良好的文化，有助于检验机构实验室管理水平更加高效。近些年来，实验室文化建设方面受到了管理人员和社会各界的关注，一个检验机构只有拥有良好的实验室文化，才能够在未来的发展过程当中走得更远。检验机构将实验室的文化不断的设立，对实验室的各项综合能力进行不断的提升，建立实验室管理文化，将会帮助检验机构在未来的发展当中更加具有竞争力。只有解决传统的管理模式，将制度和精神放在同一地位，建设更加合理的精神文化，才能够帮助实验室的检验人员有着更好的行为规范和工作态度，在提高实验室整体管理质量的同时，帮助检验机构的发展更加稳定。

起草人：李丽莉（中国食品药品检定研究院）
复核人：张小燕（江苏省医疗器械检验所）

第三章
检验实验室环境和设施

第一节　检验实验室设计原则及基本要求

检验实验室应具有生物安全防护，应确保实验人员的安全和实验周围环境的安全，在实验室设计上以安全、实用、经济为原则。

一、实验室建设相关的法律法规、规范、标准

实验室的设计和施工需要参照相应的标准、规范，如GB 50346-2004《生物安全实验室建设技术规范》、GB19489-2004《实验室生物安全通用要求》、WS 233-2002《微生物和生物医学实验室生物安全通用准则》、WS/T 251-2005《临床实验室安全准则》、JGJ 49-88《综合医院建筑设计规范》、GB/T 20469-2006《临床实验室设计总则》、GB50333-2002《洁净手术部建筑技术规范》及《病原微生物实验室生物安全管理条例》等。

建筑要求方面：遵守《城乡建设法》《建筑结构可靠度设计统一标准》(GB50068-2001)，实验室结构安全等级不宜低于二级。实验室的抗震设计符合《建筑工程抗震设防分类标准》(GB50223-2008)，按乙类建筑要求设计，有足够的抗震能力。有通风系统的设计，如无机械通风系统时，可采用窗户进行自然通风，有防虫纱窗。

环境要求方面：应遵守《中华人民共和国环境保护法》和《病原微生物实验室生物安全环境管理办法》，根据实验室所从事的实验活动进行环境危害风险评估。应符合危险废弃物丢弃、倾倒、堆放的规定和要求。实验室活动产生的废水、废气和危险废物要做到无害化处理。

消防要求方面：实验室的防火设计应符合《建筑设计防火规范》(GB50016-2006)和《建筑灭火器配置设计规范》(GB50140-2005)，建筑材料应该为阻燃和难燃性建筑材料，所有疏散出口应有消防疏散指示标识和消防应急照明措施，不同区域应设置烟感报警器、自动报警装置和有效的消防器材如消防栓、灭火器等。

所有上述规范和标准只能对实验室的建设起到原则性的指导作用，实际规划、建设工程可根据实际情况进行合理安排。

二、实验室设计原则

实验室设计的基本要求主要包括：宽敞的环境、有效的使用面积、人性化的设计、实验技术人员、检验工作的任务和要求、实验室各个专业特殊性、快速检测避免污染等因素，可以从以下几个方面考虑。

1.实验室选址、设计和建造应符合国家和地方的规划、环境保护、卫生和建设主管部门的

规定和要求。

2.实验室的防火和安全通道设置应符合国家的消防规定和要求，同时应考虑生物安全的特殊要求；必要时，应事先征询消防主管部门的建议。

3.实验室的安全保卫应符合国家相关部门对该类设施的安全管理规定和要求。

4.实验室的建筑材料和设备等应符合国家相关部门对该类产品生产、销售和使用的规定和要求。

5.实验室的设计应保证对生物、化学、辐射和物理等危险源的防护水平控制在经过评估的可接受程度内，并防止对关联的办公区和邻近的公共空间造成危害。

6.实验室的走廊和通道应不妨碍人员和物品通过。

7.应设计紧急撤离路线，紧急出口应有明显的标识。

8.房间的门根据需要安装门锁，遇紧急情况时门锁应能快速打开。

9.需要时（如正当操作危险材料时），房间的入口处应有警示和进入限制。

10.应评估生物材料、样本、药品、化学品和机密资料等被误用、被偷盗和被不正当使用的风险，并采取相应的物理防范措施。

11.应有专门设计以确保存储、转运、收集、处理和处置危险物料的安全措施，应有健全的安全防护制度、标识和安全防护物品。

12.实验室内通风、温度、湿度、照度、噪声和洁净度等室内环境参数应符合工作要求和卫生等相关要求。

13.实验室设计应考虑节能、环保及舒适性要求，应符合职业卫生要求和人机工效学要求。

14.实验室应有防止节肢动物和啮齿动物进入的措施。

15.实验室应参照二级生物安全实验室实现分区及分流。

三、实验室生物安全

（一）生物安全

生物安全是指由动物、植物、微生物等生物给人类健康和自然环境造成的危害以及人们所采取的预防措施。生物安全是一个广义的概念，它涉及三个方面。

1.外来物种嵌入导致的原生态系统不良改变或者破坏。

2.人为造成的环境剧烈变化危及生物的多样性。

3.科学研究、开发、生产和应用中，病院或者变异生物体的泄露对人类健康或生存环境所造成的危害。

检验实验室的生物安全主要是第3方面，同时也是实验室设计的首要考虑因素。

（二）微生物危险度评估

生物安全工作的核心是危险度评估。可以借助许多方法来对某一个特定的操作程序或实验进行危险度评估，其中最重要的是专业判断。危险度评估应当由那些对所涉及的微生物特性、设备和规程、动物模型以及防护设备和设施最为熟悉的人员来进行。实验室主任或项目负责人应当负责确保进行充分和及时的危险度评估，同时也有责任与所在机构的安全委员会和生物安全工作人员密切合作，以确保有适当的设备和设施来进行相关的研究工作。危险度评估一旦进行，还应当考虑收集与危险程度相关的新资料以及来自科学文献的其他相关的新信息，以便必要时对危险度评估结果进行定期检查和修订。

进行微生物危险度评估最有用的工具之一就是列出微生物的危险度等级。然而对于一个特定的微生物来讲，在进行危险度评估时仅仅参考其危险度等级是远远不够的，适当时还应考虑其他一些因素包括：

1.微生物的致病性和感染数量。

2.暴露的潜在后果。

3.自然感染途径。

4.实验室操作所致的其他感染途径（非消化道途径、空气传播、食入）。

5.微生物在环境中的稳定性。

6.所操作微生物的浓度和浓缩标本的容量。

7.适宜宿主（人或动物）的存在。

8.从动物研究和实验室感染报告或临床报告中得到的信息。

9.计划进行的实验室操作（如超声处理、气溶胶化、离心等）。

10.可能会扩大微生物的宿主范围或改变微生物对于已知有效治疗方案敏感性的所有基因技术。

11.当地是否能进行有效的预防或治疗干预。

根据危险度评估过程中所明确的上述信息，可以确定所计划开展的研究工作的生物安全水平级别，选择合适的个体防护装备，并结合其他安全措施制订标准操作规范（standard operating procedure，SOP），以确保在最安全的水平下来开展工作。

（三）实验室生物安全防护

根据感染性微生物的相对危害程度，《WHO实验室生物安全手册》中将微生物分成四级（WHO的危险度1级、2级、3级和4级）。该危险度等级的划分仅适用于实验室工作。

1. 危险度 1 级（无或极低的个体和群体危险）　不太可能引起人或动物致病的微生物。

2. 危险度 2 级（个体危险中等，群体危险低）　病原体能够对人或动物致病，但对实验室工作人员、社区、牲畜或环境不易导致严重危害。实验室暴露也许会引起严重感染，但对感染有有效的预防和治疗措施，并且疾病传播的危险有限。

3. 危险度 3 级（个体危险高，群体危险低）　病原体通常能引起人或动物的严重疾病，但一般不会发生感染个体向其他个体的传播，并且对感染有有效的预防和治疗措施。

4. 危险度 4 级（个体和群体的危险均高）　病原体通常能引起人或动物的严重疾病，并且很容易发生个体之间的直接或间接传播，对感染一般没有有效的预防和治疗措施。

根据对所操作的生物因子采取的防护措施，将实验室安全防护水平分为：一级、二级、三级和四级，其中一级的防护水平最低，四级防护水平最高。

生物安全防护水平为一级的实验室适用于操作第四类病原微生物。

生物安全防护水平为二级的实验室适用于操作第三类病原微生物。

生物安全防护水平为三级的实验室适用于操作第二类病原微生物。

生物安全防护水平为四级的实验室适用于操作第一类病原微生物。

（四）实验室生物安全防护的基本原则

基本原则是将操作对象与操作者隔离（一级防护屏障）、将操作对象与环境隔离（二级防护屏障）。一级防护屏障包括生物安全柜、各种密闭容器、离心机安全罩等基础隔离设施一级个人防护装备；二级防护屏障涉及的范围很广，包括实验室的建筑及安装的各种技术装备和措施。

第二节　检验实验室布局及设施

实验室布局设计应考虑实验室工作流程和生物安全的要求，区分生活区、缓冲区和实验区。按照建筑模块分，可分为实验用房、辅助用房及行政用房组成，采用合理的实验室模块，可大大提高实验室建筑面积的使用率，降低建造成本与运行成本。

一、实验室建筑的布局

实验用房是指用于实验、检测、研究的各种功能实验室区域；辅助用房是指机房、冷库、危险品仓库、中心供应室等为实验用房提供支持保障的区域；行政用房是指工作人员办公与对外业务往来的区域。各种区域对建筑环境的要求各不相同，对实验建筑的策划必须做到布局合理、分区明确、流程顺畅、互不干扰、安全健康，可分为集中布局与分散布局。

（1）集中布局是指实验用房、辅助用房及行政用房集中设置在一个建筑物内，方便团队沟通与管理。

实验用房一般置于实验楼上部，其他用房置于实验楼下部。如果实验用房包含不同性质的实验室，在实验楼中自上而下应按毒理、理化、微生物依次布置，以便合理设置工程管网，同时有利于有毒有害气体的排放。对于同一造成交叉干扰又难以有效隔离的实验室，不能放在同一楼层内。

（2）分散布局是指实验用房、辅助用房及行政用房分别设置在不同的建筑物内，便于满足不同实验室对水电、通风、洁净等环境要求及对人流、物流合理安排的工艺要求。

二、实验区域空间标准

1. 室内净高　常规实验室和研究工作室的室内净高；当不设置空气调节时，不宜低于2.70m；设置空气调节时，不应低于2.40m。走道净高应不低于2.20m。专用实验室的室内净高应按实验仪器设备尺寸、安装及检修的要求确定。

2. 开间　常规实验室标准单元开间应由实验室台宽度、布置方式及间距决定。实验台平行布置的标准单元，其开间不宜小于6.60m。

3. 进深　常规实验室标准单元进深应由实验台长度、通风柜及实验仪器设备布置决定，且不宜小于6.60m，无通风柜时，不宜小于5.70m。

4. 窗　设置采暖及空气调节的科学实验建筑，在满足采光要求的前提下，应减少外窗面积。设置空气调节的实验室外窗应具有良好的密闭性及隔热性，且宜设不小于窗面积1/3的可开窗扇。底层、半地下室及地下室的外窗应采取防虫及防啮齿动物的措施。

5. 门　由1/2个标准单元组成的实验室的门洞宽度不应小于1m，高度不应小于2.10m。由一个及以上标准单元组成的实验室的门洞宽度应不小于1.20m，高度不应小于2.10m。有特殊要求的房间的门洞尺寸应按具体情况确定。实验室的门窗应设观察窗。

6. 设备间距　靠两侧墙布置的边实验台之间的净距不应小于 1.50m。当靠一侧墙改为布置排毒柜或实验仪器设备时，其与另一侧试验台之间的净距不应小于 1.80m。

由一个标准单元组成的常规实验室，靠两侧墙布置的边实验台与房间中间布置的岛式或者半岛式中央实验台之间的净距不应小于1.50m。

布置排毒柜或实验仪器设备时，其余实验台之间的净距不应小于1.80m。实验台的端部与走道墙之间的净距不宜小于1.20m。

7. 实验台布置　常见的实验台有岛式或者半岛式中央实验台，边实验台。不宜贴靠有窗外墙布置边实验台，岛式或者半岛式中央实验台不宜与外窗平行布置。必须与外窗平行布置时，其与外墙之间的净距不应小于 1.30m。

8. 排毒柜布置

（1）两台排毒柜对放时建议空间3m，排毒柜与中央台最小建议空间1.80m，排毒柜对墙的建议空间1.80m，排毒柜应留有1m的非干扰区及1m的走道。

（2）排毒柜与墙壁的距离0.30m，排毒柜侧对门开建议最小空间1m，排毒柜针对门摆放最小距离1.80m，人背对门操作排毒柜最小距离1.50m。

三、辅助区域空间标准

1. 走廊　单面布房最小净高不应小于 1.30m，单走道双面布房最小净高不应小于 1.60m，走廊地面有高差时，当高差不足二级踏步时，不得设置台阶，应设坡道，其坡度不宜大于 1∶8。

2. 楼梯　楼梯设计必须符合国家现行的建筑设计规范的规定。经常通行的楼梯，其踏步宽度不应小于 0.28 米，高度不应大于 0.17m。四层及四层以上科学实验建筑宜设电梯。

3. 更衣间　科学实验建筑宜设更衣间，每个人使用面积不宜小于 0.60m^2，且应设更衣柜及换鞋柜。可采用集中式、分散式或两者结合的布置方式。

4. 采光　常规实验室、研究工作室宜利用天然采光，房间窗地面积比不小于 1∶6。利用天然采光的阅览室房间窗地面积比不小于 1∶5。

5. 隔音　常规实验室、学术活动室允许噪音声级不宜大于 55dB；研究工作室、阅览室允许噪音声级不宜大于 50dB。产生噪音的办公设施等用房不宜与实验室、研究工作室、学术活动室及阅览室贴邻，否则应采取隔声及消声措施。

6. 隔振　产生振动的公共设施等用房不宜与与实验室、研究工作室、学术活动室及阅览室贴邻，且宜设在底层或地下室内，其设备基础等应采取隔振措施。设在楼层或顶层的空调机房、排风机房等，其设备基础等应采取隔振措施。

四、实验室系统设施

（一）实验空间

实验室的面积应能满足合理完成检测工作的需求，工作空间的大小应保证最大数量的工作人员在同一区域工作，有效将空间划分为清洁区、半污染区、污染区、缓冲区。

（二）实验用水

在当今的实验室中，水环境作为绝大多数实验室的最基本环境，在实验中占的地位非常重要。水质往往决定了很多实验结果的真实性、可重复性，对多数做实验的专家来说，他们通常要求纯水中的杂质元素和化合物的浓度在ppb级甚至更低。实验者按照需要选择不同级别的水，实验室纯水的制备有蒸馏法、离子交换法、电渗法、活性炭吸附法、反渗透法、超过滤法、纯水器系统等。实验室的废液和污水排入地面水体或者城市排水系统时，必须符合国家标准《综合医院建筑设计规范》（JBJ 49-88）、《综合污水排放标准》（GB 8978-1996）、《医院污水处理设计规范》（CEC S07-88）等法规中的规定及有关的排放要求。

（三）实验用电

实验室建筑内部有各种类型的实验室及仪器设备，供电系统除了维持实验室的特定环境用电外，还要满足现有及未来增加的各种仪器的特殊用电要求，实验室用电也应以安全为首位进行设计，要有合理的用电回路，设置切点电源的总闸刀和电源安全保护，根据不同仪器的需求，配备应急电源系统、接地系统、不间断电源系统。对于特殊的照明设备，如用于微生物和分子生物学的紫外灯，固定在天花板的紫外灯距地面的距离不应超过2.10m。

不间断的实验室稳压电源是保证仪器稳定运行的重要部分。为了避免市电的供电电压不稳定或突然停电而影响实验室的运行，通常加装备用电源及稳压器，最常用于实验室的有UPS电源，分为两类，一类是普通的UPS电源，只是起到不间断供电的作用，但不能稳压；另一类是在线式UPS电源，既能不间断供电又能稳压。可根据实际情况和仪器的要求选择不同的电源。

（四）实验室通风设计系统

通风设计的目的是为了及时排出各种有毒的、有腐蚀性的、有刺激性的物质，或具有生物危害的气溶胶，保护人、环境和设施。根据实验室操作对象的危害程度、平面布置等情况设计出符合平面工艺要求的实验室整体气流设计，采取有效措施避免污染和交叉污染。实验室的通风设计采取通风柜或生物安全柜和排气扇的局部排风，也可以采取自然通风和机械通风形式的全室通风。

1. 送风系统 空气净化系统应设置初、中、高三级空气过滤。第一级是初效过滤器，对于带回风的空调系统，初效过滤器应设置在新风口或紧靠新风口处。新风系统的初效过滤器可设在空调箱内。第二级是中效过滤器，宜设置在空气处理机组的正压段。第三级是高效过滤器，设置在系统的末端或紧邻末端，不得设在空调箱内。

送风系统新风口应符合以下三个要求：新风口处采取有效的防雨措施；新风口处安装防鼠、防昆虫、阻挡绒毛等的保护网，且易于拆装；新风口应高于室外地面2.50m，同时应尽可能远离污染源。

2. 排风系统 检测区重点污染区域要强化实验室内部的负压梯度，设置专业负压通风装置，保证污染空气不会蔓延至其他区域而污染环境。排风系统的设置应符合以下规定。

（1）操作过程中可能产生污染的设备必须设置局部负压排风装置，并带高效空气过滤器。

（2）排风必须与送风连锁，排风先于送风开启，后于送风关闭。

（3）Ⅱ级B1型、B2型和Ⅲ级生物安全柜的排风必须与排风系统密闭相连。

（4）排风机应设平衡基座，并采取有效的减振降噪措施。

对实验室的排风量必须进行详细的设计计算，总排风量应包括围护风量、生物安全柜、离心机和真空泵等设备的排风量等。

3. 气流的设计 生物安全实验室内各区之间的气流方向应该保证由办公区流向辅助区域，由辅助区域流向防护区。

室内送排风应采用上送下排的方式。室内送风口和排风口布置应使室内气流停止的空间降低到最小程度。

在生物安全柜操作面或其他有气溶胶操作地点的上方附近不得设送风口。

高效过滤器排风口设在室内被污染风险最高的区域，单侧布置，不得有障碍。

（五）实验室标示系统

检验实验室可以有多个功能不同的房间，有些房间需要限制非授权人员的进入；此外，实验期间在不同工作状态时需要临时限制人员的进出。实验室应根据需求和风险评估，采取适当的警示和进入限制措施，如警示牌、警示灯、警示线、门禁等。实验室内部工作间入口应有工作状态的文字或灯光讯号显示。生物安全实验室应设紧急发光疏散指示标志，实验室的所有疏散出口都应有小房疏散指示标志和消防应急照明措施。

参考文献

[1] 王志伟.临床实验室规划设计、建设施工的基本原则.医疗卫生装备，2017，38（1）.

[2] 尚红，王毓三，申子瑜.全国临床检验操作规程.4版.北京：人民卫生出版社，2015.

[3] 黄家声.实验室设计与建设指南.北京：中国水利水电出版社，2011.

起草人：张小燕（江苏省医疗器械检验所）

复核人：李丽莉（中国食品药品检定研究院）

第四章 实验室设备

第一节 检验实验室设备的概况

随着科学技术的日新月异，手工操作的实验方法逐渐被自动或者半自动的设备所代替，设备的性能成为影响结果的主要因素，所以设备的管理维护在实验室管理中显得尤为重要。

实验设备是指在实验室使用的能给出检验结果或可提供检验人员在检验过程中长期使用，并在检验过程中基本保持原有实物形态和功能的设备。本概念不包括计算机系统硬件和软件以及中间件。

一、实验室常用设备

常规实验室在建设项目中基本配备的设备：冰箱（4℃、-20℃、-80℃），离心机（常速、高速、低温），培养箱，干燥箱，显微镜，分光光度计，水浴锅，灭菌器，pH计，温湿度计，生物安全柜，超净工作台等。

二、部分功能实验室常用设备

1. 理化实验室设备基本配置表 分析天平（1/1000，1/10000），高效液相色谱仪，气相色谱仪，火焰原子吸收分光光度计，石墨烯原子吸收分光光度计，荧光分光光度计，紫外-可见分光光度计，分光光度计，冷原子测汞仪或双广岛原子荧光仪，pH计，紫外分析仪，极谱分析仪，恒温恒湿箱，红外扫描仪，薄层色谱仪，电热恒温水浴锅，液氮容器，恒温磁力搅拌器，智能型旋转蒸发仪，电热恒温水槽，超声波清洗机。

2. 微生物实验室设备基本配置表 超滤系统UFS，柱层析系统，PCR扩增仪，核酸测序系统，电泳成像分析系统，超低温冰箱，高速冷冻离心机，高压液相色谱系统，气相色谱/质谱仪，自动蒸水器，实验室高速球磨机，脉冲电泳系统，倒置显微镜，凝胶电洗出系统，紫外可见近红外分光光度计，多用电穿孔系统，恒温摇床，冷冻干燥器，氨基酸自动分析仪，超声波均化器，中试发酵罐，微型恒化器，生化分析仪。

3. 分子生物学实验室设备基本配置表 恒温培养箱，超声波细胞粉碎仪，普通PCR仪，荧光定量PCR仪，微量加样枪，高压灭菌器，电子分析天平，超净工作台，浓缩冻干仪，纯水仪，全温震荡培养箱，微型离心机，紫外分光光度计，电热恒温鼓风干燥箱，可见光透射仪，电泳仪，酸度计，恒温摇床，恒温水浴，凝胶成像系统，过滤器，转移电泳槽，水平电泳槽，输液泵，紫外线检测仪，恒温震荡培养箱，电热手提蒸汽灭菌器，高速冷冻离心机，PCR仪，浓缩冻干机，纯水仪，超声波清洗仪，制冰机，脱色摇床。

4.HIV 实验室设备基本配置表　生物芯片制备和测定装置，凝胶分析仪，PCR 扩增仪，核酸杂交分析仪，酶标仪，DNA/RNA 定量仪，DNA/RNA 合成仪，程序降温仪，流式细胞仪，血球计数仪，电泳分析系统，低温冰箱，生物安全柜，洗板机，全自动蛋白印迹仪，普通培养箱，全自动高压消毒器。

第二节　检验实验室设备管理的基本原则

设备是实验室的重要组成部分，是反映实验室水平和实验室能力的重要标志，也是实验室检测工作的物质基础和科研发展的必备条件。实验室设备管理的核心是：使设备“能够达到规定的性能标准，并且符合相关检验所要求的规格”，目的是为了保证实验设备能够正常、有效运行，其性能符合相关检验的要求，确保检验结果的正确可靠。一个检验实验室仪器管理水平直接影响着检验工作的质量，随着国内外对产品质量和安全的要求关注程度不断提高，检验实验室的投资力度不断加大，越来越多先进大型精密仪器进入实验室，为实验室提供有力的技术保障，但同时面对各种类型的先进设备，必然要求更加完善而科学的管理体系。为确保设备能够满足检验工作的需要，应制定严格的设备采购、验收、调试、计量、降级、报废等管理工作程序，建立相互协调的设备管理网络，使每一项工作能够得到很好的落实。

一、设备的采购、验收

设备的采购首先要制定购置计划，根据实验室的发展规划、科研方向和市场需求，同时要加强一线的基础建设，确保重点，集中投入，在选择型号上应有超前性，购置的设备应符合适用性、先进性、合理性的要求。如果购买的设备性能不好，功能不全，就谈不上正确使用和管理，更谈不上检验质量的保证。

设备的购置论证是采购环节中重要的环节，大型仪器由于技术先进且价格昂贵，若购置失误带来的损失必然很大，造成设备闲置、使用率低、资金浪费。因此为确保大型设备的科学配置，要采取严谨的论证程序，组织专家进行计划论证和选型论证，并对确认的设备出具可行性论证报告。除大型设备外的设备也要重视购置设备的市场调查。购置设备的市场调查包括生产厂家是否有生产计量器具许可证、CMC 认证标志、出厂编号，检验合格证以及价格的合理性。如果是进口仪器，其计量单位是否符合我国法定计量单位的规定，是否有进口批准证书等，要从质量和服务等角度选择仪器。同类仪器同一型号存在多家生产厂家或代理商的情况下，选择信誉好、售后服务好的生产厂家或者代理商，同时要将生产厂家和代理商的信息资料归档保存。

把好设备调试、验收、交接关。新购置的设备在对照装箱单清点配件和附件资料后，根据设备的技术指标进行调试验收，大型设备和技术指标高的设备生产厂家或代理商应派技术人员按技术指标和计量性能进行调试、安装，同时对检验人员进行现场操作、维护保养、注意事项等培训，设备管理员要认真检查设备的资料是否齐全、是否需要计量、合格证是否规范等；现场验收不能代表仪器的运行正常，还需要试运行一段时间，确保仪器运行完全正常，才能通过验收关。

二、设备的建档

设备验收合格后，设备管理员及时给予该设备唯一性编号，并贴在设备的明显位置。编号方法宜按照功能分类进行，对每一个仪器设备的多个配套设备，则可以采用编号与序号相结合的方法，不再单独编号。设备档案的内容，认可准则中至少包括有设备及其软件的标识、企业的名称、型号、序列号、存放位置、验收记录、说明书、校准证书或报告、维护记录以及损坏、故障、改装或修理的记录等。

实际工作中，存在两种归档方式：①给每台设备建立一个档案袋，各种技术档案都存放在里面，且有档案目录说明档案种类和数量；②也给每台设备建立一个档案袋，但只有某些档案如验收记录放在里面，而大部分档案都集中分类存放。例如：使用说明书、校准证书、维护保养记录分别存放在专用柜子或者采用电子版的方式存档。两种方式都符合准则的要求，各有优劣。不管采用哪种方式，实际管理中，还应建立一个设备台账以便及时了解设备总体情况。设备台账应包含设备编号、名称、型号、序列号、企业（联系电话）、设备原值、计量关键技术参数、计量方式、计量周期、有效期、合同号和保管人等必要的信息。

三、设备的量值溯源

设备、器具的计量管理是一项经常性、基础性工作。实验室的计量器具，小到各种测量尺、玻璃量具，温度计、压力表、天平、酸度计，大到紫外分光光度计、高效液相色谱仪、原子吸收等，是否定期计量校准，直接影响实验室检验工作质量，特别是列入国家强检的设备，其性能的可靠性、准确性，取决于对设备的计量工作是否到位，若计量管理工作跟不上，不仅设备的先进性能得不到发挥，造成经济上的浪费，而且还会造成检测结果失准，结果造成误判，因此设备的计量工作是仪器管理中的重要部分。

做好溯源工作，保证计量值的准确可靠，实验室设备管理员必须严格执行计量法律法规，掌握仪器计量检定规范和程序，了解本实验室设备、器具的性能、数量，熟悉本实验室的强制检定和非强制检定仪器和器具，做好计量器具的周期检定计划工作并加以实施。积极配合实验室和计量部门做好设备计量检定工作；设备管理员能指导设备专管人员对设备进行计量确认，对校准状态做出相应的标识；设备管理员应了解每份计量鉴定证书和测试报告的内容，对结果进行相应的分析。

（一）设备的校准

对结果有重要影响的仪器的关键量或值，应制定校准计划。设备（包括用于抽样的设备）在投入使用前应进行校准或核查，以证实其能满足实验室的规范要求和相应的标准规范。因此，检测设备投入使用前必须进行校准。无论是新购买、维修后、租借的或客户提供的设备，都必须通过校准或核查来证实设备满足检测方法或规范的要求，且有明显的标识表明其状态。实验室应制定合理的检定/校准计划，并选择能证明其测量能力和溯源性的校准机构提供服务。

（1）要求强制检定的计量器具，按规定的要求指定机构检定。

（2）对于强检目录外的设备，根据其预期使用目的来确定检定或校准。在符合法规要求和经济的原则下，设备根据实际检测需要还可区分为周期校准、一次性校准和使用前校准。

（3）检定/校准完成后，由实验室技术主管对校准结果进行确认，设备管理员根据确认结果贴上适当的状态标识。若设备的某些功能丧失，应确保使用人员得知并在限用范围内使用。

（4）状态标识一般使用“三色”标签：绿色“合格证”、黄色“限用证”、红色“停用证”，内容包含检定/校准日期、有效期，签发人。

开展设备的自校工作，对强检目录外但对检测的结果有直接影响的设备、器具，可根据实际情况开始送检、自校工作，国家有标准的依据相关标准，对于无国家检定规程和行业标准的设备，实验室可以指定自校方案，根据质量管理体系的要求，确定校准类别，根据说明书中的技术指标和操作要求自编校准规程并严格按规程执行，自编校准方案至少应包括：技术指标、校准设备、校准方法、记录格式和校准类别。校准人员应经过培训并取得相应的资格，用本单位经过鉴定的工作计量器具或有证标准物质进行量值传递，保证其结果的准确。自校的方式还可以通过仪器公司的工程师定期检查、测试、升级等方式，仪器测试条的定期测试，也可以通过实验室室间比对、验证及使用标准物质，还可以用计量合格的仪器、器具来对仪器中的某部分进行自校以达到校正的目的。

（二）设备的期间核查

开展设备的期间检查工作，对两次计量鉴定/校准之间，通过中间检查，检测设备计量性能的稳定性，以提高检测数据的可信度，加强设备在运行过程中的控制管理，中间检查工作对于那些对检测数据有重要影响的设备来说特别重要。ISO/IEC17025质量管理体系将设备的运行检查，转化为期间核查。期间核查要重视检查的过程，要对仪器的准确性进行认真地检查并有详细的记录，确保其准确可靠。

期间核查是验证设备校准状态置信度的重要手段。通过核查可以降低由于设备校准状态失效给检测结果带来的风险，有效维护实验室权威性及客户利益。但是并非所有的设备都需要期间核查，一般是对检测数据有重要影响的、量值容易发生变化的、使用频次高、使用环境恶劣的、出现过载或临近使用寿命的设备才考虑期间核查。具体的核查计划及核查作业指导书要根据设备的特性和使用情况来确定。

（1）期间核查的方法　一般可通过同类设备的比对、使用标准物质及参加能力验证等方法进行。

（2）期间核查的频次　通常在相邻两次检定/校准之间进行。对于量值容易发生变化的设备，在每次使用前应进行核查。

（3）期间核查结果的记录和处理　核查人员应做好详细记录。发现核查不合格的设备必须立即停止使用，同时分析对先前的检测工作的影响程度并采取相应的纠正措施。

四、设备的日常运行

建立完善的设备使用、维护、维修程序，实验人员必须按照质量手册的要求，大型贵重设备做到持证上机，操作规范，认真填写使用记录；确定设备状态标识的管理，加强设备的维护、维修、损坏及时封机、保修并有维修记录，使设备在运行过程中避免出现重大事故，定期维护保养，使设备处于最佳的运行状态。

设备的日常检查是保障设备正常运行的重要手段，设备的专管员要负责设备在运行过程中的监督检查工作，定期检查设备使用记录；了解设备的运行状态，如果发现问题及时检查原因、及时维修，同时对检测数据进行追溯；对使用频率较低的设备，每月至少开机通电检查一次，并做好检查记录。

设备的日常维护保养同样也是保证设备量值稳定、可靠的常用手段，特别是对大型设备，要注意防尘、防潮、防霉、防晒，要采取有效的措施，确保设备不受外来因素的影响而造成损坏；有些设备对环境温度波动有较严的要求，要定期检查恒温设备是否正常运行；定期对设备易磨损部件进行调试，对滑动和转动部件进行润滑，对易松动部件进行检查和紧固；对应用软件要避免感染病毒；开发设备的功能，定期对设备进行软件更新和升级换代，提高仪器的使用寿命。

有一定规模的实验室，应配备一个专门的维护维修部门，由具有一定的电机、电源、精密仪器维修经验的技术人员承担实验室设备的维护、维修工作，该部门可配备相应的维修设备，承担起实验室仪器一般故障的排除维修，减少送外维修过程的审批手续和维修时间，对大型设备的故障和无法维修的仪器，该部门可经核实后与仪器公司联系。设备的报废工作也是十分严谨、规范的工作，必须通过使用部门和维修部门的技术鉴定，根据鉴定情况提出处置意见再进行处理。

设备的日常使用率的提高是设备价值的体现，建立大型设备公共服务体系，特别是利用率低而价值高的设备，通过实验室间的协议达到设备的共享，避免重复购置，与相关成员单位共享，以提高大型仪器的使用率。

五、设备的记录

设备管理要有完善的台帐，以保证管理的全面性、科学性；其内容要包含能代表该设备的主要信息，利用计算机网络系统建立系统化综合管理机制，对设备状态（采购、使用、维修、报废等）进行统计，对设备进行分类，汇总；要及时更新台帐，以保证管理数据的正确性、准确性；设备要有合理的校准计划和实施记录，以保证量值的准确；有能够追溯到国家基准或标准的校准证据（如证书和校准记录），以保证量值的统一；在两次校准之间对在使用运行的设备的准确性进行检查，运行检查方法应文件化、程序化，运行检查应予记录保存；在每台仪器上要有明显的状态标记，使操作人员明确仪器所处的状态；保存仪器的维护和检修记录，以了解仪器的稳定性和准确性。

大型设备要有完整的档案记录，从验收调试、资料收集、审批记录到使用、计量、维护、维修、报废记录及管理人员更换记录都要详细的备案，对各种记录应及时归档，并对每个记录进行编号，防止记录丢失，以保证该仪器档案的完整性；大型设备要有仪器使用记录，使用者为通过培训、考核合格并通过审批备案的操作人员；对于每个样品所使用的仪器要可追溯性（在使用记录上注明检验单编号），以便发现仪器出现量值或精度超差时能及时发现和查找原因并加以追踪，同时可以采取补救措施。

六、设备的报废

当设备的工作性能严重减低或丧失、损坏且不能修复、不能满足检测需求时，应予以报废处理。报废通常由使用部门提出申请，并经使用部门和鉴定小组共同技术鉴定，报主管部门审批后执行。报废流程中的设备，应予以明显标识并尽快处理，其设备档案中也应做好报废记录。

总之，设备的管理工作是实验室质量体系中的重要部分，是一项综合性很强的工作，也是十分细致、繁琐的工作。只有认真做好设备管理工作中的每一项具体的工作，才能有效地把握好实验室设备的正常运行。当然，实验室设备管理只靠个别仪器专管人员是不够的，需要实验室全体人员的共同努力，才能使设备得到有效的运行，所以还要不断加强实验室全体人员的设备计量、使用、维护意识以及进行设备管理及相关技术培训。

第三节 检验实验室专用设备校准与维护

检验实验室设备是否正常运行直接影响到检验结果的准确性，因此，为了保证检验质量，必须对检验实验室的设备进行定期校准与正确维护，但检验实验室设备的品种和型号均很多，本节主要对检验实验室设备和校准和维护要点进行说明，具体要求请参照相应的行业规范和供应商提供的设备说明书。

一、检验设备的检定与校准

用于检验的设备需进行检定、校准以及必要的计量管理。

（一）检定与校准的定义

1. 检定 查明和确定计量器具是否符合法定要求的程序，包括检查、加标记和（或）出具检定证书。检定通常是进行量值传递、保证量值准确一致的重要措施。

2. 校准 在规定的条件下，为确定测量仪器（或测量系统）所指示的量值、或实物器具（或参考物质）所代表的量值，与对应的由标准所复现的量值之间关系的一组操作。

校准是在规定条件下，给测量仪器的特征赋值并确定示值误差，将测量仪器所指示或代表的量值，按照比较链或校准链，溯源到测量标准所复现的量值上。

（二）检定与校准的区别

1.检定具有法制性，属于计量管理范畴的执法行为；校准则不具有法制性，是自愿溯源行为。

2.检定是对其计量特征及技术要求的全面评定；校准则主要是确定测量仪器的示值误差。

3.检定的依据是检定规程；校准依据的是校准规范、校准方法，通常应作统一规定，但有时也可以自行制定。

4.检定必须给出合格与否的结论；校准通常不判断测量仪器合格与否，必要时可确定其某一性能是否符合预期要求。

5.检定结果合格的发检定证书；不合格的发不合格通知书；而校准结果通常是出具校准证书或校准报告。

6.检定的结论具有法定效力，可以作为计量器具或测量设备检定的法定依据，检定合格证书属于具有法律效力的技术文件；而校准的结果不具有法律效力，给出的校准证书只是表明示值误差，属于一种技术文件。

7.检定的对象是我国计量法明确规定的强制检定的测量设备；校准的对象是属于强制检定之外的测量设备。

8.评定的途径　检定是属于量值统一的范畴，是自上而下的量值传递过程；而校准属于自下而上的量值溯源的一组操作。

9.周期的差异　检定的周期必须按照《检定规程》的规定由承担检定工作计量检定机构确定，检定周期属于强制性约束的内容；而校准周期由使用单位根据使用计量器具的需要自行确定。

10.环境的要求　检定须在检定室内进行；而校准工作即可在检定室，也可以在现场进行。

（三）检定与校准的联系

1.检定与校准的对象都是测量设备、测量系统或计量器具。

2.根据实际情况，检定可以取代校准，而校准不能取代检定。

3.若校准是检定工作中示值误差的检定内容，则校准也可以是检定工作中的一部分，但校准不能视为检定。

（四）检定与校准的周期

JJF1139-2005《计量器具检定周期确定原则和方法》是确定检定周期的总原则，包含了三个基本原则。

原则一：制定或修订计量器具检定规程时，应根据所适用计量器具的本身特征（如计量器具的工作原理、结构型式与所用材质）、计量器具的性能要求（如最大允许误差、测量重复性与稳定性）以及计量器具的使用情况（如环境条件、使用频度与维护状况）来确定其检定周期。

原则二：确定计量器具检定周期时，首先应明确所适用计量器具的测量可靠性目标R；一般计量器具的测量可靠性目标$R \geqslant 90\%$。

原则三：计量器具检定周期的确定应适当地选用反应法或最大似然估计法中某一种或某几种合适的方法进行分析测算。

计量器具的检定周期确定是在保证一定测量可靠性目标的前提下，由计量器具本身的性能、特征、使用状况决定的。

（五）关于强制检定

《中华人民共和国计量法》明确规定，医疗卫生、环境监测等四个方面列入强检目录的 工作计量器具，实行强制检定，未按规定中申请检定或者检定不合格的不得使用。

根据《中华人民共和国强制检定的工作计量器具检定管理办法》以及附件检定目录，在这个文件和明细目录中，已明确规定近60余种计量器具列入强制检定范围。对于体外诊断试剂行业术语强制检定计量器具有：紫外-可见分光光度计、红外分光光度计、火焰光度计、原子吸收分光光度计、温湿度计、照度计、流量计、分析天平、压力表、砝码、卡尺等。

（六）检验设备的计量管理

1.需要检定或校准的设备按年度设备的周期检定计划按时检定或校准，无法溯源的设备进行验证或内部自检，并出具相应的内部自检报告。

2.送外单位检定或校准的设备，依据“设备检定或校准关键点”，由各科室的设备计量管理员负责填写检定或校准关键点具体要求，一并交由设备科送检。

3.对于检定或校准后的设备，由各科室设备计量管理员依据“设备检定校准结果确认表”对检定、校准结果进行检定证书、校准证书（报告）进行有效性评价。

4.对于检定周期按照质检部门所出具的检定证书有效期执行，对于校准周期也应参照校准证书给出的下次校准的建议时间，也可自行规定，但需提供自行规定校准周期的依据或证据。

5.设备检定校准结果确认的项目及限度范围的确定，依据《中华人民共和国药典》或《中国药品检验标准操作规范》中有关规定来确定限度范围，若在《中国药典》或《中国药品检验标准操作规范》中无规定的，则按照国家计量检定规程、校准规范等执行，依据不同设备的具体情况来确定确认的项目及限度范围。

6.若校准产生了一组可利用的校正因子时，由设备科的计量管理员及时更新，通知相关科室，并在设备的醒目位置处标注。

7.设备发生故障、搬迁、拆卸等情况，如涉及设备关键部位或对检测结果有影响时，应重新进行检定或校准，正常后才能使用，并及时张贴上状态标识。

8.有期间核查要求的设备，按照相应的规定执行，依据年度期间核查计划、期间核查方案，按时具体施行，并填写设备期间核查报告，确定两次检定或校准之间的检定状态核查情况。

9.设备经维修达不到原有的精度要求的，可以降级使用；降级使用的设备由使用科室向设备科提出申请，填写“设备降级使用申请表”，经分管领导批准后并持有降级后合格证书方可投入使用，并有计量管理员贴上准用证，标注适用范围。

10.对于年代陈旧、超期使用、性能老化、检定不合格等影响监测结果又无法修复或维修成本太高的设备应及时更新，报废处理；由使用科室填写“设备报废申请表”交设备科审核，并组织有关技术人员进行鉴定，按设备报废处理程序执行。

二、设备的维护和保养

设备是实验室的重要资源之一，是实验室出具报告（证书）的保证。为了确保检测数据的准确可靠，除了对设备按周期检定、校准、期间核查外，还要做好设备的日常维护保养工作。

（一）维护保养的必要性

1.仪器维护保养是保护仪器、降低仪器故障率的需要。仪器在使用过程中，随着外界环境的变化、设备的老化或人员超载使用，极容易产生杂物、灰尘、受潮、漏气、内部介质减少或变质等情况，从而导致设备运转不正常，显示不准确，故障频发等。定期对设备进行维护保养，可保护好仪器，使仪器各项参数正常，降低设备故障率。

2.仪器维护保养是确保检测数据准确的需要。设备除了要进行检定、校准、期间核查外，对仪器进行维护也是对设备进行过程控制的一种方法。做好维护工作，仪器就会运转灵活，灵敏，运转效率高，工作正常，保证了检测数据的准确可靠。

（二）维护保养的方法

分析仪器种类繁多，在日常的工作实践中，可从以下几个方面做好设备的维护工作。

1. 制定设备维护计划 要对所有的设备，根据其特性及使用情况，确定维护周期，维护部件，维护方法，维护人员。维护后做好维护记录。实验室要责任到人，定期组织巡检。

2. 对于所有设备一般的维护方法 使用、维护人员在开箱后，认真研读随机带的说明书，掌握其结构、原理、功能、操作要点，维护与保养要求。仪器内外保持清洁，注意防潮，防锈，防干扰。精密仪器要轻取轻放。光学部件要用擦镜纸，不能使用湿布擦抹。对电子线路板要除尘检查仪器接地情况；机械及传动部分要除锈迹、污物和润滑上油。

3. 对于使用频次高的仪器的维护方法 按照仪器的特性，属于热交换的，要定期检查通风口，及时清理灰尘及燃烧杂物；属于油压机械的或内有介质溶液的，要定期检查介质变色或界面下降，及时更换介质或适量添加；属于易损件的，要及时清理更换，如气相色谱仪的隔垫。有水循环的仪器，要防止因粉尘、浮游物等聚集，导致水流量不足，影响冷却效果或者因电导率升高影响仪器的性能使用气源的仪器，要定期用肥皂水检查气路接头，防止漏气引起事故，或影响结果的准确性。

4. 对于使用频次低的仪器的维护方法 电子仪器和设备要定期通电预热，防止电解电容变质，电子线路板局部短路或性能不良，影响仪器使用效果；对于用干电池的仪表，长期不用时要将电池取出后存放，防止电池腐烂损坏电极；微安表要将输入端短接后存放，灵敏检流计要将输入线圈锁住后存放；经常检查仪器的干燥硅胶，以防内部部件受潮，影响仪器的稳定性指标。光学通道要定期除尘，除污及霉点。

（三）需要注意的问题

1.操作时要严格按规程操作，要严格执行注意事项，仪器应该事前预热，事后散热或清洗的，要按程序进行。否则，仪器维护再好也无意义。

2.维护保养的重点是使用者经常接触到的地方，这些接触点很容易出故障，应经常维护保养。

3.有光学元器件的设备，严禁用手触摸或擅自调节。

4.要认真做好设备维修记录，包括维修时间、维修情况简述、更换配件。通过记录可以了解设备维护情况，动态掌握设备故障原因。

参考文献

[1] 尚红，王毓三，申子瑜.全国临床检验操作规程.4版.北京：人民卫生出版社，2015.
[2] 黄家声.实验室设计与建设指南.北京：中国水利水电出版社，2011.

起草人：张小燕（江苏省医疗器械检验所）
复核人：李丽莉（中国食品药品检定研究院）

第五章 样品管理

一、样品的接收与入库

日常检验样品接收时，样品库管理员需核对送样产品名称、数量、配件、标签等信息，并检查包装的完整性。确认无误后，参照产品使用说明书，填入库登记表，并放入对应保存条件的样品库存放。常温样品库温度保持在10~30℃，相对湿度小于80%，通风、干燥，避免阳光直射，确保样品不变质和损坏。冷存样品库温度应保持在2~8℃。

二、检验前样品的保存

检验室样品领取人到样品库领取样品时，需现场核对检验样品的数量、配件等是否齐全和完整。如检验样品及配件不完整，可拒绝领取样品，并及时和样品管理员反馈问题，做好整改。

检验室样品领取人领取样品后，参照产品使用说明书，严格按照产品保存条件存放在划分好的区域，以便检测前取用。

实验室应具有检测和/或校准物品的标识系统。物品在实验室的整个期间应保留该标识。标识系统的设计和使用应确保物品不会在实物上或在涉及的记录和其他文件中混淆。如果合适，标识系统应包含物品群组的细分和物品在实验室内外部的传递。

在接受检测和校准物品时，应记录异常情况或对检测或校准方法中所述正常（或规定）条件的偏离。当对物品是否适合于检测或校准存有疑问，或当物品不符合所提供的描述，或对所要有的检测或校准规定得不够详尽时，实验室应在开始工作之前问询客户，已得到进一步的说明，并记录下讨论的内容。

实验室应有程序和适当的设施避免检测或试剂盒在存储、处置、准备过程中发生退化、丢失或损坏。应遵守物品提供的处理说明。当物品需要被存放或在规定的环境条件下养护时，应保持、监控或记录这些条件。注：在检测之后要重新投入使用的测试物，需特别注意确保物品的处置、检测或存储/等待过程中不被破坏或损害。

三、检毕样品的处理

检验工作结束后，检验员清理未用完样品，并做好分类管理与保存。联系样品管理员确定样品退库时间。损耗样品作医疗器械垃圾专门处理。

样品退库，由承检方处理，退库之日起三个月后将样品进行分类处理。如非承检方处理，样品管理员与客户确认样品处理方式，确认自取方式后一个月样品仍未取回，样品管理员可按承检方处理要求进行处理。

起草人：朱秀霞（广东省医疗器械质量监督检验所）
复核人：李丽莉（中国食品药品检定研究院）

第六章
检验程序分析系统的选择及质量保证

第一节　检验方法的选择与确认

一、方法的选择

实验室应使用适当的方法和程序开展所有实验室活动，适当时，包括测量不确定度的评定以及使用统计技术进行数据分析。适当的方法包括现行有效的国际标准、国家标准、区域标准、行业标准等，或由知名技术组织或有关科技文献或期刊中公布的方法，或设备企业规定的方法、实验室制定或修改的方法等，必要时，可以对上述方法补充方法使用的细则。

实验室在引入方法前，应进行方法学验证，确定能正确地运用该方法，以确保实现所需的方法性能，并保存验证记录。

当需要开发方法时，应予以策划，指定具备能力的人员，并为其配备足够的资源，在方法开发的过程中，应进行定期评审，以确定持续满足需求。开发计划的任何变更应得到批准和授权。对实验室活动方法的偏离，应事先将该偏离形成文件，做技术判断，获得授权并被客户接受。

二、方法的确认

实验室应对非标准方法、实验室制定的方法、超出预定范围使用的标准方法、或其他修改的标准方法进行确认。确认应尽可能全面，以满足预期用途或应用领域的需要。进行方法确认可用以下一种或多种技术进行。

（1）使用参考标准或标准物质进行校准或评估偏倚和精密度。

（2）对影响结果的因素进行系统性评审。

（3）通过改变控制检验方法的稳健度，如培养箱温度、加样体积等。

（4）与其他已确认的方法进行结果比对。

（5）实验室间比对。

（6）根据对方法原理的理解以及抽样或检测方法的实践经验，评定结果的测量不确定度。

当修改已确认过的方法时，应确定这些修改的影响。当发现影响原有的确认时，应重新进行方法确认。当按预期用途评估被确认方法的性能特性时，应确保与客户需求相关，并符合规定要求。方法性能特性可包括但不限于：测量范围、准确度、结果的测量不确定度、检出限、定量限、方法的选择性、线性、重复性或复现性、抵御外部影响的稳健度或抵御来自样品或测试物基体干扰的交互灵敏度以及偏倚。

起草人：严诗云　刘贻声（广东省医疗器械质量监督检验所）
复核人：李丽莉（中国食品药品检定研究院）

第二节　操作规程的编写

一、操作规程定义及作用

操作规程是指对操作人员在全部操作过程中必须遵守的事项、程序及动作等做出规定，在临床检验工作中，进行项目检验或操作仪器设备时必须遵循一定的操作步骤及要求，将这些必须遵循的步骤及要求编写成书面文件，即临床实验室通常所说的操作规程。为保证检验实验室管理的规范化，操作规程也必须规范化，即按照一定要求、内容、格式和标准制定操作规程文件，使之标准化，标准化的操作规程即标准操作规程，也称标准操作程序（SOP）。

从实际应用上来说，操作规程和检测仪器、试剂、校准品、质控品一样，是检测系统重要的一个组成部分，在检验中，操作规程是检验人员正确操作的依据，它对检验人员来说是切实可行的，与实际检测是完全相符的；从质量体系文件来说，它是保证检验质量必不可少的技术文件，是检验重要的技术档案之一；从规范化管理来说，卫生部在2006年颁布的《医疗机构临床实验室管理办法》第二十二条中明确规定“医疗机构临床实验室应当制定并严格执行临床检验项目的标准操作规程和检验仪器的标准操作、维护规程”，即临床实验室必须将项目的检验方法、校准方法、仪器设备操作和维护等工作操作步骤和要求按统一格式和标准编写，用来指导和规范日常的工作，以保证检验结果准确可靠。

二、操作规程的编写内容

操作规程必须含有质量管理内容，包括进行检验的说明，明确质量控制和纠正作用系统等，检验实验室操作规程必须具备两大类操作规程，即各种检验项目标准操作规程和检验仪器的标准操作和维护规程，ISO 15189- 2013《医学实验室——质量和能力的要求》对此有明确且严格的要求，我国在《医疗机构临床实验室管理办法》中也明确规定了这一点，并在2002年发布了 WS/T 227-2002《临床检验操作规程编写要求》来指导临床实验室编写操作规程。

检验实验室操作规程由实验室负责人主导，由经验的检验人员负责编写，编写内容含义必须明确（无疑义）、完整，每个检验项目都必须具有明确而完整的操作规程资料以及精确的叙述，要确保每个检验人员能理解，并严格按操作规程的准确说明进行操作。检验操作规程的编写内容应包含如下内容。

（1）明确描述检验目的和检验原理，检验原理不必详细，可通过概述简明扼要表述。

（2）清晰明确规定检验项目样本的种类、收集方法、收集容器的要求、样本处理方法、样本储存条件，医院临床实验室和第三方实验室还应包含拒收样本规定、样本外送规定等。

（3）对检验所使用的试剂、校准品、质控品以及其他所需物品的产品信息、使用方法、储存条件、使用注意事项作出规定。

（4）检验操作规程中应清楚表明使用仪器的信息，如厂商名称、型号、性能参数、使用具体要求、校准程序、测量条件等。

（5）对检验过程的每一步操作进行规定，如准备过程、操作过程、结束过程，检验操作为检验人员手动检验的应详细书写每一步步骤及注意事项，使用仪器检验的也应简明描述操作步骤以方便检验人员查阅。

（6）对检验操作过程的标准、控制及复核需明确规定。

（7）检验过程所涉及到的质控品均应规定使用浓度水平、频率以及允许限的纠正措施。

（8）检验结果数据的计算方法。

（9）生物参考区间范围。

（10）样本结果评价方法及可报告范围。

（11）对超出报告范围的结果和对质控品检验结果为警戒或超出警戒线的处理方法。

（12）检验方法的局限性，如干扰物和注意事项。

（13）操作异常情况的处理及操作安全注意事项。

（14）操作规程中所参考的文献。

（15）其他必须内容。

三、操作规程编写要求

（1）操作规程由实验室负责人总体规划和要求，由经验丰富的检验人员负责编写，编写内容含义必须明确无疑问，确保每个检验人员能理解。从管理方面来说，操作规程要满足管理人员对实验室进行质量管理；从实际应用方面来说，熟练的检验人员可按照操作规程随时检查实际操作是否正确，对不正确的操作及时纠正，不熟练的检验人员可根据操作规程进行项目检验，实现无人指导完成不熟悉的检验，新的检验人员和进修人员在严格按操作规程进行实际操作的同时还可进行详细学习。

（2）操作规程中必须包括每一项必要的步骤、信息与参数，不能有多余的项目的信息，内容应尽量详细指导操作，如有厂家提供的产品使用说明，则应参照其编写，不能随意修改产品使用说明中的操作及步骤，但产品使用说明不能简单地替代操作规程，只有在实验室完全按照厂家使用说明进行每一步操作，使用的仪器牌号/型号、试剂、校准品与使用说明完全一致，且定期对仪器做保养和校准的情况下，实验室才能将产品使用说明直接作为操作规程使用，直接引用的产品使用说明必须是中文，不能用外文。

（3）每个操作规程均应设置唯一性标识，如在封面注明：文件名称、文件编号、版本、总页数、编写人和编写日期、审核人和审核日期、批准人和批准日期、发布生效日期及有效期、规程编写部门及分发部门。操作规程每页的眉首应设置文件编号及名称，每页页底设置页/序，如表6-6-1所示。如有修改或更新的还应有修订记录，如表6-6-2所示。

表6-6-1　操作规程唯一性标识格式

版本	文件编号	文件名称	修订内容	生效日期

表6-6-2 修订记录

XXXX检验实验室

操作规程

第1页 共X页

文件名称			
文件编号		版本	
编 制 人		编制日期	年 月 日
审 核 人		审核日期	年 月 日
审 核 人		审核日期	年 月 日
批 准 人		批准日期	年 月 日
批 准 人		批准日期	年 月 日
生效日期	年 月 日		
颁发部门			
分发部门			

（4）编写要合理、可行、具体，有可操作性。各项操作步骤的前后衔接要紧凑，条理性好。最佳办法是将操作步骤列出提纲，然后进行整理、归纳。明确操作的目的、条件（或范围）、操作地点、操作步骤、操作结果、标准、对操作结果的评价。

（5）语言精炼、明确、易懂。使用检验人员熟悉的、简短有力的词语表达。

（6）可采用流程、图解来强调操作规程中的关键步骤和信息。

四、操作规程管理

（一）编写

实验室负责人主管操作规程的总体规划及要求，起草者为实验室负责人或其授权的检验人员，被授权者需熟悉本行业相关的法律法规，具有良好的素质，并具有实践经验和资格。

（二）审核和批准

操作规程编写完成后经由上级审核修改，审核的要点如下。

1. 与现行法律法规要求是否相符。

2. 文件内容的可行性。

3. 文件内容是否简练、确切、易懂，不能有两种以上的解释。

4. 同实验室其他已生效的文件没有相悖的含义。审核后如需改正，发回原起草人进行修改，确认无误无疑义后，由起草人、审核人、批准人进行确认审批。

（三）发放和培训

新的操作规程必须在生效之日前（必要时当天）发放，并召集相关人员进行培训（生效当天下发的文件必须在当天完成培训），且应有培训记录。培训讲师可以是起草人、审核人或批准人，完成培训后方可生效。

（四）生效

操作规程一经生效发布，检验人员必须严格遵守并执行操作规程，所有不遵守操作规程的行为均视为不符合要求的违规行为。

（五）归档和保管

根据实验室要求和结构确定操作规程手册样式，可设计为活页本形式，便于补充和修改。操作规程手册由相关项目规程汇集而成，且每个项目规程又独立成册，便于更换。使用编号系统管理各项目操作规程，给予唯一编号，其中可设置查阅卡、流程图、厂商产品索引等作为规程附录，便于查阅。也可使用电子手册。整套操作规程应汇集由专人负责统一保管，正本存放于实验室负责人处或文件保管室，并在实验室现场设置副本，方便检验人员工作时随时取阅查询，副本加盖受控章，正副本文件均为受控文件。电子手册同样需设置原件和复制件。

（六）修订

所有操作规程，由起草人作为负责人，如起草人已离岗则由新上岗人员负责，根据需要及时对文件进行更新及修订，修改后的版本需经审批、培训及生效方可使用，若只做文字性修改不涉及具体操作的改变无需培训。涉及到具体工作变化的则应进行培训。

（七）回收和销毁

在新版文件生效当天，旧版文件、已撤销文件须全部收回，不得出现在工作现场，正本标记为作废文件，根据相关法规进行期限留档备查，副本全部销毁，作废正本留档到期后全部销毁。

（八）定期复审

实验室应根据情况组织对所有操作规程定期复审，复审无需修订则继续使用，复审需修订的文件按照修订流程修订。

起草人：曹春玲　姚燕丽（广东省医疗器械质量监督检验所）
复核人：李丽莉（中国食品药品检定研究院）

第三节　实验室内部质量控制及应用

一、概述

实验室通过内部质量控制保障实验室数据准确性，以此保证出具可靠的检验结果，内部质量控制作为实验室的常规手段，可根据内控中的参数变化及数据分析发现检验过程中的随机误差和系统误差，及时排查影响因素，采取相应的纠正和预防措施，使实验过程顺利进行，结果报告正确输出。

CNAS-CL02：2012《医学实验室质量和能力认可准则》规定，CNAS认可的检验实验室应对检测活动相关的全部过程进行质量控制，包括实验室外部质量控制和实验室内部质量控制，其中由实验室自己组织的内部质量控制为通过实验室人员、设施和环境条件、方法标准、仪器设备、样品、数据记录等进行控制管理。理想情况下，若能控制以上因素即能很好地达到实验室内部控制效果，保障数据准确可靠，然而在实际工作中，情况更为复杂，以上所有内控因素都可能存在偏差，进而使实验结果存在偏差，故根据实验室自身情况，从上述内控因素着手采取合理有效的内部质量控制手段，达到分析和预测检测中可能出现的问题。

通过对实验室内部控制因素整合及分析，将其归纳为“人、机、样、环、法、数”，从检验人员质量控制、检验仪器设备质量控制、检验样品质量控制、检验环境质量控制、检验方法程序质量控制以及检验数据结果质量控制六个方面来分析控制方法及应用。

二、内部质量控制

（一）检验人员质量的内部控制

检验人员的质量水平是决定一个实验室水平的基础，是保证结果准确可靠的核心。检验人员培训是实验室内部控制的重要手段，实验室应注重对检验人员的培训工作，可通过设置实验室内部培训团队，根据实验室检验人员设置及培训效果，建立一套有效的、规范化的培训体系及考核方法，培训体系一般包括新检验人员的岗前资格培训，在岗检验人员的巩固提高培训、核心技术人员的进修培训，培训方法有自学、面授、实操等方式，根据培训方法及要求设置合理的考核方法，有笔试、面试、实操等方法。

新检验人员均需经过培训并考核合格才能正式上岗，培训包括系统、全面的基础培训和专业岗位技能培训，实验室可设置统一的新人基础培训，内容包括法律法规、质量手册、系统文件、数据处理等基础性知识，以便新的检验人员快速了解并融入工作。经过统一的基础培训后，根据不同定岗情况，新的检验人员接受专业的岗位职能培训，包括岗位涉及的操作规程文件及实验操作技巧，完成培训并通过对应的考核，合格后方可正式上岗。

实验室根据内部需求制定年度培训计划，规定培训方式及内容，在实验室内组织在岗检测人员进行业务培训，如可考虑采用人员比对试验的方式进行内部质量控制，定期开展实验室人员比对，通过人员比对发现问题、熟练操作、提高工作技术能力。人员比对是指不同检测人员在同一环境（实验室），用同一试验方法程序，在同一检验仪器设备上，对同一样品进行的试验。通过不同检验人员这个单因素变化试验，比较分析检验结果的一致性，判断检验人员操作是否正确、熟练，评价检验人员对检验结果的影响，考核检验人员的技术能力水平及解决实际问题的能力。作为内部控制手段，实验室设计人员比对试验方案时应从以下几个方面考虑：尽可能选择检验环节复杂、手动操作步骤多、检验人员主观判断较多，出现临界值较多的检验项目；新检验项目、新仪器设备启用时；参与检验人员应至少设置一位经验丰富及能力稳定的检验人员，以其结果作为参考值，其他参与人员应优先考虑正在参加培训的检验人员及新上岗的检验人员；检验人员之间的操作要相互独立，避免存在干扰；选择关键控制点和关键控制环节。

对重要岗位的检验人员持续培训，进一步加强工作岗位相关专业培训，提升专业能力，如制定培训计划定期跟进重要岗位前沿信息，参加权威机构组织的培训课程；根据实验室规划为核心检验人员制定进修学习新知识和新技术的培训计划，满足实验室开展新项目时对检验人员的高质量需求，尽量降低或避免在新项目时期出现失误。

（二）检验仪器的内部质量控制

仪器设备和实验耗材的质量控制是出具合格检验报告的关键控制点，其为实验室内部质量控制工作的重点。

1. 常规内部控制　实验室应制定仪器设备和实验耗材的管理程序及标准文件进行常规控制，文件涉及采购、验收、检定、校准、运行、维修、保养等一系列工作。①对供应商进行评价及审计，建立实验室合格供应商名录以保证供货质量；②所有仪器设备采购回来后均应进行合格验收及操作调试，登记、编号、做唯一性标识，实验耗材合格验收后还需在试验过程中进行使用效果的评价；③对需要检定和校准的仪器设备，应按期使用质控品进行检定和校准，并填写检定和校准记录，确保设备在有效期内运行；④仪器设备经过维修后均需经过检定及校准后方可使用，并做维修记录以备核查；⑤所有仪器设备设置使用记录，使用后应立即记录使用人、使用时间、地点、有无异常，以便溯源检查；⑥实验室重要仪器设备均应制备定期维护保养计划，无论是否还在使用，均应进行维护和保养。

2. 仪器设备比对控制及应用　当实验室引进新的检验仪器设备、检验仪器出现故障检修后、检测仪器长时间未使用再次启用、检出结果在临界值附近、检验结果异常时，如果实验室有多台同种检验仪器，可采用仪器比对方法进行内部质量控制。仪器比对试验是指同一检验人员在同一时间段运用不同的仪器设备，在同一环境对同一样品使用同一方法进行检验的单因素试验，通过分析不同检验仪器的结果符合程度对仪器的性能进行评价，如灵敏度、准确度、抗干扰能力等，判断检验仪器检验结果是否准确可靠，对检验结果存在偏差的检验仪器应分析原因，对仪器进行重新检定或校准，如仍存在偏差则应请专业的仪器设备工程师进行调试，以保证检验结果的准确性，稳定性和可靠性。

3. 检验样品内部质量控制　检验样品的质量控制是保证检验结果准确的前提，是实验室内部质量控制工作的中心环节，整个检验过程都是围绕它进行，故对检验样品的接收（抽样）、标识、流转、贮存、处理等各环节进行严格有效的控制。检验样品的接收和抽样均应符合要求，依据有国标、行标、地方标准，实验室可根据以上标准建立操作规程具体指导日常工作；所有样品均应贴标签，作唯一性标识，标签内容应清晰明确表现样品信息，也可使用条形码电子标签；样品在整个检验流转过程中应注明检验状态，如“待检”“在检”或“已检”，以避免漏检、混淆或重复检验；样品应严格按照要求贮存，特别是对贮存环境有特殊要求的样品要严格控制环境条件，且以安全、防止互相干扰或污染、整洁、方便存取为前提分区贮存；样品检验前处理方法应科学有效，可参照国标、行标、地方标准或最新研究，处理过程求简去繁，避免二次污染。

4. 检验环境的内部质量控制　检验环境主要从两个方面考虑，一方面为检验人员的安全，主要为检验过程中产生挥发性有害气体，检验设备噪音、振动、电磁场，细菌、病毒等生物污染，故检验环境对通风，或有特殊要求的隔音、减振、防磁、防传染均有严格要求；另一方面是影响检验结果的环境要求，如通风、温度、湿度、光照等。

5. 检验方法的内部质量控制　检验方法是保证检验结果准确有效的核心，因此控制检验方法科学有效是实验室内部质量控制的重中之重。

（1）检验方法的选择　优先使用以国际、区域或国家标准发布的方法，其次是行业标准及地方标准，如果无标准则以最新研究方法作为参考，实验室根据以上资料建立检验操作规程。

（2）检验方法实时性控制　实验室应通过定期检索、查新，确保检验方法使用最新有效的标准，如有建立检验操作规程，则应根据最新版本标准更新检验操作规程，确保检验方法现行有效并处在受控状态，新的检验方法均应经过确认、验证，审批、培训后方可正式启用。

（3）检验方法的内部控制手段及应用　检验方法分为定性和定量两种，评价定性方法性能指标有空白试验，临界值、阴阳性质控；评价定量方法性能指标有空白试验、最低检测量、线性、标准曲线、加标回收，

当某种样品检验存在多种方法时可考虑采用方法比对试验进行内部控制，方法比对试验是指同一检验人员采用不同检验方法对同一样品进行检测，通过比较不同方法检验结果的符合程度可判断所检验方法是否受控，是否有效，以及是否被检验人员正确理解和严格执行，实验室针对发现的问题应采取措施进一步修改、优化，保证检验方法的可靠性，比对时以标准方法作为参考。

6. 检验程序的内部质量控制

（1）质控物　在检验过程中增加质控物对检验程序的误差进行控制，包括系统误差和随机误差，质控物是专门为质量控制而制备的样本，实验室可以自制，也可以购买商品化质控物，如有证标准物质等。质控物有液体、冷冻、冻干等状态，好的质控物具有基质效应弱、稳定性好、瓶内瓶间均匀性好等基本特性。在检验系统控制过程中，质控物分为定值与非定值两种，无论哪一种，检验实验室在使用时必须用自己的检验程序确定自己的均值和标准差。

（2）质控物的应用　定量检验：质控物反映质控值附近的样本结果的质量情况，1个质控物只是诊断试剂检验结果范围中的1个点附近的表现，难以反映不在质控值附近的较高或较低样本结果的质量，2个质控物则是反映一个范围结果的质量表现。医学决定水平浓度处检验结果的质量是体外诊断试剂结果准确可靠的的关键控制点，另外，体外诊断试剂定量检验结果均有一个有效报告范围，因此在选择质控物时，应同时选用几个浓度质控物，最好在医学水平决定处附近和有效报告范围上下限各选择1个质控物，可以更好地对检验结果的准确性进行控制。

（3）定性检验　美国 CLIA 88规定定性检验程序应在每一分析批检验时使用1个阴性和1个弱阳性质控物对检验结果的准确可靠性进行控制，如果检验程序对结果为分级或滴度型报告，应在每一个分级或滴度均设有阳性质控物。

7. 检验结果的内部质量控制　检验结果的控制是实验室内部质量控制最后一个关键控制点，是实验室给出准确报告的最末一环，既包括检验数据是否可报告结果，又包括检验结果如何更好地记录保存。

（1）检验数据是否可报告结果判断工具——Levey-Jennings质控图　检验实验室可使用不同类型的质控图对检验结果的判断进行控制，Levey-Jennings质控图最普及、最简单、最常用，是临床实验室使用质控物作为分析对象绘制质控图用以控制检验结果是否处于在控状态的方法，由Levey和Jennings根据工厂用质量控制工具哈特质控图于20世纪50年代初引入检验实验室，

随着被广泛使用，后人Henry和Segalove在其基础上进一步优化改进，改进后的Levey-Jennings质控图更适合实验室使用，成为检验实验室当前最普遍有效的质量控制工具。优化后的Levey-Jennings质控图以Y轴为质控物浓度单位、X轴为日期或分析批、20个质控物的试验结果作为基础数据计算平均值和标准差画出中心线和上下质控界限（x为中心线，$x \pm 2s$为警告线、$x \pm 3s$为失控限）绘制Levey-Jennings质控图，如图6-6-1所示。

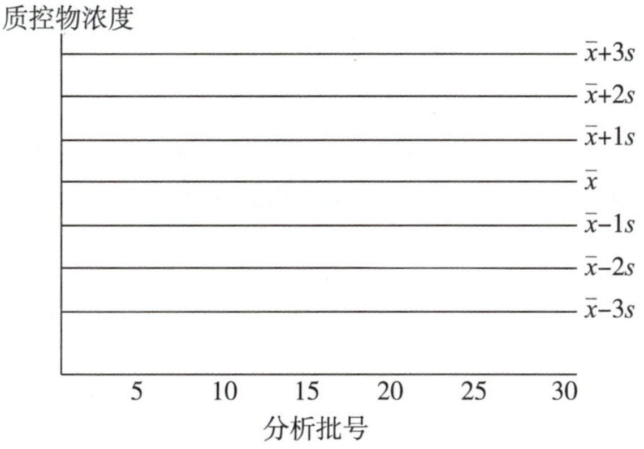

图6-6-1　Levey-Jennings质控图

质控图是区分异常或特殊原因所引起的波动和过程固有的波动的一种特殊统计工具，过程固有得波动是客观存在且不可消除的，因此质控物检验数据结果是异常还是正常的质量波动对分析对象检验结果的判断非常重要。质控图可评估检验过程的稳定性，当质控物结果数据异常时，必须复验分析引起异常的原因，区分是随机误差还是系统误差，并采取措施进行调整以消除随机误差和降低系统误差，可归纳为20字方针“查出原因，采取措施，加以（保证）消除，不再出现，纳入标准”。质控图使用分为两个阶段，刚开始将数据转化为质控图上的点时，还未形成稳态，过程参数还处于未知，需按照20字方针，逐个消除异因，逐步改进，最终达到只有偶因而无异因的稳态，此阶段称为分析用控制图，进入稳定状态后，过程参数均已清楚，此时将分析用控制图的控制线延长作为检验过程的日常控制，之后每个判断在控的质控数据均应纳入计算标准差更新质控限，此阶段称为控制用控制图，在使用过程中，如果发生异常，则继续执行20字方针恢复稳态。

质控图在控制应用时需遵循质控规则对质控结果数据进行解释，优化后的Levey-Jennings质控图判断检验结果是否失控的质控规则为用作为警告线，作为失控线，其相对简单，局限性较大，误差检出能力较低，不能满足更高的质控要求，随着质控方法不断进步，在其基础上发展起来的Westgard多规则质控规则是当前使用最普遍、最容易与Levey-Jennings质控图适应与统一的质控规则，其为通过单值质控图进行简单的数据分析，假失控概率低，可确定引起失控的误差类型和范围，从而帮助找到失控原因和解决方法。

Westgard多规则质控方法内容如下。

1_{2s}质控规则：1个质控物测定值超过质控限为警告。

1_{3s}质控规则：1个质控物测定值超过质控限判为失控，其主要对随机误差敏感，也可能为大的系统误差。

2_{3s}质控规则：2个连续的质控物（同一质控物或两个不同质控物）测定值同时超过或质控限判为失控，对系统误差敏感。

R_{4s}质控规则：同一批内最高与最低质控物测定值的差值或极差超过4 s判为失控，对随机误差敏感。

4_{1s}质控规则：4个连续的质控物（同一质控物或不同质控物）测定值同时超过或质控限判为失控，对系统误差敏感。

质控规则：10个连续的质控物测定值（来源于几个分析批）落在平均值的同一侧判为失控，对系统误差敏感。根据1_{2s}/1_{3s}/2_{3s}/R_{4s}/4_{1s}/ 6个质控规则分析引起失控的误差类型，1_{3s}和R_{4s}规则检出随机误差，2_{3s}/4_{1s}/规则检出系统误差，当系统误差非常大时也可由1_{3s}规则检出，1_{2s}规则作为警告规则启动其他5个质控规则来检查质控数据，4_{1s}和规则作为警告规则用于启动预防性维护过程，其关系逻辑归纳为图6-6-2，实际应用中，检验实验室可根据自身需求选择Westgard 6个规则以不同方式进行组合使用。

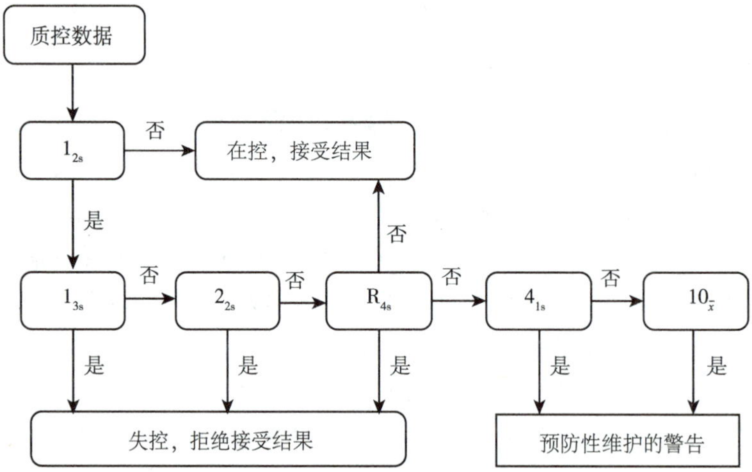

图6-6-2　1_{2s}/1_{3s}/2_{3s}/R_{4s}/4_{1s}/ 6个质控规则应用关系逻辑图

Westgard多规则在Levey-Jennings质控图上的具体应用步骤如下。

——绘图、标点：当使用1个质控物时，直接绘制Levey-Jennings质控图，当使用2个或2个以上不同浓度的质控物时，可分别绘制各自的Levey-Jennings质控图或使用Z分图（将不同浓度的质控物绘制在同一张质控图中）。

——判断是否启动：由1_{2s}规则启动质控过程，当所有质控物测定值均在以内判为在控，当有一个测定值查过时，则对检验结果进行保留，并使用其他质控规则进一步检验质控数据。

——使用其他质控规则进一步检验质控数据。检查同一批次内质控数据：①$1_{3s}$规则检验，当1个质控值超过，则判为失控，不能报告检验结果；②$2_{3s}$规则检验，当两个连续的质控测定值同时超过或，可以是同1个质控物连续的2个测定值，也可以是不同浓度的质控物连续的测定值，判为失控，不能报告检验结果；③R_{4s}规则检验：当1个质控测定值超过，另1个质控测定值超过，判为失控，不能报告检验结果。

——检查不同的质控批数：①用2_{3s}规则检验同1个质控物，当同1个质控物本批次与前批次的测定值同时超过或时，判为失控，不能报告检验结果；②用4_{1s}规则检验同1个质控物，当与包括本批次质控物测定值在内的连续4个质控测定值同时超过或时，判为失控，，作为预防性警告，不能报告检验结果；③用4_{1s}规则检验不同浓度的质控物，当与包括本批次2个测定值在内的连续4个质控测定值同时超过或时，判为失控，，作为预防性警告，不能报告检验结果；④用规则检验同1个质控物，当同1个质控物连续的10个测定值均落在平均值的同一侧，判为失控，作为预防性警告，不能报告检验结果⑤用规则检验不同浓度质控物，当包括本批次2个测定值在内的连续的10个测定值均落在平均值的同一侧，判为失控，作为预防性警告，不能报告检验结果。

如果没有违背以上任何1项规则，则判为在控，可报告检验结果。

分析引起失控的误差类型：①确定发生误差的类型，违背$2_{3s}/4_{1s}/$规则说明存在系统误差，违背$1_{3s}/R_{4s}$规则说明存在随机误差，当系统误差很大时，也可能违背1_{3s}规则，随机误差很大时，则可能违背任何规则；②确定发生误差的浓度范围，1个质控可帮助检查出发生在其特定浓度附近的误差，多个质控可帮助检查出质控浓度之间范围的误差。虽然$1_{3s}/2_{3s}/R_{4s}/4_{1s}/$规则并不能绝对指证误差发生的类型，但在使用Westgard多规则质控方法进行控制时，假失控概率已经相当低，故根据$1_{3s}/2_{3s}/R_{4s}/4_{1s}/$规则判断基本可指导查找失控原因的方向。

查找失控原因：如果只用1个质控物，首先应排除质控物本身的问题，如果同时使用2个或以上质控物，因多个质控物同时发生问题的概率极低，基本可排除质控物本身的问题，故从随机误差和系统误差方向分析，发生随机误差的原因可能为检验人员操作错误、使用试剂出现问题以及测定条件不稳定，其为偶然误差，无规律；发生系统误差的原因可能为仪器设备因校准不当或长时间使用引起偏差、检验环境偏离标准环境引起的偏差、检验方法、不同检验人员的习惯引起的偏差，其具有方向性。

解决方法：调查失控原因后，检验实验室应采取相应措施，消除随机误差，调整将系统误差降到最低恢复到之前稳定水平，发生失控的质控数据应剔除，不纳入计算更新质控限，因为它会增加标准差，加宽质控限，从而降低误差的检出能力。

（2）检验记录的控制　检验结果的可追溯性和重现性需通过各项检验记录来实现，在实际工作中，设备使用记录、标准样品使用记录、检测结果的原始记录均要求实时记录，记录信息准确、真实、清晰，便于溯源和重现，所有记录均应设置复核人进行复核，以保证记录的及时性和准确性。

8. 检验数据管理的内部质量控制　随着时间推移，检验实验室检验数据越来越庞大且冗杂，虽有一定规律性，但对检验产生异常数据的分析非常局限，大数据则可打破人认识和思维局限，通过对大量实验数据的统计分析，预测实验最终结果趋势，保证分析结果的精密度和准确度，使分析数据在规定的置信水平内。检验实验室可建立检验数据中心将质控数据集中管理，人力将质控数据或将具备条件的检验仪器质控数据实时上传，形成动态的质量控制图及检验数据系统，有针对性地进行分析控制，并可将数据系统与实验室LIMS系统、财务预算管理系统、试剂耗材管理系统等系统进行对接，搭建实验室数据交互平台，使实验室数据科学、高效、安全。

三、结束语

通过对实验室内部质量各个关键点的控制，可以保证检验结果的准确可靠。为更好地做好内部质量控制工作，实验室还应在年初制订质量控制年计划，且将年计划分级到每月甚至每周实施具体计划，并保证质量控制工作按计划进行。实验室对内部质量控制实施的情况应及时进行总结。对异常结果应立即分析原因，实施纠正措施控制程序，维持实验室质量控制稳态。每年对内部质量控制的有效性进行至少一次定期评审，使实验室内部质量控制工作始终处于受控状态，从而实现实验室内部质量控制的科学管理。

起草人：严诗云　刘倩瑜（广东省医疗器械质量监督检验所）
复核人：李丽莉（中国食品药品检定研究院）

第四节　溯源性

一、概述

溯源性又称计量学溯源性，以区分“文件可追溯性”、“样品可追溯性”或“仪器可追溯性”等，其定义如下：通过一条具有规定不确定的不间断的比较链，使测量结果或测量标准的值能够与规定的参考标准，通常使与国家标准或国际标准联系起来的特性。

计量学溯源的目的，是使经校准的常规测量程序所得的结果，按现有校准等级最高水平所得值表示。

二、分类

计量溯源链的理想终点是定义到国际单位制（SI）的相关单位，但对于某一指定值，程序的选择和计量溯源的最终水平取决于是否有较高等级的测量程序和校准品。根据计量学溯源至SI的可能性及测量程序和校准品的不同计量水平的可获得性，可确定为以下五种典型的计量学溯源链的上端。

1. 测量结果可以在计量上溯源至 SI 单位

有可用的一级参考测量程序和一种或多种（经认定的）一级参考物质（用作校准品）。大约有20~30个项目属于这种情况，如甲状腺激素。

2. 测量结果计量学不能溯源至 SI 单位

（1）有国际约定参考测量程序（非一级参考测量程序）和一种或多种通过该程序定值得国际约定校准物。如糖化血红蛋白。

（2）有国际约定参考测量程序，但无国际约定校准物质。大约有30个项目属于这种情况，如凝血因子。

（3）有一个或多个国际约定校准物质（用作校准品）和定值方案，但无国际约定参考测量程序。大约有300多个项目属于这种情况，如世界卫生组织（WHO）国际标准物质包含蛋白激素、某些抗体和肿瘤标志物。

（4）既无参考测量程序也无用作校准得参考物质。生产商自行建立“自用”测量程序和校准品为其产品校准品定值。大约有300多个项目属于这种情况，如肿瘤标志物和抗体。

三、校准传递方案

用已有的参考物质和参考测量程序，从较高计量等级到某一给定参考物质，为某给定量赋值时，应制定一个校准传递方案。计量学溯源是使经校准的常规测量程序所得的结果，按现有校准等级最高水平所得值表示。应在开始进行最终测量前建立计量学溯源链，并以相反方向的降序校准等级，即从计量最高参考到终端用户结果进行描述（图6-6-3）。

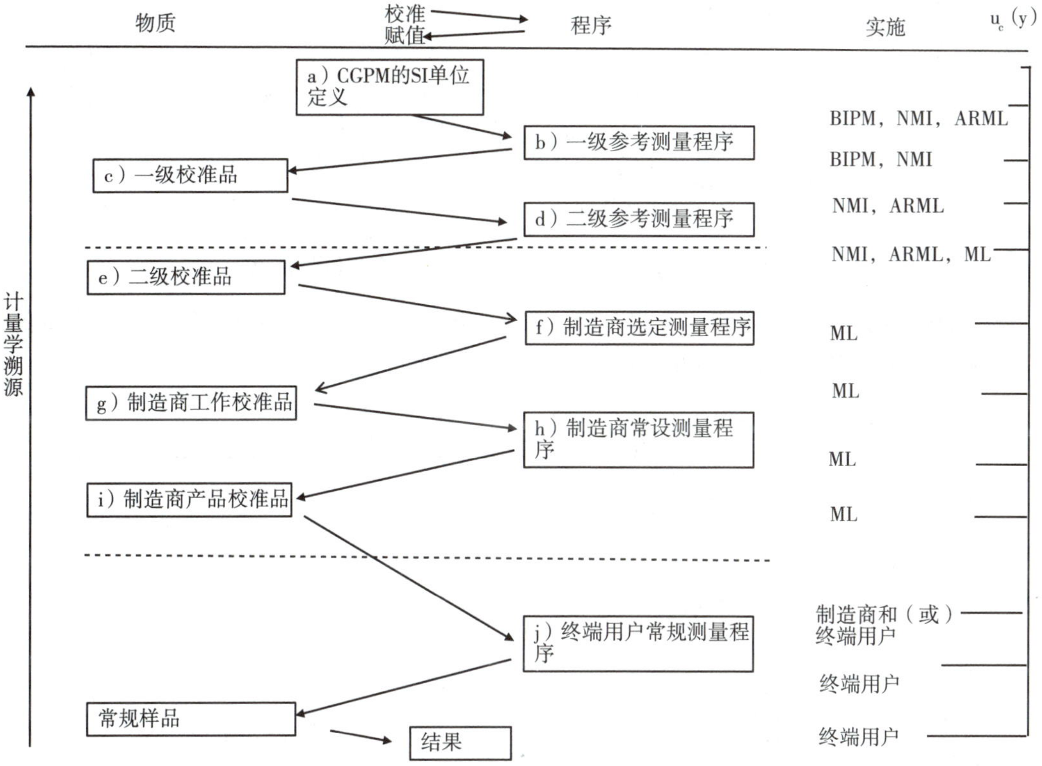

图6-6-3　完整校准等级和向SI的计量学溯源

注：ARML，认可参考测量实验室（可以是独立实验室或企业实验室）；BIPM，国际计量局；CGPM，国际计量大会；ML，企业实验室；NMI，国家计量机构。符号u_c（y）为测量的合成标准不确定度。

根据以上五种类型的计量学溯源链的上端的不同，可分别按以下传递方案进行。

1. 具有一级参考测量程序和一级校准品，能在计量上溯源到SI的情况　原则上，校准等级以应按如图6-6-4所述，适用的分析物的可测量如：电解质、代谢物、葡萄糖、胆固醇、甾体激素及某些甲状腺激素和药物等。

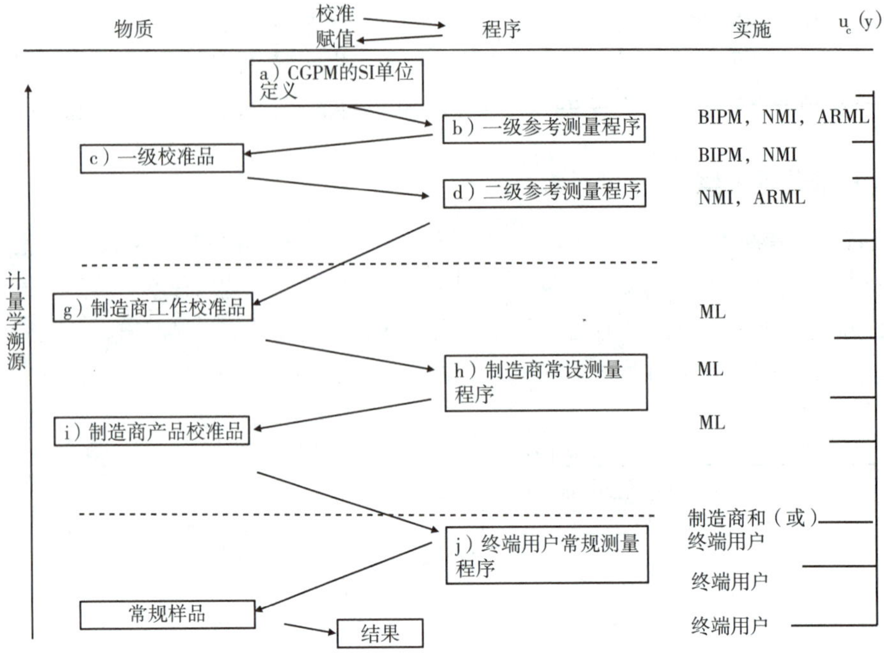

图6-6-4　选择的校准等级和向SI的计量学溯源

2. 有国际约定参考测量程序（非一级）和国际约定校准品，不能再计量上溯源至SI的情况　原则上，校准等级应如图6-6-5所述，适用于含有如血红蛋白A1c这类成分的量。

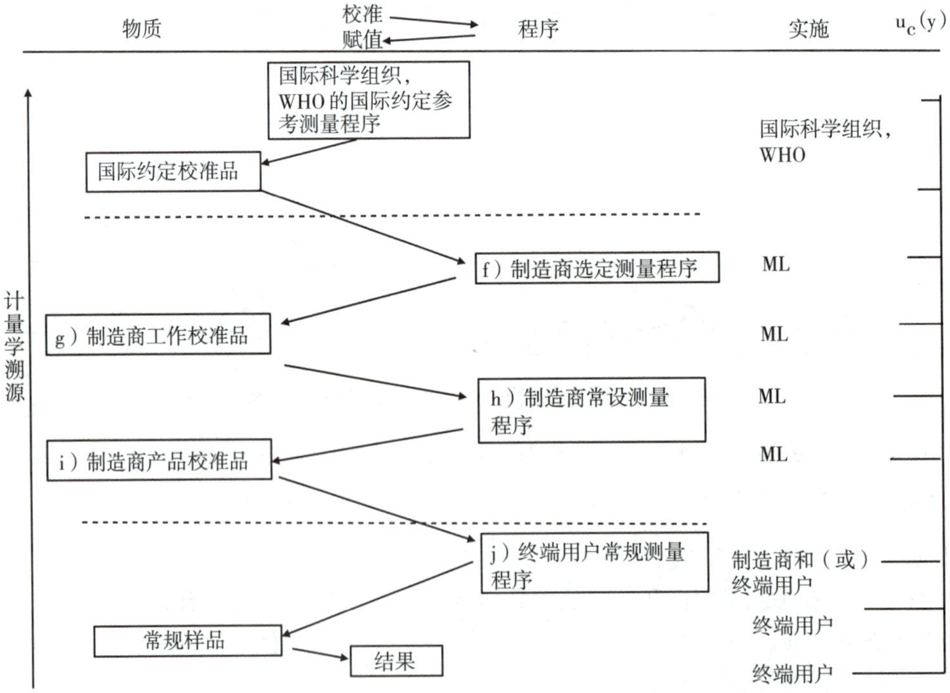

图6-6-5　校准等级和向国际约定参考测量程序和国际约定校准品的计量学溯源

3. 具有国际约定参考测量程序（非一级），无国际约定校准品，不能再计量上溯源至 SI 的情况　原则上校准等级应按如图 6-6-6 所述，适用于如 HDL- 胆固醇、血细胞和某些凝血因子这类组分的量。

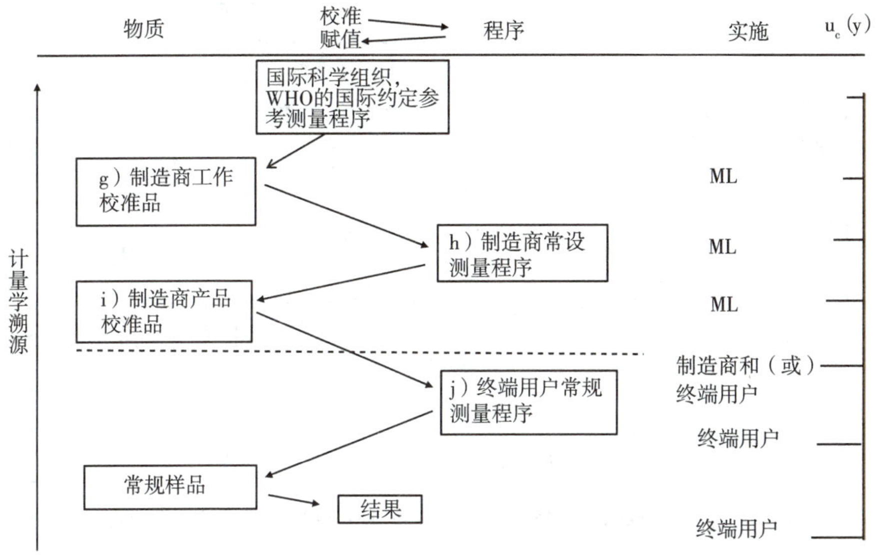

图6-6-6　校准等级和无国际约定校准品、向非一级国际约定参考测量程序的计量学溯源

4. 具有国际约定校准品（非一级），但无国际约定参考测量程序，不能在计量上溯源至 SI 的情况　原则上此种情况的校准等级按如图 6-6-7 所述，它适用于如 B 型肝炎表面抗原（ad 亚型）和绒毛膜促性腺激素及其抗体这类组分的量。

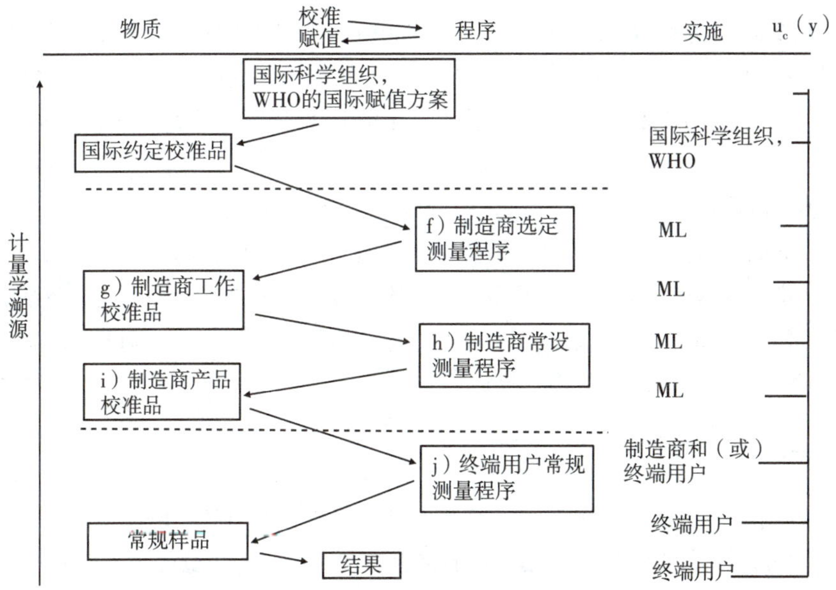

图6-6-7　校准等级和无国际约定参考测量程序、向非一级国际约定校准品的计量学溯源

5. 具有企业选定测量程序，但既无国际约定参考测量程序，也无国际约定校准品，不能再计量上溯源至 SI 的情况　原则上此种情况下的校准等级应按如图 6-6-8 所述，它适用于如纤

维蛋白降解产物（D- 二聚体）、肿瘤标记物如癌抗原（CA125）、衣原体抗体等分析物的量。

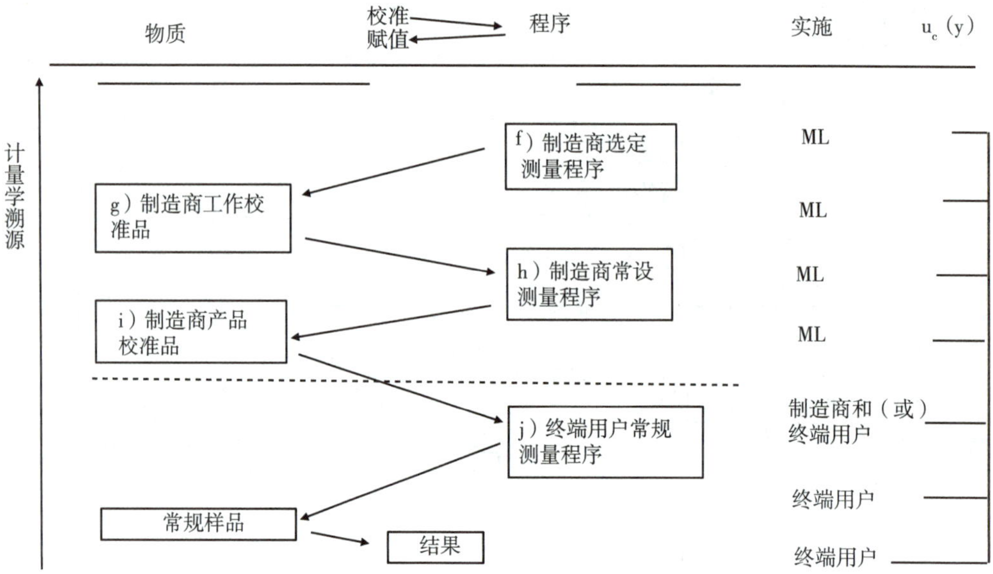

图6-6-8 校准等级和向非一级企业选定测量程序的计量学溯源

因实际计量学溯源链的结构依赖于计量上的可能性，所以对溯源链中各要素的说明应包括术语定义及有关测量系统和参考物质的计量学性质。

1. 测量的 SI 单位 在计量上应尽可能追溯至 SI 单位，无论是基本单位或导出单位。

2. 一级参考测量程序 应以已证实具有分析特异性的测量原理为依据，它不参考谋相同量的校准品而提供向 SI 的计量学溯源性，并具有低的测量不确定度。

3. 一级校准品 是具有最小测量不确定度的测量单位的实物体现。一级校准品应直接用一级参考测量程序赋值，或用适当的分析方法确定该物质杂质后间接赋值。一级校准品一般是高纯度的、物理化学性质明确的分析物，经过稳定性和组成完整性检验，并附有证书（有证参考物质 CRM）。

4. 二级参考测量程序 应是一个或多个一级校准品校准的测量系统。

5. 二级校准品 应由一个或多个二级参考测量程序为之赋值，通常附有证书。

6. 企业选定测量程序 应是一个或多个现有的一级或二级校准品校准的测量系统。

7. 企业工作校准品 应由一个或多个企业选定测量程序赋值，应证明该校准物质在企业选定测量程序及被校准的测量程序间有互换性。

四、结束语

企业在对校准品进行赋值的过程中，应根据计量学溯源至SI的可能性及测量程序和校准品的不同计量水平的可获得性，选择合适的校准传递方案，合适的测量程序对其进行定值。

起草人：严诗云　吴静标（广东省医疗器械质量监督检验所）
复核人：李丽莉（中国食品药品检定研究院）

第五节　测量不确定度

一、测量不确定度的基本概念

1. 测量不确定度　简称不确定度，根据所用到的信息，表征赋予被测量值分散性的非负参数。测量不确定度包括由系统影响引起的分量，如与修正量和测量标准所赋量值有关的分量及定义的不确定度。有时对估计的系统影响未作修正，而是当做不确定度分量处理。此参数可以是诸如称为标准测量不确定度的标准偏差(或其特定倍数)，或是说明了包含概率的区间半宽度。测量不确定度一般由若干分量组成。其中一些分量可根据一系列测量值的统计分析，按测量不确定度的 A 类评定进行评定，并可用标准差表征。而另一些分量则可根据基于经验或其他信息所获得的概率密度函数，按测量不确定度的 B 类评定进行评定，也用标准偏差表征。通常，对于一组给定的信息，测量不确定度是相应于所赋予被测量的值的，该值的改变将导致相应的不确定度改变。而在 GUM 中的定义是：表征合理地赋予被测量之值的分散性，与测量结果相联系的参数。

2. 标准不确定度　全称标准测量不确定度，以标准偏差表示的测量不确定度。

3. 测量不确定度的 A 类评定　简称 A 类评定，对在规定测量条件下测得的量值用统计分析的方法进行的测量不确定度分量的评定，其中规定测量条件是指重复测量条件、期间精密度测量条件或复现性测量条件。

4. 测量不确定度的 B 类评定　简称 B 类评定，用不同于测量不确定度 A 类评定的方法对测量不确定度分量进行的评定。评定可基于以下信息：权威机构发布的量值、有证标准物质的量值、校准证书、仪器的漂移、经检定的测量仪器的准确度等级；根据人员经验推断的极限值等。

5. 合成标准不确定度　全称合成标准测量不确定度，由在一个测量模型中各输入量的标准测量不确定度获得的输出量的标准测量不确定度。应注意，在数学模型中的输入量相关的情况下，当计算合成不确定度时必须考虑协方差。

6. 相对标准不确定度　全称相对标准测量不确定度，为标准不确定度除以测得值得绝对值。

7. 不确定度报告　对测量不确定度的陈述，包括测量不确定度的分量及其计算和合成。

8. 目标不确定度　全称目标测量不确定度，根据测量结果的预期用途，规定作为上限的测量不确定度。

9. 扩展不确定度　全称扩展测量不确定度，合成标准不确定度与一个大于 1 的数字因子的乘积。

10. 包含区间　包含区间基于可获得的信息确定的包含被测量一组值得区间，被测量值以一定概率落在该区间内。

11. 包含概率　包含概率在规定得包含区间内包含被测量得一组值得概率。

12. 包含因子　包含因子为获得扩展不确定度，对合成标准不确定度所乘得大于 1 的数。

二、测量不确定度的评定

最基本和最常用的测量不确定度评定方法为GUM法，即最新的国际标准：ISO/IEC GUIDE

98-3-2008《测量不确定度第3部分：测量不确定度表示指南》(Uncertainty of measurement-Part 3: Guide to the expression of uncertainty in measurement，GUM)。用GUM法评定测量不确定度的一般流程见图6-6-9。

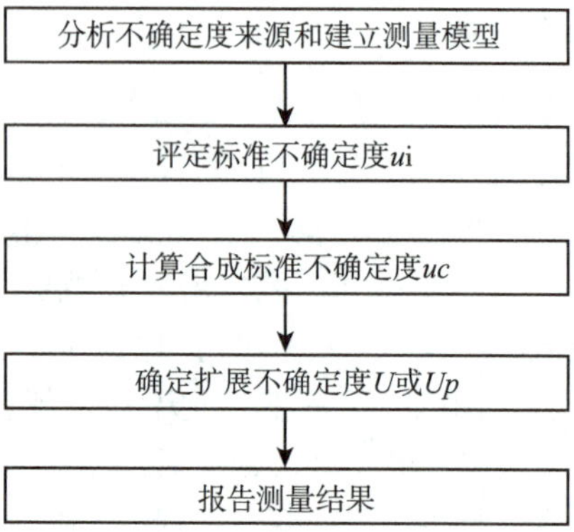

图6-6-9　用GUM法评定不确定度的一般流程

(一)测量不确定度来源分析

测量过程中的随机效应及系统效应均会导致测量不确定度，如被测量的定义不完整、被测量定义的复现不理想、取样的代表性不够、对测量受环境条件影响认识不足或对环境条件测量不完善、模拟式仪器的人员读数偏移等。测量不确定度的来源必须根据实际测量情况进行具体分析，分析时，除了定义的不确定度外，可从测量仪器、测量环境、测量人员、测量方法等方面全面考虑，特别要注意对测量结果影响较大的不确定度来源，应尽量做到不遗漏、不重复。

(二)测量模型的建立

测量模型根据不同测量方法，可有但不限以下几种类型。

1. $Y=f(X_1, X_2, \cdots, X_N)$，f为测量函数，Y为输出量，X为输入量。

2. $Y=X_1-X_2$。

3. Y=X。

(三)标准不确定度分量的评定

测量不确定度一般由若干分量组成，每个分量用其概率分布的标准偏差估计值表征，用u_i表示，根据对X_i的一系列测得值x_i得到实验标准偏差的A类评定。根据有关信息估计的先验概率分布得到标准偏差估计值的方法为B类评定。

1. 合成标准不确定度　计算合成不确定度的通用公式如下。

$$u_c(y)=\sqrt{\sum_{i=1}^{N}\left[\frac{\partial f}{\partial x_i}\right]^2 u^2(x_i)+2\sum_{i=1}^{N-1}\sum_{j=i+1}^{N}\frac{\partial f}{\partial x_i}\frac{\partial f}{\partial x_j}r(x_i,x_j)u(x_i)u(x_j)}$$

式中：Y，被测量Y的估计值，又称输出量的估计值；x_i，输入量X_i的估计值，又称第i个输入量的估计值；$\frac{\partial f}{\partial x_i}$，被测量Y与有关的输入量Xi之间的函数对于输入量$x_i$的偏导数，称灵敏系数；u（$x_i$），输入量$x_i$的标准不确定度；r（$x_i$, x_j），输入量X_i与X_j的相关系数，r（x_i, x_j）u（x_i）u（x_j）=u（x_i, x_j）；u（x_i, x_j），输入量x_i与x_j的协方差。

当输入量间相关时，需要考虑它们的协方差，当各输入量间均不相关时，相关系数为零。

2. 扩展不确定度的确定　扩展不确定度是被测量可能值包含区间的半宽度，分为 U 和 Up 两种，在给出测量结果时，一般情况下报告扩展不确定度 U。

扩展不确定度U由合成标准不确定度u_c乘包含因子k得到，包含因子k值一般取2或3，通常情况下取k=2，在服从正态分布的情况下，U=2u_c所确定的区间具有的包含概率约为95%；取k=3，U=3u_c所确定的区间具有的包含概率约为99%。

三、结束语

定义不确定度是一个相对简单的事情，但不确定度的实际评定却远远不如定义那么简单。不确定度评定方法基于所考虑的不确定度来源的范围以及评定不确定度所站的角度不同而异。测量不确定度在实际工作中具有重要意义，在结果报告时，应考虑各分量引入的测量不确定度，分析来源，计算扩展不确定度值，确保结果可靠及复现性。

起草人：严诗云　刘贻声（广东省医疗器械质量监督检验所）
复核人：李丽莉（中国食品药品检定研究院）

第七章
检验后程序及结果报告

医疗器械检验报告是医疗器械检验机构检测结果数据的最终产品。其质量形成与原始记录数据整理、分析、编辑、起草报告、校核报告、审查和批准报告有关。体外诊断试剂检验报告是否可靠、完整及准确都将对体外诊断试剂的产品质量和医疗器械检验机构的声誉产生极大的影响，国家对体外诊断试剂产品上市前的审批更是与注册检验报告密不可分。检验报告集中体现了所有检验过程及其质量控制的水平。

第一节　检验后报告流程

产品完成检验后，由检验人员出具报告，并在系统上提交。科室审核人员根据检验人员提交的报告和原始记录，审核完成后交业务部门，业务部门将报告送到授权签字人处审核，授权签字人审批完成后在检验系统通过审批，并在检验报告上签字。

第二节　检验报告中认可标识、资质认定标志和证书的使用

经认可机构或有关部门批准授权的各种标识、标志和印章的实物和电子版，是实验室资格与能力的有效证据，主要用于相应的检验报告上，以证明检验报告的法律效力。各种标识、标志、印章应正确地用于对应的检验报告上，保证所使用印章的机构名称与报告落款的机构名称一致。标志的位置应固定、统一。各种标识、标志的使用仅限于认可或资质认定范围以内的项目。如检验报告中包括部分认可或资质认定范围以外的项目或参数时，应在报告及记录中以文字逐一说明。各种标志应保证在认可、资质认定有效期间内使用。如超出期限或接到认可、资质认定机构的暂停、撤消、注销等通知后，应该暂停标志的使用。

第三节　检验报告的三级审核制度

一、三级审核流程

对检验报告的审核决定了报告的质量，在质量管理体系中占有重要地位，并直接关系到检验机构的形象。力求报告的高质量，为了提高报告质量，避免较大问题的医疗器械检验报告发出而造成检验工作中的被动局面，许多检验机构实行三级审核制度。结合检验报告风险等级，建立了包括主流程即三级审核流程、审查把关流程、质量考核流程三大流程的检验报告质量分类监管流程，如图6-7-1所示。

检验报告的三级审核制度是检验后报告质量控制的关键，包括一级主检、二级审核和三级批准如图6-7-2所示。

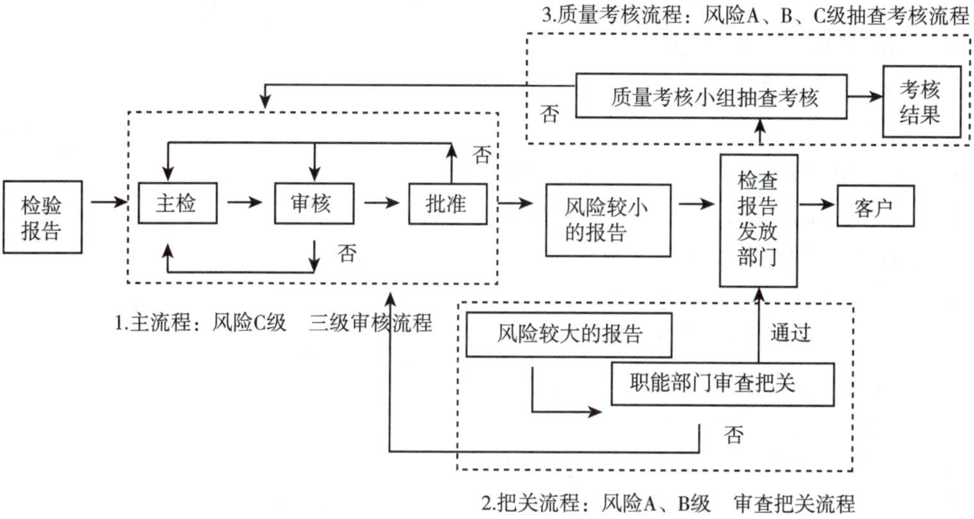

图6-7-1 检验报告质量分类监管流程

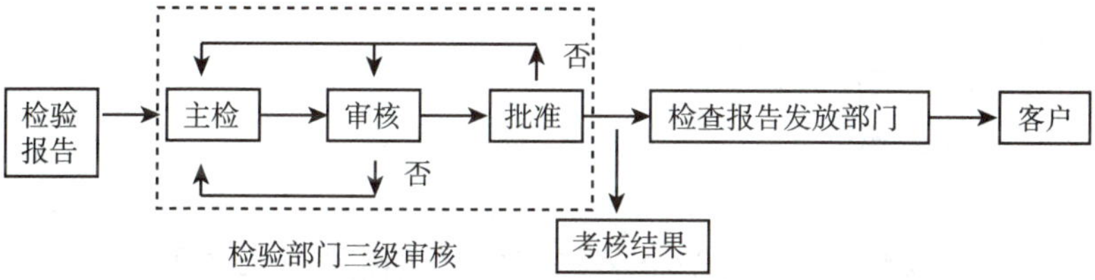

图6-7-2 检验报告质量三级监管流程

二、各级审核人员的主要职责

第一审：主检员，负责编制检验报告，对原始记录规定的全部内容负责。依据检验标准对样品进行检验的主要完成者之一，主要对从委托协议书（抽样单）到检验报告编制过程环节负责。关注检测数据的准确性、代表性。

主检员审核过程关键控制点：

1. 委托协议书（抽样单）内容完整性；
2. 承检的合法（承检范围、样品有效性）；
3. 检验检测依据标准文号、检验项目名称及其指标书写的正确性；
4. 样品编码传递、样品前处理的无误性；
5. 相关项目检验时环境条件数值的无误性；
6. 主要检验仪器选用的正确性及其计量检定/校准周期内使用的有效性；
7. 检验时效性；
8. 检测值计算的正确性；
9. 数据处理和有效数字修约规范化；

10.检测结果汇总中的检测值与原始记录一致性。

第二审：审核员，确定检验报告质量和完成检测报告有关活动是否符合规定要求的主要检查者，对检验报告编制到检验报告过程环节负责，主要关注数据的完整性和可靠性。

审核员审核过程关键控制点：

1.检验报告卷面质量；

2.原始数据完整性；

3.报告首页和数据页内容的正确性、完整性；

4.检验依据标准文本的有效性（标准查新）和正确性；

5.检测项目完整性（项目数量与委托协议书或方案一致性）；

6.分包项目受委托方的正确性可靠；

7.检测项目中相互关联的检测值之间的匹配可信度；

8.边缘值、临界值、不合格项目有无复检；复检的原始记录及其报出值取舍的合理性；

9.检验依据标准文本的有效性和正确性；

10.检验项目单项结论和综合评价的正确性。

第三审：批准人，确定检验报告结论的正确性及相关活动有效性的授权签字人，对检验报告到检验报告发放环节负责，主要关注检测数据的准确性、可靠性、合理合法性。

批准人审核过程关键控制点：

1.检验报告内容的完整性；

2.检验报告检验依据的正确性；

3.检验报告结论的正确性。

第四节 检验报告审核中的主要问题

检验报告涉及的主要内容如下。①样品信息。主要描述被检样品的具体信息，包括样品名称、生产厂家、规格型号、批号/编号、生产日期、样品数量、收样日期、检验项目、样品生产单位、受检单位、检验依据等内容。②检验结果汇总。检验检测工作结束后，出具检验报告时通常将所有检验项目的检验检测结果汇总，便于直观地体现被检样品的最终检验检测结果。汇总时，应严格校对所有检验项目名称、检验结果、限量值及单位、判定标准、检验结果及所使用的标准规定，必要时还应给出具体的方法标准检出限或定量限。③原始检验检测记录。通常情况下，所有检验检测工作的原始记录需附在所出具的体外诊断试剂检验报告中。检验检测原始记录是检验检测结果的出处，应科学、准确、规范。要求做到规范地填写原始记录，科学地处理数据，给出科学合理、客观公正的检验检测结果。④体外诊断试剂检验报告的分类。根据送检单位的要求，将检验报告进行分类，一般分为注册检验、监督抽检及委托检验。检验报告的具体类别细化有助于检验报告的规范出具。

在医疗器械报告审核工作中，发现了以下问题，直接影响着检验报告的质量。

（1）页面文字问题　主要表现为多字、少字、错别字，多存在于样品信息和检验依据的录入、检验结果的填写等方面。虽然该问题可能与数据、要求、结果判定等关键问题无直接联系，但是体现了报告基本质量和相关工作人员是否严谨、认真的态度以及医疗器械检验机构的形象。

（2）样品基本信息问题　主要表现为报告的基本信息、样品照片中基本信息、检验记录中基本信息三者不一致的情况。

（3）检验依据内容（也即标准或技术要求）问题　主要表现为报告和原始记录未及时根据标准（技术要求）条款修改而变更，使得最终使用的标准（或技术要求）和检验报告与原始记录中所用的或者所体现的标准（或技术要求）不统一。此类问题的出现的主要原因是沟通不畅，如果检验机构的业务科、检验科室和客户三者之间没有及时沟通、沟通不到位，或者任何一方即使发现问题但是没有及时做相应更改，都会出现上述情况，最终体现在检验报告上。

（4）产品技术要求符合性评价不规范问题　医疗器械标准作为规范医疗器械产品质量的技术性文件，是开展医疗器械产品检测工作的法定依据，是保证医疗器械产品安全有效的有力工具，因此，在开展检验前检验依据的选择是关键。2010年国家食品药品监督管理局发布了《关于印发医疗器械检测机构开展医疗器械产品标准预评价工作规定（试行）的通知》，要求检验机构对拟申请注册医疗器械产品的标准进行预评价。预评价最关键的就是对作为检验依据的“产品技术要求”进行相关国家标准、行业标准符合性查询及评价。由于体外诊断试剂产品较多、检验方法类型多样，产品在注册检验时难免会出现错引或漏引国家/行业标准的问题。另外，部分产品标准中仍然引用已经废止的标准，进而影响了检验结果判定的可靠性。

（5）检验记录信息不全面问题　检验原始记录作为检验工作的第一手数据，是溯源检验过程的原始资料，是表明检测是否达到标准要求的客观证据，也是检验报告的根本。原始记录的内容是否及时、准确、完整，将直接影响到检验的质量和检验结论的真实性，因此，原始记录必须真实、详尽。举例说明：①某产品技术要求规定主要性能用国家参考品或企业参考品进行检定。用国家参考品检定时应符合国家标准物质技术要求，用企业参考品进行检定时应符合企业参考品技术要求。在查阅原始记录时，发现未明确记录本次检测使用参考品为国家参考品还是企业参考品，且无参考品批号信息；②某检验记录显示，试验过程使用了非试剂盒自带的质控品，但是原始记录中未记录检测所用阴阳性质控品组成情况、具体份数、批号，以及阴阳性质控品的靶值范围等信息。③某核酸定量测定试剂盒（荧光PCR法），检测用仪器为PCR仪，但是实验记录中未填写实验所用PCR仪的型号和编号。

（6）检验结果和检验结论判定问题　主要表现为检验结果和检验结论判定不一致以及检验结果格式不统一。由于检验结果格式不统一（表6-7-1），信息不全或不清晰，使得审核人员不能获取足够的产品检测结果信息，影响了报告审核的质量。

表6-7-1　检验报告格式

序号	检测项目	标准规定	检验结果		
			第一种格式	第二种格式	第三种格式
1	装量	试剂 R1 不得低于标示装量 60ml， 试剂 R1 不得低于标示装量 15ml	R1：62ml， R2：16 ml， 符合规定	符合规定	R1 > 60ml， R1 > 15ml，
2	阳性参考品符合率	对 15 份阳性参考品的检测，检测结果应均为阳性	P_1–P_{15}均为阳性， 符合规定	15/15	符合规定

续表

序号	检测项目	标准规定	检验结果		
			第一种格式	第二种格式	第三种格式
3	重复性	取同一批号试纸 10 人份，检测同一浓度的人中性粒细胞明胶酶相关脂质运载蛋白（NGAL）样品液，检测结果应一致，且显色度均一	检测结果一致，且显色度均一，符合规定	符合规定	阳性，显色度均一
4	最低检出限	用人中性粒细胞明胶酶相关脂质运载蛋白（NGAL）企业质控品进行检测，本试纸的最低检出量应不高于 50ng/ml	最低检出限量不高于 50ng/ml，符合规定	符合规定	50ng/ml

（7）数据填写即检验结果问题　主要表现为：①检验报告的结果和原始记录结果不一致，导致数据无法溯源；②对数据的修约没有按照实验室管理要求的相关细则进行，修约不规范；③量值单位填写不完整、或者和标准或技术要求中量值单位不一致现象等问题。

（8）其他问题　如引用标准或技术要求不正确，结构不完整、信息量不全等。

避免以上检验报告出现的问题，减少检验报告的错误率，提高检验质量，需要做到以下几点：①不断加强实验室管理，明确各个岗位职责和权限；②实验室具体相关操作规程，做到规范化，科学化；③进一步规范并切实有效的将相关的制度条例落实到实处；④进一步加强所内上下沟通机制；⑤加强对工作人员的业务学习，包括业务背景知识、操作技能以及相关法律法规的学习；加强政治学习，政治立场坚定；加强思想教育，宏扬严谨认真的工作作风，高度负责的工作态度。

第五节　检验报告的质量控制

经过几十年的发展，医疗器械已从单一学科的产品演变为多学科交叉应用的产品。因此检验报告形成的各环节中不可避免的会出现一些质量问题。如何加强检验报告形成过程中各环节的质量控制至关重要。

一、检验依据的质量控制

医疗器械标准作为医疗器械产品检测工作的法定依据，可以有效地规范和保证医疗器械产品质量和安全有效。因此，检验依据的选择是在开展检验前工作的关键。我国医疗器械标准具有种类多，分类方法多样的特点，因此产品在注册检验时难免出现错引或漏引国家标准、行业标准的问题。当产品同时有适用的国标和行标时，在国标行标的优先采用上也会出现问题。另外，部分产品标准中仍然引用已经废止的标准，进而影响了检验结果判定的可靠性。因此，在开展检验前，应充分调研待检产品在国内是否有适用的国标或行标，并对适用标准进行查新，及时掌握适用标准的发布实施动态，并依据从严检验的原则，把握好国标行标的优先采用问题，对产品的技术指标要求严格把关。同时，应不断加强实验室自身的能力建设，在遇到新产品、新技术时及时与相关单位沟通、探讨，确定检验方法，以确保标准预评价工作的质量，有效控制检验依据的适用性。

二、检验记录的质量控制

检验原始记录作为检验工作的第一手数据，是溯源检验过程的原始资料，是表明检测是否达到标准要求的客观证据，也是检验报告的根本。原始记录的内容是否及时、准确、完整，将直接影响到检验的质量和检验结论的真实性，因此，原始记录必须真实、详尽。然而在日常报告审核工作中发现一些不容忽视的问题，例如：同一类产品的原始记录格式各异，没有规范和统一；原始记录表格的设计不合理，导致记录上的样品信息、使用仪器设备信息、试验环境条件等信息不全或不详尽；原始记录填写不规范，实验数据的计算过程和修约方法不清晰等等。因此，要提高检验记录的质量，首先应加强检测机构人员的责任意识和风险隐患意识，使之正确认识原始记录在整个检验过程中的重要作用和地位。其次，规范原始记录的编写格式及内容，合理设计原始记录表格，详细记录被检产品的基本信息、检测使用的仪器设备及试验的环境等信息，清晰准确记录数据的处理过程，并制定同类产品的原始记录模板，以提高原始记录的整体质量。

三、报告底稿的质量控制

医疗器械检验报告是医疗器械检验机构的最终产品，医疗器械检验报告的质量不仅影响医疗器械检验机构的声誉，也是衡量医疗器械检测机构能力和水平的标尺。报告审核过程中，往往会出现报告与原始记录中的标准要求或检验结果不一致，检验结果与检验结论不统一，产品的组成不明晰，照片信息不全或不清晰等现象，造成审核人员不能获取足够的产品信息，影响了报告审核的质量。因此，检验报告的科学规范是确保检验报告质量的关键，检测实验室应定期召开内部技术讨论会，提高检验人员对标准的理解及对产品的认识，统一检验项目的判定原则，规范检验报告书写格式，保障检验结论的正确性、逻辑性和统一性。

四、报告审核环节的质量控制

报告审核可以对报告质量进行最终把关，因此至关重要，应逐项一一审核。为了得到高质量的报告，许多医疗器械检验机构会实行三级审核制度。但这也存在一定的问题，在审核中发现问题后，报告需返回相应科室或检测人员进行修改，由于返回修改时对其他检验项目不可控，往往会引起新的问题，并容易在再次审核中被遗漏，从而影响报告的质量。因此，应严格按照流程管理对检验报告的质量进行把关，对检验报告进行严查、严审、严批，杜绝检验报告的质量缺陷，确保检验报告的完整、准确、权威。在保障审核质量的基础上，为加快报告审核速度，缩短报告流转时间，避免在修改环节造成检验报告状态暂时失控，可对报告审核过程实行电子信息化管理，实时监控报告的流转和修改状态。

第六节　检验报告统一格式和编写要求

由于国内医疗器械检验机构很多，检验报告格式不统一，直接影响到医疗器械检验报告评审和医疗器械产品监管。为了解决这一难题，国家食品药品监督管理局于2007年07月02日发布了《关于印发医疗器械检验机构注册检验报告统一格式的通知》（食药监办［2007］122号），规范了检验报告的格式及编写内容（详见本章附录），统一了各检验机构检验报告的格式并作出了如下要求：①检验报告易理解，简明且信息充足；②检验报告文字规范，语言准确简练，版面整洁无涂改；③检验报告的结论没有歧义且可明确评价被检样品与标准要求的符合程度。

第七节　检验报告差错更正或补充程序

因客户原因导致检验报告需要更正或补充，由客户提出申请并填写《检验报告更正补充申请表》。业务部门根据客户申请提出意见，包括更正/补充形式、原报告处理方式的说明等内容，待检验室根据其实际检验情况提出意见后报领导审批。

若企业更正或补充内容为文字性的，不牵涉到检验报告技术内容的修改，出具《检验报告更正补充单》，若牵涉到检验报告技术内容，在原检验报告编号后加（更）或（补）后重新出具检验报告。

附录　医疗器械检验机构注册检验报告统一格式编写规定

检验报告应当便于理解，在简明的前提下应当提供充足的信息。检验报告用字应规范，语言简练、准确，幅面整洁，不允许涂改。检验报告结论应当明确，一定要避免模棱两可的多意理解。

检验报告应当使用国家法定计量单位。

检验报告首页的检验结论及封面落款处应当加盖承检单位名称的检验报告专用章或检验单位公章，检验报告应当加盖骑缝章。

一、检验报告的结构

检验报告的基本结构包括以下几部分：封面、封二、检验报告首页、检验报告正文、检验报告照片页。

（一）封面

1. 委托方　指下达任务的单位或个人，应当与检验，试验，委托合同书中的名称相一致。

2. 样品名称　指受检样品的中文全称，应当按样品标识填写。

3. 型号　指受检样品的型号，应当按样品标识名称填写。

4. 检验类别　分为注册检验、注册补充检验、其他检验。若为注册补充检验，应当注明原注册检验报告编号，若为其他检验，应当注明检验目的。

（二）检验报告首页

1. 报告编号　指依据检验中心质量手册及程序文件的要求对检验报告的编号，应当打印在报告首页左上角。

2. 样品名称　应当与封面一致。选择样品来源方式，并在相应“（ ）”处划“√”。

3. 样品编号　指依据检验中心质量手册及程序文件的要求对检测样品的编号。

4. 商标　应当按受检样品或样品随机文件提供的注册商标填写，图形商标可不填写。

5. 型号规格　指受检样品的规格、型号，应当按样品标识名称填写，如规格无法写下，需另附页注明。此处填写页码。

6. 委托方　应当与封面一致。

7. 检验类别　应当与封面一致。

8. 委托方地址　指下达任务单位 / 个人的地址。

9. 产品编号 / 批号　指受检样品标识的出厂编号 / 批号。

10. 生产单位　指生产受检样品的单位全称，应当按照样品标识中生产企业名称填写。（包装标识）

11. 抽样单编号　指安排抽样时抽样单的编号。

12. 受检单位　指提供样品的单位全称。

13. 生产日期　指样品生产的日期，应当按样品标识填写。

14. 抽样单位　指具体抽样的单位名称。

15. 样品数量　指受检样品的数量。

16. 抽样地点　指抽取受检样品的地点。可包括任何简图、草图或照片。如无法写下，需另附页注明。此处填写页码。

17. 抽样基数　指供抽取样品的母体基数或库存的实际数量，应当与抽样文件一致。

18. 抽样日期　指抽取受检样品的日期，应当与抽样文件一致。

19. 检验地点　当在本中心（所）试验室进行检验时，应当填写“本检验所（中心）试验室”。当现场检验时，应当填写检验单位检验场所详细名称。当在多处地点检验时，应当填写主要项目的检验地点。

20. 收样日期　指收到样品的日期。

21. 检验日期　指样品检验的起止日期。

22. 检验项目　分为“全项目”和“部分项目”。如检验项目少于三项（含三项），建议将所有项目写全。

23. 检验依据　当检验所依据的文件是国家标准、行业标准或注册产品标准时，应当填写标准代号、年代号及标准名称。当所依据的文件是其他法规性文件时，应当填写文件全称及年代号。检验依据的注册产品标准无标准号时，应当填写发布单位全称和标准全称。当依据一个以上标准或文件时，应当按照编号顺序填写，各文件另起一行。

注：以上条款文字填写应左齐，不适用项应用“——”线表示，空项应用“/”。

24. 检验结论　应当使用明确的语言评价被检样品与标准要求的符合程度。当检验依据两个以上标准时，标准编号间应加顿号或分别评价。

（1）对样品全项目检验　例：被检样品（不）符合GBXXXX-19XX标准要求。

（2）对样品部分项目检验　例：所检项目（不）符合GBXXXX-19XX标准要求。

（3）检验依据为法规性文件时，文件的名称应当加上书名号　例：被检样品（不）符合《药品生产质量管理规范》（XXXX年）要求

（4）检验依据为一个以上标准时　例：被检样品（不）符合GBXXXX-19XX、GBXXXX-19XX标准要求。

（5）检验依据的注册产品标准无标准号时　例：被检样品（不）符合×××（企业全称）×××（标准全称）标准要求。

25. 备注　应当填写与检验有关且需要说明的情况，有一个以上注时，每个注另起一行并且加序号。当出现偏离时，应当注明偏离情况。首页备注栏目中无内容的应划“/”。

备注通常为下列内容。

（1）对检验报告中“——”和“/”的说明　例：报告中的“——”表示此项不适用，“/”表示此项空白。

（2）对分包检验的说明　例：生物性能项（8.2、8.3、8.4）由×××检验。

（3）对其他检验报告的修改、补充　例：本检验报告是对×××（报告编号）检验报告的修改/补充。

（4）检验报告中认可的项目　例：高压电介质强度试验结果（20.3），认可企业提供的试验报告。

（5）检验报告与标准条款不一致项的说明。

（三）检验报告正文

1.报告中检验项目应当按照所依据标准中技术条款的先后顺序或按照产品性能分类进行编写。

2. 检验项目　应当使用简炼的文字概括标准条款的内容。

3. 标准条款　应当填写依据标准中该检验项目的条款号。

4. 标准要求　应当依据标准中对该检验项目提出的技术要求，使用简练的文字进行描述，不应直接引用依据标准的条款号。

5. 检验结果　应当按照下列要求的顺序优先选择。

（1）按检验依据的要求，检验结果能用数值表达时应当采用数值。

（2）检验结果不能用数值表达时，应当使用简练的文字描述检验状况或检验结果，如果不需要进行必要的说明，可使用“，不，符合要求”。

6. 单项结论　应当依据标准要求对单项检验结果进行合格与否的评价，填写“符合”或“不符合”。

7.如果报告末页有空格，应当在“检验项目”栏填写“以下空白”的字样。

8.对于有源医疗器械产品的检验报告，应当包括关键元器件的信息。

9.检验报告所依据的注册产品标准复印件加盖骑缝章后作为检验报告附件。

10.各中心可根据实际检验产品要求增加附页内容。

（四）检验报告照片页

照片应当反映样品结构外形、主要部件外形、整机铭牌/标识等。照片应当清晰。对于无源类产品，建议再提供产品包装标签部分的照片。

样品描述应当写明产品的结构组成，若部件及配置有独立型号应当标注。

（五）其他信息

根据实际需要，各检验中心可在报告中增加以下内容。

1.评估测量不确定度的声明/信息。

2.评价与说明等。

二、检验报告的编写要求

检验报告的纸张一律使用A4（210mm×297mm）幅面，检验报告应当采用打印方式。

参考文献

[1] 李丽莉，蔡加惠，孙雪.体外诊断试剂检验报告风险管理的探讨.中国药事，2018，32（08）：1132-1136.

[2] 陆旭先，黄清泉，邵玉波.基于风险控制的检验报告质量分类监管流程.价值工程，2010，29（05）：150-151.

[3] 郭艳，李根池，苗艳艳.医疗器械检验报告审核及实验室管理模式.医疗装备，2016，29（11）：85-86.

[4] 苑富强，穆红英，王德智.医疗器械检验报告质量控制的思考与建议.中国药事，2013，27（08）：819-821.

起草人：潘晓芳（广东省医疗器械质量监督检验所）

复核人：李丽莉（中国食品药品检定研究院）

第八章
实验室信息管理系统基本功能

一、背景

实验室信息管理系统（laboratory information management system，LIMS），顾名思义，就是指通过计算机对实验室的各种信息进行管理的计算机软、硬件系统，即采用科学的管理思想和先进的数据库技术，专门针对实验室的整体环境而设计，实现实验室人（人员）、机（仪器）、料（样品、材料）、法（方法、质量）、环（环境、通讯）全面资源管理的计算机应用系统，是一套完整的实验室综合管理和产品质量监控体系，它集样品管理，资源管理，事务管理，网络管理，数据管理（采集、传输、处理、输出、发布），报表管理等诸多模块为一体，既能满足日常管理要求，又保证实验室分析数据的严格管理和控制。

二、建设目标

随着信息技术的发展，传统实验室管理方法的问题日益明显，传统管理方法存在效率低下，信息不透明，资源分配不合理等问题。信息系统对实验室资源的优化配置与管理、信息共享与开放、智能化、自动化等方面都提供了有力的支持。另外，随着经济的发展与实验室认证的推广，有必要采用实验室信息管理系统把实验室的管理水平提升到信息时代的最高水平。因而实验室信息化管理应该达到以下具体目标。

1. 提高工作效率 工作人员可以对数据进行快速处理，同时数据的存储不受时间与空间限制。另外，系统可以快速且自动生成报告。

2. 拥有强大的资源信息 实验室信息系统应该包含资源信息，当工作人员需要对复杂实验进行测试时，可以对系统中的数据进行检索，并以此为参考。

3. 实验室资源管理 实验室信息系统可以随时监控实验室所有测试设备和人员，减少等待时间，减少设备资源浪费，合理安排实验工作。

4. 数据化管理 根据实验室的具体情况，如设备的使用，出现故障率和工作人员的工作量，工作时间等指标，保证了实验室管理的正常运行。

5. 保障最终实验检测结果 系统可以设置实验测试约束集，减少人为干扰测试的风险，以确保实验结果的科学性与真实性。

三、实验室信息管理系统的功能模块

实验室信息系统因与实验室的规模大小和业务不同而不同，但基本功能应包括：样品管理、资源管理、设备管理、系统设置、业务管理、报告管理、报表数据管理等。

1. 样品管理　包含样品分析、样品登录、测试、审核、传输、储存、测试日期管理。

2. 资源管理　包含配件耗材管理、人员数字证书管理、数字化办公设备管理、电话/网络应用管理、标准品管理等。

3. 设备管理　仪器设备管理是对实验室的各种仪器按“检验科室”-“仪器设备类型”分级进行管理，内容包括设备的基本信息、设备申请采购流程、维护维修、设备检定、固定资产报废流程等管理。

4. 系统管理　系统管理主要包含对各种角色的权限管理、系统配置以及数据的备份和恢复。

5. 业务管理　包含业务受理、检验收费、任务下达、任务分配、检测任务进度查询、检测报告查询、顾客满意度调查等。

6. 报告管理　包含报告生成、报告审核、报告签发，采用模板的样式来建立报告单，实现对数据的输入、修改、删除等操作。

7. 报表管理　包含实验检测数据分析、统计、汇总、报告质量汇总以及报告合格率、不合格率的统计分析。

四、总结

实验室信息管理系统能够为实验室的自动化管理提供良好的平台，使业务流程透明化，减轻实验室工作人员的工作量，提升工作效率，使实验室管理人员能够实时的掌握实验室的管理信息，同时也促进了实验室的管理变革。

参考文献

程琳琳.实验室信息管理系统LIMS在实验室科学管理中的应用.热带农业工程,2014，1.

起草人：张小静（广东省医疗器械质量监督检验所）
复核人：李丽莉（中国食品药品检定研究院）

第九章 实验室自动化

第一节 实验室自动化的要素与特征

随着检验分析技术的不断进步，实验室和临床检验仪器从半自动化分析到全自动化分析仪器的逐步普及，工作模式也从单台仪器的自动工作发展到流水线作业的全自动实验室自动化（TLA）或称为全程自动化，而这个新的理念和技术也将给临床实验室检验管理模式带来一次变革。迄今为止，自动化在临床化学、免疫和临床血液学实验室中已被广泛应用，但在临床微生物实验室中则起步较晚。我国TLA正处于起步阶段，也将是未来医院及实验室的发展方向。

一、基本构成和工作流程

1. 概念 实验室自动化系统也被称为模块化组合分析系统或全自动化实验室生产流水线，该系统是指为实现临床实验室内一个或几个检测子系统如临床化学、血液学和免疫学等系统的整合，而将同一厂家或不同厂家的相互关联或不关联自动分析仪器与分析前和分析后的实验室处理装置通过自动化输送轨道和信息网络进行连接，构成流水线作业的组合。

此项技术始于20个世纪80年代的日本，它的出现不仅弥补了人力的不足，而且改变了实验室结构和工作流程，减少了差错，提高了工作质量，减少了实验污染，缩短了标本的检测周期，成为现代医学和科学技术发展的必然趋势。

2. 硬件部分的基本组成和目的 实验室自动化流水线的基本组成主要有样品分选系统，标本处理系统，各类自动分析仪，标本传递系统和网络工作站等。实验室自动化的目的是通过改善质量和安全性，增加测试数量和简化流程，达到提高效率，减少劳动力成本，并能够准确及时地测定和报告，实现全面网络化管理，为科研工作和患者提供更好的服务。另外操作人员少接触标本，降低了生物感染的风险。同时实验室自动化为临床实验室标准化和质量认证等建设将打下良好的基础；国际上标准化和认证主要标准有 CAP 临床实验室质量认证，ISO 医学实验室质量认证，QCS 临床实验室全球质控服务系统，SOP 标准化操作流程。自动化实验室的建设将减少临床样品准备和处理产生的误差，效率和质量的提高，对标准化和质量认证也将起到一定作用。全面进行实验室自动化的建设也就引进了一种新的管理模式，实现了检验标本自动处理和分析，集中管理，每一类标本一人一管和综合报告单，使得工作效率明显提高。

3. 软件部分信息流的建立 实验室自动化系统的建设应该有较好的计算机网络基础，在医院及实验室现有的 LIS 和 HIS 系统中才能充分体现出作用和优势。同时医院及实验室的信息流也要适应检验样品流的自动化建设，这些涉及到各个分析仪工作站，采样工作站，流水线工作站，甚至临床工作站与 LIS 和 HIS 系统的信息通讯和管理。

二、实验室自动化流水线的进展

1. 目前实验室的基本流程　常规临床实验室从样本采集开始需经过近 20 个步骤完成所有操作，主要有采集样本－贴标签－标本送实验室－人工分类－离心－检查血清量是否足够－准备试剂－仪器编程（分析）－试剂样本卸载－样本储存－审查结果－打印发送报告。

2. 发展现状　实验室自动化的发展是从单机系统自动化到模块自动化，发展到目前可以全实验室自动化的系统，而现在正在各医院及实验室使用的系统主要有原样本分选装置，样品前/后处理，生化，免疫分析单元和血液细胞分析等系统，各系统主要功能如下。

（1）原样本分选装置　进行全血，血清，尿液等样品的分类，负责输送到不同的轨道。

（2）血液细胞分析系统　全血样品的血细胞分析，推片和染色，全血标本的处理，凝血分析等。

（3）样品前/后处理系统　进行血清样品的进样，离心，开栓，分注，条码识别，储存等。

（4）生化免疫分析单元　负责生化，免疫等分析。

（5）其他分析单元和检测装置　尿常规，尿沉渣分析，血清量检测，溶血、黄疸和脂血等检测。

样本的输送形式目前有多支样本架输送形式，也有单支样本架输送后再将样本上架的形式；分析仪根据速度和工作量配置输送样本缓冲装置。复检轨道的设计既有从系统存储装置中通过返回轨道进行复检，也有通过分析仪本身设计的回送轨道，在一定时间内进行复检的方案。分析单元自动加载样本形式，模块式组合的仪器或同一厂家设计的仪器主要是轨道传送，非模块式组合的仪器或连接不同厂家的仪器主要是采用机械手的形式，这些根据各个厂家的设计有所不同。

三、展望

实验室自动化的优势是明显的，它在实验室的作用实际上是把实验室的工作从劳动生产力类型向智力生产力类型发展与转变。实验室工作效率大大提高了，测试准确性得到了改善，工作环节大大简化，工作人员的数量在许多实验室也减少了，差错率大大降低。另一方面工作人员有更多的精力对实验室进行各方面的管理，使工作流程更加合理，工作质量更加提高，数据结果更加可靠。就实验室角度来说，一个好的实验室自动化系统应当能够合理的联接多分析系统，不能仅仅作为运输标本使用，更为重要的是处理标本的智能化仪器，自动化实验室系统的构建，更要考虑诊断技术的发展，医院和实验室功能、要求、技术的发展，因此系统的构建需要分步实施，在这个过程中通过系统的运行，其缺点和瑕疵能够不断暴露，不断得到修改和完善，这样才能符合每一个实验室的独特需要，并促进实验室自动化的发展。另外在设计过程中由于需要反复实验，可以不断获得新的知识，这些知识在未来的系统调试中极具价值。

第二节 检验实验室自动化的选择

一、产品系统模块的整合

实验室自动化流水线的方案设置可以各个系统独立，也可以多个系统整合，一个大系统中更可以有多个相同的子系统。使用流水线的医院或实验室有的只是建立了一个子系统，如血液分析或生化免疫。有些建立了样品前/后处理和生化免疫系统一条流水线，也有建立较完善的多个系统组合的实验室。在这些系统中，有单机模块化设计，各模块作为基础单元，既可独立成机型，也可随意组合或添加，为检验工作带来一定的方便和灵活性。但对于非统一设计的其他厂家产品存在轨道连接和软件重新设计的问题。多个系统整合配套样本预分选系统形成大的系统，再结合网络的建设才可以实现全自动化。

二、产品选择上的考虑因素

1.各模块检测速度和流程设置需要一定的合理性，通常生化模块测试量远大于免疫检测量，所以连接方式应该速度快者排前，否则缓冲区设置容量需要大一些。

2.选择不同厂家和品牌时应保证联网接口的开放、软件的修改和兼容性的落实，否则难以实现工作站之间的联网。

3.输送轨道及机械手连接成本，标准统一的真空采血管和试管架，也需选择机型时给予考虑。

三、综述

全自动化系统对售后服务的要求大于仪器本身，流水线输送装置、接口、不同厂家分析仪控制软件与系统输送控制软件之间的配合修改成本基本高于各个分析仪器本身，系统方案设置可以各个系统独立，也可以多个系统整合，一个大系统中更可以有多个相同的子系统。场地的设计和要求，则对系统中供水，排水，供压缩气和供电是否稳态、不间断电源和房间的洁净及气流要求等设置也应给予考虑。

参考文献

[1] 彭黎明，王兰兰.检验医学自动化及临床应用.北京：人民卫生出版社，2003.

[2] 张金树.贝克曼全自动血液分系统的临床应用.检验医学与临床，2010，17(12)：1280-1281.

[3] 肖洪广，林勇平，高月亭，等.我国临床实验室全自动化发展面临的挑战及对策.中华检验医学杂志，2006，29(4)：301-303.

[4] 马文新，崔屹立.全实验室自动化技术与发展.世界医疗器械，1999，5：14-19.

[5] 马文新，纪红.全临床实验室自动化的概念与规划.世界医疗器械，2002，8：13-21.

起草人：张润锋（广东省医疗器械质量监督检验所）

复核人：李丽莉（中国食品药品检定研究院）

第十章
仪器操作规程

标准操作程序（standard operation procedure，SOP）就是将某一项目的标准操作步骤和要求以统一的格式描述出来，用来指导和规范日常的工作。简单来说，SOP就是规定从处理的过程到得出结果的一种标准化工作流程。

一、SOP 的制定

判断哪些仪器需要制定SOP规程并开列清单。并非所有仪器都需要制定SOP，对于实验过程中所使用到的仪器进行筛选，根据实际使用情况，将复杂的、实验室中使用时问题较多的仪器列入须制定SOP规程的清单。

根据所列的仪器清单，不同的仪器制定不同的标准操作规程，尽量做到简明、规范化和标准化，使检验人员能按照标准操作规程来进行仪器操作，养成规范的仪器使用习惯。具体来说编写的仪器使用规范性文件要做到以下几点。

（1）要按照统一的格式书写　作为SOP文件，规范化尤为重要，为此我们需要设计统一的编写格式。其中包含：①开机前准备；②开机；③操作步骤；④关机；⑤注意事项；⑥日常使用纪录；⑦维修纪录等信息。此外，在文件的封面还应注明仪器的名称、型号、设备编号、修订日期、修订人等信息。

（2）仪器使用中需要特别注意的事项要重点提示　有些仪器在使用过程中要求严格遵守的一些注意事项，如荧光显微镜的汞灯的开关要遵守半小时原则，即开灯后半小时才能关灯，关灯后半小时才能再次开灯，这样做是为了保护汞灯，延长仪器的使用寿命；酶标仪在发生卡板故障后必须先关机再拖拽板槽排除故障，这样能避免仪器的损坏；溶液在使用离心机离心前一定要先在天平上配平并且要对称放入；真空冷冻干燥机在热机时要打开气阀和水阀，而在冷冻干燥主程序开始前必须紧闭气阀和水阀，否则会损坏机器；灭菌锅、电炉等高温高压设备在使用中实验人员不得离开，要注意观察仪器状态，必要时采取断电等有效手段及时终止不良情况。诸如此类注意事项都要写入文件，同时要做醒目的标示。

SOP文件示例详见本章附录。

二、SOP 的使用及修改

随着检验工作的实施和开展，实验室设备管理员对于实验室中比较复杂的常用仪器编写了仪器使用SOP文件，并将该文件打印装订放置在仪器边上供使用者取阅，同时根据检验人员的使用情况及反馈意见进行了有针对性地修改，另外在实验项目有更新时及时进行调整，使SOP文件更具操作性。

三、SOP的应用效果

仪器使用SOP文件能作为培训文件对新上岗的实验室人员进行操作规范培训，有效弥补了其在适应期内的技术和经验缺陷，使其快速熟悉仪器及软件，顺利开展工作。此外，根据SOP文件指示来操作实验仪器，减少了误操作，不仅保障了实验者的人身安全，也使仪器设备的故障发生率大大降低，延长了仪器的使用寿命，节约了仪器的维修费用。

附录　荧光显微镜的SOP文件示例

仪器名称：倒置荧光显微镜　仪器型号：Olympus IX51

设备编号：20150703　修订日期：2016.1.11　修订人：***

使用规程

1. 拍照操作步骤

1）打开显微镜及与其相连的电脑电源。

2）在显微镜镜下选取需要拍摄的视野。

3）打开桌面上的软件：Ocapture Pro 6.0。

4）单击菜单栏中的：Acquire，选择Video/digtal…。

5）拉开显微镜物镜底部的拍摄拉杆。

6）在弹出的模块中单机“Preview”按钮。

7）根据软件上的预览图像用显微镜上的细调节器微调至图像清洗。

8）若出现图像暗等情况，通过调光旋钮调节亮度，也可单击“Qimaging Digital Camera”模块中的“Auto set”按钮重置参数。

9）选择保存的路径：单击“Qimaging Digital Camera”模块中的Image栏，单击“File”边的“Browse”按钮，可在其中修改保存文件名或保存起始序号等，或继续单击“Browse”，进一步改变保存路径，修改后“保存”单击“OK”即可。

10）单击“Qimaging Digital Camera”模块中的“Snap”按钮，图像自动保存。

11）拍摄下一视野时，推回显微镜上的摄像拉杆，重新找寻视野，在重复5~10步。

12）图片的保存：请不要插入U盘保存图像，统一使用刻录盘，利用桌面的刻录软件，添加文件后，选择刻录数据盘即可。

13）使用结束后，关闭显微镜电源，关闭电脑即可。

2. 荧光观察操作步骤

1）在明场光找到所需观察目标区域。

2）打开汞灯开关，将明场光调到最暗，荧光组件拨盘（位于显微镜物镜下部）拨到需要的滤光片，调节焦距，观察样品。不同滤光片对应实验项目如下。

①UV（紫外）：对应实验项目《荧光显微镜基本使用方法》、《细胞凋亡的形态观察》。

②蓝光：对应实验项目《动物细胞的传染》。

③绿光：对应实验项目《受体内吞实验》、《细胞骨架荧光探针标记观察》。

④明场光：所有实验项目须先在白光下找的细胞位置。

3）如要对观察区域拍照，按照拍照步骤操作，并按需要增减曝光时间，得到适合亮度的图像，保存。

4）使用结束后，关闭汞灯电源，关闭显微镜电源，关闭电脑。

注意事项：汞灯开关必须遵守半小时原则，即打开汞灯电源半小时内不准关闭；关闭汞灯电源后半小时内不准再次打开。否则将影响汞灯寿命。

参考文献

[1] 钟朱炎.标准操作规范——SOP介绍（一）.中国护理管理，2010，10（2）：79-80.

[2] 徐淑贞，陈明涛.检验科SOP文件编写的体会.中医药管理杂志，2011，19（7）：688-689.

[3] 沈继武，朱勋会，赵兴平.设备管理SOP化——设备质量管理新模式.医药工程设计杂志，2002，23（6）：25-26.

[4] 于志瀛，朱庆，王焱.浅谈GLP实验室仪器设备SOP的制定.中国药事，2010，24（2）：144-146.

起草人：张润锋（广东省医疗器械质量监督检验所）

复核人：李丽莉（中国食品药品检定研究院）

第十一章
质量控制标准及性能验证

标准是在一定的范围内获得最佳秩序，经协商一致制定并由公认机构批准，共同使用的和重复使用的一种规范性文件。体外诊断试剂标准是产品质量控制的重要保证，也是开展体外诊断检验工作重要依据。体外诊断试剂的检验数据是否准确可靠，最大程度上依赖于标准方法的科学性。标准中描述体外诊断试剂性能特征可接受水平和准则。本章介绍了国内外体外诊断试剂相关质量控制标准，重点介绍了我国作为医疗器械管理的体外诊断试剂标准体系建设情况。

依赖于检验数据的统计分析，获得体外诊断试剂的分析性能评估，作为产品能否上市和上市后产品质量监控的重要依据。体外诊断试剂品种繁多，检测靶标和检测方法不同，本章介绍了国内外相关标准体系建设情况，参考国际上对体外诊断试剂的性能评估的相关标准、技术指南和我国相关法规要求，介绍了体外诊断试剂性能评估的方法，包括检测限、线性范围、精密度、稳定性、参考区间等项目，以为体外诊断检验中的数据分析提供参考。

第一节　国外标准体系现状

一、美国医疗器械标准化机构及现状

（一）强制性能标准

《食品药品化妆品法案》第514部分授权FDA制定Ⅱ类医疗器械性能标准，相关内容也可参考21CFR 898，1010，1020，1030，1040，1050部分，标准可以是FDA自行制定，也可以委托其他组织制定，或是对现有标准进行认可，确认为协调性标准。

（二）医疗器械认可标准

FDA的医疗器械标准体系还存在数目众多的认可标准。为保证医疗器械的安全性和有效性，保证公众健康，有太多的产品需要制定标准，而人力、物力资源有限，为此，FDA采用认可标准解决此问题。1997年的《食品和药品管理现代化法令》，明确授权FDA在医疗器械批准程序中使用认可标准。认可标准来自不同的标准制订组织，经FDA审批通过，配以特定的指导文件，适用于相应的器械种类，并经过发表声明公布。FDA鼓励各公司部分符合或完全符合上述标准，以证实医疗器械产品的安全性和有效性。标准使用均是自愿的，提交符合认可标准的声明，在大多数情况下，可以减少已在标准覆盖范围内的试验数据需求。

（三）医疗器械标准的主管部门

FDA下属器械和辐射健康中心（centerfordevices and radiological health，CDRH）负责医疗器

械监管工作，CDRH下设科学和工程试验室办公室（office of science and engineering laboratories，OSEL），属下的标准管理部门（standards management staff，SMS）负责医疗器械标准的管理工作，OSEL主管与其他相关办公室协商制定、执行和监管有关标准使用的程序和原则。

SMS负责制订、管理标准并为医疗器械注册过程标准的应用提供技术支持。SMS在标准专业工作组（standards task group，STG）的帮助下完成标准工作。SMS每年更新认可标准的名单，并随时进行补充。

（四）标准的认可

标准的推荐既可以来自FDA内部，也可以来自FDA外部，标准推荐给FDA后由相应领域的STG负责评审。CDRH目前共有15个STG，成员组成及其负责的相关领域可在FDA网站上查询。

每一个STG至少包括以下部门的代表：OSEL，器械评价办公室（officeofdevicee valuation，ODE），监督和生物统计办公室（office of surveillance and biometrics，OSB）、执法办公室（officeofcompliance，OC）。STG负责整理相关技术领域的所有CDRH认可标准；负责与相关标准制订组织联系，交流各自的标准现状；负责领域内现有及待制订的标准，根据其使用急需情况确定标准制订的先后顺序；负责整理关于标准是否适合应用于上市前管理或其他法规性要求的综合信息。

（五）美国标准制定组织

美国国家标准学会（American National Standards Institute，ANSI）是国际标准化委员会（ISO）和国际电工委员会（IEC）5个常任理事成员之一，4个理事局成员之一。

美国材料与实验协会（American Society for Testing and Materials，ASTM）是美国最老、最大的非盈利性的标准学术团体之一。虽然是非官方学术团体制定的标准，但是由于质量高，适应性好，从而赢得美国工业界的官方信赖。

美国医疗器械促进协会（The Association for the Advancement of Medical Instrumentation，AAMI），是非盈利性的国际性与专业性组织，AAMI的目标是提高对医疗器械的认识及使用水平。

美国临床和实验室标准化研究院（Clinical and Laboratory Standards Institute，简称CLSI）制定临床试验室领域的标准。

（六）美国医疗器械标准体系

FDA医疗器械的标准体系是由强制要求与认可标准相互结合构成的，其中既有列入法规必须强制执行的管理方面要求与强制性能标准，也有数量众多的认可标准供使用者选择。强制要求有管理方面的质量体系法规、标签、临床试验豁免、上市后监督等，以及辐射器械相关的强制性能标准等；认可标准覆盖了大多数医疗器械类别的产品。两者结合既可以保证法规的稳定与有效执行，又可以方便技术灵活改进与更新。

FDA对标准采取认可的方式进行确认，广泛采纳国内与国际各标准组织制定的先进标准，此举不但节省了大量标准制定的时间与精力，而且有效地保障了FDA对医疗器械新技术的跟进。

目前FDA发布了两份指南文件来指导厂商在产品上市申请中利用共识标准，即《产业和FDA工作人员指南——共识标准的认可和使用》以及《产业和FDA工作人员指南——实质等同评价中的标准使用》。目前在体外诊断试剂领域得到FDA认可的共识标准均属于CLSI制定的标准。内容主要是关于特定生物标记物和特定疾病的检测诊断要求。具体见表6-11-1。

表6-11-1 体外诊断试剂领域得到FDA认可的共识标准

序号	标准号	标准英文名称	FDA 认可编号	标准中文名称
1	EP24-A2 (Replaces GP 10-A)	Assessment of the Diagnostic Accuracy of Laboratory Tests Using Receiver Operating Characteristic Curves; Approved Guideline-Second Edition	7-234	使用接收器工作特性曲线评估实验室测试的诊断准确度；批准的指南 - 第二版
2	C56-A	Hemolysis Icterus and Lipemia/Turbidity Indices as Indicators of Interference in Clinical Laboratory Analysis; Approved Guideline	7-242	溶血性黄疸和 Lipemia / 浊度指数作为临床实验室分析的干扰指标；批准的指南
3	M51-A (Replaces M51-P)	Method for Antifungal Disk Diffusion Susceptibility Testing of Nondermatophyte Filamentous Fungi; Approved Guideline	7-243	非皮肤真菌丝状真菌的抗真菌盘扩散敏感性试验方法；批准的指南
4	M40-A2	Quality Control of Microbiological Transport Systems; Approved Standard- Second Edition.	7-250	微生物运输系统的质量控制；批准标准 - 第二版
5	C29-A2 (Replaces C29-A)	Standardization of Sodium and Potassium Ion Selective Electrode Systems to the Flame Photometric Reference Method; Approved Standard- Second Edition.	7-86	用于火焰光度参考法的钠和钾离子选择性电极系统的标准化；批准标准 - 第二版
6	C31-A2 (Replaces C31-A)	Ionized Calcium Determinations: Precollection Variables Specimen Choice Collection and Handling; Approved Guideline- Second Edition.	7-87	离子钙测定：预收集变量标本选择收集和处理；批准的指南 - 第二版
7	C37-A	Preparation and Validation of Commutable Frozen Human Serum Pools as Secondary Reference Materials for Cholesterol Measurement Procedures; Approved Guideline	7-88	可交换冷冻人血清库的制备和验证作为胆固醇测量程序的次要参考材料；批准的指南
8	C39-A (Replaces C39-P)	A Designated Comparison Method for the Measurement of Ionized Calcium in Serum; Approved Standard	7-89	一种测定血清中钙离子钙的指定比较方法；批准的标准

续表

序号	标准号	标准英文名称	FDA 认可编号	标准中文名称
9	H30–A2	Procedure for the Determination of Fibrinogen in Plasma； Approved Guideline Second Edition	7–105	血浆中纤维蛋白原测定方法；批准指南第二版
10	EP32–R（Formerly X05–R）	Metrological Traceability and Its Implementation； A Report	7–239	计量可追溯性及其实施 – 报告
11	QMS01–A4（Replaces GP26 and HS01–A2）	Quality Management System： A Model for Laboratory Services； Approved Guideline– Fourth Edition	7–226	质量管理体系：实验室服务模式；批准指南 – 第四版
12	H26–A2	Validation Verification and Quality Assurance of Automated Hematology Analyzers； Proposed Standard– Second Edition	7–210	自动血液分析仪的验证验证和质量保证；拟议标准 – 第二版
13	EP12–A2	User Protocol for Evaluation of Qualitative Test Performance； Approved Guideline– Second Edition.	7–152	用于评估定性测试性能的用户协议；批准的指南 – 第二版。
14	EP21 2nd Edition（Replaces EP21–A）	Evaluation of Total Analytical Error for Quantitative Medical Laboratory Measurement Procedures	7–268	定量医学实验室测量程序的总分析误差评估
15	C24 4th Edition（Replaces C24–A3）	Statistical Quality Control for Quantitative Measurement Procedures： Principles and Definitions	7–267	定量测量程序的统计质量控制：原则和定义
16	EP05–A3	Evaluation of Precision of Quantitative Measurement Procedures； Approved Guideline– Third Edition	7–251	定量测量程序的精度评估；批准指南 – 第三版
17	EP14–A3	Evaluation of Commutability of Processed Samples； Approved Guideline– Third Edition	7–252	评估加工样品的可交换性；批准指南 – 第三版
18	C62–A	Liquid Chromatography–Mass Spectrometry Methods； Approved Guideline.	7–265	液相色谱 – 质谱法；批准的指南

续表

序号	标准号	标准英文名称	FDA 认可编号	标准中文名称
19	EP19 2nd Edition（Replaces EP19-R）	A Framework for Using CLSI Documents to Evaluate Clinical Laboratory Measurement Procedures	7-266	使用 CLSI 文件评估临床实验室测量程序的框架
20	I/LA18-A2（Replaces I/LA18-A）	Specifications for Immunological Testing for Infectious Diseases； Approved Guideline-Second Edition.	7-131	传染病免疫学检验规范；批准的指南 – 第二版
21	C42-A	Erythrocyte Protoporphyrin Testing； Approved Guideline	7-21	红细胞原卟啉试验；批准的指南
22	H44-A2（Replaces H44-A）	Methods for Reticulocyte Counting（Automated Blood Cell Counters Flow Cytometry and Supravital Dyes）； Approved Guideline-Second Edition	7-135	网织红细胞计数方法（自动血细胞计数器流式细胞仪和 Supravital 染料）；批准的指南 – 第二版
23	I/LA2-A2（Replaces I/LA2-A）	Quality Assurance of Laboratory Tests for Autoantibodies to Nuclear Antigens：（1）Indirect Flurescence Assay for Microscopy and（2）Microtiter Enzyme Immunoassay Methods； Approved Guideline- Second Edition.	7-136	核抗原自身抗体实验室检测的质量保证：（1）显微镜间接荧光检测和（2）微量滴定酶免疫分析方法；批准的指南 – 第二版
24	H21-A5	Collection Transport and Processing of Blood Specimens for Testing Plasma-Based Coagulation Assays and Molecular Hemostasis Assays	7-159	用于测试基于血浆的凝血测定和分子止血测定的血液样本的收集运输和处理
25	C34-A3（Replaces C34-A2）	Sweat Testing： Sample Collection and Quantitative Chloride Analysis； Approved Guideline- Third Edition.	7-211	汗液测试：样品采集和定量氯化物分析；批准指南 – 第三版
26	EP18-A2	Risk Management Techniques to Identify and Control Laboratory Error Sources； Approved Guideline- Second Edition	7-212	识别和控制实验室误差源的风险管理技术；批准的指南 – 第二版
27	M06-A2	Protocols for Evaluating Dehydrated Mueller-Hinton Agar； Approved Standard- Second Edition	7-146	评估脱水 Mueller-Hinton 琼脂的方案；批准标准 – 第二版

续表

序号	标准号	标准英文名称	FDA 认可编号	标准中文名称
28	M28–A2（Replaces M28–A）	Procedures for the Recovery and Identification of Parasites from the Intestinal Tract; Approved Guideline– Second Edition.	7–148	从肠道恢复和鉴定寄生虫的程序；批准的指南－第二版
29	M60 1st Edition	Performance Standards for Antifungal Susceptibility Testing of Yeasts	7–217	酵母抗真菌药敏试验的性能标准
30	NBS01–A6（Replaces LA04–A5）	Blood Collection on Filter Paper for Newborn Screening Programs: Approved Standard– Sixth Edition	7–244	用于新生儿筛查程序的滤纸上的血液采集：批准的标准－第六版
31	EP28–A3c（Formerly C28–A3c）	Defining Establishing and Verifying Reference Intervals in the Clinical Laboratory; Approved Guideline– Third Edition	7–224	定义在临床实验室中建立和验证参考区间；批准指南－第三版
32	QMS06–A3（Formerly GP22–A3）	Quality Management System: Continual Improvement; Approved Guideline– Third Edition	7–223	质量管理体系：持续改进；批准指南－第三版
33	EP06–A（Replaces EP6–P2）	Evaluation of the Linearity of Quantitative Measurement Procedures: A Statistical Approach; Approved Guideline	7–193	评估定量测量程序的线性：统计方法；批准的指南
34	H56–A（Replaces H56–P）	Body Fluid Analysis for Cellular Composition; Approved Guideline.	7–163	细胞组成的体液分析；批准的指南
35	I/LA21–A2	Clinical Evaluation of Immunoassays; Approved Guideline– Second Edition	7–170	免疫分析的临床评价；批准的指南－第二版
36	GP28–A（Replaces GP28–P）	Microwave Device Use in the Histology Laboratory; Approved Guideline	7–164	微波器件在组织学实验室中的应用；批准的指南
37	C44–A（Replaces C44–P）	Harmonization of Glycohemoglobin Measurements; Approved Guideline	7–173	协调糖化血红蛋白测量；批准的指南
38	I/LA30–A（Replaces I/LA30–P）	Immunoassay Interference by Endogenous Antibodies; Approved Guideline.	7–176	内源性抗体的免疫分析干扰；批准的指南

续表

序号	标准号	标准英文名称	FDA 认可编号	标准中文名称
39	I/LA-20 3rd Edition（Replaces I/LA20-A3）	Analytical Performance Characteristics Quality Assurance and Clinical Utility of Immunological Assays for Human Immunoglobulin E Antibodies of Defined Allergen Specificities	7-270	分析性能特征人体免疫球蛋白 E 抗体的质量保证和临床应用定义的过敏原特异性抗体
40	C57 1st Edition	Mass Spectrometry for Androgen and Estrogen Measurements in Serum	7-272	血清雄激素和雌激素测定的质谱分析
41	M58 1st Edition	Methods for Identification of Cultured Microorganisms Using Matrix-Assisted Laser Desorption/Ionization Time-of-Flight Mass Spectrometry	7-273	使用基质辅助激光解吸/电离飞行时间质谱鉴定培养微生物的方法
42	MM17-A Vol. 28 No. 9（Replaces MM17-P Vol. 27 No. 21）	Verification and Validation of Multiplex Nucleic Acid Assays; Approved Guideline.	7-274	多重核酸检测的验证和验证；批准的指南
43	MM23-1st Edition	Molecular Diagnostic Methods for Solid Tumors（Nonhematological Neoplasms）	7-269	实体瘤的分子诊断方法（非血液肿瘤）
44	QMS24 3rd Edition September 2016 Replaces GP27-A2 and GP29-A2	Using Proficiency Testing to Improve the Clinical Laboratory; Approved Guideline-Second Edition	7-139	利用能力测试改进临床实验室；批准的指南-第二版
45	M11-A8（Replaces M11-A7）	Methods for Antimicrobial Susceptibility Testing of Anaerobic Bacteria; Approved Standard-Eighth Edition.	7-228	厌氧菌抗菌药敏试验方法；批准的标准-第八版。
46	MM05-A2 Vol. 32 No. 6 Replaces MM05-A Vol. 23 No. 17	Nucleic Acid Amplification Assays for Molecular Hematopathology; Approved Guideline- Second Edition	7-232	分子血液病理学的核酸扩增试验；批准的指南-第二版
47	M34-A（Replaces M24-P）	Western Blot Assay for Antibodies to Borrelia burgdorferi; Approved Guideline.	7-180	用于伯氏疏螺旋体抗体的 Western Blot Assay；批准的指南

续表

序号	标准号	标准英文名称	FDA 认可编号	标准中文名称
48	EP37 1st Edition	Supplemental Tables for Interference Testing in Clinical Chemistry	7-284	临床化学中干扰测试的补充表
49	GP41 7th Edition	Collection of Diagnostic Venous Blood Specimens	7-277	诊断静脉血标本的集合
50	GP41-A6（Formerly H03-A6）	Procedures for the Collection of Diagnostic Blood Specimens by Venipuncture； Approved Standard-- Sixth Edition	7-201	静脉穿刺采集诊断血标的程序；批准标准 - 第六版
51	M27 4th Edition	Reference Method for Broth Dilution Antifungal Susceptibility Testing of Yeasts	7-278	酵母菌液稀释抗真菌药敏试验的参考方法
52	M11 9th Edition	Methods for Antimicrobial Susceptibility Testing of Anaerobic Bacteria； Approved Standard-Eighth Edition.	7-286	厌氧菌抗菌药敏试验方法；批准的标准 - 第八版
53	M45 3rd Edition	Methods for Antimicrobial Dilution and Disk Susceptibility Testing of Infrequently Isolated or Fastidious Bacteria.	7-262	不常分离或苛养细菌的抗菌稀释和磁盘易感性测试方法
54	M48-A 2nd Edition	Laboratory Detection and Identification of Mycobacteria	7-285	分枝杆菌的实验室检测和鉴定
55	M24-A2（Replaces M24-A）	Susceptibility Testing of Mycobacteria Nocardiae and other Aerobic Actinomycetes； Approved Standards- Second Edition	7-222	分枝杆菌诺卡氏菌和其他好氧放线菌的药敏试验；批准的标准 - 第二版
56	GP23-A2（Replaces GP23-A）	Nongynecological Cytology Specimens：Preexamination Examination and Postexamination Processes； Approved Guideline- Second Edition	7-259	Nongynecological ytology 标本：Preexamination 检查和 Postexamination 过程；批准的指南 - 第二版
57	M48-A（Replaced M48-P）	Laboratory Detection and Identification of Mycobacteria； Approved Guideline	7-200	分枝杆菌的实验室检测和鉴定；批准的指南
58	H59-A（Replaces H59-P）	Quantitative D-dimer for the Exclusion of Venous Thromboembolic Disease； Approved Guideline.	7-220	定量 D- 二聚体排除静脉血栓栓塞性疾病；批准的指南
59	M27-A3	Reference Method for Broth Dilution Antifungal Susceptibility Testing of Yeasts	7-204	酵母菌液稀释抗真菌药敏试验的参考方法

续表

序号	标准号	标准英文名称	FDA 认可编号	标准中文名称
60	M07 11th Edition	Methods for Dilution Antimicrobial Susceptibility Tests for Bacteria That Grow Aerobically	7-279	用于有氧生长的细菌的稀释抗菌药敏试验方法
61	M07-A10	Methods for Dilution Antimicrobial Susceptibility Tests for Bacteria That Grow Aerobically; Approved Standard- Tenth Edition	7-254	对有氧生长的细菌进行稀释抗菌药敏试验的方法；批准标准 - 第十版
62	M02 13th Edition	Performance Standards for Antimicrobial Disk Susceptibility Tests	7-280	抗菌盘易感性测试的性能标准
63	POCT14-A（Formerly H49-A）	Point-of-Care Monitoring of Anticoagulation Therapy; Approved Guideline	7-112	抗凝治疗的即时监测；批准的指南
64	GP43-A4（Formerly H11-A4）	Procedures for the Collection of Arterial Blood Specimens; Approved Standard-- Fourth Edition	7-142	收集动脉血标本的程序；批准标准 - 第四版
65	C59-A	Apoplipoprotein Immunoassays: Development and Recommended Performance Characteristics; Approved Guideline	7-175	Apoplipoprotein 免疫测定：开发和推荐的性能特征；批准的指南
66	GP44-A4（Formerly H18-A4）	Procedures for the Handling and Processing of Blood Specimens for Common Laboratory Tests; Approved Guideline-Fourth Edition	7-213	常规实验室测试的血液样本处理和处理程序；批准指南 - 第四版
67	M02-A12（Replaces M02-A11）	Performance Standards for Antimicrobial Disk Susceptibility Tests; Approved Standards-Twelfth Edition.	7-258	抗菌盘易感性测试的性能标准；批准的标准 - 第 12 版
68	M100 28th Edition	Performance Standards for Antimicrobial Susceptibility Testing	7-281	抗菌药敏试验的性能标准
69	M100 27th Edition（Replaces M100-S26）	Performance Standards for Antimicrobial Susceptibility Testing	7-271	抗菌药敏试验的性能标准
70	EP15-A3	User Verification of Precision and Estimation of Bias; Approved Guideline- Third Edition	7-253	用户验证精度和估计偏差；批准指南 - 第三版

续表

序号	标准号	标准英文名称	FDA 认可编号	标准中文名称
71	MM09-A2 (Replaces MM09-A)	Nucleic Acid Sequencing Methods in Diagnostic Laboratory Medicine: Approved Guideline--Second Edition	7-255	诊断检验医学中的核酸测序方法：批准指南－第二版
72	M23 Fourth Edition (Replaces M23-A3)	Development of In Vitro Susceptibility Testing Criteria and Quality Control Parameters.	7-261	体外药敏试验标准和质量控制参数的研究进展。
73	M22-A3 Vol 24 No. 19 Replaces M22-A2 Vol. 16 No. 16	Quality Control for Commercially Prepared Microbiological Culture Media; Approved Standard- Third Edition	7-178	商业化制备微生物培养基的质量控制；批准标准－第三版
74	MM21-1st Edition	Genomic Copy Number Microarrays for Constitutional Genetic and Oncology Applications	7-264	用于宪法遗传和肿瘤学应用的基因组拷贝数微阵列
75	MM03-3rd Edition (Replaces MM03-A2)	Molecular Diagnostic Methods for Infectious Diseases; Approved Guideline	7-260	传染病的分子诊断方法；批准的指南
76	M36-A	Clinical Use and Interpretation of Serologic Tests for Toxoplasma gondii; Approved Guideline.	7-182	弓形虫血清学检测的临床应用和解释；批准的指南。
77	M41-A	Viral Culture; Approved Guideline.	7-185	病毒培养基；批准的指南。
78	M47-A (Replaces M47-P)	Principles and Procedures for Blood Cultures; Approved Guideline	7-189	血液培养基的原则和程序；批准的指南
79	M50-A (Replaces M50-P)	Quality Control for Commercial Microbial Identification Systems; Approved Guideline	7-190	商业微生物鉴定系统的质量控制；批准的指南
80	MM13-A (Replaces MM13-P)	Collection Transport Preparation and Storage of Specimens for Molecular Methods; Approved Guideline	7-191	用于分子方法的样品运输制备和储存；批准的指南

续表

序号	标准号	标准英文名称	FDA 认可编号	标准中文名称
81	MM18-A (Replaces MM18-P)	Interpretive Criteria for Indentification of Bacteria and Fungi by DNA Target Sequencing; Approved Guideline	7-192	通过 DNA 靶序列鉴定细菌和真菌的解释标准；批准的指南
82	H15-A3 (Replaces H15-A2)	Reference and Selected Procedures for the Quantitative Determination of Hemoglobin in Blood; Approved Standard- Third Edition	7-71	血液中血红蛋白定量测定的参考和选择程序；批准标准 - 第三版
83	H51-A	Assays of vonWillebrand Factor Antigen and Ristocetin Cofactor Activity; Approved Guideline.	7-101	vonWillebrand 因子抗原和 Ristocetin 辅因子活性的测定；批准的指南。
84	M15-A (Replaces M15-T)	Laboratory Diagnosis of Blood-borne Parasitic Diseases; Approved Guideline	7-76	血源性寄生虫病的实验室诊断；批准的指南
85	H20-A2 (Replaces H20-A)	Reference Leukocyte (WBC) Differential Count (Proportional) and Evaluation of Instrumental Methods; Approved Standard-Second Edition	7-165	参考白细胞（WBC）差异计数（比例）和仪器方法的评估；批准标准 - 第二版
86	GP20-A2 (Replaces GP20-A)	Fine Needle Aspiration Biopsy (FNAB) Techniques; Approved Guideline- Second Edition	7-166	细针穿刺活检（FNAB）技术；批准的指南 - 第二版
87	GP34-A (Replaces GP34-P)	Validation and Verfication of Tubes for Venous and Capillary Blood Specimen Collection; Approved Guidance	7-225	用于静脉和毛细血管血液标本收集的管的验证和验证；批准的指导
88	I/LA28-A2	Quality Assurance for Design Control and Implementation of Immunohistochemistry Assays; Approved Guidelines-Second Edition.	7-219	设计控制和实施免疫组织化学分析的质量保证；批准指南 - 第二版
89	H7-A3	Procedure for Determining Packed Cell Volume by the Microhematocrit Method- Second Edition; Approved Standard- Third Edition.	7-104	用微量血细胞比容法测定包装细胞体积的方法 - 第二版；批准标准 - 第三版
90	H42-A2 (Replaces H42-A)	Enumeration of Immunologically Defined Cell Populations by Flow Cytometry; Approved Guideline- Second Edition.	7-145	通过流式细胞术计数免疫学定义的细胞群；批准的指南 - 第二版

续表

序号	标准号	标准英文名称	FDA 认可编号	标准中文名称
91	M35-A2（Replaces M35-A）	Abbreviated Identification of Bacteria and Yeast； Approved Guideline- Second Edition.	7-197	细菌和酵母的简易鉴定；批准的指南－第二版
92	H43-A2	Clinical Flow Cytometry Analysis of Neoplastic Hematolymphoid Cells； Approved Guideline-Second Edition	7-150	肿瘤性血液淋巴细胞的临床流式细胞术分析；批准的指南－第二版
93	M53-A（Replaces M53-P）	Criteria for Laboratory Testing and Diagnosis of Human Immunodeficiency Virus Infection； Approved Guideline	7-227	人体免疫缺陷病毒感染的实验室检测和诊断标准；批准的指南
94	M56-A	Principles and procedures for Detection of Anaerobes in Clinical Specimens； Approved Guideline	7-257	检测临床标本中厌氧菌的原则和程序；批准的指南
95	C60-A	Blood Alcohol Testing in the Clinical Laboratory； Approved Guideline	7-48	临床实验室的血液酒精测试；批准的指南
96	GP42-A6（Formerly H04-A6）	Procedures and Devices for the Collection of Diagnostic Capillary Blood Specimens； Approved Standard-- Sixth Edition	7-203	收集诊断性毛细血管血液标本的程序和装置；批准标准－第六版
97	GP39-A6（Formerly H01-A6）	Tubes and Additives for Venous Blood Specimen Collection； Approved Standard-Sixth Edition	7-221	静脉血标本收集管和添加剂；批准的标准－第六版
98	POCT04 3rd Edition	Essential Tools for Implementation and Management of a Point-of-Care Testing Program	7-283	实施和管理即时检验计划的基本工具
99	EP07 3rd Edition	Interference Testing in Clinical Chemistry.	7-275	临床化学中的干扰测试。
100	EP07-A2	Interference Testing in Clinical Chemistry； Approved Guideline- Second Edition	7-127	临床化学中的干扰测试；批准的指南－第二版
101	EP17-A2	Evaluation of Detection Capability for Clinical Laboratory Measurement Procedures； Approved Guideline- Second Edition	7-233	评估临床实验室测量程序的检测能力；批准的指南－第二版
102	EP25-A（Replaces EP25-P）	Evaluation of Stability of In Vitro Diagnostic Reagents； Approved Guideline.	7-235	体外诊断试剂稳定性评价；批准的指南。

续表

序号	标准号	标准英文名称	FDA 认可编号	标准中文名称
103	M43-A	Methods for Antimicrobial Susceptibility Testing for Human Mycoplasmas； Approved Guideline.	7-236	人支原体抗菌药敏试验方法；批准的指南。
104	MM01-A3 （Replaces MM01-A2）	Molecular Methods for Clinical Genetics and Oncology Testing； Approved Guideline-Third Edition	7-237	临床遗传学和肿瘤学测试的分子方法；批准指南－第三版
105	MM06-A2 （Replaces MM06-A）	Quantitative Molecular Methods for Infectious Diseeases； Approved Guideline- Second Edition	7-238	传染病的定量分子方法；批准的指南－第二版
106	M38 3rd Edition	Reference Method for Broth Dilution Antifungal Susceptibility Testing of Filamentous Fungi	7-276	丝状真菌肉汤稀释抗真菌药敏试验参考方法
107	I/LA23-A （Replaces I/LA23-P）	Assessing the Quality of Immunoassay Systems： Radioimmunoassays and Enzyme Fluorescence and Luminescence Immunoassays； Approved Guideline	7-113	评估免疫测定系统的质量：放射免疫测定和酶荧光和发光免疫测定；批准的指南
108	M38-A2 （Replaces M38-A）	Reference Method for Broth Dilution Antifungal Susceptibility Testing of Filamentous Fungi； Approved Standard- Second Edition	7-171	丝状真菌肉汤稀释抗真菌药敏试验的参考方法；批准标准－第二版
109	H47-A2	One-Stage Prothrombin Time （PT） Test and Activated Partial Thromboplastin Time（APTT） Test； Approved Guideline- Second Edition.	7-205	一期凝血酶原时间（PT）测试和活化部分凝血活酶时间（APTT）测试；批准的指南－第二版。
110	GP16-A3 （Replaces GP16-A2）	Urinalysis； Approved Guideline- Third Edition	7-207	尿液分析；批准指南－第三版
111	POCT05-A （Replaces POCT05-P）	Performance Metrics for Continuous Interstitial Glucose Monitoring； Approved Guideline.	7-209	连续间质葡萄糖监测的性能指标；批准的指南
112	M44-A2 Vol. 29 No. 17 Replaces M44-A Vol. 24 No. 15	Method for Antifungal Disk Diffusion Susceptibility Testing of Yeast； Approved Guideline-Second Edition	7-215	酵母的抗真菌盘扩散敏感性试验方法；批准指南－第二版

二、欧盟医疗器械标准化机构及现状现状

欧盟医疗器械标准管理体系由指令、符合性评估程序及协调标准组成。

（一）医疗器械标准制定机构

协调标准是欧洲标准组织欧洲标准化委员会（European Committee for Standardization，CEN）、欧洲电工标准委员会（European Committee for Electrotechnical Standardization，CENELEC）采纳的欧洲标准。协调标准可以是CEN和CENELEC制定的欧洲标准，也可以是其采纳的ISO与IEC发布的国家标准。

欧洲标准化委员会（CEN）成立于1961年，是非盈利的国际组织。CEN负责制定出电子技术和通信技术以外的所有领域的欧洲标准。CEN的目标就是消除因各国技术标准不同而引起的贸易壁垒；刺激工业和贸易的发展；促进欧洲标准的安全、经济、有效的发展。其成员国负责无修改的采纳欧洲标准为本国标准。

欧洲电工标准化委员会（CENELEC），是非盈利国际联合组织，成立于1972年，目的是制定单一的电子技术协调标准，负责电子技术及电子工程领域内IEC标准没有覆盖到的地方。

（二）协调标准

欧洲议会和理事会指令《关于技术标准化和法规领域制定信息规则程序》（98/34/EC）中对有关协调标准的制定进行了规范。98/34/EC指令定义欧洲标准为欧洲标准组织采纳的可以重复或者持续适用的非强制的技术规范。根据欧洲标准组织的内部规定，欧洲标准必须转化为其成员国的国家标准。这种转化意味着欧洲标准必须以等同的方式转为国家标准，而其他与其相冲突的国家标准必须在规定时间内取消。

协调标准虽然在制定程序及法律地位上与其他欧洲标准不尽相同，但协调标准仍然是欧洲标准的一部分，不是一项独立的欧洲标准，从标准代号（EN）、编号方法及名称都与其他欧洲标准一致。

欧洲标准组织制定协调标准一般通过以下几种方式进行。

1.对现行的欧洲标准进行审查确认或修订，使之满足授权书的要求。

2.将现行国际标准或国家标准确认为协调标准。

3.根据授权书的要求，起草新标准。

4.欧盟委员会有时也将欧洲标准组织采用的协调文件采纳为协调标准。

欧盟医疗器械协调标准在数量上少于FDA医疗器械标准；欧盟协调标准主要是质量体系、风险分析、临床研究、标识管理标准，生物安全标准、电气安全标准与灭菌标准安全类标准，具体产品的性能标准相对较少。具体见表6-11-2。

表6-11-2　与体外诊断试剂盒相关的标准

序号	标准编号	标准名称
1	EN 12322:1999	体外诊断医疗器械－微生物学培养基－培养基的性能标准
2	EN 13532:2002	用于自检的体外诊断医疗设备的一般要求
3	EN 13612:2002	体外诊断医疗器械的性能评估

第六篇　检验实验室管理和仪器操作

续表

序号	标准编号	标准名称
4	EN 13641:2002	消除或降低与体外诊断试剂相关的感染风险
5	EN 13975:2003	用于体外诊断医疗器械验收测试的抽样程序－统计方面
6	EN 14136:2004	在评估体外诊断检查程序的性能时使用外部质量评估方案
7	EN 14254:2004	体外诊断医疗器械－一次性容器，用于收集人体血液以外的标本
8	EN 14820:2004	一次性容器，用于人体静脉血液标本采集
9	EN ISO 15193:2009	体外诊断医疗器械－生物来源样品中的量的测量－参考测量程序的内容和表示要求（ISO 15193:2009）
10	EN ISO 15194:2009	体外诊断医疗器械－生物来源样品中的量的测量－认证参考材料的要求和支持文件的内容（ISO 15194:2009）
11	EN ISO 15197:2015	体外诊断测试系统－用于管理糖尿病的自我测试的血糖监测系统的要求（ISO 15197:2013）
12	EN ISO 17511:2003	体外诊断医疗器械－生物样品中量的测量－分配给校准品和校准品的值的计量溯源性（ISO 17511:2003）
13	EN ISO 18113-1:2011	体外诊断医疗器械－企业提供的信息（标签）－第1部分：术语，定义和一般要求（ISO 18113-1:2009）
14	EN ISO 18113-2:2011	体外诊断医疗器械－企业提供的信息（标签）－第2部分：专业用体外诊断试剂（ISO 18113-2:2009）
15	EN ISO 18113-3:2011	体外诊断医疗器械－企业提供的信息（标签）－第3部分：专业用体外诊断仪器（ISO 18113-3:2009）
16	EN ISO 18113-4:2011	体外诊断医疗器械－企业提供的信息（标签）－第4部分：自我检测的体外诊断试剂（ISO 18113-4:2009）
17	EN ISO 18113-5:2011	体外诊断医疗器械－企业提供的信息（标签）－第5部分：自我测试的体外诊断仪器（ISO 18113-5:2009）
18	EN ISO 18153:2003	体外诊断医疗器械－生物样品中量的测量－分配给校准品和对照材料的酶催化浓度值的计量溯源性（ISO 18153:2003）
19	EN ISO 20776-1:2006	临床实验室试验和体外诊断试验系统－感染因子的易感性试验和抗菌药敏试验装置的性能评价－第1部分：抗菌剂对抗传染病快速生长的好氧细菌的体外活性试验的参考方法（ISO 20776-1:2006）
20	EN ISO 23640:2015	体外诊断医疗器械－体外诊断试剂稳定性评估（ISO 23640:2011）

三、国际标准化组织 ISO 发布的相关标准

国际标准化组织ISO/TC276生物信息学技术委员会和ISO/TC 212临床实验室检测和体外诊

断试验系统技术委员会制定了关于体外诊断试剂相关的标准。

（一）ISO/TC 212及发布的体外诊断标准

ISO/TC 212临床实验室检测和体外诊断试验系统（clinical laboratory testing and in vitro diagnostic test systems）是国际标准化组织（ISO）的一个技术委员会。ISO/TC 212成立于1994年，目前秘书处设在美国临床和实验室标准化研究院（Clinical and Laboratory Standards Institute，CLSI）。ISO/TC 212负责医学实验室和体外诊断试验系统方面的标准化和指南性工作，包括质量管理、检验前和检验后程序、分析性能、实验室安全、参考系统和质量保证。

ISO/TC 212下设4个工作组，第一工作组（WG1，quality and competence in the medical laboratory）、第二工作组（WG2，reference systems）、第三工作组（WG3，in vitro diagnostic products）和第四工作组（WG4，antimicrobial susceptibility test）分别负责医学实验室质量和能力、参考系统、体外诊断产品、微生物敏感性测试的标准化工作。ISO/TC 212制定的关于医学实验室、溯源和参考测量系统的标准，例如ISO 15189、ISO 17511、ISO15193、ISO15194、ISO15195等。4个工作组中，WG3和WG4所做的标准直接与体外诊断产品有关。

截至目前，ISO/TC 212共发布了24项标准，其中医学实验室质量和能力6项、参考系统5项、体外诊断产品10项、微生物敏感性测试3项。24项标准中，与体外诊断产品相关的标准有12项，占标准总数的50%，方法标准3项，分别为2项参考方法标准，1项性能评价标准。具体见表6-11-3。

表6-11-3 ISO/TC 212发布的与体外诊断产品相关的标准

序号	标准编号	标准名称（英文）	标准名称（中文）
1	ISO15197:2013（Ed.2）	In vitro diagnostic test systems– Requirements for blood–glucose monitoring systems for self–testing in managing diabetes mellitus diagnostic medical devices–Validation of user quality control procedures by the manufacturer	体外诊断检验系统–糖尿病管理中自测用血糖监测系统的要求方法标准，对自测用血糖监测系统如何进行性能评估作出了规定
2	ISO 16256:2012（Ed. 1）	Clinical laboratory testing and in vitro diagnostic test systems–Reference method for testing the in vitro activity of antimicrobial agents against yeast fungi involved in infectious diseases	临床检验和体外诊断检测系统–感染性疾病中酵母样真菌抗菌剂的体外活性检测参考方法
3	ISO 17593:2007（Ed. 1）	Clinical laboratory testing and in vitro medical devices–Requirements for in vitro monitoring systems for self–testing of oral anticoagulant therapy	临床实验室测试和体外医疗器械 口服抗凝药治疗自测体外监测系统的要求
4	ISO 18113–1:2009（Ed. 1）	In vitro diagnostic medical devices–Information supplied by the manufacturer （labelling）–Part 1: Terms, definitions and general requirements	体外诊断医疗器械 企业提供的信息（标示）第1部分：术语、定义和通用要求

续表

序号	标准编号	标准名称（英文）	标准名称（中文）
5	ISO 18113-2:2009（Ed. 1）	In vitro diagnostic medical devices-Information supplied by the manufacturer（labelling）-Part 2: In vitro diagnostic reagents for professional use	体外诊断医疗器械 企业提供的信息（标示）第 2 部分：专业用体外诊断试剂
6	ISO 18113-3:2009（Ed. 1）	In vitro diagnostic medical devices-Information supplied by the manufacturer （labelling）-Part 3: In vitro diagnostic instruments for professional use	体外诊断医疗器械 企业提供的信息（标示）第 3 部分：专业用体外诊断仪器
7	ISO 18113-4:2009（Ed. 1）	In vitro diagnostic medical devices-Information supplied by the manufacturer（labelling）-Part 4: In vitro diagnostic reagents for self-testing	体外诊断医疗器械 企业提供的信息（标示）第 4 部分：自测用体外诊断试剂
8	ISO 18113-5:2009（Ed. 1）	In vitro diagnostic medical devices-Information supplied by the manufacturer（labelling）-Part 5: In vitro diagnostic instruments for self-testing	体外诊断医疗器械 企业提供的信息（标示）第 5 部分：自测用体外诊断仪器
9	ISO 19001:2013（Ed. 2）	In vitro diagnostic medical devices-Information supplied by the manufacturer with in vitro diagnostic reagents for staining in biology	体外诊断医疗器械 企业为生物学染色用体外诊断试剂提供的信息
10	ISO 20776-1:2006（Ed. 1）	Clinical laboratory testing and in vitro diagnostic test systems-Susceptibility testing of infectious agents and evaluation of performance of antimicrobial susceptibility test devices-Part 1: Reference method for testing the in vitro activity of antimicrobial agents against rapidly growing aerobic bacteria involved in infectious diseases	临床实验室检测和体外诊断系统 感染病原体敏感性试验与抗菌剂敏感性试验设备的性能评价 第 1 部分：抗菌剂对感染性疾病相关的快速生长需氧菌的体外活性检测的参考方法）
11	ISO 20776-2:2007（Ed. 1）	Clinical laboratory testing and in vitro diagnostic test systems- Susceptibility testing of infectious agents and evaluation of performance of antimicrobial susceptibility test devices- Part 2: Evaluation of performance of antimicrobial susceptibility test devices	临床实验室检测和体外诊断系统 - 感染病原体敏感性试验与抗菌剂敏感性试验设备的性能评价 第 2 部分：抗菌剂敏感性试验设备的性能评价
12	ISO 23640:2011（Ed. 1）	In vitro diagnostic medical devices-Evaluation of stability of in vitro diagnostic reagents	体外诊断医疗器械 体外诊断试剂稳定性评价

续表

序号	标准编号	标准名称（英文）	标准名称（中文）
13	ISO 20166-1:2018（Ed. 1）	Molecular in vitro diagnostic examinations-Specifications for pre-examination processes for formalin-fixed and paraffin-embedded（FFPE）tissue- Part 1：Isolated RNA	分子体外诊断检验－福尔马林固定和石蜡包埋（FFPE）组织预检过程的规范－第 1 部分：分离的 RNA
14	ISO 20166-2:2018（Ed. 1）	Molecular in vitro diagnostic examinations-Specifications for pre-examinations processes for formalin-fixed and paraffin-embedded（FFPE）tissue-Part 2：Isolated proteins	分子体外诊断检验－福尔马林固定和石蜡包埋（FFPE）组织预检方法规范－第 2 部分：分离蛋白
15	ISO 20166-3:2018:2018（Ed. 1）	Molecular in vitro diagnostic examinations-Specifications for pre-examination processes for formalin-fixed and paraffin-embedded（FFPE）tissue-Part 3：Isolated DNA	分子体外诊断检验－福尔马林固定和石蜡包埋（FFPE）组织预检过程的规范－第 3 部分：分离的 DNA
16	ISO 20184-1:2018（Ed. 1）	Molecular in vitro diagnostic examinations-Specifications for pre-examination processes for frozen tissue-Part 1：Isolated RNA	分子体外诊断检验－冷冻组织预检过程规范。第 1 部分：分离的 RNA
17	ISO 20184-2:2018（Ed. 1）	Molecular in vitro diagnostic examinations-Specifications for pre-examination processes for frozen tissue-Part 2：Isolated proteins	分子体外诊断检验－冷冻组织预检验规程第 2 部分：分离蛋白
18	ISO / TS 20658:2017（Ed. 1）	Medical laboratories-Requirements for collection，transport，receipt，and handling of samples	医学实验室－样品的收集，运输，接收和处理要求
19	ISO 20166-1:2018	Molecular in vitro diagnostic examinations-Specifications for pre-examination processes for formalin-fixed and paraffin-embedded（FFPE）tissue-Part 1：Isolated RNA	分子体外诊断检验－福尔马林固定和石蜡包埋（FFPE）组织预检过程的规范－第 1 部分：分离的 RNA
20	ISO 20166-2:2018	Molecular in vitro diagnostic examinations-Specifications for pre-examinations processes for formalin-fixed and paraffin-embedded（FFPE）tissue-Part 2：Isolated proteins	分子体外诊断检验－福尔马林固定和石蜡包埋（FFPE）组织预检方法规范－第 2 部分：分离蛋白

续表

序号	标准编号	标准名称（英文）	标准名称（中文）
21	ISO 20166-3:2018	Molecular in vitro diagnostic examinations-Specifications for pre-examination processes for formalin-fixed and paraffin-embedded（FFPE）tissue-Part 3： Isolated DNA	分子体外诊断检验 - 福尔马林固定和石蜡包埋（FFPE）组织预检过程的规范 - 第 3 部分：分离的 DNA
22	ISO 20184-1:2018	Molecular in vitro diagnostic examinations-Specifications for pre-examination processes for frozen tissue--Part 1： Isolated RNA	分子体外诊断检验。冷冻组织预检过程规范。第 1 部分：分离的 RNA
23	ISO 20184-2:2018	Molecular in vitro diagnostic examinations-Specifications for pre-examination processes for frozen tissue-Part 2： Isolated proteins	分子体外诊断检验 - 福尔马林固定和石蜡包埋（FFPE）组织预检方法规范 - 第 2 部分：分离蛋白
24	ISO / TS 20658: 2017	Medical laboratories-Requirements for collection， transport， receipt， and handling of samples	医学实验室 - 样品的收集，运输，接收和处理要求

（二）ISO/TC 276及发布的体外诊断标准

ISO/TC 276生物信息学技术委员会，成立于2013年。其工作范围包括：生物术语和定义；生物样本库和生物资源；生物分析方法；生物工艺；生物数据处理，包括注释、分析、对比和整合；生物计量。截至目前，已发布标准5项，正在制定标准项目16项。具体见表6-11-4。

表6-11-4　ISO/TC 276发布的与体外诊断产品相关的标准

序号	标准编号	标准名称（英文）	标准名称（中文）
1	ISO 20387:2018	Biotechnology-Biobanking-General requirements for biobanking	生物技术 - 生物样本库 - 生物样本库的一般要求
2	ISO 20391-1:2018	Biotechnology-Cell counting-Part 1: General guidance on cell counting methods	生物技术 - 细胞计数 - 第 1 部分：细胞计数方法的一般指南
3	ISO / TS 20399-1:2018	Biotechnology-Ancillary materials present during the production of cellular therapeutic products-Part 1： General requirements	生物技术 - 细胞治疗产品生产过程中存在的辅助材料 - 第 1 部分：一般要求

续表

序号	标准编号	标准名称（英文）	标准名称（中文）
4	ISO / TS 20399-2：2018	Biotechnology-Ancillary materials present during the production of cellular therapeutic products-Part 2： Best practice guidance for ancillary material suppliers	生物技术 – 细胞治疗产品生产过程中存在的辅助材料 – 第 2 部分：辅助材料供应商的最佳实践指南
5	ISO / TS 20399-3：2018	Biotechnology-Ancillary materials present during the production of cellular therapeutic products-Part 3： Best practice guidance for ancillary material users	生物技术 – 细胞治疗产品生产过程中存在的辅助材料 – 第 3 部分：辅助材料使用者的最佳实践指南

第二节　我国体外诊断试剂标准体系现状

在我国，体外诊断试剂标准在体外诊断试剂产品生产和行业监管中起到了越来越重要的作用，标准犹如大树之树干，是产品质量保证的基础，可谓牵一发而动全身。由于我国的体外诊断试剂的管理分按照药品和器械管理两部分，其标准体系包含《中华人民共和国药典》《中国生物制品检定规程》和医疗器械国家标准和行业标准等。

《中华人民共和国药品管理法实施条例》（国务院令第 360 号）第三十九条明确规定“疫苗类制品、血液制品、用于血源筛查的体外诊断试剂以及国务院药品监督管理部门规定的其他生物制品在销售前或者进口时，应当按照国务院药品监督管理部门的规定进行检验或者审核批准；检验不合格或者未获批准的，不得销售或者进口。”基于上述规定，2007 年 4 月原国家食品药品监督管理局发布《关于实施体外诊断试剂注册管理办法（试行）有关问题的通知》（国食药监办［2007］230 号），明确用于血源筛查的体外诊断试剂按照药品进行管理。

原国家食品药品监督管理总局根据《医疗器械监督管理条例》制定的《体外诊断试剂注册管理办法》（国家食品药品监督管理总局令第 5 号）第三条明确规定“本办法所称体外诊断试剂，是指按医疗器械管理的体外诊断试剂，包括在疾病的预测、预防、诊断、治疗检测、预后观察和健康状态评价的过程中，用于人体样本体外检测的试剂、试剂盒、校准品、质控品等产品。可以单独使用，也可以与仪器、器具、设备或者系统组合使用。按照药品管理的用于血源筛查的体外诊断试剂和采用放射性核素标记的体外诊断试剂，不属于本办法管理范围”。据此，目前对体外诊断试剂的注册管理分为两类，其中用于血源筛查和采用放射性核素标记的体外诊断试剂按照药品进行管理；其他体外诊断试剂均按照医疗器械进行管理。

为了满足行业和监管需要，我国也在加快体外诊断产品国行标的制修订工作。全国医用临床检验实验室和体外诊断系统标准化技术委员会（SAC/TC 136）组织起草归口技术领域体外诊断试剂医疗器械标准，对推动标准的制修订和贯彻实施做了大量工作。医疗器械标准管理中心成立后，协调各方面资源，充足标准经费，加强标准制修订工作流程管理，保障标准制定质量。我国体外诊断试剂产品标准数量和质量近几年都得到了很大提升。目前，体外诊断产品国行标数量达到200余项，其中国家标准约20余项，见表6-11-5。

表6-11-5 我国体外诊断产品国际标准

序号	标准号	标准名称	标准类别	标准状态
1	GB/T 18990-2008	促黄体生成素检测试纸（胶体金免疫层析法）	产品标准	现行
2	GB/T 19634-2005	体外诊断检验系统自测用血糖监测系统通用技术条件	产品标准	现行
3	GB/T 19702-2005	体外诊断医疗器械生物源性样品中量的测量参考测量程序	方法标准	现行
4	GB/T 19703-2005	体外诊断医疗器械参考物质的说明	基础标准	现行
5	GB 19781-2005	医学实验室 - 安全要求	基础标准	现行
6	GB/T 21415-2008	体外诊断医疗器械生物样品中量的测量 校准品和控制物质赋值的计量学溯源性	基础标准	现行
7	GB/T 21919-2008	检验医学 参考测量实验室的要求	基础标准	现行
8	GB/T 22576-2008	医学实验室 质量和能力的专用要求	基础标准	现行
9	GB/T 26124-2011	临床化学体外诊断试剂（盒）	产品标准	现行
10	GB/T 29790-2013	即时检测 质量和能力的要求	基础标准	现行
11	GB/T 29791.1-2013	体外诊断医疗器械 企业提供的信息（标示）第1部分：术语、定义和通用要求	基础标准	现行
12	GB/T 29791.2-2013	体外诊断医疗器械 企业提供的信息（标示）第2部分：专业用体外诊断试剂	基础标准	现行
13	GB/T 29791.3-2013	体外诊断医疗器械 企业提供的信息（标示）第3部分：专业用体外诊断仪器	基础标准	现行
14	GB/T 29791.4-2013	体外诊断医疗器械 企业提供的信息（标示）第4部分：自测用体外诊断试剂	基础标准	现行
15	GB/T 29791.5-2013	体外诊断医疗器械 企业提供的信息（标示）第5部分：自测用体外诊断试剂	基础标准	现行
16	GB/Z 30154-2013	医学实验室 GB/T 22576-2008 实验室实施指南	基础标准	现行

目前，我国制定的行业标准大约200余项，具体见表6-11-6。

表6-11-6　我国体外诊断产品行业标准

序号	标准号	标准名称	标准类别	标准状态	标准适用范围
1	YY/T 1611-2018	人类免疫缺陷病毒抗体检测试剂盒（免疫层析法）	产品标准	即将实施	本标准规定了人类免疫缺陷病毒抗体检测试剂盒（免疫层析法）的要求、试验方法、标识、标签、使用说明书、包装、运输和贮存。本标准适用于以免疫层析法为原理，对人血清或血浆中的人类免疫缺陷病毒 1 型和 2 型抗体进行定性检测的胶体金法、胶体硒法、免疫层析法、乳胶层析法等人类免疫缺陷病毒抗体检测试剂盒
2	YY/T 1589-2018	雌二醇测定试剂盒（化学发光免疫分析法）	产品标准	即将实施	本标准规定了雌二醇测定试剂盒（化学发光免疫分析法）的要求、试验方法、标签和使用说明书、包装、运输和贮存等要求。本标准适用于以化学发光免疫分析为原理测定雌二醇的试剂盒，包括以微孔板、管、磁微粒、微珠和塑料珠等为载体的化学发光免疫分析测定试剂盒
3	YY/T 1594-2018	人抗甲状腺球蛋白抗体测定试剂盒	产品标准	即将实施	本标准规定了人抗甲状腺球蛋白抗体测定试剂盒的适用范围、分类、要求、试验方法、标签和使用说明书、包装、运输和贮存。本标准适用于进行人抗甲状腺球蛋白抗体定量测定的标记免疫分析试剂盒，包括以酶标记、化学发光标记等标记方法定量测定 Anti-TG 试剂盒。本标准不适用于胶体金标记 Anti-TG 试纸条、用 ^{125}I 等放射性同位素标记的各类放射免疫或免疫放射试剂盒
4	YY/T 1588-2018	降钙素原测定试剂盒	产品标准	即将实施	本标准规定了降钙素原测定试剂盒的要求、试验方法及标识、标签和使用说明书、包装、运输和贮存等内容。本标准适用于以抗原 - 抗体反应为基本原理的定量检测血清或血浆样本降钙素原的试剂盒。本标准不适用于免疫层析法。
5	YY/T 1593-2018	生长激素测定试剂盒	产品标准	即将实施	本标准规定了生长激素测定试剂盒的适用范围、分类、要求、试验方法、标签和使用说明书、包装、运输和贮存。本标准适用于以双抗体夹心法为原理定量测定生长激素的试剂盒。本标准不适用于用胶体金或其他方法标记的半定量测定生长激素的试剂（如：试纸条等）；用 ^{125}I 等放射性同位素标记的各类生长激素放射免疫或免疫放射试剂盒

续表

序号	标准号	标准名称	标准类别	标准状态	标准适用范围
6	YY/T 1596-2017	甲型流感病毒核酸检测试剂盒（荧光 PCR 法）	产品标准	现行	本标准规定了甲型流感病毒核酸检测试剂盒（荧光 PCR 法）的术语和定义、要求、试验方法、标签和说明书，以及包装、运输和贮存。本标准适用于以荧光 PCR 法为原理，定性检测人鼻、咽拭子或其他呼吸道分泌物样本中甲型流感病毒核酸的试剂盒。本标准不适用于以恒温扩增法为原理，定性检测人鼻、咽拭子或其他呼吸道分泌物样本中甲型流感病毒核酸的试剂盒
7	YY/T 1595-2017	氯胺酮检测试剂盒（胶体金法）	产品标准	现行	本标准规定了氯胺酮检测试剂盒（胶体金法）标准的术语和定义、要求、试验方法、标识、标签、使用说明书及包装、运输和贮存等。本标准适用于通过胶体金免疫层析法原理，定性检测人体尿液中氯胺酮的检测试剂盒及包含氯胺酮的联合检测试剂盒。本标准不适用于进行非人尿液检测的检测试剂盒，以及采用其他方法检测的试剂盒
8	YY/T 1597-2017	新生儿苯丙氨酸测定试剂盒	产品标准	现行	本标准规定了新生儿苯丙氨酸定量测定试剂盒的技术要求、试验方法、标识、标签、说明书、包装、运输和贮存等。本标准适用于定量检测新生儿脐血或足跟滤纸干血片样本的试剂盒，采用的技术方法有荧光法、酶法等
9	YY/T 1605-2018	糖化血红蛋白测定试剂盒（胶乳免疫比浊法）	产品标准	即将实施	本标准规定了糖化血红蛋白测定试剂盒（胶乳免疫比浊法）的要求、试验方法、标识、标签、使用说明书、包装、运输和贮存等要求。本标准适用于采用胶乳免疫比浊法对人全血中的糖化血红蛋白进行定量检测的试剂盒，包括在半自动、全自动生化分析仪、免疫分析仪上使用的试剂盒
10	YY/T 1580-2018	肌酸激酶 MB 同工酶测定试剂盒（免疫抑制法）	产品标准	即将实施	本标准规定了肌酸激酶 MB 同工酶测定试剂盒的要求、试验方法、标签和使用说明书、包装、运输和贮存。本标准适用于肌酸激酶 MB 同工酶测定试剂盒（免疫抑制法），包括手工和半自动、全自动生化分析仪上使用的试剂

续表

序号	标准号	标准名称	标准类别	标准状态	标准适用范围
11	YY/T 1582–2018	胶体金免疫层析分析仪	产品标准	即将实施	本标准规定了胶体金免疫层析分析仪的要求、试验方法、标签和使用说明、包装、运输和贮存。本标准适用于通过测定胶体金试剂卡反应区条带的反射率对样品结果进行判读的仪器。本标准不适用于采用荧光标记或其他标记方法进行快速免疫测定的仪器
12	YY/T 1591–2017	人类 EGFR 基因突变检测试剂盒	产品标准	现行	本标准规定了人类表皮生长因子受体（EGFR）基因突变检测试剂盒的要求、试验方法、标签和使用说明书、包装、运输和贮存。本标准适用于肿瘤组织或者细胞石蜡包埋切片、新鲜冰冻肿瘤组织提取的 DNA 样本中 EGFR 基因突变检测，外周血（浆）中 EGFR 基因突变检测可参照并制定符合外周血（浆）中 EGFR 基因突变检测所需的技术要求。本标准适用于定性检测人类 EGFR 基因突变，采用的技术方法有荧光 PCR 法、流式荧光杂交法、荧光 PCR 熔解曲线法、焦磷酸测序法和 Sanger 测序法等。本标准不适用于检测 EGFR 基因拷贝数变化的荧光原位杂交法；也不适用于检测 EGFR 基因突变的高通量测序法
13	YY/T 1585–2017	总 25- 羟基维生素 D 测定试剂盒（标记免疫分析法）	产品标准	现行	本标准规定了人总 25- 羟基维生素 D 测定试剂盒（标记免疫分析法）的分类、要求、试验方法、标识、标签、使用说明书、包装、运输和贮存。本标准适用于定量测定人总 25- 羟基维生素 D 的试剂盒。包括以酶标记、（电）化学发光标记等标记方法为捕获抗体，以微孔板、管、磁颗粒、微珠和塑料珠等载体为包被抗体，用于体外定量检测人血清或血浆中总 25- 羟基维生素 D 的含量的免疫分析试剂盒。本标准不适用于用胶体金或其他方法标记的定性或半定量测定人总 25- 羟基维生素 D 的试剂（如：试纸条、生物芯片等），以及拟用于单独销售的 25- 羟基维生素 D 校准品和 25- 羟基维生素 D 质控品。

续表

序号	标准号	标准名称	标准类别	标准状态	标准适用范围
14	YY/T 1584-2018	视黄醇结合蛋白测定试剂盒（免疫比浊法）	产品标准	即将实施	本标准规定了视黄醇结合蛋白测定试剂盒（免疫比浊法）的要求、试验方法及标识、标签和使用说明书、包装、运输和贮存等内容。本标准适用于分光光度计或生化分析仪用免疫比浊法（如免疫透射比浊法、胶乳增强免疫比浊法等）测定血清样本中视黄醇结合蛋白测定试剂盒及尿液样本中视黄醇结合蛋白测定试剂盒。本标准不适用于对视黄醇结合蛋白校准品和质控品的评价
15	YY/T 1583-2018	叶酸测定试剂盒（化学发光免疫分析法）	产品标准	即将实施	本标准规定了叶酸测定试剂盒（化学发光免疫分析法）的要求、试验方法、标识、标签、使用说明书、包装、运输和贮存。本标准适用于以化学发光免疫分析法为原理定量测定人血清中叶酸含量的试剂盒。包括以微孔板、管、磁颗粒、微珠和塑料珠等为载体的酶促及非酶促化学发光免疫分析测定试剂盒。本标准不适用于：①人红细胞内叶酸含量的测定；②拟用于单独销售的叶酸校准品和叶酸质控品；③以化学发光免疫分析为原理的生物芯片
16	YY/T 1581-2018	过敏原特异性 IgE 抗体检测试剂盒	产品标准	即将实施	本标准规定了过敏原特异性 IgE 抗体检测试剂盒的要求、试验方法、标签和使用说明书、包装、运输和贮存。本标准适用于在医学实验室以酶联免疫法、化学发光法、荧光免疫法、胶体金法、免疫印迹法为原理对人血清或血浆中的过敏原特异性 IgE 抗体进行定量 / 半定量 / 定性检测的试剂盒
17	YY/T 1592-2018	ABO 正定型和 RhD 血型定型检测卡（柱凝集法）	产品标准	即将实施	本标准规定了 ABO 正定型和 RhD 血型定型检测卡（柱凝集法）的要求、试验方法、标识、标签、使用说明书、包装、运输和贮存。本标准适用于使用凝胶、玻璃微珠等材料进行填充微柱，以免疫血液学、颗粒过筛和离心技术三者结合为原理，进行临床红细胞 ABO 血型系统的正定型鉴定和 Rh 系统中正常 D 抗原的检测。本标准不适用于血源筛查进行 ABO 正定型和 RhD 血型鉴别的诊断试剂

续表

序号	标准号	标准名称	标准类别	标准状态	标准适用范围
18	YY/T 1590–2018	心型脂肪酸结合蛋白测定试剂盒（免疫比浊法）	产品标准	即将实施	本标准规定了心型脂肪酸结合蛋白测定试剂盒（免疫比浊法）的要求、试验方法及标识、标签和使用说明书、包装、运输和贮存等内容。本标准适用于分光光度计或生化分析仪用免疫比浊法（如胶乳增强免疫比浊法等）测定血清样本心型脂肪酸结合蛋白的试剂盒（免疫比浊法）
19	YY/T 1586–2018	肿瘤个体化治疗相关基因突变检测试剂盒（荧光PCR法）	产品标准	即将实施	本标准规定了肿瘤个体化治疗相关基因突变检测试剂盒的要求、试验方法及标签、使用说明书、包装、运输和贮存等内容。本标准适用于肿瘤个体化治疗相关基因突变实时荧光 PCR 方法的核酸检测技术。本标准所指的基因突变类型包括碱基置换、颠换、插入、缺失等
20	YY/T 1578–2018	糖化白蛋白测定试剂盒（酶法）	产品标准	即将实施	本标准规定了糖化白蛋白测定试剂盒的要求、试验方法、标签和使用说明书、包装、运输和贮存等要求。本标准适用于酶法对人血清或血浆中的糖化白蛋白进行定量检测的试剂盒，包括手工和半自动、全自动生化分析仪上使用的试剂。糖化白蛋白测定试剂盒如包含白蛋白测试组分，白蛋白测定试剂的技术要求参考相应标准
21	YY/T 1579–2018	体外诊断医疗器械 体外诊断试剂稳定性评价	基础通用	即将实施	本标准适用于体外诊断医疗器械(包括试剂、校准物、质控物、稀释液、缓冲液和试剂盒)的稳定性评价。本标准也适用于含有保存样品用物质或启动反应以进一步处理样品用物质的样品收集装置。本标准规定了从下述过程产生数据时，对稳定性评价的通用要求，以及对实时稳定性和加速稳定性的具体要求：①建立体外诊断试剂保存期，包括保证产品性能的运输条件的确定；②建立首次打开初始包装后的体外诊断试剂的使用稳定性，例如在机稳定性、复溶稳定性、开瓶稳定性；③监测已投放市场的体外诊断试剂的稳定性；④试剂改进后稳定性的验证。试剂改进后，可能会影响稳定性，需要对稳定性进行验证。本标准不适用于仪器、装置、设备、系统、标本容器、检验样品

续表

序号	标准号	标准名称	标准类别	标准状态	标准适用范围
22	YY/T 1549-2017	生化分析用校准物	基础通用	现行	本标准规定了生化分析仪用校准物的术语和定义、要求、试验方法、标签和使用说明、包装、运输和贮存要求。本标准适用于在全自动生化分析仪、半自动生化分析仪上使用，用于临床检验项目分析的校准物。本标准不适用于生化分析仪电解质模块用校准物
23	YY/T 1533-2017	全自动时间分辨荧光免疫分析仪	产品标准	现行	本标准规定了全自动时间分辨荧光免疫分析仪要求、试验方法、标签、使用说明书、包装、运输、贮存要求。本标准适用于全自动时间分辨荧光免疫分析仪
24	YY/T 1523-2017	二氧化碳测定试剂盒（PEPC 酶法）	产品标准	现行	本标准规定了二氧化碳测定试剂盒的要求、试验方法、标签和使用说明书、包装、运输和贮存要求。本标准适用于磷酸烯醇式丙酮酸羧化酶法对人血清或血浆中的二氧化碳进行定量检测的试剂盒，包括手工和半自动、全自动生化分析仪上使用的试剂
25	YY/T 1529-2017	酶联免疫分析仪	产品标准	现行	本标准规定了酶联免疫分析仪的术语和定义，分类，要求，试验方法，标志、标签和使用说明书，包装、运输及储存要求。本标准适用于酶联免疫分析仪
26	YY/T 1527-2017	α/β-地中海贫血基因分型检测试剂盒	产品标准	现行	本标准规定了 α/β-地中海贫血基因分型检测试剂盒的术语和定义、技术要求、试验方法、标识、标签和说明书、包装、运输和贮存要求。本标准适用于检测外周全血样本及孕妇羊水样本的检测试剂盒，采用的技术方法有实时 PCR 荧光法、PCR-反向点杂交法、荧光 PCR 熔解曲线法、基因芯片法、gap-PCR 法等
27	YY/T 1526-2017	人类免疫缺陷病毒抗原抗体联合检测试剂盒（发光类）	产品标准	现行	本标准规定了人类免疫缺陷病毒抗原抗体联合检测试剂盒（发光类）的要求、试验方法、标识、标签和使用说明书、包装、运输和贮存要求。本标准适用于以夹心法为基本原理、通过特定的物质激发产生的光源（包括化学发光分析法、免疫荧光分析法、时间分辨免疫荧光分析法）定性检测人血清和/或血浆中人类免疫缺陷病毒 1 型 p24 抗原（HIV-1 p24）和抗 HIV（包括 HIV-1 和 HIV-2）抗体的试剂盒，即人类免疫缺陷病毒抗原抗体联合检测试剂盒

续表

序号	标准号	标准名称	标准类别	标准状态	标准适用范围
28	YY/T 1525–2017	甲基安非他明检测试剂盒（胶体金法）	产品标准	现行	本标准规定了甲基安非他明检测试剂盒(胶体金法)标准的术语和定义、要求、试验方法、标识、标签、使用说明书及包装、运输和贮存要求。本标准适用于通过胶体金免疫层析法原理，定性检测人体尿液中甲基安非他明的检测试剂盒及包含甲基安非他明的联合检测试剂盒。本标准不适用于进行非人尿液检测的检测试剂盒和采用其他方法检测的试剂盒
29	YY/T 1524–2017	α–L–岩藻糖苷酶（AFU）测定试剂盒（CNPF 底物法）	产品标准	现行	本标准规定了 α–L–岩藻糖苷酶测定试剂（盒）的试验方法、标签、用说明书、包装、运输和贮存要求。本标准适用于 CNPF（2–氯–5–硝基苯–α–L–岩藻吡喃糖苷）底物法对人血清或血浆中的 α–L–岩藻糖苷酶进行定量检测的试剂（盒），包括手工和半自动、全自动生化分析仪上使用的试剂
30	YY/T 1528–2017	肌红蛋白测定试剂盒（免疫比浊法）	产品标准	现行	本标准规定了肌红蛋白测定试剂盒的要求、试验方法、标签和使用说明书、包装、运输和贮存等要求。本标准适用于免疫比浊法（透射法）对人血清或血浆中的肌红蛋白进行定量检测的试剂盒，包括手工和半自动、全自动生化分析仪上使用的试剂
31	YY/T 1531–2017	细菌生化鉴定系统	产品标准	现行	本标准规定了细菌生化鉴定系统的要求、试验方法、标签和使用说明书、包装、运输和贮存。本标准适用于采用生化鉴定方法对临床细菌进行种属水平鉴定的仪器和鉴定试剂。仪器包括半自动、全自动细菌鉴定仪器，试剂主要包括鉴定板、鉴定卡、鉴定条等鉴定试剂
32	YY/T 1530–2017	尿液有形成分分析仪用控制物质	产品标准	现行	本标准规定了尿液有形成分分析仪用控制物质的要求、试验方法、标签和使用说明书、包装、运输和贮存要求。本标准适用于尿液有形成分分析仪用红细胞、白细胞控制物质。本标准不适用于尿液有形成分分析仪用红细胞、白细胞模拟颗粒和流式原理分析仪器用的控制物质
33	YY/T 1517–2017	EB 病毒衣壳抗原（VCA）IgA 抗体检测试剂盒	产品标准	现行	本标准规定了 EB 病毒衣壳抗原 IgA 抗体检测试剂盒的技术要求、试验方法、标签和使用说明书、包装、运输和贮存。本标准适用于以酶联免疫法、化学发光法、时间分辨荧光法等为原理，定性检测人体血清 / 血浆中 EB 病毒衣壳抗原 IgA 抗体的试剂盒

续表

序号	标准号	标准名称	标准类别	标准状态	标准适用范围
34	YY/T 1513–2017	C 反应蛋白测定试剂盒	产品标准	现行	本标准规定了 C 反应蛋白测定试剂盒的分类、要求、试验方法及标志、标签、使用说明书、包装、运输和贮存要求。本标准适用于以抗原 – 抗体反应为基本原理的定量测定血液样本 C 反应蛋白的试剂盒，包含定量标记免疫方法 [如（电）化学发光法] 和免疫比浊法（如免疫透射比浊法、胶乳增强免疫比浊法）。本标准不适用于对 C 反应蛋白校准品和质控品的评价和各类胶体金标记试纸
35	YY/T 1518–2017	C– 肽（C–P）定量标记免疫分析试剂盒	产品标准	现行	本标准规定了 C– 肽测定试剂盒的质量要求、检验方法、标签和说明书以及包装、运输、贮存要求。本标准适用于进行 C– 肽定量测定的标记免疫分析试剂盒。包括以酶标记、化学发光标记、时间分辨荧光标记等标记方法，以微孔板、管、磁颗粒、微珠和塑料珠等为载体，定量测定 C– 肽的免疫分析试剂盒
36	YY/T 1514–2017	人类免疫缺陷病毒（1+2 型）抗体检测试剂盒（免疫印迹法）	产品标准	现行	本标准规定了人类免疫缺陷病毒（1+2 型）抗体检测试剂（免疫印迹法）的要求、试验方法、标识、标签、使用说明书、包装、运输和贮存要求。本标准适用于采用 SDS–PAGE 法或直接点样的方法，将 HIV 病毒裂解纯化的多组分抗原或重组表达的多组分抗原固定于硝酸纤维膜的不同位置处，应用免疫印迹法（包括重组免疫印迹法），对人类免疫缺陷病毒（1+2 型）抗体进行定性检测的试剂，即人类免疫缺陷病毒（1+2 型）抗体检测试剂（免疫印迹法）
37	YY/T 1516–2017	泌乳素定量标记免疫分析试剂盒	产品标准	现行	本标准规定了泌乳素测定试剂盒的分类、要求、试验方法、标签和使用说明书、包装、运输和贮存。本标准适用于以双抗体夹心法为原理定量测定泌乳素的试剂盒。本标准不适用于用胶体金或其他方法标记的半定量测定泌乳素的试剂（如：试纸条等）和用 ^{125}I 等放射性同位素标记的各类泌乳素放射免疫或免疫放射试剂盒

续表

序号	标准号	标准名称	标准类别	标准状态	标准适用范围
38	YY/T 1515-2017	人类免疫缺陷病毒（Ⅰ型）核酸定量检测试剂盒	产品标准	现行	本标准规定了人类免疫缺陷病毒（Ⅰ型）核酸定量检测试剂的要求、试验方法、标识、标签和使用说明书、包装、运输和贮存等。本标准适用于应用核酸扩增法（包括实时荧光 PCR 法、基于核苷酸的扩增即 NASBA 法以及分枝 DNA 即 bDNA 法）为基本原理的、用于定量检测人血清和 / 或血浆中人类免疫缺陷病毒（Ⅰ型）（HIV-2）RNA 的试剂
39	YY/T 1483-2016	单纯疱疹病毒 IgM 抗体检测试剂（盒）	产品标准	现行	本标准规定了单纯疱疹病毒 IgM 抗体检测试剂（盒）的技术要求、试验方法、标识、标签和说明书、包装、运输和贮存等。本标准适用于定性检测人体血清 / 血浆中单纯疱疹病毒 1+2 型 IgM 抗体检测试剂（盒），方法学为酶联免疫法、化学发光法、免疫荧光法、免疫印迹法
40	YY/T 1482-2016	单纯疱疹病毒 IgG 抗体检测试剂（盒）	产品标准	现行	本标准规定了单纯疱疹病毒 IgG 抗体检测试剂（盒）的技术要求、试验方法、标识、标签和说明书、包装、运输和贮存等。本标准适用于定性检测人体血清 / 血浆中单纯疱疹病毒 1 型 IgG 抗体检测试剂（盒）、单纯疱疹病毒 2 型 IgG 抗体检测试剂（盒）、单纯疱疹病毒 1+2 型 IgG 抗体检测试剂（盒），方法学为酶联免疫法、化学发光法、免疫荧光法、免疫印迹法等
41	YY/T 1461-2016	缺血修饰白蛋白测定试剂（盒）	产品标准	现行	本标准规定了缺血修饰白蛋白测定试剂（盒）（白蛋白 - 钴结合法）的术语、要求、试验方法、标签、使用说明书、包装、运输和贮存等。本标准适用于使用白蛋白 - 钴结合法对人血清中缺血修饰白蛋白（IMA）进行定量检测的试剂（盒），基于分光光度法原理，包括手工试剂和在半自动、全自动生化分析仪上使用的试剂
42	YY/T 1462-2016	甲型 H1N1 流感病毒 RNA 检测试剂盒（荧光 PCR 法）	产品标准	现行	本标准规定了甲型 H1N1 流感病毒 RNA 检测试剂盒的术语和定义、要求、试验方法、标识、标签、使用说明书、包装、运输和贮存。本标准适用于以荧光 PCR 法为原理，定性检测人鼻、咽拭子或其他呼吸道分泌物样本中甲型 H1N1 流感病毒 RNA 的诊断试剂盒

续表

序号	标准号	标准名称	标准类别	标准状态	标准适用范围
43	YY/T 1458–2016	抗甲状腺过氧化物酶抗体定量检测试剂(盒)(化学发光免疫分析法)	产品标准	现行	本标准规定了抗甲状腺过氧化物酶抗体定量检测试剂(盒)(化学发光免疫分析法)要求、试验方法、标识、标签、使用说明书、包装、运输和贮存。本标准适用于以化学发光免疫分析法为原理定量测定人抗甲状腺过氧化物酶抗体试剂(盒)
44	YY/T 1459–2016	人类基因原位杂交检测试剂盒	产品标准	现行	本标准规定了人类基因原位杂交检测试剂盒标准的要求、检验方法、使用说明、标志、标签以及包装、运输、贮存。本标准适用于进行人类基因扩增、重组、缺失等检测的原位杂交检测试剂盒，一般包括荧光原位杂交试剂盒和显色原位杂交试剂盒。本标准不适用于：进行非人类基因（如病毒、细菌等）检测的原位杂交检测试剂盒；与其他检测方法（如PCR、流式细胞术等）结合使用杂交检测试剂盒
45	YY/T 1448–2016	脂蛋白（a）测定试剂盒	产品标准	现行	本标准规定了脂蛋白（a）测定试剂盒的要求、试验方法、标识、标签和使用说明书、包装、运输和贮存等要求。本标准适用于免疫比浊法（透射法）对人血清或血浆中的脂蛋白（a）进行定量检测的试剂盒，包括手工试剂和在半自动、全自动生化分析仪上使用的试剂
46	YY/T 1456–2016	铁蛋白定量检测试剂（盒）	产品标准	现行	本标准规定了铁蛋白定量检测试剂（盒）的要求、试验方法及标志、标签、使用说明书、包装、运输和贮存等内容。本标准适用于以抗原–抗体反应为基本原理的定量检测血液样本或尿液样本中铁蛋白的试剂（盒），包含定量标记免疫方法［如酶联免疫吸附法(ELISA)、时间分辨荧光免疫分析法、(电)化学发光法等］和免疫比浊法(如免疫透射比浊法、胶乳增强免疫比浊法等）。本标准不适用于对铁蛋白校准品和质控品的评价
47	YY/T 1450–2016	载脂蛋白 A–I 测定试剂(盒)	产品标准	现行	本标准规定了载脂蛋白 A–I 测定试剂(盒)的要求、试验方法、标识、标签和使用说明书、包装、运输和贮存等要求。本标准适用于免疫比浊法(透射法)对人血清或血浆中的载脂蛋白 A–I 进行定量检测的试剂（盒），包括手工和半自动、全自动生化分析仪上使用的试剂

续表

序号	标准号	标准名称	标准类别	标准状态	标准适用范围
48	YY/T 1444-2016	总蛋白测定试剂盒	产品标准	现行	本标准规定了总蛋白测定试剂盒(双缩脲法)的要求、试验方法、标签、使用说明书、包装、运输和贮存等。本标准适用于使用双缩脲法对人血清（血浆）中总蛋白进行定量检测的试剂盒，基于分光光度法原理，包括手工试剂和在半自动、全自动生化分析仪上使用的试剂。本标准不适用于干化学方法的总蛋白测定试剂盒
49	YY/T 1451-2016	脑利钠肽和氨基末端脑利钠肽前体检测试剂（盒）（定量标记免疫分析法）	产品标准	现行	本标准规定了脑利钠肽和氨基末端脑利钠肽前体检测试剂（盒）（定量标记免疫分析法）的要求、试验方法、标识、标签、使用说明书、包装、运输和贮存。本标准适用于对脑利钠肽进行定量检测的试剂（盒）、对氨基末端脑利钠肽前体进行定量检测的试剂（盒）。本标准不适用于各类胶体金标记试纸和用 ^{125}I 等放射性同位素标记的各类放射免疫或免疫放射试剂盒
50	YY/T 1460-2016	血液流变仪	产品标准	现行	本标准规定了血液流变仪的术语和定义、分类、要求、试验方法、标志、标签和使用说明书、包装、运输及贮存等
51	YY/T 1452-2016	干式血液细胞分析仪（离心法）	产品标准	现行	本标准规定了干式血液细胞分析仪（离心法）的术语和定义、组成、要求、试验方法、标志、标签、使用说明书、包装、运输和贮存。本标准适用于对人类血液中细胞 - 成分进行定量分析的干式血液细胞分析仪（离心法）
52	YY/T 1455-2016	应用参考测量程序对酶催化活性浓度赋值及其不确定度评定指南	方法标准	现行	本标准规定了应用参考测量程序对酶催化活性浓度赋值及其不确定度评定的方法。本标准适用于体外诊断系统的参考测量实验室应用参考测量程序对酶催化活性浓度赋值及其不确定度评定工作
53	YY/T 1454-2016	自我检测用体外诊断医疗器械基本要求	管理标准	现行	本标准规定了自我检测用体外诊断医疗器械的基本要求，以满足自测用体外诊断医疗器械的安全性以及企业预期的用途。本标准不适用于自测用体外诊断医疗器械的医学特性

续表

序号	标准号	标准名称	标准类别	标准状态	标准适用范围
54	YY/T 1443-2016	甲型流感病毒抗原检测试剂盒（免疫层析法）	产品标准	现行	本标准规定了甲型流感病毒抗原检测试剂盒（免疫层析法）的术语和定义、要求、实验方法、标识、标签、使用说明书、包装、运输和贮存。本标准适用于通过胶体金或乳胶颗粒等免疫层析法原理，定性检测呼吸道分泌物及其培养物中的甲型流感病毒，以快速检出甲型流感病毒抗原的诊断试剂盒。本标准不适用于以酶相关的免疫层析法等为基本原理，用于甲型流感辅助诊断的试剂盒
55	YY/T 1442-2016	β2- 微球蛋白定量检测试剂（盒）	产品标准	现行	本标准规定了 β_2- 微球蛋白定量检测试剂（盒）的要求、试验方法、标识、标签、使用说明书、包装、运输和贮存。本标准适用于以抗原 - 抗体反应为基本原理的定量检测血液样本或尿液样本中 β_2- 微球蛋白的试剂（盒），包含定量标记免疫方法 [如酶联免疫吸附法（ELISA）、时间分辨荧光免疫分析法、（电）化学发光法等] 和免疫比浊法（包括免疫透射比浊法、胶乳增强免疫比浊法）。本标准不适用于对 β_2- 微球蛋白校准品和质控品的评价
56	YY/T 1441-2016	体外诊断医疗器械性能评估通用要求	管理标准	现行	本标准规定了企业在体外诊断医疗器械性能评估研究中对研究计划、实施、评估和制定文件的职责和总体要求。本标准适用于对体外诊断医疗器械的性能评估。本标准不适用于对某一特定体外诊断医疗器械或某一具体用途的评估方案
57	YY/T 1423-2016	幽门螺杆菌抗体检测试剂盒（胶体金法）	产品标准	现行	本标准规定了幽门螺杆菌抗体检测试剂盒（胶体金法）的术语和定义、要求、试验方法、标识、标签、使用说明书、包装、运输和贮存等。本标准适用于以胶体金法为原理，定性检测人血清或血浆中幽门螺杆菌抗体的试剂盒的质量控制
58	YY/T 1424-2016	沙眼衣原体 DNA 检测试剂盒（荧光 PCR 法）	产品标准	现行	本标准规定了沙眼衣原体 DNA 检测试剂盒（荧光 PCR 法）的要求、试验方法、标识、标签、使用说明书、包装、运输和贮存等。本标准适用于以荧光 PCR 法为原理，定性检测人泌尿生殖道分泌物等临床样本中沙眼衣原体 DNA 的试剂盒

续表

序号	标准号	标准名称	标准类别	标准状态	标准适用范围
59	YY/T 1421-2016	载脂蛋白 B 测定试剂盒	产品标准	现行	本标准规定了载脂蛋白 B 测定试剂盒的要求、试验方法、标识、标签和使用说明书、包装、运输和贮存等要求。本标准适用于免疫比浊法（透射法）对人血清或血浆中的载脂蛋白 B 进行定量检测的试剂盒，包括手工和半自动、全自动生化分析仪上使用的试剂
60	YY/T 1422-2016	血清妊娠相关血浆蛋白 A 检测试剂（盒）（定量标记免疫分析法）	产品标准	现行	本标准规定了血清妊娠相关血浆蛋白 A 检测试剂（盒）（定量标记免疫分析法）的要求、试验方法、标识、标签、使用说明书、包装、运输和贮存要求等。本标准适用于进行血清妊娠相关血浆蛋白 A 定量检测试剂（盒）（定量标记免疫分析法）。本标准不适用于各类胶体金标记试纸、用 ^{125}I 等放射性同位素标记的各类放射免疫或免疫放射试剂盒
61	YY/T 1303-2015	核酸扩增反向点杂交试剂（盒）	产品标准	现行	本标准适用于体外诊断用核酸扩增反向点杂交试剂（盒）。本标准规定了核酸扩增反向点杂交试剂（盒）的术语、定义、试验方法、标签、使用说明书、包装、运输和贮存等要求
62	YY/T 1304.1-2015	时间分辨荧光免疫检测系统 第 1 部分：半自动时间分辨荧光免疫分析仪	产品标准	现行	本标准适用于单标记时间分辨荧光免疫分析仪。本标准规定了半自动时间分辨荧光免疫分析仪的术语、定义、试验方法、标识、标签、使用说明书、包装、运输和贮存等要求。本标准不适用于双标记及多标记时间分辨荧光免疫分析
63	YY/T 1304.2-2015	时间分辨荧光免疫检测系统 第 2 部分：时间分辨荧光免疫分析定量测定试剂（盒）	产品标准	现行	本标准适用于单标记时间分辨荧光免疫分析仪。本标准规定了时间分辨荧光免疫分析仪定量测定试剂（盒）的术语、定义、试验方法、标识、标签、使用说明书、包装、运输和贮存等要求。本标准不适用于双标记及多标记时间分辨荧光免疫分析
64	YY/T 1251-2014	红细胞沉降率测定仪	产品标准	现行	本标准适用于采用垂直沉降法检验红细胞沉降率的红细胞沉降率测定仪。本标准规定了红细胞沉降率测定仪的要求、试验方法、标志、标签和使用说明书、包装、运输和贮存等内容

续表

序号	标准号	标准名称	标准类别	标准状态	标准适用范围
65	YY/T 1261–2015	HER2 基因检测试剂盒（荧光原位杂交法）	产品标准	现行	本标准适用于由 HER2 基因位点及 17 号染色体着丝粒荧光原位杂交探针和复染剂组成，通过检测样本（通常是乳腺癌组织切片）上 HER2 基因位点的异常情况，从而辅助判断与 HER2 基因相关的肿瘤（如：乳腺癌等）并在治疗过程中指导临床用药的试剂盒。本标准规定了 HER2 基因检测试剂盒（荧光原位杂交法）的定义、试验方法、标识、标签、使用说明书、包装、运输和贮存等要求
66	YY/T 1260–2015	戊型肝炎病毒 IgM 抗体检测试剂盒（酶联免疫吸附法）	产品标准	现行	本标准适用于应用捕获酶联免疫吸附法原理，利用抗人 IgM（μ 链）单克隆抗体包被微孔板和酶标记戊型肝炎病毒（HEV）抗原及其他试剂组成的试剂盒；或应用间接酶联免疫吸附法原理，利用戊型肝炎病毒（HEV）抗原包被微孔板和酶标记抗人 IgM 及其他试剂组成的试剂盒，用于检测人血清或血浆样品中戊型肝炎病毒 IgM 抗体。本标准规定了戊型肝炎病毒 IgM 抗体检测试剂盒（酶联免疫吸附法）的术语、定义、分类、试验方法、标识、标签、使用说明书、包装、运输和贮存等要求
67	YY/T 1257–2015	游离人绒毛膜促性腺激素 β 亚单位定量标记免疫分析试剂盒	产品标准	现行	本标准适用于以双抗体夹心法为原理定量测定游离人绒毛膜促性腺激素 β 亚单位的试剂盒。包括以酶标记、（电）化学发光标记、（时间分辨）荧光标记等标记方法为捕获抗体，以微孔板、管、磁颗粒、微珠和塑料珠等载体包被抗体，定量测定游离人绒毛膜促性腺激素 β 亚单位的免疫分析试剂盒。本标准规定了游离人绒毛膜促性腺激素 β 亚单位定量标记免疫分析试剂盒的分类、试验方法、标识、标签、使用说明书、包装、运输和贮存等要求。本标准不适用于胶体金或其他方法标记的定性或半定量测定游离人绒毛膜促性腺激素 β 亚单位的试剂（如：试纸条等）；也不适用于 ^{125}I 等放射性同位素标记的各类游离人绒毛膜促性腺激素 β 亚单位放射免疫或免疫放射试剂盒

续表

序号	标准号	标准名称	标准类别	标准状态	标准适用范围
68	YY/T 1254–2015	高密度脂蛋白胆固醇测定试剂（盒）	产品标准	现行	本标准适用于基于分光光度法原理使用直接法对人血清或血浆中的高密度脂蛋白胆固醇进行定量检测的试剂（盒），包括手工试剂和在半自动、全自动生化分析仪上使用的试剂。本标准规定了高密度脂蛋白胆固醇测定试剂（盒）的试验方法、标识、标签、使用说明书、包装、运输和贮存等要求
69	YY/T 1253–2015	低密度脂蛋白胆固醇测定试剂（盒）	产品标准	现行	本标准适用于基于分光光度法原理使用直接法对人血清或血浆中的低密度脂蛋白胆固醇进行定量检测的试剂（盒），包括手工试剂和在半自动、全自动生化分析仪上使用的试剂。本标准规定了低密度脂蛋白胆固醇测定试剂（盒）的试验方法、标识、标签、使用说明书、包装、运输和贮存等要求
70	YY/T 1250–2014	胰岛素定量标记免疫分析试剂盒	产品标准	现行	本标准适用于以双抗体夹心法为原理定量测定人胰岛素（h–INS）的试剂盒，包括以酶标记、（电）化学发光标记、（时间分辨）荧光标记等标记方法为捕获抗体，以微孔板、管、磁颗粒、微珠和塑料珠等载体为包被抗体，定量测定人胰岛素的免疫分析试剂盒。本标准规定了胰岛素定量标记免疫分析试剂盒的分类、要求、试验方法、标识、标签、使用说明书、包装、运输和贮存等内容。本标准不适用于：用胶体金或其他方法标记的定性或半定量测定人胰岛素的试剂（如：试纸条等）；用 ^{125}I 等放射性同位素标记的各类人胰岛素放射免疫或免疫放射试剂盒
71	YY/T 1256–2015	解脲脲原体核酸扩增检测试剂盒	产品标准	现行	本标准适用于检测人泌尿生殖道、呼吸道拭子中解脲脲原体核酸扩增的检测试剂盒。本标准规定了解脲脲原体核酸扩增检测试剂盒的术语、定义、技术、试验方法、标识、标签、说明书、包装、运输和贮存等要求
72	YY/T 1258–2015	同型半胱氨酸检测试剂（盒）（酶循环法）	产品标准	现行	本标准适用于基于分光光度法原理使用酶循环法对人血清或血浆中的同型半胱氨酸进行定量检测的试剂（盒），包括手工试剂和在半自动、全自动生化分析仪上使用的试剂。本标准规定了同型半胱氨酸检测试剂（盒）（酶循环法）的试验方法、标签、使用说明书、包装、运输和贮存等要求

续表

序号	标准号	标准名称	标准类别	标准状态	标准适用范围
73	YY/T 1262-2015	神经元特异性烯醇化酶定量标记免疫分析试剂盒	产品标准	现行	本标准适用于进行神经元特异性烯醇化酶定量测定的标记免疫分析试剂盒。包括以酶标记、化学发光标记、时间分辨荧光标记等标记方法为捕获抗体，以微孔板、管、磁颗粒、微珠和塑料珠等载体包被抗体，定量测定 NSE 的免疫分析试剂盒。本标准规定了神经元特异性烯醇化酶定量标记免疫分析试剂盒的检验方法、标识、标签、使用说明书、包装、运输和贮存等要求
74	YY/T 1255-2015	免疫比浊法检测试剂（盒）（透射法）	产品标准	现行	本标准适用于基于透射免疫比浊原理，在半自动、全自动生化分析仪或其他类型的分析仪上进行定量检测的试剂（盒）。本标准规定了免疫比浊法检测试剂（盒）（透射法）的术语、定义、试验方法、标识、标签、使用说明书、包装、运输和贮存等要求
75	YY/T 1252-2015	总 IgE 定量标记免疫分析试剂盒	产品标准	现行	本标准适用于进行总 IgE 定量测定的标记免疫分析试剂盒。包括以酶标记、化学发光标记等标记方法为捕获抗体，以微孔板、管、磁颗粒、微珠和塑料珠等载体包被抗体，定量测定总 IgE 的免疫分析测定试剂盒。本标准规定了总 IgE 定量标记免疫分析试剂盒的质量、检验方法、使用说明、标志、标签、包装、运输和贮存等要求。本标准不适用于胶体金标记总 IgE 试纸条和用 ^{125}I 等放射性同位素标记的各类放射免疫或免疫放射试剂盒
76	YY/T 1259-2015	戊型肝炎病毒 IgG 抗体检测试剂盒（酶联免疫吸附法）	产品标准	现行	本标准适用于应用间接酶联免疫吸附法原理，利用戊型肝炎病毒（HEV）抗原包被微孔板和酶标记抗人 IgG 及其他试剂组成的试剂盒，用于检测人血清或血浆样品中戊型肝炎病毒 IgG 抗体。本标准规定了戊型肝炎病毒 IgG 抗体检测试剂盒（酶联免疫吸附法）的术语、定义、分类、试验方法、标识、标签、使用说明书、包装、运输和贮存等要求
77	YY/T 1245-2014	自动血型分析仪	产品标准	现行	本标准适用于对人类红细胞血型定型、抗体筛查试验等的柱凝集法、微孔板法自动血型分析仪。本标准规定了自动血型分析仪的要求、试验方法、标签和使用说明、包装、运输和贮存等内容

续表

序号	标准号	标准名称	标准类别	标准状态	标准适用范围
78	YY/T 1249-2014	游离前列腺特异性抗原定量标记免疫分析试剂盒	产品标准	现行	本标准适用于以双抗体夹心法为原理定量测定游离前列腺特异性抗原（fPSA）的试剂盒（以下简称：fPSA 试剂盒）。包括以酶标记、（电）化学发光标记、（时间分辨）荧光标记等标记方法为捕获抗体，以微孔板、管、磁颗粒、微珠和塑料珠等载体为包被抗体，定量测定 fPSA 的免疫分析试剂盒。本标准规定了游离前列腺特异性抗原定量标记免疫分析试剂盒的分类、要求、试验方法、标识、标签、使用说明书、包装、运输和贮存等内容。本标准不适用于胶体金或其他方法标记的定性或半定量测定 fPSA 的的试剂（如：试纸条等）；用 ^{125}I 等放射性同位素标记的各类 fPSA 放射免疫或免疫放射试剂盒
79	YY/T 1244-2014	体外诊断试剂用纯化水	产品标准	现行	本标准适用于体外诊断试剂生产，医学实验室一般试剂配制，仪器及器械清洗等用的纯化水。试剂生产有特殊要求时，参照相关标准或制定特殊要求（例如血细胞计数试剂对颗粒的特殊要求；分子生物学试剂对 DNA 酶、RNA 酶、蛋白酶的特殊要求等）。本标准规定了体外诊断试剂用纯化水的术语和定义、要求和试验方法
80	YY/T 1241-2014	乳酸脱氢酶测定试剂（盒）	产品标准	现行	本标准适用于以乳酸盐为底物，采用连续监测法对血清或血浆中乳酸脱氢酶活性进行定量检测的乳酸脱氢酶测定试剂（盒），包括手工试剂和在半自动、全自动生化分析仪上使用的试剂。本标准规定了乳酸脱氢酶测定试剂（盒）的术语和定义、要求、试验方法、标签、使用说明书、包装、运输和贮存等内容。本标准不适用于干式乳酸脱氢酶测定试剂（盒）
81	YY/T 1239-2014	琼脂平板培养基	产品标准	现行	本标准适用于微生物实验室常规检验用各种固态琼脂平板培养基产品，包括基础营养培养基、选择性培养基、鉴别培养基、药敏试验琼脂培养基等。本标准规定了琼脂平板培养基的术语和定义、要求、试验方法、标志、标签、包装、运输和贮存等内容。本标准不适用于干粉培养基的要求

续表

序号	标准号	标准名称	标准类别	标准状态	标准适用范围
82	YY/T 1248-2014	乙型肝炎病毒表面抗体测定试剂（盒）（化学发光免疫分析法）	产品标准	现行	本标准适用于利用化学发光分析技术，采用双抗原夹心法原理定性或定量测定人血清、血浆中乙型肝炎病毒表面抗体的试剂（盒），包括化学发光、电化学发光和时间分辨荧光等方法。本标准规定了乙型肝炎病毒表面抗体测定试剂（盒）（化学发光免疫分析法）的技术要求、试验方法、标识、标签、使用说明书、包装、运输和贮存等内容。本标准不适用于单独销售的乙型肝炎病毒表面抗体校准品和乙型肝炎病毒表面抗体质控品；不适用于以化学发光免疫分析为原理的生物芯片
83	YY/T 1247-2014	乙型肝炎病毒表面抗原测定试剂（盒）（化学发光免疫分析法）	产品标准	现行	本标准适用于利用化学发光分析技术，采用双抗体夹心法原理定性或定量测定人血清、血浆中乙型肝炎病毒表面抗原的试剂（盒），包括化学发光、电化学发光和时间分辨荧光等方法。本标准规定了乙型肝炎病毒表面抗原测定试剂（盒）（化学发光免疫分析法）的技术要求、试验方法、标识、标签、使用说明书、包装、运输和贮存等内容
84	YY/T 1246-2014	糖化血红蛋白分析仪	产品标准	现行	本标准适用于对人类血液中糖化血红蛋白（HbA1c）浓度进行检测的仪器；适用于检测项目中包含糖化血红蛋白（HbA1c）项目的仪器，评价该仪器糖化血红蛋白检测模块。本标准规定了糖化血红蛋白分析仪的要求、试验方法、标志、标签、使用说明书、包装、运输和贮存等内容。本标准不适用于非专业人员使用、非实验室使用的对人类血液中糖化血红蛋白（HbA1c）浓度进行检测的仪器
85	YY/T 1243-2014	肌酸激酶测定试剂（盒）	产品标准	现行	本标准适用于使用连续监测法对血清或血浆中肌酸激酶活性进行定量检测的肌酸激酶测定试剂（盒），包括手工试剂和在半自动、全自动生化分析仪上使用的试剂。本标准规定了肌酸激酶测定试剂（盒）的术语和定义、要求、试验方法、标签、使用说明书、包装、运输和贮存等内容。本标准不适用于干式肌酸激酶测定试剂（盒）

续表

序号	标准号	标准名称	标准类别	标准状态	标准适用范围
86	YY/T 1242-2014	α-羟丁酸脱氢酶测定试剂（盒）	产品标准	现行	本标准适用于使用连续监测法对血清或血浆中α-羟丁酸脱氢酶活性进行定量检测的α-羟丁酸脱氢酶测定试剂（盒），包括手工试剂和在半自动、全自动生化分析仪上使用的试剂。本标准规定了α-羟丁酸脱氢酶测定试剂（盒）的术语和定义、要求、试验方法、标签、使用说明书、包装、运输和贮存等内容。本标准不适用于干式α-羟丁酸脱氢酶测定试剂（盒）
87	YY/T 1240-2014	D-二聚体定量检测试剂（盒）	产品标准	现行	本标准适用于实验室检验用的免疫比浊法D-二聚体定量检测试剂（盒）产品。本标准规定了D-二聚体定量检测试剂（盒）的术语、定义、要求、试验方法、标志、标签、使用说明书、包装、运输和贮存等内容
88	YY/T 1236-2014	巨细胞病毒IgG/IgM抗体检测试剂（盒）	产品标准	现行	本标准适用于定性检测人体血清/血浆中巨细胞病毒IgG/IgM抗体检测试剂（盒）（酶联免疫法）、巨细胞病毒IgG/IgM抗体检测试剂（盒）（化学发光法）、巨细胞病毒IgG/IgM抗体检测试剂（盒）（免疫荧光法）、巨细胞病毒IgG/IgM抗体检测试剂（盒）（免疫印迹法）等。本标准规定了巨细胞病毒IgG/IgM抗体检测试剂（盒）的技术要求、试验方法、标识、标签和说明书、包装、运输和贮存等内容
89	YY/T 1235-2014	风疹病毒IgG/IgM抗体检测试剂（盒）	产品标准	现行	本标准适用于定性检测人体血清/血浆中风疹病毒IgG/IgM抗体检测试剂（盒）（酶联免疫法）、风疹病毒IgG/IgM抗体检测试剂（盒）（化学发光法）、风疹病毒IgG/IgM抗体检测试剂（盒）（免疫荧光法）、风疹病毒IgG/IgM抗体检测试剂（盒）（免疫印迹法）等。本标准规定了风疹病毒IgG/IgM抗体检测试剂（盒）的技术要求、试验方法、标识、标签和说明书、包装、运输和贮存等内容
90	YY/T 1238-2014	RhD（IgM）血型定型试剂（单克隆抗体）	产品标准	现行	本标准适用于RhD（IgM）血型定型试剂（单克隆抗体）。本标准规定了RhD（IgM）血型定型试剂（单克隆抗体）的测试项目和要求

续表

序号	标准号	标准名称	标准类别	标准状态	标准适用范围
91	YY/T 1237-2014	弓形虫 IgG 抗体检测试剂（盒）（酶联免疫法）	产品标准	现行	本标准适用于酶联免疫法定性检测人血清、血浆中弓形虫 IgG 抗体的检测试剂（盒）。本标准规定了弓形虫 IgG 抗体检测试剂盒（酶联免疫法）的分类、要求、试验方法、标识、标签、使用说明书、包装、贮存等内容
92	YY/T 1226-2014	人乳头瘤病毒核酸（分型）检测试剂（盒）	产品标准	现行	本标准适用于人乳头瘤病毒核酸（分型）检测试剂（盒），采用的技术方法有实时 PCR 荧光法、PCR- 反向杂交法、表面等离子谐振法、杂交捕获 - 化学发光法、酶切信号放大法、基因芯片法等。本标准规定了人乳头瘤病毒核酸（分型）检测试剂（盒）的术语和定义、技术要求、试验方法、标识、标签和说明书、包装、运输和贮存等内容
93	YY/T 1222-2014	总三碘甲状腺原氨酸定量标记免疫分析试剂盒	产品标准	现行	本标准适用于以竞争法为原理定量测定总三碘甲状腺原氨酸（TT3）的试剂盒，包括以酶标记、（电）化学发光标记、（时间分辨）荧光标记等标记方法，微孔板、管、磁颗粒、微珠和塑料珠等作为载体的定量测定 TT3 的免疫分析试剂盒。本标准规定了总三碘甲状腺原氨酸定量标记免疫分析试剂盒的定义、组成、要求、试验方法、标识、标签、使用说明书、包装、运输和贮存等内容
94	YY/T 1234-2014	碱性磷酸酶测定试剂（盒）（NPP 底物 -AMP 缓冲液法）	产品标准	现行	本标准适用于使用 AMP 缓冲液对血清或血浆中碱性磷酸酶活性进行定量检测的碱性磷酸酶测定试剂（盒），包括手工试剂和在半自动、全自动生化分析仪上使用的试剂。本标准规定了碱性磷酸酶测定试剂（盒）的技术要求、试验方法、标签、使用说明书、包装、运输和贮存等内容。本标准不适用于干式碱性磷酸酶测定试剂（盒）
95	YY/T 1233-2014	心肌肌钙蛋白 - I 测定试剂（盒）（化学发光免疫分析法）	产品标准	现行	本标准适用于以化学发光免疫分析法为原理定量测定人心肌肌钙蛋白 -I（cTnI）的试剂（盒），包括以微孔板、管、磁颗粒等为载体的酶促及非酶促化学发光免疫分析测定试剂（盒）。本标准规定了心肌肌钙蛋白 -I 定量测定试剂（盒）（化学发光免疫分析法）的术语和定义、分类、要求、试验方法、标识、标签、使用说明书、包装、运输和贮存等内容。本标准不适用于对试剂盒中的校准品和质控品的要求

续表

序号	标准号	标准名称	标准类别	标准状态	标准适用范围
96	YY/T 1230–2014	胱抑素C测定试剂（盒）	产品标准	现行	本标准适用于使用颗粒增强型透射免疫比浊法对人血清或血浆中的胱抑素C进行定量检测的试剂（盒），包括手工试剂和在半自动、全自动生化分析仪上使用的试剂。本标准规定了胱抑素C测定试剂（盒）的要求、试验方法、标签、使用说明书、包装、运输和贮存等内容
97	YY/T 1229–2014	钙测定试剂（盒）	产品标准	现行	本标准适用于使用偶氮砷Ⅲ法、邻甲酚酞络合铜法、甲基麝香草酚蓝法对血清、血浆等体液中钙进行定量检测的钙测定试剂（盒），包括手工试剂和在半自动、全自动生化分析仪上使用的试剂。本标准规定了钙测定试剂（盒）的要求、试验方法、标签、使用说明书、包装、运输和贮存等内容。本标准不适用于干式化学测定试剂
98	YY/T 1228–2014	白蛋白测定试剂（盒）	产品标准	现行	本标准适用于使用溴甲酚绿法、溴甲酚紫法对血清、血浆等体液中白蛋白进行定量检测的白蛋白测定试剂（盒）。本标准规定了白蛋白测定试剂（盒）的要求、试验方法、标签、使用说明书、包装、运输和贮存等内容
99	YY/T 1224–2014	膀胱癌细胞相关染色体及基因异常检测试剂盒（荧光原位杂交法）	产品标准	现行	本标准适用于由CSP3、CSP7、CSP17、GLP9相应位点4种荧光原位杂交探针和复染剂组成，通过检测样本（通常是尿液脱落细胞涂片）上3号、7号、17号染色体非整倍体增加和9号染色体P16基因位点缺失，从而辅助诊断膀胱癌的试剂盒。本标准规定了膀胱癌细胞相关染色体及基因异常检测试剂盒（荧光原位杂交法）的定义、组成、要求、试验方法、标识、标签、使用说明书、包装、运输和贮存等内容。本标准不适用于以免疫组织化学染色诊断方法为基本原理，用于膀胱癌辅助诊断的试剂盒，本标准不适用于以酶联免疫吸附分析等标记免疫分析为基本原理，用于膀胱癌辅助诊断的试剂盒

续表

序号	标准号	标准名称	标准类别	标准状态	标准适用范围
100	YY/T 1223-2014	总甲状腺素定量标记免疫分析试剂盒	产品标准	现行	本标准适用于以竞争法为原理定量测定总甲状腺素（TT4）的试剂盒，包括以酶标记、（电）化学发光标记、(时间分辨)荧光标记等标记方法，微孔板、管、磁颗粒、微珠和塑料珠等作为载体的定量测定 TT4 的免疫分析试剂盒。本标准规定了总甲状腺素定量标记免疫分析试剂盒的定义、组成、要求、试验方法、标识、标签、使用说明书、包装、运输和贮存等内容
101	YY/T 1221-2013	心肌肌钙蛋白 I 诊断试剂（盒）（胶体金法）》	产品标准	现行	本标准规定了心肌肌钙蛋白 I（cTnI）诊断试剂（盒）（胶体金法）的术语和定义、技术要求、试验方法、检验和判定、标识、标签、使用说明书、包装、运输和贮存。本标准适用于心肌肌钙蛋白 I（cTnI）诊断试剂（盒）（胶体金法）。该试剂用于定性检测人血清或血浆中的 cTnI，临床上用于急性心肌梗塞（AMI）和不稳定心绞痛（UA）等病情监测和治疗预后的辅助诊断
102	YY/T 1225-2014	肺炎支原体抗体检测试剂盒	产品标准	现行	本标准适用于胶体金法、酶联免疫法定性测定人血清、血浆和全血中的肺炎支原体 IgG、IgM 抗体的检测试剂盒。本标准规定了肺炎支原体抗体检测试剂盒的产品分类、要求、检验方法、检验规则、标识、标签、包装、运输和贮存等内容
103	YY/T 1227-2014	临床化学体外诊断试剂（盒）命名	产品标准	现行	本标准适用于采用分光光度法，利用全自动生化分析仪、半自动生化分析仪或分光光度计，在医学实验室进行定量检测的临床化学体外诊断试剂（盒）产品。本标准规定了临床化学体外诊断试剂盒命名应遵循的原则，并对部分项目制定了具体命名实例。本标准不适用于校准品、质控品
104	YY/T 1231-2014	肌酐测定试剂（盒）（肌氨酸氧化酶法）	产品标准	现行	本标准适用于使用肌氨酸氧化酶法对血清、血浆、尿液中肌酐浓度进行定量检测的肌酐测定试剂(盒)，包括手工试剂和在半自动、全自动生化分析仪上使用的试剂。本标准规定了肌酐测定试剂（盒）（肌氨酸氧化酶法）的技术要求、试验方法、标签、使用说明书、包装、运输和贮存等内容。本标准不适用于苦味酸法的肌酐测定试剂（盒）。本标准不适用于干式肌酐测定试剂（盒）

续表

序号	标准号	标准名称	标准类别	标准状态	标准适用范围
105	YY/T 1232-2014	γ-谷氨酰基转移酶测定试剂（盒）（GPNA 底物法）	产品标准	现行	本标准适用于以 L-γ-谷氨酰-3-羧基-对硝基苯胺底物法对血清或血浆中 γ-谷氨酰基转移酶活性进行定量检测的 γ-谷氨酰基转移酶测定试剂（盒），包括手工试剂和在半自动、全自动生化分析仪上使用的试剂。本标准规定了 γ-谷氨酰基转移酶测定试剂（盒）（GPNA 底物法）的技术要求、试验方法、标签、使用说明书、包装、运输和贮存等内容。本标准不适用于干式 γ-谷氨酰基转移酶测定试剂（盒）
106	YY/T 1218-2013	促甲状腺素定量标记免疫分析试剂盒	产品标准	现行	本标准规定了促甲状腺素定量标记免疫分析试剂盒的分类、要求、试验方法、标识、标签、使用说明书、包装、运输和贮存。本标准适用于以双抗体夹心法为原理定量测定促甲状腺素（TSH）的试剂盒。包括以酶标记、（电）化学发光标记、（时间分辨）荧光标记等标记方法为捕获抗体，以微孔板、管、磁颗粒、微珠和塑料珠等为载体包被抗体，定量测定 TSH 的免疫分析试剂盒。本标准不适用于：①胶体金标记 TSH 试纸条；②用 ^{125}I 等放射性同位素标记的各类放射免疫或免疫放射试剂盒
107	YY/T 1220-2013	肌酸激酶同工酶（CK-MB）诊断试剂（盒）（胶体金法）》	产品标准	现行	本标准规定了肌酸激酶同工酶（CK-MB）诊断试剂（盒）（胶体金法）的术语和定义、要求、试验方法、检验和判定、标识、标签和使用说明书、包装、运输和贮存。本标准适用于肌酸激酶同工酶诊断试剂（盒）（胶体金法）。该试剂用于体外定性检测人血清或血浆中肌酸激酶同工酶的活性
108	YY/T 1219-2013	胰酪胨大豆肉汤培养基	产品标准	现行	本标准规定了胰酪胨大豆肉汤培养基的术语和定义、培养基的配方、要求、试验方法、标识、标签和使用说明书以及包装、运输、贮存

续表

序号	标准号	标准名称	标准类别	标准状态	标准适用范围
109	YY/T 1217–2013	促黄体生成素定量标记免疫分析试剂盒	产品标准	现行	本标准规定了促黄体生成素定量标记免疫分析试剂盒的分类、要求、试验方法、标识、标签和使用说明书、包装、运输和贮存。本标准适用于以双抗体夹心法为原理定量测定促黄体生成素（LH）的试剂盒。包括以酶标记、（电）化学发光标记、（时间分辨）荧光标记等标记方法为捕获抗体，以微孔板、管、磁颗粒、微珠和塑料珠等为载体包被抗体，定量测定 LH 的免疫分析试剂盒。本标准不适用于：①各类胶体金标记 LH 试纸；②用 ^{125}I 等放射性同位素标记的各类 LH 放射免疫或免疫放射试剂盒
110	YY/T 1216–2013	甲胎蛋白定量标记免疫分析试剂盒	产品标准	现行	本标准规定了甲胎蛋白定量标记免疫分析试剂盒的分类、要求、试验方法、使用说明书、标识、标签以及包装、运输、贮存。本标准适用于进行甲胎蛋白定量测定的标记免疫分析试剂盒。包括以酶标记、化学发光标记、时间分辨荧光标记等标记方法为捕获抗体，以微孔板、管、磁颗粒、微珠和塑料珠等为载体包被抗体，定量测定 AFP 的免疫分析测定试剂盒。本标准不适用于：①胶体金标记 AFP 试纸条；②用 ^{125}I 等放射性同位素标记的各类放射免疫或免疫放射试剂盒
111	YY/T 1209–2013	BCYE 琼脂培养基	产品标准	现行	本标准规定了 BCYE 琼脂培养基的术语和定义、培养基配方、要求、检验方法、使用说明、标识与标签以及包装、运输、贮存
112	YY/T 1214–2013	人绒毛膜促性腺激素定量标记免疫分析试剂盒	产品标准	现行	本标准规定了人绒毛膜促性腺激素定量标记免疫分析试剂盒的分类、要求、试验方法、标识、标签和使用说明书、包装、运输和贮存。本标准适用于以双抗体夹心法为原理定量测定人绒毛膜促性腺激素（HCG）的试剂盒。包括以酶标记、（电）化学发光标记、（时间分辨）荧光标记等标记方法为捕获抗体，以微孔板、管、磁颗粒、微珠和塑料珠等为载体包被抗体，定量测定 HCG 的免疫分析试剂盒。本标准不适用于：①胶体金标记 HCG 试纸条；②用 ^{125}I 等放射性同位素标记的各类 HCG 放射免疫或免疫放射试剂盒

续表

序号	标准号	标准名称	标准类别	标准状态	标准适用范围
113	YY/T 1213-2013	促卵泡生成素定量标记免疫分析试剂盒	产品标准	现行	本标准规定了促卵泡生成素定量标记免疫分析试剂盒的分类、要求、试验方法、标识、标签、使用说明书、包装、运输和贮存。本标准适用于以双抗体夹心法为原理定量测定促卵泡生成素（FSH）的试剂盒。包括以酶标记、（电）化学发光标记、（时间分辨）荧光标记等标记方法为捕获抗体，以微孔板、管、磁颗粒、微珠和塑料珠等为载体包被抗体，定量测定 FSH 的免疫分析试剂盒。本标准不适用于：①胶体金标记 FSH 试纸条；②用 ^{125}I 等放射性同位素标记的各类 FSH 放射免疫或免疫放射试剂盒
114	YY/T 1211-2013	甘露醇高盐琼脂培养基	产品标准	现行	本标准规定了甘露醇高盐琼脂培养基的术语和定义、培养基配方、要求、检验方法、使用说明、标识与标签以及包装、运输、贮存
115	YY/T 1208-2013	硫代硫酸盐-柠檬酸盐-胆盐-蔗糖（TCBS）琼脂培养基》	产品标准	现行	本标准规定了 TCBS 琼脂培养基的术语和定义、培养基配方、要求、检验方法、使用说明、标识和标签以及包装、运输、贮存
116	YY/T 1207-2013	尿酸测定试剂盒（尿酸酶过氧化物酶偶联法）	产品标准	现行	本标准规定了尿酸测定试剂盒（尿酸酶过氧化物酶偶联法）的要求、试验方法、标识、标签和使用说明、包装、运输和贮存等。本标准适用于尿酸测定试剂盒（尿酸酶过氧化物酶偶联法）的质量控制
117	YY/T 1212-2013	庆大霉素琼脂基础培养基	产品标准	现行	本标准规定了庆大霉素琼脂基础培养基的术语和定义、培养基配方、要求、检验方法、使用说明书、标识和标签以及包装、运输和贮存
118	YY/T 1203-2013	钠测定试剂盒（酶法）	产品标准	现行	本标准规定了钠测定试剂盒（酶法）的测定原理、要求、试验方法、标识、标签和使用说明、包装、运输和贮存等。本标准适用于钠测定试剂盒（酶法）的质量控制
119	YY/T 1205-2013	总胆红素测定试剂盒（钒酸盐氧化法）	产品标准	现行	本标准规定了总胆红素测定试剂盒（钒酸盐氧化法）的要求、试验方法、标识、标签和使用说明、包装、运输和贮存等。本标准适用于总胆红素测定试剂盒（钒酸盐氧化法）的质量控制

续表

序号	标准号	标准名称	标准类别	标准状态	标准适用范围
120	YY/T 1202-2013	钾测定试剂盒（酶法）》	产品标准	现行	本标准规定了钾测定试剂盒（酶法）的测定原理、要求、试验方法、标识、标签和使用说明、包装、运输和贮存等。本标准适用于钾测定试剂盒（酶法）的质量控制，该产品用于体外定量测定人体血清或血浆中钾的量
121	YY/T 1206-2013	总胆固醇测定试剂盒（氧化酶法）》	产品标准	现行	本标准规定了总胆固醇测定试剂盒（氧化酶法）的要求、试验方法、标识、标签和使用说明、包装、运输和贮存等。本标准适用于医学实验室定量检验所使用的单试剂或双试剂的液体型总胆固醇测定试剂盒（氧化酶法）的质量控制
122	YY/T 1204-2013	总胆汁酸测定试剂盒（酶循环法）》	产品标准	现行	本标准规定了总胆汁酸测定试剂盒（酶循环法）的测定原理、要求、试验方法、标识、标签和使用说明、包装、运输和贮存等。本标准适用于总胆汁酸测定试剂盒（酶循环法）的质量控制，该产品用于体外定量测定人体血清或血浆中总胆汁酸量
123	YY/T 1210-2013	麦康凯山梨醇琼脂培养基	产品标准	现行	本标准规定了麦康凯山梨醇琼脂培养基的术语和定义、培养基配方、要求、检验方法、使用说明、标识与标签以及包装、运输、贮存
124	YY/T 1215-2013	丙型肝炎病毒（HCV）抗体检测试剂盒（胶体金法）》	产品标准	现行	本标准规定了丙型肝炎病毒（HCV）抗体检测试剂盒（胶体金法）的术语和定义、要求、试验方法、检验和判定、包装、标志和使用说明书、运输和贮存。本标准适用于丙型肝炎病毒（HCV）抗体检测试剂盒（胶体金法、胶体硒法、胶乳法等快速检测试纸条试剂盒）。该试剂盒用于定性检测人全血、血清或血浆中的丙型肝炎病毒（HCV）抗体
125	YY/T 1197-2013	丙氨酸氨基转移酶（ALT）测定试剂盒（IFCC 法）》	产品标准	现行	本标准规定了丙氨酸氨基转移酶测定试剂盒（IFCC 法）的测定原理、要求、试验方法、标签和使用说明、包装、运输和贮存等。本标准适用于丙氨酸氨基转移酶测定试剂盒（IFCC 法）的质量控制，该产品用于体外定量测定人体血清或血浆中丙氨酸氨基转移酶的活性
126	YY/T 1201-2013	尿素测定试剂盒（酶偶联监测法）》	产品标准	现行	本标准规定了尿素测定试剂盒（酶偶联监测法）的测定原理、要求、试验方法、标识、标签和使用说明、包装、运输和贮存等。本标准适用于尿素测定试剂盒（酶偶联监测法）的质量控制

续表

序号	标准号	标准名称	标准类别	标准状态	标准适用范围
127	YY/T 1198–2013	天门冬氨酸氨基转移酶测定试剂盒（IFCC 法）	产品标准	现行	本标准规定了天门冬氨酸氨基转移酶测定试剂盒（IFCC 法）的测定原理、要求、试验方法、标识、标签和使用说明、包装、运输和贮存等。本标准适用于天门冬氨酸氨基转移酶测定试剂盒（IFCC 法）的质量控制，该产品用于体外定量测定人体血清或血浆中天门冬氨酸氨基转移酶（AST）的活性
128	YY/T 1200–2013	葡萄糖测定试剂盒（酶法）	产品标准	现行	本标准规定了葡萄糖测定试剂盒（酶法）的测定原理、要求、试验方法、标识、标签和使用说明、包装、运输和贮存等。本标准适用于己糖激酶法和氧化酶法葡萄糖测定试剂盒，该试剂盒在临床检验中用于定量分析血清、血浆、尿液、脑脊液等体液中的葡萄糖浓度
129	YY/T 1194–2011	α–淀粉酶测定试剂（盒）（连续监测法）	产品标准	现行	本标准规定了 α–淀粉酶测定试剂（盒）的术语和定义、分类与命名、技术要求、试验方法、标签、使用说明书、包装、运输和贮存等要求。本标准适用于使用连续监测法对血清、血浆、尿液等体液中 α 淀粉酶活性进行定量检测的 α–淀粉酶测定试剂（盒），包括手工试剂和在半自动、全自动生化分析仪上使用的试剂
130	YY/T 1195–2011	血清总蛋白参考测量程序	产品标准	现行	本标准用于血清中总蛋白含量的定量测量
131	YY/T 1199–2013	甘油三酯测定试剂盒（酶法）	产品标准	现行	本标准规定了甘油三酯测定试剂盒（酶法）的测定原理、要求、试验方法、标识、标签和使用说明、包装、运输和贮存等。本标准适用于甘油三酯测定试剂盒（酶法）的质量控制，该产品用于体外定量测定人体血清或血浆中甘油三酯（TG）的活性
132	YY/T 1196–2013	氯测定试剂盒（酶法）	产品标准	现行	本标准规定了氯测定试剂盒（酶法）的要求、试验方法、标签和使用说明、包装、运输和贮存。本标准适用于氯测定试剂盒（酶法）的质量控制
133	YY/T 1187–2010	营养肉汤培养基	产品标准	现行	本标准规定了营养肉汤培养基的质量要求、检验方法、使用说明、标志、标签以及包装、运输、贮存。本标准适用于一般细菌培养的营养肉汤培养基

续表

序号	标准号	标准名称	标准类别	标准状态	标准适用范围
134	YY/T 1193-2011	促卵泡生成激素（FSH）定量测定试剂盒（化学发光免疫分析法）	产品标准	现行	本标准规定了促卵泡生成激素（FSH）定量测定试剂（盒）（化学发光免疫分析法）产品的分类、要求、试验方法、标识、标签、使用说明书、包装、运输和贮存等。本标准适用于以化学发光免疫分析为原理的定量检测人血液基质或其他体液成分中的促卵泡生成激素（FSH）定量测定试剂（盒）。包括以微孔板、管、磁颗粒、微珠和塑料珠等为载体的酶促及非酶促化学发光免疫分析测定试剂（盒）。本标准不适用于：①拟用于单独销售的促卵泡生成激素校准品和促卵泡生成激素质控品；②以化学发光免疫分析为原理的生物芯片
135	YY/T 1192-2011	人绒毛膜促性腺激素（HCG）定量测定试剂（盒）（化学发光免疫分析法）	产品标准	现行	本标准规定了人绒毛膜促性腺激素（HCG）定量测定试剂（盒）（化学发光免疫分析法）分类、要求、试验方法、标识、标签、使用说明书、包装、运输和贮存等。本标准适用于以化学发光免疫分析为原理的定量检测人血液基质或其他体液成分中的人绒毛膜促性腺激素（HCG）试剂（盒）。包括以微孔板、管、磁颗粒、微珠和塑料珠等为载体的酶促及非酶促化学发光免疫分析测定试剂（盒）。本标准不适用于：①拟用于单独销售的人绒毛膜促性腺激素校准品和人绒毛膜促性腺激素质控品；②以化学发光免疫分析为原理的生物芯片
136	YY/T 1191-2011	抗菌剂药敏纸片	产品标准	现行	本标准规定了抗菌剂药敏纸片质量检验的通用技术要求。包括术语和定义、要求、试验方法、标签和使用说明、包装、运输和贮存。其中抗菌剂是指抗生素和化学合成的抗菌药的统称。本标准适用于医学实验室进行纸片扩散法药敏试验所使用的抗菌剂药敏纸片
137	YY/T 1188-2010	伊红美兰琼脂培养基（曙红亚甲蓝琼脂培养基）	产品标准	现行	本标准规定了曙红亚甲蓝琼脂培养基的质量要求、检验方法、使用说明、标志、标签以及包装、运输、贮存。本标准适用于曙红亚甲蓝琼脂培养基

第六篇 检验实验室管理和仪器操作

续表

序号	标准号	标准名称	标准类别	标准状态	标准适用范围
138	YY/T 1189–2010	中国蓝琼脂培养基	产品标准	现行	本标准规定了中国蓝琼脂培养基的质量要求、检验方法、使用说明、标志、标签以及包装、运输、贮存。本标准适用于肠道细菌分离鉴别的含有玫瑰红酸的中国蓝琼脂培养基。不含玫瑰红酸成分的中国蓝培养基，其外观、生长试验等指标不适用该标准要求
139	YY/T 1190–2010	乳糖胆盐发酵培养基	产品标准	现行	本标准规定了乳糖胆盐发酵培养基的质量要求、检验方法、使用说明、标志、标签以及包装、运输、贮存。本标准适用于大肠杆菌乳糖发酵试验的乳糖胆盐发酵培养基
140	YY/T 1180–2010	人类白细胞抗原（HLA）基因分型试剂盒 SSP 法	产品标准	现行	本标准规定了人类白细胞抗原（HLA）基因分型试剂盒（SSP 法）产品的术语和定义、要求、试验方法、标识、标签、使用说明书、包装、运输和贮存等。本标准适用于 SSP 法检测人类白细胞抗原的基因分型试剂盒。试剂盒主要用于 HLA 的Ⅰ类 A，B 和 C 位点及Ⅱ类 DRB 和 DQB 等位点低分辨率、中分辨率的基因分型
141	YY/T 1184–2010	流式细胞仪用单克隆抗体试剂	产品标准	现行	本标准规定了流式细胞仪用单克隆抗体试剂质量检验的通用技术要求。包括术语和定义、分类和命名、要求、试验方法、标签和使用说明、包装、运输和贮存。本标准适用于医学实验室使用流式细胞仪对临床标本进行淋巴细胞表型分析、白血病 / 淋巴瘤分型或其他疾病的诊断和监测等所使用的流式细胞仪用单克隆抗体试剂，为直接免疫标记的荧光抗体，可用于细胞膜抗原及胞浆内抗原检测。试剂可以是一种荧光素标记的直标抗体，也可以是两种或两种以上直标抗体的混合物
142	YY/T 1183–2010	酶联免疫吸附法检测试剂（盒）	产品标准	现行	本标准规定了酶联免疫吸附法检测试剂（盒）的通用技术要求，包括术语与定义、分类、要求、试验方法、标识和使用说明书、包装、运输和贮存。本标准适用于在医学实验室以酶联免疫吸附法为原理进行检验的定量 / 定性检测试剂（盒）

续表

序号	标准号	标准名称	标准类别	标准状态	标准适用范围
143	YY/T 1181-2010	免疫组织化学试剂盒	产品标准	现行	本标准规定了免疫组织化学试剂盒通用的产品分类、要求、试验方法及标志、标签、使用说明书、包装、运输和贮存等内容。本标准适用于医学实验室所使用的基于抗原抗体反应的用于检测石蜡切片、冰冻切片及涂片、爬片等标本的组织/细胞化学定性试剂盒，该试剂盒至少包括一抗和显色系统
144	YY/T 1179-2010	糖类抗原CA50定量测定试剂（盒）化学发光免疫分析法	产品标准	现行	本标准规定了糖类抗原CA50定量测定试剂（盒）（化学发光免疫分析法）的分类、要求、试验方法、标识、标签、使用说明书、包装、运输和贮存。本标准适用于以化学发光免疫分析法为原理定量测定人糖类抗原CA50试剂（盒）。包括以微孔板、管、磁颗粒、微珠和塑料珠等为载体的酶促及非酶促化学发光免疫分析测定试剂（盒）。本标准不适用于：①拟用于单独销售的肿瘤标志物校准品和肿瘤标志物质控品；②以化学发光免疫分析为原理的生物芯片
145	YY/T 1178-2010	糖类抗原CA19-9定量测定试剂（盒）化学发光免疫分析法	产品标准	现行	本标准规定了糖类抗原CA19-9定量测定试剂（盒）（化学发光免疫分析法）的分类、要求、试验方法、标识、标签、使用说明书、包装、运输和贮存。本标准适用于以化学发光免疫分析法为原理定量测定糖类抗原（CA19-9）试剂（盒）。包括以微孔板、管、磁颗粒、微珠和塑料珠等为载体的酶促及非酶促化学发光免疫分析测定试剂（盒）。本标准不适用于；①拟用于单独销售的肿瘤标志物校准品和肿瘤标志物质控品；②以化学发光免疫分析为原理的生物芯片
146	YY/T 1177-2010	癌抗原CA72-4定量测定试剂（盒）化学发光免疫分析法	产品标准	现行	本标准规定了癌抗原CA72-4定量测定试剂（盒）（化学发光免疫分析法）的分类、要求、试验方法、标识、标签、使用说明书、包装、运输和贮存。本标准适用于以化学发光免疫分析法为原理定量测定人癌抗原CA72-4试剂（盒）（以下简称"CA72-4试剂（盒）"）包括以微孔板、管、磁颗粒、微珠和塑料珠等为载体的酶促及非酶促化学发光免疫分析测定试剂（盒）。本标准不适用于：①拟用于单独销售的肿瘤标志物校准品和肿瘤标志物质控品。②以化学发光免疫分析为原理的生物芯片

续表

序号	标准号	标准名称	标准类别	标准状态	标准适用范围
147	YY/T 1176-2010	癌抗原 CA15-3 定量测定试剂（盒）化学发光免疫分析法	产品标准	现行	本标准规定了癌抗原CA15-3定量测定试剂（盒）（化学发光免疫分析法）的分类、要求、试验方法、标识、标签、使用说明书、包装、运输和贮存。本标准适用于以化学发光免疫分析法为原理定量测定癌抗原CA15-3试剂（盒）。包括以微孔板、管、磁颗粒、微珠和塑料珠等为载体的酶促及非酶促化学发光免疫分析测定试剂（盒）。本标准不适用于：①拟用于单独销售的肿瘤标志物校准品和肿瘤标志物质控品。②以化学发光免疫分析为原理的生物芯片
148	YY/T 1175-2010	肿瘤标志物定量测定试剂（盒）化学发光免疫分析法	产品标准	现行	本标准规定了肿瘤标志物定量测定试剂（盒）（化学发光免疫分析法）的术语和定义、分类、要求、试验方法、标识、标签、使用说明书、包装、运输和贮存。本标准适用于以化学发光免疫分析法为原理定量测定人肿瘤标志物的试剂（盒）。包括以微孔板、管、磁颗粒、微珠和塑料珠等为载体的酶促及非酶促化学发光免疫分析测定试剂（盒）
149	YY/T 1174-2010	半自动化学发光免疫分析仪	产品标准	现行	本标准规定了半自动化学发光免疫分析仪的要求、试验方法、标志、标签和说明书、包装、运输和贮存。本标准适用于半自动化学发光免疫分析仪检测器部分。本标准不适用于分析仪的孵育、洗涤、加样等其他部分
150	YY/T 1173-2010	聚合酶链反应分析仪	产品标准	现行	本标准规定了聚合酶链反应分析仪的术语和定义、分类和命名、要求、试验方法、标志和使用说明书、包装、运输和储存等内容。本标准适用于对核酸样本进行扩增、检测、分析的 PCR 仪
151	YY/T 1186-2010	MH 肉汤培养基	产品标准	现行	本标准规定了 MH 肉汤培养基的质量要求、检验方法、使用说明、标志、标签以及包装、运输、贮存。本标准适用于 MH 肉汤培养基

续表

序号	标准号	标准名称	标准类别	标准状态	标准适用范围
152	YY/T 1182–2010	核酸扩增检测用试剂（盒）	产品标准	现行	本标准规定了核酸扩增检测试剂(盒)的术语和定义、命名和分类、技术要求、试验方法、标识、标签和说明书、包装、运输和贮存等。本标准适用于核酸扩增检测试剂（盒）的质量控制。核酸扩增检测试剂（盒）应包括核酸提取、核酸扩增及产物分析试剂组分，如核酸扩增检测试剂（盒）内不含有核酸提取组分，应由生产企业说明或指定提取试剂(盒)。本标准不适用于基因分型、基因芯片和病毒基因分型/突变检测用试剂（盒）及血源筛查的试剂（盒）
153	YY/T 1185–2010	脑心浸液培养基	产品标准	现行	本标准规定了脑心浸液培养基的质量要求、检验方法、使用说明、标志、标签以及包装、运输、贮存。本标准适用于脑心浸液培养基
154	YY/T 1169–2009	麦康凯琼脂培养基	产品标准	现行	本标准规定了麦康凯琼脂培养基的质量要求、检验方法、使用说明、标志、标签以及包装、运输、贮存。本标准适用于麦康凯琼脂培养基
155	YY/T 1170–2009	碱性蛋白胨水培养基	产品标准	现行	本标准规定了碱性蛋白胨水培养基的质量要求、检验方法、使用说明、标志、标签以及包装、运输、贮存。本标准适用于霍乱弧菌及其他弧菌增菌培养的碱性蛋白胨水培养基
156	YY/T 1168–2009	巧克力琼脂基础培养基	产品标准	现行	本标准规定了巧克力琼脂基础培养基的质量要求、检验方法、使用说明、标志、标签以及包装、运输、贮存。本标准适用于巧克力琼脂基础培养基
157	YY/T 1166–2009	淋球菌琼脂基础培养基	产品标准	现行	本标准规定了淋球菌琼脂基础培养基的质量要求、检验方法、使用说明、标志、标签以及包装、运输、贮存。本标准适用于淋球菌琼脂基础培养基，分离培养淋病奈瑟菌时需添加适当的抗生素、增菌剂和抑菌剂
158	YY/T 1163–2009	总前列腺特异性抗原（t–PSA）定量测定试剂（盒）（化学发光免疫分析法）	产品标准	现行	本标准规定了总前列腺特异性抗原（t–PSA）定量测定试剂（盒）（化学发光免疫分析法）的术语和定义、分类、要求、试验方法、检验规则、标识、标签、使用说明书、包装、运输和贮存等。本标准适用于以化学发光免疫分析为原理的定量检测人血液基质或其他体液成分中的总前列腺特异性抗原（t–PSA）定量测定试剂（盒）。包括以微孔板、管、磁颗粒、微珠和塑料珠等为载体的酶促及非酶促化学发光免疫分析测定试剂（盒）。本标准不适用于对试剂盒中的校准品和质控品的要求

第六篇 检验实验室管理和仪器操作

续表

序号	标准号	标准名称	标准类别	标准状态	标准适用范围
159	YY/T 1162-2009	甲胎蛋白（AFP）定量测定试剂（盒）（化学发光免疫分析法）	产品标准	现行	本标准规定了甲胎蛋白（AFP）定量测定试剂（盒）（化学发光免疫分析法）的术语和定义、分类、要求、试验方法、检验规则、标识、标签、使用说明书、包装、运输和贮存等。本标准适用于以化学发光免疫分析为原理的定量检测人血液基质或其他体液成分中的甲胎蛋白（AFP）定量测定试剂（盒）。包括以微孔板、管、磁颗粒、微珠和塑料珠等为载体的酶促及非酶促化学发光免疫分析测定试剂（盒）。本标准不适用于对试剂盒中的校准品和质控品的要求
160	YY/T 1159-2009	纤维蛋白原检测试剂（盒）	产品标准	现行	本标准规定了纤维蛋白原检测试剂（盒）质量检验的通用要求，包括术语和定义、要求、试验方法、标志、标签和使用说明书、包装、运输和贮存。本标准适用于临床实验室常规检验用的 Clauss 法纤维蛋白原检测试剂（盒）产品，包括冷冻干燥品和液体试剂产品。本标准不适用于物理化学测定法和免疫法测定纤维蛋白原检测试剂（盒）
161	YY/T 1158-2009	凝血酶原时间检测试剂（盒）	产品标准	现行	本标准规定了凝血酶原时间检测试剂（盒）质量检验测试的通用技术要求，包括术语和定义、要求、试验方法、标志、标签和使用说明书、包装、运输和贮存。本标准适用于临床实验室常规检验用 Quick 一期法凝血酶原时间检测试剂（盒）产品（以下简称 PT 试剂），包括冷冻干燥品和液体试剂产品。本标准不适用于床旁快速检测（POCT）的凝血酶原时间检测试剂（盒）
162	YY/T 1157-2009	活化部分凝血活酶时间检测试剂（盒）	产品标准	现行	本标准规定了活化部分凝血活酶时间检测试剂（盒）质量检验测试的通用技术要求，包括术语和定义、要求、试验方法、标志、标签和使用说明书、包装、运输和贮存。本标准适用于临床实验室常规检验用的活化部分凝血活酶时间检测试剂（盒）产品。本标准不适用于床旁快速检测（POCT）的活化部分凝血活酶时间检测试剂（盒）

续表

序号	标准号	标准名称	标准类别	标准状态	标准适用范围
163	YY/T 1161–2009	肿瘤相关抗原CA125定量测定试剂（盒）（化学发光免疫分析法）	产品标准	现行	本标准规定了肿瘤相关抗原CA125定量测定试剂（盒）（化学发光免疫分析法）的术语和定义、分类、要求、试验方法、检验规则、标识、标签、使用说明书、包装、运输和贮存等。本标准适用于以化学发光免疫分析法为原理定量测定人肿瘤相关抗原（CA125）试剂（盒），包括以微孔板、管、磁颗粒、微珠和塑料珠等为载体的酶促及非酶促化学发光免疫分析测定试剂（盒）。本标准不适用于对试剂盒中的校准品和质控品的要求
164	YY/T 1165–2009	沙保弱琼脂培养基	产品标准	现行	本标准规定了沙保弱琼脂培养基的质量要求、检验方法、使用说明、标志、标签以及包装、运输、贮存。本标准适用于对真菌分离培养的沙保弱琼脂培养基
165	YY/T 1171–2009	改良罗氏基础培养基	产品标准	现行	本标准规定了改良罗氏基础培养基的质量要求、检验方法、使用说明、标志、标签以及包装、运输、贮存。本标准适用于改良罗氏基础培养基
166	YY/T 1167–2009	厌氧血琼脂培养基	产品标准	现行	本标准规定了厌氧血琼脂基础培养基的质量要求、检验方法、使用说明、标志、标签以及包装、运输、贮存。本标准适用于厌氧血琼脂基础培养基
167	YY/T 1160–2009	癌胚抗原（CEA）定量测定试剂（盒）	产品标准	现行	本标准规定了癌胚抗原（CEA）定量测定试剂（盒）（化学发光免疫分析法）的术语和定义、分类、要求、试验方法、检验规则、标识、标签、使用说明书、包装、运输和贮存等。本标准适用于以化学发光免疫分析法为原理定量测定人癌胚抗原（CEA）定量测定试剂（盒），包括以微孔板、管、磁颗粒、微珠和塑料珠等为载体的酶促及非酶促化学发光免疫分析测定试剂（盒）。本标准不适用于对试剂盒中的校准品和质控品的要求
168	YY/T 1164–2009	人绒毛膜促性腺激素（HCG）检测试纸（胶体金免疫层析法）	产品标准	现行	本标准规定了人绒毛膜促性腺激素（HCG）检测试纸（胶体金免疫层析法）的术语和定义、技术要求、试验方法，检验规则、标志、标签、使用说明书、包装、运输、储存等。本标准适用于测定人尿HCG的检测试纸（胶体金免疫层析法）
169	YY/T 1172–2010	医学实验室质量管理术语	管理标准	现行	本标准规定了医学实验室质量管理的术语和定义。本标准适用于医学实验室管理

续表

序号	标准号	标准名称	标准类别	标准状态	标准适用范围
170	YY/T 1151-2009	体外诊断用蛋白质微阵列芯片	产品标准	现行	需要特别指出，本标准不必模拟防护服实际使用时可能的暴露情况。试验数据由于受材料的限制，需要对其抗液体穿透性能进行广泛的对比评估
171	YY/T 1156-2009	凝血酶时间检测试剂（盒）	产品标准	现行	本标准规定了凝血酶时间检测试剂（盒）质量检验测试的通用技术要求，包括术语和定义、要求、试验方法、标志、标签和使用说明书、包装、运输和贮存。本标准适用于临床实验室常规检验用的凝血酶时间检测试剂（盒）产品，包括冷冻干燥品和液体试剂产品
172	YY/T 1155-2009	全自动发光免疫分析仪	产品标准	现行	本标准规定了全自动发光免疫分析仪的要求、试验方法、标志、标签和说明书、包装、运输和贮存。本标准适用于全自动发光免疫分析仪。分析仪采用发光系统和免疫分析方法对人类血清、血浆或其他体液中的各种被分析物进行定量和定性检测，包括基于化学发光、电化学发光、荧光等原理的发光免疫分析仪
173	YY/T 1154-2009	激光共聚焦扫描仪	产品标准	现行	本标准规定了激光共聚焦生物芯片扫描仪的术语和定义、要求、试验方法、标志、标签和使用说明、包装、运输和贮存。 本标准适用于体外诊断用医疗器械，以平面基质为载体、基于激光共聚焦原理的扫描仪
174	YY/T 1152-2009	生物芯片用醛基基片	产品标准	现行	本标准规定了生物芯片用醛基基片的要求、试验方法、标志、标签和说明书、运输和贮存。本标准适用于制备微阵列芯片的经表面化学修饰的、带有活性醛基基团的玻璃材质平面基片
175	YY/T 1153-2009	体外诊断用 DNA 微阵列芯片	产品标准	现行	本标准规定了体外诊断用 DNA 微阵列芯片的术语和定义、要求、试验方法、标志、标签和使用说明、运输和贮存。本标准适用于体外诊断相关的以平面基质为载体的用于定性检测的 DNA 微阵列芯片产品
176	YY/T 1150-2009	血红蛋白干化学检测系统通用技术要求	基础通用	现行	本标准只描述用于防护服材料或一些材料结构（如缝合）的性能。它不涉及设计、整体结构和组分，或衣物的界面或其他可能影响防护服整体防护效果的因素

续表

序号	标准号	标准名称	标准类别	标准状态	标准适用范围
177	YY/T 0996-2015	尿液有形成分分析仪（数字成像自动识别）	产品标准	现行	当使用试验条件较低的无压力液体时，材料的抗穿透能力试验按 ISO 6530 进行。ISO 6530 用相对小容量液体短时间的液体挑战，这种试验适于多孔处理和其他无膜基或无涂层材料
178	YY/T 0701-2008	血细胞分析仪用校准物（品）	产品标准	现行	本标准规定了血细胞分析仪用质控物（品）（以下简称为质控物）的术语和定义、命名与分类、技术要求、试验方法、检验规划、标志、标签和说明书、包装、运输和贮存。本标准未给出质控物的白细胞分类图形的技术要求。本标准适用于血细胞分析仪用质控物，质控物用于监控或评价血细胞分析仪（又称血液分析仪）检测结果的精密度
179	YY/T 0702-2008	血细胞分析仪用质控物（品）	产品标准	现行	本标准规定了血细胞分析仪用校准物（品）（以下简称为校准物）的术语和定义、命名与分类、技术要求、试验方法、检验规则、标志、标签和说明书、包装、运输和贮存。本标准适用于血细胞分析仪用效准物。本校准物用于校准血细胞分析仪（又称血液分析仪）的 WBC、RBC、MCV/HCT、PLT 5 个参数，从而建立血细胞分析仪测量结果的计量学溯源性
180	YY/T 0688.2-2010	临床实验室检测和体外诊断系统－感染病原体敏感性试验与抗菌剂敏感性试验设备的性能评价 第2部分：抗菌剂敏感性试验设备的性能评价	方法标准	现行	YY/T 0688 的本部分确立了抗菌剂敏感性试验（AST）设备的可接受性能标准。这些设备在医学实验室用于测定抗菌剂对细菌的最小抑菌浓度（MIC）和（或）判定细菌对抗菌剂的敏感、中介及耐药（SIR）的解释性分类。本部分规定了 AST 设备（包括扩散试验系统）的要求和评价这些设备性能的程序。标准定义了 AST 设备性能评估是如何进行的。本部分用于指导生产企业进行性能评估研究

续表

序号	标准号	标准名称	标准类别	标准状态	标准适用范围
181	YY/T 0688.1-2008	临床实验室检测和体外诊断系统　感染病原体敏感性试验与抗菌剂敏感性试验设备的性能评价 第1部分：抗菌剂对感染性疾病相关的快速生长需氧菌的体外活性检测的参考方法	方法标准	现行	YY/T 0688 的本部分介绍了测定抗菌剂 MIC 值的一种参考方法——肉汤微量稀释法。MIC 值仅反映抗菌剂在规定的体外试验条件下的抗菌活性。医生在制定用药方案时，不但要参考 MIC 结果，还应考虑诸如药物在人体内的药代 / 药效学参数以及细菌对抗菌剂的耐药机制等其他因素。对于某种抗菌剂，根据体外敏感性试验结果（MIC 值）可将相应受试菌划分为“敏感（S）”、“中介（I）”和“耐药（R）”。另外，MIC 值可用于确定该受试菌株是野生型还是非野生型。尽管解释 MIC 值的临床意义已超出了本部分的范畴，但为了适应临床需要，根据不同抗菌剂　细菌组合对方法的基本内容进行调整是必要的。这些调整体现在下列各表格中。为了确保试验结果的可比性与可靠性，其他药敏试验方法（如常规方法或抗菌剂敏感性试验设备）应该和本参考方法进行比对以确定其准确性
182	YY/T 0690-2008	临床实验室测试和体外医疗器械 口服抗凝药治疗自测体外监测系统的要求	基础通用	现行	本标准规定了维生素 K 拮抗剂治疗自身监测体外测量系统的具体要求，包括性能、质量保证和用户培训以及由预期用户在真实和模拟使用条件下进行性能验证和确认的程序。 本标准单独适用于由个人使用监测自身维生素 K 拮抗剂治疗并以 INR 报告结果的 PT 测量系统。 本标准适用于口服抗凝药体外监测系统的企业及其对该系统性能评估负责的其他组织（如监管机构和合格评定机构）。 本标准不适用于体外测量系统由医生或医务人员对维生素 K 拮抗剂治疗中抗凝药量的评估；不提供影响系统性能所有可能因素的综合评价；不解决口服抗凝药治疗医学方面的问题
183	YY/T 0692-2008	生物芯片基本术语	基础通用	现行	本标准规定了生物芯片基本术语和定义，以方便生物芯片研究、开发、生产和使用的各方，以及与主管部门之间的合作、沟通和交流
184	YY/T 0653-2017	血液分析仪	产品标准	现行	本标准规定了血液分析仪的术语和定义、产品分类、技术要求、试验方法、标签、标记、使用说明、包装、运输和贮存要求。本标准适用于对人类血液中有形成分进行分析，并提供相关信息的血液分析仪。本标准不适用于网织红细胞项目检测

续表

序号	标准号	标准名称	标准类别	标准状态	标准适用范围
185	YY/T 0656-2008	自动化血培养系统	产品标准	现行	本标准规定了自动化血培养系统的术语、定义、要求、试验方法、标志、标签和说明书、包装、运输和贮存。本标准适用于临床实验室通过体外培养，检测人体血液或其他在正常条件下无菌的体液中微生物的自动化血培养系统，包括血培养设备及其所配套的培养基。本标准所指微生物的范围是细菌和酵母样真菌
186	YY/T 0654-2017	全自动生化分析仪	产品标准	现行	本标准规定了全自动生化分析仪的术语和定义、分类、要求、试验方法、标志和使用说明书、包装、运输和储存要求。本标准适用于以紫外－可见分光光度计法对各种样品进行定量分析的全自动生化分析仪
187	YY/T 0659-2017	凝血分析仪	产品标准	现行	本标准规定了凝血分析仪的术语和定义、产品分类、技术要求、试验方法、标签、标记和使用说明、包装、运输和贮存要求。本标准适用于临床上用于对患者的血液进行凝血和抗凝、纤溶和抗纤溶功能分析的凝血分析仪。本标准不适用于血小板聚集功能和血流变功能检测、即时检测（POCT）的仪器
188	YY/T 0657-2017	医用离心机	产品标准	现行	本标准规定了医用离心机的术语和定义、产品分类、要求、试验方法、标志和使用说明书和包装、运输及贮存要求。本标准适用于离心机的设计、生产及检验。本标准不适用于超速离心机（转速大于30000r/min）
189	YY/T 0655-2008	干式化学分析仪	产品标准	现行	本标准规定了干式化学分析仪的技术要求、试验方法、标志、标签、使用说明书、包装、运输和贮存条件。本标准适用于配套使用固相载体试剂，在医学临床上对患者的血液、尿液和脑脊髓液等样品进行化学检验的干式化学分析仪。本标准不适用于血糖分析仪、尿液分析仪、血气分析仪、快速心梗标志物检测仪或其他类似检测分析仪

续表

序号	标准号	标准名称	标准类别	标准状态	标准适用范围
190	YY 0648-2008	测量、控制和实验室用电气设备的安全要求 第2-101部分 体外诊断（IVD）医用设备的专用要求	基础通用	现行	替换：本标准适用于预期用作体外诊断（IVD）医用目的，包括自测体外诊断医用目的的设备。体外诊断医用设备，无论单独或组合使用，是企业预期用于体外样品检查，这些样品包括来自人体的血和组织样本，其单独或主要目的是为下面一个或几个方面提供信息：①一种生理或病例状态，②一种先天异常，③确定潜在受体的安全性和相容性，④治疗措施的监测。自测体外诊断医用设备是企业预期由非专业人员在家庭环境中使用
191	YY/T 0638-2008	体外诊断医疗器械 生物样品中量的测量 校准品和控制物质中酶催化浓度赋值的计量学溯源性	方法标准	现行	本标准规定了确保酶催化浓度校准品和控制物质赋值的计量学溯源性的方法。这些校准品和控制物质预期用于建立或验证酶催化浓度测量的正确度，由企业提供，作为体外诊断医疗器械的一部分或与其组合使用
192	YY/T 0639-2008	体外诊断医疗器械 企业为生物学染色用体外诊断试剂提供的信息	基础通用	现行	本标准规定了企业为生物学染色用试剂所提供信息的要求。本标准适用于染料、染色剂、发光试剂和用于生物学染色的其他试剂的生产商、供应商和零售商。在生物染色所有领域中，本标准所规定的企业提供信息的要求，是获得可参照和可复现结果的先决条件
193	YY/T 0588-2017	流式细胞仪	产品标准	现行	本标准规定了流式细胞仪的术语和定义、产品分类、技术要求、试验方法、标志、标签和使用说明、包装、运输和贮存。本标准适用于临床使用的对单细胞或其他非生物颗粒膜表面以及内部的生物化学及生物物理特性成分进行定量分析和分选（只限于有分选功能的流式细胞仪）的流式细胞仪
194	YY/T 0589-2016	电解质分析仪	产品标准	现行	本标准适用于以离子选择电极为传感器的电解质分析仪，该仪器适用于人体临床电解质项目检测。生化分析仪上的电解质模块也可参照该标准。本标准规定了电解质分析仪的分类、基本参数、要求、试验方法、标志、标签、使用说明书、包装、运输和贮存等内容

续表

序号	标准号	标准名称	标准类别	标准状态	标准适用范围
195	YY/T 0576-2005	哥伦比亚血琼脂基础培养基	产品标准	现行	本标准规定了哥伦比亚血琼脂基础培养基的质量要求、检验方法、使用说明、标志、标签以及包装、运输、贮存。本标准适用于哥伦比亚血琼脂基础培养基
196	YY/T 0578-2005	沙门、志贺菌属琼脂培养基	产品标准	现行	本标准规定了沙门、志贺菌属琼脂培养基的质量要求、检验方法、使用说明、标志、标签以及包装、运输、贮存。本标准适用于沙门和志贺菌属分离培养的沙门、志贺菌属琼脂培养基
197	YY/T 0575-2005	硫乙醇酸盐流体培养基	产品标准	现行	本标准规定了硫乙醇酸盐流体培养基的质量要求、检验方法、使用说明、标志、标签以及包装、运输、贮存。本标准适用于需氧菌、厌氧菌培养的硫乙醇酸盐流体培养基
198	YY/T 0577-2005	营养琼脂培养基	产品标准	现行	本标准规定了营养琼脂培养基的质量要求、检验方法、使用说明、标志、标签以及包装、运输、贮存。本标准适用于一般细菌培养的营养琼脂培养基
199	YY/T 0501-2014	尿液分析质控物	产品标准	现行	本标准适用于尿液干化学分析质控物。本标准规定了尿液干化学分析质控物的要求、试验方法、标志、标签和使用说明书、包装、运输和贮存等内容
200	YY/T 0475-2011	干化学尿液分析仪	产品标准	现行	本标准规定了干化学尿液分析仪的要求、试验方法、标志、标签和说明书、包装、运输和贮存等内容。本标准适用于利用光反射原理对尿试纸条进行分析的干化学尿液分析仪
201	YY/T 0478-2011	尿液分析试纸条	产品标准	现行	本标准规定了干化学尿液分析试纸条（以下简称尿试纸条）的术语和定义、技术要求、检验方法、标志、标签、说明书等内容。 本标准适用于利用化学反应原理对尿液进行分析的尿试纸条
202	YY/T 0456.2-2014	血细胞分析仪应用试剂 第 2 部分 溶血剂	产品标准	现行	本标准适用于血液分析仪用溶血剂。本标准规定了血液分析仪用溶血剂的要求、试验方法、标志、标签和使用说明书、包装、运输和贮存等内容
203	YY/T 0456.5-2014	血液分析仪用试剂 第 5 部分 网织红细胞检测试剂	产品标准	现行	本标准适用于血液分析仪用网织红细胞检测试剂。本标准规定了血液分析仪用网织红细胞检测试剂的分类、要求、试验方法、标志、标签和使用说明书、包装、运输和贮存等内容

续表

序号	标准号	标准名称	标准类别	标准状态	标准适用范围
204	YY/T 0456.3-2014	血细胞分析仪应用试剂 第3部分 稀释液	产品标准	现行	本标准适用于血液分析仪用稀释液。本标准规定了血液分析仪用稀释液的要求、试验方法、标志、标签和使用说明书、包装、运输和贮存等内容
205	YY/T 0456.4-2014	血液分析仪用试剂 第4部分 有核红细胞检测试剂	产品标准	现行	本标准适用于血液分析仪用有核红细胞检测试剂。本标准规定了血液分析仪用有核红细胞检测试剂的分类、要求、试验方法、标志、标签和使用说明书、包装、运输和贮存等内容
206	YY/T 0087-2004	电泳装置	产品标准	现行	本标准规定了电泳装置的术语和定义、分类、要求、试验方法、检验规则、标志、标签和说明书，以及包装、运输、贮存。本标准适用于电泳电压不超过5000V的分体式电泳装置，5000V以上的电泳装置和一体式电泳装置可参考本标准的适用条款。本标准不适用于从加样、电泳、染色、脱色、凝胶扫描及结果处理等程序上进行半自动或全自动处理的电泳分析系统
207	YY/T 0014-2005	半自动生化分析仪	产品标准	现行	本标准规定了半自动生化分析仪的分类、要求、试验方法、标志、标签、说明书、包装、运输和贮存。本标准适用于以紫外－可见分光光度法对各种样品进行定量分析的半自动生化分析仪。
208	YY/T 0032-2004	血红蛋白计	产品标准	现行	本标准规定了血红蛋白计的技术要求、试验方法、检验规则、标志、标签、使用说明书、包装、运输和贮存。本标准适用于分光光度法测定血液中血红蛋白含量的血红蛋白计。本标准不适用于沙利血红蛋白计

第三节　定量检验试剂盒的性能验证

由于IVD产品项目种类、检测方法繁多，随着检测技术的发展，又将有许多的检测手段和平台被应用到体外诊断中来。逐个产品制定标准无法覆盖整个行业对标准的需求。以生化产品为例，常见的生化试剂超过100项，但实际产品标准屈指可数。

另一方面靶向药物、细胞治疗、基因检测、健康大数据等新技术加速普及应用，智慧医疗、精准医疗正在改变着传统的疾病预防、检测、治疗模式，为提高人民群众健康质量提供了新的手段。比如高通量测序技术及分子诊断技术飞速发展，以“预防为主”的筛查性诊断以及“个体化用药指导”的诊断性体外诊断技术和产品，在出生缺陷和遗传性疾病、肿瘤和心脑血管疾病及药物不良反应、未知病原体感染等重大疾病预防诊断的方面得到广泛应用，临床诊断上展现出良好的应用前景。新兴产业标准体系亟需建立和完善，以标准促进产业发展，提升我国相关产业关键技术水平。

同时需要加大通用性标准的制定力度。相对于国外的标准体系，我国体外诊断试剂具体产品标准多，通用基础标准少。对于无国行标体外诊断产品的性能验证对于监管机构和生产企业无法统一尺度，甚至存在较大的分歧。有些标准甚至不同国家标准、行业标准在术语（比如精密度、重复性）、试验要求（比如稳定性要求、线性偏差）、试验方法（比如准确度）等方面存在不统一性。行业内参考较多的是CLSI发布的一系列性能评价文件。EP文件中大量应用统计学知识，对于广大检验人员来讲，理解和应用这些标准有较大的难度。另一方面，检验过程中的试剂盒性能验证或标准预评价并不等于对检验项目的全面性能评估。

为此，本节梳理了国内外标准中体外诊断试剂性能验证的方法，以为体外诊断试剂标准预评价和检验数据分析提供参考依据。

一、精密度指标

定量检验（quantitative examination）是指测量分析物的量或浓度并以适当测量单位的数字量值表达的一组操作。定量检测试剂盒性能验证的指标有精密度、正确度、检出限、定量限、线性等。

精密度精密度 precision定义为在规定条件下，对同一或相似被测对象重复测量得到测量示值或测得量值间的一致程度，主要有包括：重复性、实验室内精密度和再现性。

重复性（又称为批内精密度）与SD相关，可通过一个样本在单批内多次重复的分析结果粗略估计。实验室内精密度（又称为“设备内精密度”），归类为“中间”精密度的一种情况。中间精密度定义为在一组测量条件下的测量精密度，这些条件包括相同的测量程序、相同地点并且对相同或相似的被测对象在一长时间段内重复测量，但可包含其他相关条件的改变。

测量再现性定义为在包括了不同地点、不同操作者、不同测量系统的测量条件下对同一或相似被测对象重复测量的测量精密度。

样本的选择。对于临床化学项目，可采用新鲜或冻存的样本。当样品中待测物不稳定或样品不易得到时，也可考虑使用基质与实际待检样本相似的样本，如质控品。应至少评估2个水平样本的不精密度。当2个水平样本的不精密度有显著差异时，建议增加为3个水平。所选样本的被测物水平应在测量区间内，适宜时，至少有1个样本的被测物水平在医学决定水平左右。

二、重复性验证方法

可以对样本进行至少10次重复测定，计算均值、SD和CV。在进行数据分析前，检查数据中的离群值。任何结果与均值的差值超过4倍标准差时，可认为是离群值。进行重复性评估实验时，若离群值数量>1，应怀疑是否为方法不稳定或操作者不熟悉所致，解决问题后开始新的评估实验。

三、重复性和室内精密度同时验证的方法

验证方法是：每天检测1个分析批，每批检测2个水平的样本，每个样本重复检测3~5次，

连续检测5天。在每一批次测量中，应同时测量质控品。

批内标准差 $$S_r=\sqrt{\frac{\sum_{d=1}^{D}\sum_{i-1}^{n}(x_{di}-\overline{x_d})^2}{D(n-1)}}$$

批间方差 $$S_b{}^2=\frac{\sum_{d=1}^{D}(\overline{x_d}-\overline{\overline{x}})^2}{D-1}$$

实验室内标准差 $$S_1=\sqrt{\frac{n-1}{n}\cdot S_r{}^2+S_b{}^2}$$

式中：D，实验天数；n，每天重复次数；x_{di}，第d天第i次重复结果；$\overline{x}_d$，d天所有结果的均值；$\overline{\overline{x}}$，所有结果的均值。

四、正确度指标

正确度（trueness）是指无穷多次重复测量所得量值的平均值与一个参考量值间的一致程度。正确度验证方法包括与正确度质控物的比对、与参考系统方法进行比对、回收试验等方式。

（一）应用正确度质控物

如果项目有相应正确度质控物，则使用正确度质控物进行评价，观察对相应正确度质控物检测结果的偏倚情况。

正确度评价样本应具备以下要求，一是至少能代表两个临床相关浓度水平，与患者样本尽可能好的互换性、试验期间的稳定性，二是应有赋值（新鲜制备的混合血清除外）。

用可用于评价常规方法的参考物质或有证参考物质（CRM）对试剂（盒）进行测试，重复检测3次，取测试结果均值（M），按下式计算相对偏差（B）。或用由参考方法定值的高、中、低中一个或多个浓度的样品（可适当添加被测物，以获得高浓度的样品）对试剂（盒）进行测试，每个浓度样品重复检测3次，分别取测试结果均值，按下式计算相对偏差。

$$B=(M-T/T)\times 100\%$$

式中：Bi，相对偏差；M，测试结果均值；T，有证参考物质标示值，或各浓度人源样品定值。

（二）与参考系统方法进行比对

针对目前很多没有参考物质或参考方法的体外诊断项目，采用比对试验是最重要的一项评价准确度的方法。采取与参考方法或临床公认质量较好的已上市产品进行比对。

主要用于评价同一检验项目两种检测程序之间的偏倚，并确定其偏倚是否在可接受的范围之内。通常两种程序分别被称为参比程序和待评程序，参比程序的优先选用顺序是：决定性方法，参考方法，常规方法。

比对研究使用能覆盖全区间的真实临床样本（临床信息，用于查找原因或统计分析）来确定两程序之间的关系。样本可使用个体样本（用量不足时，建议使用分析物浓度接近，临床状态相似的样本混合制备，≤20%）。注意：混合样本可能导致个体间的差异平均化。在有些情况下，特定测量区间的样本很难获得时，可用稀释或降解或添加的方式获得（处理样本在不同程序上存在互换性限值，这种方法只能作为没有办法的方法）。体外诊断试剂厂家用于建立或确认声明标准，样本数量可根据实际进行确定，可选择40份。

方法步骤：参比程序和待评程序需随机顺序测定每批标本。

数据收集期间需要进行检查，防止出现错误的数据收集。试验中必须遵循合适的QC程序，保留质控图。

（1）比对数据处理　对参比程序和待评程序的测定结果进行作图并进行目测检查。通过绘制偏差图、散点图初步判断标本浓度的分布情况并了解方法间差值变化情况，为此后选择何种统计方法进行更合理的评估分析。偏差图分为数值偏差图和排序偏差图，数值偏差图的x轴为参比方法被测量浓度值，y轴为待评程序与参比程序的差异值或者差异值的百分比；排序偏差图是以参比程序的浓度进行排序，以序号为x轴，y轴为待评程序与参比程序的差异值或者差异值的百分比。对于程序间差值呈比例变化（恒定CV）情况，排序偏差图更优。

散点图中，x轴为参比程序结果，y轴为待评程序结果。散点图可以表示因变量随自变量变化的大致趋势。可通过广义极端学生化偏差（extreme studentized deviate，ESD）方法检验离群点。

（2）计算偏倚估计　对于恒定SD（方法间差值较恒定）或者恒定CV（方法间差值呈比例变化）的偏差图，如果两种程序间的差值呈正态分布，则利用差值平均值作为估算的偏倚；如果两种程序间的差值呈非正态分布，则利用中位数进行估算的偏倚。

（3）利用散点图进行线性拟合（回归分析）　临床实验室比对试验研究，可以先进行偏差图分析，如果不理想再进行线性拟合回归分析。但是厂家在建立和确认比对声明时，必须要进行回归分析。回归分析类型包含常规线性回归方法（ORL）、加权最小二乘法（WLS）、Deming回归和Passing-Bablok回归分析方法。

将医学决定水平浓度代入回归方程，确定其偏移是否可接受。最后报告偏倚。

（三）回收实验

用于评估定量检测方法准确测定加入纯分析物的能力，结果用回收率表示。

将一定体积的标准溶液A加入样品B中，根据公式计算回收R。加入标准溶液A后，样品总浓度必须在试剂盒的检测线性范围内，每个浓度重复检测3次。

$$R=\frac{C\times(V_0+V)-C_0\times V_0}{V\times C_s}\times 100\%$$

式中：R，回收率，%；V，标准溶液A的体积；V_0，样品B的体积；C，将标准溶液A加入样品B后的检测浓度；C_0，样品B的浓度；C_s，标准溶液A的浓度。

实验中应注意：①加入的待测物标准液体积一般在样本体积的10%以内；②保证在加样过程中的取样准确度；③尽量使加入标准液后，样本中的被测物达到医学决定水平；④注意基质效应，尽量采用和临床待测样本一致的基质。

五、检出限指标

检出限是指检测方法可检测出的最低被测量浓度，也称检测低限或最小检出浓度，有时也称为分析灵敏度。

空白限是指一定概率下，测量空白样本所得到的测量结果。

定量限是指检测系统能够得到可靠结果的被测物最低浓度。

制备空白样本。空白样本应不含被测物，但其基质应与待测定常规样本相同。如空白样本难以得到，可采用5%牛血清或人血清白蛋白溶液。或根据测定项目选用相应基质的样本，但应注意将基质效应减至最小。

在一次运行中将空白样本重复测定20次。如果检测系统对于低于零的结果报告为零，应记录初始响应值，如吸光度值等。计算20次结果的均值$\bar{x}$与标准差SD。

EP17中规定以空白均值加两倍标准差报告检测限（$\bar{x}+2SD$）。

目前行业标准中，有时会根据生产企业提供的试剂盒的空白限、检出限及参考区间等相关信息等综合判断。根据生产企业提供信息，对5份浓度近似LOD的低值样本进行检测，每份样本检测5次，对检测结果按照大小进行排序，低于生产企业提供的空白限数值的检测结果的数量要少，并且无高于生产企业提供的参考区间下限的检测结果的数值，即认为符合要求。

六、线性范围指标

线性范围是指覆盖检测系统可接受线性关系的范围，非线性误差小于设定标准。

EP6提供了线性范围的性能评估方法。样本尽量与临床标本基质相似。

样本基质应与临床实验样本相似，但不可采用含有对测定方法具有明确干扰作用物质的样本，如溶血、脂血、黄疸或含有某些特定药物的样本。进行血清学标志物检测时，理想的样本为分析物浓度接近预期测定上限的混合人血清。在已知线性范围内选择5~7个浓度水平，应覆盖定量限（底限和高限）。

表6-11-7中描述的样本制备过程是按照等浓度间隔的设计进行的，每个浓度水平的样本量为1.00ml。

表6-11-7 5个浓度水平的样本制备

样本号	1	2	3	4	5
低浓度血清（ml）	1.00	0.75	0.50	0.25	0.00
高浓度血清（ml）	0.00	0.25	0.50	0.75	1.00

验证方法为，每个浓度水平重复测定2~3次，所有样本应在一次运行中或几次间隔很短的运行中随机测定，最好在一天之内完成。

对数据组进行多项回归分析，得到一阶、二阶或三阶多项式。一阶多项式为直线，二阶多项式表示上升曲线或下降曲线，三阶多项式表示S形曲线（在测量范围两端具有明显的非线性）。

多项式方程如表6-11-8所示。

表6-11-8 多项式方程

阶数	多项式	回归自由度（Rdf）
一阶	Y = a + b1X	2
二阶	Y = a + b1X + b2X2	3
三阶	Y = a + b1X + b2X2 + b3X3	4

进行线性检验。多元回归方程中以bi表示的系数为回归系数。在二级与三级方程中，b2与

b3为非线性系数。对回归方程进行线性检验就是对每个非线性系数作t检验，判断回归系数与0是否有显著性差异。b1不反映非线性，故不对其进行检验。

判断标准线性验证实验结果为一阶方程式为线性，检测样本的最低值和最高值之间为线性区间，符合相关声明。

相关行业标准中，对线性的验证采用以下方法：将接近线性区间上限的高值样本按一定比例稀释为至少5个浓度，其中稀释的最低浓度样本须接近线性区间的下限。对每一浓度的样本至少重复测定2次，计算其平均值，将测定浓度的平均值与理论浓度或稀释比例用最小二乘法进行直线拟合，并计算线性相关系数r，如果相关系数（r）应不低于0.9900，认为符合要求。

第四节 定性检测试剂盒的性能验证

定性检测是只提供两种反应结果的检测方法（即阳性/阴性或者是/否）。定性检测时临床检验试剂盒常用的方法之一，其作为各种疾病筛查、诊断和处理手段。由于在定性试验的设计、数据分析结果解释方面强调的重点不一致，定性试验的评价规则也不一致。CLSI制定的EP12为定性试验性能验证的设计和数据分析提供了概括的方法。本节梳理了国内外一些标准提供的定性检测试剂盒性能验证方法。

一、相关定义

临界值（cut-off value），也称CO值，作为判断特定疾病、状态、或被测量存在或不存在的界限的量值。重复测定处于这一水平的被分析物时，得到50%阳性和50%阴性的结果。小幅增加被分析物浓度/水平，对样本进行多次检测，预期将得到相对较大比例的阳性结果和较小比例的阴性结果。同样，小幅减少被分析物浓度/水平，预期会得到相对较大比例的阴性结果和较小比例的阳性结果。

5%~95%浓度区间（C_5~C_{95} interval）：临界值附近的分析物浓度，在此区间之外的检测到的浓度结果始终为阴性（浓度<C_5）或始终为阳性（浓度>C_{95}）。注：C_5即仅有5%被检样品可被判定为阳性时的分析物浓度，C_{95}即有95%被检样品可被判定为阳性时的分析物浓度。

分析灵敏度（analytical sensitivity）是测量示值变化除以相应的被测量值变化所得的商。注：①测量程序的灵敏度有可能依赖于被测量值；②要考察的被测量值改变必须大于分辨率；③一个测量系统的分析灵敏度是校准曲线的斜率；④分析灵敏度不应用于表示检出限或定量限，并且不应与诊断灵敏度混淆。

诊断灵敏度是指检验程序可以识别与特定疾病或状态相关的目标标志物存在的能力。注：①在目标标志物已知存在的样品中也定义为阳性百分数；②诊断灵敏度以百分数表达（数值分数乘以100）。以100 × 真阳性值数（TP）除以真阳性值数（TP）加上假阴性值数（FN）的和来计算，或100 × TP/（TP+FN）。此计算基于从每个对象中只取一个样品的研究设；③目标状态由独立于被考察检查程序的标准定义。

分析特异性（analytical specificity）是指测量系统的能力，用指定的测量程序，对一个或多个被测量给出的测量结果互不依赖也不依赖于接受测量的系统中的任何其他量。注：①缺乏特异性可被称为分析干扰；②在免疫化学测量程序中缺少特异性可能由于交叉反应；③测量程序的特异性不应和诊断特异性混淆；④ISO/IEC 指南99：2007对此概念使用术语选择性而不用特异性；⑤改写自ISO/IEC 指南99：2007，定义4.13。

诊断特异性（diagnostic specificity）是指体外诊断检验程序可以识别特定疾病或状态相关的目标标志物不存在的能力。注：①在目标标志物已知不存在的样品中也定义为阴性百分数；②诊断特异性以百分分数表达（数值分数乘以100）。以100 × 真阴性值数（TN）除以真阴性值数（TN）加上假阳性值数（FP）的和来计算，或100 × TN/（TN+FP）。此计算基于从每个对象中只取出一个样品的研究设计；③目标状况由独立于被考察检查程序的标准定义。

诊断准确度标准（diagnostic accuracy criterria）是使用单一方法或方法组合（包括实验室检查、影像学检测、病理学和随访信息在内的临床信息），来判断待研究特性存在与否的当前最佳可用标准。随着分析系统的发展，诊断准确度标准会随着改变。诊断准确度标准不考虑候选方法的结果（评估中的新程序）。诊断准确度标准可以评估指定选择的方法组合的综合积分来进行最终的阳性/阴性分类。

二、cut-off 值验证原则

定性标记分析试剂盒的所有分析结果都基于cut-off判定。因此，确定cut-off 值对于定性标记免疫分析试剂盒至关重要。建立cut-off值时应选择的个体应考虑排除对被研究指标有影响的因素，且样本量应有统计学意义。习惯上以所选总样本的80%、90%、95%（最常用）、99%的频数为截断点（cut-off point），相应的剂量即为cut-off值。

临界值的验证可以通过制备在临界值上下20%左右浓度的样本进行。一般来说，临界值上下20%左右为95%区间。可以进行重复检测，看检测结果是否满足95%的阴性（C_5浓度点）和95%的阳性（C_{95}浓度点），从而判断临界值的确定是否合适。

筛查性试剂盒的试验目的是从无症状的人群中找出可能患有某种疾病的患者，是要减少假阴性，就应放宽百分位，通常选择80%或90%的频数为截断点。而诊断性试剂盒是通过实验室检验协助医生确定患者是否患有某种疾病，要减少假阳性，就要适当放宽假阴性，取95%或99%的频数为截断点。因此，同一试剂盒用于筛查性目的时和用于检验性目的时的cut-off值可能不同。

EP12给出推荐验证方案。制备3个样品，分别为处于临界浓度、高于临界浓度20%和低于临界浓度20%的样品。重复检测样品40次，确定每一份样品结果为阳性和阴性的百分比。如果临界浓度的阳性结果于（14~26）/40（35%~65%）之间，C50验证通过。当（临界浓度+20%）阳性结果≥36/40（90%），且（临界浓度-20%）阴性结果≥36/40（90%），表明（临界值-20%）至（临界值+20%）的浓度范围位于这种方法的95%区间。

如果验证不通过，需根据验证的结果评估本实验室条件下，该方法的假阴性、假阳性的可能性，并结合预期用途（筛查、诊断或确认试验等），制定复检规则。

三、精密度的验证

对于同一样本重复测定（n≥10），应取得一致的结果。即阴性样本均应呈阴性，阳性样本均应呈阳性。

对于反应结果被量化的定性试剂盒，精密度验证方法同定量检测精密度验证方法，一般分批内精密度和批间精密度验证。可以检测临界值附近浓度/水平参考品/样本至少10次，计算均值、SD和变异系数（CV）应符合要求。批内精密度阳性样本反应量的变异系数（CV%）一般应不高于10.0%。

四、检出限的验证

试剂盒有声明检出限时，有标准物，或以定量形式表达定性结果时，应进行检出限的验证。可选用定值标准物质如国际参考品、国家参考品、厂家参考品进行检出限验证。

使用定值标准物质的样本梯度稀释至声明的检出限浓度，在不同批内对该浓度样品进行测定（如测定5天，每天测定4份样品），样品总数不得少于20个。稀释液可根据情况选用厂家提供的稀释液或阴性血清。一般大于95%的样品检出阳性，则认为验证通过。

五、符合率的验证

在行业标准中有阳性参考品和阴性参考品时，考察符合率指标。其中阴性参考品一般应不少于10种不同来源的，应考虑包含正常人样本，应考虑到不同年龄组、不同种群的变化，定量标记免疫分析中特异性检验中的结构类似物等。阳性参考品考虑应包含5种不同来源的，各自有独特代表性的阳性样本，如强阳性样本、弱阳性样本，特别应注意可能引起“HOOK”效应的高浓度样本。

当用金标准进行检测，且满足诊断准确度标准时，可采用评估诊断灵敏度和诊断特异性的方法来验证诊断符合率。当诊断和被检测物的结果明确时，选取阴性样品20份（包含至少10份其他标志物阳性的样品）、阳性样品20份（包含至少10份灰区弱阳性样品，1份极高值阳性），随机盲号法重新分号，检测样品，将所有检测结果按表6-11-9归总填表。

表6-11-9 诊断符合率验证

	金标准（诊断准确度标准）		
	疾病	非疾病	
候选实验	a（+，阳性）	b（+，阳性）	a+b
	c（-，阴性）	d（-，阴性）	c+d
	n_1	n_2	n

诊断灵敏度=［a/n_1］×100%

诊断特异性=［d/n_2］×100%

诊断符合率=［（a+d）/n］×100%

如果计算得出的诊断灵敏度、诊断特异性和诊断符合率均大于厂家检验方法声明，则认为通过验证。

与以验证方法的比对。当诊断准确度标准不明确时，可采用评估方法符合率的方式来实现符合率的验证，用已验证方法进行符合率验证。选取阴性样品10份（包含至少5份其他标志物阳性的样品）、阳性样品10份（包含至少5份灰区弱阳性样品，1份极高值阳性），共20份样品，随机每4份分成一组。采用参比方法和候选方法均每天按照患者样品检测程序进行平行检测一组样本。将所有检测结果按表6-11-10归总填表，计算符合率。

表6-11-10　方法符合率验证

候选方法（待评价试剂）	参比方法（非诊断准确度标准，已验证方法）		
	疾病	非疾病	
	a（+，阳性）	b（+，阳性）	a+b
	c（-，阴性）	d（-，阴性）	c+d
	n_1	n_2	n

阳性符合率=［a/n_1］× 100%

阴性符合率=［d/n_2］× 100%

总符合率=［（a+d）/n］× 100%

阳性似然比=阳性符合率/（1-阴性符合率）

阴性似然比=（1-阳性符合率）/阴性符合率

起草人：郭世富（国家药品监督管理局医疗器械标准管理中心）

复核人：杨振（中国食品药品检定研究院）

第七篇
参考测量实验室

第一章 参考测量实验室的要求和认可

第一节 参考测量实验室的定义

参考测量实验室是实施参考测量程序并提供带有规定不确定度的结果的实验室，又称为“校准实验室”。在检验医学领域中，“校准实验室”通常被称为“参考测量实验室”。这些实验室是高度专业化的实验室，常常附属于某些机构或分包于某些机构，例如国家计量机构、质量评估/能力验证组织、学术中心或体外诊断医疗器械的企业。

参考测量实验室的工作条件必须保证可以溯源至现有的最高级计量学水平和具有低于常规实验室的测量不确定度，宜尽可能实施参考测量程序并且提供准确的、可溯源至国家或国际一级参考物质的测量结果。参考测量程序的说明及参考物质的描述有相应的国家标准（GB/T 19702/ISO 15193和GB/T 19703/ISO 15194）。参考测量程序是经过全面分析研究的测量程序，其所产生的值具有与其预期用途相称的测量不确定度，可以按照测量不确定度的程度对参考测量程序进行排列。国际计量局（Bureau International des Poids et Mesures，BIPM）的物质的量顾问委员会（the Consultative Committee for Amound of Substance-Metrology，CCQM）已将“一级测量方法”定义为具有最高级计量学特性的方法，其操作能够被充分说明和理解，可以以SI单位对其测量不确定度进行充分说明，因此由该方法所得到的测量结果可以在不参考被测量的标准的情况下被接受。参考物质是具有一种或多种足够均匀和很好确定了的特性，用以校准测量装置、评价测量方法或给材料赋值的一种材料或物质。多数情况下，检验医学领域的很多项目尚不能溯源到SI单位，溯源链只能达到较低水平，例如某个约定的国际单位。然而，参考测量实验室宜溯源至现有的最高参考测量程序或参考物质。

参考测量实验室可承担新的或已有的参考测量程序的研究，为用于校准、室内质量控制和室间质量评价的物质提供具有明确不确定度的准确赋值，为政府、企业和从事外部质量评价计划的组织以及专业的独立实验室提供咨询等。

第二节 参考测量实验室的技术要求和管理要求

这里着重强调参考测量实验室有别于常规检测实验室的要求。

一、管理要求

实验室的组织和运作应确保其判断的独立性和完整性不受商业、财务或其他利益的影响。

实验室管理层应对所有影响参考测量质量的工作进行管理、实施、审核和批准的人员，规定其责任、权力和相互关系。实验室管理层应指定一个质量负责人及其代理人，代理人在负责人缺席时代理其工作。

实验室应以质量手册的形式建立并保持质量管理体系。质量手册应对质量目标、质量方针和质量控制程序等进行描述，后者可以使实验室确保参考测量结果的质量，该测量结果带有按《测量不确定度表达指南(GUM)》表达的具有规定水平的不确定度。

参考测量实验室的管理层负责确定并提供针对实验室员工的一般和特殊技能及培训要求的文件清单。参考测量实验室的负责人或代理负责人应具备相关的理论教育、培训和充足的经验，以保证参考测量程序能被正确地执行。实验室员工应具备参考测量技术相关领域的适当的理论知识背景和足够的实践经验，了解实验室政策和运作，熟悉建立计量学溯源性和不确定度所需科学仪器及材料，掌握所有校准和质量控制程序，实验室人员应按照文件化的培训程序经过正确的培训并且由实验室管理层批准其具备实施参考测量程序能力，然后才能进行测量操作。实验室管理层应确保对员工的培训保持及时更新。实验室应保留专业资格和对所有技术人员的培训记录。

参考测量实验室应建立和维护包括质量手册、相关安全法规以及对参考测量和校准程序进行说明的文件系统。所有文件都应经批准并易为实验室获得。所有文件都应有唯一标识并定期评审及必要的修订。实验室记录应按照权威部门的法规、客户的要求及内部质量体系的要求予以保存，并方便检索，具有可追溯性。记录应由分析员签字或标识，记录包括测量日期、分析员、量、样品标识、测量前或测量中观察到的特殊情况、质量控制数据、原始数据和结果计算。应建立审核程序以识别影响结果不确定度的因素。

签署合同之前，应由实验室管理层对参考测量程序赋值申请进行检查，以保证实验室具备相应的能力和资源满足客户的要求。如需要进行分包，参考测量实验室应负直接责任并应保证分包方有能力进行相关工作，并应将分包情况通知客户。

与常规检测实验室相同，参考测量实验室也要对不符合工作和风险进行识别，建立纠正和预防措施，定期进行内部评审和管理评审。

二、技术要求

实验室设施及环境条件应能保证正确执行参考测量程序，应对影响测量结果和不确定度的环境条件进行控制、监测并进行记录。

实验室应具备对所列参考测量程序进行正确操作所需的全部设备，建立对设备功能的校准和验证程序，这些设备都应达到所需的准确度要求，进行常规检查并由授权人员进行维护。设备的操作手册应及时更新并易于获取，每台设备都应有唯一标识，保持每台主要设备的使用和维护记录。对于基本量的测量，每台仪器的校准均应链接到由国家计量研究院规定的国家标准。

实验室应有书面程序规定对测量样品进行识别、登记和标记，以及分样品的操作。应有文件程序和适当的贮存设施以避免在由参考测量实验室负责的运输过程中造成的样品变质或损坏。

实验室应使用适当的参考物质，应按照参考物质证书的说明对其进行正确的标识和贮存。

同一参考物质在一个给定实验室内的规定条件下不宜同时用作校准物质和控制物质。参考测量程序应进行合理设计、描述及应用，使其测量结果可以溯源至更高级参考程序或更高级参考物质，并带有符合要求的测量不确定度，一般是由某个实验室建立和发布，由国际专业科学组织或国家计量研究机构与国际计量委员会（CIPM）合作进行批准。

实验室应通过测量每一个分析系列中的足够数量的基质质控样品来进行室内质量控制，应通过参加由国家计量机构、认可机构或国际科学机构组织的对相关类型的量（最好在参考测量实验室网络之中）的实验室间比对活动定期检查其操作性能，以作为对室内质量控制的补充。参考测量结果应以报告或证书的形式进行发布，每一个报告的测量结果都应附有依据《测量不确定度表达指南（GUM）》的要求进行评估和表达的不确定度。

第三节　参考测量实验室的认可

中国合格评定国家认可委员会（China National Accreditation Service for Conformity Assessment，CNAS）在借鉴国际经验基础上发布了参考测量实验室的认可要求，指导医学参考测量实验室质量体系的建立。CNAS从2011年开始正式受理国内医学参考测量实验室的认可工作，迄今为止已认可9家实验室，涉及血细胞分析、酶学、代谢物和蛋白质分析等领域。

CNAS-CL07:2018与CNAS-CL01:2018共同作为医学参考测量实验室质量体系的认可要求，CNAS-CL07：2018等系列应用指南则针对血细胞分析、酶学等具体领域做了细致的说明。和检测实验室相比，参考测量实验室对量值溯源和质量保证有更高的要求。

检验医学领域参考测量实验室的工作条件必须保证其提供的结果可以溯源至现有的最高级计量学等级，并应保证其提供的计量服务可满足医学要求。这就需要建立参考测量程序以溯源到最高标准，进行仪器的检定和校准以保证量值传递的可靠性，并开展不确定度评估确认所提供计量服务的有效性。仪器校核对于减小实验误差、保证结果可靠至关重要，同时仪器校核结果也是下一步B类不确定度评定的重要依据。校准检定计划要覆盖主要设备和关键性能，采用检定、内外部校准、期间核查、室内质控等一种或多种方式来保证设备精度符合参考方法要求。

另外，参考测量实验室必须提供带有规定不确定度的结果，要求正确评估不确定度，并控制不确定度在适宜范围内以满足质量目标。CNAS-CL01-Q002:2018等应用准则进一步明确了对溯源性、不确定度和内部校准的要求。需要特别指出的是校准和测量能力（Calibration and Measurement Capability，CMC）的概念，CNAS-CL01-Q003：2018和CNAS-GL025：2018对此作了专门的规定。CMC是校准实验室在常规条件下的校准中可获得的最小测量不确定度，要求在认可范围中予以注明。

实验室校准测量能力的额持续维持和确认至关重要。参考测量实验室应针对客户需求和计量学水平确定分析目标，建立行之有效的质控规则，并使用基质与临床样品基质相似的质控物，在内部质控的基础上定期参加实验室间比对活动，核查运行情况。

最后，建立实验室质量管理体系是规范协调“人、机、料、法、环”各相关质量要素、全面系统地实现质量管理的有效途径，是一个不断发现和解决问题的动态过程，需要持续的投入才能在更高层次上不断健全。实验室应以“可靠测量”为核心，努力做到“写我能做的、做我所写的、记我所做的”；定期进行内部审核和管理评审，接受CNAS的监督评审和复评审。

起草人：康　娟（北京市医疗器械检验所）

复核人：曹春玲（广东省医疗器械质量监督检验所）

第二章 现有参考测量实验室资源和应用

第一节 现有参考测量实验室资源

截止2018年，国内通过中国合格评定国家认可委员会（CNAS）认可的医学校准相关的检测和校准实验室主要有10家。

其中药监系统被认可的参考实验室有一家：北京市医疗器械检验所参考测量实验室。其被认可的参考测量能力范围主要是血细胞分析参考测量。主要从事血细胞分析医学参考测量，协助医疗器械监管部门对相关产品进行质量监管。

卫生系统的被认可的参考实验室有六家，分别是国家卫生健康委临床检验中心、上海市临床检验中心参考测量实验室、北京航天总医院参考实验室、首都医科大学附属北京世纪坛医院参考实验室、广东省中医院检验医学部医学校准实验室、南通大学附属医院参考实验室。被认可的主要活动为“校准，签发报告和/或证书，样品接收，合同评审”。

同时还有三家医疗器械企业的参考实验室通过CNAS校准实验室认可，分别是深圳迈瑞生物医疗电子股份有限公司标准化实验室、迈克生物股份有限公司参考系统部、宁波美康生物科技股份有限公司参考实验室。被认可的主要活动为“校准，签发报告和/或证书，样品接收，合同评审”。

目前国内各参考实验室的检验类别参照国际检验医学溯源联合委员会（JCTLM）的分类，主要集中于血细胞计数、代谢物和底物、非肽类激素、酶、蛋白质、维生素和微量营养元素、电解质等七个方面。所分析的主要分析物约30种，多采用JCTLM列表或是国家标准里的参考方法（表7-2-1）。

表7-2-1 国内医学校准实验室主要检测类别

检测类别	分析物	检测方法来源
血细胞计数	红细胞计数（RBC）、白细胞计数（WBC）、血红蛋白测定（Hb）、红细胞比容（Hct）、血小板计数（PLT）	国际血液学标准化委员会（ICHS）； 世界卫生组织推荐方法 国家卫生行业标准
代谢物和底物	葡萄糖（GLU）、总胆红素（T-BIL）、尿素（Urea）、肌酐（Cr）、尿酸、总胆固醇	JCTLM 参考方法列表； 国家卫生行业标准 中国计量科学研究院（NIM）

续表

检测类别	分析物	检测方法来源
非肽激素	孕酮、氢化可的松、雌二醇、雌三醇、睾酮、甲状腺素	JCTLM 参考方法列表（IFCC 法）；LGC
酶	丙氨酸氨基转移酶（ALT）、天冬氨酸氨基转移酶（AST）、乳酸脱氢酶（LDH）、肌酸激酶（CK）、L-γ-谷氨酰基转移酶（GGT）、α-淀粉酶（AMY）、碱性磷酸酶（ALP）	JCTLM 参考方法列表（IFCC 法）；国家卫生行业标准
蛋白质	总蛋白、糖化血红蛋白	JCTLM 参考方法列表；国家医药行业标准 国家卫生行业标准
维生素和微量元素	25-羟维生素 D_3	JCTLM 参考方法列表
电解质	钠（Na）、钾（K）、钙（Ca）、镁（Mg）	JCTLM 参考方法列表

国内通过CNAS认可的各检测和校准实验室的参考测量能力范围如表7-2-2所示。

表7-2-2　国内医学校准实验室列表

实验室名称	参考测量能力范围	主要分析物
国家卫生健康委临床检验中心	血细胞计数	红细胞计数、白细胞计数、血小板计数、网织红细胞计数、血红蛋白、红细胞比容
	代谢物和底物	肌酐、总胆固醇、尿酸、尿素
	非甾体激素	孕酮、氢化可的松、雌二醇、睾酮、甲状腺素
	蛋白质	总蛋白、糖化血红蛋白
	维生素和微量元素	25-羟维生素 D_3
上海市临床检验中心参考测量实验室	07 酶	丙氨酸氨基转移酶、天门冬氨酸氨基转移酶、γ-谷氨酰基转移酶、肌酸激酶、乳酸脱氢酶、α-淀粉酶、碱性磷酸酶
	08 代谢物和底物	肌酐和糖化血红蛋白
北京航天总医院参考实验室	酶学	ALT、AST、GGT、CK、LDH、AMY、ALP
	代谢物和底物	Glucose、Urea、TBIL
	蛋白	总蛋白（TP）
首都医科大学附属北京世纪坛医院参考实验室	07 酶	丙氨酸氨基转移酶(ALT)、天门冬氨酸氨基转移酶(AST)、γ-谷氨酰基转移酶（γ-GT）

续表

实验室名称	参考测量能力范围	主要分析物
广东省中医院检验医学部医学校准实验室	01 血细胞计数	红细胞计数（RBC）、白细胞计数（WBC）、血红蛋白测定（Hb）、红细胞比容（Hct）、血小板计数（PLT）
	07 酶	丙氨酸氨基转移酶（ALT）、天冬氨酸氨基转移酶（AST）、乳酸脱氢酶（LDH）、肌酸激酶（CK）、L-γ-谷氨酰基转移酶（GGT）、α-淀粉酶（AMY）、碱性磷酸酶（ALP）
	08 代谢物和底物	葡萄糖（GLU）、总胆红素（T-BIL）、尿素（Urea）、肌酐（Cr）
	11 非肽激素	雌三醇、雌二醇
	13 蛋白质	总蛋白（TP）
南通大学附属医院参考实验室	07 酶	乳酸脱氢酶、天门冬氨酸氨基转移酶、α-淀粉酶
北京市医疗器械检验所参考测量实验室	血细胞分析	红细胞计数、白细胞计数、血小板计数及血红蛋白和红细胞比容
深圳迈瑞生物医疗电子股份有限公司标准化实验室	01 血细胞计数	白细胞、红细胞、血小板、血红蛋白、红细胞比容
	07 酶学	丙氨酸氨基转移酶、天门冬氨酸氨基转移酶、γ-谷氨酰氨转移酶、乳酸脱氢酶、肌酸激酶、α-淀粉酶、碱性磷酸酶
	08 代谢物和底物	尿素、葡萄糖、
	13 蛋白质	总蛋白
迈克生物股份有限公司参考系统部	07 酶	丙氨酸氨基转移酶（ALT）、天门冬氨酸氨基转移酶（AST）、γ-谷氨酰氨转移酶（GGT）、乳酸脱氢酶（LDH）、肌酸激酶（CK）、α-淀粉酶（AMY）
	08 代谢物和底物	葡萄糖、尿素、尿酸
	11 非肽激素	总甲状腺素
	13 蛋白质	总蛋白
宁波美康生物科技股份有限公司参考实验室	06 电解质	钠（Na）、钾（K）、钙（Ca）、镁（Mg）
	07 酶	丙氨酸氨基转移酶（ALT）、天门冬氨酸氨基转移酶（AST）、γ-谷氨酰氨转移酶（GGT）、乳酸脱氢酶（LDH）、肌酸激酶（CK）、α-淀粉酶（AMY）、乳酸脱氢酶（LDH）
	08 代谢物和底物	葡萄糖（GLU）、尿素（UREA）、总胆红素（T-BIL）
	13 蛋白质	总蛋白（TP）
	14 维生素和微量营养元素	25-羟维生素 D_3

国际方面的情况，由国际计量学会（CIPM）、国际临床化学与实验室医学联合会（IFCC）和国际实验室认可组织（ILAC）联合成立的国际检验医学溯源联合委员会（JCTLM），致力于指导和促进世界公认的医学检验等效测量及为检验医学量值溯源提供全球平台，以促进和指导国际间承认和接受临床检验结果的等效性和溯源到适宜的测量标准，提高医护水平，促进贸易。JCTLM每年向全球公布满足其相关技术要求的国际参考物质、参考测量程序和参考测量实验室。根据JCTLM程序要求，通过ILAC互认框架下认可机构的ISO/IEC17025和ISO15195认可是医学参考测量实验室进入其实验室列表的必要条件之一。截止到2018年10月，进入JCTLM列表且可为全球提供医学参考测量（计量）服务的医学参考测量实验室总共有17家，其中中国有7家，德国有4家，法国、英国、比利时、意大利、西班牙、日本各1家（表7-2-3）。

表7-2-3 进入JCTLM列表医学参考实验室

国家	实验室名称	主要分析物
中国	Beijing Aerospace General Hospital Reference Laboratory（北京航天总医院参考实验室）	ALT、ALP、AMY、AST、CK、GGT、LDH、bilirubin、glucose、urea、total protein
	CLNU（南通大学附属医院参考实验室）	ALT、ALP、AMY、AST、CK、GGT、LDH
	Guangdong Provincial Hospital of Chinese Medicine（GPHCM，广东省中医院检验医学部医学校准实验室）	ALT、ALP、AMY、AST、CK、GGT、LDH、total bilirubin、glucose、urea、estriol
	Maccura（迈克生物股份有限公司参考系统部）	ALT、AMY、AST、CK、GGT、LDH、glucose、urea、uric acid、total thyroxine
	National Center for Clinical Laboratories（NCCL，卫生部临床检验中心）	ALT、CK、creatinine、total cholesterol、urea、uric acid、progesterone、HbA1c
	Ningbo MedicalSystem Biotechnology Co.，Ltd.（宁波美康生物科技股份有限公司参考实验室）	ALT、ALP、AMY、AST、CK、GGT、LDH、calcium、magnesium、potassium、bilirubin、glucose
	Shanghai Center for Clinical Laboratory（SCCL，上海市临床检验中心参考测量实验室）	ALT、ALP、AMY、AST、CK、GGT、LDH、creatinine、HbA1c
德国	Institution for Standardisation and Documentation in the Medical Laboratory（Instand e.V. 医学实验室标准化和文件化研究所）	digitoxin、theophylline、calcium、chloride、lithium、magnesium、potassium、sodium、ALT、AST、CK、GGT、LDH、creatinine、glucose、total cholesterol、total glycerides、urea、uric acid、cortisol、17-estradiol、progesterone、testosterone、thyroxine、HbA1c、total protein
	Physikalisch-Technische Bundesanstalt（PTB，德国联邦物理技术研究院）	calcium、magnesium、potassium、sodium

续表

国家	实验室名称	主要分析物
德国	Reference Institute of Bioanalysis（Rfb-DGKL）德国生物分析标准研究所 - 德国临床化学与检验医学学会	digitoxin、lithium、potassium、sodium、ALT、ALP、AMY、AST、CK、GGT、LDH、creatinine、glucose、total cholesterol、total glycerides、urea、uric acid、aldosterone、cortisol、17-estradiol、estriol（non-conjugated）、17-hydroxyprogesterone、progesterone、testosterone、total thyroxine、total triiodothyronine
	Roche Diagnostics GmbH （RDG）德国罗氏诊断有限公司	glucose、total cholesterol
意大利	Interdepartmental Centre for Metrological Traceability in Laboratory Medicine （CIRME）检验医学计量溯源性跨部门中心	ALT、ALP、AST、CK、GGT、LDH、glucose、HbA1c
法国	Laboratoire National de M é trologie et d' Essais（LNE）国家计量和测试实验室	creatinine、glucose、HDL cholesterol、LDL cholesterol、total cholesterol、HbA1c
西班牙	The Clinical Enzymology Reference Laboratory（LREC）巴塞罗那自治大学临床酶学参考测量实验室	ALT、ALP、AMY、AST、CK、GGT、LDH
日本	Reference Material Institute for Clinical Chemistry Standards（ReCCS）日本临床化学标准参考物质研究所	creatinine、total cholesterol、HbA1c
比利时	Ref4U， Laboratory of Toxicology， Faculty of Pharmaceutical Sciences， Ghent University（UGent-Ref4U）根特大学 Ref4U 参考实验室	cortisol、17-estradiol、free thyroxine、progesterone、testosterone、total thyroxine、total triiodothyronine、25-hydroxyvitamin D2、25-hydroxyvitamin D3
英国	Wales External Quality Assessment Scheme（WEQAS）威尔士外部质量评估计划	calcium、lithium、magnesium、potassium、sodium、creatinine、glucose、total cholesterol、total glycerides、uric acid、cortisol、testosterone

随着全球贸易不断扩大和人员流动日趋频繁的趋势，人们需要标准统一的医疗服务，包括医学检验。进入JCTLM医学参考测量实验室列表则可为全球提供医学参考测量（计量）服务。这对于医学检验的标准化和结果的一致性有着积极的促进作用。

第二节　参考测量实验室的应用

参考测量实验室是建设医学参考测量体系中的重要一环。参考测量实验室的工作主要是尽可能实施参考测量程序并且提供准确的可追溯至国家或国际一级参考物质的测量结果，并尽可能溯源到体现SI单位的参考物质。即使某个生物源性材料的某一特性值不能溯源至国际单位，但参考测量程序的每一步（例如重量测定、容量测定、温度测定）都宜有可以溯源至相应SI单位的值。在医学检验领域，大多数被分析物的分子结构和存在形式有一定的特殊性，某些生物特性值不能用SI单位表示，因此，溯源链只能处于较低水平。建立医学参考测量实验室的，可以保证向客户提供的参考物质具有可以溯至现有的最高参考测量程序或参考物质的结果。

例如在酶学检验中，相当长的一段时期内酶测定结果非常混乱。首先是单位定义不一致，常常使用测定方法建立者的姓氏来表示酶单位，后来讨论后统一到国际单位“U”。其次是检测方法的不统一。20世纪70年代IFCC成立酶学委员会，开始致力于制定酶学参考方法，从而期望实现酶学检测的标准化，通过规范使用同样的测定方法而使得测定结果趋于一致，使各实验室间对同一种酶的测定结果有可比性和互换性，并获得酶测定的最大准确度和精密度。IFCC通过对底物浓度、pH、缓冲液种类和浓度、辅酶和辅因子以及测定的延滞期、测定酶活性的时间间隔等进行优化，制定了详细、精确和固定的标准操作程序，并引入了“不确定度”的概念和详细的计算过程，最终建立相关酶的参考测量程序。通过这些年的不懈努力，该委员会已建立建立37℃的ALT、ALP、AMY、AST、CK、GGT、LDH等酶活性测定参考方法，并都收入JCTLM参考方法列表。酶学参考测量实验室通过建立、运行上述参考方法，以严格的操作程序对与人血清性质相似的、稳定性高的酶材料进行定值，并进行一系列包括精密度、准确度等性质的确认；然后以此酶参考品为一级参考物质，以IFCC参考方法为一级参考方法对常规实验室的一级校准品定值，计算不确定度，如此传递，对低计量学水平的测定方法进行校准，从而将准确度逐级传递给患者样本结果，使患者结果可溯源到一级参考方法的结果，也使得实验室间的结果趋向一致。

由此可见，参考测量实验室，负责对常规检验实验室的校准，以及对新的或已有的测量程序的真实度开展研究、为用于质量控制和质量评价样品赋值等，起到“上承下达”的作用；常规检验实验室则主要是检验样品，但其检验必须溯源到参考测量实验室。同时，从事参考测量（校准）的设备应仅用于校准而不用于其他目的，也就是说作为参考标准的设备将不能用于日常检测。

参考测量实验室可承担的其他工作还包括：①进行新的或已有的测量程序的正确度研究；②为用于校准、室内质量控制和室间质量评价的物质提供具有明确不确定度的准确（正确和精密）的赋值；③为政府、企业和从事外部质量评价计划的组织以及专业的独立实验室提供咨询。

起草人：邹迎曙（北京市医疗器械检验所）

复核人：曹春玲（广东省医疗器械质量监督检验所）

中国食品药品检验检测技术系列丛书

中国药品检验标准操作规范　2019年版

药品检验仪器操作规程及使用指南

生物制品检验技术操作规范

药用辅料和药品包装材料检验技术

医疗器械安全通用要求检验操作规范

体外诊断试剂检验技术

食品检验操作技术规范（理化检验）

食品检验操作技术规范（微生物检验）

实验动物检验技术

全球化妆品技术法规比对*

化妆品安全技术规范*

---

* 已在其他出版社出版。